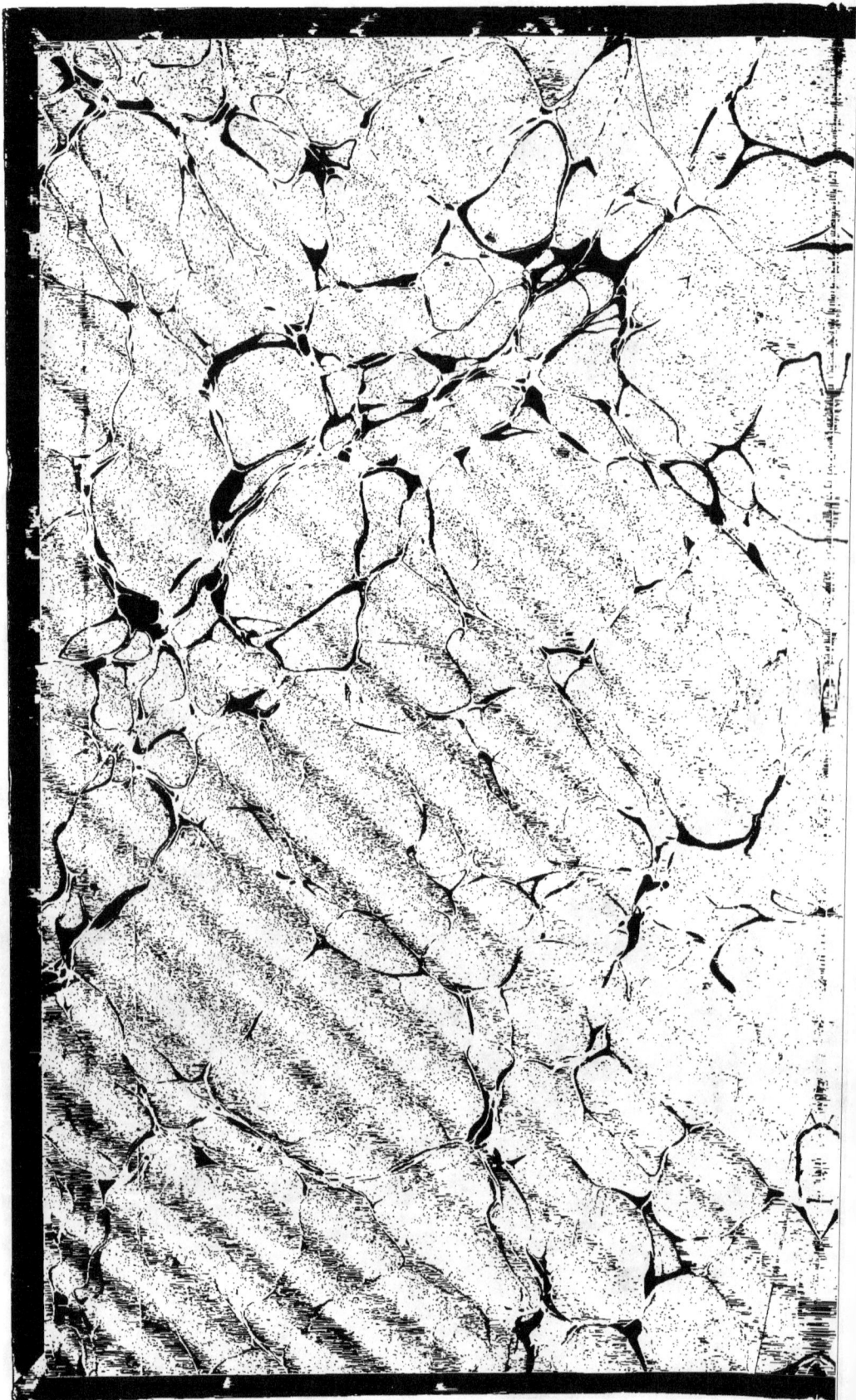

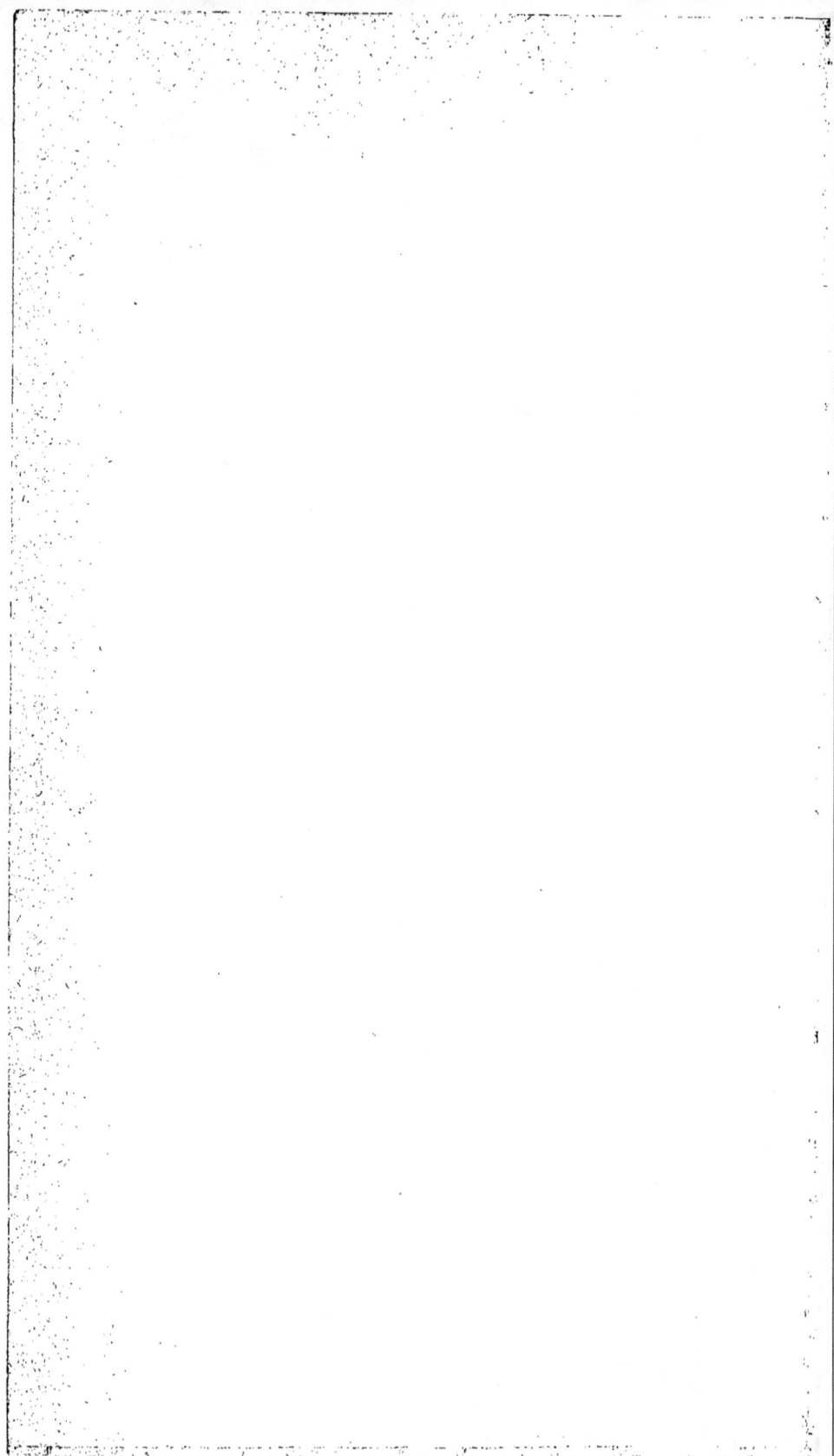

TRAITÉ PRATIQUE

DES

MALADIES DE L'ŒIL.

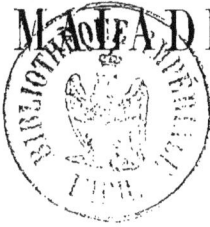

Cet ouvrage se trouve aussi à Bruxelles, au bureau des **Annales d'Oculistique,** *rue Notre-Dame-aux-Neiges, 27.*

BRUXELLES. — TYP. DE J. VANBUGGENHOUDT,
Rue de Schaerbeek, 12.

TRAITÉ PRATIQUE

DES

MALADIES DE L'ŒIL

PAR

W. MACKENZIE,

Chirurgien-oculiste de S. M. B., professeur d'ophthalmologie
à l'Université de Glascow ;
chirurgien de l'hôpital ophthalmique de la même ville.

Quatrième Édition

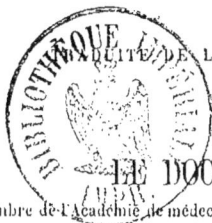

TRADUITE DE L'ANGLAIS ET AUGMENTÉE DE NOTES

PAR

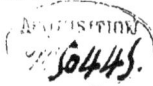

LE DOCTEUR E. WARLOMONT,

Membre de l'Académie de médecine de Belgique, rédacteur en chef des ANNALES D'OCULISTIQUE,

ET

A. TESTELIN, D. M. P.

TOME SECOND.

PARIS,

VICTOR MASSON, LIBRAIRE-ÉDITEUR,

Place de l'École de Médecine, 17.

1857

TRAITÉ PRATIQUE

DES

MALADIES DE L'ŒIL.

CHAPITRE XIII.

(SUITE.)

—

SECTION XXI.

IRITIS EN GÉNÉRAL.

Syn. — Iriditis ; *Good.* Uveitis ; *Simeons.* Inflammation du globe de l'œil . *Jacob.*

Fig. Wardrop, pl. VIII, fig. 2 et 5. Von Ammon, thl. I. Taf. XIV. fig. 8, 11, 13. 11, 17. 21 et 25. Von Ammon, de iritide. Dalrymple, pl. XIX, fig. 1, 3 et 5. Sichel, pl. X, fig. 1 et 5.

La première description exacte de l'iritis n'a été donnée qu'au commencement de ce siècle par un médecin allemand (1). Cependant, les effets de l'inflammation de l'iris paraissent avoir été déjà observés par Hippocrate (2), si l'on s'en rapporte aux expressions dont il se sert à propos de certaine pupille qu'il décrit remplie de lymphe, contractée et déformée par des adhérences ; et sans doute d'autres observateurs après lui avaient déjà dû remarquer ces mêmes altérations.

Le fait que l'iris est pourvu de sang, principalement par deux artères complétement distinctes de celles qui appartiennent aux autres tissus de l'œil, nous permet de comprendre comment l'iritis peut exister indépendamment de l'inflammation des autres membranes de l'œil et avoir une existence propre, comme la conjonctivite, la sclérotite ou la cornéite. L'iris reçoit, par les deux artères dont nous avons déjà parlé et par d'autres sources, une quantité de sang rouge considérable relativement à sa dimension ; et il n'est guère permis de douter qu'il ne reçoive des nerfs aussi bien de la vie de relation que de la vie organique : de là une grande disposition à l'inflammation. Un des principaux dangers de l'iritis vient de ce que cette inflammation est de nature adhésive, de sorte que, si elle est négligée ou méconnue, la pupille peut être oblitérée par un épanchement de lymphe plastique. Il existe toujours, conjointement avec l'iritis, un certain degré de

(1) Schmidt. Ueber Nachstaar und Iritis nach Staaroperationen. Wien, 1801.
(2) Praedictionum, lib. II, 28.

rétinite qui constitue un autre danger qui n'est pas moindre que l'autre (1). Elle est aussi le plus souvent accompagnée d'un peu d'inflammation de la sclérotique et de la conjonctive, souvent aussi de celle de l'hémisphère antérieure de la capsule, s'étendant parfois à la choroïde. L'iris est néanmoins bien évidemment le foyer de l'action morbide et le point qui subit les altérations les plus frappantes. C'est au bord pupillaire que l'on voit débuter la maladie, qui de là s'étend au reste de l'iris, à la capsule du cristallin, à la choroïde et à la rétine, tandis que l'inflammation de la sclérotique et de la conjonctive, qui l'accompagne, paraît plutôt sympathique. Ce qui démontre d'ailleurs que l'iris est le plus souvent la seule partie qui ait été profondément attaquée, c'est que l'opération de la pupille artificielle rétablit quelquefois la vision dans des cas où l'iritis a déterminé l'oblitération de la pupille naturelle; preuve que la choroïde et la rétine n'ont point été sérieusement endommagées.

Symptômes. — Il y a certains symptômes qui caractérisent l'inflammation de l'iris, quelle que soit la cause qui lui a donné naissance. Ce sont :

1. La sclérotite zonulaire : elle donne lieu à la présence de petits vaisseaux capillaires qui se portent en rayonnant vers la circonférence de la cornée. (*V.* t. 1, fig. 89, p. 649, et fig. 92 B, p. 650.)

2. Le changement de coloration de l'iris. S'il est naturellement bleu, il devient verdâtre; rougeâtre, s'il était brun. Ces changements sont dus d'abord à une augmentation de vascularité, et ensuite à un épanchement de lymphe dans sa substance ou sur sa face postérieure (2).

[M. Middlemore dit avoir vu deux fois l'iris, atteint d'inflammation, devenir d'un beau rouge uniforme, comme s'il avait été soumis à quelque injection pénétrante : dans chacun de ces deux cas, l'œil du côté opposé offrait un iris bleu. Des cas semblables sont rapportés par Janin, Beer, Conradi, Robertson et autres auteurs ayant écrit sur les affections oculaires (3). T. W.]

3. La contraction, l'irrégularité et l'immobilité de la pupille.

4. L'épanchement de lymphe coagulable dans la pupille, la chambre postérieure, et quelquefois dans l'antérieure.

5. Les adhérences de l'iris, surtout à son bord pupillaire, avec la capsule du cristallin, et, dans quelques cas rares, avec la cornée.

6. Les tubercules, pustules, ou abcès de l'iris.

7. Les opacités du cristallin ou de sa capsule.

8. L'obscurcissement de la vision, et quelquefois la cécité complète.

9. La douleur dans l'œil, et la douleur nocturne circum-orbitaire.

(1) Sur la rétinite qui accompagne l'iritis ; voyez JACOB's Treatise on the Inflammations of the Eyeball, p. 1. Dublin, 1849.

(2) Pour les changements produits dans la coloration de l'iris par l'inflammation, voyez HUXTER, London and Edinburgh Monthly Journal of Medical Science : February 1841, p. 79.

[(3) MIDDLEMORE. Treatise on the Diseases of the Eye, tome 1, p. 622. London, 1855.]

L'observateur rencontre dans tous les cas un nombre suffisant de ces symptômes pour pouvoir reconnaître que la maladie qu'il a devant lui est une iritis. Souvent, cependant, plusieurs de ces signes font défaut. Ainsi, par exemple, on trouve quelquefois la pupille dilatée dans l'iritis, probablement par la coexistence d'une amaurose ; et dans quelques cas, à tous autres égards bien marqués, il n'existe pas la plus légère douleur dans l'œil ni dans la tête. L'iritis peut exister d'une façon bien décidée, sans aucun épanchement de lymphe, sans adhérences morbides, ou sans tubercules de l'iris, ces symptômes faisant partie des changements qui surviennent dans la seconde période de la maladie, et manquant même dans bien des cas.

Siéges différents de la maladie. — Lorsque l'inflammation affecte principalement la membrane qui, de la face postérieure de la cornée, se porte sur la face antérieure de l'iris, la maladie s'appelle *iritis séreuse ;* lorsque c'est la substance propre de l'iris qui est affectée, on la nomme *iritis parenchymateuse, et uvéite* lorsque c'est la face postérieure qui est le siége principal de la maladie (1).

Causes. — L'inflammation de l'iris reconnaît diverses causes. Les suivantes sont celles dont on a le mieux constaté l'existence :

1. Le passage subit du chaud au froid, l'exposition à des courants d'air, l'excès d'exercice des yeux sur de petits objets, surtout à la lumière artificielle, et diverses autres influences donnent naissance à l'iritis idiopathique ou iritis rhumatismale.

2. La syphilis constitutionnelle et les maladies syphiloïdes.

3. La gonorrhée, suivie de synovite, et agissant constitutionnellement.

4. L'iritis scrofuleuse accompagne, comme affection secondaire, la cornéite ; cependant, dans quelques cas moins fréquents, on observe une iritis scrofuleuse qui peut être considérée comme une affection primitive.

5. Il existe une forme toute spéciale d'iritis que les Allemands appellent arthritique, et qu'ils regardent comme dépendant de la goutte. Elle paraît fréquemment, sinon toujours, en rapport avec un état maladif du corps, produit par l'action, longtemps continuée, que certaines substances toxiques, telles que l'alcool et le tabac, exercent sur l'assimilation et le système nerveux.

6. Les blessures, telles, par exemple, que celles faites dans les différentes opérations de cataracte.

J'ai omis dans cette énumération les cas d'iritis qui, comme ceux qui succèdent à la cornéite scrofuleuse, sont des extensions de l'inflammation de quelqu'une des membranes de l'œil à l'iris; celles qui sur-

(1) Dzondi. Gräfe und Walthers Journal der Chirurgie und Augenheilkunde ; vol. I, p. 258. Berlin, 1820. Simeons. Ibid., vol. XI, p. 293. Berlin, 1828. Schindler. Ibid , vol. XII, p. 180. Berlin, 1828.

viennent sympathiquement, en conséquence des blessures de la cornée
et de l'iris de l'autre œil, ou qui succèdent à la fièvre rémittente. Je
crois que, dans l'un et l'autre de ces cas, la maladie primitive est une
inflammation de la rétine et non de l'iris.

Périodes. — On a admis trois périodes dans l'iritis (1). La *première*
est caractérisée par l'injection de la sclérotique, le changement de
coloration de l'iris, le trouble et la paresse de la pupille, l'obscurcissement de la vision, et la douleur dans l'œil et autour de lui ; la
seconde, par l'épanchement de la lymphe dans la pupille, les abcès de
l'iris, la contraction de la pupille, les adhérences de l'iris à la capsule
du cristallin, l'accroissement de la douleur, et un plus grand affaiblissement de la vision ; la *troisième*, par la présence de vaisseaux qui se
ramifient sur l'iris et dans la pupille, l'occlusion de celle-ci, l'opacité du cristallin et de sa capsule, l'insensibilité de la rétine, la déformation du globe de l'œil qui s'aplatit sous l'action des muscles droits,
la saillie de la choroïde à travers la sclérotique amincie, et la sensation
de mollesse que donne l'œil au toucher.

Degrés et formes de la maladie. — *Pronostic.* — Non-seulement
l'iritis offre plusieurs périodes, mais elle présente aussi différents
degrés de gravité (2). Dans les cas légers et récents, on peut promettre
un rétablissement complet ; dans les cas plus graves, le rétablissement
ne peut être que partiel ; dans les cas graves et négligés, il est trop
souvent évident qu'on ne peut conserver aucun espoir de rétablir la
vision, ni même de conserver la forme de l'œil.

La distinction entre l'iritis *aiguë* et l'iritis *chronique* a une importance considérable (3).

La maladie se montre sous la forme aiguë chez les individus robustes et pléthoriques, lorsqu'une cause puissante a agi sur l'organe, et
plus particulièrement lorsque le cas a été négligé au début, ou lorsque
la cause a continué d'agir. En même temps qu'une rougeur externe
vive, une grande distension des vaisseaux, un changement rapide de
coloration de l'iris, la contraction de la pupille, l'épanchement de
lymphe, le trouble de la cornée, la perte de la vision, une douleur
excessive de l'œil, une céphalalgie intense, il existe une fièvre brûlante,
avec de l'agitation et de l'insomnie. En quelques jours la vision est
irréparablement perdue.

D'un autre côté, l'iritis peut débuter d'une manière si imperceptible
et donner lieu à un épanchement de lymphe qui s'effectue si lentement, que la diminution ou même la perte de la vision peut survenir
sans qu'aucune douleur se soit fait sentir dans la partie, et sans qu'il

(1) Jacob. Op. cit., p. 22.
(2) Essay on Iritis, by the late George C. Monteath, M. D. Glasgow Medical Journal, vol. II,
p. 43. Glasgow, 1829.
(3) Lawrence's Lectures in the Lancet ; vol. X, p. 257. London, 1826.

y soit survenu de rougeur appréciable. Les personnes qui entourent le malade ne s'aperçoivent de rien, et quelquefois le malade lui-même ne découvre son affection qu'en fermant par hasard l'œil sain et en constatant ainsi l'abolition de la vision dans l'autre.

L'inflammation, lorsqu'elle est aiguë, a plus de propension à s'étendre au reste de l'organe; néanmoins, cette extension peut avoir lieu également lorsque la maladie est chronique. Le pronostic doit être basé tout à la fois sur le temps qu'a duré l'affection, sur la cause dont elle dépend, et sur les effets visibles qu'elle a déjà produits. Quand l'inflammation est aiguë, l'œil peut subir en quelques jours des altérations irréparables. Lorsqu'elle est d'intensité ordinaire, quinze jours, trois semaines, un mois peuvent s'écouler sans qu'il survienne de désordre sérieux; et, dans la forme la plus chronique de cette affection, une durée encore plus longue ne doit pas faire perdre tout espoir de rétablissement.

Suites. — Parmi les effets les plus remarquables de l'iritis, figurent les changements que subit la pupille, et qui restent souvent permanents. L'adhérence de la pupille à la cornée (*synechia anterior*) figure parmi les accidents les plus rares de la maladie. L'adhérence à la capsule du cristallin (*synechia posterior*) est très commune. La contraction de la pupille (*atresia iridis*), et la fausse cataracte, (*cataracta lymphatica*), en sont des conséquences très graves, de même que l'amaurose. Les symptômes inflammatoires, quelque degré de violence qu'ils aient d'abord atteint, finissent par diminuer au bout d'un temps indéterminé, même sans l'intervention d'aucun traitement. Il y a alors, dans les cas idiopathiques, presque toujours atrésie de la pupille et synéchie postérieure; dans les cas syphilitiques, souvent atrophie de l'œil; et dans les cas arthritiques, fréquemment perte complète de la vision. Quelquefois le traitement le mieux dirigé ne réussit pas à conjurer ces effets désastreux de la maladie.

La pupille peut être presque complètement fermée et occupée par une membrane grisâtre. A la dissection, on trouve des fausses membranes qui se portent en rayonnant derrière l'iris et qui tapissent même la surface de la choroïde (1). La faculté visuelle est en général entièrement perdue. Schmidt désignait cet état sous le nom *d'atresia iridis completa.*

Il peut ne s'être fait qu'un épanchement de lymphe peu abondant, et quand les symptômes inflammatoires viennent à s'apaiser, la pupille, quoique petite et irrégulière, peut avoir encore conservé un certain degré de mobilité. La lymphe coagulable qui a occupé la pupille peut se trouver réduite à l'état de fausse membrane mince, le plus souvent opaque au centre, mais un peu transparente, ou même réticulée vers sa circonférence. Le bord pupillaire peut ne pas adhérer dans tout son

_____
(1) CLOQUET. Pathologie chirurgicale; pl. X, fig. 15. Paris, 1831.

pourtour à cette fausse membrane, n'y être réuni que dans certains points, tandis qu'il reste libre dans certains autres, et faire paraître ainsi la pupille très irrégulière, surtout lorsqu'on la dilate artificiellement. La vision est alors affaiblie, mais non complétement abolie, et parfois l'application de l'extrait de belladone, en dilatant la pupille et en permettant ainsi à la lumière de pénétrer à travers les espaces laissés transparents par la fausse membrane, l'améliore beaucoup. Cet état constitue l'*atresia iridis incompleta*.

Dans une troisième série de cas, l'inflammation n'a occupé qu'une partie de l'iris. Lorsqu'elle a disparu, il peut n'en rester qu'un simple filament opaque dans la pupille, claire partout ailleurs. Ce filament maintient fixé un seul point de la circonférence de la pupille, qui partout ailleurs est libre et mobile. C'est l'*atresia iridis partialis*.

Si un traitement approprié n'a été commencé qu'à une époque avancée de la maladie, ou s'il n'a pas été suivi d'un résultat favorable, *l'amaurose* est sujette à survenir. La pupille peut se dilater et même redevenir claire, et néanmoins la rétine être tellement altérée, surtout dans les cas syphilitiques, que la vision ne revient pas.

Une suite très commune de l'iritis est la *myodésopsie*.

Diagnostic. — Les maladies avec lesquelles on peut confondre l'iritis sont l'ophthalmie rhumatismale et la catarrho-rhumatismale, la cornéite, l'aquo-capsulite, l'inflammation de la capsule cristalline et la rétinite.

1. L'ophthalmie rhumatismale, l'ophthalmie catarrho-rhumatismale et l'iritis rhumatismale sont trois maladies qui se touchent. Les deux premières inflammations s'accompagnent presque invariablement d'un certain degré d'iritis. De même qu'il est difficile, dans beaucoup de cas d'ophthalmie catarrho-rhumatismale, de dire si la maladie affecte plutôt la conjonctive que la sclérotique, de même il est difficile, dans beaucoup de cas d'ophthalmie interne pure, de décider s'il s'agit d'une sclérotite ou d'une iritis.

2. Bien qu'il existe dans la cornéite une zone d'inflammation scléroticale, du trouble de la vision et une douleur sus-orbitaire comme dans l'iritis, néanmoins, un examen attentif de l'état des parties permet aisément de distinguer les deux maladies. La cornée est généralement beaucoup plus opaque dans la cornéite qu'elle ne l'est dans l'iritis; l'opacité se compose de taches et de stries offrant une disposition particulière et en partie recouvertes par des ramifications vasculaires. Si l'on aperçoit à travers la cornée que la pupille se meut rapidement suivant la plus ou moins grande quantité de lumière qu'on laisse arriver sur elle, on peut en induire qu'il s'agit d'un cas de cornéite simple; mais, ainsi que nous l'avons déjà dit, on rencontre des cas de cornéite compliqués d'iritis, et comme la cornée est souvent trop trouble pour qu'on puisse apercevoir l'iris distinctement, on est obligé

de juger si cette complication existe, par la dimension et la mobilité de la pupille. Si elle est contractée et immobile, l'existence de l'iritis est certaine.

3. Dans l'inflammation de la membrane qui double la cornée (capsule de l'humeur aqueuse), la rougeur radiée existe sur la sclérotique ; il est rare néanmoins qu'elle entoure toute la cornée : il existe aussi une douleur gravative dans le front, de façon que sous ce rapport il y a quelque ressemblance avec l'iritis. Les opacités qui siégent sur la surface interne de la cornée caractérisent nettement l'aquo-capsulite : ce sont des taches d'un blanc laiteux qui donnent à la cornée un aspect pointillé particulier qui diffère beaucoup de celui que présentent les taches ordinaires de cette membrane. Il arrive souvent, néanmoins, que dans l'aquo-capsulite l'inflammation s'étende de la lame qui double la cornée à l'iris, et détermine ainsi la formation de petites adhérences de la pupille avec la capsule du cristallin.

4. La maladie qui ressemble le plus à l'iritis est l'inflammation de la membrane du cristallin, affection qui a été soigneusement décrite pour la première fois par le professeur Walther. La rougeur zonulaire de la sclérotique, le changement de coloration de l'iris, l'obscurcissement, la contraction et l'immobilité de la pupille, et même les adhérences entre l'iris et la capsule cristalline, tout se rencontre dans cette affection ; néanmoins, elle parait différer spécifiquement de l'iritis. La douleur qui l'accompagne est moindre ; l'inflammation parait ordinairement bornée à un seul point de la capsule ; elle est plus lente dans sa marche que l'iritis, et cède beaucoup moins facilement à l'influence des remèdes, quels qu'ils soient. On ne peut cependant nier que cette inflammation de la capsule ne soit toujours accompagnée d'un certain degré d'iritis.

5. La rétinite ressemble à l'iritis par la disposition qu'affecte la rougeur externe qui l'accompagne et par l'occlusion de la pupille, que produit promptement l'extension de l'inflammation ; mais son début est beaucoup plus soudain, sa marche plus rapide ; la vision et même la perception de la lumière se trouvent plus tôt détruites, sans douleur, et même avant que la pupille soit affectée.

Traitement général de l'iritis. — Les principaux points du traite-de l'iritis consistent : 1°. A se rendre maître de la congestion. 2°. A prévenir l'épanchement de lymphe coagulable, ou à favoriser son absorption lorsqu'il a déjà eu lieu. 3°. A maintenir la pupille intacte, ou à la dilater si elle s'est déjà contractée. 4°. A calmer la douleur qui accompagne la maladie. Pour remplir ces diverses indications, on a recours à une combinaison de moyens que nous allons passer en revue.

1. *Saignée.* — On ne doit la négliger dans aucun cas, et lorsque le malade est robuste, il faut la faire abondante et la répéter. La saignée locale ne suffit pas pour arrêter l'iritis, même lorsqu'elle n'est que de

moyenne intensité. Il faut débuter par la saignée générale, et y revenir jusqu'à ce que les symptômes généraux et locaux de l'inflammation soient amendés. Dans aucune autre maladie de l'œil, la saignée ne produit des effets aussi soudains et aussi remarquables que dans l'iritis. Le malade qui, avant la saignée, ne distinguait la figure d'une personne placée devant lui que comme une masse confuse, s'écrie souvent, lorsqu'elle est terminée, qu'il y voit distinctement. C'est surtout dans l'iritis syphilitique que j'ai fait cette remarque. Le sang est très couenneux, particulièrement dans l'iritis rhumatismale et dans l'iritis syphilitique. On ne doit pas remplacer la saignée par les ventouses scarifiées qui, comparativement, ne produisent que peu d'effet. Après la saignée, on peut appliquer des sangsues largement autour de l'œil, et y revenir tous les jours ou tous les deux jours, jusqu'à ce que l'on soit maître de l'inflammation. Les scarifications de la conjonctive sont généralement inutiles, ou même nuisibles dans cette affection.

2. *Purgatifs, etc.* — Les cathartiques, les diurétiques, un régime ténu et rafraîchissant, le soin de garder la chambre, le repos de tout le corps, la précaution d'empêcher la lumière d'arriver jusqu'aux yeux, constituent des auxiliaires puissants. Souvent j'ai vu le mercure ne rien produire d'avantageux tant qu'il ne purgeait pas, ou jusqu'à ce que l'on eût administré conjointement des purgatifs.

3. *L'antimoine* et les autres nauséeux agissent favorablement de deux façons : ils modèrent la circulation et rendent le système plus susceptible d'être influencé par le mercure.

4. *Les opiacés* sont impérieusement réclamés dans l'iritis, tant par l'intensité de la douleur nocturne circum-orbitaire, que pour calmer celle que le malade ressent dans l'œil lui-même.

5. *Le mercure*, administré de façon à affecter la constitution, est un remède très précieux dans l'iritis. En calmant l'inflammation, il prévient, ainsi que le professeur Beer l'a fait ressortir le premier, l'épanchement de lymphe coagulable, et en favorise puissamment la résorption quand déjà il existe. Il est évident que dans l'iritis il faut administrer cet agent de façon à le faire agir plus promptement que dans la syphilis primitive, à raison du danger qu'il y a de voir survenir la contraction et l'adhérence de la pupille. On doit en même temps éviter de produire une salivation brusque et intense, dans la crainte de devoir interrompre trop tôt l'usage du mercure et de se trouver contraint à laisser marcher la maladie jusqu'au point de détruire la vision avant de pouvoir y revenir. La meilleure préparation mercurielle dans l'iritis est le calomel avec l'opium, donné à petites doses fréquemment répétées. Nichet (1) le donne à la dose de 10 à 12 grains par jour, avec ou sans opium, suivant les circonstances. Il pense qu'il importe

_____

(1) Gazette médicale de Paris, 31 décembre 1856.

de déterminer promptement la salivation, qu'il obtient ainsi en cinq jours, quelquefois même en deux.

[Quand il est utile, et cela se voit souvent, de continuer l'emploi des antiphlogistiques, en même temps que l'on veut mercurialiser le sujet, M. Hays a recours avec avantage au calomel combiné avec le nitrate de potasse et le tartre émétique. Voici la formule ordinaire : R. Calomel gr. viij—x; potass. nitrat. dr. j; antim. tart. gr. j. M. Div. in dos. n° viij; à prendre un paquet toutes les quatre heures (1) T. W.]

[La pommade de Cyrillo (sublimé, un gros; axonge, une once) appliquée en frictions aux pieds, est vivement recommandée par le docteur Al. Quadri, de Naples. Voici comment il en décrit le mode d'emploi (2) : « On commence par faire pendant deux jours une friction avec dix grains de cette pommade, et l'on augmente d'un grain après quatre onctions jusqu'à en user vingt grains à chacune d'elles. Tous les deux jours on suspend la friction pendant un jour et l'on administre un bain entier à 26 degrés Réaumur. Après huit à dix onctions, l'iritis est enrayée; après quarante, le traitement est fini et l'iritis est radicalement guérie, presque sans le secours des émissions sanguines. Ces dernières, répétées et surtout générales, donnent lieu ordinairement à des atteintes plus ou moins profondes sur la rétine, jusqu'à produire l'amaurose. Cette manière de traiter l'iritis, instituée par mon père, est spécifique chez nous, et nous nous en servons même dans les iritis non syphilitiques. J'ai été à même, cette année, de faire des observations bien significatives à cet égard ; j'ai traité des malades atteints d'iritis, qui souffraient des autres manifestations générales de la syphilis, contre lesquelles ils faisaient usage du deuto-chlorure de mercure à l'intérieur; eh bien! l'iritis ne s'est calmée que lorsque j'ai fait suspendre la liqueur de Van Swieten et recouru à la pommade de Cyrillo. Dans d'autres cas, au contraire, où, après une dixaine de frictions, l'iritis s'était calmée, j'ai voulu retourner à l'usage du sublimé à l'intérieur comme moins dangereux dans la saison chaude ; l'iritis a reparu et n'a cédé que lorsque je suis revenu aux frictions. Est-ce à cause de la dose plus forte que l'on peut donner par cette voie? »

Nous avons essayé ce traitement, à l'Institut ophthalmique du Brabant, sur quelques malades. Chez tous il a semblé *enrayer* la maladie, sans l'avoir fait disparaître chez aucun. Nous continuerons ces essais qui jusqu'ici ne sont pas concluants. T. W.]

6. L'*iodure de potassium* possède une action très marquée sur l'iritis. Je ne m'y fie cependant jamais au début; mais j'y recours volontiers lorsque je suis forcé d'interrompre l'usage du mercure.

7. La *térébenthine* a été recommandée comme un médicament qui,

[(1) Hays, édition américaine de Lawrence, p. 428.]
[(2) Annales d'Oculistique, t, XXXVI, p. 56.]

administré à l'intérieur, dans les cas d'iritis, agit d'une manière analogue au mercure (1).

8. Le *sulfate de quinine* est souvent très utile, non-seulement dans les cas d'iritis scrofuleuse, mais encore dans ceux d'iritis syphilitique.

9. Les *vésicatoires* derrière les oreilles ou à la nuque, rendent de grands services lorsque les émissions sanguines ont été suffisantes ; mais avant cela ils sont nuisibles.

10. La *belladone* dilate promptement la pupille pendant la première période de l'iritis ; plus tard elle ne produit aucun effet apparent, tant que l'inflammation n'a pas été considérablement amoindrie par la saignée et le mercure. On doit y avoir recours dans tous les cas et à toutes les périodes de la maladie. On l'emploie le plus habituellement sous la forme d'extrait, qu'on humecte jusqu'à lui donner une consistance crémeuse, et qu'on étend abondamment, matin et soir, sur les sourcils et les paupières. Comme c'est pendant la nuit que la maladie paraît faire le plus de progrès, et qu'il existe pendant le sommeil une diminution naturelle de l'ouverture pupillaire, tendant à favoriser la contraction permanente de cette ouverture, qui a tant de propension à survenir dans l'iritis, c'est évidemment le soir qu'il faut appliquer la belladone, si on ne l'emploie qu'une fois dans les 24 heures (2). Comme cet extrait cesse d'agir dès qu'il est desséché, on doit fréquemment humecter, à l'aide du doigt ou d'un pinceau trempé dans l'eau, les parties qui en sont recouvertes.

La belladone agit beaucoup plus puissamment sur la pupille après la saignée du bras. Un gentleman étant venu un matin me consulter pour une iritis, je lui prescrivis des applications de belladone et quelques pilules mercurielles. Ayant été appelé le même soir auprès de lui, je trouvai la pupille irrégulière, mais non dilatée. Je lui pratiquai une saignée du bras, et deux heures après, je trouvai la pupille dilatée, bien que l'application de la belladone n'eût point été renouvelée.

En général, aussitôt que l'inflammation diminue sensiblement, les fibres de l'iris semblent comme débarrassées de la lymphe épanchée, et la pupille commence à se dilater ; dans les cas négligés eux-mêmes, lorsqu'on l'a laissée s'oblitérer presque complétement, l'usage continu de la belladone s'accompagne parfois d'une dilatation graduelle de la pupille, d'un allongement des filaments qui l'unissent à la capsule du cristallin, et d'une amélioration correspondante de la vision. Après la disparition de l'inflammation aiguë, on peut instiller matin et soir dans l'œil quelques gouttes d'une solution aqueuse filtrée d'extrait de belladone, ou d'une solution de sulfate d'atropine. Ainsi mise en

(1) Observations on the Efficacy of Turpentine in the Venereal and other deepseated Inflammations of the Eye ; by HUGH CARMICHAEL. Dublin, 1829.
(2) London Medical and Physical Journal ; vol. LIV, liv., p. 113 London, 1823.

contact avec la conjonctive, la belladone agit plus efficacement qu'appliquée sur la peau, et réussit quelquefois à déchirer des adhérences qui avaient résisté aux embrocations sur la surface externe des paupières.

La belladone détermine quelquefois un effet qui pourrait faire conseiller de s'abstenir de son emploi pendant la période aiguë de l'iritis ; nous voulons parler de l'action qu'elle exerce sur l'iris en forçant sa substance propre à se contracter, tandis que le *pigmentum nigrum*, ou uvée, reste appliqué sur la capsule du cristallin, dont on ne peut plus ensuite la séparer. Que la belladone produise ainsi quelquefois la séparation de l'iris d'avec l'uvée, c'est un fait qu'on ne saurait contester, mais qui est rare, surtout lorsque l'on a adopté des moyens convenables de diminuer l'inflammation. Il est plus sujet à se montrer dans les cas qui ont été traités par le mercure à l'exclusion de la saignée, ainsi que quelques auteurs l'ont recommandé. Après les émissions sanguines, je n'hésite jamais à prescrire l'application de la belladone.

Le docteur Robertson mentionne (1) un cas dans lequel la belladone produisit un effet extraordinaire : la pupille étant venue à se dilater sous l'influence de ce moyen, contracta des adhérences dans cet état, ce qui donna à l'œil une apparence amaurotique. Le docteur Robertson croit que ce résultat a été dû à ce que de la lymphe plastique étant venue à s'épancher aura soudé entre elles les fibres de l'iris pendant que cette membrane était sous l'influence de la belladone.

Les moyens que nous venons de mentionner conviennent plus ou moins à toute espèce d'iritis ; mais ils devront subir certaines modifications selon les causes productrices de la maladie. Le traitement variera suivant que l'iritis sera syphilitique, scrofuleuse ou arthritique, et suivant les symptômes différents que ces espèces diverses pourront présenter dans chaque cas particulier.

Les applications stimulantes sur la conjonctive sont en général inutiles ou même dangereuses dans l'iritis ; dans tous les cas, il ne faut à aucun prix y recourir dans la période d'acuité.

SECTION XXII.

IRITIS IDIOPATHIQUE OU RHUMATISMALE.

Fig. Beer, taf. 1, fig. 6.; taf. II, fig. 1. Dalrymple, pl. XVIII, fig. 1.

Nous avons déjà dit qu'un certain degré d'iritis accompagne presque toujours les ophthalmies rhumatismale et catarrho-rhumatismale. Il y a d'autres cas qui, comme ces deux ophthalmies, se manifestent surtout

(1) Edinburgh Medical and Surgical Journal ; vol. XXXII, p. 291. Edinburgh, 1829.

par suite de l'exposition aux changements atmosphériques, de la suppression de la transpiration, de l'usage abusif des yeux, et dans lesquels l'iris est la partie de l'œil qui est la plus affectée ; l'invasion de la maladie est brusque, ce qui la fait ressembler aux autres maladies dues à des influences externes, et différer de celles qui sont entièrement dues à des causes constitutionnelles ou internes, à marche lente et insidieuse. Dans cette iritis idiopathique ou rhumatismale, les deux yeux sont quelquefois affectés simultanément et à un degré d'intensité presque égale. D'autres fois, un seul œil est enflammé, ou l'un d'eux l'est beaucoup plus que l'autre.

Symptômes locaux. — L'obscurcissement de la vue est le premier symptôme qui se manifeste. Les lettres d'un livre semblent pâles, et l'œil est promptement fatigué. Cet état peut persister pendant quelques jours avec très peu de rougeur de l'œil. Plus tard, tous les objets paraissent comme vus à travers un brouillard épais, probablement par suite du dépôt d'une mince couche de lymphe au-devant de la capsule du cristallin. A ces symptômes subjectifs viennent bientôt s'ajouter d'autres phénomènes objectifs qui indiquent le siége spécial de la maladie. Ces changements commencent au pourtour de l'ouverture pupillaire, d'où ils s'étendent graduellement vers la circonférence ciliaire de l'iris. On voit la pupille contractée, les mouvements de l'iris entravés, et l'ouverture pupillaire privée de cette coloration d'un noir brillant qui lui est naturelle. La couleur de l'iris change ensuite d'abord au niveau de son petit cercle, qui devient d'une teinte sombre, et ensuite au niveau du grand cercle qui revêt une teinte verte, si l'iris était gris ou bleu, et une teinte rougeâtre, s'il était brun. Ce changement de coloration de l'iris est un indice certain que sa substance est enflammée ; il est sujet à persister après que tous les autres symptômes de l'iritis se sont calmés. Aussitôt que ce changement de coloration est devenu bien marqué au niveau du grand cercle, l'iris se gonfle et fait saillie vers la cornée, tandis que la circonférence pupillaire, perdant son bord tranchant et nettement limité, semble un peu épaissie et dirigée en arrière vers la circonférence du cristallin.

La rougeur qui accompagne ces changements n'est pas considérable : elle est d'abord bornée à la sclérotique, dans laquelle on aperçoit un grand nombre de petits vaisseaux d'un rose-rouge, qui se portent vers la cornée. Petit à petit, la rougeur s'accroît, et l'on voit que cet accroissement est dû en partie au développement de vaisseaux sur la conjonctive. L'injection est plus marquée au pourtour de la cornée et va en diminuant à mesure qu'elle se rapproche des replis de la conjonctive.

Le malade accuse dans l'œil une douleur qui est souvent intense et pulsative, et qui s'accroît lors des mouvements de l'organe ; il y a de la douleur au-dessous du sourcil, plus la douleur nocturne circum-orbitaire semblable à celle que l'on observe dans la sclérotite rhumatismale.

Si l'on n'arrête point la maladie, la pupille perd sa forme circulaire et devient irrégulière, quelquefois presque triangulaire, en même temps qu'elle prend un aspect grisâtre. Lorsqu'on examine l'état des parties à l'aide d'un verre grossissant d'un court foyer, ou simplement en concentrant sur la pupille les rayons lumineux au moyen d'une lentille bi-convexe, on reconnaît que cet aspect grisâtre est dû à un mince flocon de lymphe coagulable. Les saillies ou dentelures que présente le bord pupillaire de l'iris devenu irrégulier semblent partir de ce flocon, et plus tard on trouve fréquemment des adhérences en ces points entre l'iris et la capsule. C'est à cause de ces adhérences partielles que le malade, qui jusqu'alors avait une vision partout également confuse, se trouve ne plus pouvoir distinguer qu'un côté ou qu'une partie d'un objet. Pendant un certain temps, il peut n'y avoir qu'une ou deux brides qui déterminent l'adhérence; de sorte que le reste de la pupille étant libre, lorsqu'on applique la belladone, cette ouverture prend une forme très irrégulière. (Fig. 1.) Un de mes malades avait cinq brides, de sorte que la pupille avait la forme d'une feuille de chêne. Plusieurs de ces brides, ou la totalité d'entre elles, peuvent se rompre sous l'influence de la belladone, surtout lorsqu'on applique celle-ci sur la conjonctive et que l'on en favorise l'action par l'emploi de la saignée et du mercure. La fig. 2 représente une des deux brides de la fig. 1, qui s'est déchirée. Après que ces brides ont ainsi cédé, on découvre parfois de petits points blanchâtres dans le lieu où existaient les adhérences.

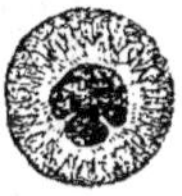

Fig. 1.

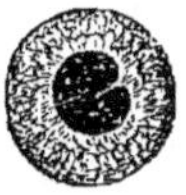

Fig. 2.

Si la maladie continue sa marche, l'épanchement de lymphe dans la pupille augmente. Il a également lieu derrière l'iris, de sorte qu'il se forme des adhérences entre l'uvée et la capsule du cristallin. La lymphe s'organise, et l'on voit des vaisseaux s'y porter en partant de l'iris.

Dans les cas négligés, la pupille reste souvent fortement contractée, bridée et anguleuse; l'iris est verdâtre ou ardoisé, privé de l'aspect strié et du lustre qui lui sont naturels. Le cristallin devient quelquefois opaque et se désorganise.

Pendant ce temps, la photophobie qui existait au début de la maladie diminue; et, tant à cause de la part que la rétine prend à l'affection que par suite de l'état de la pupille, la vision diminue graduellement, et finit par ne plus consister que dans la simple perception de la lumière. Assez souvent, le malade se plaint d'éprouver la sensation d'une tache noire, semblable à une mouche, ou de plusieurs points noirs ou troubles, qui se trouveraient comme placés à une certaine distance devant son œil et intercepteraient partiellement la vue des objets.

A mesure que la maladie marche, la cornée perd quelque chose de son brillant particulier, et il s'opère quelquefois des changements

remarquables sur la surface antérieure de l'iris. De petits dépôts de
lymphe s'y forment ; d'autres fois, la lymphe paraît se déposer dans
la substance de l'iris, car, en même temps qu'il fait saillie en avant
vers la cornée, ses fibres se rassemblent en faisceaux, ce qui donne à
cette membrane un aspect plissé tout particulier. Dans quelques cas
très rares, on voit se former sur la face antérieure de l'iris, le plus
souvent à l'union de son grand et de son petit cercle, une ou plusieurs
élévations d'un jaune rougeâtre, d'abord petites, puis plus volumineuses, faisant saillie vers la cornée, et qui ne sont autre chose que des
kystes contenant du pus, qui, venant à s'épancher dans la chambre
antérieure, donne naissance à un faux hypopion. Quelquefois, en
même temps, un peu de sang s'épanche dans la chambre antérieure.

Telle est la marche générale d'une iritis rhumatismale négligée.
Sans doute cette affection peut offrir des degrés variés d'intensité ; les
suites aussi, telles que nous les avons exposées dans la section précédente, en sont diverses et entravent plus ou moins la vision. L'inflammation finit enfin par s'arrêter, même lorsque l'on n'emploie aucune
espèce de remèdes ; mais en pareil cas la vision est presque toujours
détruite.

Symptômes constitutionnels. — Comme la sclérotite rhumatismale,
l'iritis rhumatismale peut attaquer un individu qui n'a jamais été atteint
de rhumatisme dans aucune autre partie du corps. Assez souvent, elle
survient chez des sujets qui ont longtemps souffert de rhumatisme,
bien que l'iritis soit dans tous les cas, si je m'en rapporte à ce que j'ai
vu, provoquée par une nouvelle exposition au froid ou par quelque
autre cause semblable, mais jamais par une métastase. Dans l'iritis
rhumatismale, le malade est altéré ; il a la langue blanche et le pouls
accéléré, souvent de la constipation, et parfois des dispositions aux
nausées.

Causes. — Ce sont les mêmes que celles que nous avons déjà énumérées à l'occasion de l'ophthalmie rhumatismale. Quelques malades
en proie au vice rhumatismal souffrent chaque année d'une ou plusieurs attaques de cette maladie, dont chacune laisse l'œil dans un
état plus fâcheux qu'auparavant, jusqu'à ce qu'enfin la vision soit
complétement détruite.

L'iritis survient fréquemment pendant ou après l'usage du mercure, parce que ce médicament prédispose fortement tout le corps à
céder à l'influence des causes qui déterminent l'inflammation rhumatismale. J'ai vu cette maladie déterminée par la lecture prolongée chez
une personne qu'un rhume avait obligée de garder la chambre pendant
plusieurs jours. On l'a vue aussi causée par l'irritation déterminée par
une dent gâtée, irritation transmise au cerveau par le nerf de la
cinquième paire, et de là par action réflexe à l'œil.

Traitement. — 1. *Saignée.* — L'intensité de la fièvre qui accompagne l'iritis rhumatismale indique à quelle espèce de saignée il faut recourir et jusqu'à quel point on doit la porter. La saignée du bras, répétée, est presque toujours nécessaire, et doit être suivie de l'application de nombreuses sangsues autour de l'œil.

2. *Mercure.* — A peine la bouche est-elle prise par l'usage du mercure, que l'on observe une diminution des plus marquées des symptômes. Dans les cas aigus, on peut administrer toutes les heures deux grains de calomel et un tiers de grain d'opium ; les doses seront moins rapprochées dans les cas chroniques, et l'on prendra garde que la bouche ne se prenne trop tôt.

Il n'en est pas moins vrai que si le malade ne s'attache pas à éviter soigneusement l'action du froid, le traitement mercuriel lui sera souvent très nuisible. Il doit donc abandonner ses occupations, rester confiné chez lui, et, si le cas est grave, garder le lit. Sans cela, il est exposé à voir la maladie se reproduire avec un redoublement d'intensité, sous l'influence des causes les plus légères; telles qu'un changement de coiffure, par exemple, ou le passage d'un appartement à un autre, etc. Reste à savoir si, lorsque le malade est pauvre, mal logé et incomplétement vêtu, on doit lui prescrire le mercure, à moins qu'il ne puisse être admis dans un hôpital. Si l'on s'en abstient, on est presque sûr que l'œil sera perdu ; si on le prescrit, on compromet la santé générale du sujet. L'accès de la lumière doit être diminué dans la chambre du malade qui, en hiver, doit être modérément chauffée.

3. L'*iodure de potassium* à la dose de 4 à 5 grains trois fois par jour, peut être prescrit lorsque quelque cause oblige à interrompre l'usage du mercure.

4. La *térébenthine*, employée comme l'a conseillé M. Carmichael dans l'iritis syphilitique, peut être essayée ici avec quelque chance de succès.

5. Le *repos*, et un *régime antiphlogistique sévère* doivent être prescrits. Le malade renoncera à toute nourriture animale et aux liqueurs fermentées.

6. *Opiacés.* — Lorsque nous donnons le calomel, nous le combinons à l'opium. Si l'on s'abstient du mercure, il faut prescrire chaque soir un opiacé puissant pour calmer la douleur. On doit aussi frictionner la tête avec du laudanum chaud, ou de l'onguent mercuriel contenant de l'opium. Si ce moyen, ainsi que l'opium administré à l'intérieur, ne réussit point à prévenir l'attaque de douleur nocturne dont le siége est dans l'œil et autour de l'orbite, on peut obtenir un soulagement considérable en fomentant les paupières et les parties avoisinantes avec des flanelles trempées dans une décoction chaude de têtes de pavots, ou de feuilles de belladone, en ayant soin de sécher soigneusement les parties dès que l'on cesse les fomentations, et de les couvrir avec une compresse de linge préalablement chauffée.

7. *Purgatifs.*—On prescrira chaque matin une quantité suffisante d'huile de ricin ou de sulfate de magnésie pour maintenir le ventre libre.

8. *Diurétiques.*—De petites doses de nitre et de crème de tartre, administrées toutes les deux ou trois heures, sont utiles.

9. Les *diaphorétiques* peuvent être utiles, mais ils sont passibles des mêmes objections que le mercure. Si le malade ne peut se garantir efficacement contre le froid, il faut y renoncer.

10. Le *quinquina* est sans contredit un remède d'une grande utilité dans le traitement de l'iritis rhumatismale. Je suis cependant tout aussi opposé à l'idée de son emploi exclusif qu'à celle de s'en fier entièrement aux propriétés antiphlogistiques du mercure et à sa faculté de provoquer la résorption, à l'exclusion de la saignée et des autres moyens déplétifs. Dans une inflammation d'une nature aussi dangereuse que l'iritis, on doit savoir se servir de tous les remèdes, et ne jamais se laisser entraîner à une pratique mauvaise sous prétexte de simplicité.

11. Les *vésicatoires* derrière l'oreille, à la tempe et à la nuque, rendent plus de services dans l'iritis rhumatismale que dans toute autre espèce d'iritis. Lorsque l'on veut obtenir une révulsion plus modérée, on peut mélanger partie égale de teinture de cantharides au laudanum avec lequel on pratique des frictions sur la tête, lorsque les menaces de douleur nocturne se font sentir.

12. La *belladone* doit être largement appliquée matin et soir sur les paupières et le sourcil. Habituellement, elle ne produit que peu d'effet apparent tant que l'inflammation n'a point été considérablement amoindrie par la saignée et le calomel. On s'en sert souvent pendant huit jours et plus sans en obtenir une dilatation marquée de la pupille. Lorsqu'à la suite d'une nouvelle émission sanguine, ou d'un commencement d'irritation des gencives, la dilation de la pupille survient brusquement, elle est toujours d'un favorable augure.

13. Le *vin d'opium* est utile au déclin de la maladie. Toute application faite directement sur l'œil lui-même sous forme de collyre ou de pommade, est plus qu'inutile dans la période aiguë.

Prophylaxie. — Les personnes sujettes à l'iritis rhumatismale doivent éviter soigneusement toutes les causes qui peuvent la produire, et particulièrement les transitions brusques du chaud au froid, les exercices violents, les assemblées nombreuses, les veilles prolongées, les jeux de cartes, la lecture ou l'écriture trop prolongées, les excès dans le boire et le manger, etc. Les bains de mer, l'été, préviennent quelquefois les récidives. J'ai vu employer avec succès dans le même but la salsepareille pendant un long espace de temps. L'habitation d'un climat méridional pendant l'hiver peut garantir un malade de l'attaque à laquelle il est habituellement exposé.

SECTION XXIII.

IRITIS SYPHILITIQUE.

Fig. Beer, taf. II, fig. 4. Dalrymple, pl. XVIII, fig. 5 et 6 ; pl. XIX, fig. 4. Sichel, pl. XI, fig. 6 ; pl. XIII, fig. 2, 4 et 6.

Comme les autres affections syphilitiques secondaires, l'ophthalmie syphilitique offre à son début une marche insidieuse ; mais, au bout d'un certain temps, son intensité s'accroît rapidement et cause les ravages les plus profonds. Si on l'abandonne à elle-même, elle désorganise presque tous les tissus de l'œil, à commencer par l'iris, puis de là étend son influence destructive à la choroïde et à la rétine, à l'humeur vitrée, et même à la cornée et à la sclérotique.

Symptômes locaux.—Les symptômes caractéristiques de l'iritis, tels que nous les avons énumérés (page 2 et suiv.), sont en général bien marqués dans l'iritis syphilitique ; mais il importe de remarquer qu'ils sont quelquefois très peu prononcés au début. Cette affection diffère, à cet égard, de l'iritis rhumatismale qui, par suite des symptômes extérieurs dans lesquels elle se manifeste et de l'action soudaine de la cause qui y donne naissance, est généralement caractérisée tout d'abord par des symptômes qu'on ne peut guère laisser passer inaperçus ou méconnaître. De plus, dans l'iritis syphilitique, la rougeur est quelquefois pendant longtemps éparpillée, et plutôt fasciculaire que zonulaire ; les changements dans l'aspect de l'iris et de la pupille sont aussi très légers. Ceci démontre la nécessité qu'il y a d'examiner dans les cas suspects, peut-être devrais-je dire dans tous les cas d'iritis, l'état de la gorge et de la peau du malade avec le plus grand soin, et de s'enquérir de l'état antérieur de sa santé. Lorsque l'iritis est syphilitique, on trouve presque toujours les restes d'une éruption syphilitique, ou des ulcérations dans la gorge ; assez souvent même cette ophthalmie coexiste avec des symptômes secondaires à l'état aigu dans divers tissus de l'économie ; quelquefois, bien que rarement, avec des symptômes primitifs : dans tous les cas, l'histoire de la santé antérieure du malade aidera à prévenir les conséquences les plus désastreuses.

Il est inutile de donner ici de nouveau la description de la rougeur zonulaire, du changement de coloration de l'iris, de la contraction, de l'irrégularité et de l'immobilité de la pupille, de l'épanchement de lymphe plastique, et des autres symptômes généraux de l'iritis, car ils sont les mêmes dans l'iritis syphilitique. Aucun de ces symptômes, ni l'obscurcissement de la vision, ni la douleur qui les accompagne, ne peut fournir de signe différentiel, bien que quelques auteurs se soient imaginés y avoir découvert des particularités qui permettraient

2.

d'asseoir le diagnostic. On a signalé, parmi les signes diagnostiques de cette iritis, les aspects les plus divers, ce qui démontre suffisamment que, pour la distinguer de l'iritis rhumatismale, il faut s'appuyer sur autre chose que sur les différences que l'on peut observer dans les symptômes communs de la maladie. J'en excepterai peut-être la coloration jaunâtre ou rouillée de l'iris près de son bord pupillaire, qui s'observe certainement dans beaucoup de cas syphilitiques, et dans ceux-là presque exclusivement.

Beer a décrit deux particularités caractéristiques de l'iritis syphilitique : le déplacement de la pupille, et des condylomes prenant naissance sur l'iris.

Le premier de ces symptômes consiste dans un mouvement graduel de la pupille qui se porte en haut et en dedans ; de sorte qu'au lieu d'être située au centre de l'iris comme à l'état normal, elle se trouve placée beaucoup plus près du bord supérieur et interne de cette membrane. J'ai observé ce déplacement dans l'iritis chronique rhumatismale, et encore plus fréquemment dans la sclérotite scrofuleuse non accompagnée d'iritis. Je ne peux donc pas le considérer comme un signe diagnostique de la forme d'iritis qui nous occupe. Qu'on l'observe quelquefois dans cette affection, c'est ce que je ne mets point en doute ; mais je pense que c'est non un symptôme d'iritis, mais bien plutôt celui d'une affection des nerfs ciliaires ou iriens.

Quant aux condylomes décrits par Beer comme caractéristiques de cette maladie, ce sont réellement de petits tubercules, des pustules ou de petits abcès, qu'on ne rencontre que très rarement dans les cas qui ne sont pas syphilitiques, et qui sont généralement accompagnés ou précédés d'une éruption syphilitique sur le reste du corps. Lorsqu'ils commencent à se montrer, ils sont d'une couleur brune-rougeâtre ; leur surface, qui est un peu irrégulière, paraît recouverte d'une quantité innombrable de petits vaisseaux rouges lorsqu'on l'examine à travers une forte lentille. Plus tard, ils prennent une teinte jaunâtre, font saillie à la surface de l'iris, et s'accroissent quelquefois au point de toucher presque la cornée. Le docteur Monteath supposait qu'ils se formaient quelquefois derrière l'iris, le refoulaient en avant et se frayaient un passage à travers ses fibres. A la fin, ils se rompent et laissent échapper dans la chambre antérieure le pus qu'ils contiennent ; puis le kyste se contracte. Mais comme la portion correspondante du bord de la pupille adhère presque toujours à la capsule, à mesure que la rétraction du kyste s'opère, le bord ciliaire de l'iris est sujet à se séparer de la choroïde, ou bien ses fibres sont déchirées ou absorbées ; de sorte que l'uvée apparaît à la vue avec sa couleur noire, ou qu'il se forme dans l'iris une ouverture qui ne se ferme plus jamais complétement.

Les tubercules peuvent se former sur tous les points de l'iris, contre la pupille, près du bord ciliaire, ou dans l'espace intermédiaire à ces deux points. Lorsqu'ils sont situés près du bord ciliaire, ils disparaissent quelquefois de la chambre antérieure, soulèvent la choroïde et la sclérotique derrière la cornée, et se rompent à l'extérieur. Je n'ai jamais observé cette terminaison; mais j'ai vu plus d'une fois cette maladie combinée avec une tuméfaction d'un rouge sombre, ressemblant un peu à un phlegmon, derrière la circonférence de la cornée, et se terminant par l'amincissement de la sclérotique et la saillie de la choroïde.

Quant à la question de savoir si ces tubercules ne se développent que dans les cas syphilitiques, je dois dire que j'ai vu un petit kyste jaune se former sur la surface de l'iris dans un cas d'iritis rhumatismale; mais c'est là un fait rare (1). L'existence de tubercules doit donc faire naître de suite la pensée qu'il s'agit d'une iritis syphilitique.

Si l'on néglige cette maladie, non-seulement la pupille se ferme promptement et se soude à la capsule par l'intermédiaire de la lymphe épanchée, mais l'aspect de l'iris éprouve encore des changements remarquables et beaucoup plus prononcés que dans toute autre espèce d'iritis. La cornée elle-même se trouble et présente de petits points bruns. La chambre antérieure diminue d'étendue parce que l'iris est poussé en avant et que la cornée elle-même voit son diamètre diminuer. La sclérotique, la choroïde, la rétine, participent à l'inflammation, la rétine devenant insensible à la lumière, et la choroïde faisant çà et là une saillie d'un bleu foncé à travers la sclérotique amincie. Un malade du *Glasgow Eye Infirmary*, convalescent, fut plusieurs semaines sans se faire voir; lorsqu'il revint, son œil droit offrait autour du côté temporal de la cornée un staphylôme de la choroïde étendu et proéminent; la circonférence de la pupille était attirée en arrière, et la surface de l'iris jaunâtre. L'œil, en cet état, jouissait encore d'une vision passable.

L'iritis syphilitique existe à des degrés très divers, et ses suites présentent aussi beaucoup de variétés. Quelquefois le diamètre de la pupille est doublé, le centre restant noir, tandis que sa circonférence est entourée de tubercules. Le malade ne voit que peu ou pas du tout, en pareil cas, à raison de l'état de la rétine; néanmoins, l'œil peut alors se rétablir complétement par suite d'un traitement approprié. Lorsqu'elle n'est point combattue de bonne heure par le mercure, la maladie se termine par l'occlusion de la pupille, l'oblitération des chambres antérieure et postérieure, et l'atrophie du globe de l'œil.

Contrairement à ce qui se voit dans l'iritis rhumatismale négligée,

(1) L'apparition d'un pareil kyste dans l'iritis rhumatismale doit être considérée comme tout à fait anormale. J'indiquerai ici une particularité qui a quelque analogie avec celle-ci et que j'ai rencontrée une fois dans l'iritis rhumatismale. Je veux parler de l'apparition de vaisseaux rouges sur toute la surface de l'iris. La maladie avait trois semaines de durée, et cependant aucun épanchement de lymphe n'avait encore eu lieu.

l'inflammation, dans l'iritis syphilitique, ne s'use point d'elle-même, et elle ne se termine point simplement par la perte de la vision, due à l'occlusion de la pupille; mais elle s'étend d'un tissu de l'œil à un autre, jusqu'à ce que la totalité de l'organe soit englobée dans un processus désorganisateur qui laisse à peine des traces de la structure normale des parties.

Dans les cas extrêmes, le cristallin et le corps vitré désorganisé, se convertissent en une masse pultacée qu'on peut voir, à la fin, saillir sous forme de points blanchâtres, à travers la choroïde et la scléro-tique. Quand la maladie en est arrivée à ce point, il est impossible que l'œil se rétablisse et qu'il conserve sa forme normale. La ponction de l'œil, en pareil cas, n'apporte qu'un faible soulagement aux souffrances qu'endure le malade; ce n'est point une collection de pus qui donne à l'organe l'aspect que nous venons de décrire, et il ne s'écoule rien lorsqu'on plonge la lancette à travers la coque oculaire. Si l'on administre alors le mercure de manière à agir sur tout le système, l'œil s'affaisse et se réduit à un petit volume; mais si l'on n'a point recours à ce médicament, qu'on l'administre à trop faible dose, ou que l'on en cesse trop tôt l'usage, la sclérotique peut se rompre et livrer passage à une excroissance fongueuse. A la fin, la violence des douleurs dans l'œil et la tête, l'inefficacité des opiacés, la fièvre et la débilité qu'elle entraîne, et la difformité qu'occasionne l'œil désorganisé, obligent à en pratiquer l'extirpation.

Dans beaucoup de cas d'iritis syphilitique, le traitement a pour effet de faire complétement disparaître les symptômes objectifs de la maladie; mais la rétine tombe dans un état d'insensibilité plus ou moins complète.

L'intensité de la douleur varie beaucoup dans cette maladie. En général, elle est considérable dans l'œil et autour de l'orbite, s'accompagne de larmoiement et de photophobie, et, comme les douleurs syphilitiques des os, s'aggrave beaucoup pendant la nuit.

Symptômes généraux. — Cette affection est le plus souvent accompagnée de manifestations évidentes de cachexie syphilitique. Le pouls est vite, les forces diminuées, l'appétit perdu, le teint pâle et maladif, et la peau recouverte, surtout la nuit, d'une transpiration visqueuse. Si l'iritis syphilitique a été négligée pendant longtemps, et si elle a été accompagnée de douleurs nocturnes intenses, le malade est émacié et fort affaibli. Les symptômes locaux de syphilis secondaire avec lesquels j'ai vu le plus souvent l'iritis syphilitique associée, sont des éruptions pustuleuses, papuleuses ou squameuses, sur la face ou le reste du corps, et ensuite les ulcères de la gorge. Les pustules de la face que j'ai observées en pareil cas étaient souvent d'un rouge livide, sombre, volumineuses, dures, et situées si profondément dans la peau qu'elles méritaient presque le nom de *tubercules*. Les éruptions squameuses de la face se sont parfois rapprochées de la forme aréolaire de la lèpre. Sur le reste du corps, l'éruption a revêtu, en général, une forme plus aiguë; l'aspect a été celui de points circulaires nombreux élevés au-dessus du niveau de la peau, d'une teinte rouge-brune, de la dimension de la moitié d'un pois, et se terminant par la desquamation de minces pellicules épidermiques successives, laissant des taches d'un rouge cuivré, au-dessous desquelles manque le corps muqueux (*rete mucosum*): de sorte que, en y passant le doigt, on sent une dépression qui persiste pendant toute la vie.

Chez les enfants. — L'iritis est assez souvent la conséquence de la syphilis congénitale et constitue quelquefois le premier symptôme qu'on en observe. Outre la rougeur zonulaire et le changement de coloration de l'iris, on voit assez souvent, en pareil cas, la capsule du cristallin devenir complètement rouge. Au bout d'un certain temps, la pupille se ferme, la chambre antérieure se remplit de pus, et la cornée devient opaque. L'éruption cuivrée habituelle se montre sur tout le corps. L'enfant peut avoir reçu la maladie du père sans que la mère ait éprouvé aucun symptôme syphilitique.

[Un cas bien prononcé d'iritis syphilitique sur un enfant de 4 mois, s'est présenté au *London Ophthalmic Hospital.* Indépendamment de ce cas, M. Dixon en a observé un autre sur un enfant de trois mois, chez lequel il ne manquait que l'aveu de la mère pour établir d'une manière positive la nature spécifique de l'affection. Voici ces deux observations (1).

Obs. 388. — W.F.J., âgé de 4 mois, fut apporté à l'hôpital le 19 février 1852. C'est un enfant bien venant, vif, prenant bien le sein, et ayant, au rapport de sa mère, toujours été tel depuis sa naissance. Il y a huit jours, elle a remarqué que la sclérotique de l'œil droit devenait *rouge strié* et que l'enfant semblait fuir la lumière. Ces deux symptômes s'étaient dissipés lorsque je le vis, et l'absence de rougeur de la sclérotique contrastait avec l'étendue de l'épanchement fibrineux qui se montrait dans la chambre antérieure. La cornée était transparente; la moitié supérieure de l'iris, de couleur grise, ne présentait aucune altération de structure; la moitié inférieure était complétement cachée par le dépôt d'une masse irrégulière, d'une teinte jaune de Naples pâle, qui arrivait jusqu'au contact de la cornée et remplissait complètement la chambre antérieure jusqu'au niveau du centre de la pupille; celle-ci, plutôt dilatée que contractée, était déformée, insensible à la lumière, et une pellicule d'une substance semi-fluide, qui empiétait sur la capsule, en rendait le contour peu distinct. A cette époque, rien ne nous indiquait l'existence de la syphilis chez la mère ou l'enfant; l'absence de rougeur sur la sclérotique et la conjonctive me porta à considérer le dépôt de la chambre antérieure comme étant de nature scrofuleuse. L'état des intestins paraissait satisfaisant; on se borna à prescrire, lors de cette première visite, cinq gouttes de liqueur de quinquina de Battley, répétées deux fois par jour, et des fomentations sur l'œil en cas d'irritation et de rougeur.

23 février. L'œil est pis aujourd'hui; la partie supérieure de l'iris qui paraissait saine a pris une teinte sale; on ne la voit qu'à travers une humeur aqueuse trouble et comme contenant de la fibrine récemment épanchée, ce qui rend la forme de la pupille presque impossible à reconnaître; la pupille gauche est devenue aussi un peu irrégulière, et l'humeur aqueuse a pris, quoiqu'à un moindre degré, la teinte trouble si remarquable de

[(1) Annales d'Oculistique, 1853; t. XXIX, p. 122, et Guide to the Practical Study of Diseases of the Eye, by James Dixon, p. 145 et suiv. London, 1855.]

celle du côté opposé; néanmoins, il y a à peine de la rougeur sur l'une ou l'autre sclérotique. Cette fois, la mère, qui est une jeune femme jouissant à présent d'une excellente santé, me raconte que six semaines avant qu'elle devînt enceinte de cet enfant, son mari lui avait communiqué la maladie vénérienne. Elle a eu des ulcères avec gonflement des glandes de l'aine. Elle a suivi, pendant cinq semaines, la consultation externe d'un hôpital, et vers cette époque, il lui est survenu une éruption de boutons à la face et aux bras. Les ulcères et les boutons ont cédé à un traitement mercuriel modéré. Elle affirme n'avoir point eu de mal à la gorge; on n'aperçoit, en effet, aucune cicatrice sur les amygdales ou le voile du palais. Son enfant, un mois après sa naissance, a eu tout le corps couvert d'une éruption rouge, sombre et humide. Un médecin consulté administra à l'enfant des poudres (probablement le mercure à la chaux), et cinq semaines après, l'éruption disparut, et une grande desquamation de l'épiderme se produisit. La tendance à l'augmentation du dépôt dans l'œil droit, l'extension de la maladie à l'œil gauche, jointes aux renseignements que nous avions obtenus de la mère, prouvaient qu'il n'y avait pas de temps à perdre pour administrer le mercure. En conséquence, on prescrit un grain de mercure à la chaux, à prendre matin et soir; continuation de la liqueur au quinquina.—26. Pas d'augmentation de la maladie dans l'œil gauche; s'il y a quelque chose à noter, c'est plutôt un peu moins de trouble de l'humeur aqueuse : dans l'œil droit, le dépôt jaune ne forme plus une masse agglomérée à la partie inférieure de la chambre antérieure; il paraît s'amollir et se dissoudre dans l'humeur aqueuse, de telle sorte qu'on peut à peine distinguer la position de la pupille à travers ce milieu rendu trouble. La santé de l'enfant est toujours bonne et il tette bien.—1er mars. Moins de dépôt dans la chambre antérieure droite; la grande circonférence de l'iris s'aperçoit plus aisément, la fibrine s'étant rassemblée en masse plus dense vers la pupille qui est encore plus obscurcie qu'à la dernière visite; la pupille gauche s'éclaircit rapidement et le contour en devient plus régulier.—4 mars. Les choses se sont améliorées depuis trois jours; la circonférence externe de l'iris droit devient de plus en plus apparente; la partie la plus dense de la fibrine se voit flottante dans la pupille; l'œil gauche est presque complétement bien.—11 mars. L'iris a repris sa couleur et sa texture naturelles, excepté en haut, près du bord externe de la pupille, où l'on aperçoit quelques veines dilatées, et un petit caillot sanguin extravasé dans les fibres de l'iris; la marge pupillaire est dentelée et adhère dans toute son étendue à la capsule qui est recouverte d'une couche opaque de fibrine d'un jaune pâle; au centre, ce dépôt forme un petit noyau saillant : l'œil gauche est bien, la pupille claire et circulaire, la vue bonne.—25 mars. L'œil gauche est toujours parfaitement sain, et il est survenu de grands changements à droite; une grande partie de la fibrine qui obstruait la pupille est absorbée; il n'en reste plus, au-devant de la capsule, qu'une couche très-mince et unie; l'ouverture pupillaire a perdu son aspect frangé; le cristallin est projeté en avant, de manière à diminuer l'étendue de la chambre antérieure; les veines de l'iris sont encore visibles çà et là; la santé générale est très-bonne, et la peau perd la teinte sombre qu'elle offrait au début du traitement. Continuation du mercure à la chaux, un grain deux fois par jour.

Obs. 389. — Mary Ann W., âgée de trois mois, me fut amenée de Croydon le 13 novembre 1848. A sa naissance, cette enfant paraissait robuste et bien portante; mais sept semaines plus tard, une éruption écailleuse d'un rouge brun apparut sur la plus grande partie du corps; le médecin que l'on consulta, la considéra comme syphilitique et prescrivit le mercure à la chaux et un dixième de grain d'iodure de potassium deux fois par jour. Quinze jours environ après la manifestation de cette éruption, la mère remarqua que son enfant qui, jusque-là, avait bien vu, paraissait aveugle et que ses deux pupilles offraient une couleur gris de perle. Voici dans quel état je le trouvai : Les deux yeux sont en mouvement et roulent légèrement d'un côté à l'autre. Il n'y a pas de rougeur de la sclérotique; tous les cils sont tombés. L'iris gauche (gris) est parsemé, dans toute sa moitié inférieure, de petites masses d'un blanc grisâtre, semblables à des grains de sable épais; la portion interne de cette membrane est striée de lignes verticales de même couleur, comme si de la fibrine avait coulé sur ce point en laissant des traces après soi. La pupille est contractée et bordée de franges de la même nature que celle du dépôt de la face antérieure de l'iris; le bord pupillaire paraît adhérent à la capsule, du moins l'atropine qui a dilaté la pupille droite ne produit point d'effet à gauche. Le cristallin paraît un peu nuageux. L'iris droit semble sain et le cristallin transparent; mais sa capsule présente une tache blanche en forme de croissant qui borde l'ouverture pupillaire; il n'y a cependant point là d'adhérence, car l'atropine dilate la pupille, et alors son bord s'éloigne de la tache. L'enfant a des aphthes dans la bouche et une éruption écailleuse à la face. Les membres inférieurs jusqu'aux genoux et la partie inférieure du ventre sont couverts de taches cuivrées avec desquamation de l'épiderme. Bien que les parents niassent tous deux avoir eu la maladie vénérienne, l'état de l'enfant ne me laissa aucun doute ; j'ordonnai deux grains de mercure à la chaux, à prendre le matin et le soir.

20 novembre. L'éruption a presque disparu ; plus d'aphthes dans la bouche ; les points blancs de l'iris gauche et la tache de la capsule droite paraissent diminuer. Deux grains de mercure à la chaux chaque soir et cinq gouttes de la liqueur de quinquina dans du lait. —27 novembre. Plus d'éruption ; l'enfant prend bien le sein ; l'aspect général s'est amélioré ; les points et les lignes grises de l'iris gauche ont entièrement disparu, et la ligne blanche, trace de l'adhérence du bord pupillaire de la capsule, ne s'aperçoit qu'en haut et en dehors ; à droite, la tache crayeuse est réduite à deux petits points indiquant les cornes du croissant. —4 décembre. Santé excellente ; la pupille droite, dilatée à l'aide de l'atropine, est légèrement irrégulière, ce qui est dû probablement à une petite adhérence de son bord externe à la capsule. Toute trace de la tache blanche qu'elle offrait a disparu, et la pupille est noire et claire. L'iris gauche paraît maintenant sain : néanmoins, la pupille est irrégulière et immobile, insensible à l'action de l'atropine, et le cristallin conserve une légère teinte laiteuse. L'enfant paraît avoir récupéré la vue à droite et suit les objets blancs, comme une plume, du papier, qu'on agite devant elle. —1ᵉʳ janvier 1849. Deux grains de mercure à la chaux ont été pris chaque soir jusqu'à ce jour. La pupille gauche paraît encore plus petite que la droite, mais il n'y a point de traces de synéchie. L'enfant se porte bien et distingue bien les objets ; mais elle paraît se servir plus de l'œil droit que du gauche. Les cils ont repoussé plus abondants que jamais. Continuation à doses décroissantes des médicaments pendant trois semaines —25 mars 1850. L'enfant est bien venante et pleine de santé ; point de traces de synéchie dans aucun des yeux ; le seul reste de la maladie est un léger trouble dans le cristallin gauche. T. W.]

Causes excitantes. — Bien que cette affection soit indubitablement le résultat de l'action syphilitique et qu'elle débute souvent sans aucune cause excitante appréciable, elle est souvent amenée, comme d'autres symptômes secondaires et notamment l'ulcération de la gorge, par l'exposition au froid. Des coups légers sur l'œil, un excès de travail et l'intempérance semblent, dans d'autres circonstances, avoir aidé au développement de cette affection, qu'on peut, en conséquence, considérer, au moins dans beaucoup de cas, comme l'effet de causes externes agissant sur une constitution soumise à l'intoxication vénérienne.

Rechutes. — Lors même que l'iritis syphilitique se termine de la façon la plus favorable, l'œil reste pendant longtemps très sensible à l'action du froid et de l'humidité. Pour peu que l'on s'y soit exposé, on peut voir revenir le cercle inflammatoire de la sclérotique, la sensibilité de l'œil à la lumière et un écoulement abondant de larmes. Pour la même raison, lorsque les désordres laissés par l'iritis syphilitique exigent qu'on pratique une pupille artificielle, l'opération est le plus souvent suivie d'une nouvelle inflammation qui peut faire perdre tout espoir de rétablir la vision.

Traitement. — 1. La *saignée générale* est le plus souvent nécessaire dans l'iritis syphilitique. L'opinion du docteur Monteath (1) sur

_____

(1) Glasgow Medical Journal; vol. II, p. 59. Glasgow, 1829.

ce point de pratique, a sa valeur. « L'expérience, dit-il, m'a conduit à différer complétement de l'opinion des médecins qui n'ont confiance que dans le mercure pour combattre cette espèce d'iritis, et qui négligent la saignée, les vésicatoires, etc. Dans ma pratique, j'ai vu la maladie marcher rapidement vers la formation d'hypopions dangereux, malgré l'action complète du mercure, alors qu'une large saignée du bras et l'application d'un vésicatoire à la nuque arrêtaient les progrès ultérieurs de la maladie. »

J'ai été obligé de répéter plusieurs fois la saignée du bras, et d'appliquer à diverses reprises des sangsues, avant de voir les symptômes s'amender suffisamment pour pouvoir espérer quelque avantage de l'emploi du mercure.

2. *Régime.* — Le malade doit s'abstenir de viande et de liqueurs fermentées. Lorsqu'il est affaibli et que sa constitution paraît délabrée par la cachexie syphilitique ou par d'autres causes, on est tenté de mettre le malade au régime animal et de lui prescrire en même temps de petites doses de mercure. Ce traitement pourra rétablir la santé générale, mais déterminera très probablement l'occlusion de la pupille.

3. Les *frictions opiacées* doivent être soigneusement pratiquées autour de l'orbite, une heure environ avant l'époque où l'on attend l'attaque de douleur nocturne; après quoi l'on recouvre l'œil d'une compresse de linge chauffée. Chaque fois que la douleur menace de revenir (et c'est surtout vers minuit), il faut répéter la friction opiacée. On choisira pour ces frictions, suivant les circonstances, le laudanum, une infusion d'extrait de belladone dans le laudanum, un mélange de laudanum avec la teinture de cantharides, l'opium humecté, l'onguent mercuriel opiacé, ou la teinture de tabac.

4. *Mercure.* — C'est dans ce médicament que nous avons surtout confiance pour arrêter l'inflammation syphilitique de l'iris et pour faire disparaître les changements morbides qu'elle peut avoir produits dans cette membrane et dans la pupille. Ce n'est point comme altérant que l'on doit l'employer. La constitution tout entière doit en être saturée et la bouche manifestement affectée. Dans beaucoup de cas, je n'ai vu d'effets se produire que lorsqu'il était survenu une salivation assez abondante. Je me rappelle un cas dans lequel le mercure avait été essayé par le médecin de la famille, qui l'avait abandonné parce qu'il ne produisait aucun effet. Lorsque l'on en eut recommencé l'usage, il ne produisit d'abord que peu d'amélioration ; mais le malade ayant pris pendant plusieurs jours de suite 10 grains de calomel et 5 grains d'opium par jour, la bouche s'affecta tout à coup, et alors l'iritis disparut comme par enchantement. C'était un cas très marqué d'iritis syphilitique ; le corps était recouvert d'une éruption cuivrée.

Le mélange de calomel et d'opium est la meilleure forme sous laquelle on puisse administrer le médicament dans cette maladie. On peut faire prendre le matin, à midi et le soir, une pilule contenant deux grains de calomel et d'un quart de grain à un grain d'opium, jusqu'à ce que les gencives soient manifestement affectées; ensuite on n'en administre plus que deux pendant quelque temps; et quand la mercurialisation est plus avancée, une seulement au moment du coucher. Telle est la marche à suivre dans les cas graves, lorsqu'il importe d'arrêter sur-le-champ la maladie, d'empêcher l'effusion de la lymphe dans la pupille, ou d'en provoquer la résorption lorsque l'épanchement en a déjà eu lieu. Dans les cas plus légers, une pilule matin et soir suffit dès le commencement.

Le mercure a été employé sous d'autres formes dans cette affection : sous celle d'onctions mercurielles autour de l'œil surtout, et de sublimé corrosif pris à l'intérieur. Mais l'on ne peut compter sur aucune d'elles quand les symptômes sont pressants, et, dans tous les cas, ils ne valent pas le mélange de calomel et d'opium, l'action calmante et dirigeante de l'opium n'ayant pas une importance légère.

Chez les sujets pléthoriques, l'administration du mercure doit être précédée de la saignée, et accompagnée de l'emploi des évacuants et d'un régime ténu; lorsqu'il y a anémie, on peut l'associer aux prépations de fer.

Le mercure, sous quelque forme qu'on l'administre, doit être continué pendant longtemps, afin d'arrêter non-seulement l'iritis et d'en faire disparaître les effets autant que cela est possible, mais aussi pour que la syphilis constitutionnelle soit complétement guérie. La disparition de l'iritis ne doit point être considérée comme la preuve que la constitution est débarrassée du virus syphilitique ; d'un autre côté, il arrive souvent que l'affection constitutionnelle a disparu, ou paraît du moins avoir disparu, quoiqu'il reste beaucoup à faire pour débarrasser l'œil, à l'aide du mercure, de l'iritis et de ses conséquences.

5. *Iodure de potassium.* — On rencontre parfois des cas d'iritis syphilitique dans lesquels, par suite de circonstances diverses, telles qu'une grande faiblesse du malade, une salivation intense, etc., l'administration du mercure est tout à fait impossible. Le médicament auquel on peut, en pareil cas, accorder le plus de confiance, est l'iodure de potassium, qu'on peut prescrire à la dose de 5 à 10 grains, trois fois par jour, en solution dans l'eau.

6. La *térébenthine* a été préconisée par M. Hugh Carmichael, de Dublin, dans l'iritis syphilitique et les autres inflammations profondes de l'œil. Les observations qu'il a apportées démontrent évidemment que ce médicament a quelquefois fait disparaître l'iritis syphilitique, et même rétabli l'état normal des parties, alors qu'il existait déjà de la

lymphe épanchée dans la pupille, et que des tubercules s'étaient formés sur la surface antérieure de l'iris. C'est par suite de l'influence connue de la térébenthine dans la péritonite, et de l'analogie présumée entre les effets morbides déterminés par l'inflammation du péritoine et celle de l'iris, (car dans les deux cas c'est une séreuse qui est enflammée, et dans les deux cas aussi des adhérences s'établissent entre des surfaces destinées à rester séparées), que M. C. a été amené à employer cette médication. Comme c'est surtout dans l'iritis syphilitique qu'il l'a appliquée, on peut lui objecter, et il ne l'ignore point, que ce médicament n'a jamais passé pour jouir de propriétés anti-syphilitiques. Il aurait pu répondre par un renvoi au traitement de la syphilis sans mercure, ou au témoignage imposant des faits qu'il a lui-même recueillis. Néanmoins, il semble d'abord disposé à partager le scepticisme de M. Travers, qui ne sait trop si ce que l'on considère généralement comme une iritis syphilitique est bien réellement une inflammation vénérienne, ou simplement un symptôme qui ressemble à la syphilis, ou une maladie entée sur la syphilis, ou enfin un résultat de l'action toxique du mercure. Mais dans une partie plus avancée de son travail, M. C. se déclare en faveur de la doctrine qui veut que l'action favorable exercée par le mercure, d'une manière si universellement reconnue, dans l'iritis syphilitique, soit due non pas tant à quelque vertu anti-syphilitique spéciale qu'à la propriété qu'il possède d'exciter les absorbants ; et il revendique en faveur de l'huile de térébenthine une propriété analogue. Cette prétention est parfaitement justifiée par les observations rapportées par M. C. ; il a non-seulement démontré cette propriété, mais il a fait voir que la térébenthine a le pouvoir d'arrêter le processus inflammatoire d'où dépend l'épanchement de lymphe dans l'iritis syphilitique.

Quoique M. Carmichael ait le mérite d'avoir trouvé un nouveau remède d'une incontestable utilité contre l'iritis syphilitique, il ne méconnaît cependant point l'efficacité des autres remèdes. Il reconnaît que le mercure exerce, même à un degré plus efficace que la térébenthine, une action antiphlogistique et résorbante ; mais il fait valoir avec raison que la rapidité avec laquelle la térébenthine se répand par tout le corps et agit par conséquent sur la maladie, jointe à ce que son action ne provoque aucune réaction fébrile, rend son emploi d'un intérêt et d'une utilité marqués, bien que l'on puisse obtenir les mêmes effets d'une façon même plus prononcée à l'aide d'autres moyens.

La térébenthine se prescrit à la dose d'un gros trois fois par jour. On peut en corriger le goût désagréable et les effets nauséeux en la donnant sous forme d'émulsion. Si elle détermine de la strangurie, on la combat par une infusion de graines de lin et un julep camphré. La sensation de brûlure qu'elle détermine souvent à l'estomac peut être prévenue par l'addition de 10 à 15 grains de carbonate de soude par once de térébenthine (1).

Lorsque l'inflammation locale est intense et qu'il existe dans l'œil et le côté de la tête une douleur aiguë, il ne faut à aucun prix négliger la saignée, bien que M. C. affirme qu'alors même que ces symptômes étaient marqués, il s'est fié à la térébenthine seule, et qu'il en a recueilli les avantages les plus marqués. Il importe aussi de veiller à l'état des intestins, les effets avantageux de la térébenthine paraissant suspendus lorsqu'il y a constipation, pour ne reparaître qu'alors que l'on a triomphé de celle-ci. Le repos absolu, s'il n'est pas complétement indispensable, ajoute au moins beaucoup à l'efficacité de la térébenthine. M. C. dit que chez quelques malades, que leur position particulière obligeait à des occupations actives, on n'obtenait point les mêmes résultats avantageux, et l'influence du remède ne se faisait pleinement sentir que lorsque le repos était gardé.

Dans quelques cas, M. C. employa conjointement avec la térébenthine les sédatifs, tels que l'opium, la jusquiame, et la ciguë. On peut les prescrire à l'intérieur et à l'extérieur; on ne doit surtout pas négliger la belladone.

M. C. établit que la térébenthine n'a presque jamais manqué de procurer la cure parfaite de l'iritis syphilitique et qu'une amélioration sensible s'est presque toujours déclarée dès le lendemain de son administration. La durée du traitement paraît avoir été en moyenne de 11 jours.

D'autres praticiens n'ont point parlé aussi favorablement de ce remède. M. Guthrie (2) dit que, « dans quelques cas, ce moyen lui a réussi admirablement ; dans d'autres, il n'a rendu que peu de services, et dans quelques uns, enfin, il s'est montré absolument inefficace. » M. Foote, junior (3), est disposé « à croire que la térébenthine agit en irritant le canal intestinal et l'appareil urinaire. » Il dit que les cas dans lesquels ce médicament a le mieux réussi entre ses mains, sont ceux dans lesquels il est survenu une strangurie intense, et qu'il ne s'est manifesté aucune amélioration dans les cas où l'on n'a pu déterminer cette sorte d'irritation.

[(1) Voici ce que dit à cet égard M. CARMICHAEL : « J'emploie dans cette affection la térébenthine à la dose d'un gros, trois fois par jour. J'ai trouvé que l'émulsion d'amandes est le meilleur moyen d'en masquer la saveur désagréable et d'en prévenir les effets nauséeux. Il est indispensable de parer à ces inconvénients, car ce médicament est si désagréable que, si l'on ne parvient pas à en déguiser la saveur, il n'y a pas à compter que les malades le prennent avec la régularité désirable.

La formule que j'emploie est la suivante : R. Olei terebenth. rectificat. Unc.j; vitellium unius ovi. Tere simul et adde gradatim emulsiones amygdalarum Unc.iv ; syrupi corticis aurantii Unc.ij ; spiritus lavandulæ compositi Unc iv ; olei cinnamomi guttas tres vel quatuor. Misce ; sumat cochlearia larga duo ter de die. » (I) T. W.]

(2) London Medical Gazette ; vol. IV, p. 599. London, 1829.

(3) London Medical and Surgical Journal for September 1831, p. 229.

(4) HUGH CARMICHAEL. Observations on the Efficacy of Turpentine in the Venereal and other deep-seated Inflammation of the Eye, etc. Dublin, 1829.

7. *Sulfate de quinine.* — Le docteur Colles dit (1) que si l'iritis survient au moment où se déclare une salivation marquée, si l'on a déjà fait usage du mercure pour guérir l'iritis et qu'on a déterminé le ptyalisme sans obtenir d'amélioration dans l'état de l'œil, ou bien encore si le mercure n'a point agi favorablement sur le système, il faut renoncer à ce médicament et en employer d'autres. C'est au sulfate de quinine à doses élevées qu'il a eu le plus fréquemment recours en pareil cas, et le plus souvent avec le plus grand avantage.

8. La *belladone* doit être appliquée à larges doses sur le sourcil et les paupières, matin et soir; et quand les symptômes aigus ont disparu, on fait tomber plusieurs fois par jour sur la conjonctive quelques gouttes d'une solution filtrée de cet extrait ou de sulfate d'atropine. On doit continuer régulièrement l'usage de ce remède pendant des mois, à moins que la pupille n'ait récupéré sa liberté et sa mobilité naturelles.

9. Les *nauséeux*, les *sudorifiques*, les *diurétiques*, les *purgatifs*, et la *révulsion* à l'aide de *vésicatoires*, trouvent tous leur emploi dans l'iritis syphilitique. Les vésicatoires se montrent très utiles après la saignée, et lorsque le mercure a agi sur les gencives.

[10. *La syphilisation.*—Nous empruntons à l'ouvrage de M Sperino, l'observation suivante d'iritis syphilitique guérie par cette méthode (2).

Obs. 390. — *Chancres.*—*Tubercules muqueux et excroissances ano-vulvaires.* — *Syphilide.* — *Ulcères du tissu cellulaire sous-cutané profond.* — *Ostéocopie.* — *Iritis aiguë et grave.* — *Cachexie syphilitique.* — *Intolérance des préparations iodiques et mercurielles.* — *Syphilisation.* — *Petite dose d'iodure de potassium.* — *Récision des excroissances.* — *Guérison.* — Placide V., femme C., âgée de 22 ans, tempérament sanguin-lymphatique, constitution médiocre, aménorrhoïque depuis trois mois, entrée au Syphilicôme le 16 octobre 1851.

Elle a plusieurs chancres : un à la face interne de la nymphe gauche, de la largeur d'environ 3 centimètres, un autre de 13 millimètres près du méat urinaire, et quelques autres plus petits à la vulve et à l'anus : tous sont assez avancés dans la période de transformation; en outre, on voit quelques tubercules muqueux naissants et des excroissances aux mêmes régions.

C'est sa première infection : elle date d'environ trois mois, et la malade n'a fait jusqu'ici aucun traitement anti-syphilitique.

Elle a été transportée ici de la province dans un état maladif; elle est grosse, et pendant le voyage elle a souffert de douleurs utérines qui furent calmées momentanément par l'usage de quelques lavements laudanisés ; mais le 25, elles se réveillèrent avec plus d'intensité, et dix jours après son entrée à l'hôpital, elle avorta d'un fœtus de deux mois. mort-né et présentant même déjà des symptômes de putréfaction commençante. L'avor-

(1) Practical Observ. on the Venereal Disease and on the Use of Mercury, p. 165. London, 1857

[(2) Nous ne sommes point en situation de nous prononcer sur la valeur de la syphilisation. D'autres praticiens, des plus recommandables, ont porté sur elle un jugement sévère, peut être prématuré. En l'absence de toute donnée fondée sur une expérience personnelle, nous devons nous borner à faire observer que lorsqu'une doctrine médicale, quelqu'étrange qu'elle semble d'abord, est patronée par des hommes comme MM. Sperino de Turin et Boeck de Christiania, dont l'honorabilité du caractère et la probité scientifique sont à l'abri de toute atteinte, il n'est point permis de la repousser avec dédain et sans examen sérieux. Nous nous croyons, en conséquence, plus qu'autorisés à publier dans tous ses détails et sous toutes réserves, d'ailleurs, l'observation 590 empruntée à l'ouvrage : *De la syphilisation étudiée comme méthode curative et comme moyen prophylactique des maladies vénériennes*, par C. SPERINO, *traduit de l'italien par* Tresal. Turin, 1855, p. 445 et suiv. T. W.]

tement fut suivi d'une longue et grave métro-péritonite qui empêcha d'entreprendre un traitement anti-syphilitique.

On avait à peine triomphé de cette maladie au moyen des antiphlogistiques, et cette femme commençait à reprendre des forces, lorsque, vers le commencement de janvier 1852, il se déclara une fièvre intense, et au bout de quelques jours, le 9, on vit se manifester une éruption cutanée-papuleuse à papules larges de 3 à 6 millimètres, d'une couleur rouge cuivrée, peu chargée. Sur le front elle affectait la forme confluente, et sur le reste du corps elle était dispersée ; mais ces papules étaient plus nombreuses sur les extrémités supérieures. Elles furent le siége d'un peu de chaleur et de douleur pendant tout le temps que dura la fièvre qui en accompagna le développement ; on diagnostiqua l'érythème papuleux. Tous les chancres ano-vulvaires étaient cicatrisés, mais les tubercules muqueux et les excroissances persistaient encore. Sur la fin du mois de janvier, on commença un traitement mercuriel externe, en lui faisant des frictions d'onguent napolitain ; mais après la quatrième friction, il se manifesta une stomatite gangreneuse très-grave, qui empêcha pendant un mois l'usage de tout espèce de traitement mercuriel. Au commencement de février, il se forma, dans la partie profonde du tissu cellulaire sous-cutané, deux abcès, un sur chaque jambe, vers le tiers moyen de la région externe ; ils furent bientôt suivis de deux autres dans les mêmes régions : leur cours fut très-lent. On ne vit d'abord qu'une plaque cuivrée, large d'environ 3 cent., n'occasionnant qu'un peu de douleur et de chaleur : bientôt après, on reconnut la présence d'une matière fluctuante dans l'intérieur de l'abcès dont les parois allèrent peu à peu en s'amincissant, prirent une teinte livide et finirent par s'ulcérer. Vers la moitié du mois de mars, la malade accusa des douleurs ostéocopes aux deux acromions, à la moitié supérieure de l'humérus droit, à la rotule et à l'extrémité de l'articulation du genou droit. On reconnut aussi l'existence de périostoses sur tous les points douloureux ; mais la principale siégeait sur la rotule droite.

Le 1er mars, après avoir triomphé de la stomatite par quelques purgatifs salins et un grand nombre de cautérisations de la muqueuse de la bouche et des gencives avec le nitrate d'argent, on recommence les frictions en en faisant une à un jour d'intervalle. On administre en même temps l'iodure de potassium à la dose de 5 décig. par jour. Ce traitement fut continué jusqu'au 20 mars, où l'on dut le suspendre à cause de l'apparition de la stomatite et d'une gastro-entérite compliquée de diarrhée. La syphilide exanthématique avait presque complétement disparu ; les tubercules muqueux ano-vulvaires n'existaient plus, et l'on avait coupé les excroissances ; mais il n'y avait point d'amélioration dans les douleurs ostéocopes qui empêchaient cette femme de dormir pendant la nuit, ni dans les abcès profonds des jambes, dont deux sont près de s'ulcérer, et un s'est ouvert spontanément le 17. Maintenant il offre une cavité ulcérée, noirâtre, environnée d'une large auréole d'une couleur cuivrée livide, à bords minces et décollés qui cachent la grandeur de l'ulcère, sécrétant en abondance âcre un pus sanieux, noirâtre, dont le contact irrite et enflamme le tissu cutané sain qui l'environne. En outre, l'état général de cette femme est misérable ; elle est maigre, faible et atteinte de cachexie syphilitique.

Le 20 mars, la malade commença à ressentir dans la région sourcilière droite une douleur qui alla en augmentant pendant la nuit. Le 21, l'humeur aqueuse de l'œil droit était déjà troublée, la pupille un peu irrégulière ; il y avait une injection des vaisseaux de la sclérotique ; le cercle cornéal était plus rouge ; en outre, elle était affectée d'épiphora et de photophobie intense accompagnées de douleurs continuelles aiguës et lancinantes dans les régions endo-oculaire et sourcilière. En un mot, il y avait une iritis syphilitique aiguë diffuse à toute la membrane de l'humeur aqueuse. On prescrivit des purgatifs salins que l'on répéta le 22 et le 24.

25 mars. — La phlogose oculaire augmente ; il s'est fait un peu d'exsudation de lymphe plastique dans la chambre antérieure. On instille plusieurs fois par jour, entre la paupière inférieure et le globe de l'œil, plusieurs gouttes d'une solution d'extrait de belladone préparé selon la méthode d'OEhler. Ce topique, la diète absolue et l'obscurité, diminuèrent de temps en temps les douleurs pendant quelques heures.

27. — Depuis hier, on remarquait que l'exsudation de la lymphe plastique avait augmenté sur la face antérieure de l'iris et dans le champ pupillaire, surtout vers l'angle palpébral interne ; en même temps, tous les autres symptômes phlogistiques persistaient : on prescrivit en conséquence une application de sangsues sur l'apophyse mastoïde droite. Aujourd'hui la photophobie est plus intense, les douleurs plus aiguës, l'épiphora

3.

plus abondant, l'exsudation fibrineuse est augmentée au point de ne plus laisser apercevoir la face antérieure de l'iris, ni la pupille. On fait une nouvelle application de sangsues à la région zygomato-temporale droite et on continue l'usage externe de l'extrait de belladone.

Mais tous ces moyens ne servent malheureusement qu'à diminuer momentanément la phlogose oculaire. La tension du globe de l'œil fait des progrès continuels, et on craint qu'il n'en résulte des lésions incurables. Quel parti prendre ? La stomatite mercurielle, qui n'est pas encore entièrement vaincue, contre-indique un traitement mercuriel interne ou externe. La gastro-entérite empêche qu'on emploie l'iodure de potassium, qui est de peu d'utilité dans le traitement de l'iritis.

Il me parut donc que c'était le cas de recourir immédiatement à la syphilisation ; ce que je fis d'autant plus volontiers, que je n'avais jamais eu l'occasion de juger de l'effet que pouvaient produire les inoculations sur l'iritis syphilitique.

Elle a pris en tout 10 gr. d'iodure de potassium, et on lui a fait 14 frictions mercurielles : elle est aménorrhoïque.

On lui fait trente piqûres, moitié sur la région thoracique latérale droite et moitié sur la même région du côté gauche, avec du pus dont la virulence est certaine.

28. — Il n'y a point d'amélioration sensible : au contraire, la lymphe plastique qui se trouve sur la face antérieure de l'iris a augmenté ; il y a fièvre, et la phlogose oculaire se fait sentir davantage pendant la nuit : on prescrit deux petites saignées de 140 grammes chacune, car l'état de cachexie dans lequel se trouve cette femme ne permet pas de lui en extraire une plus grande quantité. On voit naitre vingt-quatre pustules sur les points d'inoculation du 27.

29. — Les douleurs de la région sourcilière ont un peu diminué ; on prescrit 5 centigr. de tartre stibié dissous dans une émulsion de semences froides.

31. — Les pustules sont ulcérées et un peu douloureuses. L'iritis continue à s'améliorer ; peu de fièvre : — pilules d'extrait alcoolique de jusquiame noire avec des feuilles de belladone pulvérisées.

1er avril. — Depuis deux jours, les douleurs nocturnes des acromions et des rotules sont presque nulles. Deux abcès du tissu cellulaire profond, un sur chaque jambe, passent à l'ulcération ; ils offrent le même aspect que celui qui s'est ulcéré il y a quelques jours. On les panse tous avec de l'onguent blanc et des cataplasmes émollients.

Vingt piqûres sur la région thoracique droite, suivies de neuf pustules.

5. — Les douleurs des régions sourcilière et endo-oculaire ont cessé complétement ; il y a déjà eu absorption d'une partie de la lymphe plastique déposée dans la chambre antérieure et dans le champ pupillaire ; la malade commence à distinguer les objets ; la photophobie a disparu et l'épiphora a beaucoup diminué. Depuis trois nuits elle n'a plus ressenti de douleurs ostéocopes dans l'humérus droit ; celles qu'occasionnaient les ulcères du tissu cellulaire de la jambe ont aussi beaucoup diminué. On ne voit plus de trace de l'érythème papuleux ; mais on aperçoit çà et là sur le corps, et surtout sur le dos, les cuisses et le cou, quelques pustules ecthymateuses, couvertes de croûtes, qui ont paru, il y a huit à dix jours.

Les chancres artificiels de la première inoculation ont de 4 à 6 millim. ; ils sont plutôt douloureux et sécrètent une grande quantité de pus virulent ; on les panse avec du cérat et des cataplasmes. On fait le même pansement aux ulcères secondaires des jambes.

Vingt-cinq piqûres du côté droit du thorax avec du pus de ses chancres ; on n'obtient que six pustules, parce que le pus dont on s'était servi se trouvait mêlé à du cérat.

11. — Il y a diarrhée depuis deux jours ; on suspend l'usage des pilules d'extrait de jusquiame et des feuilles de belladone. L'amélioration de l'iritis continue, la pupille est en partie libre.

Les chancres inoculés le 27 mars ont 7 à 8 millim. ; ceux qui sont situés du côté droit sont plus douloureux ; ceux du côté gauche se couvrent de granulations, et quelques-uns tendent à se cicatriser. Ceux de la seconde inoculation ont 5 millim., et enfin, les pustules produites par les piqûres faites le 5, commencent à s'ulcérer.

14. — La lymphe qui s'était déposée sur la face antérieure de l'iris est absorbée ; le champ pupillaire, dans ses deux tiers internes, est occupé par une pseudo-membrane mince. La faculté visuelle n'est pas beaucoup gênée par cet obstacle, car il reste un trou pupillaire qui occupe un bon tiers de la partie externe et supérieure de la pupille. Les

trois ulcères secondaires, qui sont situés sur les jambes, ont pris un meilleur aspect et sont peu douloureux; la matière purulente que contiennent les abcès profonds, qui ne se sont pas encore ulcérés, diminue de jour en jour par l'absorption. Les croûtes ecthymateuses se détachent tantôt d'un côté, tantôt d'un autre, et laissent voir la cicatrice parfaite de l'ulcère qu'elles recouvraient; on ne voit presque plus de traces de la syphilide papuleuse.

Amélioration remarquable dans l'état général : l'appétit renaît et les forces augmentent de jour en jour.

Les chancres qui s'étaient développés du côté gauche, à la suite de l'inoculation du 27 mars, sont cicatrisés; au contraire, la plupart de ceux que l'on a inoculés le même jour, avec le même pus, du côté droit, sont encore ouverts: quelques-uns sécrètent une grande quantité de pus; cependant ils sont couverts de granulations. Les autres sont encore virulents, et leur largeur varie de 3 à 5 millimètres.

On lui fait aujourd'hui douze piqûres avec du pus de ses chancres, et dix le 18. On n'obtient qu'une seule pustule des premières piqûres et huit des secondes.

27. — Le bien-être et la santé de cette femme vont toujours en s'augmentant, et l'on voit en même temps disparaître les symptômes de la syphilis constitutionnelle.

Il ne reste plus que treize chancres artificiels, et quelques-uns d'entr'eux sont dans la période de cicatrisation.

Douze piqûres avec du pus de ses chancres artificiels, et 7 le 3 mai avec du pus à demi desséché, pris sur une autre femme. Cette dernière inoculation reste sans effet, et l'autre donne lieu à cinq pustules.

5 mai. — Pendant les deux derniers jours du mois passé, la malade se plaignit d'une légère douleur dans le bulbe de l'œil gauche et d'un peu de photophobie ; mais la pupille fut toujours régulière et l'humeur aqueuse transparente. Le 1er de ce mois, la douleur avait cessé, et avec elle la crainte de la réapparition de l'iritis. Je prescrivis le 30 deux onctions par jour sur le front avec une pommade composée de 6 gram. d'extrait hydro-alcoolique de belladone et 12 gram. d'onguent napolitain; j'espérais pouvoir faire absorber cette portion de lymphe qui occupe encore une partie du champ pupillaire sous la forme d'une légère pseudo-membrane. J'en continuai l'usage jusqu'à ce jour.

8. — Depuis trois jours elle sent de nouveau de légères douleurs dans le tiers inférieur du cubitus gauche et dans le tiers supérieur du radius droit; le périoste offre un peu de tuméfaction sur les points malades. Les douleurs qu'elle ressentait autrefois dans les os n'ont pas reparu. On prescrit l'iodure de potassium à la dose de 75 centigr. par jour, parce que les chancres artificiels, qui existent actuellement, sont en petit nombre et peut-être trop peu étendus.

Douze piqûres, faites avec du pus de chancres artificiels récents d'une autre femme, soumise pour la première fois aux inoculations, restent sans effet; peut-être cela provient-il de ce que ces chancres étaient pansés avec du cérat.

15. — Il ne reste plus que trois chancres artificiels qui ont de 3 à 4 millim. et sont près de se cicatriser.

Hier on suspendit l'administration de l'iodure de potassium, à cause de l'apparition de douleurs intestinales accompagnées de diarrhée et d'une fièvre intense. Elle en a pris jusqu'à 5 grammes. Les douleurs ostéocopes ont disparu. — Application de sangsues aux vaisseaux hémorrhoïdaux; décoction gommeuse de tamarin, diète sévère.

17. — La diarrhée a cessé. — Apyrexie.

Les dernières traces de l'ecthyma et de la syphilide papuleuse ont disparu. Le vaste et profond ulcère de la jambe gauche est cicatrisé; ceux de la jambe droite sont bien près d'être guéris. D'autres abcès, qui commençaient à se développer sur les jambes, se sont résolus par l'absorption de la matière purulente qu'ils contenaient déjà : on voit encore un de ces abcès sur la région antérieure de la cuisse gauche; il est indolent et offre des symptômes de fluctuation. Il ne s'est plus manifesté de douleurs dans les yeux ni dans les os. Tous les chancres artificiels sont guéris.

Quatre piqûres avec du pus de chancres artificiels d'une autre malade sont suivies de quatre pustules qui s'ulcèrent; le 24, ces chancres avaient 2 millimètres.

25. — On lui fait quatre piqûres avec le pus de ses chancres artificiels : on obtient autant de pustules. Le même jour, on lui inocule inutilement du pus pris sur une autre malade.

27. — Les deux ulcères profonds de la jambe droite sont cicatrisés. La santé de la malade s'améliore de jour en jour; cependant il y a toujours aménorrhée.

5 *juin*. — Pendant les deux nuits passées, elle a ressenti quelques douleurs vers le tiers moyen de l'humérus droit et dans les deux articulations tibio-fémorales. On reprend l'usage de l'iodure de potassium, en commençant par lui en administrer 3 décigrammes dissous dans un mucilage de gomme arabique.

Les chancres produits par l'inoculation du 17 sont cicatrisés depuis trois jours; ceux qui sont nés à la suite de celle du 25, sont près d'être guéris: ils ne se sont pas étendus au delà de 3 millimètres.

Trois piqûres sur la face interne de la cuisse droite et deux sur la gauche, avec du pus d'un chancre vulgaire récent ; il en résulte deux ulcères sur chaque cuisse.

19. — Le pus qui se trouvait contenu dans l'abcès profond de la cuisse gauche est presque totalement absorbé.

Les chancres produits par la dernière inoculation ont environ 5 à 6 millimètres; le soir, ils sont ordinairement assez enflammés, parce que la malade reste levée tout le jour et se promène longtemps, ce qui doit nécessairement les irriter et en retarder la cicatrisation. Le matin, ils sont toujours moins douloureux et moins enflammés.

Cinq piqûres sur le côté droit, avec du pus pris en partie sur les chancres artificiels qu'elle a aux cuisses et en partie sur des chancres artificiels d'une autre femme : il en résulte trois pustules.

20. — Il y a plusieurs jours que les douleurs ostéocopes ont cessé; on abandonne aujourd'hui l'usage de l'iodure de potassium, dont elle a pris de nouveau 9 grammes. Tous les symptômes de syphilis constitutionnelle ont complétement disparu depuis quelque temps.

28. — Les chancres artificiels des cuisses sont très-douloureux: les derniers que l'on a inoculés sont presque entièrement desséchés, ils ne se sont même pas ouverts. Une cicatrice un peu déprimée et d'une couleur cuivrée indique le point où était situé l'abcès sous-cutané de la cuisse gauche.

Huit piqûres sur les régions thoraciques, avec du pus de ses chancres, suivies de sept petites pustules.

4 *juillet*. — La marche empêche la cicatrisation des chancres des cuisses qui se couvrent d'abondantes fongosités. Un d'entre eux, situé sur la cuisse droite, a plus de 2 centimètres, les autres ont de 15 à 16 millimètres. Ils paraissent être encore virulents : dans le but d'en reconnaître la nature, on inocule en dix points du pus qu'ils sécrètent, et l'on n'obtient qu'une pustule, qui s'ulcère et se cicatrise dans l'espace de dix-huit jours.

21. — Il reste encore sur les cuisses trois chancres fongueux et indolents. La santé de cette femme va toujours de mieux en mieux. Depuis ce jour jusqu'au 7 août, on fait, en six fois, vingt-quatre piqûres, en se servant toujours de pus de chancres vulvaires ou ganglionnaires en voie de progrès, que portaient des femmes récemment entrées à l'hôpital : il en résulta dix-sept pustules, qui s'ulcérèrent presque toutes et guérirent dans l'espace de six à dix jours.

18 *août*. — Quatre piqûres avec du pus d'un bubon ulcéré d'une nature douteuse : aucun effet.

13 *septembre*. — La femme V. sort de l'hôpital. — Sa santé est dans un état très-satisfaisant; mais elle est toujours atteinte d'aménorrhée. Il y a longtemps que tous les symptômes syphilitiques ont disparu. La vision est bonne dans l'œil droit : elle peut distinguer même les plus petits objets; le tiers externe de la pupille est libre ; une légère pellicule, produite par l'exsudation fibrineuse, en occupe les deux tiers internes. L'expérience a duré plus de quatre mois et demi. Avant de l'entreprendre, on a fait 14 frictions, de 3 grammes chacune, d'onguent napolitain, et on lui a administré 10 grammes d'iodure de potassium ; pendant le traitement par les inoculations, on lui a fait prendre, à deux reprises, 14 autres grammes d'iodure de potassium. Les cicatrices situées sur les régions thoraciques latérale et antérieure sont toutes petites et peu apparentes; les quatre plus visibles sont celles qui existent sur les cuisses. On en voit deux plus étendues sur la jambe droite, et une sur la gauche, d'une couleur cuivrée, déprimées, irrégulières; elles sont le résultat des ulcères secondaires. On n'a pas continué les inoculations jusqu'à l'immunité.

Elle rentre le 28 septembre 1852.

Elle porte deux petites déchirures superficielles sur les côtes de l'orifice vaginal et une autre de la longueur de 7 millimètres, étroite, mais assez profonde, à la fosse naviculaire. Sa santé s'est beaucoup améliorée depuis sa sortie du Syphilicôme. Il ne s'est plus manifesté sur elle aucun symptôme syphilitique.

Le 29 septembre, le 5 et le 9 octobre, on fit plusieurs inoculations sur une autre femme non syphilisée avec du pus de ces déchirures, mais toujours sans résultat.

Le 19 octobre, il ne reste plus que la déchirure de la fosse naviculaire. On en cautérise la surface avec une solution de chlorure de zinc.

Le 11 novembre, elle sort de l'hôpital. On cautérisa encore deux fois avec cette solution la déchirure vulvaire; on y appliqua ensuite, à plusieurs reprises, du sous-carbonate de plomb pulvérisé, et le 9 novembre elle était cicatrisée. Sa santé se maintint toujours excellente.

Elle rentre le 18 novembre pour une ulcération superficielle de la fosse naviculaire, large de 2 millimètres et longue de 3, d'une couleur grisâtre et d'un aspect douteux.

Le 19 et le 20, on inocule en trois points sur une autre femme le pus de cette ulcération : il en résulte six pustules.

Le 21, on coupe, jusque vers l'ulcère, la commissure postérieure de la vulve qui est trop saillante, afin de rendre la plaie aussi virulente, et d'obtenir ainsi un vaste chancre dont le pus résorbé et porté dans la circulation puisse procurer à cette femme l'immunité à laquelle on ne put arriver pendant la syphilisation, et pour empêcher que les déchirures ne soient aussi fréquentes. Dans le but d'obtenir l'immunité absolue, on lui fait le même jour six inoculations, et le 30, on en fait dix autres, avec du pus d'une autre femme : il en résulte quinze pustules.

4 décembre. — Les pustules inoculées le 21 se sont converties en chancres qui ne se sont pas étendus au delà de 2 millimètres ; trois sont maintenant cicatrisés et deux près de l'être. Quoique la plaie vulvaire soit en contact avec du pus qui est encore véritablement virulent, elle ne s'est pas convertie en chancre et a déjà considérablement diminué.

7. — Dix-huit piqûres et huit le 12, dix-neuf petites pustules, dont un grand nombre abortives, et qui toutes se desséchèrent dans l'espace de 8 à 12 jours.

26. — La plaie vulvaire est cicatrisée. La santé de cette fille s'est améliorée pendant son séjour dans l'hôpital.

28. — Elle sort du Syphilicôme. T. W.]

SECTION XXIV.

IRITIS PSEUDO-SYPHILITIQUE.

Syn. — Iritis syphiloïdea.

On admet généralement qu'il existe diverses maladies, provenant d'un coït impur, ou survenant sans aucun rapport sexuel suspect, qui présentent une série de phénomènes morbides moins intenses et ayant ordinairement une marche plus rapide, mais ressemblant néanmoins sous beaucoup de rapports à ceux de la syphilis. Jusqu'à ce que l'on arrive à donner une description plus exacte de ces maladies, il est, je crois, permis de les appeler *syphiloïdes* ou *pseudo-syphilitiques*.

L'éruption dont parle Bateman, sous le nom d'*ecthyma cachecticum*, paraît être une de ces maladies que l'on peut confondre avec la syphilis ; et il n'est pas douteux qu'elle n'affecte quelquefois l'iris d'une façon qui ressemble beaucoup à la maladie que nous venons de décrire.

Cette maladie survient, dit le docteur Bateman, lorsqu'il existe un état de cachexie qui semble indiquer l'action d'un poison morbide.

Elle ressemble beaucoup aux symptômes secondaires de la syphilis, et on lui applique souvent le traitement de cette affection, bien qu'elle semble devoir souvent, sinon toujours, son origine à un dérangement de la santé générale, indépendant de toute infection vénérienne.

Elle débute ordinairement par un paroxysme fébrile quelquefois très intense. Dans l'espace de deux à trois jours, on voit apparaître, éparpillées sur la poitrine et les membres, de nombreuses pustules à base dure et enflammée ; leur nombre augmente tous les jours par l'éruption successive de pustules semblables, qui continuent à s'élever et à se flétrir pendant plusieurs semaines, jusqu'à ce que la peau soit criblée de pustules à toutes les phases de leur développement. Les pustules naissantes offrent à leur base une teinte d'un rouge brillant qui, au déclin de l'inflammation, passe au rouge pourpre ou même à la teinte chocolat, et de petites croûtes lamellées se forment à leur sommet. Lorsque celles-ci tombent, il reste sur la peau une tache sombre dans le point qu'occupait la pustule. L'éruption est quelquefois bornée aux membres, mais elle s'étend aussi fréquemment au tronc, à la face, et au cuir chevelu.

Les symptômes fébriles diminuent, mais ne disparaissent pas complétement, lors de l'apparition de l'éruption, car pendant toute la durée de la maladie, il existe une fièvre hectique continue. Elle s'accompagne d'une grande langueur, d'un affaiblissement marqué des forces intellectuelles et musculaires, de céphalalgie, de douleurs dans les membres, d'insomnie, de mauvaises digestions et d'irrégularités dans les fonctions intestinales. Il y a ordinairement un certain degré de conjonctivite ; l'arrière-gorge est le siège d'une inflammation lente qui s'accompagne d'ulcérations superficielles.

Cette maladie dure, suivant Bateman, de deux à quatre mois ; dans cet espace de temps, avec l'aide des toniques végétaux tels que le quinquina, la salsepareille, la serpentaire, etc., des antimoniaux, et des bains chauds, la constitution se débarrasse de la cause de l'intoxication. Il ajoute que l'administration du mercure n'est point nécessaire et qu'elle ne paraît point accélérer la guérison (1).

Le docteur Monteath rapporte que l'iritis déterminée par cette affection ressemble tellement à celle produite par la syphilis, que pendant plusieurs années, croyant ces cas syphilitiques, il les a traités par l'usage du mercure, et non sans succès. « Le petit cercle de l'iris et le bord de la pupille, ajoute-t-il, sont souvent parsemés de ces petites papules ou pustules d'un jaune rougeâtre, qui sont si caractéristiques de l'iritis syphilitique. Ce n'est qu'après que plusieurs malades se furent présentés à moi avec la maladie évidemment à son déclin, et avec la pupille en train de s'éclaircir, la maladie ayant duré deux ou

(1) Practical Synopsis of Cutaneous Diseases, p. 187. London, 1819.

trois semaines sans que les malades eussent pris un seul grain de mercure, et quelquefois sans qu'ils eussent fait aucun traitement de quelque valeur, que je reconnus mon erreur et que je fus convaincu que le mal n'était point syphilitique (1). »

Bien que cette iritis puisse guérir sans mercure, et qu'elle empire même quelquefois (2) lorsqu'on essaie de mercurialiser le système, il ne faut cependant jamais omettre d'administrer ce médicament comme altérant dans cette affection, ainsi que dans toutes les autres variétés d'iritis syphiloïde. Elles cèdent ordinairement à l'usage de ce médicament ainsi employé, aidé par la salsepareille, les saignées locales, les vésicatoires derrière les oreilles, l'application de la belladone, un régime doux, le repos général du corps, et celui de la partie enflammée. La térébenthine, recommandée par M. Carmichael contre l'iritis syphilitique, mérite d'être essayée dans les cas dont il s'agit.

SECTION XXV.

IRITIS GONORRHÉIQUE.

Ce fait, que l'écoulement de la gonorrhée peut, en infectant la constitution, provoquer la synovite et l'iritis, a toujours paru si difficile à justifier, qu'il a fallu aux praticiens des faits nombreux pour les décider à l'accepter (3).

L'inflammation des synoviales, qui se déclare pendant le cours d'une gonorrhée, se produit rarement avant que l'écoulement de l'uréthre soit sur son déclin. Elle affecte les grandes articulations, et spécialement les genoux, s'accompagne d'un épanchement abondant dans les cavités synoviales et d'un degré correspondant de gonflement, et est connue sous le nom de *rhumatisme gonorrhéique*. La douleur et la

_____

(1) Glasgow Medical Journal; vol. II, p. 158. Glasgow, 1829.

(2) Voyez un cas de la pratique de M. Arnott, rapporté dans le Quarterly Journal of Foreign Medicine and Surgery; vol. I, p. 78. London, 1819.

(3) L'écoulement uréthral dans la gonorrhée agit comme un virus qui infecte le sang. Tant que l'écoulement continue et, à plus forte raison, chaque fois qu'il survient une nouvelle infection, le malade est exposé à des attaques de synovite et d'iritis. M. Ricord (*Lettres sur la syphilis*, p. 30. *Paris*, 1851) ne veut pas admettre la moindre ressemblance entre ce qu'il appelle *arthropathie blennorrhagique* ou le rhumatisme gonorrhéique, et les symptômes produits par la syphilis dans le système osseux. Sans aucun doute, l'arthrite blennorrhagique et la périostose ou l'exostose syphilitiques diffèrent. L'une est une inflammation d'une membrane synoviale, produite par une gonorrhée qui agit sur la constitution comme un poison morbide ; l'autre, une inflammation des tissus fibreux et osseux, excitée par un autre poison morbide, la syphilis.

Le pus de la gonorrhée, pris sur une surface muqueuse non ulcérée, ne produit point, par l'inoculation, les mêmes effets que ceux développés par le pus syphilitique. Néanmoins, il détermine, en agissant sur la constitution, des conséquences très-sérieuses Il amène non-seulement la synovite et l'iritis, mais aussi, dans quelques cas, l'inflammation d'autres membranes séreuses. Sur un de mes malades, il parut occasionner une péritonite chronique, et chez un autre une synovite qui fut suivie de l'inflammation de toutes les séreuses internes, avec dépôt de tubercules. Ces deux cas se terminèrent par la mort.

fièvre sont généralement intenses, et la guérison longue à se produire (1).

Symptômes. — L'iritis qui doit son origine à une gonorrhée peut être précédée ou non par une synovite. L'inflammation oculaire est ordinairement très intense. Elle commence souvent par la rougeur de la conjonctive et de la sclérotique, et par un trouble marqué de la membrane qui tapisse en arrière la cornée. L'inflammation affecte promptement la surface antérieure de l'iris, qui perd sa coloration naturelle. Pendant quelques jours, la maladie semble être une aquocapsulite. Elle passe ensuite à l'état d'iritis séreuse. La pupille se contracte et la vision s'obscurcit. Il survient à cette époque un épanchement abondant de lymphe plastique, qui remplit promptement la pupille, cette matière a quelquefois un aspect caillebotté, et se précipite en masses considérables dans la chambre antérieure, qui en est quelquefois presque complétement remplie. Ce symptôme n'existe à un aussi haut degré dans aucune autre espèce d'iritis. Il y a, en général, douleur violente dans l'œil et autour de lui. J'ai vu un chémosis considérable, ou œdème conjonctival, accompagner l'iritis gonorrhéique; mais la conjonctive ne fournit pas d'écoulement purulent. Il n'existe point de tubercules ou d'abcès sur la surface de l'iris, comme dans l'iritis syphilitique. Si le mal est abandonné à lui même, la pupille reste contractée et adhérente à la capsule opaque; la rétine est beaucoup plus sensible, l'iris moins changé dans sa structure, et l'ensemble de l'œil a subi une altération moindre que dans l'iritis syphilitique, mais il y a une grande tendance à la récidive.

Les malades atteints de synovite et d'iritis suite de gonorrhée, sont, en général, des jeunes gens d'une constitution scrofuleuse, menant une vie rude, et s'exposant sans précaution à l'action du froid. Chaque fois que le malade contracte une gonorrhée, il est pris d'une attaque de synovite et d'iritis, ou de l'une d'abord, puis de l'autre ensuite. Dans quelques cas néanmoins, il survient, sans nouvelle gonorrhée, une seconde ou une troisième attaque d'inflammation des articulations de l'œil. Un excès d'exercice des yeux a quelquefois déterminé une nouvelle attaque intense d'iritis gonorrhéique. Généralement un seul œil est affecté; quelquefois le même œil l'est à diverses reprises. D'autres fois, un œil est d'abord atteint, puis l'autre l'est à une nouvelle attaque. Il est rare que les deux yeux soient malades à la fois.

Le malade est ordinairement affecté de blennorrhée lorsque l'iritis survient. Parfois l'iritis alterne avec la synovite et la gonorrhée, de sorte que lorsque l'une des trois existe, les autres manquent. Il est rare que toutes les trois sévissent en même temps. Souvent les malades

(1) SwEDIAUR. Treatise upon the Symptoms, Consequences, Nature and Treatment of Venereal or Syphilitic Diseases. vol. 1, p 252. London, 1819.

sont accablés pendant des années par la succession de ces trois affections, et restent à la fin dans un grand état de débilité, ayant la vue
affaiblie, et plusieurs articulations incapables de se mouvoir. Une
éruption (ecthyma cachecticum ?) couvre chez quelques-uns le cuir
chevelu et les membres, et les ongles des doigts et des orteils sont
détruits.

Pronostic. — L'iritis gonorrhéique est l'une des variétés les plus
rapides dans sa marche et les plus intenses et les plus formidables par la violence des symptômes, mais elle cède plus promptement
et plus complétement que les autres à un traitement actif, et l'on voit
des exemples de guérison parfaite, alors même que les chambres de
l'humeur aqueuse étaient remplies de lymphe. Dans aucune variété
de l'iritis, la guérison n'est aussi remarquable ni aussi complète. Une
première ou une seconde attaque, traitée énergiquement, cède
facilement, et la résorption marche rapidement, de sorte qu'il est rare
qu'en pareil cas il reste des adhérences entre l'iris et la capsule. Le
malade conserve souvent une vision parfaite bien qu'il ait eu à supporter plusieurs atteintes graves. Ce n'est qu'alors que les récidives
ont été très nombreuses et le traitement dès le début mal dirigé,
que la pupille reste irrégulière et contractée, et la vision altérée d'une
manière permanente.

Après que la lymphe qui se trouvait dans la chambre antérieure et
dans le champ de la pupille a été résorbée, on aperçoit quelquefois
une sorte de gâteau formé par la même substance et appliqué sur le
centre de la capsule, et qui finit aussi par disparaître. Bien qu'il existe
une plus grande disposition à l'épanchement de lymphe plastique dans
cette iritis, la tendance à l'organisation de la lymphe épanchée y est
beaucoup moindre que dans les autres variétés.

Traitement. — Des saignées copieuses et répétées, des sangsues
autour de l'œil, le calomel avec l'opium à doses rapprochées, de façon
à affecter promptement le système, et l'application de la belladone
forment le fond du traitement.

Si le calomel purge d'abord, son action n'en est que plus favorable ;
s'il n'agit point de cette façon, il faut administrer de temps en temps
pendant la durée du traitement une dose d'huile de ricin. J'ai employé
avec beaucoup de succès les frictions mercurielles, après avoir largement pratiqué la saignée.

Il ne faut se fier dans le traitement de l'iritis à aucune préparation
d'iode, bien que la synovite, à laquelle elle succède ordinairement et
avec laquelle elle alterne souvent, soit avantageusement modifiée par
l'iodure de potassium à la dose de 8 grains trois fois par jour, ou par
le proto-iodure de mercure à la dose d'un grain trois fois par jour, et
dont on fait des pilules avec la réglisse, ou avec le cachou s'il agit sur
les intestins.

II.   4

Les révulsifs, et surtout les vésicatoires à la tempe, sont utiles dans cette variété d'iritis (1).

Obs. 391. — Le major... âgé de 25 ans, contracta une gonorrhée en juillet 1809. Quinze jours environ après l'apparition de la maladie, il fut pris des symptômes ordinaires de l'orchite blennorrhagique. Lorsque ceux-ci diminuèrent, il survint de la douleur et du gonflement dans le genou droit; le malade s'étant trouvé dans la nécessité de voyager pendant deux jours dans une voiture ouverte, à la fin du voyage, la douleur et le gonflement s'étendirent à l'autre genou, au pied et aux orteils, surtout à l'articulation du gros. Souffrant de douleurs atroces, et complétement privé de l'usage de ses membres, il se confia aux soins de Sir Henry Halford; mais aucun traitement ne parut modifier son mal, et, de plus, l'œil droit fut brusquement pris d'une violente inflammation menaçant cet organe de destruction. Ayant abandonné tout traitement médical, il se retira à la campagne pour y rétablir sa santé; au bout de trois semaines qu'il y était, l'intensité de la gonorrhée s'accrut de nouveau sans qu'il survint aucune diminution des autres symptômes. Le gonflement et la raideur des articulations le mettaient presque dans l'impossibilité de se traîner sans secours. On lui recommanda l'usage des bains chauds, l'habitation au bord de la mer, etc. Le premier de ces moyens ne produisit en apparence que peu d'amélioration; cependant, après une longue convalescence de deux ans, il se trouva en état de rejoindre son régiment en Espagne. A partir de ce moment, il récupéra l'usage ordinaire de ses membres, et il ne survint aucune récidive de son mal, bien qu'il eût à subir toutes les fatigues de la campagne de 1812. S'étant dans la suite exposé à un courant d'air pendant qu'il était en transpiration, il fut pris d'une fièvre intermittente et obligé de retourner en Angleterre. Vers cette époque, il éprouva quelque raideur dans les articulations. Il continua à souffrir de la fièvre et d'un affaiblissement de la santé générale pendant un an; puis il reprit les occupations actives de sa profession. Pendant quelque temps, il jouit d'une santé parfaite et du libre usage de toutes ses articulations, jusqu'en décembre 1814 qu'il contracta une nouvelle gonorrhée qui s'accompagna de symptômes d'une violence peu ordinaire. Au bout de quinze jours, l'écoulement commença à diminuer; une douleur violente, accompagnée de gonflement, attaqua le gros orteil et les ligaments métatarsiens du pied droit. La maladie s'étendit ensuite aux genoux, où elle détermina autant de douleur et de gonflement que la première fois. Lorsque la violence des symptômes commença à diminuer dans les genoux, l'œil gauche fut pris d'une ophthalmie intense qui fit concevoir de vives craintes sur sa conservation.

Le docteur Vetch vit ce malade pendant la convalescence de ses deux attaques d'ophthalmie; la dernière paraissait avoir eu son siége dans la sclérotique. En examinant plus attentivement, le docteur Vetch trouva que la pupille était contractée et irrégulière, qu'il existait un peu d'opacité sur la capsule du cristallin, ainsi que des adhérences entre elle et l'iris. En faisant fermer l'œil sain, on constatait que la vision de l'œil gauche était fort affaiblie. Sous l'influence de la belladone et du muriate de mercure, l'œil finit par se rétablir beaucoup plus complétement que le docteur Vetch n'en avait donné l'espoir au malade. Il existait encore, en 1816, un grand épaississement de la synoviale des articulations des genoux, et le malade ne pouvait ni marcher, ni se tenir debout. L'urèthre devenait de temps en temps le siége d'un nouvel écoulement gonorrhéique (2).

Les particularités suivantes de cette observation méritent de fixer l'attention : — Lors de la première attaque d'ophthalmie, elle occupa l'œil droit; à la seconde, c'est le gauche qui en fut le siége; dans aucune d'elles il n'y eut de chémosis, ni d'écoulement de pus, indicatifs d'une affection de la conjonctive; la maladie de l'urèthre ne fut ni

(1) Consultez sur l'iritis gonorrhéique : Brodie, on the Diseases of the Joints; pp. 55, 60. London, 1818. Cooper's Lectures on the Principles and Practice of Surgery, p. 482. London, 1853. Lawrence, on the Venereal Diseases of the Eye p. 55. London, 1830. Graves, London Medical Gazette; vol. XXIII, p. 440. Lawrence, Ibid.. p. 511. Mayo's Cold Water Cure, p. 25. London, 1845.
(2) Vetch's Practical Treatise on the Diseases of the Eye; p. 193. London, 1820.

modifiée, ni supprimée par les attaques d'ophthalmie ; la dernière fut évidemment une inflammation rhumatismale de la sclérotique et de l'iris, accident qui, suivant l'opinion du docteur Vetch, est beaucoup plus souvent lié à l'existence d'une gonorrhée, quoiqu'on le méconnaisse plus fréquemment que l'inflammation purulente de la conjonctive.

SECTION XXVI.

IRITIS SCROFULEUSE.

Syn. — Ophthalmia scrofulosa

L'iris est parfois le siége d'une inflammation scrofuleuse *primitive* ; d'un autre côté, l'iritis scrofuleuse *secondaire* est loin d'être rare. Le froid, agissant sur un sujet scrofuleux, détermine parfois une ophthalmie mixte ou composée, en partie phlycténulaire, en partie occupant l'iris ; ou bien l'on rencontre tout au moins des cas dans lesquels cette dernière inflammation vient si promptement se surajouter à la première, qu'on peut les considérer comme des exemples d'iritis scrofuleuse *primitive*. Ces cas ont quelquefois une marche aiguë, mais le plus souvent la marche en est chronique.

1. L'observation suivante, extraite par le docteur Monteath (1) des registres du *Glasgow Eye Infirmary,* est un bon spécimen d'iritis scrofuleuse primitive aiguë.

Obs. 392. — Robert Fleminster, âgé de 16 ans, se présente, le 5 août 1827, avec une sclérotite et une iritis de l'œil gauche ; la maladie résiste depuis un mois aux moyens employés pour la combattre. On applique six sangsues à la tempe et on administre matin et soir 2 grains de calomel avec un quart de grain d'opium. En huit jours, l'inflammation a disparu et la vue est presque revenue à son état naturel. — Le 17, le malade sort guéri. L'iritis étant rare chez des sujets si jeunes, le docteur Monteath pensa qu'il s'agissait d'une iritis scrofuleuse, et la nota comme telle. Ce qui arriva à l'autre œil démontra que le diagnostic avait été exact, car le 24, le malade fut admis de nouveau pour une attaque d'ophthalmie externe et évidemment scrofuleuse, occupant l'œil droit et accompagnée de pustules et d'un ulcère au bord de la cornée. On eut recours à la solution de nitrate d'argent ; on appliqua deux sangsues à la tempe, un vésicatoire derrière l'oreille, et l'on fit baigner l'œil dans une solution très-faible de sublimé corrosif. — Le 27, il n'y avait pas d'amélioration, et l'on remarquait que l'iris avait changé de couleur. Il était évident que l'inflammation allait envahir l'iris, comme elle l'avait fait à l'autre œil. On fit donc appliquer quatre sangsues à la tempe et l'on revint aux pilules de calomel et d'opium, employées comme la première fois.—Le 31, l'inflammation augmentait toujours et l'iris s'affectait de plus en plus. Réapplication de sangsues, continuation du calomel avec l'opium. Cinq jours après, la bouche était malade et l'inflammation presque disparue. On suspend le mercure, et le 14 septembre le malade est renvoyé guéri.

La promptitude avec laquelle ce cas d'iritis scrofuleuse primitive aiguë a cédé à un traitement approprié, est digne d'attention. Chaque

_____

(1) Glasgow Medical Journal ; vol. II, p. 152. Glasgow, 1829.

fois qu'on observe une iritis chez un jeune sujet, on doit croire que
c'est la scrofule qui a agi comme cause prédisposante, les autres variétés
d'iritis étant très rares dans l'enfance. Le traitement doit être celui
employé dans le cas dont nous venons de citer l'observation, c'est-à-
dire, qu'outre le traitement de l'ophthalmie scrofuleuse, on doit administrer le calomel avec l'opium jusqu'à ce que la bouche soit affectée.
On doit aussi maintenir la pupille dilatée à l'aide de la belladone.

2. L'iritis scrofuleuse *primitive chronique* est caractérisée par l'âge
des malades, qui sont ordinairement des enfants au-dessous de l'âge
de la puberté; par la lenteur de sa marche, par rapport à celle des
autres variétés d'iritis; par le peu de douleur qui accompagne cette
maladie ordinairement bornée à la couche séreuse de l'iris et qui ne
détermine que peu d'épanchement de lymphe plastique. On peut, dans
ces cas, observer pendant plusieurs semaines la rougeur zonulaire de
la sclérotique, la coloration verdâtre ou sombre de l'iris, et la fixité de
la pupille, sans autre changement ultérieur, tant la marche de la maladie est lente. Souvent il n'existe que peu ou pas de douleur ou de fièvre,
et le malade dort bien. A la fin, on s'aperçoit que la pupille est unie
à la capsule, que celle-ci est devenue partiellement opaque par suite
d'un épanchement de lymphe, et que la maladie, s'étendant à la rétine,
compromet plus ou moins sérieusement la vision. Si on laisse marcher la maladie, elle s'accompagne alors de plus de douleur dans l'œil
et autour de lui, et il y a quelquefois une photophobie intense. L'iris
fait saillie en avant vers la cornée, la pupille s'oblitère, la cornée et la
moitié antérieure de l'œil forment une convexité plus prononcée qu'à
l'état normal. Cet état est suivi plus ou moins promptement de myopie,
de dureté de l'œil et d'amaurose. Parfois l'œil devient mou et s'atrophie. D'autres fois la sclérotique s'enflamme et se ramollit.

L'iritis scrofuleuse chronique primitive peut succéder à la disparition du *porrigo capitis*. Elle est aussi provoquée par l'usage abusif de
la vue et l'exposition à une lumière trop intense, comme celle du gaz.

Cette maladie n'est point facile à guérir, surtout lorsqu'elle a duré
un certain temps. Elle n'obéit point aussi facilement à l'action des
remèdes que l'iritis rhumatismale, ou même que l'iritis syphilitique.

Les toniques sont incontestablement utiles dans cette affection
comme dans toutes les maladies scrofuleuses. Le changement d'air
et le sulfate de quinine font beaucoup de bien. Lorsque la photophobie,
la contraction de la pupille la paresse ou le changement de coloration
de l'iris, la rougeur zonulaire sans épanchement de lymphe ou sans
adhérences de la pupille, sont les seuls symptômes existants, le mercure n'est point indiqué, et le sulfate de quinine est plus utile que lui.
Mais l'on ne saurait nier que le quinquina ne suffit plus lorsqu'il y a
épanchement de lymphe plastique, et qu'alors le mercure est le
remède le plus efficace. Lorsque le sujet est faible et en proie à la

fièvre, et qu'il existe un épanchement de lymphe dans la pupille, on peut donner le sulfate de quinine conjointement avec le calomel et l'opium. J'ai traité dernièrement un jeune homme atteint d'une iritis scrofuleuse chronique, qui s'est trouvé très bien de prendre chaque jour six grains de sulfate de quinine, du calomel et de l'opium au moment du coucher; de se frictionner la tête avec le laudanum et la belladone, et de fomenter les yeux avec une infusion chaude de belladone. L'iodure de potassium à la dose de cinq grains, trois fois par jour, a son utilité.

2. C'est au même traitement que l'on doit avoir recours dans les cas d'iritis scrofuleuse *secondaire*. Nous donnons à cette variété le nom de *secondaire*, non-seulement parce qu'elle est ordinairement précédée d'une inflammation de la cornée, mais aussi parce que l'iritis semble se déclarer plutôt par suite de la durée de la cornéite et de l'aquo-capsulite, et de l'extension de l'inflammation d'une partie de l'œil à une autre, que par suite de l'action sur l'iris de quelque nouvelle cause externe ou interne. J'ai déjà indiqué (t. I, page 527) la difficulté que l'on éprouve à reconnaître, à travers la cornée enflammée, quel est au juste l'état de l'iris et de la pupille. Plusieurs des symptômes qui accompagnent la cornéite et l'iritis scrofuleuses sont eux-mêmes de nature équivoque : la zone inflammatoire de la sclérotique, la douleur sus ou circum-orbitaire et l'affaiblissement de la vision appartiennent en effet également à l'iritis, à la cornéite et à l'aquo-capsulite, tout aussi bien lorsque ces affections existent isolément qu'alors qu'elles sont combinées avec l'iritis. Toutefois, lorsque l'opacité de la cornée n'est point très considérable, on peut distinguer au moins les dimensions et le degré de mobilité de la pupille. Si cette ouverture est contractée, irrégulière et immobile, il ne saurait y avoir de doute, l'iritis existe ou a existé. Mais, dans beaucoup de cas, en concentrant la lumière sur la cornée au moyen d'un verre bi-convexe, on peut reconnaître le changement de coloration de l'iris, les adhérences qui l'unissent à la capsule, et le réseau blanchâtre que la lymphe coagulable a tissu dans la pupille.

On rencontre de fréquents exemples de cette ophthalmie composée qui ont été négligés et dans lesquels, à cause du peu d'intensité de l'inflammation et de la douleur, on a laissé marcher la maladie pendant des années, jusqu'à ce qu'enfin la vision soit presque éteinte. Une circonstance remarquable de ces cas négligés, c'est le grand degré de mollesse qu'offrent la cornée et la sclérotique lorsqu'on les comprime avec le doigt. Je regarde ce symptôme comme un signe très fâcheux, annonçant un commencement d'atrophie de l'humeur vitrée, et s'accompagnant toujours d'un degré considérable d'amaurose.

Chaque fois que l'on s'aperçoit que la cornéite scrofuleuse s'accompagne d'iritis, on doit essayer de dilater la pupille rétrécie au moyen de la belladone, et recourir au mercure pour faire disparaître la lymphe épanchée dans la pupille. L'état de la constitution des sujets atteints de cette affection, aussi bien que le caractère chronique de cette maladie, exige que l'administration du mercure soit réglée avec le plus grand soin : il faut d'abord que les gencives soient prises d'une façon marquée; après quoi l'on revient à l'administration de petites doses de ce médicament, tandis que, pendant l'intervalle de temps durant lequel on le suspend, on soutient la constitution au moyen d'un régime nourrissant et de l'usage de toniques, et surtout du sulfate de quinine.

Il faut bien se garder de recourir aux stimulants pour éclaircir la cornée, tant que l'on peut croire que l'iris est encore le siége d'une inflammation active; on s'exposerait, sans cela, à provoquer un tel degré d'irritation, qu'on amènerait la disparition de la chambre antérieure et, par suite, la destruction irréparable de la vision (1).

[(1) Nous croyons utile de donner ici les opinions du docteur Jacob sur l'*iritis scrofuleuse* ou inflammation scrofuleuse du globe de l'œil, comme il l'appelle dans son *Treatise on the Inflammation of the Eyeball*, bien que cela nous expose à quelques répétitions; elles nous paraissent donner la clef de diverses affections oculaires différemment dénommées par les auteurs qui les ont observées :

« Dans l'iritis scrofuleuse ainsi que dans toutes les autres formes d'inflammation du globe de l'œil, l'iris est surtout affecté, et le changement de sa coloration, aussi bien que la contraction et les adhérences de la pupille y sont aussi remarquables que dans les autres espèces d'iritis déjà décrites. Toutefois, c'est seulement, je crois, dans l'inflammation scrofuleuse de l'iris que l'on voit se former des dépôts ressemblant à ceux qui surviennent dans l'iritis syphilitique et que l'on a pris généralement pour de la lymphe plastique; mais les dépôts qui se forment dans l'inflammation scrofuleuse ne sont pas de la même nature que ceux de l'iritis syphilitique. Ils sont constitués par de la matière tuberculeuse, et, au lieu d'être absorbés comme ceux de l'iritis syphilitique, leur volume va en s'accroissant, et ils finissent par s'ouvrir, comme des abcès, à l'extérieur, ou parfois, quoique très rarement, dans l'humeur aqueuse.

« Je considère la présence de cette matière tuberculeuse comme la preuve la moins équivoque et la plus caractéristique de la nature scrofuleuse de la maladie, et je ne regarde les autres changements de structure énumérés ci-dessus que comme des preuves de sa nature spécifique en rapport avec les symptômes constitutionnels. Le dépôt tuberculeux dont nous parlons ici s'effectue généralement vers la circonférence de l'iris, près de sa jonction avec le ligament ciliaire, et par conséquent au-dessous de la circonférence de la cornée. Il consiste, au début, en une petite masse irrégulière, jaunâtre, avec des vaisseaux rouges passant par dessus, comme dans les dépôts auxquels donne lieu l'iritis syphilitique; mais il s'accroît graduellement et s'étend au-delà du bord de la cornée sous la sclérotique, qui cède au-devant de lui et permet à la masse jaunâtre de venir proéminer au-dessous de la conjonctive. Cette masse continue de s'accroître et revêt l'apparence d'un abcès; elle est, dans quelques cas, si proéminente et si irrégulière, tellement enveloppée de gros vaisseaux tortueux, et la couleur noire de la choroïde venant à transparaître à travers la sclérotique amincie tout autour, lui donne un aspect tel, qu'on l'a prise parfois pour une tumeur maligne, tant elle ressemble alors à un fongus hématode. Le commémoratif et les différences évidentes d'aspect et de structure empêcheront une semblable erreur. Cette forme de la maladie n'a point échappé au docteur Mackenzie, ni à M. Lawrence, bien que tous deux se soient plutôt attachés à donner les moyens de la distinguer d'avec le fongus hématode, qu'à la considérer comme une conséquence de l'inflammation scrofuleuse du globe de l'œil. Le docteur Mackenzie, en traitant des tumeurs non malignes du globe de l'œil, exprime la pensée que des tubercules tout à fait semblables à ceux que l'on trouve fréquemment enfouis dans le cerveau des enfants qui meurent hydrocéphales, peuvent se former sur l'œil et dans son intérieur, par exemple dans la substance de la sclérotique, de l'iris ou de la choroïde, et que ces tumeurs profondément situées dans le globe de l'œil ne se distinguent que difficilement d'avec le fongus hématode. Il ajoute qu'il a vu plusieurs cas de tumeurs albumineuses ou scrofuleuses prenant naissance sur la sclérotique, tantôt isolées, tantôt réunies en groupes, molles dans certains cas et dures dans d'autres, mais peu ou point vasculaires. Les sujets sur lesquels cette affection se développait étaient toujours des enfants cachectiques, et les yeux atteints avaient, en général

SECTION XXVII.

IRITIS ARTHRITIQUE.

Syn. — Ophthalmia arthritica. Iritis varicosa. *Von Ammon.*

Fig. Beer, Band I, taf. II, fig. 5 et 6. Von Ammon, thl. I, tab. XV, fig. 5.

La maladie que les ophthalmologistes allemands décrivent sous le nom d'*ophthalmie arthritique* se reconnaît à des caractères très mar-

été le siége d'ophthalmie scrofuleuse interne avant l'apparition des tumeurs. Plusieurs de ces malades moururent d'affections chroniques du poumon. Il donne aussi les exemples suivants : « Une jeune fille d'environ 12 ans avait un tubercule scrofuleux fixé à la partie supérieure de la sclérotique ; l'œil avait beaucoup souffert d'une ophthalmie scrofuleuse interne. Le tubercule était d'une couleur jaune ; il acquit lentement le volume d'une amande et paraissait en état de suppuration, bien qu'en réalité il ne fournît pas de pus. La santé générale était fort affaiblie, et la malade mourut bientôt après. » Chez une autre jeune fille, un amas de tubercules scrofuleux se voyait à la partie inférieure de la sclérotique contre la cornée. La vision de cet œil était obscurcie, la cornée trouble et la pupille attirée vers le côté de l'œil où les tumeurs étaient situées. Chez une demoiselle, âgée de dix-neuf ans, l'œil était considérablement enflammé depuis cinq semaines et le siége d'une douleur vive s'étendant à la région circum-orbitaire. La conjonctive et la sclérotique étaient injectées de sang, la cornée légèrement nébuleuse, la couleur de l'iris un peu altérée, la vision très-imparfaite et les mouvements de l'iris fort lents. Il existait au fond de la chambre antérieure une masse jaunâtre ressemblant beaucoup à du pus, avec des stries rougeâtres, comme si des vaisseaux sanguins en parcouraient la surface. Cette substance jaunâtre augmenta graduellement de volume et revêtit l'aspect d'un tubercule scrofuleux. Elle détermina l'allongement par en bas de la cornée, de sorte que celle-ci prit une forme ovalaire. Le volume de la tumeur diminua considérablement, et les symptômes inflammatoires s'apaisèrent par l'usage interne du mercure, du quinquina et de la belladone. La malade alors fut prise d'insomnies, d'illusions de la vue, de délire, de perte des mouvements du bras droit, et mourut. L'on n'en put faire l'autopsie (1). M. Lawrence, sous le titre de : *Maladies dans lesquelles des fongosités ou d'autres productions non malignes prennent naissance sur la partie antérieure de l'œil*, rapporte le cas suivant : Un enfant, âgé de six ans, se présenta au *London Ophthalmic Infirmary* avec une inflammation externe grave de l'œil et un gonflement tel des paupières, qu'on ne put reconnaître exactement l'état de l'œil. Lorsque plus tard il fut possible de l'examiner, on trouva une rougeur externe vive, la cornée trouble, l'iris poussé en avant et la pupille en partie opaque. Une tumeur s'éleva graduellement derrière le bord de la cornée ; elle était jaunâtre et acquit le volume d'une fève. Conséquemment, deux ou trois autres tumeurs de plus petite dimension se produisirent et vinrent former à côté de la première une série régulière, à une petite distance de la circonférence de la cornée. L'inflammation continua d'être vive, malgré l'usage fréquent des sangsues et des purgatifs. Elle s'apaisa au bout de quelques semaines ; la douleur se calma et le volume des tumeurs qui environnaient la cornée diminua. Elles finirent par disparaître complétement ; l'œil s'atrophia et l'enfant se rétablit sans autre conséquence fâcheuse. »

C'est là, suivant moi, un exemple de véritable inflammation scrofuleuse de l'œil, et la tumeur jaunâtre qui s'éleva derrière la circonférence de la cornée et acquit le volume d'une fève, était formée de matière tuberculeuse. On trouve, rapporté dans l'ouvrage de M. Tyrrell : *On Diseases of the Eye* (p. 310, vol. I), le cas suivant comme un exemple d'*inflammation de la membrane de l'humeur aqueuse avec dépôt de fibrine.* C'est évidemment encore un cas de la maladie dont nous nous occupons. La malade « était une femme fortement charpentée, quoique douée de peu de force ; elle avait le teint clair et les iris bleus, et venait d'être traitée d'un rhumatisme par la saignée, une diète sévère, le mercure et le colchique. Il existait au coté nasal de la cornée une tache étendue, de couleur pourpre, formée par de nombreux vaisseaux provenant de la sclérotique et remplis d'un sang noir ; l'on apercevait au-dessus d'eux quelques rares vaisseaux provenant de la conjonctive et distendus par un sang fortement coloré. » C'est là la vascularisation circonscrite et isolée de la sclérotique, que j'ai indiquée comme survenant le plus souvent dans l'inflammation scrofuleuse. « Le globe de l'œil était douloureux au toucher et le siége d'une douleur gravative, ainsi que la joue et le front ; ces douleurs augmentaient beaucoup pendant la

[(1) Ces observations sont reproduites plus en détail ci-après dans le chapitre *Tumeurs non malignes du globe de l'œil ;* nous n'aurions pu en éviter ici la répétition sans rendre inintelligible l'exposé de l'opinion du docteur Jacob. T. W.]

qués et dépend incontestablement d'un état particulier de la constitution. Les ophthalmies que nous venons d'examiner ont toutes des
rapports avec quelque cause appréciable; mais je dois avouer que la
nature de l'ophthalmie arthritique m'est tout à fait inconnue. Si c'est
réellement une inflammation goutteuse, c'est que la goutte est une
maladie beaucoup plus fréquente que les praticiens de notre pays ne
sont disposés à l'admettre, et qu'elle peut souvent se rencontrer chez
les gens pauvres et mal nourris. Chez nous, la goutte, sous quelque
forme qu'elle se présente, se rencontre très rarement chez d'autres

nuit. » On combattit ces symptômes à l'aide des toniques et d'un régime nourrissant ; mais la
malade ayant pris froid, « la chambre antérieure devint légèrement nuageuse, par suite d'un
travail morbide lent qui attaqua toute l'étendue de la membrane de l'humeur aqueuse.
Outre que cette membrane éprouva un léger épaississement général, sa surface se recouvrit de
petits tubercules fibrineux. La majeure partie de ces tubercules se forma sur la partie de cette
membrane qui est en rapport avec la cornée ; quelques-uns se montrèrent sur la portion qui
recouvre l'iris ; l'un d'eux, entre autres, placé dans ce point, acquit le volume d'un plomb à
tirer les perdrix. » Après trois mois de traitement à l'aide des toniques, d'un régime généreux,
et du mercure en petite quantité, la maladie disparut.

Le docteur Farre, dans une communication faite à M. Travers et insérée par celui-ci dans la
première partie de l'*Essai sur l'iritis*, publié par lui et Sir Astley Cooper, donne la description
suivante d'un cas de cette espèce : « La malade était une femme délicate, âgée d'environ 25 ans,
et que l'on avait fait abondamment saliver pour des éruptions cutanées, des nodus du tibia et des
ulcères aux amygdales ; lorsque l'action mercurielle diminua, l'œil s'enflamma et de la « lymphe
se déposa sur l'iris et s'y organisa. » Ceci la fit remettre à l'usage du mercure. On triompha de
l'iritis ; mais dès que l'action mercurielle cessa, « l'inflammation des toniques internes de l'œil
revint avec une étendue et une durée peu communes. La désorganisation fut progressive, les
chambres antérieure et postérieure se remplirent de lymphe, et la rétine perdit toute sensibilité.
Une semaine après le début de cette nouvelle inflammation, la désorganisation de l'œil était
complète. L'aspect général de la sclérotique, le soulèvement distinct et en pointe qu'elle offrait
en un endroit, l'excès de lymphe coagulable qui se trouvait dans la chambre antérieure, me
firent croire que, contrairement à ce que j'avais jusqu'alors observé, l'iritis s'était terminée par
suppuration. » On pratiqua une ouverture dans la chambre postérieure de l'humeur aqueuse.
mais il ne s'échappa point de pus, et finalement l'œil fut détruit. C'était là, je pense, un cas de
dépôt scrofuleux de l'iris, s'étendant au-dessous de la sclérotique ; la matière épanchée participe
plus de la nature du tubercule que de celle de la lymphe coagulable, et évidemment elle n'offre
aucun des caractères du pus. M. Travers, dans le même ouvrage, rapporte l'observation d'une
autre jeune femme, âgée de 24 ans, qui avait subi un traitement mercuriel pour des douleurs
affectant la tête et les mollets, et qui eut ensuite des ulcérations de la gorge et « une tumeur sur
le tibia. » Peu de temps après, son œil fut atteint d'inflammation. « La pupille était contractée,
irrégulière, et une masse considérable de lymphe brune couvrit la moitié externe du diamètre
de l'iris ; cette masse se projetait en avant au point d'occuper plus du tiers de la chambre antérieure ; la cornée et l'humeur aqueuse étaient troubles. La conjonctive scléroticale avait une
couleur plombée, et le globe oculaire paraissait avoir perdu sa forme sphéroïdale, par suite de
l'absorption interstitielle de l'humeur vitrée. » A la suite de l'application de sangsues, de ventouses scarifiées et de l'administration du sublimé corrosif avec la jusquiame poussée jusqu'au
ptyalisme, « l'œil se rétablit d'une façon surprenante. » Bien que le gonflement du tibia se fût
terminé par suppuration, on conserva des doutes sur la nature syphilitique de l'affection. Dans
le livre de M. Saunders, *Treatise on Diseases of the Eye*, on trouve une représentation fidèle de
la saillie que fait la sclérotique par suite du dépôt qui s'établit au-dessous d'elle dans les cas
d'inflammation intense du globe oculaire ; elle ressemble beaucoup à un abcès qui s'élève en
pointe. M. Hewson, dans ses *Observations sur l'ophthalmie vénérienne*, donne la description
suivante de la forme de maladie dont je m'occupe : « J'ai eu occasion de voir un petit nombre de
cas datant de plusieurs années, et dans lesquels, par suite de l'ignorance dans laquelle on était
resté sur leur nature, aucun traitement convenable n'avait été employé à aucune époque de la
maladie : il n'existait aucune trace d'inflammation, ni aucun malaise ; l'humeur aqueuse avait
repris sa transparence naturelle ; l'on apercevait la pupille contractée et adhérente, la capsule
opaque, et deux ou trois gros vaisseaux variqueux, semblables à des veines, parcouraient la
substance de la sclérotique. Vers cette période, ou après que la maladie a existé un certain temps
dans l'œil, et lorsque l'on n'a eu recours qu'à un traitement irrégulier et insuffisant, il se forme
quelquefois dans les parties profondes un abcès qui se termine généralement par la destruction

sujets que les personnes opulentes et adonnées aux plaisirs de la table ; tandis que, dans les pays du continent européen qui produisent le vin, et surtout en Autriche, où le vin est la boisson de toutes les classes de la société, la goutte, et surtout ce que nous appelons la *goutte irrégulière*, est très commune, même parmi les gens les plus pauvres.

Il est certain que l'iritis arthritique s'observe rarement dans la première période de la goutte, celle que l'on peut appeler *pléthorique*, alors que les facultés digestives du malade, s'exerçant encore bien, lui permettent de se livrer à son penchant pour l'abondance des aliments et des boissons. Elle se montre plus souvent dans la seconde période, ou période asthénique, alors que de fréquentes attaques de la maladie ont amené l'affaiblissement du corps et de l'esprit, la dyspepsie, les flatulences, la langueur et l'irrégularité des excrétions.

J'ai rarement rencontré cette maladie sur des constitutions régulièrement goutteuses. Les sujets que j'en ai trouvés atteints avaient, en général, plus de 50 ans ; ils avaient le teint maladif, et étaient, pour la plupart, sinon pas tous, de grands fumeurs et de grands buveurs

de l'organe. Les premiers symptômes qui indiquent la tendance vers cette terminaison (ainsi que cela s'est manifesté dans le petit nombre de cas que j'ai observés) sont un certain degré d'œdème et de gonflement à la partie antérieure ou latérale du globe de l'œil, immédiatement derrière l'insertion ciliaire de l'iris. Il se forme bientôt en ce lieu une tumeur distincte qui, au bout de quelques jours, s'élève en pointe, blanchit et se ramollit à son sommet : lorsqu'elle s'ouvre, la matière qu'elle contient ne s'écoule que lentement par l'orifice ; elle est plus foncée en couleur, plus épaisse et plus tenace que le pus ordinaire. En même temps que l'abcès s'ouvre ainsi à l'extérieur, on le voit aussi pointer vers la chambre antérieure. La portion contiguë de l'iris est poussée en avant, au point de venir presque se mettre en contact avec la cornée : bientôt la tumeur s'ouvre, et la même matière tenace qui s'échappe par l'ouverture extérieure, se dépose en flocons dans la chambre antérieure ; *mais on ne la voit ni s'enfoncer dans l'humeur aqueuse, ni se mélanger avec elle*, comme dans l'hypopion ordinaire. L'iris et la cornée sont tous deux promptement détruits par mortification et ulcération : l'humeur aqueuse, le cristallin et une portion de l'humeur vitrée s'échappent au dehors ; la sclérotique se contracte sur le vide qui en résulte, et finalement la chambre antérieure se trouve oblitérée. »

On peut prétendre que la maladie décrite par les auteurs que je viens de citer, est réellement syphilitique, et qu'il n'y a point de motifs suffisants pour soutenir qu'elle est de nature scrofuleuse : mais si l'on se rappelle qu'elle est une conséquence inusitée de l'iritis syphilitique et qu'elle survient, au contraire, sur des sujets scrofuleux, n'ayant jamais eu d'affection de cette nature, l'objection perd de sa valeur. Il est bon aussi de se rappeler qu'une inflammation qui commence par être syphilitique peut devenir scrofuleuse par suite de la prédominance de cette cachexie dans l'économie, ou être modifiée, dès son début, par la diathèse scrofuleuse, de sorte que sa marche peut être ainsi influencée par deux maladies constitutionnelles. Il arrive même parfois que, dans le traitement de l'inflammation du globe de l'œil, le médecin se trouve avoir à lutter tout à la fois contre l'influence de la syphilis, de la scrofule et du rhumatisme, ce qui constitue un cas hérissé de difficultés.

J'ai si fréquemment rencontré, dans ma pratique, des cas semblables à ceux que je viens de rapporter, sur des personnes scrofuleuses et même atteintes d'affections glandulaires de cette nature, que je ne crois pas qu'il puisse exister de doute sur la nature de la maladie. Sur une dame non mariée, âgée d'environ 20 ans, tout l'œil fut rempli par une masse solide jaunâtre présentant toutes les apparences d'un tubercule scrofuleux, et suppurant en plusieurs endroits, au point de me permettre de faire passer une sonde en diverses directions, presque d'un côté à l'autre. Le contenu de l'œil se brisa en fragments qui s'échappèrent avec le pus, laissant au fond de l'orbite une sclérotique affaissée et rétractée, tout autre symptôme morbide ayant si bien disparu que la malade put porter sans gêne un œil artificiel. J'ai maintenant devant moi le dessin de l'œil d'une jeune malade de 8 à 10 ans, chez laquelle un tubercule jaune, de la dimension d'un petit pois, se forma sur l'iris pendant une inflammation, et vint s'ouvrir près de la circonférence de la pupille, laissant son contenu se projeter dans l'humeur aqueuse, dans laquelle, toutefois, il ne se répandit point, mais resta à l'état solide jusqu'à ce que l'absorption vint s'en emparer. T.W.]

de *whisky*; ils avaient souvent souffert d'affections rhumatismales, de céphalalgie, avaient les gencives et les dents en mauvais état, des aigreurs, des flatulences et de l'abattement. Les autres iritis attaquent des tissus qui, jusque-là, étaient sains; mais j'ai souvent été conduit à penser que les particularités que l'on observe dans l'iritis arthritique étaient dues à ce qu'elle se développe dans des tissus où la circulation sanguine est déjà affaiblie ou dérangée par les effets de l'âge ou d'autres causes. Me trouvant dans l'impossibilité de déterminer quelle est la diathèse qui prédispose à cette ophthalmie, je me sers du mot *arthritique* comme d'un terme de convention, mais sans y donner strictement le sens que l'on attache à celui de *goutte*.

Les Allemands regardent la congestion ou la pléthore abdominale comme la grande cause prédisposante de l'ophthalmie arthritique. Ils attribuent cet état pléthorique des viscères abdominaux aux mets indigestes, à une nourriture mal choisie, qui déterminent l'accumulation de la graisse, la constipation et les hémorrhoïdes. Il est fort possible que la diathèse d'où dépend l'ophthalmie arthritique soit le résultat d'un dérangement de la digestion. Les malades sujets à cette affection sont le plus souvent obligés de recourir aux stimulants pour exciter l'appétit et provoquer les évacuations alvines. Il y a apparence que leur estomac ne produit qu'un chyle de mauvaise nature et que celui-ci altérant le sang, la circulation se dérange; l'on voit ainsi survenir des maladies inflammatoires de mauvaise nature, et parmi elles l'ophthalmie.

L'iritis arthritique débute de deux façons : dans l'une, elle est primitive, et c'est la seule affection dont l'œil soit atteint; dans l'autre, une ophthalmie commune, comme la rhumatismale, la catarrho-rhumatismale, la syphilitique, ou la traumatique, chez un individu prédisposé, dégénère en ophthalmie arthritique. La même chose arrive quelquefois pour la production de l'iritis syphilitique. L'iritis arthritique débute plus fréquemment de cette dernière façon que de la première.

Symptômes. — Les symptômes généraux de l'iritis existent dans la variété arthritique; c'est-à-dire, la sclérotite zonulaire, le changement de coloration de l'iris, le trouble de la pupille, avec les altérations de forme, de dimension et de mobilité, l'affaiblissement de la vision et la douleur dans l'œil et à son pourtour. Toutefois, ces symptômes sont liés à quelques particularités et modifiés de façon à permettre un diagnostic facile.

1. *Rougeur.* — La conjonctive est parcourue, ainsi que la sclérotique, par un grand nombre de vaisseaux dilatés. La rougeur a une teinte pourpre. Les artères visibles des yeux, qui émergent des muscles droits, ou plutôt peut-être les veines qui les accompagnent, manifestent dès le début une forte disposition à devenir variqueuses,

(*V.* fig. 91 et 92 D. t. I, p. 650), et finissent par être tellement dilatées, qu'elles constituent un des symptômes caractéristiques de l'iritis arthritique. La sclérotique perd son aspect naturel et devient d'une couleur violet grisâtre et sale. La plupart de ces apparences, et surtout la coloration livide et la dilatation variqueuse des vaisseaux sanguins, sont considérés comme les indices d'une grande atonie, qui explique pourquoi le traitement antiphlogistique réussit moins bien contre cette variété d'iritis que contre les autres.

2. *Sécrétion des paupières.* — L'épiphora qui accompagne l'inflammation arthritique de l'iris oblige les malades à ouvrir et à fermer fréquemment les paupières. Ces mouvements déterminent l'expulsion d'une matière écumeuse blanchâtre qui s'attache à leurs bords libres, surtout vers les angles de l'œil, et qu'on peut aisément distinguer des sécrétions ordinaires fournies par la conjonctive ou les follicules de Méïbomius. Cette mousse ou cette écume paraît à première vue formée de globules aqueux extrêmement petits ; mais, en y regardant de plus près, on voit qu'elle consiste en une substance épaisse de nature sébacée. On ne l'a point, que je sache, examinée chimiquement ; mais on a supposé qu'elle pouvait contenir de l'urate de soude. M. Canton a remarqué qu'à mesure que l'urine se charge de sels, ce dépôt blanchâtre diminue proportionnellement dans les angles de l'œil ; il dit que lorsque ce symptôme existe, on se trouve bien de prescrire les alcalis avec la teinture d'aconit et le vin de colchique (1).

3. *Anneau arthritique.* — Un des signes diagnostiques de l'iritis arthritique, sur lesquels on a le plus insisté, est l'existence d'un anneau d'un blanc bleuâtre qui entoure la circonférence de la cornée. Cet anneau ne se montre pas toujours, surtout au début du mal, tout autour de la cornée, mais seulement à ses côtés temporal et nasal. (fig. 92, B. t. I, p. 650) Cet anneau ne doit point être confondu avec l'*arcus senilis*, formé par l'extrémité de la sclérotique qui empiète naturellement sur la cornée, et qui devient plus épais et plus opaque à mesure que l'âge avance. Dans l'iritis arthritique, il forme contraste, d'une part, avec la zone rouge scléroticale qui se termine brusquement, et, de l'autre, avec la cornée transparente. Son importance comme signe diagnostique de l'ophthalmie arthritique a été exagérée ; car on l'observe quelquefois dans l'iritis syphilitique ou rhumatismale, surtout lorsque ces affections se déclarent sur des sujets avancés en âge (2).

4. *Changements dans l'iris et la pupille.* — *Glaucome.* — *Amaurose.* — *Atrophie de l'œil.* — Beer pense que les changements qui surviennent dans l'iris et la pupille se présentent sous deux aspects différents, suivant l'état de la constitution des malades. J'ai néanmoins observé ces deux séries de symptômes chez le même individu. Un malade que

(1) Medical Times and Gazette, April 24, 1852, p. 428.
(2) Voyez JONES, London Medical Gazette, vol. XIII, p. 817.

j'ai traité offrit, lors de sa première attaque, la contraction de la pupille droite, et dans une attaque subséquente la dilatation de la pupille gauche. J'estime que cette différence tenait à ce que la pupille avait conservé sa sensibilité dans le premier cas, tandis que dans le second il y avait amaurose. La pupille ne se contracte, dans l'ophthalmie arthritique, que lorsque la rétine a conservé sa sensibilité; quand elle l'a perdue, l'inflammation ne fait point contracter cette ouverture.

Ainsi, chez quelques individus, la pupille se contracte, et comme elle est remplie de lymphe plastique, elle devient adhérente à la capsule, comme cela se voit généralement dans les autres espèces d'iritis. Le seul symptôme caractéristique en pareil cas, outre le cercle blanc qui entoure la cornée, c'est l'état variqueux des vaisseaux de l'iris, que l'on peut apercevoir, lorsque la maladie est complétement développée, se ramifiant sur la surface de l'iris, ou venant former un réseau sur les limites de la pupille contractée. Le pigment de l'iris paraît alors quelquefois absorbé. On en voit fréquemment des parcelles adhérentes à la capsule. Assez souvent la cornée est trouble, dépolie et inégale comme dans la cornéite. Dans un cas que j'ai observé, il se forma au centre de la cornée un ulcère qui pénétra si profondément, que la lame élastique postérieure ou membrane de Descemet se trouva mise à découvert, vint faire saillie en avant, et donna naissance à une hernie considérable de la cornée. Il fallut la retrancher d'un coup de ciseaux, et toucher l'ulcère avec le caustique lunaire pour obtenir la formation d'une cicatrice. Dans l'iritis arthritique avec contraction de la pupille, si l'on abandonne l'œil à lui-même, il ne suppure pas; mais son contenu s'absorbe peu à peu, et, à la fin, son volume diminue considérablement.

D'autres fois, la maladie attaque un œil qui est déjà amaurotique; de sorte que l'on a la combinaison de l'amaurose avec l'inflammation arthritique. La pupille, en pareil cas, ne se dilate souvent que sur un ou deux points de sa circonférence, de sorte qu'elle affecte une forme irrégulièrement ovale. La rougeur variqueuse de l'œil, la sécrétion écumeuse sur les paupières, l'anneau blanc autour de la cornée, et la douleur intense autour de l'orbite, tout cela existe; mais il n'y a point de lymphe épanchée. Le pigment forme souvent une sorte de frange au bord de la pupille; l'œil paraît dur comme une pierre. Le cristallin devient d'abord glaucomateux, puis cataracté. Les changements ultérieurs que l'œil peut éprouver sont ceux dont je parlerai à l'article *Glaucome.*

Dans la première série de cas, ceux dans lesquels la pupille se contracte, il y a lieu de supposer que parfois l'humeur vitrée est absorbée graduellement, et qu'il s'opère entre la choroïde et la rétine un épanchement aqueux par suite duquel la rétine est comprimée de manière à former une corde s'étendant de l'entrée du nerf optique à la partie postérieure du cristallin (1). Cet état s'accompagne ordinairement de l'ossification de la choroïde. L'ossification de la capsule du cristallin est aussi assez fréquente dans la période atrophique de l'iritis arthritique.

5. *Douleur.* — Il arrive quelquefois qu'avant tout autre symptôme d'ophthalmie arthritique, le malade éprouve dans les parties qui entourent l'œil, des mouvements douloureux, ou une sensation de fourmillement sur la peau de la face. L'œil et l'orbite deviennent bientôt le siége d'une douleur déchirante qui s'étend à la tempe et s'élance par accès dans les mâchoires. Pendant que se forment les altérations que nous avons décrites, il survient toujours des attaques de douleur intense, s'aggravant en général vers minuit, mais dans quelques cas s'apaisant à peine quelques instants dans les 24 heures. Le malade est prévenu de leur arrivée par une sensation de picotement autour de l'œil, suivie d'un flot de larmes; ensuite la douleur se fait sentir, et devient dans quelques cas si violente que le malade se tord et pousse les cris de désespoir les plus perçants. Une fièvre intense accompagne ces attaques de douleur.

Causes prédisposantes et excitantes. — Les malades atteints d'iritis arthritique ont été pendant longtemps sujets à diverses affections de l'estomac, telles que nausées, vomissements, flatulences, éructations acides et douleurs à l'épigastre. On observe fréquemment aussi chez eux de l'irrégularité dans les fonctions intestinales, des hémorrhoïdes, des douleurs et des crampes dans diverses parties du tronc et des membres, la déformation des petites articulations, de la céphalalgie, des vertiges, des éruptions de tubercules à la face, se terminant par suppuration, de l'abattement d'esprit. Un des cas les plus graves que j'aie observés est celui d'un aubergiste qui, quoique très sobre, avait été atteint pendant de longues années de *gutta rosacea* (couperose). Un mauvais régime, une vie sédentaire, l'abus des alcooliques et du tabac, ont en général agi depuis longtemps en détériorant la constitution chez ceux qui sont atteints de cette espèce d'iritis.

Les symptômes locaux que nous avons déjà détaillés fournissent des éléments suffisants au diagnostic; mais on peut ajouter qu'à l'œil comme dans plusieurs autres parties du corps, l'inflammation arthritique apparaît sans cause appréciable, tandis qu'on peut presque toujours rapporter l'iritis rhumatismale à l'action du froid. L'iritis arthritique éclate quelquefois au milieu de la nuit, pendant que le malade est chaudement et tranquillement dans son lit; elle ne paraît due à aucune cause excitante externe, mais bien à un état général de la constitution, influencé peut-être par les organes digestifs. Le chagrin paraît quelquefois agir comme cause excitante.

(1) Voyez une observation de C. D. avec dissection, par WATSON. Edinburgh Medical and Surgical Journal; vol. XXXV. Edinburgh, 1831.

Pronostic. — Le pronostic est plus défavorable que dans toute autre espèce d'iritis. Une première attaque continue quelquefois pendant des mois; et, bien qu'à la fin les symptômes puissent céder et un degré tolérable de vision être conservé, on a toujours à craindre un renouvellement de la maladie, ce qui est dû à l'extrême difficulté, pour ne pas dire à l'impossibilité, de faire disparaître la prédisposition arthritique. Une attaque intense qui survient une fois par an, ou même tous les deux ou trois ans, se termine à la fin par une cécité complète. J'ai vu des malades chez qui, pendant qu'un œil était en voie de se guérir, l'autre devenait malade. Outre son opiniâtreté, il y a une autre cause qui rend le pronostic de l'iritis arthritique particulièrement défavorable : je veux parler de la tendance marquée qu'a cette maladie à affecter la choroïde, la rétine et les humeurs de l'œil; de sorte que, bien qu'elle puisse, pendant plusieurs attaques successives, rester bornée principalement à l'iris, le reste de l'œil finit par se prendre, et la vision par se détruire.

Traitement. — Les trois indications principales à suivre sont d'enlever l'inflammation, de calmer la douleur et de prévenir les récidives.

1. Bien que l'inflammation, ainsi que le docteur Monteath l'a fait justement remarquer, soit dans cette espèce, aussi bien que dans la traumatique ou dans toute autre variété d'iritis, la cause prochaine de tout le mal, néanmoins, comme elle est de mauvaise nature et due à des causes particulières, on ne peut réussir à la détruire par le traitement antiphlogistique seul, avec quelque rigueur qu'il soit employé. L'opinion que la saignée générale est rarement utile dans l'iritis arthritique, qu'elle peut même en rendre les suites plus fâcheuses, et qu'il ne faut recourir aux sangsues ou aux ventouses scarifiées qu'avec précaution, a généralement prévalu. J'ai cependant observé d'excellents effets de la saignée dans cette affection. Lorsque le pouls est plein et dur, la peau chaude et la langue chargée, il ne faut point hésiter à prescrire la saignée, les purgatifs et le colchique; j'ai prescrit avec beaucoup d'avantage la saignée et le mercure lors même que le pouls n'était point fort. Dans la plupart des cas, on se trouvera bien d'appliquer des sangsues à la tempe, au front et aux paupières.

On doit agir sur les intestins au moyen d'une ou deux doses actives de calomel et de coloquinte, que l'on fait suivre, au bout de quelques heures, de l'administration de quelque sel purgatif avec le séné. Si la langue reste sale et la bouche amère, une dose ordinaire d'ipécacuanha et de tartre émétique sera avantageuse. On doit ensuite maintenir le ventre libre à l'aide des purgatifs, et favoriser l'action de la peau par quelque diaphorétique doux.

Après la saignée et les purgatifs, la teinture vineuse de bulbes de colchique est utile pour combattre l'inflammation arthritique de l'œil. On en donne 25 gouttes toutes les trois ou quatre heures (1).

L'administration du mercure à haute dose ne convient pas plus dans l'iritis arthritique que les saignées abondantes. L'emploi de ce médicament comme altérant peut néanmoins rendre des services ; on peut en continuer l'usage pendant des semaines et des mois, conjointement avec d'autres remèdes appropriés, de façon à corriger l'état des organes digestifs. On a reconnu qu'il était impossible d'arrêter l'action morbide des capillaires et l'épanchement de lymphe, comme dans les autres espèces d'iritis, par l'introduction soudaine du mercure dans l'économie. Obtiendrait-on de meilleurs résultats de la térébenthine recommandée par M. Carmichael ? C'est ce que l'expérience pourra démontrer.

Je me suis quelquefois très bien trouvé de l'usage du carbonate de fer obtenu par précipitation, alors que la saignée et le mercure avaient été employés sans succès.

Le sulfate de quinine rend aussi des services ; je l'ai employé conjointement avec la liqueur de Fowler.

On a supposé que l'état arthritique était l'analogue de cet état de la constitution dans lequel l'urine laisse déposer de l'acide urique. Si cette opinion était exacte, elle expliquerait les avantages que la médication alcaline produit dans la goutte, et l'on pourrait l'essayer dans l'iritis arthritique.

La révulsion pratiquée à l'aide des vésicatoires et autrement est très utile. Beer recommande tout particulièrement de provoquer une éruption artificielle au moyen de la pommade émétisée. L'immersion des mains ou des pieds dans l'eau chaude, additionnée de farine de moutarde ou de poivre de Cayenne, peut rendre des services. Un gentleman souffrait depuis longtemps d'une inflammation arthritique de l'œil, qui s'accompagnait d'une céphalalgie intense. M. Wardrop lui prescrivit l'application d'un sinapisme à chaque pied. Comme c'était un homme de grand courage, il les conserva jusqu'à ce qu'il survint une inflammation si violente, qu'elle se termina par l'ulcération de la peau ; mais la douleur des yeux et de la tête disparut complétement. Quelques années après, M. Wardrop lui ayant demandé si l'inflammation avait quelquefois reparu dans ses yeux, il répondit en souriant que les sinapismes l'avaient fait complétement changer de place (2). Les malades sujets à l'iritis arthritique doivent

[(1) M. Hays (loc. cit., p. 441) dit avoir employé avec beaucoup de succès, dans l'iritis arthritique, le colchique combiné avec les purgatifs, comme dans la potion de Scudamore, et avec addition d'huile de térébenthine. Voici sa formule : Sulfate de magnésie, quatre gros ; carbonate de magnésie, deux gros ; vin de colchique, un à deux gros ; huile de térébenthine, un à deux gros ; sirop d'écorces d'oranges, ou quelque autre sirop agréable, une once ; eau, sept onces : à prendre une ou deux onces, deux, trois et quatre fois par jour. T. W.]

(2) Wardrop's Lectures in the Lancet, 51 août 1853, p. 713.

toujours porter un exutoire, tel qu'un cautère ou un séton à la nuque.

La chaleur sèche est presque la seule application que l'on puisse faire sans inconvénient, en tout temps, sur l'organe enflammé. On l'applique, soit à l'aide d'une compresse de linge pliée en plusieurs doubles et chauffée au feu, qu'on laisse pendre devant l'œil et qu'on renouvelle fréquemment; soit en recouvrant l'œil de coton cardé. Ces sortes d'applications sont utiles en empêchant l'accès de l'air et en favorisant la perspiration insensible. Les applications froides sont nuisibles; les fomentations chaudes elles-mêmes avec la décoction de têtes de pavots ou autres ne sont point sûres, surtout si les parties restent humides et découvertes après ces applications.

2. C'est un point très important que de pouvoir modérer ou faire disparaître aussi promptement que possible les accès de douleur périodique. Beer recommande simplement dans ce but l'opium ramolli jusqu'à la consistance d'un liniment, et avec lequel on pratique des frictions autour de l'orbite. On peut employer dans le même but l'onguent mercuriel avec l'opium et l'extrait de belladone, le laudanum, la teinture de tabac ou le liniment volatil. Les frictions se pratiquent à l'époque où le paroxysme du soir se montre d'habitude; on doit les répéter la nuit si la douleur n'a point été prévenue, ou à quelque époque du jour et de la nuit qu'elle revienne. On évitera autant que possible l'usage interne de l'opium tant que l'on n'aura pas corrigé l'état des organes digestifs. Si cependant la douleur est trop vive, on ne peut en différer l'emploi. On retire aussi de grands avantages de l'administration interne du stramonium, de la jusquiame, de la belladone, du colchique, et de l'acide prussique, aucun d'eux ne produisant sur le foie et les intestins les effets fâcheux de l'opium. La solution vineuse de bi-chlorure de mercure avec la belladone m'a paru une préparation utile agissant comme sédative et altérante. On doit éviter avec soin les causes qui paraissent produire les accès de douleur; telles sont l'agitation d'esprit, les changements brusques de température, etc.

3. On doit se tenir en garde contre les rechutes et chercher à les prévenir, tant au moyen d'un traitement général qu'à l'aide de moyens locaux.

Les moyens généraux préventifs sont en partie médicaux, mais surtout diététiques. La santé générale doit être affermie par le rétablissement de l'action régulière des organes digestifs, des reins et de la peau. Une nourriture tempérée, la régularisation des selles par de doux laxatifs, le rétablissement de l'action des reins, déterminé par l'usage de la magnésie ou du *soda water*, ou de quelque autre eau minérale douée de propriétés laxatives et diurétiques, seront très utiles. On se trouve bien, pour provoquer une abondante sécrétion de

la peau, d'applications d'eau tiède faites chaque jour sur toute la surface
du corps avec une éponge, et que l'on fait suivre de frictions sèches.
Le malade doit aller respirer l'air pur de la campagne, éviter soigneusement de s'échauffer et de se refroidir trop promptement, et se livrer
à des exercices variés et bien réglés. S'il est depuis longtemps habitué
au vin, on lui permettra de couper son eau avec un peu d'alcool.

Après une attaque d'inflammation goutteuse du pied, nous voyons
les parties rester longtemps le siége d'un gonflement, d'une faiblesse
et d'une sensibilité morbides, et la cause accidentelle interne ou
externe la plus insignifiante déterminer parfois une rechute. La même
chose s'observe pour l'œil; seulement, dans cet organe nous avons
l'avantage de voir l'état de relâchement excessif et variqueux des
vaisseaux, et la teinte livide des parties, qui nous indiquent combien
elles sont loin d'avoir repris leur tonicité naturelle. Dès que l'on a
arrêté une attaque d'iritis arthritique, on doit avoir recours à des
applications locales toniques. Les Allemands emploient dans ce but des
petits sacs contenant des plantes aromatiques sèches et qu'on suspend
au-devant de l'œil. Ces sacs sont faits de vieux linge, et piqués, pour
que les herbes restent également réparties. On suppose que l'arome
qui s'échappe continuellement de ces herbes exerce une action stimulante sur les vaisseaux et les nerfs affaiblis. Les herbes employées sont
des fleurs contuses de camomille, de sauge, de romarin, de marjo-
laine, etc., qu'on additionne ou non d'un peu de camphre en poudre.
Si l'arome exhalé reproduit la rougeur de l'œil ou la photophobie, cela
indique que le temps des stimulants locaux n'est point encore arrivé,
et l'on en suspend l'usage. Les frictions autour de l'orbite, pratiquées
une ou deux fois par jour avec l'alcool, la teinture aromatique ammoniacale, etc., constituent un autre moyen local préventif, de
quelque utilité. Les stimulants mêmes appliqués sur l'œil, tels que le
vin d'opium ou la pommade au précipité rouge, en débutant par une
préparation affaiblie dont on augmente graduellement la force, diminuent la sensibilité morbide de l'œil et le rendent ainsi moins disposé
à ressentir les causes d'inflammation, tant internes qu'externes. Il ne
faut cependant pas perdre de vue que les remèdes de cette nature,
employés avant que l'on ait fait tomber l'inflammation aiguë, seraient
nuisibles comme dans toutes les autres espèces d'iritis.

SECTION XXVIII.

AQUO-CAPSULITE.

Syn. — Inflammatio tunicæ humoris aquei. Hydromeningitis tuberculosa. *Hasner.* Kératite ponctuée, *Sichel.*

Fig. Wardrop, pl. VIII, fig. 1 et 2. Beck, taf. 1, fig. 2. Dalrymple. pl. XVII, fig. 2, 3, 5 et 6. Sichel, pl. VI, fig. 1 et 3.

On entend par *aquo-capsulite,* maladie décrite pour la première fois par M. Wardrop en 1808, l'inflammation des parois des chambres de l'humeur aqueuse, et surtout celle de la membrane qui tapisse la surface postérieure de la cornée, et qui se continue en partie, sous la forme de fibres délicates, sur la face antérieure de l'iris. Cette membrane est connue sous le nom de membrane de Descemet, ou de lame élastique postérieure de la cornée. C'est une couche uniforme, transparente, homogène, ayant à peine 1/2000 de pouce d'épaisseur, couverte à sa surface interne d'une seule série de cellules épithéliales, aplaties, nucléées, et qui constituent le seul épithélium vrai qui se trouve en contact avec l'humeur aqueuse. Il n'existe point d'épithélium sur la face antérieure de l'iris, ni sur celle de la capsule du cristallin. Bien qu'il soit donc inexact de dire que les chambres antérieure et postérieure sont tapissées par un sac sans ouverture ou membrane séreuse, ou que l'humeur aqueuse est renfermée dans une capsule propre, on peut néanmoins, après ces explications, conserver la dénomination d'*aquo-capsulite,* pour désigner une maladie d'ailleurs très distincte (1).

On rencontre quelquefois cette ophthalmie à l'état aigu : elle s'accompagne alors d'une rougeur très considérable de la sclérotique et de la conjonctive; mais on l'observe beaucoup plus souvent à l'état chronique, alors qu'une espèce particulière d'opacité de la cornée en constitue un des symptômes les plus remarquables. Ceux qui en sont atteints sont le plus souvent des adolescents ou des enfants, quoique je l'aie observée chez des adultes et même chez des vieillards.

Symptômes. — 1. Dans sa forme aiguë, l'aquo-capsulite ressemble à une ophthalmie rhumatismale partielle, la rougeur consistant principalement en une zone scléroticale incomplète, quelquefois assez intense. Les vaisseaux de la conjonctive sont assez fréquemment dilatés.

2. La surface externe de la cornée est d'abord parfaitement transparente et brillante; mais la membrane qui la tapisse à l'intérieur se

(1) Consultez sur les tissus qui constituent les chambres de l'humeur aqueuse, Bowman's Lectures, etc., p. 19. London, 1849, [et Annales d'Oculistique, t. XXIX, p. 230], et sur leur pathologie, Hasner's Entwurf einer anatomischen Begründung der Augenkrankheiten. p. 105. Pr. g., 1847.

montre bientôt plus ou moins trouble ou opaque. La chambre antérieure paraît aussi comme bourbeuse, et il semble parfois que l'œil
est plus plein et plus proéminent que de coutume, ce qui est dû
vraisemblablement à un accroissement de la quantité de l'humeur
aqueuse, l'équilibre d'action entre les exhalants et les absorbants se
trouvant rompu, ou à un épanchement de sérum fourni par les vaisseaux voisins. Dans les cas graves, la membrane qui tapisse la cornée
sécrète de la lymphe coagulable; et si l'iris, comme cela se voit souvent,
participe à l'inflammation, cet épanchement peut amener l'adhésion
de cette membrane avec la cornée. Il arrive plus fréquemment, néanmoins, que l'iris s'attache à la capsule du cristallin, ce qui rend la
pupille irrégulière.

Outre ce trouble diffus, on remarque souvent, surtout à l'état
chronique, un certain nombre de petits points circonscrits d'un blanc
de lait situés sur la face profonde de la cornée, et que l'œil le moins
exercé peut facilement distinguer des opacités superficielles de cette
membrane. Ces points sont souvent très nombreux, occupent principalement la moitié inférieure de la cornée, et lui donnent un aspect
ponctué qui constitue le caractère le plus remarquable de cette
ophthalmie. M. Wardrop a décrit avec soin le point central plus
opaque, entouré d'un disque, qu'ils présentent, et qui les fait ressembler à ce que l'on appelle l'œil d'un caillou. Il paraît croire que
l'opacité centrale appartient à la substance de la cornée, et le disque
qui l'environne à la membrane qui la tapisse.

J'ai vu très nettement, dans beaucoup de cas, ces dépôts punctiformes de lymphe, qui sont souvent assez petits pour qu'on ne puisse
les apercevoir qu'à l'aide du microscope oculaire. Chose remarquable,
dans un cas ces points se montraient ou disparaissaient en partie,
dans l'espace de quelques heures, de sorte que le malade voyait moins
bien le matin, alors que les points étaient plus nombreux, tandis qu'il
y voyait mieux vers le soir, le nombre des points qui existaient à la
partie supérieure de la cornée diminuant alors considérablement. Dans
ce cas, on observait le matin un trouble général, l'aspect de la chambre antérieure et celui des points en question ressemblaient beaucoup
à celui qui se produirait si on laissait se déposer sur la surface interne
de la cornée un grand nombre de petites gouttes d'huile ammoniacale
mélangée avec l'humeur aqueuse. Cet état de la cornée était la conséquence d'une inflammation assez intense, survenue, neuf mois auparavant, chez un malade affecté depuis longtemps de rhumatisme.

Hasner considère les dépôts en question comme tuberculeux et
situés dans l'épithélium. La membrane de Descemet ne lui a jamais
offert d'opacité à la dissection.

3. Pendant la durée des symptômes inflammatoires, il existe un tel
trouble général dans toute la chambre antérieure, qu'on ne peut

apercevoir distinctement aucune portion de lymphe épanchée, à moins qu'elle ne soit assez volumineuse ; mais lorsque ce trouble disparaît, on peut apercevoir des flocons de lymphe, tandis que d'autres fois toute la surface de la membrane enflammée reste couverte d'une couche mince de cette substance. Dans quelques cas, la lymphe épanchée flotte dans la chambre antérieure sous la forme d'un nuage épais ; d'autres fois, elle se dépose sous forme de stries, de façon à offrir un aspect réticulé ; parfois enfin, elle ressemble à un fluide purulent. Si la lymphe épanchée n'est pas absorbée, elle peut s'organiser, et l'on peut voir assez souvent des vaisseaux sanguins se ramifier dans son épaisseur, ou le long de la surface interne de la cornée, ou sur l'iris et dans la pupille.

4. Gierl et Von Ammon (1) ont fait observer que, dans cette maladie, l'opacité de la surface externe de la cornée est souvent un effet sympathique de l'inflammation de la membrane interne. Lorsqu'un point de lymphe épanchée devient visible sur la surface interne de la cornée, on aperçoit plus tard des vaisseaux rouges qui parcourent la surface externe de la cornée dans le point correspondant, et donnent lieu, en cet endroit, à un dépôt opaque.

5. L'iris change de couleur presque dès le début. Des points blanchâtres, semblables à ceux que l'on voit à la face interne de la cornée, se déposent sur sa surface, ainsi que sur celle de la capsule du cristallin. Quelquefois l'hydropisie de la chambre de l'humeur aqueuse est telle que l'iris est refoulé en arrière sous forme d'entonnoir. Quelquefois il y a du larmoiement ; mais, en général, la lumière n'incommode point beaucoup le malade. Ce que l'on trouve à noter plus particulièrement, c'est une sensation de distension et de plénitude dans l'œil, qui s'accompagne d'une douleur sourde gravative, occupant généralement le front, mais quelquefois aussi la partie postérieure de la tête, symptômes que, suivant M. Wardrop, on fait disparaître instantanément et d'une manière permanente en évacuant l'humeur aqueuse. Dans quelques cas, la douleur est intense, pulsative, circum-orbitaire et nocturne.

6. L'intensité des symptômes généraux varie beaucoup. Quelquefois le pouls est fréquent et dur, la peau chaude et sèche, la langue chargée, et les fonctions du canal alimentaire troublées. D'autres fois, la maladie revêt, presque dès le début, une forme chronique, et au bout d'un certain temps se trouve modifiée en raison de la constitution du malade. La scrofule est de toutes les influences constitutionnelles, celle qui s'observe le plus fréquemment.

Diagnostic. — Le trouble de l'humeur aqueuse et l'altération de la transparence de la membrane qui tapisse la cornée et de la cap-

(1) Graefe und Walther's Journal der Chirurgie und Augenheilkunde, vol. XIII, p. 114. Berlin, 1829.

sule du cristallin rendent obscures les deux images profondes, qui redeviennent distinctes à mesure que la maladie diminue. On confond quelquefois l'aquo-capsulite avec l'amaurose; mais, en examinant l'œil à travers une lentille d'un court foyer, ou le microscope ophthalmique de Gülz, ou au moyen de l'épreuve catoptrique, le diagnostic devient facile.

Causes. — L'excès d'exercice des yeux et la suppression de la transpiration sont les deux causes que j'ai reconnues à cette affection. On l'a vue produite par de légers coups sur l'œil et l'exposition au froid. Dans un cas soumis à mon observation, elle parut occasionnée par l'irritation résultant d'une dent gâtée. La maladie disparut rapidement après l'extraction de la dent.

Traitement. — J'ai trouvé que, à l'état aigu, le traitement de l'iritis réussissait parfaitement, c'est-à-dire la saignée, le mercure et la belladone.

Les émétiques, les nauséeux, les purgatifs et les révulsifs ont été recommandés, et l'on a quelquefois obtenu des guérisons par ces moyens, sans l'emploi du mercure (1).

Cette maladie se rencontre beaucoup plus fréquemment à l'état chronique qu'à l'état aigu, et chez des sujets incapables de supporter de fortes saignées. L'emploi combiné des toniques et des altérants convient mieux en pareil cas; une *blue pill*, de deux soirs l'un, par exemple, avec la rhubarbe et le sulfate de quinine deux ou trois fois par jour. Le sulfate de quinine mélangé à une petite quantité de calomel, et pris pendant tout le jour en diverses doses, jusqu'à ce que les gencives s'affectent, convient parfaitement.

Le vin d'opium, pur ou dilué, est l'une des meilleures applications locales à laquelle on puisse recourir lorsque la maladie a un peu diminué. L'exposition de l'œil, pendant quelques minutes chaque jour, à la vapeur d'acide hydrocyanique aide à débarrasser la cornée des dépôts opaques qui s'y sont formés.

Dans les cas rapportés par M. Wardrop, dans le 4e volume des *Medico-Chirurgical Transactions*, on paraît s'être bien trouvé des ventouses scarifiées aux tempes, des purgatifs, des fomentations, et de l'application des stimulants, tels que le muriate et le nitrate de mercure en solution, la pommade au précipité rouge et l'éther sulfurique. M. Wardrop a, néanmoins, surtout confiance dans l'évacuation de l'humeur aqueuse : il dit qu'il n'existe pas d'autre inflammation de l'œil dans laquelle cette opération réussisse mieux que dans l'inflammation de la lame interne de la cornée. Jamais il ne l'a vue manquer de soulager immédiatement la douleur de tête et de rétablir instantanément la transparence de la chambre antérieure.

(1) PRAEL, dans Ammon's Zeitschrift für die Ophthalmologie, vol. III, p. 42. Dresden, 1835.

On se trouve très bien de quitter l'air renfermé des villes pour aller respirer celui de la campagne (1).

[Quelquefois tous ces moyens échouent; les albugo ou leucomes internes envahissent alors la portion de la cornée qui correspond à l'espace pupillaire, ou menacent, si c'est dans ce lieu qu'ils sont nés, de s'étendre à toute la cornée. C'est alors que M. Guépin a recours aux cautères comme moyen de modifier et de transformer la maladie. Voici comment il décrit son procédé (2) :

Mon crayon de nitrate d'argent est très aigu et je cautérise, je pourrais dire je pique, assez fortement un point ou deux. Je place mon cautère ou mes cautères dans une partie de la cornée correspondante à la tache, à l'albugo interne, mais le plus loin possible de la pupille, à moins que je ne juge indispensable d'en sacrifier le centre et de procéder plus tard à une pupille artificielle.

Habituellement, ces cautères occasionnent une vive douleur et surexcitent l'inflammation qui devient très violente. Je remédie à la douleur par des cataplasmes arrosés d'eau blanche appliqués sur l'œil, par des frictions narcotiques sur le front et la tempe, par la diète, par des potions calmantes, et je combats l'inflammation proprement dite par une forte application de sangsues derrière l'oreille, en ayant bien soin, au moment où elles tombent, d'empêcher toute fluxion vers la tête par des révulsions sur les extrémités inférieures et surtout des sinapismes.

En général, le surlendemain de l'opération, la modification désirée commence; les cautères deviennent, visiblement à l'œil et plus visiblement à la loupe, le centre d'un travail dérivateur. Sur eux se concentre toute la fluxion qui ulcérait la cornée à sa partie interne, fluxion qui a été très réduite par mon application de sangsues et que je réduirais encore s'il en était besoin par une seconde application ou par l'emploi, une ou deux fois le jour, d'une pommade astringente dont le sulfate de zinc et le camphre sont les éléments actifs. Sous l'influence de ce traitement, les taches s'éclaircissent et diminuent; bien souvent elles passent en se cicatrisant, car ce sont de véritables ulcères à l'état d'albugo ou de leucomes internes que je crois indélébiles, mais les progrès du mal sont arrêtés et la vision est sauvée.

Obs. 393. — Mⁱˡᵉ Boju, grande, élancée, très-belle femme, âgée de 17 ans, a grandi très-vite, et, de plus, est exposée à l'incessante action de l'humidité. Malgré le traitement externe et le traitement interne habituel, marche de la périphérie vers le centre de la cornée gauche un ulcère de la face postérieure, qui étend au loin le trouble précurseur de l'opacité. Raconter ici ma lutte de trois mois avec la maladie serait inutile. Un jour, les cautères me paraissent indispensables; j'en préviens le père et j'y recours. J'en pratique deux au bord de la cornée dans une partie déjà complétement opaque, quoiqu'elle ne fût

(1) Consultez sur l'aquo-capsulite : WEDEMEYER. Langenbeck's Neue Bibliothek für die Chirurgie und Ophthalmologie, vol. IV, p. 66. HANNOVER. 1825. BEDFORD. Guy's Hospital Reports, vol. VII, p. 559. London, 1842. WATSON. Edinburgh Medical and Surgical Journal, July 1845. p. 98.
[(2) Annales d'Oculistique, t. XXXII, p. 251.]

pas la plus malade. Une vive inflammation survient; mon ami le docteur Écorchard, médecin habituel de la malade, la combat avec énergie par une vigoureuse application de sangsues derrière l'oreille et tous les moyens secondaires appropriés. Au bout de quatre à cinq jours, la malade revient à ma consultation : les cautères ont déjà produit le résultat désiré. Au bout de quinze jours, il ne reste plus que deux taches blanches dans les points où les cautères ont été pratiqués : la grande tache est remplacée par un léger nuage. Quinze jours plus tard, les cicatrices des cautères, grandes comme des o (petit texte), restent seules en témoignage de la maladie et de son traitement.

Obs. 394. — Madame N... (maison Chaurand), femme d'un capitaine au long cours, quitte Nantes pendant qu'elle était soumise au même traitement que la petite Chenest. Arrivée au Hâvre, elle tombe malade, et là, d'habiles confrères jugent son œil perdu. Elle revient à Nantes; je lui pratique un cautère qui produit une violente inflammation. Je combats les accidents par des cataplasmes, 20 sangsues, des pédiluves dérivatifs, la diète et des lavements salés. Je fais reprendre ensuite le traitement interne et le traitement externe. Trois semaines se passent, et la malade lit en ma présence; cependant il reste chez elle deux nuages de forme circulaire, assez rapprochés de la pupille, sur laquelle ils empiètent quand elle est dilatée. T. W.]

SECTION XXIX.

CHOROÏDITE.

Syn. — Ophthalmitis arthritica. *Rosas.* Glaucome aigu. Inflammation arthritique des tuniques internes, *Lawrence.* Rétinite et Glaucome, *Tyrrell.* Ophthalmie arthritique postérieure interne, *Jones.* Amaurosis glaucomatosa.

Fig. Jones, pl. II, fig. 5.

Presque tout le sang rouge de l'œil est concentré dans la choroïde et dans l'iris. Il n'y en a que peu dans la sclérotique et dans la rétine (1), et point du tout dans la cornée, le cristallin et le corps vitré. La transparence des parties réfringentes de l'œil s'oppose à ce qu'elles soient traversées par des vaisseaux rouges; et s'il y en existait de volumineux et en grand nombre dans la rétine, sa sensibilité s'en trouverait altérée. Pour rendre l'iris et la choroïde opaques et assurer ainsi l'entrée de la lumière dans l'œil par la pupille seule, aussi bien que pour empêcher la réflexion une fois qu'elle y a pénétré et qu'elle a frappé la rétine, l'iris et la choroïde sont doués de la faculté d'extraire du sang rouge, dont ils sont si richement fournis, le pigment qui s'infiltre tout à la fois dans leur épaisseur et se dépose si abondamment dans leur épithélium. Ajoutez à cela que le corps ciliaire dépendant de la choroïde est chargé, par l'intermédiaire de la zonule de Zinn, de la nutrition du corps vitré et de celle du cristallin. La seule partie de la choroïde qui soit pourvue de nerfs est le muscle choroïdien, ou *orbiculus ciliaris*. Les nerfs ciliaires qui sont couchés

[(1) Ceci n'est exact que relativement. Assurément la rétine n'est point aussi bien fournie de sang que la choroïde et l'iris ; mais elle est parcourue par un réseau sanguin très-marqué, et c'est encore, à tout prendre, un organe fort vasculaire, plus, par exemple, que la conjonctive bulbaire. T. W.]

le long de la face interne de la sclérotique, se rendent au muscle choroïdien et de là à l'iris. C'est à la grande vascularité et à la grande
irritabilité nerveuse de l'iris que nous devons attribuer sa propension
marquée à s'enflammer, tandis que la choroïde, qui est extrêmement
vasculaire, mais à peine sensible, ne s'enflamme que rarement.

Bien que la choroïdite soit heureusement une affection rare, elle
n'en est pas moins très grave, et les effets en sont faciles à comprendre.
Lorsque ses vaisseaux se congestionnent, la choroïde se gonfle et vient
naturellement comprimer, de dedans en dehors, les nerfs ciliaires et
la sclérotique si résistante, d'où résulte une douleur intense dans l'œil.
La choroïde tuméfiée comprime aussi en dedans la rétine et y détermine le même effet, mais à un degré plus marqué et plus continu que
celui que l'on détermine en exerçant à l'extérieur une pression avec le
doigt sur le globe de l'œil, c'est-à-dire des éclairs et des spectres flam-
boyants. La compression continue de la rétine peut finir par la rendre
insensible aux impressions lumineuses venues du dehors.

Tels sont évidemment les effets primitifs de la choroïdite. A mesure
que la maladie marche, à l'accumulation et à la stagnation du sang
rouge dans les vaisseaux de cette membrane, viennent s'ajouter l'exsudation qui se fait sur ses deux surfaces, mais surtout à sa surface
interne où se trouvent distribués les capillaires; l'épanchement de
sérum, qui vient encore augmenter l'état de tension produit par la turgescence de la membrane; l'exhalation de la fibrine, qui unit entre eux
ses deux feuillets ou qui les soude aux tissus voisins, et la formation
d'un pus qui détruit les éléments les plus délicats de la rétine, si intimement unis à l'épithélium choroïdien. Le corps ciliaire peut aussi
déterminer une exsudation dans la membrane hyaloïde, troublant
ainsi la nutrition de cette partie et altérant la transparence et la constitution du cristallin.

§ I. — Choroïdite aiguë.

Symptômes.—La choroïdite aiguë débute généralement par l'apparition soudaine d'une douleur intense, pulsative et lancinante, dans le
globe de l'œil et la moitié correspondante de la tête, douleur qui revient
par accès et s'accroît beaucoup la nuit. L'œil paraît raide au malade;
il y éprouve une sensation de plénitude et de distension qui s'accompagne d'une sensibilité si excessive, que le malade ne peut le toucher
et encore moins permettre qu'on y touche. Il accuse de fréquents
éclairs d'une lumière très claire, rougeâtre ou orangée, même lorsqu'il
est complètement garanti contre l'arrivée de toute lumière extérieure,
ou bien un point lumineux situé dans l'axe de la vision, et qui est
accru par tout ce qui peut accélérer la circulation, comme l'action de
manger ou de se livrer au moindre exercice. L'œil est baigné de larmes
et la photophobie extrême.

Si l'on réussit à voir l'œil, on trouve ordinairement que la rougeur de ses tuniques externes est bien moins considérable que n'auraient pu le faire supposer les souffrances du malade. Le blanc de l'œil est d'un jaune sale. L'injection réticulaire et zonulaire des réseaux conjonctival et sous-conjonctival varie beaucoup ; elle n'est jamais excessive, et souvent elle est légère. Bientôt les gros vaisseaux externes de l'œil prennent un aspect variqueux très remarquable ; on les voit se ramifier sur la sclérotique et venir s'anastomoser autour de la cornée. (t. I. fig. 91 et 92 D, p. 650.) La teinte en est livide, et ils sont évidemment dans un état de congestion passive.

La circonférence de la cornée présente l'anneau blanc-bleuâtre, dû à l'empiétement de la sclérotique. La cornée est généralement plus ou moins trouble, et paraît souvent légèrement inégale. D'abord la pupille est contractée, mais sans exsudation lymphatique. L'iris prend une couleur ardoisée, et la pupille, frangée de pigment, se dilate, se déforme, devient souvent oblongue, se déplace et reste privée de mouvement.

J'ai vu une attaque de choroïdite aiguë survenir brusquement pendant la nuit et détruire complétement en quelques heures la sensibilité de la rétine. La vision revient rarement en pareil cas, même lorsqu'on a fait disparaître la rougeur et la douleur de l'œil. D'autres fois, la vision est d'abord obtuse et s'exerce comme à travers un brouillard ; ce brouillard va rapidement en s'accroissant, et au bout de quelques jours, l'œil reste complétement amaurotique.

Les malades atteints de cette affection ont généralement passé l'âge moyen de la vie, et appartiennent plus souvent au sexe féminin qu'au sexe masculin ; ils ont le teint brun et le tempérament sanguin, et plus souvent les yeux foncés que d'une teinte claire. Ils sont assez fréquemment myopes, et présentent souvent l'état dichromatique du cristallin, que l'on appelle *glaucôme*, et dans lequel cet organe réfléchit la lumière incidente avec une teinte verdâtre. A mesure que la maladie fait des progrès, la dégénérescence glaucomateuse s'accroît ; le cristallin est poussé en avant dans la pupille dilatée, et après un certain temps devient cataracté. Lorsque l'on appuie le doigt sur un œil dans cet état, il semble aussi dur qu'un caillou ; ce qui indique qu'il s'est effectué au milieu du corps vitré un épanchement séreux qui a augmenté de beaucoup la quantité des humeurs de l'œil.

Cet état ne permet plus d'espérer la guérison. La douleur peut bien disparaître et l'œil ne plus tourmenter le malade ; mais alors cet organe s'atrophie, ou bien la maladie continue de marcher jusqu'à ce que se manifestent toutes les altérations du glaucôme chronique. J'ai constaté, en disséquant un œil qui s'était atrophié à la suite d'une choroïdite, qu'on ne retrouvait presque plus de traces de la structure normale de cet organe ; la sclérotique et la choroïde adhéraient ensemble ; des dépôts abondants de fibrine organisée recouvraient la surface interne de la choroïde, et la rétine n'était plus reconnaissable.

Dans quelques cas, les désordres internes sont dûs bien plus à des épanchements séreux qu'à des dépôts fibrineux. Alors la choroïde et la sclérotique, soudées ensemble, incapables de résister à l'action du contenu de l'œil, s'étendent, s'amincissent et forment une ou plusieurs tumeurs staphylomateuses.

Il y a lieu de croire que, dans quelques cas très aigus, toute l'étendue de la choroïde est enflammée. Ces cas s'accompagnent des symptômes les plus graves et de l'abolition soudaine et complète de la vision. La maladie peut être bornée à la partie postérieure de la choroïde, et, dans ce cas, la photopsie et la perte de la vision sont les symptômes les plus apparents. C'est alors que l'on aperçoit quelquefois un changement de coloration du fond de l'œil, dû à un dépôt de fibrine entre la choroïde et la sclérotique, la partie antérieure restant comparativement saine, et le cristallin ayant ainsi peu à souffrir de la maladie.

La choroïdite aiguë s'accompagne de symptômes généraux graves. Le malade est dans un état continuel d'agitation et redoute extrêmement de perdre complétement la vue ; la douleur le prive de tout sommeil ; la tête est si endolorie, qu'il ne peut la poser sur l'oreiller ; la face est injectée ; il y a des nausées ; la langue est sale, la bouche sèche et la soif vive ; le pouls est vite et dur. J'ai vu la douleur et l'insomnie prolongées user en quelque sorte le malade et le conduire à la mort.

Quelquefois la choroïdite n'existe qu'à un seul œil. D'autres fois, les yeux sont successivement atteints ; très rarement ils sont pris tous deux à la fois. J'ai vu un malade ayant un œil atteint de choroïdite être pris, un an après, d'amaurose à l'autre œil, avec la pupille irrégulièrement dilatée, mais sans douleur et sans rougeur de l'œil.

Causes. — 1. L'exposition à un courant d'air pendant que l'on est en sueur. 2. L'abus de la vue exercée sur de petits objets. 3. Les inquiétudes, le chagrin et le manque de sommeil. 4. La suppression brusque de quelque écoulement habituel, comme les hémorrhoïdes.

Telles sont les causes auxquelles on peut le plus souvent rapporter la maladie. Sur une de mes malades, elle survint après la fièvre typhoïde sans autre cause appréciable.

Traitement. — 1. On doit pratiquer la saignée du bras ou de l'artère temporale, puis appliquer des ventouses scarifiées et des sangsues. On réglera, d'après les effets obtenus et la constitution du malade, la quantité de sang à tirer et la manière dont on devra l'extraire.

2. On prescrira, au moment du coucher, une dose de calomel suivie d'un purgatif le lendemain matin. On peut être obligé de recourir plus

d'une fois à ce moyen, après l'emploi duquel on aura recours à un traitement mercuriel doux. Ce médicament ne doit pas être poussé trop loin; il n'a pas contre la choroïdite la même efficacité que contre l'iritis, et les malades n'en peuvent non plus supporter aussi bien l'action dépressive.

3. Il faut combattre la douleur par les opiacés administrés à l'intérieur et à l'extérieur.

4. On ne négligera point les révulsifs habituels.

5. On doit maintenir la libre formation des sécrétions, surtout celles du foie, des reins et de la peau.

6. On se trouvera bien, pour calmer le système, de l'emploi de la salsepareille, qu'on fera suivre de celui des toniques amers.

7. La paracentèse de la cornée ou de la sclérotique allége beaucoup la douleur. L'atrophie de l'œil succède parfois à la ponction de la sclérotique; si la vision est déjà éteinte, c'est une terminaison à désirer.

§ II. — Choroïdite chronique.

Au lieu de débuter brusquement par des douleurs intenses, et parfois par la cécité complète, les symptômes, dans la forme chronique, se succèdent lentement et d'une manière insidieuse. La vision irisée et la sensation de cercles lumineux ondulants ou tournoyants viennent s'ajouter à la détérioration graduelle ou même à l'abolition de la vision. La douleur se fait sentir dans l'œil, au-dessus de cet organe, et dans le front et la tempe. Des vaisseaux variqueux d'une teinte livide se montrent sur la face de la sclérotique et de l'iris, tandis que le glaucôme commence sa marche désorganisatrice lente, mais certaine, et s'accompagne de la dilatation irrégulière ou de la déformation de la pupille. Le globe de l'œil est dur; ce qui est exactement l'inverse de ce qui survient dans la rétinite, dans laquelle la cornée et la sclérotique sont flexibles. La photopsie continue souvent longtemps après que toute perception de la lumière extérieure est éteinte.

Revenant à l'anatomie de la choroïde, je dirai que, tandis que sa surface interne forme en avant le cercle plissé noir que l'on appelle *corps* ou *procès ciliaires*, et adhère à la zonule de Zinn, constituée par l'hyaloïde, elle présente, d'un autre côté, à sa surface externe, un anneau blanchâtre appelé *cercle ou ligament ciliaire*, dont on admet maintenant généralement la structure musculaire, et dont le bord antérieur sert à unir la choroïde à la sclérotique. Que le corps ciliaire et le muscle choroïdien souffrent tous deux dans la choroïdite, c'est ce dont on ne saurait douter. Il y a même quelque raison de croire que tantôt l'une, tantôt l'autre de ces parties peut s'enflammer isolément et indépendamment du reste de la choroïde. L'inflammation du

cercle ciliaire en particulier a été décrite par le docteur Von Ammon (1),
qui la représente comme s'accompagnant d'un soulèvement vasculaire
de la conjonctive au niveau de la jonction de la sclérotique avec la
cornée, et comme étant fréquemment unie aux symptômes de l'aquo-
capsulite, et déterminant quelquefois le staphylôme de la sclérotique.
Il n'est nullement probable que l'inflammation des procès ciliaires
donne lieu aux mêmes symptômes que celle du ligament ciliaire, et
pour montrer jusqu'à quel point la connaissance de ces inflammations
partielles de la choroïde est encore peu avancée, il me suffira de dire
que le docteur Hasner (2) a loué la description donnée par le docteur
Von Ammon comme étant celle de l'inflammation du corps ciliaire,
tandis qu'elle ne se rapporte qu'à celle du cercle ciliaire.

Les malades atteints de choroïdite chronique, comme ceux sujets à
l'iritis arthritique, sont souvent affectés des symptômes de la goutte
irrégulière. Leur santé générale est souvent affaiblie. Ils ont le pouls
faible, l'appétit peu développé, et sont affligés de nausées, de flatulences et d'autres signes de dérangement gastrique.

La saignée est rarement indiquée chez de pareils sujets. De doux
altérants et les toniques longtemps continués paraissent très utiles.
L'usage régulier de pédiluves chauds, avec de la moutarde ou une
infusion de poivre de Cayenne, peut rendre des services (3).

SECTION XXX.

[SCLÉROTICO-CHOROÏDITE POSTÉRIEURE.

Le docteur Graefe a décrit, dans ces derniers temps (4), sous le
nom de *sclérotico-choroïdite postérieure*, une affection qui est, d'après
lui, le point de départ le plus ordinaire des altérations qu'on rencontre
dans les yeux amaurotiques, puisqu'elle y a été observée 420 fois sur
mille cas.

Le diagnostic n'en est guère possible qu'au moyen de l'ophthalmoscope, qui fait découvrir les symptômes ci-après : On observe une
image blanche, contiguë au bord externe de la papille du nerf optique;
cette figure, dans un degré peu avancé, a la forme d'une faulx, dont le
bord concave est, en quelque sorte, confondu avec l'insertion du nerf
optique, tandis que le bord convexe en est dirigé vers le pôle postérieur

(1) Rust's Magazin für die gesammte Heilkunde, vol. XXX, p. 240. Berlin, 1850. Zeitschrift
für die Ophthalmologie, vol. II, p. 194. Dresden, 1852.
(2) Entwurf einer anatomische Begründung der Augenkrankheiten, p. 185. Prag., 1847.
[(3) Consultez sur la choroïdite : Jacob. Dublin Medical Press, 12 juillet 1848. Fallot. Quelques mots sur la choroïdite, Annales d'Oculistique, t. XX, p. 155. Ryba. Sur une forme particulière de la choroïdite partielle. Vierteljahrschrift f. d. prakt. H. Prag., 1852, et Annales
d'Oculistique, t. XXX, p. 290. Rosen. Aphorismes sur la doctrine de la choroïdite. Archiv für
physiologische Heilkunde. XI, 2e cah., 1852, et Annales d'Oculistique, t. XXXV, p. 155.]
[(4) Archiv für ophthalmologie. B. I, Ab. I, p. 590. Annales d'Oculistique, t. XXXIII, p. 140.]

de l'œil. Plus tard, cette surface blanche augmente de plus en plus, de façon que son bord externe s'éloigne de l'insertion du nerf optique et que l'ensemble de l'image n'a plus son aspect falciforme qui est modifié de diverses manières. La lumière, réfléchie par cette plaque blanchâtre, est remarquable par son intensité : elle est bien plus intense que celle que réfléchit le nerf optique, de sorte que celui-ci paraît moins bien éclairé et presque rougeâtre.

Un phénomène d'une très haute signification est la disparition du pigment : dans le développement peu prononcé de la plaque blanche, il manque presque complétement sur toute la surface qu'elle occupe ; il est, au contraire, plus abondant au bord externe de la faulx que dans les autres parties du fond de l'œil. La rétine ne présente, d'ordinaire, rien d'anormal. La choroïde, au contraire, même dans les parties environnantes, n'est jamais à l'état physiologique, et l'on peut y observer tout au moins une différence qui n'est pas naturelle dans l'éclat lumineux des canaux vasculaires ou des espaces inter-vasculaires. Les premiers, en effet, paraissent d'un rouge vif ; les seconds sont d'une teinte foncée bleuâtre ou même violette ; parfois aussi, on remarque à travers cette membrane un certain reflet d'une lumière vive, phénomènes divers qu'on doit rapporter à la macération du pigment.

Voici quelles sont les complications que présente ultérieurement la maladie :

1° Opacités du corps vitré, dans la moitié des cas environ, existant assez constamment dans le degré élevé de l'affection, et qui, par le déplacement qu'elles subissent, indiquent le ramollissement du corps vitré ;

2° Hydropisie sous-rétinienne (relativement rare) ;

3° Opacité au pôle postérieur du cristallin, qu'on reconnaît dans l'examen ophthalmoscopique par une opacité tachetée qui paraît dépendre, dans les mouvements de l'œil, de la réflexion de la cornée.

Indiquons maintenant en peu de mots les altérations que l'auteur a eu occasion d'observer dans deux yeux, au moyen du miroir oculaire : Il existait des deux côtés, dans le corps vitré, de nombreuses opacités déliées, floconneuses, et le cristallin opaque était, avec la capsule, enfoncé dans ce corps ; de sorte que ce n'est qu'avec peine qu'on le voyait remonter ou descendre dans la partie la plus inférieure. Une image blanche, développée seulement en dehors, mais pourtant bien circonscrite, se rattachait au nerf optique du côté droit, qui était moins affecté : sur cette image, on voyait quelques vaisseaux rétiniens, naturellement très pâles, faire saillie, tandis que de l'autre côté l'image entourait le nerf optique.

Déjà l'examen fait extérieurement indiquait une grande modification de la forme des yeux : ceux-ci, le gauche plus que le droit, étaient notablement allongés d'avant en arrière, et dans un grand état d'expansion dans leur hémisphère postérieure, principalement dans la région du pôle postérieur du globe. La sclérotique avait éprouvé un degré d'amincissement semblable à celui qu'on rencontre dans les ectasies de la partie antérieure du bulbe; la coloration bleuâtre de la portion qui avait éprouvé cette expansion, ne dépendait pas de celle que lui aurait communiquée la choroïde, mais d'une demi-transparence de la sclérotique, placée devant cet espace de couleur sombre. En ouvrant l'œil, on trouva le corps vitré entièrement liquide et sans coloration. La rétine était intacte sur la plaque blanche : elle était un peu opaque, par suite de l'effet cadavérique; de sorte qu'après qu'elle eut été enlevée, la plaque blanche n'avait plus la même netteté, mais elle avait pris plus d'éclat.

Dans la plus grande partie de la plaque blanche, la choroïde manquait complétement. L'image, fortement éclairée par le miroir oculaire, indiquait que la lumière arrivait directement à travers la rétine sur la sclérotique, qui se montrait alors douée de sa puissance de réflexion.

Il est possible que, dans ce cas, la complication de l'affection rétinienne déjà indiquée avait été la cause de la perte de la vue. La sclérotique était très amincie dans sa partie postérieure.

La sclérotico-choroïdite quelque peu développée produit toujours une modification de l'œil *semblable à celle qu'on observe dans la myopie :* on rencontre neuf fois sur dix les symptômes de cette maladie chez les individus très myopes.

L'amblyopie produite par la sclérotico-choroïdite n'est pas une de celles dont le pronostic est le plus fâcheux. En effet, un traitement convenable, et surtout antiphlogistique pour combattre l'hypérémie interne, peut en arrêter les progrès, et même amener une certaine amélioration.

La cause principale qui la fait empirer est certainement l'état trop prolongé de l'accommodation pour les objets peu distants, et, à ce sujet, on doit faire mention de l'emploi exagéré des verres concaves.

L'*essence* du mal réside, selon toute probabilité, dans un *processus inflammatoire chronique de la choroïde;* et comme les modifications morbides existent dans la partie postérieure de cette membrane, en même temps que dans celle *de la sclérotique,* c'est pour cela qu'on a cru devoir lui donner, et dans un but pratique, le nom de *sclérotico-choroïdite postérieure.*

La myopie qu'on observe dans cette maladie dépend certainement de l'allongement du globe dans la direction de l'axe visuel.

On pourrait d'ailleurs diagnostiquer la maladie avec assez de certitude, et sans avoir recours au miroir oculaire, en faisant regarder le malade fortement en dedans et en constatant ainsi l'allongement du globe, et tout au moins en tâchant de reconnaître le reflet bleuâtre qui existe dans l'hémisphère postérieure. T. W]

SECTION XXXI.

[CYCLITE.

Divers auteurs ont décrit sous le nom de *cyclite* une affection dont le siége anatomique n'a pas suffisamment été précisé par eux. Ils ont bien tous indiqué qu'elle occupe le pourtour de la cornée, à une ligne de distance environ de cette dernière et concentriquement à sa circonférence; mais ils sont loin d'être d'accord sur la question de savoir si c'est la sclérotique, la choroïde, le muscle ciliaire ou les procès ciliaires qui y sont affectés. Cette divergence explique du reste, d'une part, les différences que l'on regrette de trouver dans les descriptions qu'ils en ont données; de l'autre, l'absence de toute mention de cette affection dans plusieurs ouvrages dont les auteurs l'ont sans doute comprise, soit dans la sclérotite, soit dans la choroïdite, sans avoir cru devoir en faire une entité spéciale.

Nous avons observé, pour notre part, un certain nombre de cas d'une maladie qui a été parfaitement décrite par M. Wilde sous le nom d'*inflammation du corps ciliaire;* nous convenons que les signes extérieurs nous en ont paru, au premier abord, avoir beaucoup d'affinité avec ceux de la sclérotite scrofuleuse de M. Mackenzie et de la choroïdite antérieure d'autres auteurs; mais nous avons, d'un autre côté, trouvé dans l'ensemble des symptômes subjectifs une si notable différence, surtout au point de vue de leur gravité relativement moindre, de leur marche et de la terminaison toujours heureuse de la maladie, que nous n'avons pas hésité à reproduire la description donnée par M. Wilde, et qui est d'ailleurs parfaitement d'accord avec nos observations, sans pouvoir, toutefois, indiquer avec quelque certitude le siége précis de l'affection. Nous dirons seulement qu'il est parfaitement marqué par la place qu'occupe le *muscle ciliaire.*

« Cette maladie se montre surtout chez des personnes jeunes ou d'un âge moyen, de 15 à 40 ans le plus souvent, chez les femmes plutôt que chez les hommes, et surtout chez celles qui ont de beaux cheveux et la teinte rousse. On aperçoit d'abord une injection partielle sous forme de zone, située profondément, d'une couleur rouge striée, qui occupe d'abord le quart ou le sixième de la circonférence de la cornée, s'accompagnant de quelques-uns des caractères généraux des congestions profondes. Comme il n'existe ni douleur, ni photophobie, ni larmoiement, ni diminution de la vision, le malade a rarement son attention éveillée. Au bout de quelques jours, il survient de la rougeur et du gonflement; la sclérotique fait une saillie manifeste en dehors, saillie dont la circonférence égale en volume l'extrémité du petit doigt.

Le tissu cellulaire sous-conjonctival s'infiltre, et la conjonctive elle-même rougit et se tuméfie. L'aspect alors ressemble fort à celui de ces formes de l'ophthalmie pustuleuse dans lesquelles on voit de larges vésicules se développer à l'union de la cornée avec la sclérotique, formes qui n'ont point encore été décrites, excepté par feu Dalrymple, dont l'ouvrage contient plusieurs planches que je lui ai fournies (1). Mais il en diffère en ce qu'il ne se produit jamais ni vésicule, ni pustule, ni perte de substance, quoiqu'il survienne quelquefois une saillie ondulée qui empiète sur le bord de la cornée. La teinte rouge de la partie saillante est aussi plus sombre que dans les cas d'ophthalmie externe circonscrite, comme si elle recouvrait quelque arrière-partie noire. Au bout de quinze jours à trois semaines, la maladie commence à s'étendre, et l'on voit une nouvelle portion, de l'étendue d'un quart à un demi-pouce anglais, sur le point où siége le corps ciliaire, revêtir l'aspect que nous venons de décrire, tandis que le reste de l'œil, dans tous ses tissus, conjonctive, sclérotique, cornée, iris, se conserve intact, et qu'il ne survient ni douleur, ni diminution de la vision. La rougeur et le gonflement occupent rarement plus d'un tiers de la cornée à la fois, excepté dans les cas graves ou dans ceux qui se sont compliqués d'iritis ou de conjonctivite, résultat d'un affaiblissement de la constitution, ou bien dans ceux qui se présentent à la suite d'un traitement médical peu judicieux, tel que l'application d'une forte solution de nitrate d'argent ou de vin d'opium, etc. La maladie n'offre pas en largeur, à partir du bord de la cornée, plus de trois huitièmes de pouce anglais; mais à mesure qu'elle marche, on voit de gros vaisseaux d'un rouge sombre, des veines principalement, aller d'arrière en avant, s'anastomoser entre eux en traversant le globe de l'œil, et former des arcades vasculaires interrompues comme celles que l'on voit dans certaines affections de la choroïde.

« A mesure que la maladie s'étend, les parties primitivement envahies reprennent leur niveau ; mais en même temps que le gonflement et l'injection disparaissent, on voit survenir de nouveaux symptômes. La sclérotique dans ce point présente une teinte sombre olivâtre et mélangée d'un reflet bleuâtre; cela est probablement dù à un léger amincissement de la sclérotique, dont l'absorption a été provoquée par la pression exercée au-dessous d'elle par le corps ciliaire gonflé dans la première période de l'affection. Néanmoins, la partie primitivement affectée ne perd que rarement toute trace de vascularisation, à moins qu'il n'y ait deux ou trois semaines que tout travail morbide actif a disparu. J'ai remarqué que la maladie ne reparait jamais dans un point qu'elle a déjà occupé, bien que l'inflammation envahisse quelquefois des points qui n'ont aucune continuité avec la première

[(1) DALRYMPLE. Pathology of the Human Eye.]

portion où la maladie a éclaté ; néanmoins cela se voit rarement. Je n'ai jamais vu la saillie de la choroïde (staphyloma racemosum) succéder à cette affection.

« Après quelques semaines de durée, la cornée s'obscurcit dans un ou deux points, comme s'il s'y opérait un dépôt interstitiel ; elle paraît comme épaissie et macérée, et cela toujours vis-à-vis des parties de la sclérotique qui sont les plus malades ; ces opacités ne s'étendent jamais vers le centre de la cornée et ne gênent en rien la vision, d'autant plus que c'est en haut qu'elles se rencontrent le plus souvent, la sclérotique étant ordinairement affectée vis-à-vis de ce point.

« La surface de la cornée ne perd point son poli comme dans la cornéite ; on ne voit point, même à la loupe, de vaisseaux sanguins se rendre à l'opacité, ou en parcourir la surface comme dans le pannus ou certaines formes d'ophthalmie pustuleuse. Cette opacité m'a toujours paru le résultat d'une compression exercée sur les vaisseaux chargés de nourrir le tissu lamellé de la cornée ; elle revêt souvent la teinte sombre d'un gris opaque qu'on voit prendre à cette membrane lorsqu'on comprime entre les doigts un œil enlevé sur le cadavre. Dans quelques cas intenses, la ligne de démarcation bien arrêtée qui sépare la cornée de la sclérotique semble effacée comme si cette dernière membrane avait crû d'une manière irrégulière en empiétant sur l'autre.

« Le bord de cette opacité qui entoure d'ordinaire circulairement la cornée, n'est point aigu et limité comme celui d'une cicatrice, il ne se perd pas non plus en un brouillard qui va en se dégradant progressivement, mais il semble se fondre brusquement dans les parties transparentes voisines. Ces opacités ne sont jamais persistantes, elles disparaissent à mesure que l'affection de la sclérotique va en s'amendant. La rougeur persiste plus longtemps sur la portion de la sclérotique qui reste à découvert lorsque les paupières sont ouvertes, particulièrement à la partie externe ; les taches noires qui restent sur cette membrane se remarquent surtout autour du tiers supérieur de la cornée.

« La durée de la maladie est toujours de plusieurs semaines, quelquefois de plusieurs mois. Dans certains cas, on voit survenir une rémission, et quelque point paraît échapper ; mais tôt ou tard cette partie est atteinte et passe par toutes les phases que nous avons décrites. Il importe de prévenir le malade de la marche si ennuyeuse de cette affection, sans cela il se décourage et perd toute confiance, non-seulement en son médecin, mais ce qui est pis, en l'emploi de tout remède. Il y a quelques années, un gentleman vint me consulter pendant le mois d'octobre ; son affection était dans la première période. Je lui annonçai qu'il ne serait pas guéri avant trois mois, parce que la maladie qu'il avait, devait, comme une fièvre ou une maladie éruptive, parcourir toutes ses périodes. Il me quitta rempli d'indignation, mais je le vis revenir en février suivant : tout l'œil était pris, le traitement qu'on avait mis en usage jusque-là étant d'une nature fort stimulante, avait probablement entretenu l'inflammation au delà de sa durée ordinaire. Quand un œil a été pris, l'autre se prend également tôt ou tard, bien qu'il puisse s'écouler un grand intervalle de temps, quelquefois deux ou trois ans, entre les deux attaques. En commençant ce travail, j'espérais encore pouvoir citer comme exception à cette règle le cas d'une dame chez laquelle un seul œil avait été malade, mais aujourd'hui, après quatre ans d'intervalle, son second œil vient d'être affecté.

« Pendant la durée de cette affection, tous les tissus de l'œil qui avoisinent la partie malade ou qui se trouvent en rapport avec elle, peuvent se prendre; mais les complications les plus fréquentes sont : la conjonctivite, l'iritis et l'inflammation de la membrane de l'humeur aqueuse. Je n'ai jamais rencontré un cas où la choroïde soit devenue malade consécutivement, et cependant on aurait bien dû s'attendre à voir ici survenir le staphylôme.

« Cette maladie peut se distinguer de l'iritis non-seulement parce que l'on voit l'iris rester intact, mais encore à cause des interruptions que présente la zone vasculaire qui entoure la cornée. Ces mêmes particularités empêchent de la confondre avec la choroïdite. Quand une fois l'attention a été appelée sur elle, il me paraît, en vérité, impossible de confondre cette affection avec aucune autre. Peut-être au début un examen inattentif pourrait-il la faire confondre avec un dépôt de matière tuberculeuse entre la sclérotique et la choroïde; mais la saillie scléroticale et l'injection qu'on observe alors occupent une tout autre situation que dans le cas présent.

« Le traitement qui m'a paru le plus efficace est le dérivatif accompagné de l'administration à l'intérieur, à dose altérante, du mercure uni à un tonique, et je ne connais pas de meilleure préparation que cet excellent et vieux remède, le deuto-chlorure de mercure uni au quinquina, de telle sorte qu'on puisse administrer le sel trois fois par jour à la dose d'un douzième à un huitième de grain. On doit continuer ce remède à doses croissantes ou décroissantes sous forme solide ou liquide, suivant les cas, pendant toute la durée de la maladie, à moins que le développement d'une iritis ne vienne obliger à recourir à une préparation mercurielle plus active. Vers la fin, on retirera des avantages des préparations d'iode et de potasse. La dérivation, pratiquée sur la tempe voisine, doit être continuée jusqu'à la disparition du mal; il sera bon aussi de maintenir la pupille dilatée à l'aide de la belladone ou de l'atropine pour prévenir tout inconvénient en cas qu'il survienne une iritis; car malgré l'opinion d'un de mes amis dont j'apprécie au plus haut point le mérite professionnel, je considère comme une erreur coupable la non-prescription de la belladone dans tous les cas où l'on peut craindre une iritis. Quelquefois l'œil revêt de telles apparences qu'on doit recourir à l'emploi d'une préparation mercurielle

plus active, aux sangsues ou aux ventouses scarifiées ; mais ce sont
là des exceptions à la règle générale, et l'expérience seule peut indiquer au chirurgien quand il doit y recourir.

« On doit employer tout ce qui peut améliorer la santé générale : le
régime doit être nourrissant mais non excitant ; on peut user modérément *du porter*, mais il faut proscrire le vin, excepté chez les femmes
affaiblies. On doit déconseiller les acides, les salaisons, les fruits
acides, les légumes surannés ou mal préparés ; ce qui convient le mieux,
c'est un mélange judicieux de nourriture animale et de végétaux frais.
J'ai remarqué qu'il n'est pas bon, pour les personnes de haut rang
surtout, d'aller en société ; mais l'exercice en plein air vers le milieu
du jour est convenable. Il est indispensable de se vêtir chaudement, et
les bains chauds, quand on peut s'en procurer, sont utiles. Les malades se trouvent toujours soulagés par l'usage d'une large visière empêchant l'arrivée d'une lumière trop vive, bien que, ainsi que nous
l'avons déjà dit, il n'existe dans cette affection ni douleur, ni photophobie (1). » T. W.]

SECTION XXXII.

RÉTINITE IDIOPATHIQUE.

Syn. — Ophthalmitis interna idiopathica propriè sic dicta, *Beer.*

Fig. Beer, Band. II. Taf. 1, fig. 5.

Il est facile de comprendre que les inflammations internes de l'œil,
devant leur origine à des causes qui agissent très diversement sur cet
organe, peuvent se développer tantôt dans un tissu, tantôt dans un
autre : tantôt ce sera la rétine qui sera d'abord affectée ; une autre fois
la choroïde ; dans un troisième cas, l'iris. L'inflammation néanmoins
reste rarement bornée à la partie d'abord affectée. Nous avons déjà vu
comment l'inflammation, débutant dans l'iris, s'étend à la sclérotique et
à la choroïde, et comment la choroïdite agit sur les parties situées au
dedans et au dehors d'elle. De même, l'inflammation qui débute dans la
rétine se répandra vraisemblablement à l'intérieur, au corps vitré, à
la capsule et au cristallin lui-même ; à l'extérieur, à la choroïde et
à l'iris, à la sclérotique, à la cornée et à la conjonctive. C'est ainsi
qu'une inflammation de la totalité du globe de l'œil peut avoir une
origine très limitée.

Bien que la rétine possède une vascularité considérable, le haut
degré de fatigue qu'elle peut supporter sans en être offensée, démontre
qu'elle n'est pas très susceptible d'inflammation. Elle est insensible à

[(1) Annales d'Oculistique, t. XXXII, p. 224.]

tout autre excitant que la lumière; c'est pourquoi elle ne détermine pas de douleur lorsqu'elle s'enflamme, si ce n'est lorsque l'inflammation s'est étendue à d'autres tissus de l'œil. Comme les ramifications de l'artère centrale de la rétine sont situées près de la surface concave de cette membrane, l'exsudation qui succède à la période congestive de la rétinite se fait généralement entre la rétine et le corps vitré, et lors même qu'elle est peu étendue, elle détermine l'abolition de la vision. Quand de la lymphe ou du pus s'épanche sur la surface convexe de cette membrane, la pression qui en résulte détermine vraisemblablement de la photopsie. Si la choroïde et l'iris prennent part à l'inflammation, les nerfs ciliaires étant comprimés, une douleur plus ou moins aiguë se manifeste dans l'œil ou autour de lui.

L'anatomie pathologique montre distinctement que l'inflammation affecte la rétine de diverses façons. En effet, on la voit très injectée, ou ses deux surfaces recouvertes d'exsudation lymphatique et purulente; sa coloration change; elle adhère à la choroïde ou à l'hyaloïde; les couches qui la composent sont hypertrophiées et atrophiées, surchargées de matière calcaire, etc. (1).

[M. Schauenburg a décrit (2) une rétinite *bouchonneuse ou embolique*, fondée sur les lésions de la rétine observées à l'autopsie. Des extravasations sanguines, pointillées, *nombreuses*, caractérisent une des terminaisons les plus fréquentes de la rétinite, surtout dans les cas à marche très aiguë et accompagnés de cécité permanente, comme on les observe chez les femmes en couches. Une seule extravasation, même considérable, ne trouble en général que passagèrement et dans les cas intenses, la fonction de la rétine. La vision se rétablit promptement, dans ces cas, d'une manière partielle, et souvent même, par la suite, d'une manière complète. Un grand nombre d'extravasations, quelque petites qu'elles soient, du moment où elles sont éparpillées sur toute la surface de la rétine, mettent ces organes beaucoup plus promptement hors de service. Chez une personne de 20 ans, qui pendant les suites de ses couches avait perdu subitement la vue, l'autopsie fit découvrir sur chaque rétine 50 à 60 noyaux apoplectiques dont on aurait pu faire remonter l'origine à une époque plus reculée. Ils avaient détruit les tissus à tel point que, lorsqu'on sépara la rétine d'avec la choroïde, celle-ci parut également dégénérée et dépouillée de pigment. Les taches étaient toutes bornées à la rétine. Les points de la choroïde correspondants à ces taches offraient une coloration d'un blanc pâle, analogue aux points dépouillés de pigment. Ces nombreuses taches hémorrhagiques, M. Schauenburg les a souvent obser-

---

(1) Voyez WARDROP's Morbid Anatomy of the Human Eye, vol. II. p. 155. London, 1818. AMMON's klinische Darstellungen der Krankheiten des menschlichen Auges, thl. I, taf. XIX, XX. Berlin, 1838.

[(2) SCHAUENBURG. De la rétinite bouchonneuse ou embolique. Annales d'Oculistique, t. XXXV, p. 181.]

vées, au moyen de l'ophthalmoscope, chez d'anciens amaurotiques, sans être parvenu à en constater d'une manière évidente
la généalogie et la nature. Il est disposé à penser que bon nombre
d'ophthalmies métastatiques terminales sont produites par la formation
de petits bouchons (*embolies*) dans les vaisseaux de la rétine et de la
choroïde, **T. W**].

La description que les auteurs donnent des symptômes de la rétinite
est remarquablement contradictoire. Cela dépend quelquefois de ce
que des maladies qui diffèrent l'une de l'autre et ne se ressemblent
qu'en ce qu'elles se terminent promptement par la perte de la vision,
ont été désignées sous le nom de *rétinite*. Il y a lieu de croire que l'inflammation de la rétine s'accompagne aussi, dans quelques cas, de
l'hyperesthésie du nerf optique et de celui de la cinquième paire,
tandis que généralement cette complication n'a pas lieu. Lorsque
l'hyperesthésie de ces nerfs existe, le malade est tourmenté par la
photophobie, la photopsie, une sensibilité extrême de l'œil au toucher,
et des paroxysmes de douleur atroce, tous symptômes qui peuvent
exister sans qu'il y ait rétinite; tandis que, d'un autre côté, la vision
peut être promptement éteinte par une inflammation de la rétine sans
qu'il y ait aucune exaltation de la sensibilité.

La plupart des causes que l'on attribue généralement à la rétinite
ont été plutôt indiquées par la théorie que démontrées par l'observation. La rétinite se montre beaucoup plus évidemment comme conséquence d'une variété particulière de la fièvre rémittente, ou de
l'influence sympathique ou réflexe qu'un œil désorganisé par une
blessure exerce sur l'autre, que comme conséquence de l'exposition de
l'œil à une vive lumière, ou d'un excès d'exercice de l'organe. Dans
l'un et l'autre cas, néanmoins, la rétinite n'est que le commencement
d'une maladie qui finit par envahir tous les tissus de l'œil.

§ I. — **Rétinite aiguë idiopathique.**

Symptômes. — 1. Au commencement de la maladie, les signes
extérieurs d'inflammation sont très peu prononcés. Il peut n'y avoir
que peu ou pas de rougeur, ou un degré insignifiant d'injection
zonulaire autour de la cornée. A mesure que la maladie marche,
la rougeur qui entoure la cornée s'accroît et occupe le réseau de la
conjonctive comme celui de la sclérotique.

2. Dans la rétinite aiguë, l'inflammation ne reste jamais longtemps
bornée à la rétine; elle s'étend promptement aux autres tissus vasculaires de l'intérieur de l'œil, à la choroïde et surtout à l'iris. L'iris
change de couleur et revêt le plus souvent une teinte verdâtre, tandis
qu'il se forme un dépôt de pus entre son bord inférieur et la cornée.
La nutrition du cristallin se trouvant entravée par suite de la part que

le corps ciliaire et la zone de Zinn prennent à la maladie, il en résulte une cataracte capsulo-lenticulaire.

3. Le plus souvent, la pupille se contracte, mais quelquefois elle est dilatée. Ses mouvements s'accomplissent toujours lentement et imparfaitement, quelles que soient les variations de lumière auxquelles on la soumette. On aperçoit quelquefois un réseau rougeâtre dans la pupille. Une exsudation lymphatique la fixe à la capsule.

4. Si la pupille reste libre et le cristallin transparent, on aperçoit quelquefois au fond de l'œil un dépôt jaunâtre, fixe, et comme appliqué sur la rétine, ou mobile, et comme flottant dans le corps vitré.

5. Le globe de l'œil et surtout la cornée deviennent mous, et cèdent à la moindre pression du doigt, laissant ainsi voir manifestement que la quantité normale de l'humeur vitrée a diminué.

6. La vision s'affecte promptement. Dans les cas aigus, elle est abolie en quelques heures. Lorsqu'un traitement convenable est employé, elle revient lentement, jamais soudainement.

7. Si la maladie est limitée à la rétine, il peut ne point y avoir de douleur dans l'œil. Le malade se plaint ordinairement d'éprouver une céphalalgie intense, et ce n'est que quand la choroïde et l'iris se prennent, qu'il survient une douleur circum-orbitaire.

8. Lorsque la vision est conservée, le malade est fort tourmenté de mouches volantes (muscæ volitantes). A priori, on devrait croire plutôt à des mouches fixes; mais ces dernières s'observent rarement.

Diagnostic. — Non-seulement la rétinite ressemble, à beaucoup d'égards, à quelques-unes des autres ophthalmies, mais, ainsi que je l'ai dit dans les considérations que j'ai présentées plus haut, un certain degré de cette affection accompagne toujours l'inflammation de l'iris. Néanmoins, la maladie avec laquelle la rétinite a été le plus souvent confondue, est l'hyperesthésie du nerf optique et de celui de la cinquième paire, dans laquelle il existe une photophobie excessive, avec spasme de l'orbiculaire des paupières, douleur dans l'œil et à son pourtour, et grande sensibilité, au toucher, des paupières et du globe de l'œil. La vision est presque perdue dans cette affection, parce que l'on ne peut se servir de l'organe. Cette maladie peut durer longtemps; la guérison est ordinairement soudaine et complète. Il est donc facile de distinguer la rétinite pure, de l'hyperesthésie oculaire. Il y a cependant lieu de croire, dans certains cas, que l'exaltation de la sensibilité du nerf de la cinquième paire est combinée avec une inflammation de la rétine, de sorte qu'alors les symptômes sont mixtes. Dans l'hyperesthésie oculaire simple, il n'y a point de rougeur de l'œil; la pupille est claire, l'iris mobile, et la rétine parfaitement sensible. Que la photophobie ne constitue point un symptôme d'inflammation de la rétine, c'est ce que démontre l'ophthalmie scrofuleuse, affection dans laquelle ce symptôme est excessif, tandis que la dissection démontre que la rétine n'y a point éprouvé la moindre augmentation de vascularité (1).

Causes. — La rétinite doit quelquefois son origine à des causes dont l'action est très limitée et transitoire.

Elle se montre quelquefois après l'application prolongée de la vue sur de très petits objets, et à une lumière intense réfléchie dans l'œil, soit directement par l'objet examiné, soit par un miroir, comme, par exemple, dans les observations microscopiques. En général, cependant, il y a en pareil cas des causes prédisposantes qui ne doivent pas échapper à l'observation, telles qu'un état de pléthore générale, ou une tendance aux congestions vers la tête.

La rétinite est aussi quelquefois produite par des éclairs très intenses; on l'a vue souvent aussi amenée par la contemplation trop attentive d'une éclypse de soleil. Des prisonniers plongés pendant longtemps dans des cachots obscurs ont été saisis d'inflammation de la rétine pour avoir été brusquement amenés à la lumière du jour. Un voyage à travers un pays couvert de neige a quelquefois produit le même effet. Saint-Yves cite le cas d'un homme qui devint aveugle pour s'être trop approché d'un feu ardent, en essayant d'attacher une corde à une volaille qui tournait à la broche, et celui d'un ouvrier de la Monnaie, qui perdit la vue par suite de la vive lueur à laquelle il se trouva exposé en versant du métal en fusion dans un creuset chauffé au rouge. Ces deux accidents doivent vraisemblablement être attribués à la rétinite. On cite plusieurs observations de cette affection chez des cuisiniers.

Il y a eu et il y a encore des contrées où l'abolition de la vue est un supplice usité. Pour cela, on oblige la victime à regarder un miroir concave d'acier poli, exposé directement aux rayons du soleil. Il en résulte une prompte inflammation de la rétine, qui se termine inévitablement par une insensibilité plus ou moins grande à la lumière. Il faut qu'on emploie encore de nos jours dans l'Inde quelque procédé de cette nature, car beaucoup de princes de ce pays, condamnés à la perte de la vue par la jalousie de leurs rivaux, mais qu'on laisse vivre en captivité, ne paraissent, dit-on, nullement aveugles lorsqu'on les regarde à peu de distance.

Pronostic. — Le pronostic de la rétinite n'est pas défavorable, si l'on peut commencer un traitement convenable avant que la pupille soit fortement contractée et la faculté visuelle grandement affaiblie. Lorsque la vision paraît déjà éteinte, le pronostic est extrêmement défavorable. Une fois la pupille fermée, même alors que la rétine ne paraît point complétement insensible, il reste à peine espoir de conserver la vue; car, quand même la pupille s'élargirait un peu par la

---

(1) LANGENBECK. De retiná, p. 163. Gottingæ, 1836.

suite, comme elle le fait quelquefois lorsque les symptômes inflammatoires diminuent, elle reste néanmoins petite et immobile, et la cécité persiste.

Traitement. — Le repos absolu des yeux et du reste du corps, l'obscurité, l'abstinence et des saignées abondantes, suivies de l'introduction rapide du mercure dans le système, tels sont les moyens sur lesquels on doit compter dans la rétinite. Les saignées copieuses du bras doivent être suivies immédiatement de l'application de nombreuses sangsues autour de l'œil. Si les symptômes ne cèdent pas, il faut ouvrir la veine jugulaire ou l'artère temporale et soustraire une nouvelle quantité de sang.

Le calomel avec l'opium doit être prescrit à doses rapprochées jusqu'à ce que la bouche se prenne.

La belladone sera appliquée à la manière accoutumée.

S'il existe un peu de pus dans la chambre antérieure, il ne faut sous aucun prétexte se laisser aller à ouvrir la cornée ; il faut compter sur l'action absorbante du mercure et sur celle des vésicatoires appliqués derrière les oreilles ou à la nuque.

Le traitement de la rétinite est donc essentiellement le même que celui que nous avons déjà recommandé contre l'iritis. Il est probable que l'iodure de potassium sera ici également avantageux dans les cas où l'on sera obligé de suspendre l'administration du mercure. Pendant la convalescence, si l'état de débilité du malade réclame les toniques, on aura recours aux préparations de quinquina.

§ II. — Rétinite chronique idiopathique.

On observe assez fréquemment des cas de rétinite chronique caractérisés par la paresse de la pupille, des mouches volantes, des spectres oculaires, l'obscurcissement de la vision, la sécheresse des yeux et de la membrane de Schneider, suivie, au bout d'un certain temps de la flaccidité de la cornée. Il y a lieu de croire que la maladie se termine fréquemment par l'atrophie de la rétine et du nerf optique, et est une des causes les plus fréquentes de l'amaurose.

Les horlogers, les joailliers et les personnes qui lisent ou écrivent une grande partie du jour et de la nuit, les tailleurs, les modistes, les fabricants d'instruments de mathématiques, les imprimeurs, les graveurs, et les membres de beaucoup d'autres professions dans lesquelles les yeux éprouvent de grandes fatigues, les personnes qui abusent des liqueurs spiritueuses, ou qui contractent l'usage du tabac (1), sont aussi fréquemment affectés de rétinite chronique.

[(1) M. Mackenzie cite fréquemment l'usage du tabac comme cause des diverses ophthalmies que nous venons d'étudier ; c'est une opinion à laquelle nous ne pouvons en vérité souscrire, car l'expérience journalière y donne un démenti formel. En France et en Belgique, ceux qui

Les Esquimaux qui habitent la baie d'Hudson savent très bien que la vue continuelle d'un pays couvert de neige peut occasionner la perte de la vision. Aussi se servent-ils d'une sorte de conserves qu'ils appellent *yeux pour la neige*, et qui consistent en deux pièces de bois ou d'ivoire disposées de façon à s'accommoder aux yeux qu'elles recouvrent complétement. Chaque pièce présente une fente étroite à travers laquelle on peut voir distinctement tous les objets (1). Cet appareil les préserve de la cécité due à la neige (*snow-blindness*), ou à la réflexion intense des rayons du soleil, et qui reconnaît probablement pour cause une inflammation lente de la rétine.

Traitement. — Les cas de rétinite chronique sont parfois aggravés par les stimulants et les toniques, tandis que les déplétifs employés avec modération et fréquemment répétés sont souvent utiles, de même qu'un léger traitement mercuriel. Les révulsifs paraissent quelquefois nuisibles. Le malade doit ménager ses yeux, renoncer à ses mauvaises habitudes, et, s'il le peut, essayer les effets de l'air de la campagne et de l'exercice (2).

SECTION XXXIII.

RÉTINITE PRODUITE PAR LA LACTATION TROP PROLONGÉE. (UNDUE LACTATION.)

Les praticiens sont souvent consultés par les femmes qui nourrissent, pour une diminution de la vision à laquelle les malades donnent le nom de *faiblesse des yeux*. Le plus souvent cette affection consiste en une véritable inflammation chronique de la rétine. Presque tous les autres tissus de l'œil peuvent néanmoins être pris, de sorte qu'on pourrait la considérer comme une ophthalmitis, si elle n'avait généralement plus de tendance à se terminer simplement par une amaurose, qu'à offrir cette désorganisation générale de l'organe de la vision à laquelle on a réservé le nom d'ophthalmitis. M. Middlemore (3) décrit cette affection comme attaquant principalement le bord des paupières et la conjonctive; il la désigne sous le nom d'*irritable ophthalmia*. Le

n'abusent pas du tabac constituent de nos jours une infime minorité ; on n'aperçoit cependant point d'augmentation correspondante dans le nombre des ophthalmiques, et les fumeurs n'en sont pas plus fréquemment atteints que les autres. Il y a largement autant de maladies d'yeux parmi les femmes, qui ne fument point, que parmi les hommes. T. W.]

(1) Les *yeux à neige* accroissent aussi le pouvoir de la vision, ce qui fait que les Esquimaux y ont mécaniquement recours lorsqu'ils veulent distinguer un objet éloigné. On a donné des descriptions diverses de la fente ou des fentes qu'offrent ces instruments. Quelques-uns, en effet, prétendent qu'il n'y en a qu'une seule longue et étroite à chaque pièce oculaire ; d'autres disent qu'au contraire il y en a deux à chacune, d'un quart de pouce de long. Il est probable que cela est réglé par la fantaisie de celui qui fait usage de l'instrument.

(2) Consultez sur la rétinite : HOCKEN. Transactions of the Provincial Medical and Surgical Association, vol. XIII, p. 241. London, 1845.

(3) Treatise on the Diseases of the Eye, vol. I, p. 297. London, 1835.

docteur Nasse (1) la considère comme étant surtout une inflammation
de la cornée, et le docteur Ashwell (2) comme une amaurose.

La maladie peut n'affecter qu'un seul œil, mais ordinairement elle les
attaque tous deux. Il existe une irritation générale évidente autour des
organes de la vision ; les paupières sont un peu gonflées et leurs bords
rouges. La conjonctive, surtout dans sa portion palpébrale, est le siège
d'une inflammation catarrhale, le plus souvent légère, mais suffisante
pour produire le matin l'adhésion des paupières. Il y a souvent un
certain degré de sclérotitis rhumatismale, accompagné de douleurs
lancinantes dans le globe de l'œil et la région orbitaire. La rougeur de
la conjonctive ou de la sclérotique est rarement considérable. Les
symptômes externes de la maladie revêtent assez souvent la forme de
la conjonctivite phlycténulaire ; il y a alors de la photophobie, et la
cornée commençant à se prendre, présente vers son centre un petit
dépôt opaque qui se transforme souvent en ulcère. La malade se plaint
de mouches volantes, et d'un tel obscurcissement de la vue, qu'elle ne
peut même distinguer les lettres d'une page de titre. La perte de la
vision s'étend quelquefois jusqu'à mettre dans l'impossibilité de distinguer une personne d'une autre. D'abord la pupille est contractée, mais
après un certain temps elle se dilate et devient un peu paresseuse ; en
même temps la cornée et la sclérotique cèdent facilement sous le
doigt qui les presse, et c'est là un signe diagnostique de la rétinite
auquel on doit ajouter une grande importance. Le pouls est petit
et fréquent, et la malade se plaint de malaise et de faiblesse générale ;
elle est amaigrie. L'inappétence, le dérangement des fonctions intestinales, des frissons, des rougeurs subites de la face, de la céphalalgie,
des vertiges, une sensation de tiraillement dans le dos, et la diminution
de la sécrétion laiteuse, accompagnent généralement cette affection.

Il est rare de rencontrer de très jeunes femmes atteintes de rétinite
à la suite d'une lactation trop prolongée. Celles qui en sont atteintes
ont généralement dépassé la trentaine, et ont eu plusieurs enfants qu'elles
ont nourris longtemps. Quand elles commencent à se plaindre de l'état
de leurs yeux, on constate qu'elles ont presque toujours nourri depuis
plusieurs mois, de douze à dix-huit ; mais le mal peut aussi survenir peu
de temps après qu'elles ont commencé à nourrir, ou d'autres fois seulement après qu'elles ont sevré leurs enfants. Elles disent quelquefois
qu'elles n'ont jamais été robustes, et qu'elles ont toujours eu les yeux
faibles pendant qu'elles nourrissaient. Elles sont souvent en proie à la
diathèse scrofuleuse ou rhumatismale, et présentent des signes évidents qui annoncent que leur sang est appauvri et irrégulièrement
distribué. Assez souvent elles ont été atteintes de chlorose avant leur
mariage, ou affaiblies par une hémorrhagie ou un écoulement leucor-

_____

(1) Ammon's Monatsschrift, vol. III, p. 622. Leipzig, 1840.
(2) Practical Treatise on the Diseases peculiar to Women, p. 725. London, 1844.

rhéique. Elles se sont beaucoup fatiguées à soigner leur enfant, en le nourrissant exclusivement de leur lait, et en le laissant prendre le sein la nuit pendant qu'elles dormaient; elles n'ont point pris elles-mêmes des aliments suffisamment variés et nutritifs, vivant presque exclusivement de thé et de pain, et recourant pour soutenir leurs forces aux boissons alcooliques. Un excès de fatigue des yeux employés à coudre ou à quelque travail de ce genre, le manque de sommeil la nuit, des inquiétudes d'esprit et d'autres causes, concourent fréquemment, avec la lactation inopportune ou prolongée, à produire la maladie. Des mois et même des années peuvent être consacrés à un traitement le mieux approprié, avant qu'on puisse réussir à arrêter les symptômes et à rendre quelque force à la vision.

Quant au traitement, la première chose à faire est d'arrêter la lactation. Les symptômes sont souvent si pressants qu'il faut la faire cesser brusquement; sans cela tous les autres moyens ne serviraient à rien. Malgré l'état de faiblesse générale, on ne peut négliger les symptômes de congestion locale, la réaction vers les organes de la vue, et l'inflammation existante de la rétine. Il ne saurait être question de la saignée générale; mais les symptômes sont souvent tels qu'ils exigent qu'on tire du sang de la région des tempes à l'aide de sangsues ou de ventouses scarifiées. Une contre-irritation produite à l'aide de petits vésicatoires derrière les oreilles, à la tempe ou au front, est aussi convenable. Des compresses trempées dans l'eau froide et appliquées au front et aux tempes procurent un grand soulagement.

Après avoir vidé les intestins à l'aide d'un laxatif, on doit avoir recours à quelque préparation mercurielle douce, telle que les pilules bleues ou le mercure à la craie, avec de petites doses de sulfate de quinine, le tout deux ou trois fois par jour jusqu'à ce que les gencives s'affectent.

Lorsque la vue s'éclaircit sous l'influence de ces remèdes, la principale indication est alors de redonner du ton au système à l'aide des ferrugineux et autres toniques. La malade doit alors recourir à un régime doux et nutritif, moitié animal, moitié végétal, mais éviter, en général, l'usage du vin, de l'ale et des spiritueux. On doit régler avec soin les fonctions de l'intestin, et prescrire l'éloignement de toute cause de fatigue, d'excitation et d'inquiétude. Les yeux doivent rester en repos, et n'être employés à aucun usage fatiguant. L'exercice en plein air et l'habitation à la campagne sont des moyens auxiliaires fort importants.

Les symptômes externes qui accompagnent si souvent cette affection réclament l'emploi des moyens recommandés d'ordinaire contre l'ophthalmie tarsienne, la conjonctivite phlycténulaire et la cornéite. L'usage d'un collyre contenant de l'extrait de belladone ou de l'atropine adoucit la plupart de ces symptômes. Quand la maladie commence à céder, on instille avec avantage, de temps en temps, quelques gouttes de vin d'opium dilué dans l'œil.

SECTION XXXIV.

INFLAMMATION DU CRISTALLIN ET DE SA CAPSULE (1).

Syn. — Cristallino-capsulitis et lentitis.

La cataracte lenticulaire commune, qu'elle soit molle ou dure, paraît être la conséquence d'un obstacle à la nutrition ou d'un trouble de cette fonction, dont les causes sont encore peu connues; les opacités de la capsule, au contraire, sont probablement le résultat de l'inflammation, et ressemblent sous ce rapport aux taches de la cornée. Les cataractes capsulaires et capsulo-lenticulaires ne se présentent ordinairement à notre observation qu'après que l'inflammation qui y a donné naissance, s'est apaisée; mais on peut quelquefois être assez heureux pour rencontrer la maladie à la période aiguë. Walther (2) a minutieusement décrit les particularités que l'on observe alors, et j'ai eu maintes fois l'occasion de vérifier l'exactitude de sa description.

Walther dit que l'inflammation de la capsule du cristallin se rencontre en général vers l'âge moyen de la vie et sur des sujets légèrement cachectiques. Cela est parfaitement exact; cependant, dans plus d'un cas de syphilis congéniale, j'ai vu une inflammation si intense de la capsule, qu'à l'œil nu cette partie paraissait complétement recouverte de vaisseaux rouges; état observé assez fréquemment chez le cheval (3), mais que je n'ai jamais rencontré chez l'homme adulte.

On observe fréquemment l'inflammation de l'hémisphère antérieure de la capsule du cristallin, tandis que la postérieure paraît exempte de la maladie. Comme ces deux hémisphères sont anhystes et privées de vaisseaux dès l'instant de la naissance, ceux qui y

[(1) Rien n'est moins démontré que l'existence de la capsulite et de vaisseaux développés dans la capsule. Tous les travaux modernes sur la cataracte capsulaire tendent, au contraire, à démontrer qu'il ne s'en développe jamais dans cette membrane. Nous avons nous-mêmes examiné minutieusement une trentaine de capsules malades, et jamais nous n'y avons pu reconnaître la moindre trace de vaisseaux sanguins. (TESTELIN. Note sur quelques points de la structure du cristallin et de sa capsule. Annales d'Oculistique, t. XXXIV, p. 109; t. XXXV, pp. 61, 109.)

Nous sommes convaincus que les vaisseaux que l'on a remarqués sur la capsule, et que l'on a cru appartenir à cette membrane, appartenaient à des exsudations de l'iris déposées sur elle, et dans lesquelles des vaisseaux sanguins s'étaient constitués L'erreur tient sans doute à ce que les auteurs qui ont admis cette altération pathologique n'ont point examiné les capsules au moyen du microscope. Cette recherche ne laisse, à cet égard, aucune espèce de doute. L'auteur aurait pu sans nuire, nous semble-t-il, faire disparaître de son livre toute cette section qui consacre de nombreuses erreurs trop longtemps accréditées. T. W.]

(2) Abhandlungen aus dem Gebiete der practischen Medicin; vol. I, p. 55. Landshut, 1810.

(3) LEBLANC. Traité des maladies des yeux observées sur les principaux animaux domestiques, p. 409. Paris, 1824.

deviennent visibles pendant la maladie ne peuvent être que des prolongements que les vaisseaux voisins envoient à leur surface, ou de ceux de nouvelle formation dont la lymphe épanchée est l'origine.

1. *Inflammation de l'hémisphère antérieure de la capsule.* — Elle se rencontre plus souvent dans les yeux à teinte claire que dans ceux à teinte foncée, et s'accompagne toujours d'un léger changement dans la couleur de l'iris et dans la forme de la pupille ; l'iris devient un peu plus foncé et la pupille irrégulière. Les mouvements de l'iris sont d'abord vifs et étendus, mais deviennent ensuite lents et bornés. La pupille est généralement plus petite qu'à l'état sain, mais elle est quelquefois irrégulièrement dilatée. On voit ordinairement apparaître autour de sa circonférence un cercle noir ou rougeâtre, de largeur variable, dû au pigment de l'uvée qui devient apparent, ou à des productions vasculaires de l'iris.

Outre ces symptômes, un grand nombre de vaisseaux rouges se montrent dans la pupille elle-même ; les plus gros sont quelquefois visibles à l'œil nu, mais le plus grand nombre ne s'en peuvent voir qu'à l'aide d'une loupe ou du microscope ophthalmique. Ce qui, au premier abord, n'apparaît que comme un point rouge, prend sous le microscope l'aspect d'un lacis délicat de vaisseaux. Si l'on fait usage pour cet examen d'une lentille simple, celle-ci doit avoir environ un demi-pouce de foyer, et le malade être placé, par rapport à la lumière, de façon à ce que les parties situées dans la pupille soient bien illuminées et que la lentille et la tête de l'observateur n'y portent point d'ombre. On peut, afin d'obtenir la plus grande dilatation possible de la pupille, introduire quelques gouttes d'une solution d'atropine entre les paupières de l'œil affecté, une heure avant l'examen ; l'autre œil doit rester fermé. La sensibilité n'étant pas fort augmentée dans cette ophthalmie, le malade peut supporter sans malaise l'accès d'une lumière vive dans la pupille dilatée.

Les vaisseaux rouges, dans l'inflammation de l'hémisphère antérieure de la capsule, constituent un réseau vasculaire que l'on aperçoit à environ un quart de ligne de distance du bord pupillaire de l'iris. Ce réseau constitue un cercle concentrique à l'intérieur de la pupille, formé non-seulement par un petit nombre de vaisseaux disposés circulairement, mais par un grand nombre de houppes vasculaires. (La *fig.* 3 montre, amplifié, l'aspect de ces altérations.) On voit de nombreux vaisseaux, partant de la circonférence de la capsule, se porter en rayonnant vers ce réseau. D'autres vaisseaux paraissent

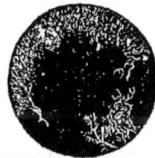
Fig. 3
empruntée à Walther.

provenir de l'uvée ; mais ils ne sont pas constants, et ne se montrent que lorsque la maladie a duré assez longtemps. D'autres fois, suivant Walther, les vaisseaux semblent plutôt se porter de la capsule à la face postérieure de l'iris. Ceux qui se portent de l'iris à la capsule ne proviennent jamais du bord de la pupille, mais de la face postérieure de l'iris ; de sorte que, dans la largeur d'une ligne environ, la circonférence de la pupille est dépourvue de ces prolongements vasculaires.

Du réseau vasculaire dont nous venons de parler, d'autres vaisseaux s'étendent vers le centre de la capsule antérieure, où ils forment de nouveaux amas et de nouvelles houppes. La continuité des vaisseaux que l'on aperçoit dans diverses parties de la pupille, paraît interrompue dans certain points ; cependant elle n'est pas douteuse. Leur petite dimension fait qu'on ne les distingue que lorsqu'ils sont dilatés et que plusieurs en sont réunis ensemble.

2. *Inflammation de l'hémisphère postérieure de la capsule du cristallin.* Cette maladie est beaucoup plus rare que l'inflammation de l'hémisphère antérieure. On la reconnaît facilement à la situation profonde occupée par l'opacité et à la disposition étoilée des vaisseaux. Les deux hémisphères de la capsule peuvent être enflammées ; en pareil cas, derrière les vaisseaux rouges que l'on aperçoit dans la capsule antérieure, on voit un réseau de vaisseaux plus délicats qui

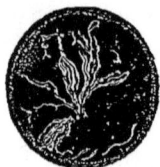

Fig. 4

empruntée à Walther.

paraissent situés dans le cristallin lui-même. Les troncs les plus volumineux de ce réseau viennent évidemment, suivant Walther, de la surface postérieure, se portent directement en avant, et se divisent alors en branches. (La *fig.* 4 fait voir ces vaisseaux amplifiés.) La distribution de ces vaisseaux ressemble à celle qu'affecte l'artère centrale du corps vitré sur l'hémisphère postérieure de la capsule, chez le fœtus.

5. Comme *le cristallin* est nourri par la capsule, il n'y a pas à s'étonner que lorsque celle-ci s'enflamme, des vaisseaux se portent de sa surface à l'intérieur de la lentille. L'existence de vaisseaux se portant dans le cristallin est tout à fait morbide, et Walther la compare à ce qui se passe dans l'inflammation thoracique, où des vaisseaux se prolongent de la plèvre à la pseudo-membrane qui se forme à sa surface. Il dit que, de même que les vaisseaux de l'hémisphère antérieure se portent en avant sur la face postérieure de l'iris, de même ils s'enfoncent aussi en arrière dans le cristallin , et qu'il en est de même relativement à l'hémisphère postérieure de la capsule. Suivant lui, on voit venir les vaisseaux les plus volumineux du cristallin enflammé d'arrière en avant. Il semblerait aussi que toutes les inflammations du cristallin débutent dans la capsule ; circonstance que Walther considère comme l'analogue de l'extension de l'inflammation des procès ciliaires ou de l'iris à la capsule. Il est probable que la congestion des vaisseaux de la zonule de Zinn accompagne toujours l'inflammation de n'importe quelle partie de l'appareil cristallinien.

On aperçoit distinctement, à la terminaison apparente de plusieurs des vaisseaux dans la capsule, de petits nœuds d'une substance d'un blanc grisâtre et semi-transparente, qui n'est autre chose que de la lymphe coagulable, et dont la présence révèlerait, d'après Walther, la manière dont l'inflammation détermine l'opacité de la capsule et du cristallin. L'hémisphère antérieure de la capsule, là où les vaisseaux sont souvent très nombreux, revêt quelquefois un aspect particulier, comme velouté ou floconneux, et présente dans un ou plusieurs points de son étendue une couleur grisâtre ou brunâtre. Ces points bruns paraissent n'être quelquefois que de la lymphe épanchée; mais d'autres fois ils semblent dus à ce que l'iris a été réuni à la capsule par des adhérences partielles qui se sont séparées, soit par des mouvements plus étendus et spontanés de dilatation de l'iris, soit par une violence mécanique, soit enfin par suite de l'action brusque de la belladone ou de quelque mydriatique du même genre, l'iris ayant laissé une partie de son pigment adhérent à la surface antérieure de la capsule.

Un fait qui confirme l'exactitude de la description de l'inflammation de la capsule cristalline donnée par Walther, c'est que, dans la cataracte capsulaire antérieure, les taches ou les lignes se portent généralement en rayonnant de la circonférence de l'hémisphère antérieure vers son centre; tandis que, dans la cataracte postérieure, elles paraissent partir du centre de l'hémisphère postérieure en se ramifiant, suivant ainsi la direction des vaisseaux représentés par Walther (1).

Quant à la vision du malade, elle est confuse lorsque la maladie est intense, et surtout lorsque l'œil est dirigé vers des objets éloignés. Les objets rapprochés sont vus comme à travers une gaze fine qui ne paraît point rouge, pas plus que les objets examinés. J'ai observé, en même temps que l'inflammation de la capsule, un tel obscurcissement de la vision, que j'ai été conduit à supposer qu'il y avait ou qu'il y avait eu rétinite.

Cette ophthalmie suit presque toujours une marche chronique très lente, et s'accompagne d'une douleur légère qui parfois manque tout à fait. Lorsqu'elle existe, elle se fait sentir au fond de l'orbite, dans le front, ou au sommet de la tête. Quand la maladie a duré longtemps, les vaisseaux deviennent variqueux et restent dans cet état. Walther a observé, chez un homme d'un âge moyen, les vaisseaux du cristallin, devenus variqueux, persister dans cet état pendant un an sans éprouver le moindre changement. J'ai vu cette maladie suivie ou accompagnée d'amaurose incomplète dans un cas compliqué de tremblement de l'iris. L'épanchement d'un liquide entre le cristallin et sa capsule et la dissolution de la lentille sont des conséquences assez fréquentes de l'inflammation de ces parties; dans quelques cas même, la maladie

_____

(1) Medico-Chirurgical Transactions, vol. IV, pl. II, fig. 9. London, 1813!

paraît aller jusqu'à produire la suppuration, car c'est à l'inflammation que nous devons rapporter la variété de cataracte désignée sous le nom de *cataracta cum bursâ ichorem continente*, et dans laquelle, outre l'opacité du cristallin et de sa capsule, on trouve un kyste rempli de pus.

On n'a pas suffisamment étudié les causes de cette affection. Dans un cas que j'ai eu à traiter, elle occupait l'œil droit d'un chasseur, et dépendait peut-être de l'excès d'excitation auquel l'œil était soumis chaque année à la saison de la chasse. Dans un autre cas, le malade accusait un excès de travail à la lueur du gaz. Il avait eu longtemps au cuir chevelu une éruption qui, étant venue à disparaître, avait été remplacée par une cristallino-capsulite, sur un œil d'abord, puis sur l'autre.

L'inflammation du cristallin et de sa capsule ressemble beaucoup plus à l'iritis qu'à toute autre ophthalmie. Elle est toutefois d'un caractère beaucoup moins aigu, et le traitement a sur elle beaucoup moins de prise.

Traitement. — Les déplétifs, les révulsifs, les altérants au début, les toniques à une période plus avancée, tels sont les moyens qui se présentent d'eux-mêmes comme offrant quelque chance d'être utiles dans cette affection. J'ai quelquefois réussi à guérir complétement l'inflammation aiguë de l'hémisphère antérieure de la capsule. Dans un cas que j'ai traité récemment, on apercevait, le premier jour, deux petits points rougeâtres paraissant provenir de derrière la circonférence de la pupille. Dans l'espace d'une semaine, tous les symptômes disparurent sous l'influence de la saignée, des sangsues, du calomel avec l'opium et de la belladone. La bouche fut rendue très malade. A l'état chronique, je dois avouer que cette ophthalmie s'est montrée entre mes mains l'une des plus rebelles. On m'a envoyé en consultation un très grand nombre de cas, que le plus souvent on avait confondus avec l'iritis, et qui avaient été traités pendant longtemps au moyen de remèdes variés, parmi lesquels figurait le mercure, mais sans aucun résultat avantageux.

SECTION XXXV.

INFLAMMATION DE LA MEMBRANE HYALOÏDE.

Syn. — Vitreo-capsulitis. Hyaloïditis.

L'hyaloïde est une membrane très délicate, transparente, homogène et complétement privée de vaisseaux chez l'adulte, de sorte que les matériaux nutritifs de l'humeur vitrée doivent être apportés par les vaisseaux de la rétine et du corps ciliaire. Il est probable que les vaisseaux décrits par le docteur Schroeder Vander Kolk comme se portant en arrière de la zonule de Zinn et en avant de l'artère centrale de la rétine sur la surface de l'hyaloïde, étaient le produit de la maladie (1). Les changements morbides que l'on observe quelquefois dans l'humeur vitrée, tels que le synchisis ou dissolution, l'état hydropique, la viscosité anormale, le changement de coloration et l'ossification, nous portent à considérer cette membrane comme susceptible de s'enflammer. Une preuve encore plus convaincante, c'est qu'on trouve quelquefois, à la dissection, le corps vitré infiltré de corpuscules d'exsudation ou de matière purulente.

Obs. 395. J'ai donné mes soins, au *Glasgow Eye Infirmary*, à un jeune homme atteint d'amaurose incomplète aux deux yeux. La vue s'était affaiblie brusquement environ deux ans auparavant. Elle était, à cette époque, sujette à de brusques variations : tantôt elle diminuait brusquement, tantôt elle reprenait tout aussi brusquement sa perfection habituelle. Il accusait de la céphalalgie et diverses sensations douloureuses dans le reste du corps. Il voyait des spectres rouges devant l'œil gauche, mais point devant l'œil droit. L'œil gauche était presbyte, mais le droit distinguait plus facilement les objets rapprochés que ceux plus distants. On remarquait profondément, dans l'humeur vitrée droite, une sorte d'opacité tachetée. En dilatant la pupille avec la belladone, il devenait évident qu'il y avait derrière le cristallin deux espèces d'opacités. L'une, consistant en une tache centrale d'où partaient en rayonnant de nombreux filaments opaques qui se portaient surtout en bas et en dehors, était située exactement dans l'axe de la vision et un peu derrière le cristallin. L'autre tache opaque était située beaucoup plus profondément dans l'œil, dépourvue de rayons, s'élevant et s'abaissant évidemment chaque fois que le malade remuait l'œil. Chaque pupille était très-mobile, et aucun des deux iris n'était atteint de tremblement. Je considérai les apparences que présentait l'œil droit comme des indices d'une inflammation antérieure du corps vitré.

J'ai observé les mêmes apparences dans deux autres cas. Sur l'un d'eux j'aperçus ce que je considère comme étant le résultat d'une hyaloïdite, en dirigeant à travers la pupille, à l'aide d'une lentille, la lumière d'un bec de gaz. Les ophthalmoscopes de Helmholz (2), Coccius (3) et Follin (4), aideront vraisemblablement à découvrir les effets de l'inflammation dans le cristallin et dans le corps vitré.

Von Ammon a remarqué que l'opacité de l'hémisphère postérieure de la capsule du cristallin annonce fréquemment une maladie du corps vitré ou de la rétine, qui doit survenir ou qui existe déjà (5).

(1) Leçons sur les parties intéressées dans les opérations qu'on pratique sur les yeux ; Annales d'Oculistique, t. XXXIII. Bruxelles, 1855. SCHROEDER VAN DER KOLK. Anatomisch pathologische Opmerkingen over de ontsteking van eenige inwendige Deelen van het Oog. Amsterdam, 1841.
(2) Beschreibung eines Augenspiegels. Berlin, 1851.
(3) Medical Times and Gazette, Septembre 10, 1853, p. 264.
(4) De l'exploration de la rétine et du cristallin à l'aide d'un instrument d'optique ; Mémoires de la Société de Chirurgie, t. III, p. 377. Paris, 1853.
(5) Ammon's Zeitschrift für die Ophthalmologie, vol. III, p. 469. Dresden, 1855.

SECTION XXXVI.

OPHTHALMITIS IDIOPATHIQUE.

Syn. — Ophthalmitis phlegmonosa. Phlegmone bulbi, *Beck.* Phlegmon oculaire, *Rognetta.*

Fig. Beer, taf. 1, fig. 2.

Nous substituons la dénomination d'*ophthalmitis* à celle d'ophthalmie, quand l'inflammation affecte presque tous les tissus de l'œil. Dans
quelques variétés de cette affection, les tissus de l'œil s'entreprennent
graduellement jusqu'à ce que tous soient envahis; dans d'autres, la
maladie est si rapide et si étendue que la totalité du globe de l'œil
paraît prise d'un seul coup. Souvent, non-seulement tout le globe de
l'œil s'enflamme, mais aussi la capsule oculaire, le tissu cellulaire de
l'orbite et la conjonctive. C'est ce qui a lieu dans les *ophthalmitis
idiopathique, traumatique* et *phlébitique,* maladies qui, bien que
différant sous le rapport des causes excitantes, se ressemblent beaucoup dans leurs symptômes.

Dans toutes, l'œil est fortement tuméfié et saillant hors de l'orbite;
du pus se forme à l'intérieur de l'organe, et il en résulte une telle
altération des tissus, que les fonctions en sont généralement abolies.

La violence de la douleur que détermine l'ophthalmitis idiopathique est telle, qu'on l'a comparée au *paronyxis* et qu'on l'a même
appelée, improprement il est vrai, *panaris de l'œil.*

Périodes. — Les symptômes ont été divisés en trois périodes :
1° période d'inflammation pure, qui s'étend depuis le début de la
maladie jusqu'à l'insensibilité de la rétine; 2° période de suppuration
et de saillie de l'œil en avant; 3° période de rupture spontanée de l'œil,
de la capsule oculaire, ou de tous deux.

Symptômes. — 1. Au début, la rougeur externe de l'œil est peu
prononcée; la conjonctive est plutôt œdémateuse et présente cet état
que l'on a nommé *chémosis séreux ou blanc.* L'humeur aqueuse paraît
trouble, et elle est quelquefois teinte de sang. Le fond de l'œil semble
rouge. L'inflammation détermine un changement dans la coloration
de l'iris et une contraction plus ou moins prononcée de la pupille qui
peuvent faire croire à une iritis. La capsule du cristallin devient quelquefois opaque; d'autres fois, elle conserve sa transparence. Il existe
ordinairement, au fond de l'œil et dans l'orbite, une forte douleur pulsative, exactement comme dans un panaris grave; cette douleur s'étend
au front et à la tempe, et s'accompagne d'une sensation de chaleur
brûlante, de tension, de plénitude, comme si l'œil était devenu trop
volumineux pour l'orbite. Le malade accuse une photophobie intense
et éprouve la sensation de flammes et de spectres brillants. Bientôt

ce symptôme disparaît complétement, parce que la rétine est devenue insensible, soit par suite des changements que l'inflammation a produits dans sa substance, soit par la compression qu'exercent les fluides extravasés dans les tissus voisins, surtout par les capillaires engorgés de la choroïde

2. La perte complète de la sensibilité de la rétine peut être regardée comme un signe de suppuration interne; mais le symptôme le plus frappant dans la seconde période, c'est la projection de l'œil en avant. On pourrait croire que le volume de l'œil a beaucoup augmenté, mais ce serait une erreur, car, après la mort, l'œil, qui paraissait si gonflé, se présente sans développement anormal sensible. Il est refoulé en avant par un épanchement dans la cavité de la capsule oculaire; et comme, dans cet état, il est recouvert par la conjonctive infiltrée, tandis que la paupière supérieure est fortement distendue et l'inférieure renversée en dehors, l'œil semble considérablement agrandi. Il l'est bien en partie, mais l'épanchement interne n'est ni la seule, ni même la principale cause de la tension excessive et de l'agrandissement apparent du globe de l'œil. La cause principale de ces symptômes, ainsi que de la projection de l'œil en avant, c'est l'épanchement qui s'effectue dans les tissus intrà-orbitaires. L'exorbitisme apparaît quelquefois à une période peu avancée de la maladie; d'autres fois, il ne survient que tardivement, et même seulement alors que les parties internes de l'œil sont détruites, ainsi que la vision. Il est indispensable de faire observer qu'il y a des différences dans la marche de la maladie et dans l'ordre de succession des symptômes.

Dans la seconde période, le globe de l'œil reste complétement immobile, le gonflement et la douleur rendant les contractions des muscles droits difficiles ou impossibles. L'œil est si complétement fixé, qu'on ne peut, même à l'aide de la pression, le faire mouvoir d'un côté à l'autre de l'orbite. La conjonctive continue à se tuméfier, et, ce qui ne se voit que dans des cas d'ophthalmitis, cette membrane, surtout dans le point où elle recouvre la paupière inférieure, se revêt d'une couche de lymphe coagulable qui peut se détacher comme une fausse membrane et qui se reproduit graduellement. Ce phénomène s'observe dans les ophthalmitis idiopathique et phlébitique, et peut servir à montrer l'analogie qui existe entre les trois variétés de cette affection. Si le cristallin et sa capsule ont conservé leur transparence, on voit quelquefois l'humeur vitrée offrir une couleur verdâtre, due à l'infiltration de pus dans l'hyaloïde. L'iris est repoussé vers la cornée, et du pus se dépose dans les chambres de l'humeur aqueuse.

3. L'intérieur de l'œil, aussi bien que celui de la capsule oculaire, étant rempli de pus, si le malade ne succombe pas, la maladie passe à la troisième période. Sa marche est exactement celle du panaris. Après de cruelles souffrances, le pus gagne la surface et s'échappe à

l'extérieur. La rupture de l'œil ou de la capsule oculaire est une chance de salut pour le malade, dont la vie court beaucoup plus de danger lorsque l'on abandonne la maladie à elle-même et que le pus ne s'évacue point spontanément.

Parfois la cornée s'infiltre de pus ou se mortifie et éclate. C'est la seule maladie de l'œil dans laquelle j'aie aperçu nettement une eschare bien distincte se séparer de la cornée sous la forme d'un morceau de cuir blanc qui aurait macéré dans l'eau. On parle souvent d'eschares de la cornée ; mais cette expression s'applique plus souvent à des cas dans lesquels ce tissu se détruit par ramollissement et ulcération, qu'à ceux où elle se gangrène et se détache sous forme d'eschare, comme nous le voyons quelquefois dans l'ophthalmitis. La suppuration ou la mortification de la cornée est suivie de l'évacuation des humeurs et de l'affaissement de l'œil. D'autres fois, la sclérotique et la tunique tendineuse cèdent et déversent leur contenu dans la capsule oculaire qui, venant elle-même à s'ouvrir à travers la conjonctive, laisse échapper une grande quantité de pus. Quelquefois la capsule est seule à se rompre, le globe de l'œil restant entier ; mais cela ressemble tellement à une rupture de la sclérotique, qu'il est aisé de prendre l'une pour l'autre. On aperçoit une ouverture qui traverse la conjonctive et livre passage à du pus : si l'on introduit une sonde, elle semble pénétrer complétement dans la cavité de l'œil, tandis qu'elle n'est parvenue que dans celle de la capsule oculaire. Si l'œil a conservé sa forme et sa dimension naturelles, et surtout s'il lui reste quelque sensibilité à la lumière, c'est qu'il est demeuré entier et que la capsule seule s'est ouverte.

Les symptômes généraux qui accompagnent l'ophthalmitis varient beaucoup, mais ils sont, en général, très-intenses. Le malade éprouve des frissons, de l'anxiété, de l'insomnie, du délire, et parfois des convulsions, surtout lorsque la maladie est sur le point de se terminer par la mort. Au début, le pouls est plein et fort ; vers la fin, il est petit, faible et très-vite.

Pronostic. — L'ophthalmitis se termine de différentes façons. Une guérison complète est extrêmement rare. La maladie amène souvent l'amaurose : l'œil conserve sa forme normale ou s'atrophie un peu ; la pupille est petite et contractée, la capsule du cristallin opaque et la rétine insensible.

La maladie peut entraîner la rupture de l'œil ou de la capsule oculaire, ou des deux à la fois. En pareil cas, l'œil s'affaisse.

C'est donc dans les cas d'ophthalmitis phlébitique que la maladie a le plus de tendance à se terminer d'une manière funeste. Les cas idiopathiques déterminent quelquefois aussi la mort, et cette terminaison serait probablement plus fréquente, si l'œil ne se rompait point spontanément ou n'était point artificiellement ouvert.

Le soulagement que détermine l'ouverture spontanée ou artificielle de l'œil ressemble exactement à ce qui survient lorsqu'un panaris crève ou est largement incisé. Si l'on n'ouvre point l'œil, le malade peut tomber dans un état de coma dont il ne sort plus.

Obs. 396. — Daniel Maclellan, âgé de 35 ans, entre au *Glasgow Eye Infirmary* dans le service du docteur Rainy, le 7 juin 1836. Les deux globes oculaires sont d'un rouge intense, fort gonflés, très-saillants en avant, mais néanmoins encore recouverts par les paupières. Toute la couche cellulaire qui environne l'œil est œdémateuse; les paupières inférieures tuméfiées sont renversées en dehors; les iris sont d'une teinte verdâtre; les pupilles irrégulières et insensibles à la lumière. Un cristallin opaque occupe la pupille droite; la gauche présente un trouble blanchâtre. Le malade ne distingue la lumière d'avec l'obscurité que très-faiblement de l'œil gauche. Sa maladie a commencé il y a environ quinze jours, à la suite d'une attaque de douleur intense dans la poitrine, et pour laquelle on l'a saigné abondamment. Il a fréquemment ressenti une vive douleur dans les yeux, et il en éprouve encore au-dessus des orbites. Pouls à 116, mou ; ventre un peu resserré. Il a été traité par des sangsues, des vésicatoires, des scarifications, des purgatifs et le calomel avec l'opium. Huit sangsues à chaque œil. Huit grains de calomel avec huit grains d'aloès. — 10. Le gonflement de l'œil gauche a beaucoup diminué et la vision s'est amélioré. A droite, le gonflement persiste. Dix sangsues à l'œil droit. — 12. L'œil droit est encore fort enflammé; nouvelle application de sangsues de ce côté, une pilule contenant 2 grains de calomel et 1 grain d'opium matin et soir. — 13. On rapproche soigneusement les paupières à l'aide d'un emplâtre, et l'on met sur les yeux une compresse soutenue par une bande. Le gonflement des deux yeux a beaucoup diminué aujourd'hui. Solution de 4 grains de nitrate d'argent dans 1 once d'eau distillée. Trois pilules de calomel et opium par jour. — 15. La bouche est un peu malade. Deux pilules par jour. — 16. On fait raser la tête. Vésicatoires derrière les oreilles. Douze gouttes de vin de colchique à prendre en se couchant. — 18. Le malade accuse de la douleur dans l'œil gauche. Deux sangsues à la paupière supérieure. — 20. La douleur de l'œil gauche a diminué. Dans la matinée du 21, il perd brusquement connaissance et meurt.

Autopsie. — La pie-mère est un peu plus injectée qu'à l'ordinaire. Il y a une quantité considérable de sérum sous l'arachnoïde et à la base du cerveau. — *Œil droit.* Le tissu cellulaire de l'orbite est infiltré de sérosité; il est induré et contient une collection de pus qui faisait saillie sous la conjonctive et communiquait, à travers une ouverture de la face inférieure de la sclérotique, avec l'intérieur de l'œil. La sclérotique était fortement épaissie et adhérait intimement, autour de l'entrée du nerf optique, au tissu cellulaire induré. La choroïde est fortement adhérente par sa face externe. Sa face interne présente des traces d'épanchement fibrineux et se trouve complétement séparée de la rétine par un épanchement de pus qui s'étend aussi dans les cellules du corps vitré et communique, par l'ouverture déjà mentionnée de la sclérotique, avec l'abcès externe. La rétine et l'hyaloïde adhèrent fortement ensemble et forment une masse épaisse, blanchâtre, renfermant les cellules remplies de pus du corps vitré, mais présentant sur divers points des ouvertures de communication. Le cristallin était transparent et l'iris adhérent à la capsule. Il y avait dans la chambre antérieure un peu de sang épanché et quelques traces de lymphe plastique. — *Œil gauche.* Le tissu cellulaire qui environne l'œil est aussi induré, infiltré de sérum et fortement adhérent à la sclérotique épaissie, surtout à l'entrée du nerf optique. La choroïde adhérait solidement à la face interne de la sclérotique. Il n'existait que très-peu de liquide entre la choroïde et la rétine. En retournant la choroïde, on trouvait la rétine, la membrane hyaloïde et le corps vitré formant une masse solide jaunâtre, ressemblant beaucoup à de la lymphe coagulable, mais offrant à peine des traces de matière purulente. Le corps ciliaire était d'un rouge sombre, le cristallin et sa capsule transparents; il y avait un léger épanchement de sang dans la chambre antérieure.

Les deux poumons étaient unis en plusieurs points à la plèvre costale, mais ces adhérences étaient surtout cellulleuses. Le poumon gauche est affaissé et n'a que la moitié du volume ordinaire. Il existe dans le ventricule gauche du cœur un caillot fibrineux, mais qui n'adhère point fortement à sa surface interne.

Maclellan était un homme fort et bien musclé. Ainsi que cela est indiqué dans l'observation, il avait eu, quelques jours avant que ses yeux ne devinssent malades, une attaque de pleurésie pour laquelle il avait été saigné. On ne put savoir si la veine ouverte s'était enflammée. Je place donc ce fait dans la section de l'ophthalmitis idiopathique, bien qu'il ressemble, sous beaucoup de rapports, aux cas dont je traiterai dans la section suivante, et dont l'origine phlébitique ne saurait être révoquée en doute (1). Le médecin qui le vit au début de son affection oculaire, considéra les symptômes comme indiquant une inflammation du cerveau. Le malade se plaignait d'une céphalalgie pour laquelle on le saigna, et on lui fit prendre le calomel avec l'opium. Il fut vu aussi par le docteur W. Brown avant son entrée au *Eye Infirmary*. Le docteur Brown le vit dix à quatorze jours après le début de son affection oculaire. Les deux pupilles étaient largement dilatées, l'une plus que l'autre, et privées de mouvement. Les rétines restaient insensibles à l'action d'une bougie allumée. La douleur avait disparu. Les paupières inférieures étaient fortement renversées en dehors. Le docteur Brown proposa une ponction entre la paupière inférieure et le globe de l'œil, dans la conviction qu'il y avait là du pus épanché.

Causes. — Les causes de l'ophthalmitis idiopathique sont souvent obscures, comme dans le cas ci-dessus ; des lésions légères, telles qu'une simple ponction, peuvent la faire éclater dans certains états de la constitution. Il y a lieu de croire que l'ophthalmitis survient parfois à la suite des fièvres éruptives, telles que la rougeole, la variole, la scarlatine et le typhus. Est-elle due, en pareil cas, à ce que les veines reçoivent du pus provenant de quelque viscère? Cela demande de nouvelles recherches.

Traitement. — L'ophthalmitis, quelle qu'en soit la nature, réclame les émissions sanguines par la saignée, par les ventouses et par les sangsues. Les veines du pli du bras doivent être ouvertes de nouveau, chaque fois que la dureté du pouls et les autres symptômes indiquent la convenance d'une déplétion nouvelle.

On doit scarifier largement le chémosis de la conjonctive et fomenter l'œil avec de l'eau chaude.

On a recommandé le tartrate d'antimoine à haute dose, une solution de 6 grains dans 6 onces d'eau, à prendre par cuillerées à soupe toutes les demi-heures. Je n'ai point essayé ce remède, parce qu'il est incompatible avec l'administration du mercure que je regarde comme beaucoup plus efficace. Dans le seul cas de guérison complète que j'aie vu, la bouche s'était promptement affectée sous l'influence du calomel avec l'opium. Le pronostic était, dans ce cas, si douteux, que je considérai

(1) Voyez un cas dans lequel l'ophthalmie, qui se termina par la mort, était accompagnée d'inflammation du cerveau et du cœur. BOWMAN. Op. cit., p. 127, et Annales d'Oculistique.

de mon devoir d'en prévenir les amis du malade ; mais dès que le mercure eut commencé à agir sur la bouche, la maladie céda, l'œil rentra dans l'orbite et la guérison devint parfaite.

On prescrira l'abstinence et les boissons délayantes. On maintiendra d'abord constamment des compresses froides sur les paupières ; mais lorsque la maladie sera plus avancée, on les remplacera par des fomentations ou un cataplasme chauds. Les pédiluves sinapisés et les vésicatoires au cou ou derrière les oreilles seront vraisemblablement utiles. On doit peindre les paupières et les sourcils avec l'extrait de belladone.

Dans la seconde période, les produits de l'inflammation versés à l'intérieur de l'œil ne pouvant s'échapper au dehors, il faut pratiquer la paracentèse de la cornée pour évacuer l'humeur aqueuse, ou ponctionner la sclérotique. La ponction de la sclérotique ne donnera peut-être lieu qu'à un écoulement insignifiant ; mais elle fera disparaitre la tension et le danger de voir la maladie s'étendre au cerveau. Ces moyens peuvent sauver la fonte de l'œil du malade et même sa vie. Si la maladie marche jusqu'à la suppuration, le pus s'échappe par l'ouverture pratiquée à la sclérotique ou à la cornée, et l'œil s'affaisse ; mais si les plaies pratiquées se sont cicatrisées, il faut les rouvrir et maintenir à demeure un cataplasme chaud sur les paupières.

Un point important du traitement est l'ouverture de la capsule oculaire. Lorsque l'œil est très dur et très saillant, et que l'on sent autour de l'organe une fluctuation confuse, comme si un liquide s'était accumulé dans la capsule oculaire, il faut livrer passage à ce liquide. On procède pour cela comme dans l'opération du strabisme : on divise la conjonctive à l'angle interne de l'œil et vers la paupière inférieure ; puis on enfonce la lancette contre le globe de l'œil, entre lui et la paroi interne et inférieure de l'orbite, de façon à éviter les muscles droits. Il s'échappe immédiatement un flot de sérosité mélangée de pus : l'œil retombe en arrière, et la cornée devient flasque ; ce qui démontre que la cause de l'excessive dureté de l'œil et de sa projection existait derrière lui, et non dans l'organe même. Il faut, en pareil cas, ouvrir la capsule de bonne heure et ne pas attendre que l'œil soit désorganisé, ou le malade plongé dans le coma. L'opération est simple et donne la chance de sauver la vue et la vie du malade.

Dans la troisième période, lorsque l'œil s'est vidé spontanément ou a été ouvert par le bistouri, les parties restent pendant un certain temps gonflées et douloureuses ; mais à mesure que la suppuration s'établit, le gonflement des tissus tombe, et les restes de l'œil s'affaissent. On peut alors recourir à quelque fomentation astringente. Si la douleur, la fièvre et le traitement débilitant ont beaucoup affaibli le malade, on peut lui donner un peu de nourriture et de petites doses de sulfate de quinine.

SECTION XXXVII.

OPHTHALMITIS PHLÉBITIQUE.

Syn. — Ophthalmitis pyohémique. Ophthalmitis puerpérale. Conjunctivitis muciflua
puerperarum, *Walther.*

L'ophthalmitis, suite de pyohémie ou d'infection purulente, a été
observée dans beaucoup de circonstances. Elle est la conséquence
d'une inflammation suppurative de quelque portion du système veineux,
qui peut être provoquée de différentes façons.

1. L'inflammation d'une veine éloignée, déterminée par une plaie ou
la ligature, a été suivie des troubles constitutionnels qui accompagnent
d'ordinaire la phlébite, et parmi d'autres effets secondaires, figure
l'inflammation désorganisatrice de l'œil.

2. L'inflammation suppurative des branches utérines des veines
hypogastriques chez les femmes en couches, qui, s'étendant aux veines
iliaque et fémorale, occasionne la *phlegmatia alba dolens*, détermine
quelquefois l'ophthalmitis phlébitique.

3. La phlébite produite dans l'érysipèle, ou l'inflammation diffuse
du tissu cellulaire, s'est quelquefois terminée par l'ophthalmitis. J'ai vu
une fois une ophthalmitis phlébitique déterminée par la présence d'un
furoncle sur la joue du côté opposé.

4. La phlébite, survenant comme conséquence d'une maladie fébrile,
s'est quelquefois terminée de la même façon.

Je ne doute guère que cette terminaison ne survienne dans d'autres
cas de phlébite ; mais ce sujet est comparativement encore nouveau,
et il reste beaucoup à faire pour l'élucider complétement. Quand l'ophthalmitis survient sans cause traumatique directe, on doit toujours
soupçonner la phlébite. On examinera donc soigneusement tous les
membres, afin de découvrir s'il n'existe pas sur le trajet des veines externes, du gonflement, de la dureté ou de la douleur. Il faut aussi examiner l'état général du malade, et se faire décrire les indispositions
antérieures qu'il peut avoir eues, afin que, si la phlébite a précédé
l'affection oculaire, une circonstance aussi importante n'échappe pas.
Dans les cas d'ophthalmitis terminés par la mort, le système veineux
doit être inspecté avec le plus grand soin à l'autopsie.

1. Voici deux observations d'ophthalmitis phlébitique, résultant de
blessures des veines :

Obs. 396. — M. Earle enleva une portion d'une des veines variqueuses de la jambe. Il
s'ensuivit un trouble général grave, l'inflammation de la veine, des abcès profondément
situés dans l'autre jambe, dans les deux avant-bras et dans l'un des poumons. On s'aperçut,
la veille de la mort, que les cornées étaient devenues opaques et rugueuses, les vaisseaux
de la conjonctive injectés et que le malade maintenait ses yeux constamment fermés.
A l'autopsie, on trouva que l'œil droit avait éprouvé des altérations destructives ; le cris-

tallin était si mou qu'il cédait au moindre contact ; l'humeur vitrée était d'une couleur jaune-rougeâtre, et l'on apercevait distinctement des vaisseaux rouges qui parcouraient la membrane. La rétine était d'un rouge foncé. Le nerf de la troisième paire du côté gauche était évidemment aplati et plus mou que celui du côté droit. A droite, la cinquième paire avait subi un changement semblable, mais dans une plus grande étendue (1).

Obs. 397. — On lia chez un jeune homme l'artère carotide gauche pour une maladie anévrysmale de l'une de ses branches. On éprouva beaucoup de difficulté à faire passer l'aiguille sous le vaisseau. Il survint, pendant l'opération, une hémorrhagie veineuse, qui reparut le soir et se montra accidentellement pendant neuf ou dix jours. Le cinquième jour après l'opération, le malade fut pris d'un frisson intense, suivi de chaleur à la peau et de symptômes généraux fébriles. Ceux-ci s'accrurent ; le pouls s'éleva à 120 et les symptômes généraux prirent le plus fâcheux caractère. Vers le dixième jour, la vue de l'œil gauche s'affaiblit et bientôt se perdit tout à fait ; la pupille était contractée, l'iris immobile et la cornée trouble ; un épanchement se forma sous la conjonctive et les paupières s'enflèrent considérablement, ce qui fit paraître les yeux très saillants en avant. Il existait en même temps de la surdité, beaucoup de stupeur et parfois un léger délire. Dans l'espace de quelques jours, les tuniques de l'œil se sphacelèrent à la partie supérieure, et le contenu s'en échappa au dehors.

Pendant que ceci se passait dans l'œil, il se formait, sans douleur, des collections de pus dans différentes parties du corps, sur les deux épaules, au-dessus de l'insertion des muscles deltoïdes, au sacrum, etc. Les symptômes généraux s'apaisèrent ; l'œil affaissé se cicatrisa, mais le malade ne récupéra jamais la santé. Il mourut cinq mois après, ayant des abcès lombaires et usé par la fièvre hectique. A l'examen du corps, on trouva qu'il manquait une portion, longue de deux pouces, de la veine jugulaire ; près de la portion absente, les deux bouts du vaisseau étaient rétractés, ligamenteux, et se perdaient graduellement dans le tissu cellulaire. En ouvrant la tête, on trouva du pus épanché en grande quantité entre l'arachnoïde et la pie-mère, le long de la base du cerveau et dans toute la longueur de la moëlle épinière. La substance cellulaire inter-musculaire de la région des reins était infiltrée de pus (2).

M. Arnott, dans le travail intéressant qu'il a publié *sur les effets secondaires de l'inflammation des veines*, se demande si, lorsqu'on considère les hémorrhagies veineuses, les symptômes généraux, la formation des abcès, les altérations trouvées dans ce cas à l'autopsie, et qu'on compare ces phénomènes avec ceux qui surviennent d'ordinaire à la suite de l'inflammation d'une veine, et avec les particularités du cas de M. Earle, on peut douter que l'affection oculaire ait été produite ici par l'inflammation de la veine jugulaire et par la pénétration dans le sang d'une sécrétion inflammatoire, qui est vraisemblablement du pus (3).

2. Le docteur Hall et M. Higginbottom (4) ont décrit une maladie oculaire survenant dans l'état puerpéral, et semblable à celle que nous venons de citer, dans un travail intitulé : « *Observations d'inflammation destructive de l'œil et d'inflammation suppurative des téguments, survenant dans l'état puerpéral, et apparemment par suite de causes constitutionnelles.* » Dans toutes leurs observations, dont le nombre

(1) Medical Gazette, vol. II, p 284. London, 1828.
(2) Voyez une observation de ligature de la carotide par la méthode de Brasdor, par Colson. Mémoires de l'Académie royale de médecine, tome IX, p. 80. Paris, 1841. Le malade se rétablit après avoir perdu un œil, qui éclata spontanément et s'atrophia.
(3) Medico-Chirurgical Transactions, vol. XV, p. 120. London, 1829.
(4) Ibid, vol. XIII. p. 189. London, 1825.

s'élève à six, l'affection oculaire a éclaté de cinq à onze jours après la délivrance. Elle avait été précédée et accompagnée d'une altération grave de la santé, et s'était terminée chaque fois d'une manière funeste avec des symptômes d'extrême épuisement.

L'affection oculaire était caractérisée par de la rougeur de la conjonctive, de la photophobie, l'occlusion de la pupille, et bientôt après, par l'opacité de la cornée et un chémosis considérable. Dans deux de ces cas, les tuniques de l'œil cédèrent, et dans l'un d'eux, on constata que la rupture s'en était effectuée par l'ulcération des tuniques qui entourent la cornée. Dans ces deux cas, l'œil affaissé s'était cicatrisé avant la mort. Il n'y avait chaque fois qu'un seul œil de pris, et cinq fois c'était le gauche. Dans le cas communiqué par M. Ward, on n'indique pas quel était l'œil affecté (1).

En même temps que la maladie de l'œil, on observait une inflammation des téguments, que l'on ne remarqua d'abord qu'à la main, mais qu'un examen attentif fit reconnaître aussi bien aux membres inférieurs qu'aux supérieurs ; du pus se formait rapidement au-dessous de la peau enflammée. Une fois seulement, cette inflammation manqua. Les auteurs du mémoire conjecturent que l'affection oculaire est due à une cause constitutionnelle. Aucune autopsie ne paraît avoir été faite.

Dans les réflexions dont il fait suivre l'exposé de ces faits, M. Arnott émet l'idée que les circonstances dans lesquelles la maladie oculaire s'est développée, les symptômes qu'elle a présentés, les dépôts de pus effectués sous les téguments, mis en regard des conséquences connues des inflammations des veines, et de la fréquence de l'inflammation des veines utérines après la parturition, autorisent à penser que, dans ces cas, la maladie oculaire était due à l'inflammation des veines utérines et à l'introduction du pus dans la circulation.

Le docteur James Brown m'a fourni l'occasion de voir le cas suivant d'ophthalmitis puerpérale, qui me paraît de la même nature que ceux rapportés par le docteur Hall et M. Higginbottom :

[(1) Nous avons observé un cas de cette espèce dans le service de M. André Uytterhoeven, chirurgien en chef à l'hôpital Saint-Jean, à Bruxelles. La malade avait été évacuée de la Maternité dans le service de ce chirurgien, où elle ne fit que passer et où elle mourut sans laisser le temps de l'observer. A l'autopsie, pratiquée dans le but de rechercher la cause d'une mort aussi prompte, on trouva toutes les altérations propres à la fièvre puerpérale, et, entre autres, du pus dans les veines utérines. Rien jusqu'alors n'avait attiré l'attention sur les yeux, lorsqu'on aperçut par hasard dans l'œil gauche une tache d'un blanc jaunâtre, qui, à un examen superficiel, aurait pu passer pour une cataracte. Un examen plus attentif fit reconnaître qu'il s'agissait d'un dépôt de lymphe coagulable qui se déplaça, quand on comprima légèrement l'œil, et qui tomba dans la chambre antérieure. La pupille était dilatée, mais non irrégulière et la couleur de l'iris ne paraissait point changée ; la conjonctive n'offrait qu'une faible injection. L'œil ayant été ouvert, on trouva, entre la choroïde et la rétine, et entre celle-ci et l'humeur vitrée, de la lymphe coagulable semblable à celle qui existait dans les chambres de l'humeur aqueuse. Le cristallin et sa capsule étaient transparents. L'œil gauche ne présentait à l'extérieur aucune altération morbide : mais à l'intérieur il existait aussi un dépôt de lymphe coagulable entre la choroïde et la rétine et entre celle-ci et l'humeur vitrée, mais en moindre quantité qu'à droite. Le cristallin et la capsule étaient transparents. Contrairement à ce qui s'est remarqué dans les faits cités par M. Mackenzie, les deux yeux étaient malades. T. W.]

Obs. 398. — La malade était une femme délicate, scrofuleuse, d'environ 30 ans, d'un tempérament irritable, d'habitudes sédentaires et d'un caractère mélancolique. Elle avait été sept fois enceinte, et les chiffres suivants indiquent le nombre des mois que le produit de la conception avait chaque fois passés dans l'utérus : 9, 7, 5, 9, 9, 7, 4. Elle avait quelquefois été sujette à un écoulement vaginal, une leucorrhée probablement ; mais elle n'en souffrait point à l'époque de l'avortement, survenu à quatre mois de conception et qui occasionna sa dernière maladie. Le travail d'expulsion ne présenta rien de remarquable. L'écoulement lochial fut peu abondant et ne dura qu'une semaine, au bout de laquelle elle commença à se plaindre de douleur dans le dos et les aînes, douleur qui s'accompagna d'alternatives de froid et de chaud ; elle fut saignée et purgée abondamment, mais n'en éprouva que peu de soulagement. Quinze à dix-huit jours environ après sa délivrance, elle fut prise de frissons très-marqués, suivis de douleur intense dans la tête, le dos et l'abdomen ; la douleur abdominale se faisait surtout sentir à la pression.

L'affection oculaire qui, comme dans les cas déjà rapportés, occupait l'œil gauche, se déclara vingt-huit à trente jours après que les premiers symptômes eurent été guéris *en apparence* par les moyens ordinaires, quoique pendant tout ce temps l'état général de la malade n'eût été nullement satisfaisant. La maladie de l'œil fut précédée de nouveaux frissons, suivis d'une forte fièvre d'un caractère rémittent et de sensations de défaillance. Le pouls fut dès le début vite, nerveux et assez faible. L'œil fut fortement enflammé, la conjonctive le siége d'un chémosis marqué, les paupières tuméfiées et l'inférieure renversée en dehors. Il existait une douleur vive dans l'œil et dans la tête, et une photophobie tellement intense, que la malade était obligée de se couvrir les yeux d'un mouchoir, bien que les volets restassent complétement fermés. Au début, c'étaient des larmes qui s'échappaient de l'œil, et, au bout d'un certain temps, de la matière purulente. La cornée devint opaque, mais l'œil ne se rompit point.

Pendant toute la durée de sa maladie, elle ne laissa aucun espoir. Pendant quelques jours, elle délira un peu au moment de son réveil ; mais lorsqu'elle était bien éveillée, elle conservait son intelligence qui persista jusqu'à son dernier moment. Aucun abcès ne se forma à la surface du corps. Elle mourut huit semaines environ après son avortement. Il est à regretter qu'on n'ait pu obtenir d'examiner ni l'œil, ni le reste du corps.

Obs. 399. — Le 16 septembre 1839, je fus appelé à visiter Mrs H... conjointement avec le docteur Panton. Je la trouvai dans un état comateux dont on pouvait cependant la tirer au point de lui faire montrer la langue et de lui faire dire qu'elle éprouvait de la douleur à la tempe droite. La pupille droite était dilatée, la rétine insensible et la conjonctive affectée d'un chémosis séreux. Pouls à 150. On m'apprit qu'elle avait accouché le 5, que le placenta adhérent avait nécessité l'introduction de la main ; qu'elle s'était beaucoup plainte de céphalalgie et qu'elle avait eu des frissons fréquents et intenses. Elle mourut le 16.

A l'examen, on trouva un épanchement séreux, mais peu abondant, dans la cavité de l'arachnoïde. Il n'y avait ni épanchement, ni infiltration dans les tissus de l'orbite. Le globe de l'œil était à l'état naturel, si ce n'est que la surface concave de la rétine était rouge.

Le fond de l'utérus où le placenta avait adhéré, était recouvert de sanie purulente, et plusieurs des veines qui en partaient étaient remplies de pus. Deux d'entr'elles, aussi grosses que des plumes à écrire, en étaient complétement remplies (1).

Obs. 400. — M. Selkirk, chirurgien à Newtonshaw, près d'Alloa, m'a communiqué le cas suivant : Une pauvre femme de Tillicoultry fut accouchée par une sage-femme qui ne put avoir le placenta qu'avec difficulté et par morceaux, et après avoir introduit la main à plusieurs reprises. Appelé huit jours après, M. S... trouva cette femme en proie à une fièvre puerpérale et privée de connaissance. Il crut qu'elle allait mourir ; mais, contre toute attente, elle se rétablit alors, elle s'aperçut qu'elle, pendant qu'elle était sans connaissance, que l'œil gauche avait beaucoup augmenté de volume et qu'une excroissance charnue faisait saillie entre les paupières. L'œil paraissait fort tuméfié ; il était dur au toucher et la

---

(1) Les détails de cette observation se trouvent dans Dr PANTON's Inaugural Essay on Uterine Phlebitis. Glasgow, 1840.

cornée était saillante et opaque. La pauvre femme était aussi prise de *phlegmatia alba dolens* à la jambe droite.

Obs. 401. — Le docteur Lee rapporte que chez une femme du *British Lying-in-Hospital*, accouchée le 27 janvier 1832, des symptômes fébriles obscurs se déclarèrent quelques jours après la délivrance, sans douleur dans la région de l'utérus. Le dixième jour, il y avait de la fièvre, du délire, des soubresauts des tendons et une teinte sale particulière de la peau; tout le membre inférieur gauche était gonflé, chaud, tendu et luisant, et la pression sur le trajet des vaisseaux iliaques de ce côté, ainsi que le long de la partie interne de la cuisse, déterminait une douleur extrême. Les conjonctives des deux yeux devinrent tout à coup excessivement rouges et tuméfiées; la vue se trouva fort affaiblie, sinon complétement perdue. Le genou droit devint excessivement douloureux, et une tache gangréneuse se montra sur le sacrum. Avant la mort, qui survint le 18 février, les yeux se gonflèrent tellement, que les paupières ne pouvaient plus se fermer et que la vision était complétement perdue.

Examen cadavérique. — Les tuniques des veines iliaques, primitive et externe, et des veines fémorales, profonde et superficielle, étaient toutes épaissies et leurs cavités remplies de caillots solides. La veine épigastrique et la circonflexe iliaque étaient dans le même état. Les ganglions voisins de ces veines étaient tuméfiés, rouges et injectés, et adhéraient fortement à la membrane celluleuse externe des vaisseaux. La veine cave était épaissie à une petite distance au-dessus de l'entrée de la veine iliaque primitive gauche; un coagulum de lymphe molle adhérait à sa surface interne. Les veines utérines, vaginales et fessière, et la plupart de celles qui forment la veine iliaque interne gauche, étaient gorgées de pus et tapissées de fausses membranes de couleur foncée. Les branches utérines de la veine iliaque interne droite étaient aussi remplies de pus et de lymphe plastique; mais l'inflammation n'avait pas remonté plus haut que l'entrée de ce vaisseau dans la veine iliaque primitive; les veines iliaques, primitive et externe, et fémorale, étaient saines. Il existait à gauche, dans la couche musculeuse du col de l'utérus, une cavité contenant environ une demi once de liquide purulent. Les veines naissant de ce point du col étaient remplies de pus (1).

Les faits que nous venons de rapporter ou d'indiquer, démontrent que l'ophthalmitis puerpérale survient du troisième au trentième jour après l'accouchement (2).

3. Dans l'observation suivante, les deux yeux paraissent avoir été atteints d'ophthalmitis phlébitique, par suite de l'inflammation diffuse du tissu cellulaire de l'avant-bras :

Obs. 402. — Mrs L..., âgée de 60 ans, jusqu'alors bien portante, fut prise de panaris à l'extrémité de l'index de la main droite vers la fin de novembre 1837. Elle dit qu'elle s'était piqué le doigt, et que celui-ci avait été ensuite *empoisonné*. Elle ressentait une douleur lancinante qui se portait parfois du doigt jusque vers l'épaule. On incisa le doigt et il s'échappa quelques gouttes de pus. Au bout de quelques jours, il devint évident qu'il y avait du pus dans la gaîne du tendon fléchisseur et on lui donna issue. Mais il survint bientôt un érysipèle qui s'étendit à tout l'avant-bras et se termina par une suppuration étendue. L'avant-bras resta dans un état fâcheux pendant plus de cinq semaines. On y pratiqua de

(1) Medico-Chirurgical Transactions, vol. XXVIII, p 347. London, 1845. Voyez d'autres observations par LEE. Ibid., p. 349. Ibid., vol. XV, p. 570; par M'WHINNIE. Ibid., vol. XXXI, p. 65; par GRAVES, Medical and Surgical Journal, vol III, p. 360. London, 1833, par MOSER. Ammon's Monatsschrift, vol. III, p. 216. Leipzig, 1840; par WEIR. Monthly Journal of Medical Science, Sept. 1847, p. 209. Dans les observations de MM. M'Whinnie et Weir, les malades se rétablirent avec un œil atrophié; dans toutes les autres, elles moururent.

[(2) Lorsqu'une femme se présente avec les symptômes d'une ophthalmie que l'on croit être gonorrhéique, accompagnée d'un chémosis très-marqué et parfois de désorganisation de la cornée, il faut toujours s'informer si elle n'est pas récemment accouchée. Souvent ces sortes de cas sont des ophthalmitis dues à l'absorption du pus. (*Note de M. Mackenzie.*)]

nombreuses ouvertures par lesquelles s'échappa le tissu cellulaire mortifié. Vers le milieu de janvier 1838, la malade commença à accuser des douleurs rhumatismales au niveau de plusieurs articulations, mais sans gonflement. Elle n'avait jamais eu de rhumatisme ni de synovite. Peu de jours après l'apparition de ces douleurs, l'érysipèle disparut brusquement, et elle se plaignit d'obscurcissement de la vue, mais sans douleur dans les yeux. Les iris des deux yeux étaient enflammés et les pupilles un peu contractées et très troubles. Deux ou trois jours après le début de l'affection oculaire, on pouvait apercevoir un dépôt de lymphe plastique à la partie inférieure de chaque chambre antérieure.

Je vis Mrs L..., conjointement avec MM. Maxwell et Moffat, le 26 janvier. Les deux yeux étaient presque complétement amaurotiques. La capsule de chaque cristallin était opaque et d'une teinte verdâtre. Les pupilles étaient irrégulières et contractées. Ces symptômes dénotaient l'existence d'une inflammation, mais ils étaient survenus sans douleur et, sous ce rapport, le cas différait d'avec une iritis ordinaire. On administra le calomel avec l'opium, de manière à affecter promptement les gencives, et l'on appliqua à l'extérieur l'extrait de belladone. — Le 6 février, neuf jours après que l'altération de la vision se fût manifestée, l'œil gauche devint très saillant en avant et la conjonctive le siége d'un chémosis si prononcé qu'il recouvrait la plus grande partie de la cornée. Le gonflement était d'un rouge pâle et revêtu d'une exsudation lymphatique assez ferme, qui s'enlevait sous forme de membrane. L'œil était très-tendu. Je le ponctionnai avec une lancette à travers la sclérotique. Une semaine plus tard, le gonflement était tombé, de sorte que l'œil était rentré dans l'orbite et présentait son volume normal; mais les douleurs rhumatismales s'étaient beaucoup aggravées depuis plusieurs semaines. On fit usage, mais sans succès appréciable, du vin de colchique à l'intérieur et des rubéfiants à l'extérieur. Vers le commencement d'août, l'œil droit fit saillie comme l'avait fait le gauche deux mois auparavant, mais un peu moins. Il rentra, sous l'influence d'applications émollientes. L'œil gauche s'atrophia ensuite; tous deux restèrent amaurotiques. Pendant les mois de juin et de juillet, l'affection rhumatismale diminua considérablement et la santé générale s'améliora : mais la malade ressentait une si grande faiblesse dans le dos, qu'elle ne pouvait marcher sans assistance. Plusieurs des vertèbres lombaires étaient devenues saillantes.

Il y a de fortes raisons de croire que, dans ce cas, la maladie des yeux a été la conséquence de quelque poison morbide, engendré durant l'attaque d'inflammation diffuse du tissu cellulaire, et qui aura été entraîné dans la circulation. Une circonstance à noter, c'est le long espace de temps qui s'est écoulé entre la saillie que les deux yeux sont successivement venus faire hors de l'orbite.

4. Dans le cas suivant, on voit survenir successivement une scarlatine, une phlegmasia dolens, une fièvre typhoïde, une ophthalmitis et la mort.

Obs. 403. — Stewart Bell, tisserand, âgé de 23 ans, entre au *Glasgow Fever-Hospital* le 14 mai 1836 pour une scarlatine et en sort guéri au bout de quelques jours. Il y rentre le 1er juin. A sa rentrée, il accuse dans la cuisse et à la jambe gauches une douleur aiguë qui augmente beaucoup lorsque l'on comprime la partie interne de la cuisse. La jambe et la cuisse, quoique gonflées, ont conservé leur couleur normale. Le bras gauche est raide, mais non gonflé; la pression et les mouvements y déterminent un léger malaise. Il se plaint de douleurs dans les articulations. Pouls à 112, assez résistant. Langue chargée, humide. Ventre relâché. Le docteur Cowan, dans le service de qui il se trouvait, jugea qu'il était atteint de phlegmasia dolens, conséquence d'une phlébite. Le 24 mai, il avait été pris de frissons suivis de céphalalgie, de chaleur à la peau et d'une soif intense. Le 25, le mal s'était montré aux membres. On lui prescrivit : huile de ricin, 2 onces, avec laudanum, 25 gouttes ; opium, 3 grains à prendre le soir ; 12 sangsues à la cuisse. — 2 juin. Les sangsues l'ont beaucoup soulagé. On évacue l'urine par le moyen de la sonde. 2 grains de calomel avec 5 grains de poudre de Dover, à prendre trois fois par jour. — 5. Éruption typhoïde, délire, œdème considérable des paupières, pouls à 160, langue chargée, ventre paresseux.

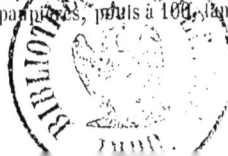

6 grains de calomel avec 12 de jalap. — 8. Pouls à 120. Continuation des poudres. —
9. Rigidité dans les deux bras ; le délire continue, pouls à 120 ; les yeux sont très-gonflés
et saillants hors de l'orbite. Douze sangsues à la tête, continuation des poudres. — 10.
Affaissement, pouls à 120, traits tirés ; on aperçoit un dépôt de matière purulente dans les
deux yeux. Mort dans la soirée.

Examen cadavérique. La dure-mère est épaissie ; on découvre, le long du sinus longi-
tudinal supérieur, un petit corps inégal, de forme irrégulière, osseux et du volume de la
moitié d'un pois. Cerveau plus mou qu'à l'ordinaire. Poumons engorgés, bronches rouges.
Aucune maladie de l'estomac ni des intestins. Pas de traces de pus dans les veines. Les
yeux, qui auparavant étaient si saillants, ont presque repris leur position normale dans les
orbites. — *Œil gauche.* Le tissu cellulaire et adipeux qui entoure l'œil est induré, tuméfié
et infiltré de sérum ; la cornée transparente ; la sclérotique rouge, molle et épaissie,
surtout au niveau de l'entrée du nerf optique. La chambre antérieure contient un fluide
rougeâtre avec quelques flocons blancs. L'iris est aminci et mou, libre de toute adhérence.
La choroïde est unie plus intimement que de coutume à la sclérotique ; la surface interne
présente quelques taches rouges entremêlées de points blancs qui paraissent être de la
lymphe plastique qu'on ne peut en détacher et qui semble incorporée avec elle. Le corps
ciliaire n'a subi aucun changement. Le pigment manque complétement en certains points,
et, ce qui en reste dans d'autres, se sépare facilement de la choroïde ; il n'en existe plus
traces sur la face postérieure de l'iris ; les légères parcelles qui recouvrent encore les
procès ciliaires s'enlèvent facilement, de manière à ce que ces parties restent d'un blanc
uniforme. La choroïde est séparée de la rétine par une quantité considérable de fluide
rougeâtre et contenant des flocons blancs puriformes ; ce fluide existe depuis l'entrée du
nerf optique jusqu'à la zonule de Zinn. Il s'écoule au dehors lorsque l'on ouvre la choroïde. La rétine ainsi détachée de la choroïde adhère fortement à la membrane hyaloïde
et à la zonule de Zinn ; de sorte que ces tissus forment une masse blanchâtre épaissie, renfermant une petite quantité d'un fluide rougeâtre, reste de l'humeur vitrée. Les lamelles
membraneuses du corps vitré ont complétement disparu vers le centre. L'adhérence et
l'épaississement de la rétine, de la zonule de Zinn et de l'hyaloïde semblent dus à un épanchement de lymphe plastique, surtout au niveau de la zonule et de l'entrée du nerf optique.
Le cristallin et sa capsule sont transparents. — *Œil droit.* Les altérations sont les mêmes
qu'à gauche, à l'exception des particularités suivantes : 1° Il y a dans la partie inférieure
de la chambre antérieure une mince lamelle de lymphe plastique qui s'étend en haut
jusqu'au bord de la pupille. 2° Il existe vers le milieu de l'œil une zone de la rétine et de
la membrane hyaloïde si peu épaissie et si transparente, qu'on aperçoit aisément au travers,
en laissant passer la lumière par le cristallin, le fluide rougeâtre qui occupe le centre du
corps vitré. 3° Il reste sur la zone lisse postérieure du corps ciliaire une couche de pigment
mince et uniforme, et une autre très distincte sur la face postérieure de l'iris.

La phlébite accompagnant la fièvre typhoïde est sans doute un fait
rare, mais le docteur Cowan m'a dit l'avoir rencontré plusieurs fois.
Cet accident survient vers l'époque de la convalescence, et non au début de la maladie, comme chez Bell. Ainsi, un homme âgé de 25 ans
fut considéré le 13 mai comme convalescent ; le 24, il éprouva des
frissons et le 29 il mourut. On trouva du pus dans la veine fémorale
gauche. Outre le cas de Bell, le docteur Cowan a vu des affections oculaires résultant probablement de la phlébite, dans deux autres cas (1).

[(1) Il est vraiment étonnant que cette simple assertion de M. Cowan soit presque tout ce que
la science possède sur la phlébite dans la fièvre typhoïde. Nos recherches dans les auteurs spéciaux ne nous ont fait trouver en plus que cette phrase que nous empruntons à MM. Monneret
et Fleury : « Les *vaisseaux* et les *nerfs* des intestins ont été peu explorés jusqu'à ce jour. Il serait
cependant à désirer qu'on examinât soigneusement l'état des veines et des lymphatiques, surtout
dans les cas semblables à ceux dont nous avons même deux exemples, et qui
nous ont offert les lésions propres à la pyohémie. La théorie qui attribue au passage des matières septiques et putrides dans le sang, et à leur absorption par les surfaces ulcérées, la pro-

Dans l'un de ceux-ci, les cornées s'ulcérèrent le jour de la mort; et dans l'autre, le dix-neuvième jour de la fièvre, les cornées étaient le siège d'un dépôt purulent et d'ulcérations.

Il y a lieu de croire que certains cas considérés comme des phlébites, suite de fièvre typhoïde, ne sont que des cas de phlébite provoquant des symptômes analogues à ceux de la fièvre typhoïde. « Je me rappelle, dit le docteur Todd, avoir vu dans ma pratique particulière un cas dans lequel du pus se montra dans la chambre antérieure de l'œil. Le malade présentait tous les caractères de la fièvre typhoïde, et j'en jugeai ainsi pendant quelque temps. Je fus un jour fort surpris de voir le pus déposé dans la chambre antérieure augmenter très-rapidement de quantité; du pus fut ensuite trouvé dans les articulations du coude et de l'épaule. A l'autopsie de ce malade, nous trouvâmes un ulcère dans le cœur à la base de l'une des valvules mitrales (1). »

Le lecteur n'ignore pas sans doute que la phlébite est susceptible de donner lieu dans les organes à ce que l'on a appelé des *dépôts purulents*, accidents que l'on a généralement attribués à la circulation du pus dans les vaisseaux sanguins. On a cependant aujourd'hui abandonné l'idée que le pus trouvé dans les poumons, le foie, le cerveau, le tissu cellulaire et ailleurs, fût le même que celui qui s'était formé dans la veine primitivement blessée ou enflammée. Le pus que l'on trouve dans les organes enflammés secondairement se sécrète, sans aucun doute, dans ces organes eux-mêmes; et il est probable que ces affections secondaires sont dues à l'inflammation des veines de ces parties. Loin d'attribuer au simple dépôt du pus en circulation dans le sang les abcès secondaires que l'on rencontre dans la phlébite, l'opinion des observateurs modernes (2) est que ce pus n'agit qu'en irritant les parois des veines capillaires des différentes régions du corps, et en en déterminant l'inflammation, et que ces veines enflammées produisent autour d'elles une suppuration circonscrite. Ceci n'est point une hypothèse, mais une opinion établie sur des observations variées et soigneusement faites.

Appliquant ces idées à l'œil, on ne doit pas croire que dans les cas de phlébite, ce soit le même pus, qui a traversé les veines utérines ou celles des extrémités, qui vienne se déposer entre la choroïde et la rétine, ou dans les chambres de l'humeur aqueuse; on doit penser plutôt que les tissus dans le voisinage desquels on trouve de la lymphe ou du pus dans l'ophthalmitis phlébitique, ont été eux-mêmes enflammés; et, d'après l'état de nos connaissances sur ce sujet, il est probable que les plus petites veines de ces tissus sont les parties dans lesquelles le

duction des accidents de la fièvre typhoïde, recevrait peut-être quelque lumière de ces nouvelles investigations. » Compendium de médecine pratique, t. 8, p. 181. Paris, 1846. T. W.]

(1) Medical Times and Gazette, February 21, 1852, p. 182.

(2) CRUVEILHIER. Anatomie pathologique. tome 1, livraison 11 : Dictionnaire de médecine et de chirurgie pratiques, art. *Phlébite*. DOUGLAS Inaugural Essay on Phlebitis. Glasgow, 1835.

pus s'arrête d'abord, et dans lesquelles aussi se développent primitivement l'irritation et l'inflammation secondaires. M. Desmarres (1) cite néanmoins plusieurs cas d'ophthalmitis phlébitique, dans lesquels, à la dissection, on trouva la veine ophthalmique enflammée et remplie de caillots.

On peut distinguer les effets produits par l'inflammation d'une veine en primitifs et secondaires, ou locaux et éloignés. Il ne faut pas confondre ces divers effets. Prenons pour exemple l'inflammation suppurative des veines de l'utérus après l'accouchement. Les effets *primitifs* consistent dans l'accroissement de l'épaisseur des tuniques de la veine malade, des fausses membranes sur leur surface interne, la coagulation graduelle du sang qu'elles contiennent, le dépôt de pus dans leur cavité, et la destruction complète de leur tissu. Les effets *secondaires* sont des abcès dans le foie, des collections purulentes dans la poitrine, l'inflammation et l'ulcération des membranes synoviales et l'ophthalmitis. Les effets que nous venons d'énumérer sont aussi des effets *éloignés*, tandis que le gonflement de la jambe, ou phlegmasia dolens, est un exemple d'effet secondaire *local;* il n'est que la conséquence de l'état d'obstruction des veines iliaque et fémorale, produit par l'extension jusqu'à ces vaisseaux de l'inflammation primitive. Il serait donc inexact de parler de *phlegmasia dolens de l'œil* pour désigner l'inflammation secondaire de cet organe, qui n'est qu'un effet éloigné de la circulation du pus dans le sang.

Symptômes locaux. — L'ophthalmitis phlébitique présente le cortége des symptômes que j'ai énumérés dans la dernière section. Elle débute lentement et d'une manière insidieuse dans certains cas, brusquement et avec intensité dans d'autres. Un seul œil ou les deux peuvent être pris. Parfois l'inflammation semble commencer dans la conjonctive oculaire, d'autres fois elle part du tissu cellulaire de l'orbite. Souvent aussi la rétine paraît être le point de départ de la maladie. Le malade ressent dans l'œil et dans l'orbite une douleur pulsative qui s'étend au front et à la tempe, s'accompagne d'une sensation de chaleur brûlante, de tension, de plénitude, comme si l'œil ne pouvait plus être contenu dans l'orbite. Il y a de la photophobie et de la photopsie. Le plus léger rayon de lumière provoque une vive douleur. Ce symptôme se montre surtout au début et disparaît lorsque la rétine devient insensible. Le globe de l'œil, le tissu cellulaire intrà-orbitaire et les paupières sont gonflés. Il ne manque que l'écoulement puriforme abondant, pour que la maladie présente tous les symptômes extérieurs d'une attaque interne d'ophthalmie purulente. La paupière supérieure est quelquefois gonflée au point de pendre au-devant de l'inférieure. Le globe de l'œil est dur, incompressible et poussé presque complète-

(1) Traité des maladies des yeux, p. 244. Paris, 1847.

ment hors de l'orbite, surtout par suite de l'épanchement inflammatoire qui se fait dans la capsule oculaire. Une personne qui ne connaît point cette affection est portée à croire à l'existence d'un abcès ou d'une tumeur située derrière l'œil. La texture fibreuse de la coque oculaire, par son inextensibilité, est cause de la douleur intense qui caractérise l'ophthalmitis. Elle cède néanmoins, et le globe de l'œil se distend : son volume augmente ainsi que celui de son contenu ; mais beaucoup moins, toutefois, que la saillie excessive qu'il forme ainsi que la tension qu'il exerce sur les paupières, ne porterait à le supposer.

Au premier abord, la conjonctive est plutôt œdémateuse que très-rouge. L'humeur aqueuse est sanguinolente ; l'iris change de couleur et se revêt de lymphe plastique ; la pupille est contractée, le fond de l'œil rougeâtre ou verdâtre. L'œil reste involontairement fixe, la douleur et le gonflement en rendant impossibles les mouvements ordinaires.

Symptômes généraux. — Les symptômes généraux qui accompagnent une phlébite déterminant des symptômes secondaires comme l'ophthalmitis, ont ordinairement un caractère typhoïque ; ce sont des frissons fréquents, la prostration des forces, un pouls faible et rapide, une respiration laborieuse, l'insomnie, l'anxiété, un délire vague et tranquille, des attaques de vomissements et de diarrhée, la teinte plombée et ictérique de la peau, une langue brune et parcheminée.

Terminaisons. — L'ophthalmitis phlébitique, ainsi que la variété idiopathique, a des terminaisons diverses.

1. La guérison complète est extrêmement rare. Si le malade survit, les fonctions et la forme de l'œil sont généralement détruites. La maladie se termine par l'amaurose, comme dans le cas que j'ai rapporté et qui avait été produit par un érysipèle. L'œil peut conserver son volume presque normal ou s'atrophier. La capsule du cristallin reste opaque et la pupille petite et adhérente.

2. L'ophthalmitis phlébitique peut se terminer par la suppuration et la rupture de l'œil. La cornée s'infiltre de pus et s'ulcère ; elle se rompt et laisse échapper les humeurs de l'œil mélangées de portions de pigment et de matière purulente ; quelquefois elle se gangrène, et il s'en détache une eschare distincte. D'autres fois, la sclérotique s'élève en pointe et s'ouvre, de sorte que du pus s'en échappe. C'est quelquefois la capsule qui se rompt, accident qui simule la rupture de l'œil.

3. La maladie de l'œil peut se calmer ; mais l'infection purulente du sang continuant, peut amener l'inflammation pyohémique de quelque autre organe, tel que la plèvre ou le péricarde (1). Le malade peut succomber ou échapper à cette nouvelle infection.

(1) Voyez un cas d'ophthalmitis phlébitique, consécutif à une amputation, suivi de pleurésie, et dans lequel l'autopsie a été pratiquée. BOWMAN, Lectures, etc., p. 123, [et Annales d'Oculistique, t. XXXI, p. 9, 1854.] Un cas succédant à la scarlatine, suivie d'une affection ressemblant

4. L'affection se termine par la mort. Cette terminaison serait certainement plus fréquente si l'œil et la capsule ne s'ouvraient pas spontanément. Le relâchement déterminé par la rupture de l'œil ou de sa
capsule diminue la violence de l'inflammation, et la maladie s'amende
exactement comme un panaris dans lequel on a pratiqué une profonde
incision. Mais si l'action inflammatoire n'est point arrêtée dans sa
marche, elle se propage au cerveau ou à ses membranes, se termine
par un coma mortel, ou le patient succombe d'épuisement, par suite
des symptômes typhoïques.

Pronostic. — Le danger de voir la maladie se propager au cerveau,
ou le malade s'affaisser, soit sans symptômes nouveaux, soit par suite
d'une affection des membranes synoviales ou d'autres organes, doit
rendre extrêmement réservé sur le pronostic.

Traitement. — La tendance à l'adynamie s'oppose ici aux déplétions
abondantes ; mais, à tous autres égards, on doit adopter la même ligne
de conduite que dans l'ophthalmitis idiopathique. On a recommandé
le colchique, mais je crois que le calomel avec l'opium constitue la
meilleure prescription interne. Les sangsues et les *fomentations sur
l'œil* sont très utiles.

SECTION XXXVIII.

OPHTHALMITIS POST-FÉBRILE.

Syn. — Ophthalmia post febrem.

Les cas d'après lesquels j'ai établi la description suivante de l'ophthalmitis post-fébrile, se sont manifestés pendant le cours d'une fièvre
épidémique qui a régné à Glascow pendant la plus grande partie des
années 1843 et 1844, où elle avait remplacé le typhus exanthématique qui venait d'y sévir.

Cette nouvelle fièvre avait un caractère rémittent et s'accompagnait
souvent de jaunisse ; son premier paroxysme aboutissait à une crise
dans l'espace du premier septénaire ; il survenait presque toujours une
récidive, le malade ayant rarement plus de deux paroxysmes, et la
mortalité ne dépassait pas 2 1/2 p. c. Je ne saurais dire si cette fièvre
s'était déjà montrée à Glascow ; mais à l'époque où elle existait dans
cette ville, elle régnait aussi à Edimbourg, à Dundee, et dans plusieurs
autres villes d'Écosse. Ce qui démontre qu'elle a existé plusieurs fois
en Irlande, c'est que l'on a remarqué que la marche suivie par certaines épidémies irlandaises correspond exactement avec celle de la
fièvre de Glascow. Quant à la complète identité de cette fièvre avec

au rhumatisme et de péricardite, par PORTER. American Journal of the Medical Sciences,
January 1843, p. 85.

celle qui a régné à Dublin en 1826, elle est établie par l'identité de sa marche et par celle de l'affection oculaire qui dans les deux cas s'est montrée à la suite de la maladie.

On a déjà observé depuis longtemps que diverses espèces de fièvres peuvent réagir sur les organes de la vision. Thucydide (1) lui même, dans le récit qu'il nous a laissé de la peste d'Athènes, maladie que l'on suppose avoir été le typhus, rapporte que plusieurs malades perdirent les yeux par suite de cette maladie. Le typhus est quelquefois suivi de mouches volantes ou même d'amaurose, et, dans quelques cas rares, d'ophthalmitis générale. J'ai vu la maladie connue sous le nom de *hay fever* (fièvre de foin), être suivie d'ophthalmie intermittente dans laquelle l'iris était pris, et se terminant par amaurose. Le docteur Lawrie m'apprend qu'aux Indes, la fièvre rémittente est quelquefois suivie de cornéite et de la mortification des cornées. Ce qu'il y a de sûr, c'est que jamais dans ce pays, aucune des fièvres qui nous étaient connues n'avait été suivie d'une affection inflammatoire de l'œil semblable à celle que je vais décrire.

Symptômes de la fièvre rémittente. — La maladie débutait par les symptômes ordinaires : fièvre, frissons, céphalalgie et maux de cœur. Un caractère remarquable, c'était la fréquence des vomissements ou des vomituritions, qui s'accompagnaient, dans tout le corps, de douleurs ressemblant à celles du rhumatisme. Il n'y avait souvent aucun symptôme précurseur; l'attaque était très-brusque et marquée par une excessive faiblesse. Un petit garçon, que j'ai vu, fut atteint dans la rue, tomba à terre et il fallut le reporter chez lui. Dans quelques cas, l'affection ressemblait beaucoup au mal de mer, tant sous le rapport de la prostration des forces, qui accompagnait les vomissements, que sous celui de l'indifférence absolue des malades au sujet de leur existence. Le pouls était fort accéléré; il s'élevait souvent, la nuit qui précédait la crise, à 140 pulsations à la minute; puis il tombait tout d'un coup à 84, ou au-dessous. La langue n'était pas fort chargée; au bout d'un certain temps, elle devenait brune et sèche. Les malades déliraient surtout la nuit, étaient affectés de soubresauts des tendons, ne pouvaient dormir, s'agitaient continuellement et voulaient se lever.

L'épistaxis chez quelques uns, et la jaunisse chez d'autres, se montraient fréquemment. Lorsque la maladie attaquait des femmes sur le point d'avoir leurs règles, celles-ci étaient très-abondantes; presque toutes les femmes enceintes qui en furent prises avortèrent quand leur grossesse était peu avancée, ou accouchèrent prématurément. Lorsqu'une femme enceinte arrivait à terme, souvent l'enfant venait mort, ou, s'il venait vivant, la mère n'avait pas de lait, et son rétablissement

(1) De bello Peloponnesiaco, Lib. II.

était long et entravé par des accidents, tandis que le plus souvent l'enfant mourait, soit par le manque de nourriture, soit par la fièvre. Au plus haut période du mal, les symptômes étaient les mêmes qu'au début, si ce n'est qu'ils étaient plus intenses. Les convulsions n'étaient point rares immédiatement avant la crise. Quelquefois elles amenaient la mort.

La première crise ne survenait à aucune époque fixe. La maladie durait plusieurs jours, cinq ou six, et alors une transpiration abondante, survenant la nuit et précédée d'un frisson intense, amenait un changement marqué. Le lendemain matin, le malade se disait comme transporté dans un monde nouveau; la langue s'était humectée, la soif avait beaucoup diminué, et il était débarrassé du mal de cœur et de la céphalalgie. Chez les vieillards, il ne survenait que peu ou pas de transpiration pendant la crise; mais le changement s'annonçait par une expression de contentement répandue sur la physionomie et par la manière de parler.

Quelques malades n'éprouvaient qu'une courte rémission; chez les autres, elle avait une durée considérable. Elle ne durait parfois que trois ou quatre jours, d'autre fois deux ou trois semaines. Très-peu échappaient à un retour de la fièvre. Soit qu'ils se levassent et sortissent, soit qu'ils restassent confinés au lit, dix-neuf sur vingt rechutaient. Lorsque la première attaque était légère, la seconde était ordinairement plus intense, et *vice versâ*. Si pendant la rémission le malade s'était permis quelque écart de régime, le second paroxysme était généralement plus intense que le premier.

Les symptômes de la rechute étaient identiquement les mêmes que ceux de la première attaque. Nous retrouvions le malade que nous avions quitté la veille avec toutes les apparences de la convalescence, en proie à une fièvre intense, excessivement faible, l'air abattu à un point qui rappelait la période de collapsus du choléra malin, et la peau recouverte d'une transpiration visqueuse.

La durée de la seconde attaque était à peu près celle de la première, la seconde crise survenant après deux ou trois jours, mais le plus souvent pas avant quatre ou cinq. S'il y avait quelque différence entre les deux attaques, c'est que les douleurs musculaires étaient plus intenses dans cette dernière. La miction était aussi très difficile. La dyssenterie survenait dans cette seconde attaque, et l'on pouvait assez souvent en faire remonter la cause à l'usage des spiritueux pendant la rémission.

Il était rare qu'il survînt une seconde ou une troisième rechute; mais quelques malades, qui avaient eu cette affection avec tous ses caractères paroxystiques bien marqués, et qui par conséquent s'en croyaient à l'abri, en ont été repris après un intervalle de plusieurs mois et ont passé de nouveau par toutes ses périodes; circonstance qui, jointe à d'autres que nous avons déjà mentionnées, servait à établir une ligne de démarcation bien tranchée entre cette fièvre et le typhus exanthématique.

Cette fièvre laissait après elle des troubles divers, tels que des douleurs dans les articulations, de la faiblesse dans les membres, de l'œdème aux pieds, l'engorgement des glandes du cou, des furoncles dans diverses parties du corps, et une faiblesse qui se prolongeait longtemps. Mais le plus remarquable était l'affection amaurotique et inflammatoire de l'œil, dont nous allons nous occuper.

Cette fièvre paraissait extrêmement contagieuse. Partout où plusieurs individus, mal nourris, mal habillés, habitaient en commun des appartements petits, sales et mal ventilés, la maladie attaquait promptement jeunes et vieux.

Le chiffre peu élevé de la mortalité, comparé à la gravité des symptômes et à la débilité que la maladie laissait après elle, fut un sujet d'étonnement (1).

Statistique d'ophthalmitis post-fébrile. — Voici quelques détails statistiques dignes d'intérêt :

Depuis le 8 août jusqu'au 31 octobre 1843, époque à laquelle finit ma période quaternaire de service au *Glasgow Eye Infirmary*, 36 cas d'ophthalmitis post-fébrile avaient été inscrits sur les registres. Pendant les années 1843 et 1844, sur 1,877 malades admis, 261 étaient affectés de cette maladie. Les cas les plus fréquents s'observèrent sur des sujets de 17 à 20 ans; mais elle n'épargna ni les jeunes enfants, ni les adultes, ni les vieillards. Les caractères généraux de cette affection étaient en partie ceux de l'amaurose, en partie ceux de l'inflammation. Dans le plus grand nombre de cas, les yeux attaqués étaient sains auparavant, mais dans quelques cas ils avaient souffert d'autres maladies, et dans l'un d'eux ils étaient déjà en grande partie désorganisés.

Sur les 36 cas que j'ai traités en août, septembre et octobre, 27 appartenaient à des sujets du sexe féminin, 9 à des sujets du sexe masculin. Voici l'âge des 36 malades : au-dessous de dix ans, 2; de dix à vingt, 17; de vingt à trente, 9; de trente à quarante, 2; de quarante à cinquante, 3; de cinquante à soixante, 3. L'œil droit était seul affecté dans 18 cas; dans 10, le gauche était seul pris, et dans 8, les deux yeux furent pris ensemble ou successivement. L'ophthalmitis se déclarait à des périodes variables depuis trois jusqu'à seize semaines à partir du début de la fièvre. Plusieurs fois elle survint deux semaines après la convalescence de la rechute, mais généralement un peu plus tard.

La même affection oculaire se montra à Dublin après l'épidémie de 1826, et fut décrite par M. Hewson (2), le docteur Reid (3), le docteur Jacob (4) et M. Wallace (5). Ce dernier auteur a signalé la fréquence plus grande de cette maladie à droite qu'à gauche. « Sur quarante cas que j'ai notés, dit-il, la maladie n'existait que quatre fois à gauche, et deux fois elle occupait les deux yeux. » Sur dix cas où je l'ai observée à gauche, sept fois les

(1) Consultez sur la fièvre rémittente : CORMACK's Natural History, Pathology and Treatment of the Epidemic Fever, etc. Edinburgh, 1843. WARDELL. On the Scotch Fever of 1843, in London Medical Gazette for 1847. Sur les fièvres du même type observées en Irlande, consultez : RUTTY's History of the Diseases of Dublin, during forty years. London, 1770. REID and O'BRIEN. Transactions of the Association of Fellows and Licentiates of the King and Queen's College of Physicians in Ireland, vol. V. pp. 266, 312. Dublin, 1828.

(2) Observations on the History and Treatment of the Ophthalmia accompanying the secondary Forms of Lues Venerea, pp. 54, 109. London, 1814.

(3) Transactions of the Association, etc., vol. V, p. 204. Dublin, 1828.

(4) Ibid., vol. V, p. 268.

(5) Medico-Chirurgical Transactions, vol. XIV, p. 286. London, 1828.

sujets appartenaient au sexe féminin. L'attaque est généralement due à l'action d'un courant d'air froid pendant la nuit; c'est probablement l'œil qui est le plus à découvert qui se prend; celui qui appartient au côté sur lequel le malade se couche, échappant ordinairement.

Le docteur Jacob a remarqué que la maladie attaque plus souvent les jeunes gens que les vieillards. Sur trente cas dont il a noté l'âge, trois seulement avaient dépassé celui de 25 ans. Il l'a aussi rencontrée plus souvent chez les femmes que chez les hommes. Dans la majorité des cas vus par lui, la maladie a éclaté six semaines ou deux mois après la guérison de la fièvre; dans quelques cas, néanmoins, elle est survenue avant que les sujets eussent quitté l'hôpital, et dans d'autres, quatre, cinq ou même huit mois après.

Mon collègue, le docteur A. Anderson (1), dans un excellent mémoire sur l'ophthalmitis post-fébrile, dit :

« Il n'existait pas toujours d'intervalle entre la terminaison de la fièvre et l'apparition de l'ophthalmitis, et quand il y en avait un, il était d'une durée très-variable. Ainsi, sur 135 cas, les symptômes (amaurotiques ou inflammatoires) de l'affection oculaire débutèrent pendant la fièvre ou pendant la rechute, 10 fois; pendant la convalescence, 34 fois; quinze jours après la convalescence, 29 fois; dans le mois suivant, 31 fois; cinq ou six mois après, 31 fois. »

Symptômes. — L'ophthalmitis post-fébrile a pour caractère, au début, une congestion suivie de l'inflammation des parties internes de l'œil, et surtout de la rétine, ce qui détermine un trouble considérable de la vision. A ces symptômes succède bientôt une inflammation évidente de l'iris et de la sclérotique; la maladie s'étend à la capsule du cristallin et quelquefois à la membrane qui tapisse en arrière la cornée. On ne saurait guère douter que la choroïde ne soit prise aussi, quoique à un degré peu marqué, tandis que la conjonctive n'est, en général, que légèrement affectée.

La part que la sclérotique prend à la maladie est suffisamment indiquée par l'injection considérable des vaisseaux sanguins situés à sa surface, et que l'on voit se porter, sous forme de rayons, vers la cornée. Le changement de couleur de l'iris, l'état de contraction de la pupille et les adhérences qui s'établissent entre le bord pupillaire et la capsule du cristallin, font voir à quel point l'iris est affecté. La membrane interne de la cornée et surtout l'hémisphère antérieure de la capsule montrent, par le trouble considérable qui s'y manifeste, leur participation à l'inflammation. Toutes les parois des chambres de l'humeur aqueuse paraissent, dans quelques cas, comme revêtues d'une mince couche de lymphe d'une couleur jaune-verdâtre. Le grand affaiblissement de la vision ne saurait s'expliquer par le trouble seul de ces parties; il constitue, au reste, un des premiers symptômes de la maladie, annonçant ainsi une altération de la rétine. Dans quelques cas, on voit un épanchement lactescent qui paraît siéger à la surface de la rétine. D'autres fois, on aperçoit des flocons blanchâtres et rougeâtres flottant dans l'humeur vitrée. Quelquefois, au début, la pupille est dilatée, et elle ne se contracte que lorsque l'inflammation s'est étendue à l'iris. Si le mal n'est point promptement combattu par des

_____

(1) London and Edinburgh Monthly Medical Journal, October, 1845.

remèdes appropriés, la cornée et la sclérotique cèdent beaucoup plus facilement à la pression du doigt qu'à l'état normal, ce qui démontre la diminution de la quantité de l'humeur vitrée. Dans un cas, j'ai trouvé la cornée très souple à la période amaurotique, avant qu'il existât aucune apparence extérieure d'inflammation. La souplesse des tuniques de l'œil disparaît graduellement, et l'organe peut reprendre sa consistance normale; mais ce n'est que longtemps après que les autres symptômes ont disparu.

Il paraît probable qu'au début la rétine seule est enflammée. L'irritation et l'injection s'étendent aux artères ciliaires courte et longue, aux vaisseaux des procès ciliaires et au réseau sclérotidien; et, à mesure que ces vaisseaux s'enflamment, l'iris, la membrane qui double la cornée, la capsule cristalline et la membrane hyaloïde témoignent qu'ils participent à la maladie.

Le larmoiement, dans la seconde période, est très considérable, et semble en rapport, moins avec l'état de la sclérotique qu'avec celui de l'intérieur de l'œil. La douleur intense dans l'œil et autour de lui, qui s'aggrave pendant la nuit, est exactement semblable à celle qui accompagne les ophthalmies rhumatismale et syphilitique; et, bien qu'elle soit en partie l'effet de la pression exercée par les tissus enflammés sur les nerfs ciliaires à l'intérieur de l'œil, elle dépend peut-être aussi d'une affection névralgique directe, telle que celle que l'on observe souvent dans les branches du nerf de la cinquième paire, au moment où elles sortent de l'orbite, même lorsqu'il n'y a pas d'inflammation évidente. Ce n'est, en général, qu'après que l'iris et la sclérotique ont pris part à la maladie, que le patient accuse de la douleur oculaire et circum-orbitaire. Tant que le mal est borné à la rétine, il n'y a que peu ou pas de douleur; de sorte que le malade ne s'inquiète point, autant qu'il le devrait, de l'affaiblissement de la vision : au reste, comme il n'y a ordinairement qu'un seul œil affecté, souvent son attention n'est point éveillée. La photophobie ne paraît point un symptôme dont le malade se plaigne beaucoup. Les mouches volantes existent constamment, surtout après que l'inflammation s'est apaisée et que l'œil est convalescent. Elles sont alors si nombreuses, qu'un malade comparait son état de myodésopsie à un sac de suie qu'on aurait secoué devant lui.

Bien que, dans la grande majorité des cas, tous les tissus de l'œil soient pris dans cette maladie, et c'est même à cause de cela qu'on lui a donné le nom d'*ophthalmitis*, il peut arriver que l'inflammation reste bornée à un ou deux tissus seulement. Ainsi, dans un cas, la capsule cristalline antérieure et la membrane qui double la cornée étaient seules le siége de l'inflammation. Le pouls varie de 84 à 120. Il survient des frissons fréquents. La langue est généralement nette et humide. La douleur empêche tout sommeil. L'affection oculaire peut être com-

pliquée de l'une ou de plusieurs des suites de la fièvre que nous avons
déjà mentionnées.

Diagnostic. — Cette maladie est beaucoup plus étendue, quant au
nombre des tissus qu'elle envahit, et beaucoup plus intense, en ce qui
a rapport au travail morbide qui la produit, que l'ophthalmie ou
l'iritis rhumatismale, auxquelles elle ressemble cependant à beaucoup
d'égards. Néanmoins, nous n'avons, dans l'ophthalmitis post-fébrile, ni
le pouls rebondissant, ni la peau chaude, ni la langue blanche et
chargée, qui se montrent dans l'inflammation de la sclérotique et de
l'iris due à la seule action du froid. Le sang tiré de la veine n'est pas
non plus aussi couenneux, la douleur n'est pas moins intense, la vision
est plus promptement et plus profondément compromise.

M. Wallace pense que cette affection ressemble tant à l'ophthalmie
syphilitique, qu'à moins d'en connaître exactement les antécédents, il
est impossible de les distinguer l'une de l'autre. L'absence du cercle
jaune-rougeâtre du pourtour de la pupille, et celle de tubercules sur
l'iris, dans l'ophthalmitis post-fébrile, serviront à les faire distinguer.
Son acuité la différenciera de l'iritis scrofuleuse, à laquelle elle ressemble beaucoup, surtout sous le rapport de l'aspect du cristallin,
aussi bien que du degré auquel la rétine se trouve affectée. Dans l'iritis scrofuleuse, toutefois, l'affection de la rétine figure parmi les symptômes qui apparaissent en dernier lieu; dans l'ophthalmitis post-fébrile
au contraire, elle figure parmi ceux du début.

Quelquefois l'affection qui nous occupe ressemble beaucoup à l'ophthalmie catarrho-rhumatismale. Cependant, je n'ai jamais observé dans
ce cas l'onyx qui se montre si fréquemment dans la dernière de ces
deux maladies. J'ai vu une fois une portion considérable de l'épithélium de la cornée s'exfolier, mais jamais l'ulcération du tissu propre
de la cornée, si caractéristique dans l'ophthalmie catarrho-rhumatismale.

La maladie à laquelle l'ophthalmitis ressemble le plus est l'ophthalmitis sympathique, qui, comme je l'expliquerai dans la prochaine section, survient si fréquemment sur un œil sain lorsque son congénère
a été le siége d'une blessure par incision ou par déchirure au niveau de
l'union de la cornée avec la sclérotique, et conséquemment de *l'orbiculus ciliaris*. La cause de cette ressemblance est que, dans ces deux
formes d'ophthalmitis, l'inflammation débute dans la rétine, se propage
à l'iris, envahit tous les tissus internes de l'œil, et se termine dans
toutes deux, si on la néglige, par l'opacité du cristallin, l'occlusion de
la pupille et le ramollissement du globe de l'œil. Le moindre renseignement sur l'histoire de la maladie servira dans les deux cas à faire
connaître l'origine de l'affection.

Périodes. — M. Wallace a décrit deux périodes dans cette affection,
la première amaurotique et la seconde inflammatoire. Ce que j'ai vu

vient tout à fait confirmer l'exactitude de la description de M. Wallace.
« Pendant la première période, dit-il, il n'existe que des symptômes
amaurotiques; dans la seconde, aux symptômes amaurotiques viennent
s'ajouter des symptômes inflammatoires. Le temps pendant lequel durent les premiers, avant que viennent s'y ajouter de la rougeur à l'extérieur de l'œil ou des signes apparents d'inflammation, est extrêmement variable, de même que l'époque de l'apparition des symptômes
amaurotiques après la fièvre. Assez souvent ces derniers, tels qu'un léger obscurcissement de la vision, avec mouches volantes, se sont montrés au début ou même avant le début de la convalescence de la fièvre,
et cependant il s'écoule des semaines ou même des mois avant l'apparition de la période inflammatoire; d'autres fois l'affaiblissement de la
vision ne débute que quelques jours, quelques semaines ou quelques
mois après l'attaque de fièvre et les symptômes inflammatoires viennent immédiatement s'y joindre. Une chose à remarquer, c'est que je
n'ai point rencontré un seul cas dans lequel je n'aie constaté que des
symptômes amaurotiques plus ou moins prononcés avaient précédé
les symptômes inflammatoires. C'est là, en effet, un des caractères les
plus saillants de la maladie. Il est bon de faire observer aussi que la
même distinction entre les symptômes se manifeste également lorsqu'il survient une amélioration; constamment les symptômes inflammatoires disparaissent plus ou moins longtemps avant les symptômes
amaurotiques et souvent avant que la gravité de ceux-ci n'ait diminué (1). »

Un assez bon nombre des cas que j'ai observés ressemblaient, non-
seulement au début, mais encore pendant toute leur durée, beaucoup
plus à une amaurose qu'à une ophthalmitis. Dans l'un d'eux, le malade perdit instantanément la vue de l'œil affecté. Dans un autre dont
j'ai déjà parlé, conjointement avec les symptômes amaurotiques, la cornée était devenue souple; et, ne redoutant plus l'inflammation, j'avais
déjà eu recours aux vésicatoires et au quinquina, lorsqu'il survint tout-
à-coup de la rougeur et de la douleur. J'ai rencontré plusieurs cas dans
lesquels les principaux symptômes ont été pendant longtemps de la douleur dans l'œil et autour de lui, et l'obscurcissement de la vision.
D'autres fois la rougeur existait dès le début.

Causes prédisposantes et causes excitantes. — Il est de toute évidence que la fièvre prédispose à l'affection oculaire; il y a même lieu
de croire qu'elle laisse le sang dans un état d'altération morbide qui favorise la production de l'affection locale. Quoi qu'il en soit, on peut
presque toujours faire remonter l'affection à quelque cause excitante,
et surtout à l'action du froid. Quelques-uns de mes malades accusaient comme causes: le coucher dans un appartement dont les fenêtres

(1) Op. cit., p. 294.

étaient brisées, le travail dans une boutique froide et humide, enfin le lavage de la tête avec de l'eau froide. L'application des yeux aux travaux à l'aiguille pendant la convalescence de la fièvre est aussi une cause excitante.

Pronostic. — Le rétablissement est lent. Dans la majorité des cas, il a fallu un traitement suivi et non interrompu de deux mois pour la guérison. La maladie abandonnée à elle-même finit, il est vrai, par s'arrêter, mais les yeux ont perdu tout usage par suite de l'occlusion de la pupille et de l'altération amaurotique de la rétine. Si elle est traitée avec négligence, elle laisse après elle une synéchie postérieure, des mouches volantes et d'autres traces irrémédiables. Prise de bonne heure et traitée vigoureusement, elle a toute chance de se terminer par une guérison radicale, laquelle est beaucoup plus prompte et plus complète chez les sujets jeunes que chez les adultes.

Traitement. — 1. *Déplétifs.* L'aspect cachectique que présentent beaucoup de malades, la petitesse de leur pouls et l'état de débilité générale dans lequel ils sont plongés, pourraient détourner le chirurgien de l'emploi de la saignée. Je suis cependant convaincu que l'on ne peut que rarement se dispenser de recourir à ce moyen. Le sang tiré de la veine est généralement couenneux, mais la couenne a un aspect particulier; elle n'est pas blanche et coriace comme dans la pneumonie, ni jaune et foncée comme dans la syphilis et l'hépatite, mais d'un blanc semi-transparent comme du blanc d'œuf à moitié cuit. Il est souvent difficile de tirer du bras plus de quelques onces de sang. Quand il en est ainsi, il faut appliquer des sangsues à la tempe et autour de l'œil.

Si l'on néglige la saignée, la guérison est très lente et incertaine; il se forme des adhérences dont on ne peut se débarrasser, et la vision reste imparfaite. Il ne faut pas se régler sur la douleur seule pour se décider à tirer du sang. Rien, il est vrai, ne diminue la douleur comme la saignée; mais l'état de l'œil peut réclamer l'emploi de ce moyen, indépendamment de ce symptôme. On ne doit point attendre le développement complet des symptômes inflammatoires; il faut user de la saignée pour faire cesser la congestion d'où dépendent les symptômes amaurotiques.

Dans quelques cas, surtout chez les enfants, j'ai eu recours aux sangsues seules; mais chez les adultes la saignée est presque toujours nécessaire. Je n'ai jamais fait usage de l'artériotomie ni des ventouses scarifiées, mais je ne doute point de leur efficacité.

2. *Purgatifs.* — La langue étant ordinairement nette et les selles régulières, les purgatifs paraissent peu indiqués. Néanmoins je les ai trouvés très utiles pendant le cours du traitement. Le sulfate de magnésie, l'huile de ricin et la poudre composée de jalap, sont ceux que j'ai le plus employés.

3. *Mercure.* — Je suis convaincu que le calomel avec l'opium constitue un des meilleurs moyens, exactement comme dans le traitement de l'iritis rhumatismale ou syphilitique. Cette manière de voir est confirmée par le témoignage de M. Hewson, qui paraît s'être borné à ouvrir l'artère temporale et à prescrire trois grains de calomel avec un demi-grain d'opium à prendre chaque soir. Le docteur Jacob a trouvé le mercure si efficace et si certain dans cette affection, qu'il n'a pour ainsi dire pas employé d'autre moyen. Il donnait deux grains de calomel et un quart de grain d'opium, trois fois par jour. Il faut que la bouche se prenne, mais seulement après quelque temps, afin qu'on ne soit pas obligé d'y renoncer trop tôt.

4. *Belladone.* — La dilatation de la pupille constitue un point essentiel du traitement. On l'obtient en peignant, soir et matin, les paupières et le sourcil avec de l'extrait mou de belladone, dont le malade doit avoir soin d'entretenir l'activité en humectant de temps en temps les parties avec son doigt trempé dans l'eau.

5. *Révulsifs.* — Après un emploi suffisant de la saignée, les vésicatoires à la tempe et derrière l'oreille rendent de grands services. Ils aident à faire disparaître la douleur, diminuent l'inflammation et rappellent la faculté visuelle.

6. *Quinquina.* — M. Wallace a beaucoup vanté la supériorité du quinquina dans le traitement de cette affection. Il lui attribue une action spécifique dans cette maladie. Il le recommande quand le malade est faible et semble réclamer les toniques, et même quand il est en pleine santé; il soutient qu'on ne peut guérir à l'aide du mercure et croit fermement qu'il doit y avoir quelque erreur dans les cas que M. Hewson prétend avoir guéris à l'aide de ce médicament. Je n'ai jamais employé l'écorce de quinquina, mais les essais que j'ai tentés à l'aide du sulfate de quinine ne m'ont pas donné une haute opinion de l'efficacité de cet agent dans cette affection. Quelques-uns des cas les plus légers ont cédé, il est vrai, à la combinaison du calomel et du quinquina. Dans un cas il a produit de très bons effets; mais dans un autre il a agi très lentement et très imparfaitement. En résumé, je n'ai point confiance en cet agent, et mes vues sur ce point sont confirmées par l'expérience du docteur Jacob. « Dans deux cas qui se sont présentés à moi, dit-il, après que l'inflammation avait disparu, et dans lesquels la vision était fort imparfaite, comme dans ceux où l'on n'a employé aucun remède, la poudre de quinquina avait été administrée pendant dix jours. J'ai moi-même essayé pendant huit jours le sulfate de quinine dans quatre cas bien dessinés; mais n'apercevant aucune amélioration, j'ai eu recours au mercure qui a amené la guérison dans l'espace de temps ordinaire. »

Je n'ai pas besoin de m'étendre sur les avantages qu'on peut retirer d'un régime convenable et des précautions contre le froid, ni sur l'utilité des fomentations chaudes et des frictions anodynes, non plus que sur les effets probables de quelques remèdes que je n'ai point essayés, tels que le tartre émétique, le colchique et la térébenthine (1).

SECTION XXXIX.

OPHTHALMIES COMPOSÉES.

A y regarder de près, peu de cas d'ophthalmie sont complétement simples. Plusieurs sont évidemment composés dès le début; telle, par exemple, l'ophthalmie catarrho-rhumatismale déjà décrite. Dans certains cas, une variété est greffée sur une autre, comme l'ophthalmie scrofulo-catarrhale, qui débute comme une légère conjonctivite puro-muqueuse, mais à laquelle viennent bientôt s'ajouter les signes d'une ophthalmie phlycténulaire. On rencontre souvent des aphthes de la conjonctive combinées dès le début avec une inflammation blennorrhagique de cette membrane. Nous pourrions énumérer ici la combinaison de la conjonctivite phlycténulaire avec l'iritis, de l'iritis arthritique avec la syphilitique, de l'ophthalmie traumatique avec la syphilitique ou la scrofuleuse, et de plusieurs autres.

Le traitement de ces maladies consistera naturellement dans l'usage combiné des moyens que l'on a reconnus efficaces contre les formes simples de l'ophthalmie. Ainsi, dans l'ophthalmie scrofulo-catarrhale, on combinera le traitement de l'ophthalmie scrofuleuse avec celui de la conjonctivite catarrhale; dans l'ophthalmie catarrho-rhumatismale, au contraire, on aura recours aux moyens propres à combattre l'inflammation de la sclérotique joints à ceux nécessaires contre l'inflammation blennorrhagique de la conjonctive; et ainsi de suite, suivant l'espèce d'ophthalmie composée que l'on aura à combattre.

SECTION XL.

OPHTHALMIES TRAUMATIQUES.

Fig. Wardrop, pl. VI, fig. 1. Dalrymple, pl. XII, fig. 1. [Sichel, p. I, fig. 2, 3, 4, 5 et 6.]

Dans les sections précédentes de ce chapitre, nous avons expliqué comment chaque tissu de l'œil souffre à sa façon de l'inflammation qui s'y développe sans lésion mécanique ou chimique apparente; la conjonctive est soumise à des flux puro-muqueux et à des affections éruptives; la sclérotique au rhumatisme et au ramollissement; l'iris à

(1) Voyez pour des observations détaillées d'ophthalmitis post-fébrile : London Medical Gazette, Nov. 24, 1845, et le travail du docteur ANDERSON, que nous avons déjà cité.

l'inflammation adhésive; la cornée à la perte de sa transparence, à l'infiltration purulente et à l'ulcération; la choroïde à des épanchements fibrineux et séreux, et à la hernie à travers la sclérotique amincie; la rétine à la perte complète de toute sensibilité à la lumière; chaque tissu en un mot éprouve des altérations différentes.

L'inflammation déterminée par des lésions chimiques ou mécaniques évidentes, et dont nous avons examiné les effets immédiats dans la seconde et dans la troisième sections du chapitre IV, et dans le chapitre XII, peut attaquer un ou plusieurs de ces tissus. Ainsi, l'on peut rencontrer des conjonctivites, des cornéites et des iritis traumatiques, etc., et, ce qu'il y a de remarquable, c'est que l'inflammation traumatique des divers tissus de l'œil imite, si l'on peut s'exprimer ainsi, les ophthalmies que nous avons déjà décrites.

On voit quelquefois une lésion traumatique provoquer la conjonctivite puro-muqueuse, et fréquemment la conjonctivite pustuleuse ou phlycténulaire est produite par la même cause. L'iritis traumatique (celle par exemple qui survient si souvent après les opérations de cataracte) ressemble beaucoup à l'iritis rhumatismale; mais chez certains sujets elle n'est autre chose que la maladie que nous avons décrite sous le nom d'iritis arthritique. L'inflammation traumatique rend la cornée opaque, ou y donne naissance à un onyx ou à une ulcération; la même cause fait perdre au cristallin sa transparence et à la rétine sa sensibilité.

Ces observations bien comprises jettent un grand jour sur le traitement des ophthalmies traumatiques. La conjonctivite puriforme, due à une cause traumatique, doit être traitée exactement comme une ophthalmie catarrhale. Dans l'iritis traumatique, les trois préceptes principaux d'abattre l'inflammation par la saignée, de s'opposer à la contraction de la pupille par la belladone et de provoquer l'absorption à l'aide du mercure, doivent être suivis exactement comme dans l'inflammation rhumatismale ou syphilitique de l'iris.

C'est pour cela que j'ai jugé à propos de ne rien dire des ophthalmies traumatiques avant d'avoir complétement décrit les diverses variétés d'inflammation qui peuvent se développer dans chacun des tissus de l'œil sous l'influence des causes atmosphériques et constitutionnelles. Sans la connaissance de ces variétés d'ophthalmies, il est difficile de comprendre les accidents inflammatoires que les lésions mécaniques peuvent déterminer sur les divers tissus qui se trouvent combinés dans l'œil; mais, à l'aide de cette connaissance, les symptômes et le traitement des ophthalmies traumatiques deviennent des plus simples. Ces symptômes varient sans doute à l'infini, eu égard à leur intensité. Dans certains cas, un seul des tissus de l'œil souffre; dans d'autres, plusieurs sont affectés; néanmoins, les propriétés constantes et spéciales, tant physiques que vitales, de chaque tissu, font que, par quelque cause et dans quelque circonstance que l'inflammation survienne, elle donne lieu aux mêmes phénomènes essentiels.

La gravité et les résultats des inflammations traumatiques de l'œil dépendent de l'espèce des tissus entrepris, de l'étendue de la lésion, de la nature des agents qui l'ont produite, de la force avec laquelle ils ont agi, de la constitution du malade et de sa conduite après la blessure, et enfin du traitement mis en usage.

Dans toutes les blessures de l'œil, il y a une certaine solution de continuité à combler. Dans les simples incisions, la nature accomplit souvent cette réparation sans inflammation; mais dans les plaies contuses et déchirées, dans les piqûres qui pénètrent profondément, et même quelquefois à la suite de lésions légères et superficielles en apparence, on a à combattre l'irritation consécutive, l'épiphora, la photophobie, l'inflammation et ses conséquences, telles que la suppuration, l'ulcération, etc. Le traitement général consiste dans le repos des yeux et du corps, la soustraction de la lumière, la diète, les purgatifs, la saignée, le calomel avec l'opium. Dans les cas légers, on applique des réfrigérants sur l'œil; dans les cas plus graves, on a recours aux fomentations chaudes et à la dilatation de la pupille.

Une blessure légère peut être suivie d'une inflammation assez étendue pour mériter le nom d'*ophthalmitis traumatique*, forme de la maladie dans laquelle, ainsi que dans quelques-unes des variétés d'ophthalmitis déjà décrites, l'œil se gonfle et fait saillie hors de l'orbite. Les paupières sont alors refoulées en dehors, la conjonctive est recouverte d'une exsudation lymphatique, le fond de l'œil rouge; l'hyaloïde, s'infiltrant de lymphe plastique ou de pus, devient verdâtre; la cornée suppure ou se mortifie, l'œil se crève et se réduit finalement à un petit moignon. J'ai vu une petite incision de la cornée provoquer une ophthalmitis qui s'est terminée par l'atrophie de l'œil.

Dans tous les cas d'inflammation traumatique, il importe de surveiller soigneusement l'état des organes digestifs. C'est en vain que l'on comptera sur la saignée et la salivation pour faire disparaître une inflammation due à une cause traumatique et empêcher la suppuration, si on laisse l'estomac dérangé ou les intestins surchargés d'aliments mal digérés ou de sécrétions altérées. Il faut en pareil cas administrer les purgatifs et les altérants jusqu'à ce que le tube digestif soit revenu à l'état normal.

Les personnes atteintes d'inflammation traumatique sont assez souvent avancées en âge, incapables de supporter beaucoup la saignée, et ont les forces vitales dans un état chancelant qui paraît devoir être amélioré par les toniques. On observe fréquemment une amélioration dans l'état de l'œil des malades quand on a amélioré leur nourriture et administré la bébérine ou la quinine.

Les abcès de la cornée sont une des conséquences les plus fréquentes de l'inflammation traumatique ; ils sont très souvent suivis de la rupture de la partie antérieure de l'œil, qui amène le staphylôme partiel ou général. Ce symptôme ne cède pas facilement aux moyens employés. Outre la belladone qui exerce une action calmante en même temps qu'elle dilate la pupille, et quelqu'un des toniques dont nous venons de parler, j'ai vu la ponction de la cornée pratiquée à sa circonférence, mais à une certaine distance de l'endroit infiltré de pus, amener un résultat favorable.

Une règle importante dans le traitement des ophthalmies traumatiques, c'est de se tenir en garde contre les accidents les plus graves, contre les affections des tissus internes de l'organe, alors même que la lésion n'a été ou ne paraît avoir été que superficielle. Le traitement doit être en grande partie préventif. Il ne faut pas attendre, pour tirer du sang, qu'il soit survenu une inflammation intense, accompagnée d'une douleur circum-orbitaire aiguë. Il faut saigner chaque fois qu'une lésion grave est survenue. On n'attendra pas non plus que la pupille soit évidemment fermée ; mais on appliquera la belladone pour empêcher ce résultat. De même, on administrera le calomel avec l'opium sans attendre que l'iris change de couleur, aussitôt que la nature de la lésion portera à craindre une iritis. Il ne faut pas borner son attention au tissu qui a été directement lésé, ni à celui qui paraît le plus enflammé. J'ai vu une petite parcelle d'acier enfoncée dans la cornée produire une iritis et une sclérotite assez intenses, sans avoir presque enflammé la cornée, et cette cause rester méconnue pendant que l'on dirigeait contre l'iritis un traitement approprié.

Dans quelques cas d'ophthalmitis traumatique, l'énorme gonflement des tissus environnant l'œil, l'épanchement qui survient dans la capsule oculaire et l'œdème de la conjonctive exercent une telle pression sur les paupières, qu'elles s'écartent vers leur commissure interne et que l'inférieure se renverse en dehors et pend lâchement. D'autres fois elles se gangrènent en partie. Ces inflammations violentes de l'œil, à la suite de blessure, surviennent surtout chez les sujets scrofuleux ou chez ceux dont la constitution est altérée par tout autre cause. Un fait digne de remarque, c'est que des inflammations spécifiques de l'œil, telles que l'iritis syphilitique ou arthritique, peuvent être provoquées par des lésions traumatiques.

Une observation qui n'est pas sans intérêt, c'est qu'après qu'on a fait disparaître tous les autres symptômes d'une inflammation intense de l'œil, suite d'une lésion chimique ou mécanique, à l'aide de la saignée, des révulsifs, du mercure, etc., on voit souvent persister une photophobie très gênante et très opiniâtre, s'accompagnant d'un épiphora qui paraît moins dû à un état d'irritation de l'œil qu'à une sorte d'habitude de suractivité contractée par les paupières et la glande la-

crymale. Outre les remèdes recommandés contre l'épiphora, je me suis
bien trouvé, en pareil cas, de l'usage interne de l'extrait de stramonium.

SECTION XLI.

OPHTHALMIES ARTIFICIELLES.

On a vu des soldats provoquer l'inflammation de leurs yeux par l'introduction de diverses substances dans les sinus de la conjonctive, ou
bien, lorsqu'ils sont affectés d'ophthalmie, s'efforcer d'aggraver les
symptômes et d'empêcher la guérison, à l'aide des mêmes moyens,
dans le but de produire une lésion permanente des yeux, ou même la
perte de la vision, afin de se faire congédier ou d'obtenir une pension.

Les agents irritants auxquels les soldats ont recours dans ce but
coupable sont : le sublimé corrosif, le sel commun, le précipité rouge,
le caustique lunaire, le sulfate de cuivre, la chaux vive, l'acide nitrique, l'onguent cantharidé, le tabac à priser, le jus et les cendres de
tabac, un morceau d'étoffe de drap, etc. — La maladie ainsi produite
ne siége ordinairement qu'à un œil et presque toujours à l'œil droit.

Souvent la rapidité avec laquelle les symptômes se déclarent permet de reconnaître non-seulement la fraude, mais encore l'agent qui a
servi à la produire et qui peut même se retrouver en totalité ou en partie. Ainsi, par exemple, M. Marshall (1) a découvert sur un malade
entré à l'hôpital pour une ophthalmie, un petit morceau de mousseline
noire étendu sur la cornée de l'œil droit. Cet homme avait récemment
perdu la vue de l'œil gauche, probablement par suite d'une inflammation artificiellement provoquée.

Lorsque l'on a employé une poudre âcre comme la chaux vive ou le
précipité rouge, on trouve ordinairement un ulcère avec mortification
de la conjonctive et quelquefois des particules du corps étranger adhérentes à la membrane. Les cantharides, sous quelque forme qu'on les
emploie, provoquent un chémosis considérable immédiat avec gonflement des paupières et démangeaison des plus violentes. Un acide
puissant désorganise instantanément la conjonctive, de sorte qu'elle
blanchit, se gonfle et est près de se détacher en pellicules ; la cornée
est aussi blanchie et se mortifie promptement.

Dans un cas, la profondeur et l'exacte limitation des bords de l'ulcération ayant porté le chirurgien à soupçonner l'application de quelque substance corrosive sur l'œil, on fouilla le soldat et l'on trouva sur
lui un paquet contenant du sublimé corrosif et une instruction écrite
sur la manière de l'employer ; on y recommandait d'en placer un très

---

(1) Hints to Young Medical Officers, etc., p. 112. London, 1828.

petit morceau le soir en se couchant, entre les paupières et de recommencer tous les trois jours, en ayant soin de n'en pas mettre trop, dans la crainte de détruire l'œil. Il y avait aussi une prescription pour faire disparaître l'ophthalmie artificielle; elle consistait en une décoction de panais et de feuilles de trèfle avec laquelle on devait fomenter l'œil (1).

En 1809, trois cents hommes de deux régiments en service à Chelmsford furent atteints d'ophthalmie. Les hommes restés sains furent envoyés dans une autre garnison et les malades restèrent à l'hôpital, commandés militairement. L'officier qui les commandait ayant appris qu'une des infirmières de l'hôpital allait fréquemment faire des acquisitions chez un droguiste, conçut des soupçons. A minuit, l'officier se rendit à l'hôpital, fit lever tous les hommes d'une salle et les fit conduire tout nus dans une autre nouvellement disposée. On fit garder pendant la nuit l'ancienne salle, et le lendemain au jour, lorsqu'on examina les lits, on y trouva cachés un grand nombre de petits paquets contenant du sublimé corrosif. On prit des mesures pour en empêcher l'introduction à l'avenir, et en très peu de temps 250 hommes se trouvèrent guéris (2).

Quelquefois les soldats s'arrachent les cils et s'appliquent ensuite un caustique pour simuler l'inflammation des paupières.

SECTION XLII.

OPHTHALMITIS RÉFLEXE OU SYMPATHIQUE.

Je dois maintenant appeler l'attention du lecteur sur une maladie généralement de longue durée, rebelle au traitement, et qui, étant le résultat d'une lésion mécanique qui a déjà considérablement affaibli ou même détruit la vision dans l'autre œil, engage beaucoup la responsabilité du praticien qui est chargé de la traiter. Chaque fois que je rencontre une ophthalmitis sympathique même au début, je sais que j'ai à combattre une affection qui, tout légers qu'en soient les symptômes, n'en constitue pas moins une des inflammations les plus dangereuses dont l'œil puisse être frappé.

Cette affection sympathique, dont je rapporterai des exemples empruntés aux registres du *Glasgow Eye Infirmary*, est une inflammation qui débute par la rétine, mais qui finit par envahir graduellement tous les tissus internes de l'œil, surtout l'iris, le cristallin et le corps vitré; qui se développe en général cinq à six semaines après que l'autre œil a éprouvé une lésion traumatique, et qui se termine le plus souvent par l'atrophie et l'amaurose complète de l'œil secondairement

(1) BALLINGALL's Outlines of Lectures on Military Surgery, p. 457. Edinburgh, 1855.
(2) Ibid., p. 581.

affecté. Celui qui a été blessé subit ordinairement le même sort, ou est
déjà amaurotique et ramolli avant l'autre. Il est cependant digne de
remarque que l'amaurose de l'œil affecté sympathiquement est généralement plus complète que celle de l'œil qui a reçu la blessure. La rétine
de l'œil blessé est quelquefois assez sensible alors que celle de l'autre
a déjà perdu toute son impressionnabilité.

Obs. 404. — Henry Paterson, âgé de 25 ans, est admis le 31 janvier 1827. Deux mois
avant son entrée, il s'était frappé l'œil gauche contre un clou fixé au poteau d'une porte.
On n'apercevait plus la partie supérieure de l'iris, de sorte que la pupille, fort agrandie,
était déplacée vers le bord supérieur de la cornée. Une inflammation intense avait été la
conséquence de cet accident et s'était communiquée à l'œil droit qui souffrait maintenant
plus que le gauche. Les deux yeux supportaient très-mal l'action de la lumière et étaient
affectés d'un épiphora abondant. La pupille droite était petite, les deux iris verdâtres et
les deux cornées troubles. Il restait encore à gauche un certain degré de vision. Constipation. On lui a fait de nombreuses applications de sangsues aux tempes. — Le 7 février,
il est indiqué comme s'améliorant, mais très-lentement. Le traitement a consisté dans un
émétique, suivi du calomel, de l'opium, du tartrate d'antimoine, des vésicatoires, de la
belladone à l'extérieur et d'une solution de nitrate d'argent appliquée aux yeux.
Nous voyons ensuite que la bouche s'est affectée et que la douleur a diminué. Plus tard
la douleur des yeux augmente et diminue tour à tour. — Le 6 avril, on indique qu'il n'y a
pas eu d'amélioration depuis une quinzaine. — Le 16, la bouche est prise et les yeux sont
décidément améliorés. — Le 30, la bouche est guérie; l'inflammation continue à diminuer; la vue de l'œil droit est beaucoup meilleure. — Le 11 mai, le cristallin gauche est
indiqué comme opaque et poussant l'iris jusqu'au contact de la cornée. On pratique deux
fois la paracentèse de la cornée avec peu ou pas d'amélioration. — Vers le milieu de juin,
l'irritabilité des yeux diminue. Ce symptôme avait persisté à un degré fâcheux; mais l'observation marque que le 11 juillet le malade peut ouvrir les yeux, ce que l'on attribue à
des applications de laudanum. — Le 20, la photophobie a beaucoup diminué, de sorte que
l'on peut examiner l'œil droit et reconnaître que la pupille est contractée et occupée par
un épanchement fibrineux. — 15 août. Le malade peut distinguer des objets d'un volume
modéré. L'inflammation et la photophobie continuent à diminuer. Cette amélioration s'est
déclarée sous l'influence de l'usage continu du calomel avec l'opium et d'une décoction
d'écorce d'orme. — 17 septembre. L'inflammation a disparu; la vision s'améliore lentement; le centre de la capsule antérieure droite est opaque; la pupille est un peu contractée
et adhérente. — 16 novembre. La pupille droite conserve l'aspect déjà décrit; la vision
s'est beaucoup améliorée. — 25 février 1828. La vision va s'améliorant.
Pendant ces douze mois, on eut recours à un grand nombre de moyens. Les principaux
furent des sangsues, des scarifications aux paupières, la paracentèse de la cornée, les
vésicatoires, le tartre émétique en frictions, des cautères, des purgatifs, le calomel avec
l'opium, le quinquina, l'écorce d'orme, la belladone à l'extérieur, la solution de nitrate
d'argent, le vin d'opium appliqué à l'œil, des fomentations opiacées et la pommade au
précipité rouge. Toute l'amélioration obtenue par le traitement doit être attribuée principalement aux sangsues, au calomel avec l'opium et aux fomentations opiacées.
Nous n'entendîmes plus parler de Paterson jusqu'au 8 septembre 1830, époque à laquelle
il rentra à l'hôpital, dans le but de se faire pratiquer une pupille artificielle à droite.
L'observation porte qu'à son entrée la pupille droite est très-petite, irrégulière, remplie
de lymphe plastique et adhérente à la capsule. Pendant ces douze derniers mois, sa vue a
beaucoup baissé, à tel point que, le dos tourné à la lumière, il ne peut distinguer que la
réflexion de la figure de la personne qui se trouve devant lui. L'iris est de couleur verte,
mais il n'y a pas d'injection à la surface de l'œil. Il dit que lorsqu'il s'expose au froid, ses
yeux deviennent sensibles. — Le 19, j'exécutai l'opération par incision à l'aide des ciseaux
de Maunoir. Je n'ai pas à décrire l'opération, ni les difficultés dont elle s'accompagna.
Tout espoir de récupérer la vision à l'aide de l'opération fut détruit par un coup qu'une
personne ivre porta sur l'œil droit de ce malheureux, le 28 mars 1831. Les chambres de
l'œil se remplirent de sang et cet organe se désorganisa complétement.

Obs. 405. — Joseph Moore, âgé de 30 ans, entre le 14 décembre 1834. Trois mois auparavant, la cornée droite avait été incisée par un morceau d'acier lancé contre elle. Une portion des humeurs de l'œil s'était échappée. Une violente inflammation avait amené le changement de coloration de l'iris et l'occlusion de la pupille qui se trouvait réduite à la dimension d'un simple point occupé par la capsule opaque. Cet œil n'avait plus la moindre perception lumineuse. Un mois après l'accident, la douleur, qui occupait d'abord principalement l'orbite droit, s'étendit au gauche. L'iris de ce côté avait changé de couleur ; la pupille était irrégulière, contractée ; la lumière n'agissait plus sur elle, et son ouverture était obstruée par une capsule opaque qui paraissait adhérente à la circonférence de la pupille. Au centre, l'opacité était moins prononcée. Le malade pouvait distinguer de cet œil les barres de la fenêtre et compter les doigts interposés entre lui et la lumière. Par intervalles, une douleur circum-orbitaire s'éveillait des deux côtés. Le globe de l'œil gauche était, surtout la nuit, le siége d'une vive douleur. Il avait été saigné et avait pris du mercure, ce qui lui avait, à diverses reprises, procuré une amélioration partielle et temporaire.

Lors de son entrée, on eut recours à une saignée du bras et à une application de sangsues sur la conjonctive gauche ; on enduisit les paupières d'extrait de belladone et l'on prescrivit matin et soir une pilule contenant : calomel, opium, poudre de feuilles de belladone, de chacun un grain. Ce traitement détermina une amélioration lente, mais la douleur persista dans les globes oculaires. On doubla la dose de poudre de belladone. La bouche se prit et la douleur disparut ; mais elle revint bientôt et ne parut que peu diminuée par l'administration interne de l'opium avec la belladone qui constitua le fond du traitement pendant le mois de janvier. L'observation porte que le 5 février la vue de l'œil gauche s'était beaucoup améliorée. On employa ensuite la gentiane et le quinquina, probablement pour combattre la faiblesse générale. On ne trouve pas indiqué d'amélioration ultérieure.

Obs. 406. — James Downie, âgé de 25 ans, est admis le 5 janvier 1827. Trois mois auparavant, son œil droit a été lésé par un éclat d'acier. Il présente actuellement une cicatrice à la jonction de la cornée et de la sclérotique, vers le côté nasal de l'œil. La pupille est attirée vers la cicatrice, tandis que la portion de l'iris qui y fait face paraît fort tendue. Il y a quelque opacité vers la partie inférieure de la pupille. Pas de douleur. La vision de l'œil droit est beaucoup affaiblie.

Il y a sept semaines que l'œil gauche est devenu malade. L'iris a changé de couleur ; la pupille est contractée et irrégulière. La forme de l'œil est altérée, la portion antérieure en est saillante en avant. Les vaisseaux de la conjonctive sont dilatés et une zone bleuâtre entoure la cornée. Le malade n'accuse pas beaucoup de douleur dans l'œil gauche dont la vision paraît presque éteinte. Il a été saigné, a eu des sangsues et a pris du mercure, ce qui avait produit une grande amélioration ; mais ayant été à la campagne, il y a dix jours, il y a éprouvé une rechute. On applique des sangsues à la paupière supérieure gauche et un vésicatoire derrière l'oreille. On prescrit le calomel avec l'opium et la poudre de Dover au moment du coucher. Ces remèdes, joints à de fréquentes applications de sangsues et à l'usage externe de la belladone, et appliqués pendant tout le mois de janvier, ne produisent que peu ou pas d'effet sur les yeux. Le 1er février, l'observation porte que, le dos tourné à la lumière, il distingue les objets de l'œil droit, mais nullement du gauche. On le met à l'usage d'une solution de 2 gros d'hydriodate de potasse dans 8 onces d'eau, dont il prend trois cuillerées à soupe par jour et dont on porte graduellement la dose à 4 gros. Aucune amélioration ne se trouve signalée ; on indique, au contraire, que la surface de l'iris est devenue vasculaire, symptôme de très-fâcheux augure. — Le 16, on prescrit une saignée du bras, à cause de l'inflammation de l'œil gauche. La bouche ne paraît pas s'être affectée. La saignée du bras fait disparaître la douleur de l'œil gauche. On remplace, à cause de la constipation, les pilules de calomel et d'opium par les *blue-pills.* — Le 22, la bouche est assez malade, mais il n'y a pas d'amélioration de la vision ; les iris sont décrits comme ayant pris une teinte vert doré. Le malade se plaint d'insomnie ; on lui prescrit l'opium avec la salsepareille. Ce dernier médicament a été continué pendant deux mois sans avantage. — Le 22 avril, on suspend la salsepareille et l'on prescrit un seizième de grain d'oxyde d'arsenic trois fois par jour. — Le 6 mai, l'observation porte qu'il n'y a pas de changement. Le bord externe de chaque iris est occupé par un cercle couleur de lavande. La pupille gauche est contractée et occupée par la capsule opaque. — Il se présente

le 21 août 1842 pour demander si l'on ne pourrait pas lui pratiquer une pupille artificielle
à droite. L'œil de ce côté étant mou et atrophié, je le lui déconseille. Les deux yeux sont
dans ce même état, mais il est plus prononcé à gauche qu'à droite. Il distingue la lumière
de l'obscurité à droite, mais point à gauche.

Obs. 407.—Robert Finlay, âgé de 24 ans, est admis le 5 juillet 1837. La nuit précédente,
la cornée droite a été traversée par un tourne-vis qui y a formé un lambeau triangulaire
dont la pointe est dirigée en bas et en dedans, tandis que la base occupe tout le diamètre
de la cornée. Il y a beaucoup de sang épanché dans la chambre antérieure. L'iris a été
blessé, mais on ne peut reconnaître l'état de la pupille. La vision se borne à la perception
de la lumière. On rapproche les paupières et l'on applique un bandage. Saignée du bras,
six grains de calomel. — 6. La douleur a diminué. Le calomel n'ayant pas purgé, on prescrit trois pilules d'aloès et de *blue-pills*. — 1er août. La plaie est cicatrisée; la pupille
très-irrégulière, l'œil très-injecté, la douleur peu marquée. Vésicatoire derrière l'oreille.
Collyre au deuto-chlorure de mercure. — 5. L'œil est moins vasculaire, les paupières sont
adhérentes le matin. Quatre grains de solution de nitrate d'argent. On applique ensuite deux
fois des sangsues aux paupières.—13. Depuis hier, il y a à gauche une attaque d'iritis sympathique avec douleur sous le sourcil pendant la nuit. Bord supérieur de la pupille soudé à
la capsule. Il attribue cette attaque à ce qu'il a lu pendant trois ou quatre heures, la nuit
dernière, dans un livre imprimé en petit caractère. Pouls à 84. Saignée du bras. Belladone
sur le sourcil et la paupière supérieure. Six grains de calomel et un grain d'opium le soir.
Une once de sulfate de magnésie le lendemain matin. — 14. Sang couenneux; la douleur
a beaucoup diminué. Cornée souple, pupille adhérente en haut et en bas. Huit sangsues
autour de l'œil gauche. Calomel et opium le soir et sel purgatif le lendemain matin. —
15. Pupille oblongue transversalement; vision très trouble. Saignée du bras. Vésicatoire
au côté gauche de la tête. Quatre grains de calomel et un demi-grain d'opium trois fois par
jour. — 16. Sang couenneux. — 17. La douleur de l'œil gauche a complétement disparu;
mais la pupille est encore irrégulière. La bouche n'est point affectée. On continue le calomel
avec l'opium. — 19. Le malade a été hier saigné du bras; sang couenneux, œil beaucoup
moins vasculaire, vision plus nette. — 20. Cornée moins flexible. — 23. Pupille plus régulière, œil exempt d'injection. — 24. Deux grains de calomel et un quart de grain d'opium
chaque jour. — 27. Bouche malade. On supprime le calomel avec l'opium. — 31. Un grain
de sulfate de quinine trois fois par jour, — 1er septembre. La partie inférieure de la
pupille est plus régulière. — 4. On aperçoit un très-grand nombre de petits points blancs
qui paraissent situés à la surface interne de la cornée, en face du bord inférieur de la
pupille; suppression de la belladone. — 8. On revient au calomel avec l'opium. —
12. Comme la pupille s'est contractée par suite de la suppression de la belladone, la vision
devient plus trouble. Calomel et opium matin et soir. — 15. Vision plus claire. — 26. Suppression du calomel avec l'opium. — 27. Un grain d'opium, gargarisme aluminé. —
29. Pas de douleur dans l'œil droit, si ce n'est lorsqu'on le comprime avec la main. Les
petites taches blanches de la face interne de la cornée sont encore très nombreuses. Il
peut, avec cet œil, lire de très-grands caractères. Deux grains d'extrait de stramonium
matin et soir. — 5 octobre. Il a éprouvé la nuit dernière une violente douleur dans les
deux yeux; actuellement la douleur occupe principalement l'œil gauche. Saignée du bras.
Fomentations avec une décoction de têtes de pavots. — 6. La conjonctive gauche est ce
matin le siége d'un chémosis prononcé. Saignée du bras. Quatre grains de calomel et un
grain d'opium en se couchant, et la moitié de cette dose le matin. — 7. Nuit beaucoup
meilleure; l'inflammation a beaucoup diminué. — 10. Retour de la douleur aiguë ce matin.
Sangsues, fomentations. — 13. Il a encore une attaque de douleur vive. Pouls à 84, faible.
Fomentations. — 14. Bouche malade. On supprime le calomel avec l'opium. Gargarisme
aluminé; vésicatoire derrière l'oreille gauche. — 16. Pas de douleur dans l'œil, meilleur
état de la bouche. — 18. Nouvelle attaque de douleur ce matin; cinq sangsues; fomentations. — 22. Se trouve bien depuis les sangsues. — 23. Nouvelle attaque de douleurs
dans l'après-midi, s'accompagnant de vomissements le soir: quatre sangsues; fomentations.
— 8 novembre. Il n'a pas eu de douleur depuis le 23. — 10. Un peu de douleur dans l'œil
droit: deux sangsues; deux grains de calomel et un demi grain d'opium en se couchant.
— 10 décembre. L'œil droit est actuellement complétement exempt d'inflammation. La
cornée est bornée par une ligne irrégulière, comme si elle avait diminué de moitié. Il

distingue la lumière de l'obscurité. La cornée de l'œil gauche forme une saillie contre nature et est environnée d'une zone rougeâtre. L'iris, dont la coloration est très-altérée, est fortement poussé en avant, de sorte qu'il est presque en contact avec la cornée. Le bord pupillaire semble adhérent à la capsule dont le centre est opaque. La perception de la lumière est encore moindre qu'à droite. Il a depuis quatre à cinq semaines quelques palpitations de cœur. Pouls à 110, assez vif.

Obs. 408. — Jane Gartshore, âgée de 15 ans, entre le 30 avril 1838. Six mois auparavant, la cornée gauche a été divisée vers son bord externe par un coup qu'elle s'est donné contre le loquet d'une porte. L'iris a fait hernie et est actuellement attiré et fixé dans la blessure. Ce qui reste de la pupille est occupé par la capsule opaque. De gros vaisseaux variqueux se portent vers la cicatrice. Il y a aussi de nombreux vaisseaux rouges sur la surface de l'iris. Cet œil distingue encore la lumière de l'obscurité. Quatre ou cinq semaines après la blessure, il est survenu à droite une inflammation sympathique, et la vision est aussi réduite de ce côté à la simple perception de la lumière et de l'obscurité. L'iris droit est d'une couleur vert-laune avec de nombreux vaisseaux variqueux à sa surface. La pupille est contractée, irrégulière et adhérente à la capsule opaque. Les deux iris touchent à la cornée. Actuellement, elle n'éprouve pas de douleur; mais elle en a ressenti une très intense pendant quatre mois; il n'y en a jamais eu, dit-elle, dans l'œil droit. Sa santé était bonne auparavant. Pouls à 120. Elle a été saignée deux fois du bras; on lui a appliqué des sangsues et des vésicatoires; elle a pris des médicaments, mais n'a point eu la bouche malade. Deux grains de calomel et un demi-grain d'opium trois fois par jour. — 7 Elle pense que sa vision s'est améliorée.

Obs. 409.—David Mill, mécanicien, âgé de 38 ans, entre le 30 août 1838. Pendant qu'il habitait Edimbourg, il y a 18 mois, étant occupé à tourner du fer, un fragment de ce métal pénétra dans l'œil droit au bord externe de la cornée. Il continua de travailler pendant six semaines, l'œil droit couvert; l'œil gauche commençant alors à s'enflammer, il cessa de travailler. Deux mois environ après sa blessure, il se forma sur le point blessé un gonflement qu'on incisa et d'où l'on retira, dit-il, le morceau de fer. La pupille droite est attirée vers la cicatrice; la portion nasale de l'iris est tendue; la capsule du cristallin est opaque; l'iris touche à la cornée et la coloration en est peu altérée. Pas de douleur dans l'œil droit. Il distingue confusément les doigts; une plume à écrire lui apparaît comme un long bâton. Il croit que la vision de l'œil droit est en voie d'amélioration. Une quinzaine de jours environ avant l'extraction du morceau de fer de l'œil droit, le gauche a commencé à s'enflammer et a beaucoup souffert. L'iris en est verdâtre : la pupille a presque ses dimensions naturelles, mais la forme en est altérée, le bord dentelé et adhérent à la capsule. La capsule, dans toute l'aire de la pupille, offre un réseau blanchâtre, mais point de vaisseaux rouges. La totalité du cristallin est trouble et d'une teinte verdâtre; la consistance de l'œil est naturelle. Il peut distinguer avec lui que sa carte d'infirmerie est imprimée, et lire des caractères de trois quarts de pouce de dimension. Il a d'abord éprouvé une douleur nocturne et circum-orbitaire intense, pour laquelle il a été appliqué des sangsues, mais il n'a pas été saigné du bras. Il a pris du mercure au point que sa bouche s'est affectée, ce qui a fait disparaître la douleur et amélioré la vision. L'œil gauche est resté assez exempt de rougeur jusqu'il y a quatre à cinq mois. La vision en a diminué dans le courant du mois dernier, car avant il pouvait lire les caractères ordinaires. Pouls à 84; soif; inappétence. Tous les soirs une pilule contenant deux grains de calomel et un demi-grain d'opium ; collyre belladoné. — 31. Il n'a pas eu d'éruption à la peau. C'est au point de vue de la syphilis qu'on lui pose cette question. Dans l'un des cas traités antérieurement, on a eu des raisons de soupçonner une complication de ce genre. — 4 septembre. Il accuse plus de photopsie dans les deux yeux : de la céphalalgie par intervalles; soif moindre; appétit amélioré. — 5. Il se plaint encore d'éclairs lumineux dans les deux yeux. Vésicatoires derrière les oreilles. — 6. Il trouve sa vue améliorée des deux côtés; bouche malade; suppression des pilules. — 11. Trois sangsues à l'angle nasal de l'œil gauche. — 18. Il ressent plus de douleur dans l'œil gauche.—19. L'œil gauche va mieux. Trois fois par jour 20 gouttes d'une solution de 15 grains de muriate de baryte dans 2 onces de teinture de quinquina. — 20. Il trouve que la vue de l'œil droit s'est un peu améliorée depuis son admission. Il voit plus distinctement les grandes lettres qu'il pouvait lire lors de son admission. Aucun des yeux n'offre de changement apparent.

1. *Espèces de blessures.* — Les blessures d'un œil, qui sont le plus
sujettes à provoquer l'inflammation sympathique de l'autre, sont les
plaies pénétrantes et par déchirure, faites par des instruments tranchants, ou par des éclats de fer ou de pierre lancés dans l'œil avec
force, ou des fragments de capsule à percussion.

On a vu un simple coup, un coup de bâton par exemple sur un
seul œil, affaiblir l'autre sympathiquement. M. Wharton Jones m'a
communiqué l'histoire d'un gentleman par qui il avait été consulté;
tirant un coup de fusil, la capsule était venue frapper l'un de ses yeux,
avait perforé la paupière inférieure et s'était enfoncée dans la sclérotique, ce qui avait déterminé une inflammation interne de l'œil frappé
d'abord, puis de l'autre. Lorsque M. Jones vit le malade, l'œil blessé
était mou et atrophié, l'autre en voie de le devenir. Le 16 septembre 1835, on jeta méchamment de l'acide sulfurique dans l'œil gauche
de Mary Macshaffery, agée de 26 ans. Il en résulta une destruction
totale de la cornée et l'adhérence de la totalité de la paupière supérieure avec les restes du globe de l'œil. Vers la fin de décembre, elle
reprit son travail habituel dans un moulin à coton. Il en résulta une
attaque intense d'ophthalmitis sympathique de l'œil droit, qui se termina par l'opacité de la cornée, le changement de coloration de l'iris,
l'immobilité de la pupille et une altération telle de la vision, que
lors de son admission au *Glasgow Eye Infirmary*, elle ne pouvait
reconnaître les lettres de sa carte d'admission. Les faits que nous
venons de citer indiquent les diverses espèces de lésions qui peuvent
donner naissance à l'ophthalmitis sympathique. Néanmoins, ce sont
les plaies pénétrantes qui la produisent le plus généralement. Quelquefois la plaie est faite par un instrument tel qu'un ciseau ou un
tournevis, qui ne permettent pas de penser qu'il soit resté quelque
chose dans l'œil; d'autres fois, au contraire, il y a lieu de soupçonner
fortement, ou même il y a certitude qu'un corps étranger a traversé
les membranes oculaires et qu'il n'a pas été extrait. Que le corps
étranger ait été extrait sur-le-champ, ou après quelques semaines, ou
enfin qu'il n'ait pas été extrait du tout, l'ophthalmitis sympathique
peut également se déclarer.

Les lésions dont nous venons de parler sont soudaines et graves;
elles s'accompagnent souvent de la perte d'une certaine portion des
humeurs de l'œil et d'une extravasation de sang à son intérieur. Les
parties de cet organe qui ont été divisées sont en général la cornée et
l'iris, avec une petite portion de la sclérotique et de la choroïde. Dans
la plupart des cas que j'ai vus, la plaie siégeait au niveau de l'union
de la cornée avec la sclérotique et intéressait par conséquent l'*annulus albidus* de la choroïde ou muscle ciliaire. Je pense qu'il y a plus
de chances de voir survenir l'ophthalmitis sympathique lorsqu'il y a
eu hernie de l'iris, et que la cornée et la sclérotique se sont cicatri-

sées de façon à ce que la portion d'iris restée dans l'œil se trouve continuellement tendue et tiraillée. Lorsque la blessure s'est étendue
jusqu'à la rétine, l'ophthalmitis sympathique est plus à craindre. La
lésion que subit en pareil cas le cristallin, et la cataracte traumatique
qui en est la conséquence, n'exercent aucune influence sur le développement de la maladie. Une blessure qui n'intéresse que la cornée et
le cristallin, ou même une plaie de la cornée avec simple prolapsus
de l'iris, n'est pour dire jamais suivie de l'ophthalmitis sympathique.
La simple piqûre de la sclérotique et du muscle ciliaire, même lorsqu'elle détermine l'amaurose, produit rarement l'altération de l'autre
œil. Je n'ai jamais vu aucune des opérations pratiquées sur l'œil amener
ce résultat, pas même lorsqu'après l'extraction l'iris fait hernie et que la
cicatrice qui se forme tiraille cette membrane. Les cas à la suite desquels
je redoute le plus le développement d'une inflammation réflexe sont
ceux dans lesquels, outre la plaie de la cornée, de la sclérotique et du
bord antérieur de la choroïde, il y a eu perte de l'humeur vitrée, déchirure et hernie de l'iris, surtout si, à l'époque de la cicatrisation, le malade s'est servi trop tôt de son bon œil, a commis quelque irrégularité
de régime, et s'est livré à un excès de fatigue, ou a éprouvé quelque
émotion violente.

2. *Époque de l'apparition de l'inflammation sympathique.* — Si
nous devions juger, d'après les six cas que nous venons de rapporter,
du temps qui s'écoule d'ordinaire entre la lésion d'un œil et l'apparition
de l'inflammation sympathique dans l'autre, nous dirions que cinq
semaines en sont la distance la plus commune. Chez Paterson, l'affection sympathique se déclara trois mois après la blessure ; chez Moore,
un mois ; chez Downie, cinq semaines ; chez Finlay, également cinq
semaines ; chez Gartshore, quatre ou cinq semaines ; chez Mill, six
semaines après l'accident. Dans trois des six cas rapportés par M. Lawrence (1), l'époque n'est point indiquée ; dans les trois autres, l'intervalle fut respectivement de quelques semaines, de cinq ans, et de six
semaines. Dans deux cas rapportés par M. Wardrop (2), il fut de
trois semaines et d'un an.

3. *Sujets prédisposés.* — Les individus sujets à l'ophthalmitis sympathique sont le plus souvent, d'après ce que j'ai vu, des hommes
travaillant le fer. A l'époque où leur œil a été blessé, leur santé n'était
point affaiblie ; mais par suite de leur genre de vie, et surtout de
l'usage abusif des spiritueux et du tabac, leur constitution se prêtait
peu à la guérison d'une affection inflammatoire. Il m'a paru que c'est
à cause de cela que l'inflammation sympathique dégénère quelquefois
en la forme arthritique et se montre toujours si rebelle au traitement.
Dans quelques-uns des cas que j'ai vus, l'affection a revêtu la forme

(1) Treatise on the Diseases of the Eye, p. 147. London, 1833.
(2) Morbid Anatomy of the Human Eye, vol. I, p. 117 ; vol. II, p. 140. London, 1818, 1819.

scrofuleuse, forme qui n'est guère moins fâcheuse que l'arthritique.
Dans l'un des cas traités au *Eye Infirmary*, le docteur Kennedy
remarqua que les piqûres faites au pli du bras pour les saignées sup-
purèrent presque toutes chez un malade (1), ce qui l'engagea à rechercher s'il n'y avait pas là quelque infection syphilitique. Le malade
avoua qu'avant d'être blessé, il en avait eu quelques symptômes primitifs, mais sans mal de gorge ni éruption ; du reste, l'œil enflammé
n'offrait aucun symptôme propre à la syphilis.

4. *Causes excitantes.* — Il arrive parfois que le malade ne peut
indiquer aucune cause excitante de l'attaque d'ophthalmitis dont il
souffre ; mais d'autres fois ces causes sont nettement indiquées. Chez
Finlay, par exemple, la cause excitante fut manifestement la lecture
pendant trois à quatre heures dans un livre imprimé en petit caractère, et dans l'un des cas de M. Lawrence, l'exercice imprudent de
la vision. Les plaies de l'œil qui sont sujettes à provoquer l'ophthalmitis sympathique, mettent ordinairement un mois à six semaines à
se cicatriser. Dès qu'elles sont guéries, les malades reprennent leurs
occupations et leur genre de vie ordinaires, et c'est alors que vient
agir la cause excitante. La même cause excitante qui a produit la première attaque d'inflammation sympathique, détermine la rechute
lorsque le malade est convalescent, et c'est ordinairement une série de
rechutes qui amènent l'abolition de la vue.

5. *Symptômes.* — Les symptômes locaux de cette affection sympathique sont ceux de la rétinite et de l'iritis, se terminant par l'amaurose
et l'atrophie de l'œil. Le premier symptôme est d'ordinaire l'obscurcissement de la vue. Il est rapidement suivi d'une rougeur zonulaire
entourant la cornée, d'une teinte vert-sale de l'iris, de la flexibilité de
la cornée, du ramollissement de la sclérotique, de l'opacité de la
capsule, de la teinte verdâtre du cristallin, de l'état variqueux des
vaisseaux qui, provenant des muscles droits, se ramifient à la surface
de l'œil, de la contraction et de l'adhérence de la pupille, du plisse-
ment et de la saillie en avant de l'iris et de l'insensibilité complète de
la rétine. La douleur est très variable : quelquefois elle est très légère,
comme chez Gartshore, qui disait n'en ressentir aucune ; chez d'autres,
comme chez Finlay, elle est intense. Le malade éprouve derrière les
yeux une sensation de battement ou de pesanteur isochrone aux pulsations du pouls. La photopsie est un symptôme qui se manifeste d'ordinaire au début de l'attaque. Chez quelques malades, la photophobie
est intense ; chez d'autres, elle est peu prononcée. Vers la fin, l'affaissement du globe de l'œil, et surtout de la cornée, est très remarquable.

[(1) Cette remarque nous paraît très importante ; elle explique peut-être en partie l'ophthalmitis sympathique, qui pourrait bien n'être qu'une variété d'ophthalmitis phlébitique. Les
plaies compliquées d'inflammation de l'iris et de la choroïde, organes très vasculaires, se prêtent très bien à cette supposition, qui rend compte de plusieurs des particularités de cette affection et surtout de sa rareté relative. T. W.]

Dans l'un des cas de M. Lawrence, la cornée ressemblait, pour la forme et la dimension, à un grain d'orge placé horizontalement.

On ne saurait douter que l'inflammation de la rétine ne constitue un des traits principaux de l'ophthalmitis sympathique. Elle se montre dès le début, puis l'iritis vient s'y ajouter. La perte de la vue, qui survient tout d'abord, indique que la rétine est prise dès le commencement. La flexibilité de la cornée et le ramollissement de la sclérotique montrent que la quantité de l'humeur vitrée a diminué. Les changements qu'on voit survenir dans la capsule et dans l'iris démontrent clairement à quel point ces tissus sont affectés.

L'ophthalmitis sympathique appartient d'ordinaire au genre d'inflammation que l'on appelle de mauvaise nature (*unhealthy*). Elle ressemble quelquefois à l'ophthalmie scrofuleuse interne, plus fréquemment à l'ophthalmie arthritique. Les symptômes sont souvent tels, qu'un médecin au courant de l'ophthalmologie allemande diagnostiquerait à l'instant l'iritis arthritique. Ainsi que nous l'avons déjà dit, si l'on emploie le mot *arthritique* comme un terme de convention pour indiquer une variété d'affection oculaire caractérisée par un certain cortège de symptômes, on peut très bien l'admettre ; mais s'il est pris rigoureusement dans le sens de *goutteux*, appliqué à l'affection qui nous occupe, il est absolument incorrect. Il peut y avoir dans la constitution des individus sujets à l'ophthalmitis sympathique quelque chose de spécial résultant de leur genre de vie et de la nature de leur alimentation ; mais on n'en peut inférer qu'ils sont sous l'influence de la diathèse goutteuse. Il est bien plus probable que les symptômes si caractéristiques qui se produisent, et que les Allemands appellent arthritiques, sont dus à la nature du tissu attaqué et à la manière spéciale dont il est affecté.

On peut mentionner parmi les symptômes généraux la précipitation du pouls, la soif, la couenne marquée qui se produit sur le sang tiré de la veine, la pâleur du teint et une constipation opiniâtre. En effet, la santé a éprouvé une certaine altération, résultant de la séquestration, du manque d'exercice et du traitement nécessité par l'accident primitif, et c'est d'ordinaire lorsque le sujet est ainsi débilité que l'affection sympathique se déclare.

6. *Ratio symptomatum.*—Ce fait que, lorsque qu'un œil est malade l'autre est sujet à s'affecter de la même façon, a depuis longtemps attiré l'attention. L'inflammation, l'amaurose, la cataracte surtout se comportent ainsi : c'est ce que l'on a appelé *consensus oculorum*.

Une petite fille qui venait à la consultation externe du *Glasgow Eye Infirmary* présentait un curieux exemple de la tendance à l'affection sympathique des yeux. Elle était affectée de trichiasis, de xérome de la conjonctive palpébrale et d'épaississement avec opacité de la cornée. Lorsqu'elle se présenta, ces symptômes étaient depuis plusieurs années bornés au côté gauche; mais plus tard la même série de symptômes commença à se montrer à l'œil droit, seulement à un moindre degré. Les mêmes cils se renversèrent en dedans, la même portion de la conjonctive devint sèche, et la même portion de la cornée opaque.

Deux malades qui venaient à l'infirmerie à peu près à la même époque que cette enfant, présentèrent l'exemple d'amaurose sympathique et d'oscillation du globe de l'œil. Chez l'un d'eux, l'œil gauche avait été détruit par un coup, et huit jours après, le droit avait été pris d'oscillation et d'un grand obscurcissement de la vision, mais sans inflammation. L'histoire du second malade est moins claire, parce que l'accident qui détruisit la vue de l'œil gauche et qui provoqua l'absorption presque complète de l'iris, arriva dans son enfance; mais il nous offrit un nouvel exemple d'amaurose et d'oscillation sympathiques.

Le docteur Albers (1) rapporte le cas d'un campagnard qui, dans une lutte avec un de ses frères, fut frappé à l'œil droit par la dent d'une fourche, qui lésa gravement la cornée et l'iris. La plaie guérit sans que la vision fût complètement perdue. Trois jours après la blessure, le malade s'aperçut d'une diminution de la vue de l'œil gauche, qui présenta une opacité distincte dans la pupille. Cette opacité s'accrut si rapidement, qu'en huit jours on vit se déclarer tous les signes d'une cataracte confirmée. Six mois après, il fut opéré par le professeur Jung, de Marbourg, mais sans succès et resta complétement aveugle. Albert demande si ce fait ne prouve point la décussation des nerfs optiques, question à laquelle Himly répond par la négative. Lors même que l'on supposerait, dit-il, que la cataracte, dont la brusque formation est très remarquable, ait été réellement la conséquence de la blessure seule, sans l'intervention d'aucune altération prédisposante, on observe fréquemment des exemples d'un pareil *consensus* entre les dents correspondantes des deux côtés de la face, sans que personne songe à l'expliquer par une décussation ou une communication nerveuse.

Malgré cette objection de Himly, il est également reconnu que les organes les plus aptes à provoquer dans les autres parties du corps des accidents sympathiques, ou à s'affecter eux-mêmes sympathiquement, sont ceux dans lesquels le système nerveux est le plus développé; qu'il n'y a pas d'organes dont les maladies exercent l'un sur l'autre une influence plus marquée que les deux yeux; qu'il n'y en a pas dans lesquels le système nerveux soit plus développé et les nerfs des deux côtés opposés dans un rapport aussi intime.

Il n'est pas invraisemblable que, dans les cas que nous examinons, les vaisseaux sanguins de l'œil malade se trouvant dans l'état de congestion propre à l'inflammation, transmettent à ceux du côté opposé avec lesquels ils communiquent dans le crâne, une disposition sembla-

(1) Himly und Schmidt's Ophthalmologische Bibliothek, vol. II, n° 5, p. 169. Iena, 1804.

ble à celle dans laquelle ils se trouvent eux-mêmes. Les nerfs ciliaires de l'œil blessé peuvent aussi servir à transmettre aux nerfs de la troisième et de la cinquième paires une irritation que le cerveau, par voie réflexe, peut transmettre aux mêmes nerfs du côté opposé. Je crois néanmoins que la principale voie par laquelle se produit l'ophthalmitis sympathique, est l'union des nerfs optiques. Les recherches des anatomistes modernes ne tendent qu'à confirmer la conjecture de Newton (1), que le nerf optique d'un œil se portant en arrière et rencontrant celui de l'autre œil, tous deux mêlent leurs fibres et éprouvent une décussation partielle. Il est extrêmement probable que la rétine de l'œil blessé est dans un état d'inflammation qui se propage le long du nerf optique correspondant jusqu'au chiasma, et que de là l'irritation inflammatoire est réfléchie à la rétine de l'œil opposé, le long de son nerf optique.

7. *Diagnostic*. — Le commémoratif suffira en général pour prévenir toute difficulté dans le diagnostic. L'ophthalmitis sympathique peut être compliquée par la scrofule, et revêtir en grande partie l'aspect scrofuleux ; elle peut être compliquée de syphilis, ce que l'examen de la gorge et de la peau du malade, ainsi que l'histoire de sa santé antérieure, pourra faire reconnaître. Ces complications rendent sans aucun doute les symptômes plus graves, mais influent très peu sur le traitement à employer.

8. *Pronostic*. — Le pronostic est si défavorable, que c'est un devoir pour le médecin appelé à donner des soins à une personne qui a reçu une blessure grave de l'un des yeux, de se tenir dès le début en garde contre toutes les causes qui peuvent provoquer l'ophthalmitis sympathique. Lorsque la maladie est déclarée, le traitement le plus actif se montre en général inefficace. Je n'ai que très rarement vu se rétablir un œil atteint d'ophthalmitis sympathique. De fréquentes récidives finissent généralement par amener la destruction de la vision.

9. *Traitement*. — Le repos, les moyens antiphlogistiques, l'usage interne du mercure, l'application externe de la belladone, constituent les principaux points du traitement. Ces moyens, ainsi que nous en avons surabondamment acquis la preuve, ne sont pas suivis de beaucoup de succès. Néanmoins, on aurait tort de les négliger. Chez un petit garçon, au *Glasgow Eye Infirmary*, on se trouva très bien de l'iodure de potassium, après que le mercure eut rendu la bouche malade.

Le seul cas d'ophthalmitis sympathique que j'ai vu guérir complètement s'était déclaré dans l'œil droit, à la suite d'une plaie de l'œil gauche, dans laquelle une aiguille à emballage avait percé la cornée près de sa circonférence ; la pupille était attirée d'une manière permanente vers la plaie. Je mis le malade à l'usage combiné du calomel et

(1) Opticks, query 15.

du sulfate de quinine, et j'eus la satisfaction de voir les symptômes céder complétement à ce mode de traitement. J'ai trouvé que l'inhalation
de la vapeur d'éther sulfurique allége d'une façon marquée les symptômes de l'ophthalmitis sympathique.

M. Wardrop (1) nous apprend qu'il existe chez le cheval une affection oculaire fréquente qui ressemble à une inflammation spécifique,
attaque d'abord ordinairement un œil, puis l'autre, et finit tôt ou tard
par détruire la vision. Les vétérinaires savent que si l'œil affecté le
premier suppure et s'atrophie, la maladie n'attaque point l'autre, et
qu'elle s'y arrête, même si elle y avait déjà commencé. Ils ont donc
l'habitude de détruire l'œil malade pour sauver l'autre. Les moyens
qu'ils emploient pour cela sont grossiers; ils consistent à mettre de la
chaux entre les paupières ou à enfoncer un clou dans l'œil, afin d'y
provoquer une inflammation violente et la suppuration. M. Wardrop
a fréquemment employé ce traitement avec succès chez le cheval; mais
il détruisait l'œil en incisant la cornée et en faisant échapper à travers
l'incision, le cristallin et l'humeur vitrée. «On pourrait, dit-il, obtenir
aussi quelque avantage en appliquant avec discernement à l'homme,
dans certaines affections oculaires où le mal, attaquant d'abord l'un
des yeux, passe ensuite à l'autre pour y déterminer la cécité complète,
l'opération qui réussit si bien chez les animaux. »

La pratique indiquée par M. Wardrop a été adoptée de nos jours,
quoique par suite d'idées un peu différentes, par M. Barton, de Manchester, dans les cas de plaie de l'œil par des fragments de capsule à percussion. Le lecteur peut voir (t. I, p. 621) la méthode qu'à
employée en pareil cas M. Barton.

M. Crompton (2) rapporte que, dans l'un des cas qu'il a vu traiter
par M. Barton, la vision de l'œil non blessé avait été presque détruite
par l'inflammation sympathique, et que, suivant toute probabilité, les
autres cas se seraient terminés de la même façon sans le traitement
adopté. M. Barton, il est vrai, ouvre l'œil blessé, dans le but d'extraire
le fragment de capsule dont la présence est, suivant lui, la cause de l'inflammation sympathique. Il ne se borne pas à ouvrir la cornée, il en
retranche un lambeau étendu, applique alors un cataplasme, et attend
que le corps étranger soit expulsé. Dans les cas publiés par M. Crompton, cette pratique paraît avoir non-seulement débarrassé les malades
des souffrances que leur faisait éprouver l'œil blessé, mais arrêté de
plus l'affection réflexe qui menaçait l'autre. Ces faits doivent donc encourager à imiter cette conduite, non-seulement dans les cas où l'on
soupçonne que quelque corps étranger est logé dans l'orbite, mais encore dans tous ceux où, l'un des yeux se trouvant désorganisé et privé
de la vue, l'autre semble menacé de destruction par l'inflammation

(1) Op. cit., vol. II, p. 159.
(2) London Medical Gazette, vol. XXI, p. 175.

sympathique. On ne saurait mettre en doute que la conduite de M. Barton doive être imitée dans les cas où l'on soupçonne la présence d'un corps étranger; mais pourquoi hésiterait-on à l'essayer dans les autres? Pourquoi ne pas ouvrir un œil dont la vision est détruite, alors que cette opération donne l'espoir fondé de sauver l'autre (1).

[Le docteur A. Prichard, chirurgien au *Bristol Royal Infirmary*, conseille l'ablation totale du globe de l'œil, siége de la blessure qui a provoqué l'ophthalmie sympathique (2). Il cite à l'appui de son opinion deux observations dont l'une a été publiée par lui il y a quatre ans, dans le *Provincial and Surgical Journal*, 3 février, 1851, p. 66, et dont voici la seconde :

Obs. 410.—J. B... s'introduisit accidentellement dans l'œil gauche un couteau de boucher qui divisa la cornée, l'iris et le cristallin. Quand je le vis deux jours après, le cristallin était opaque, et l'on voyait quelques lambeaux de la capsule flottant dans la chambre antérieure. L'œil se guérit graduellement ; mais pendant le travail de guérison, il fut constamment douloureux et commença à s'atrophier. L'œil droit devint alors sensible et ne supporta la lumière qu'avec peine; la sclérotique s'injecta et les larmes coulèrent en abondance. Il ne s'ouvrait qu'avec douleur, et pendant deux mois le malade ne put se livrer à ses occupations, et la vision commença à s'obscurcir. Dix semaines après l'accident, je pratiquai, après avoir chloroformé le malade, l'ablation de ce qui restait de l'œil blessé. Au bout de six jours, l'œil droit supportait plus facilement la lumière et le gauche était guéri. Le malade prit alors un froid et il survint de la douleur dans les deux orbites ; mais quatre semaines après l'opération, la guérison était parfaite. Je l'ai revu fréquemment depuis; l'œil restant est fort et jouit d'une bonne vue. Cet homme peut continuer son métier de boucher.

M. Prichard donne, à la suite de cette observation, un tableau de vingt cas de cécité complète, survenue chez des personnes qui toutes avaient commencé par perdre un œil d'ophthalmie traumatique et chez lesquelles l'autre s'était détruit plus ou moins longtemps après par une inflammation qu'il considère comme sympathique; opinion admissible pour quelques-uns, mais très contestable pour plusieurs autres où l'affection présumée sympathique ne s'est développée que cinq et même six ans après l'accident primitif.

D'autre part, M. R. Taylor, chirurgien au *Royal London Ophthalmic Hospital*, rapporte huit cas d'ophthalmie sympathique dans lesquels il a suffi d'enlever, d'après le procédé de M. Barton, la cornée de l'œil blessé pour obtenir une prompte guérison de l'œil affecté sympathiquement. Dans quatre de ces cas, l'œil primitivement malade avait été détruit par une inflammation spontanée; dans les quatre autres, par une inflammation traumatique. Dans tous, on a extrait ou il est sorti spontanément un cristallin ou une capsule ou un caillot sanguin, devenus le siége de dépôts calcaires; de sorte que ces faits rentrent absolument dans ceux de M. Barton, c'est-à-dire qu'il s'y agissait de

véritables corps étrangers auxquels l'ablation de la cornée a fourni
une issue (1).

Il résulte de ces faits que, dans certains cas, l'ablation partielle ou
totale d'un œil perdu peut sauver la destruction de son congénère
sympathiquement enflammé. Il n'est pas nécessaire de faire observer
combien il importe néanmoins d'être prudent au moment de prendre
une semblable détermination. L'ablation partielle nous semble de tout
point préférable à l'extirpation totale. Outre qu'elle offre moins de danger, elle laisse subsister un moignon précieux pour l'adaptation d'un
œil artificiel. T. W.]

SECTION XLIII.

OPHTHALMIES INTERMITTENTES.

Bien qu'à l'époque à laquelle parurent les premières éditions de cet
ouvrage, on eût déjà publié plusieurs observations intéressantes d'ophthalmies revenant chez le même individu à des intervalles de temps
plus ou moins longs, ces faits ne m'avaient point paru suffisants pour
me faire admettre l'existence d'une affection à retours périodiques assez
réguliers pour mériter le nom d'ophthalmie intermittente (2). Depuis
lors j'ai vu des cas qui m'ont porté à changer d'opinion ; cependant
les remarques suivantes me paraissent pouvoir être encore conservées :

La douleur qui accompagne certaines ophthalmies est incontestablement sujette à des exacerbations nocturnes régulières ; mais cela ne
suffit pas pour faire donner à ces ophthalmies le nom d'intermittentes.
Pour qu'une ophthalmie soit intermittente ou périodique, il faut, suivant moi, qu'elle reparaisse très régulièrement après un certain intervalle de jours, de semaines ou de mois ; que le retour n'en soit dû à
aucune cause accidentelle apparente, mais soit en rapport avec les ré-
volutions du temps. Si l'on étudie la plupart des cas rapportés sous ce
titre, on voit qu'ils ne sont que des exemples de quelque espèce particulière d'ophthalmie revenant plus ou moins fréquemment chez le
même individu, par suite de l'exposition à la même cause excitante ou
à quelque autre analogue. L'ophthalmie phlycténulaire étant très
susceptible de se reproduire sous l'influence d'une cause légère, semblera périodique ; les ophthalmies rhumatismale, catarrho-rhumatismale et catarrhale, peuvent aussi paraître intermittentes à cause de

[(1) Annales d'Oculistique, t. XXXIV, p. 256.]
(2) On a cru autrefois que l'inflammation de l'œil du cheval, qui revient si souvent, et se termine par la cécité, était périodique. On a donné à cette cécité le nom de *lunaire* (*moon-blindness*),
parce que l'on croyait qu'elle était influencée par le cours de la lune.

leur tendance à se reproduire chez ceux qui en ont une fois été atteints. J'ai fréquemment traité des malades qui, à des intervalles de trois à quatre mois, ou une fois l'an, et pendant plusieurs années de suite, presque dans la même saison, ont été atteints d'iritis rhumatismale ; mais chaque fois il m'a été facile de trouver la cause du mal dans quelque imprudence commise par le malade. Dans l'inflammation arthritique, il paraît y avoir aussi une certaine tendance à la périodicité, car chaque attaque laisse les yeux pis qu'ils n'étaient et très disposés à une nouvelle attaque sous l'influence de causes nouvelles.

On trouvera la confirmation de ces remarques dans la lecture attentive des observations du docteur Curry et du docteur Bostock, qui tous deux ont été affligés d'attaques répétées d'ophthalmies graves (1). Quelques autres cas publiés comme des exemples d'ophthalmie intermittente paraissent avoir plutôt été des cas de névralgie, s'accompagnant, comme cela se voit souvent, d'inflammation de quelqu'une des membranes de l'œil (2). L'observation qui suit est le premier fait qui m'ait porté à renoncer à mon opinion sur la non-existence de l'ophthalmie intermittente.

Obs. 411. — Un gentleman, âgé de 24 ans, vint me consulter en juillet 1835. Il me dit que jusqu'à 10 ans il avait souffert d'ophthalmie scrofuleuse. Passé cet âge, il était resté exempt de toute affection oculaire jusqu'environ dix mois avant l'époque où il vint me consulter. Depuis ces dix mois, les conjonctives étaient le siége d'une rougeur vive présentant des exacerbations évidemment périodiques. La rougeur offrait la teinte du carmin et différait de celle de l'ophthalmie ordinaire. Les yeux n'étaient jamais complétement exempts de cette rougeur ; mais tous les six ou sept jours, il survenait une exacerbation à un œil d'abord, puis à l'autre. Une place rouge se montrait à l'une des conjonctives ; la rougeur s'étendait rapidement à tout le reste de la membrane, puis le même travail survenait à l'autre œil. Ces attaques s'accompagnaient d'un certain gonflement des conjonctives, d'un peu de chaleur et de douleur aux yeux. Il n'y avait ni frisson, ni céphalalgie. La photophobie n'était point marquée. Les vaisseaux de la conjonctive montraient de la tendance à empiéter sur la circonférence de la cornée. Il n'y avait ni phlycténules, ni accroissement de la sécrétion de la conjonctive. Les sclérotiques n'étaient ni épaissies, ni amincies. Il n'y avait rien aux cornées, si ce n'est quelques petites taches opaques sur le bord de celle de droite, ni à l'iris et la vision était parfaite. Au bout de 36 heures environ, les attaques aboutissaient à une crise ; la rougeur diminuait graduellement jusqu'à ce que la couleur qui leur était propre reparût. Tout ce travail durait environ six ou sept jours. Suivant la remarque du malade lui-même, il paraissait y avoir dans l'œil quelque cause d'inflammation agissant en dehors de tout excitant externe, et qu'aucune précaution ne pouvait empêcher d'agir ; car, dès que les yeux étaient revenus à leur état le plus pâle, il éprouvait une légère sensation de picotement, avant-coureur certain d'une autre attaque. Les choses marchaient ainsi depuis dix mois.

On avait essayé les sangsues autour des yeux ; à l'intérieur, le mercure, le sulfate de quinine et l'arsenic ; à l'extérieur, la solution de nitrate d'argent, celle de sulfate de zinc et le vin d'opium ; le tout sans succès. On eut alors recours à la saignée du bras qui parut bien faire, mais cette amélioration ne fut que temporaire. Ce malade me consulta encore

---

(1) History of a case of Remitting Ophthalmia, and its succesful Treatment by Opium, by James Curry, M. D. Medico-Chirurgical Transactions, vol. III, p. 348. London, 1812. Case of a Periodical Affection of the Eyes and Chest, by John Bostock, M. D. Ibid., vol. X, p. 461. London, 1819.

(2) Voyez Hueter, Gräfe und Walther's Journal der Chirurgie und Augenheilkunde, vol. XII, p. 271, vol. XIII, p. 95. Berlin, 1828, 1829.

en mars 1838. Sa maladie avait persisté sans grand changement. L'intervalle entre les attaques était peut-être un peu plus long; il était plutôt de sept que de dix jours. L'opacité observée sur le bord de la cornée avait subi un accroissement très-notable. Il existe actuellement à chaque cornée une sorte d'arc manquant en haut, mais occupant dans une large étendue le reste de la circonférence. Ces anneaux avaient une couleur d'un blanc jaunâtre particulier, de sorte qu'ils ressemblaient à du pus ou à de la substance osseuse. Ils avaient été en s'accroissant pendant dix-huit mois. Le malade s'était adressé aux chirurgiens et aux oculistes les plus éminents de notre pays, mais sans tirer aucun avantage de leurs prescriptions. Il avait eu recours aux ventouses d'après l'avis de l'un, au fer d'après l'avis d'un autre. Mon ami, le docteur Staberoh, de Berlin, qui le vit avec moi, conseilla l'iode à l'intérieur et les frictions stibiées à la nuque. Le malade m'écrivit quelque temps après que ces remèdes avaient été aussi peu efficaces que les autres. Le 10 juillet 1839, son médecin ordinaire m'informa que la maladie continuait à faire des progrès.

Tel est le premier cas évident d'ophthalmie intermittente que j'eus occasion d'observer. Il ressemble à ceux décrits par Benedict, n'affectant aussi que les parties externes de l'œil, et offrant les symptômes du *taraxis* (1). Le type en était sextane ou septane. Il a de l'analogie avec la maladie décrite par Staub (2) comme une congestion plutôt que comme une ophthalmie. Cet auteur l'appellerait une fièvre intermittente locale.

Obs. 412. — Un gentleman d'environ 50 ans me consulta en décembre 1838. Les deux conjonctives offraient une rougeur très-considérable, d'une teinte assez livide, et n'étant, à vrai dire, ni réticulée, ni zonulaire. Les conjonctives paraissaient plutôt teintes en rouge qu'enflammées. La rougeur, moindre sur la moitié supérieure des globes oculaires que sur l'inférieure, était surtout marquée au côté temporal. Il n'y avait ni épaississement considérable des conjonctives, ni chémosis, ni sécrétion morbide; les paupières n'étaient aucunement collées le matin; il n'y avait point dans les yeux de douleur ni de sensation de gravier. On voyait entre la sclérotique et la cornée un cercle blanchâtre étroit. La cornée, l'iris et la pupille de chaque œil étaient naturels et la vision parfaitement bonne. Le malade se plaignait d'une sensation de froid dans les yeux, qu'il faisait passer en les chauffant au feu, habitude dont ses médecins avaient coutume de rire. Il se trouvait mieux chaque fois qu'il allait en plein air, et la rougeur diminuait. Mais s'il rentrait et lisait pendant une demi-heure, la rougeur augmentait. La lumière du gaz, loin de l'incommoder, lui était agréable. Il y avait des alternatives de mieux et de pis, mais les exacerbations n'étaient point régulières. L'intermittence, si elle existait, était journalière, l'amélioration survenant lorsque le malade sortait de chez lui l'après-dînée. Le vent, même celui d'est, ne nuisait point à ses yeux.

Cette ophthalmie durait depuis deux mois. Le malade avait été longtemps sujet à des douleurs névralgiques dans la poitrine, le dos et les côtés. Pouls à 66, point de frissons; peau d'une chaleur agréable, mais sèche, et ne transpirant qu'avec difficulté, excepté après un exercice actif.

J'ai appris que, cinq mois après m'avoir consulté, le malade était encore dans le même état. D'après l'aspect de ses yeux, je considérai la maladie comme étant essentiellement la même que celle qui existait dans le cas précédent, bien que le caractère intermittent fût assez obscur.

Obs. 413. — Une dame de haut rang, qui, chaque été depuis deux ans, avait pris de fortes doses de sulfate de quinine pour combattre la *hay-fever*, fut prise brusquement d'obscur-

(1) Benedict's Handbuch der praktischen Augenheilkunde, vol. II, p. 6. Leipzig, 1825.
(2) Zeitschrift für die Ophthalmologie, vol. IV, p. 571. Heidelberg, 1835.

cissement de la vision dans l'œil droit et des symptômes externes de l'inflammation.
Lorsqu'elle vint me consulter en mai 1842, l'inflammation occupait principalement la rétine,
l'iris et la capsule cristalline antérieure. La pupille était contractée et irrégulière, l'iris
changé de couleur, sa circonférence paraissant amincie et parsemée de petits points rouges.
Ces symptômes ainsi que l'obscurcissement de la vision cédèrent aux sangsues, au calomel
avec l'opium et à la belladone. Lorsque j'eus donné mes soins à la malade pendant quelque
temps, je m'aperçus que son mal subissait une exacerbation évidente tous les sept jours.
Chaque paroxysme débutait par une douleur plus ou moins vive dans l'œil, se manifestant
surtout la nuit, et par une augmentation de l'obscurcissement de la vue. Ces symptômes
allaient en s'accroissant pendant deux jours et s'apaisaient jusqu'à la fin d'un nouveau
septénaire, époque à laquelle ils revenaient accompagnés souvent d'un léger frisson. On
empêcha en grande partie ces rechutes à l'aide de petites doses de sulfate de quinine.

En décembre, la même série de symptômes se manifesta dans l'œil gauche; il y eut des
adhérences du bord pupillaire à la capsule, dont on triompha à l'aide des mêmes remèdes
que l'on avait employés pour l'œil droit. Le dixième jour du traitement, les adhérences se
déchirèrent, l'œil se trouva exempt de rougeur et paraissait parfaitement bien. Le lendemain, la malade eut un frisson suivi de douleur dans l'œil, avec rougeur et léger œdème,
et la pupille se montra de nouveau irrégulière et contractée. Sous l'influence du calomel
avec l'opium et de la belladone, l'œil se rétablit de nouveau et la malade fut mise à l'usage
du sulfate de quinine avant de quitter Glascow.

Deux ans après, j'eus le déplaisir d'apprendre que la maladie était revenue et s'était
terminée par une amaurose.

Ce cas était évidemment une iritis chronique intermittente à type
septane (1).

CHAPITRE XIV.

MALADIES CONSÉCUTIVES AUX OPHTHALMIES.

Les conséquences des ophthalmies sont prochaines ou éloignées.
L'onyx ou épanchement de pus dans l'épaisseur de la cornée est une
conséquence prochaine de l'inflammation intense des tissus externes
de l'œil ; la hernie de l'iris en est une conséquence éloignée, car elle ne
peut point survenir avant que la cornée ait été perforée par une ulcération ; le staphylôme de la cornée et de l'iris est une conséquence plus
éloignée encore, survenant lorsque, par suite du travail de cicatrisation,
il s'est formé une pseudo-cornée sur l'iris mis à nu par la destruction
partielle ou totale de la cornée naturelle, et souvent longtemps après
que cette production s'est opérée.

[(1) Sans vouloir nier la possibilité des ophthalmies intermittentes, que nos idées sur l'inflammation ne nous permettent cependant pas d'accepter sans réserve, nous pensons que les observations que M. Mackenzie vient de citer n'étaient pas de nature à le faire revenir de l'opinion
qu'il avait d'abord exprimée à l'endroit de cette espèce d'ophthalmie. Jusqu'à preuve du contraire, et nous fondant sur l'étude attentive d'une foule d'observations dont fourmillent les
auteurs, nous sommes portés à croire que les faits qui y sont rapportés sont des cas de névralgie intermittente des nerfs de la cinquième paire. Nous nous arrêterons plus longuement sur ce
sujet au chapitre qui traite de cette dernière affection. T. W.]

Un point important à examiner dans tous les cas que nous comprenons sous le titre de *maladies consécutives aux ophthalmies*, est celui de savoir si la cause n'en persiste pas encore. Dans l'affirmative, quelque longue qu'en ait été la durée, quelque négligée la médication, les remèdes applicables à l'espèce d'ophthalmie dont l'action s'exerce encore, sont ceux qui, suivant toute probabilité, réussiront le mieux à en faire disparaître les conséquences. D'un autre côté, si tous les symptômes actifs ont disparu, s'il ne reste que les suites de la maladie, il est quelquefois avantageux de suivre un traitement complétement différent de celui auquel on aurait eu recours si l'état inflammatoire avait encore existé. Ainsi, pour en revenir à l'onyx et au staphylôme que nous avons pris pour exemples, il n'est pas rare de voir le premier disparaître complétement sous l'influence de moyens antiphlogistiques, tandis que ces moyens n'ont aucune influence sur les seconds.

Il est digne de remarque que certaines des conséquences des maladies de l'œil peuvent parfois être considérées tout à la fois comme causes et comme effets, ce qui s'observe d'ailleurs pour d'autres organes. Ainsi, dans les poumons, les tubercules peuvent être produits par l'inflammation et être à leur tour la cause d'attaques inflammatoires. Les granulations de la conjonctive, conséquences de l'inflammation de cette membrane (1), sont aussi des causes de cornéite.

SECTION Ire.

ONYX OU ABCÈS DE LA CORNÉE.

Ὄνυξ, l'ongle. *Syn.* — Unguis. Lunula.

Fig. Wardrop, pl. VI, fig. 1. Demours, pl. XXIV; fig. 1 et 2, pl. XXIX, fig. 1 et 2; pl. XXX, fig. 1. Von Ammon, thl. 1, taf. II, fig. 18. [Sichel, pl. XXVII, fig. 1.]

Le mot *onyx* s'applique à un dépôt de pus dans le tissu spongieux de la cornée ou entre ses lamelles (2). Un pareil abcès s'accompagne toujours d'une destruction partielle de la substance inter-lamellaire. Il se montre le plus ordinairement au bord inférieur de la cornée, et, quelque petit qu'il soit, il peut facilement se distinguer de l'hypopion commençant (abcès de la chambre antérieure) par la ressemblance exacte de sa forme avec celle de la tache blanche que l'on voit à la

[(1) Nous avons eu déjà plus d'une occasion de faire remarquer combien les granulations sont souvent la cause plutôt que la conséquence de l'ophthalmie. T. W.]

[(2) M. Carron du Villards définit l'*onyx* une collection purulente ayant son siége dans la cornée, et n'ayant dans le principe aucune communication avec la chambre antérieure de l'œil. Il le divise en trois espèces : l'*onyx sous-conjonctivien* qui se trouve immédiatement sous la conjonctive sans intéresser la cornée, si ce n'est par une petite dépression imperceptible ; l'*onyx inter-lamellaire* et l'*onyx sous-aqueux* (1). On conçoit que chacune de ces variétés donne ouverture à des indications thérapeutiques différentes. T. W.]

[(1) Annales d'Oculistique, t. XI, p. 777.]

racine des ongles. Lors même que la quantité de pus est considérable, l'onyx se reconnaît à ce que son bord supérieur est convexe et à ce qu'il ne change ni de situation, ni de forme, quelle que soit la position de la tête du malade. L'hypopion, au contraire, présente, lorsque le malade est resté un certain temps dans la position verticale, un bord supérieur horizontal; mais la forme s'en modifie, la matière se déplaçant sous l'influence de la pesanteur lorsque le malade change la position de sa tête.

Bien que le bord inférieur de la cornée soit de beaucoup le siége le plus fréquent de l'onyx commençant, il arrive cependant quelquefois que du pus se rassemble en un point circonscrit au-devant de la pupille, ou dans toute autre partie de la cornée ; parfois même il débute au-dessus du centre de la cornée pour de là se répandre irrégulièrement dans une grande étendue. C'est surtout ainsi que se comporte l'onyx succédant à une phlycténule scrofuleuse ou à la petite vérole. Un pareil onyx, au lieu de se faire jour à travers les lamelles externes, a de la tendance à s'infiltrer dans une étendue considérable de la substance de la cornée. En général, au bout d'un certain temps, le pus est résorbé et les portions de la cornée qui avaient été écartées l'une de l'autre par sa présence, se rapprochent, contractent des adhérences au moyen d'un épanchement de lymphe plastique, et il en résulte une espèce particulière d'albugo qui disparaît rarement complétement.

L'onyx survient principalement dans les cas aigus et négligés d'ophthalmie puro-muqueuse, et surtout d'ophthalmie des nouveaunés. Il survient assez fréquemment dans les ophthalmies catarrho-rhumatismales, varioleuses et traumatiques; quelquefois dans l'ophthalmie phlycténulaire, rarement dans les autres.

Sous l'influence des remèdes dirigés contre l'ophthalmie qui y a donné naissance, on voit souvent l'onyx commençant disparaître par résorption dans l'espace de quelques jours ou même de quelques heures. Mais, dans les cas négligés, la quantité de pus va en augmentant, s'étend graduellement de son bord inférieur jusqu'à recouvrir la pupille, écartant les lamelles, ou plutôt s'infiltrant probablement dans la substance de la cornée, tellement qu'à la fin cette partie de l'œil est fortement distendue et ressemble à un abcès prêt à crever. A mesure que l'onyx s'accroît, la pupille se rétrécit uniformément et se remplit de lymphe plastique. La douleur de l'œil et la céphalalgie s'aggravent aussi beaucoup. Il arrive quelquefois que les lamelles postérieures de la cornée se rompent et que le pus tombe dans la chambre antérieure et y donne naissance à un faux hypopion. On suppose parfois que cela est arrivé, lorsqu'en réalité l'onyx est combiné avec un véritable hypopion, comme cela se voit assez souvent dans les ophthalmies catarrho-rhumatismales et traumatiques. Beaucoup plus fréquemment l'ulcération commence sur la surface externe de la cornée et au niveau de la partie moyenne de l'onyx ; par suite des progrès de l'ulcération, la cavité qui contient le pus s'ouvre et celui-ci s'évacue lentement. Assez souvent l'ulcère qui a provoqué l'évacuation de l'onyx continue à marcher et perfore complétement la cornée, de sorte que l'humeur aqueuse s'échappe, l'iris est entraîné en avant et vient se mettre en contact avec la cornée ulcérée, y contracte des adhérences et il survient un staphylôme partiel. Si une grande partie de la cornée a été détruite, le staphylôme sera total. Toutefois, le résultat de l'ouverture d'un onyx à l'extérieur n'est pas toujours aussi malheureux. Il arrive parfois qu'aussitôt le pus évacué, l'inflammation commence à s'apaiser; la pupille s'éclaircit, et, bien qu'il reste toujours un certain degré de leucome, il peut cependant être si limité que la vision soit conservée à un degré très satisfaisant.

Traitement. — On doit employer avec soin les remèdes les plus propres à combattre l'ophthalmie qui a donné naissance à l'onyx. Les saignées, les nauséeux, les purgatifs, les révulsifs et les mercuriaux, outre leur action antiphlogistique, paraissent fréquemment agir en provoquant la résorption du pus des abcès de la cornée. On doit employer la belladone pour remédier à la contraction de la pupille. Les fomentations opiacées chaudes sont aussi très utiles.

Doit-on ouvrir les abcès de la cornée par l'instrument tranchant? Tous les auteurs s'accordent à dire qu'on ne doit pas le tenter lorsque ces abcès sont petits ; c'est-à-dire quand, ayant commencé, par exemple, au bord inférieur de la cornée, ils ne sont pas montés plus haut que le bord inférieur de la pupille dans un état moyen de sa dilatation. J'ai fréquemment ouvert avec la lancette des onyx plus étendus que ceux-là, et chaque fois que je l'ai fait, il y a eu une si grande partie de la cornée détruite , qu'il en est toujours résulté un staphylôme. D'un autre côté, j'ai laissé marcher des onyx si étendus qu'ils recouvraient parfois toute la pupille, et j'ai eu la satisfaction de voir quelquefois l'œil guérir presque complétement. J'ai traité de cette façon le cas suivant :

Obs. 414. — John Ferrie, âgé de 47 ans, entre au *Glasgow Eye Infirmary* le 22 mai 1826 pour une ophthalmie catarrho–rhumatismale de l'œil gauche, dont il était affecté depuis environ trois semaines. Il avait eu pendant huit jours une douleur orbitaire intense pendant la nuit. Il existait un onyx partant du bord inférieur de la cornée et s'élevant assez pour cacher la pupille; au centre de cet onyx existait un petit ulcère. La conjonctive et la sclérotique étaient très-injectées. On appliqua sur l'œil quelques gouttes de vin d'opium et l'on étendit de l'extrait de belladone sur le sourcil et les paupières. On lui prescrivit une friction chaque soir sur le front et la tempe avec de la teinture d'opium, un pédiluve chaud et deux grains de calomel avec un grain d'opium en se couchant. — Le 24, il sentit son œil gauche mieux, quoiqu'on n'y aperçût aucun changement apparent. La couleur de l'iris était altérée et il y avait un épanchement de lymphe dans la pupille. On lui prescrivit le calomel avec l'opium matin et soir, un vésicatoire à la nuque et la continuation des autres remèdes. — Le 27, la bouche était affectée, mais l'onyx s'était accru. On applique huit sangsues à la tempe gauche et l'on supprime la dose de calomel avec l'opium le matin. — Le 31, la pupille paraît se contracter. — Le 2 juin, la partie supérieure de la cornée est nébuleuse et l'œil est moins bien. On remplace le vin d'opium par la solution de nitrate d'argent. — Le 5 juin, les lamelles extérieures de la cornée se sont rompues, et il s'est échappé de l'onyx une quantité considérable de pus. La pupille est encore plus contractée. Le malade accuse la sensation de graviers dans l'œil. On lui prescrit comme collyre une solution d'extrait de belladone. — Le 7, on applique un nouveau vésicatoire. — Vers le 9, l'humeur aqueuse s'est évacuée et l'iris est venu se mettre en contact avec la cornée. Le pus de l'onyx a presque complétement disparu et le malade dit qu'il voit un peu mieux. — Le 12, la pupille qui est encore en contact avec la cornée paraît plus claire, et la vision est plus distincte. — Le 14, il y a un peu d'humeur aqueuse entre la partie supérieure de l'iris et la cornée; l'ulcère de la cornée se recouvre de lymphe plastique et tout le pus a disparu. — Le 26, la pupille est plus claire et très dilatée. Lorsqu'on examine l'œil latéralement, on aperçoit une légère adhérence entre le petit leucome qui existe sur la cornée et le bord inférieur de la pupille. La vue de cet œil est bonne.

J'ai ici laissé marcher les choses, et cependant jamais abcès de la cornée n'offrit une marche plus alarmante ; néanmoins, contre toute attente, l'issue fut favorable. J'ai essayé, (t. 1, page 833), d'expliquer la cause du succès. Toutefois, quand l'abcès ne manifeste aucune tendance à s'ouvrir et menace d'envahir la totalité de la cornée, il faut ouvrir au pus une route artificielle, ne fût-ce que pour épargner au malade la violente douleur qui accompagne l'onyx. Le couteau à iris convient très bien pour faire l'incision qui ne doit comprendre que les lamelles externes de la cornée. Ordinairement, il ne s'échappe point de pus au moment où on la pratique; mais, au bout de quelques minutes, il se forme une petite goutte que l'on peut essuyer de dessus la cornée. Le plus souvent, il faut renouveler plusieurs fois l'opération avant que l'onyx soit entièrement évacué, et l'on doit ne la présenter au malade que comme un palliatif contre la douleur, et non comme un moyen de conserver la vue, qui, en pareille circonstance, est généralement perdue.

L'effet produit par l'évacuation de l'humeur aqueuse à l'aide d'une ponction pratiquée à la portion saine de la cornée au début de l'onyx, ne paraît pas très certain. Elle diminuerait au moins pour un temps la tension qui accompagne l'inflammation interne de l'œil ; et, comme l'onyx ne survient que dans des cas graves, elle pourrait agir efficacement contre ce dangereux symptôme. Ce serait cependant commettre une grande faute que de se fier à ce moyen seul ou à tout autre exclusivement local et de négliger de combattre assidûment, à l'aide des moyens généraux, l'ophthalmie dans le cours de laquelle l'onyx s'est formé.

[Au début de certains abcès superficiels aigus de la cornée, la méthode abortive ou ectrotique, au moyen du nitrate d'argent, amène parfois d'incontestables succès. Il ne faut pas oublier cependant que, chez certains malades, la sensibilité de l'œil est si vive et ses réactions contre le sel lunaire si intenses, que l'on y doit renoncer après une première application. On a aussi conseillé le *polygala sénéga* comme un moyen très puissant d'activer l'absorption du pus épanché dans le tissu de la cornée. T. W.]

12.

SECTION II.

HYPOPION.

Hypopion, de ὑπό dessous, et πύον, pus. *Syn.* — Oculus purulentus. Das Eiterauge. All.

Fig. Demours, pl. XXX, fig. 2 et 3; pl. XXXI, fig. 1. Von Ammon, thl. ', taf. VIII, fig. 3. Dalrymple, pl. XVIII,
fig. 2 et 3. Sichel, pl. IX, fig. 5 et 6. [Pl. XXVI, fig. 5 et 6; XXVII, fig. 1, 2, 5 et 6.]

L'hypopion est une maladie beaucoup plus rare que l'onyx. On en distingue deux variétés : le *vrai* et le *faux*.

1. On entend par *hypopion vrai* une collection de pus ou de lymphe purulente dans les chambres de l'humeur aqueuse, plus souvent dans la chambre antérieure et sécrété par la membrane qui tapisse la cornée, l'iris, la capsule du cristallin ou les procès ciliaires. Les sources les plus fréquentes du pus paraissent être l'iris et la cornée. La matière purulente se voit d'abord au fond de la chambre antérieure, et on l'y distingue facilement de l'épanchement grumeleux de lymphe coagulable, qui survient parfois dans l'iritis et découle en masse considérable de l'iris. Tant que le malade reste debout et tranquille, le bord supérieur de la collection de pus dans l'hypopion vrai offre toujours une ligne horizontale. Parfois on voit l'épanchement changer de position lorsque le malade incline la tête; d'autres fois, il est si épais et si visqueux, que les mouvements n'y font subir aucun changement. Il peut s'accroître graduellement, non-seulement jusqu'au point de cacher la pupille, mais encore jusqu'à remplir complétement la chambre antérieure. Si la maladie est négligée, la cornée forme une saillie contre nature, la substance s'infiltre de pus et présente exactement l'aspect d'un abcès. A la fin et après des douleurs presque intolérables, la cornée se rompt; la douleur cesse alors, l'iris se porte en avant, contracte des adhérences avec ce qui reste de la cornée et un staphylôme général en est la conséquence.

Il est rare de rencontrer l'hypopion vrai sans quelque affection de la cornée, et jamais elle ne détermine la rupture de cette membrane, à moins qu'elle ne soit compliquée d'onyx. Le plus souvent, la quantité de pus reste la même pendant des jours et même des semaines; l'iris s'enflamme de plus en plus; la gêne de ses mouvements augmente, et souvent, lorsque le pus s'est résorbé, on trouve la pupille oblitérée. Lorsque, en même temps que l'hypopion vrai, il y a un onyx ou un ulcère de la cornée, il est fort à craindre que celle-ci se détruise et qu'il se forme un staphylôme. Cette combinaison se rencontre assez fréquemment dans les cas d'ophthalmie catarrho-rhumatismale intense. Dans les ophthalmies qui surviennent par suite de lésions occasionnées, pendant la moisson, par les barbes des épis de blé, j'ai souvent vu l'onyx compliquer l'hypopion.

2. On donne le nom d'*hypopion faux* à une collection de pus dans la chambre antérieure, dûe à l'ouverture d'un abcès de l'iris ou de la cornée dans cette cavité. J'ai décrit les abcès de l'iris (pages 14 et 18) et ceux de la cornée dans la section précédente. Cette sorte d'hypopion s'élève rarement aussi haut que le bord inférieur de la cornée. Toutefois, quand il existe en même temps un onyx qui s'ouvre dans la chambre antérieure, cette cavité peut se trouver complétement remplie de pus.

Traitement. — Les remarques que nous avons faites sur le traitement de l'onyx sont, à peu de chose près, applicables à celui de l'hypopion. On combattra l'inflammation par les moyens appropriés. La saignée, le calomel avec l'opium et la belladone seront nécessaires, et l'on se trouvera généralement bien de l'usage de fomentations émollientes chaudes, telles qu'une infusion de feuilles et de fleurs de mauves.

[M. Rivaud-Landrau a retiré de bons effets de l'emploi de la teinture d'iode dans les ophthalmies internes accompagnées d'épanchement purulent dans la chambre antérieure. A l'aide d'instillations dans l'œil d'un collyre ioduré, il est parvenu à provoquer la résorption d'hypopions rebelles. Il prescrit de baigner l'œil, trois fois par jour, avec un collyre composé de 12 gouttes de teinture d'iode sur 70 grammes d'eau distillée (1). T. W.]

Si les chambres de l'œil paraissent complétement remplies de pus, on peut conseiller de les vider en ouvrant la cornée, car on ne peut, en pareil cas, compter sur sa résorption; en attendant trop longtemps, on s'expose à la rupture et à la destruction complète de l'œil. L'ouverture de la cornée ne doit alors être considérée que comme un moyen de délivrer le malade de douleurs excessives et de conserver au globe de l'œil une forme qui permette l'application d'un œil artificiel (2).

Quand l'hypopion ne remplit pas les chambres de l'œil, et surtout quand il existe une inflammation grave de l'iris, l'ouverture de la cornée peut aggraver l'inflammation, augmenter la sécrétion purulente et donner lieu à une hernie de l'iris. Néanmoins, M. Wardrop a recommandé l'évacuation de l'humeur aqueuse comme un moyen très utile au début de l'hypopion; dans les cas d'iritis et d'ulcères de la cornée compliqués d'hypopion, le docteur Monteath (3) se prononce encore plus fortement pour ce moyen. Il recommande de pratiquer avec le couteau à iris une incision de 2 à 3 lignes de longueur. Cette étendue est nécessaire, parce que l'exsudation purulente étant épaisse et adhérente, ne s'écoule pas et demande à être extraite à l'aide d'une pince

[(1) Gazette médicale de Lyon, 1847.]
(2) Bidloo. Exercitationum anatomico-chirurgicarum decas. Exerc. VII. De oculo purulento. Lugduni Batavorum, 1704.
(3) Glasgow Medical Journal, vol. II, p. 122. Glasgow, 1829.

ou d'un petit crochet mousse. Le docteur Monteath dit qu'après avoir ouvert la cornée et saisi un petit filament de la matière, il a pu extraire en une seule masse ce qui, vu à travers la cornée, avait toutes les apparences du pus. Cette substance, examinée après l'extraction, avait la plus parfaite analogie avec la lymphe puriforme exsudée à la surface de la plèvre ou du péritoine enflammés. Il fait remarquer que lorsque l'hypopion est considérable, l'opération, répétée autant de fois qu'il est nécessaire, arrête la suppuration et l'ulcération de la surface interne de la cornée, qui survient invariablement lorsque la collection s'élève jusqu'au centre de la pupille, et qui se termine si souvent par la rupture de la cornée et la destruction de l'œil.

Dans les cas d'hypopion, M. Guthrie suit la conduite qu'il recommande dans les cas d'onyx; c'est-à-dire qu'il incise largement la cornée et maintient ensuite l'occlusion de l'œil.

[Rien n'est plus contestable que l'utilité de livrer issue au pus de l'hypopion par une incision pratiquée à la cornée. M. Desmarres considère cette opération comme inutile et dangereuse : inutile, parce que le pus se résorbe spontanément dans la grande majorité des cas, et, d'un autre côté, parce que, devenu épais, il ne peut s'écouler au dehors; dangereuse, parce que la plaie de la cornée peut provoquer la suppuration complète de cette membrane et celle de l'œil tout entier. Il ne pense pas que quelques succès puissent justifier l'emploi d'un semblable moyen.

Mais si l'ouverture de la cornée, dans une étendue capable de donner issue au pus, est souvent dangereuse, il n'en est pas de même, dit-il, de la paracentèse pratiquée sur le point de la cornée le plus éloigné possible de celui où séjourne le pus. (V. t. I, p. 658). Le but de cette opération se borne à évacuer l'humeur aqueuse hypersaturée de pus et à en provoquer le renouvellement. Une ou deux paracentèses suffisent parfois pour guérir des hypopions rebelles. M. Desmarres ne conseille cependant d'y recourir qu'exceptionnellement (1).

M. Adelman a imaginé d'opérer la succion de l'hypopion. Ce praticien bavarois conseille, dans ce but, de pratiquer une petite incision d'un millimètre et demi à 2 millimètres, près du bord de la cornée, à sa partie inférieure et externe et dans un point non ulcéré de cette membrane; d'introduire dans la plaie un instrument essentiellement composé d'un tube de verre, terminé par une petite canule que l'on dirige vers le plancher de la chambre antérieure; puis de pratiquer, avec la bouche, la succion, que l'on peut répéter après dix ou douze heures, en utilisant la même incision. Cette opération n'est guère indiquée et utile, d'après l'auteur, que dans des cas d'hypopions traumatiques (2).

[(1) DESMARRES. Op. cit., t. II, p. 424.]
[(2) Illustrirte Medicinische Zeitung, 1852, t. II, 4e cahier.]

Si, au lieu de pratiquer cette incision au voisinage de l'épanchement, on l'établissait, comme le fait M. Desmarres, sur le point de la cornée le plus éloigné possible de celui où séjourne le pus, c'est-à-dire à sa partie supérieure, on s'exposerait à moins de danger, et cette combinaison des deux procédés mériterait la préférence dans les cas où l'on se déciderait à pénétrer dans la chambre antérieure.

Que l'on n'oublie point que, en tout état de cause, l'opération ne peut avoir pour but que de faire disparaitre un symptôme, et qu'il y faut regarder à deux fois avant de la tenter, pour arriver à un résultat aussi secondaire. T. W.]

SECTION III.

ULCÈRES, FOSSETTE, HERNIE ET FISTULE DE LA CORNÉE ET HERNIE DE L'IRIS.

Fig. Wardrop, pl. V, fig. 1 et 2 ; pl. X, fig. 1. Dalrymple, pl XIV, fig. 1 et 2. Sichel, pl. VII, fig. 2 et 3. [Pl. XXVII, fig. 3, 4 et 10.]

1. Il existe deux variétés distinctes d'ulcères de la cornée : le *superficiel* et le *profond*.

Le premier s'étend ordinairement sur une portion considérable de la surface de la cornée, et paraît souvent n'en intéresser que la couche épithéliale ou conjonctivale. L'ulcère *profond* est communément beaucoup moins étendu ; mais il affecte la substance propre de la cornée et la perfore souvent de part en part, de façon à pénétrer dans la chambre antérieure et à donner issue à l'humeur aqueuse. L'ulcère superficiel doit quelquefois son origine à quelque lésion mécanique ou chimique peu grave. Il survient beaucoup plus fréquemment dans l'ophthalmie catarrho-rhumastismale que dans toute autre. L'ulcère profond de la cornée est généralement le résultat de l'ouverture d'une phlycténule scrofuleuse ou de la rupture d'un onyx.

L'ulcère superficiel ne laisse échapper qu'un pus clair et ténu ; la surface en est légèrement inégale ; les bords en sont, en général, très irréguliers et si peu élevés au-dessus du niveau de l'ulcère, que souvent la surface de la cornée ne semble avoir subi qu'une abrasion. On voit assez souvent un ulcère de cette espèce s'étendre graduellement dans un sens, tandis qu'il se cicatrise dans un autre. La cicatrice qui y succède est grisâtre ou blanc-bleuâtre, semi-transparente et s'éclaircit avec le temps. L'aspect de l'ulcère est quelquefois celui qui existerait si l'on avait enlevé une légère tranche de la cornée. Il peut persister dans cet état pendant des semaines ou des mois, constituant ce que l'on a appelé un ulcère asthénique, ou, expression incorrecte, une cicatrice transparente ; mais il finit par se recouvrir d'une exsudation fibro-albumineuse opaque et par devenir le siége d'un véritable travail de cicatrisation (1).

L'ulcère profond est petit et circulaire, et comme il attaque les lamelles de la cornée les unes après les autres, et les plus profondes dans une étendue moindre que les superficielles, il finit par avoir la forme d'un entonnoir. La surface en est habituellement déchiquetée et recouverte d'une matière comme gangreneuse, qui revêt une couleur blanchâtre si on la touche avec quelque préparation contenant de l'acétate de plomb. Il en est de même de l'ulcère superficiel, que l'usage d'applications saturnines fait recouvrir d'une cicatrice opaque. C'est pourquoi dans les ulcères de la cornée il faut complétement s'abstenir de ces préparations. L'ulcère profond est sujet à se couvrir de vaisseaux rouges avant de se guérir, surtout s'il est le résultat de quelque lésion chimique. L'ulcère scrofuleux profond s'accompagne parfois d'onyx. J'ai aussi vu en pareil cas un dépôt de lymphe puriforme dans la chambre antérieure, fourni par la membrane qui tapisse la cornée. (*V.* Obs. 385, t. I, p. 805.)

J'ai déjà eu l'occasion de parler (t. I, p. 654) de l'ulcère en sillon, (*troughing ulcer*) comme on l'a appelé. J'ai aussi rencontré une variété d'ulcère très opiniâtre, ayant le même siége, à marche lente, s'étendant d'un côté tandis qu'il se cicatrise de l'autre, et finissant ainsi par creuser un sillon profond autour d'une grande partie de la circonférence de la cornée. Cette variété d'ulcère se rencontre chez les sujets âgés, s'accompagne de vives douleurs dans les branches de la cinquième paire répandues autour de l'orbite, et, si elle ne détruit point la vue en perforant la cornée, a beaucoup de tendance à le faire en amenant l'inflammation de l'iris et l'occlusion de la pupille.

Un ulcère profond, lorsqu'il est en voie de guérison, ressemble parfois pendant quelque temps à une *fossette* transparente dans la cornée; mais ordinairement ce creux se comble et se convertit en une cicatrice opaque, dont le centre peut être encore un peu déprimé, ou de niveau avec la surface de la cornée, ou enfin légèrement élevé au-dessus d'elle. Il est d'une couleur blanc-jaunâtre, tandis que sa circonférence est d'un blanc plus grisâtre. Les cicatrices ou leucomes de cette sorte se résorbent rarement tout à fait.

Les solutions salines appliquées sur l'œil, lorsque la cornée est affectée d'ulcération, déterminent très fréquemment une cicatrice opaque. Les sels tels que le nitrate d'argent, l'acétate de plomb et autres semblables, sont décomposés par les larmes et le mucus de la conjonctive, et leurs bases rendues insolubles, se précipitant à la surface de l'ulcère, se trouvent incorporées dans la cicatrice. Il faut donc, autant que possible, renoncer à ces sortes d'applications.

(1) Desmarres. Annales d'Oculistique, t. IX, p. 98. Bruxelles, 1845.

2. Il y a un aspect particulier de la cornée qu'il ne faut pas confondre avec les ulcères que nous venons de décrire : c'est celui qui succède à l'absorption d'une phlycténule. Le résultat de cette absorption est une petite *fossette* encore plus unie et plus transparente que ne le deviennent quelquefois les ulcères profonds; en réalité, ce point est encore recouvert par l'épithélium, qui s'est affaissé dans le creux formé par l'absorption du contenu de la phlycténule.

3. Il arrive parfois que la marche d'un ulcère profond se trouve arrêtée par la membrane qui tapisse en arrière la cornée, ou que cette membrane se cicatrise après avoir été perforée par l'ulcère; dans l'un et l'autre cas, elle est incapable de résister à la pression de l'humeur aqueuse, et elle est alors poussée en avant à travers l'ulcère sous la forme d'une vésicule, constituant ce que l'on a appelé une *hernie de la cornée*. Le malade dont l'œil est dans cet état, ou qui présente sur la cornée un creux transparent, doit bien se garder de toucher son œil rudement, ou de faire aucun exercice violent. Lorsqu'il se mouche, ou pendant les efforts de la défécation, la cornée se rompt souvent, donnant la sensation d'un craquement dans l'œil et d'un flot de liquide qui en sort. Je donnais des soins à un jeune garçon atteint d'ophthalmie gonorrhéïque et d'un ulcère profond de la cornée; celui-ci guérit, laissant un bouton transparent. Environ douze mois plus tard, s'étant frappé brusquement l'œil avec le pouce, le bouton se déchira et il survint un myocéphale.

La hernie de la lame postérieure de la cornée a quelquefois lieu dans une étendue considérable; elle prend une forme conique et s'élève tellement au-dessus du niveau normal de la cornée, que ce n'est qu'avec difficulté que les paupières peuvent la recouvrir. On est obligé en pareil cas de la retrancher d'un coup de ciseaux, ou de la détruire par l'application du nitrate d'argent, et, ce qu'il y a de remarquable, cette hernie est sujette à se reproduire à plusieurs reprises, même peu de jours après qu'elle a été enlevée, jusqu'à ce que la cicatrice de la cornée ait acquis un degré suffisant de solidité.

4. Lorsqu'un ulcère perfore nettement la cornée, l'humeur aqueuse s'échappe brusquement, l'iris tombe en avant, et souvent, s'engageant dans l'ulcère, fait saillie par cette ouverture, sous forme d'un petit point noir semblable à la tête d'une mouche; d'où le nom de *myocéphalon* que l'on a donné à cette *hernie de l'iris*. La portion d'iris qui fait saillie contracte promptement des adhérences avec le pourtour de l'ulcère, et lorsque l'inflammation tombe, elle se rétracte et se recouvre d'une cicatrice opaque. Mais si, après cet accident, l'inflammation de l'œil augmente, qu'une plus grande partie de la cornée se détruise et qu'une portion plus considérable de l'iris se déplace, celle qui s'était recouverte d'une pseudo-cornée constitue bientôt un staphylôme.

5. Les plaies artificielles de la cornée, telles que la section pratiquée pour l'opération de la cataracte, restent quelquefois longtemps
ouvertes et menacent de devenir calleuses et fistuleuses. Un ulcère
perforant du centre de la cornée peut revêtir le même aspect et permettre pendant longtemps à l'humeur aqueuse de s'échapper. Ces faits
peuvent être considérés comme des exemples de *fistules de la cornée;*
mais les exemples les plus remarquables de cette affection surviennent
de la façon indiquée (t. I, p. 587).

Les deux espèces d'ulcères de la cornée, mais surtout le profond,
s'accompagnent ordinairement de beaucoup du photophobie et d'un
écoulement abondant de larmes brûlantes lorsque le malade ouvre les
paupières.

Les malades atteints d'ulcères de la cornée, d'ulcères profonds surtout, sont rarement robustes et en bonne santé. Ils offrent au contraire
le plus souvent les signes évidents d'une grande faiblesse, et même
quelquefois de l'inanition. Chez les enfants émaciés, particulièrement,
j'ai vu plusieurs fois la cornée de l'un des yeux ou de tous deux
s'amincir, devenir proéminente et s'ouvrir presque sans apparence
d'inflammation. L'état d'épuisement dans lequel se trouvaient ces sujets était dû à diverses causes, telles qu'une diarrhée chronique, la
toux consécutive à la rougeole, l'hydrocéphale et la syphilis. En 1852,
j'ai vu plusieurs exemples de cette même ulcération destructive de la
cornée, à la suite du choléra malin. J'ai parfois comparé ces yeux à
ceux des chiens qui servaient aux expériences de Magendie, et qui
étant nourris, ou plutôt affamés, à l'aide de sucre blanc et d'eau distillée, mouraient d'épuisement; chez ces animaux un ulcère perforant de la cornée et l'évacuation des humeurs de l'œil précédaient
la mort (1). Les maladies de la cinquième paire déterminent quelquefois, en même temps que l'anesthésie de l'œil, des paupières et de la
face, un semblable état de la cornée.

Traitement. — On doit dans tous les cas s'efforcer d'arrêter le travail d'ulcération par les moyens les plus propres à combattre l'espèce
d'ophthalmie qui a donné naissance à l'ulcère. La jeune fille dont j'ai
rapporté l'histoire (t. I, page 801), avait été jetée dans un grand état de
faiblesse par des saignées excessives, et dans l'espace de 24 heures, le
traitement tonique avait arrêté la marche d'un ulcère profond de la
cornée. Dans l'ulcère chronique superficiel, qui se montre souvent
très opiniâtre, le calomel administré de façon à affecter la bouche est
quelquefois nécessaire. Dans presque tous les cas d'ulcères de la
cornée, les révulsifs sont utiles. A mesure que l'état inflammatoire de

---

(1) Mémoire sur les propriétés nutritives des substances qui ne contiennent pas d'azote, p. 7.
Paris, 1816. Voyez: Case of Ulcerated Cornea, from Inanition, by Joseph Brown, M.D. Edinburgh
Journal of Medical Science, vol. III, p. 248. Edinburgh, 1827. Cases from Acute Hydrocephalus
and other causes, par Stoeber. London Medical Gazette, July 7, 1843, p. 543.

l'œil diminue, le malade se trouve soulagé. On voit alors l'ulcère perdre son aspect purulent et s'éclaircir, tandis que ses bords s'unissent et commencent à se rapprocher.

«Quelques ulcères chroniques de la cornée guérissent très lentement, dit M. Bowman, sans qu'il se forme aucun vaisseau dans leur voisinage; mais le plus souvent les ulcères, qui ont besoin pour se cicatriser d'un travail lent et graduel, présentent dans l'intervalle qui les sépare des vaisseaux voisins, une traînée grisâtre, demi-transparente, qui se distingue du reste de la cornée. On voit bientôt s'y développer une série de vaisseaux qu'on ne tarde pas à reconnaître pour des artères, des capillaires et des veines, qui portent le sang au siège où s'accomplit le travail de réparation et autour de lui..... Ainsi la cornée est rendue trouble et mise hors d'état d'accomplir ses fonctions par le développement d'un élément qui la prive de sa transparence, mais afin de la rétablir dans son intégrité, conformément aux lois qui président à la formation des tissus. Lorsque la réparation avance et qu'une moindre quantité de sang devient nécessaire, ces vaisseaux diminuent, leurs enveloppes, qui n'étaient qu'imparfaitement organisées, disparaissent promptement et la cornée redevient perméable à la lumière (1). »

D'après mon expérience personnelle, je puis affirmer qu'aucun moyen n'est plus avantageux dans les ulcères de la cornée que la belladone. Je ne veux point parler ici de la propriété qu'elle a de dilater la pupille, bien que ce résultat soit parfois d'une haute importance, mais bien de l'action calmante qu'elle exerce sur l'œil, et qui paraît amener la guérison du travail ulcératif et la prompte cicatrisation de la partie ulcérée. Dans tout ulcère profond de la cornée, et aussi dans les cas graves d'ulcères superficiels, je considère l'emploi de l'extrait de belladone ou d'une solution d'atropine comme un élément essentiel du traitement. Si l'on néglige la dilatation artificielle de la pupille, l'iris, alors même qu'il n'y a point encore menace de perforation, peut venir se mettre en contact avec la cornée et y contracter des adhérences. Les bons effets de la belladone pour mettre en liberté l'iris, alors même qu'il a été compris dans un ulcère, ressortent bien de l'observation de James Tassie, que j'ai rapportée (t. I, page 802). J'avais plusieurs fois observé le même résultat heureux en semblables circonstances.

[Dans les cas de perforation imminente de la cornée, M. Desmarres recommande les précautions suivantes (2) : Faire coucher le malade sur le dos, autant que possible dans l'immobilité et la tête basse. Appliquer sur l'œil malade des compresses légères, trempées dans le liquide suivant, et avoir soin de les changer de cinq en cinq minutes, en profitant de ce moment pour instiller une goutte du même liquide entre les paupières avec les plus grandes précautions pour n'exercer

(1) Lectures on the Parts concerned in the Operations on the Eye, p. 51. London, 1849.
[(2) DESMARRES. Op. cit., t. II, p. 288.]

II.   13

aucune pression sur le globe : Eau distillée, un litre; herbe de belladone et de jusquiame, de chacune 50 grammes; faites infuser; délayez
extrait de belladone 20 grammes. Filtrez et entourez de glace.

On réussit souvent aussi, par ce moyen employé avec constance, à
réduire des hernies récentes de l'iris. T. W.]

Souvent l'ulcère est lui même la cause principale de la prolongation
de l'inflammation de l'œil, qui l'entretient de son côté; le flot des
larmes et les mouvements des paupières irritant constamment l'ulcère,
l'empêchent de se cicatriser. Une méthode de traitement éminemment
utile en pareil cas, c'est d'appliquer à l'ulcère une sorte de revêtement
qui pendant un certain temps le rende insensible (1). On obtient ce
résultat par l'application en substance ou en solution du caustique lunaire, qui agit sur la surface de l'ulcère de façon à lui permettre pendant un certain temps de supporter le frottement des paupières et le
contact des larmes. Pendant ce temps, le travail de cicatrisation marche,
et avant que la petite eschare formée par l'application du caustique se
détache, l'ulcère a diminué d'étendue. Si l'on en restait là, l'ulcère,
suivant toute apparence, reprendrait sa marche et pourrait perforer la
cornée. Aussitôt donc que la douleur et le larmoiement reparaissent
et que les bords de l'ulcère revêtent de nouveau un aspect dentelé et
élevé, on doit renouveler l'application du caustique.

Lorsque l'ulcère est superficiel, il faut toucher la surface malade avec
un pinceau en poils de chameau, trempé dans une solution de 4
à 10 grains de nitrate d'argent dans une once d'eau distillée. Lorsqu'il
s'agit d'un ulcère profond, il vaut mieux le toucher avec un crayon de
nitrate d'argent taillé en pointe. Pendant cette application, on maintient
la paupière supérieure relevée et, avant de la laisser retomber, on
porte avec le pinceau un peu d'eau salée sur la cornée.

On ne doit user du caustique qu'avec précaution et alors seulement
que l'ulcère ne manifeste aucune tendance à céder à l'influence des
autres remèdes. Si l'on y avait recours dans tous les cas d'ulcères de
la cornée et à toutes leurs périodes, on déterminerait souvent un mal
incalculable. Le docteur Jacob a fait à ce sujet une observation qui demande à être prise en considération. En parlant de l'application du
nitrate d'argent aux ulcères de la cornée, il dit : « Appliqué à ces
ulcères, soit en solution, soit en substance, ou il y adhère, ou il se
combine avec la surface malade ; et si cette surface n'est point transformée en eschare destinée à être complètement éliminée, le nitrate
d'argent que l'action de la lumière rend noir ou brun, reste fixé d'une
manière permanente à l'ulcère qui se guérit et constitue une tache noire
indélébile. (2). »

On doit encore appliquer le caustique de la façon que nous venons

(1) SCARPA. Trattato delle principali Malattie degli Occhi. vol. I, p. 280. Pavia, 1846.
(2) Dublin Hospital Reports, vol. V, p. 567. Dublin, 1850.

de décrire, lorsqu'il existe une hernie de la cornée ou lorsque après la perforation de la cornée il s'est formé une hernie de l'iris. Après avoir peint les paupières et le sourcil avec de l'extrait de belladone, ou appliqué sur la conjonctive quelques gouttes d'une solution d'atropine, on voit ordinairement la pupille se dilater au bout d'une demi-heure, dans les cas où la perforation de la cornée ne date que de quelques heures, on touche alors l'ulcère avec le pinceau chargé de caustique et l'on continue l'usage de la belladone ou de l'atropine. Si l'iris ne rentre pas sous l'influence de la belladone, l'application du caustique solide arrête le prolapsus. Des adhérences se forment entre les bords de l'ulcère et l'iris; la tumeur s'affaisse et finit par se recouvrir d'une cicatrice solide. Le caustique ne détruit point l'iris, mais l'oblige à se retirer. Dans la fistule de la cornée, après avoir retranché d'un coup de ciseaux la portion de conjonctive qui fait saillie, on touche fortement l'ouverture avec le crayon de nitrate d'argent. Quand une hernie de la cornée ou de l'iris fait une saillie trop prononcée, on peut aussi l'enlever avec des ciseaux, puis appliquer le caustique. Il suffit en général que la surface de l'ulcère, ou la portion de tissu trop saillante, blanchisse sous l'action du nitrate d'argent, et il ne faut jamais prolonger le contact jusqu'à déterminer une eschare d'une épaisseur un peu considérable.

Lorsqu'il existe un ulcère profond au-devant de la pupille, on a conseillé d'évacuer l'humeur aqueuse et de toucher l'ulcère avec la solution de caustique lunaire. Lorsque l'ulcère reconnaît pour cause l'ophthalmie traumatique ou scrofuleuse, je me suis très bien trouvé de la ponction de la cornée près de sa circonférence. Le docteur Monteath (1) a recommandé une manière de faire un peu différente.

« Lorsqu'un ulcère scrofuleux profond de la cornée, dit-il, est sur le point de pénétrer dans la chambre antérieure, et à cette époque il existe presque toujours une inflammation assez aiguë avec injection, il est très sujet à provoquer une iritis et la sécrétion de pus dans la chambre antérieure, ce qui constitue un hypopion. Cet état compromet la vision, surtout si l'ulcère siége presque en face de la pupille; mais quelque part qu'il soit situé, je ne manque presque jamais de provoquer la guérison de l'ulcère et d'arrêter l'inflammation de l'iris et la formation de l'hypopion à l'aide du traitement suivant : Le point principal est de perforer avec un couteau à iris la couche ou les couches de la cornée qui restent au fond de l'ulcère, afin de permettre à l'humeur aqueuse de s'écouler et à la chambre antérieure de s'affaisser. Puis on administre chaque soir une forte dose de calomel et d'opium jusqu'à ce que la bouche s'affecte, si peu que ce soit. Dès la première nuit après la ponction, le malade dort profondément, ce qu'il

(1) Glasgow Medical Journal, vol. II, p. 155. Glasgow, 1829.

n'avait pu faire depuis plusieurs nuits à cause d'une violente douleur
sus-orbitaire et d'une hémicrânie intense. Un jour ou deux après cette
opération, l'ulcère est complétement rempli de lymphe coagulable qui
empiète même sur ses bords, de sorte qu'un chirurgien inexpérimenté
pourrait croire que l'ulcère s'est agrandi, tandis que c'est une circonstance favorable et que la lymphe surabondante est résorbée en peu de
jours. A mesure que la lymphe déposée dans l'ulcère s'organise, la
chambre antérieure reprend son intégrité et sa dimension normales.
L'effet de l'évacuation de l'humeur aqueuse et celui de l'administration
du mercure ont pour résultat de faire disparaitre promptement l'iritis,
et le traitement ne doit plus être alors que celui de l'ophthalmie scrofuleuse accompagnée d'ulcère de la cornée, ce qui est l'un des cas les
plus communs dans la pratique ophthalmologique. »

Lorsqu'on rencontre un ulcère qui a été touché avec la solution
d'acétate de plomb, remède que des personnes ignorantes recommandent souvent dans les inflammations des yeux, l'on doit s'efforcer
d'enlever avec la petite spatule en argent, de dessus la surface de l'ulcère, le dépôt blanchâtre qui y adhère, dans la crainte qu'il ne forme,
en s'incorporant avec la cicatrice, une tache indélébile d'apparence
crayeuse, que ni l'absorption ni aucune opération ne pourront ensuite
faire disparaître. Cette tentative, toutefois, doit se faire avec la plus
grande précaution, dans la crainte d'occasionner une opacité plus
étendue, quoique d'une autre nature, c'est-à-dire due à une plus grande
perte de substance de la cornée.

Pronostic. — Dans tous les cas d'ulcères profonds, il faut prévenir
le malade que la cicatrice restera opaque, l'œil difforme et la vision
diminuée ou même perdue. Lors même que l'ulcère est superficiel, il
faut être réservé dans son pronostic; car si le plus souvent l'épithélium se reproduit de façon que la transparence de la cornée ne soit
point altérée, il n'en n'est pas toujours ainsi.

SECTION IV.

OPACITÉS OU TACHES DE LA CORNÉE. — NUAGES. — ALBUGO. — LEUCOMES.

Fig. Wardrop, pl. II, fig. 3; pl. VII, fig. 1 et 3. Dalrymple, pl. II, fig. 5 et 6.
pl. III, fig. 1; pl. XIV, fig. 3, 5 et 6; pl. XV, fig. 1; pl. XVI, fig. 1 et 6. Sichel, pl. VII, fig. 1.
[Pl. XXVII, fig. 3; pl. XXVIII, fig. 1, 2 et 3.]

Les opacités ou les taches de la cornée se distinguent par des noms
différents, suivant le degré d'intensité qu'elles présentent et la cause
qui y a donné naissance.

1. *Le nuage* constitue le degré le plus léger. Il siége le plus souvent
dans les couches superficielles de la cornée; parfois dans la lame élas-

tique postérieure, rarement dans la substance propre de la cornée. On a supposé que la pression exercée sur la cornée par l'augmentation anormale de l'humeur aqueuse pouvait à elle seule en déterminer l'état nébuleux général, qui paraît dû quelquefois à un épanchement séreux dans la substance de la cornée, et d'autres fois a un épanchement fibrineux à la surface de la membrane interne, ou déposé entre celle-ci et la substance propre, ou bien encore au-dessous de la lame élastique antérieure. Ces taches ne comprennent que celles qui rendent la cornée nuageuse et trouble; elles sont en général étendues et mal définies, devenant de moins en moins opaques vers leurs bords, et occupant souvent toute la cornée.

Le nuage est une conséquence fréquente de l'ophthalmie puro-muqueuse, mais la cause la plus commune en est la cornéite scrofuleuse. L'inflammation produite par le renversement en dedans des cils ou par des cils surnuméraires, par le renversement en dedans des paupières, ou celle produite par l'état sarcomateux ou granuleux de la conjonctive, est aussi une cause fréquente de la formation de nuages. Lorsqu'ils dépendent de ces dernières causes, c'est à elles qu'il faut tout d'abord s'attaquer. Lorsque l'on trouve la moitié supérieure de la cornée nébuleuse, et surtout nébuleuse et vasculaire, on doit croire que la conjonctive de la paupière supérieure est granuleuse.

2. Lorsque l'épanchement de lymphe sur un point quelconque de la cornée est assez dense pour offrir la teinte perlée, la dénomination de nuage est remplacée par celle d'*albugo*.

Cette sorte de tache siége le plus souvent immédiatement au-dessous de la lame élastique antérieure de la cornée. La lymphe épanchée forme une tache opaque, généralement circulaire ou ovale, plus dense ordinairement au centre qu'à la circonférence; mais elle a, dans quelques cas rares, l'apparence d'un anneau. La cause ordinaire de l'albugo est une phlycténule sur la cornée, qui a guéri sans se rompre. Ces petits abcès peuvent être considérés, ainsi que tous les autres, comme une exsudation de lymphe coagulable contenant du pus; cette couche de lymphe paraît avoir pour objet de limiter l'étendue de la maladie. Lorsque la phlycténule disparaît sans s'ouvrir, le pus qu'elle contient étant absorbé, la couche de lymphe persiste pendant un certain temps et peut même donner lieu à une tache permanente.

La résorption du pus d'un onyx ou son évacuation par l'instrument tranchant sont souvent aussi suivies de la formation d'un albugo. L'onyx ou abcès de la cornée s'accompagne toujours d'un épanchement de lymphe plus ou moins marqué et, lorsque le pus s'est disséminé, les lamelles de la cornée qu'il a décollées ne peuvent se réunir que par un travail adhésif qui ne peut s'accomplir sans une nouvelle sécrétion de lymphe.

Quelquefois l'albugo est traversé de nombreux vaisseaux rouges

13.

provenant de la conjonctive ; quand il en est ainsi, il est très opiniâtre et très porté à s'étendre en travers de la cornée. Il est toujours un peu élevé au-dessus du niveau de celle-ci et parfois il forme une saillie très prononcée. La conjonctive de la cornée, au-dessous de laquelle rampent les vaisseaux, est fort épaissie. Dans quelques cas, ces vaisseaux sont si nombreux qu'ils font paraître l'albugo rouge, avec des points blancs dans l'intervalle des vaisseaux. On rencontre cette variété d'albugo chez les adultes scrofuleux et quelquefois chez les enfants. Lorsque les vaisseaux qui se rendent à l'albugo s'affaissent et disparaissent, il y a lieu de croire que l'albugo cessera de s'étendre, mais il est rare qu'il disparaisse complétement. Il est quelquefois détruit par une ulcération spontanée.

3. Une troisième espèce de tache s'appelle *leucome*; elle est toujours le résultat d'une cicatrice. Une perte de substance de la cornée par ulcération et un travail de granulation précèdent toujours la formation d'un leucome. Ce mot, en effet, est synonyme de cicatrice opaque. Il n'est pas rare que l'épithélium qui recouvre un leucome soit soulevé par l'interposition d'un liquide entre lui et la substance propre de la cornée.

Lorsque l'on ne connaît pas l'histoire de la maladie, il se peut qu'on ne puisse distinguer un albugo d'un leucome. En général, le leucome offre un aspect contracté et circonscrit, l'albugo est plus diffus. L'albugo est rarement déprimé à son centre, tandis que le leucome l'est souvent et de plus est compliqué d'adhérence partielle de l'iris à la cornée.

Pronostic et traitement. — Ces trois sortes de taches, *nuage, albugo* et *leucome*, ont tous une tendance à disparaître aussitôt que la maladie qui y a donné naissance s'est arrêtée ou a disparu elle-même, soit qu'elles dépendent d'une inflammation primitive de la cornée ou d'une inflammation secondaire de cette partie, due à l'irritation occasionnée par des cils renversés en dedans ou par des granulations de la conjonctive. Il faut donc, dans tous les cas, s'efforcer de faire disparaître l'ophthalmie ou l'irritation mécanique d'où dépend l'opacité. Chez les enfants et les personnes encore jeunes, beaucoup d'opacités très denses et très étendues, qui n'offriraient aucune chance de guérison chez l'adulte, disparaissent par les progrès de la croissance.

Demours (1) pense que la cornée s'accroît par sa circonférence ; il apporte à l'appui de son opinion le cas d'un enfant qui avait eu, à l'âge de six mois, une inflammation de l'œil, suivie d'abcès de la cornée, avec évacuation de l'humeur aqueuse, et adhérence de l'iris, le tout au niveau de la circonférence de la cornée. A l'âge de huit ans, cette adhérence ne se trouvait qu'à une ligne du centre de cette dernière,

_____

(1) Traité des maladies des yeux, tome I, p. 34. Paris, 1818.

d'où il conclut que l'accroissement de cette membrane avait eu lieu entre cette adhérence et le bord de la sclérotique. (*V.* Observation 211, t. I, p. 350.)

Les leucomes s'éclaircissent à leur circonférence et se rétractent vers leur centre. Si un leucome est accompagné d'adhérence de l'iris à la surface interne de la cornée, à mesure que sa portion circonférentielle s'éclaircit, l'iris, étroitement appliqué contre la cornée, devient visible et, comme l'accroissement de celle-ci se fait de la circonférence au centre, l'iris se déchire quelquefois çà et là; de sorte que la lumière passe à travers ces déchirures et gagne le fond de l'œil, ce qui amène parfois une amélioration de la vision.

On peut, à l'aide de diverses applications, hâter l'action des absorbants sur les taches, surtout lorsque ces applications sont faites en temps opportun. Si l'on en commence l'usage trop tôt, c'est-à-dire avant que l'on ait triomphé de la cause qui a produit l'opacité, on tourmente souvent inutilement le malade, et l'on entrave sa guérison. Ainsi, par exemple, dans un cas d'opacité due à une cornéite scrofuleuse, qui s'accompagne encore d'une injection considérable, si le chirurgien l'attaque avec des poudres stimulantes ou des solutions de substances irritantes ou caustiques, non-seulement il ne réussira pas à la faire disparaître, mais encore, en exaspérant la maladie, il courra grand risque de rendre son malade aveugle. Mais s'il commence par combattre l'inflammation, à l'aide de moyens généraux, non-seulement il fera disparaître la rougeur, mais il verra de plus la cornée s'éclaircir et chaque jour une portion de la lymphe épanchée se résorber et la vue du malade s'améliorer dans la même proportion.

Il est à remarquer qu'en général les remèdes internes qui sont efficaces contre les taches de la cornée sont ceux qui agissent en opérant la guérison des ophthalmies dans lesquelles ces opacités ont pris naissance. La même remarque s'applique également aux remèdes locaux. Nous devons dire, en même temps, qu'il existe des médications qui conviennent particulièrement pour hâter l'absorption des dépôts opaques de la cornée. L'administration d'un émétique tous les trois ou quatre jours et un léger traitement mercuriel sont de ce nombre. Quelques opacités ne cèdent qu'à l'influence de l'air de la campagne et d'un régime généreux.

La plupart des applications usitées contre les opacités de la cornée agissent simplement comme stimulants. Ni le nitrate d'argent, ni aucune des innombrables substances solubles ou insolubles, que l'on emploie pour obtenir la guérison des taches, n'agit en déterminant la mortification ou la destruction de la substance opaque, ni en la *mangeant*, comme se l'imagine le vulgaire ; qu'ils agissent mécaniquement, chimiquement ou de toute autre façon, ils éveillent simplement une irritation qui rend les capillaires turgescents, et lorsque l'accroissement de la vascularité s'est apaisée, une augmentation d'activité des absorbants.

L'un des moyens employés pour la disparition des taches agit peut-être d'une façon différente : c'est la vapeur d'acide hydrocyanique. Je renvoie pour l'efficacité supposée dont jouit cette substance à ce que j'en ai dit (t. I, page 645). J'ai observé de bons effets de son emploi dans plusieurs cas de taches de la cornée, surtout dans le nuage consécutif à la cornéite, dans le leucome combiné avec la vésication de la cornée, ou épanchement aqueux au-dessous de l'épithélium, et dans l'albugo vasculaire. Dans cette dernière affection, l'action des vapeurs de l'acide fait contracter les vaisseaux, après quoi la tache s'ulcère et disparaît.

Lorsque l'on s'aperçoit que l'opacité commence à s'éclaircir, on peut souvent y aider beaucoup par les moyens suivants : — le vin d'opium pur ou dilué ; une solution de deux à dix grains de caustique lunaire, ou d'un à deux grains de sublimé corrosif dans une once d'eau distillée ; les pommades au précipité rouge de forces diverses ; une poudre finement porphyrisée, composée d'un gros à un gros et demi de précipité rouge avec une once de sucre blanc. On souffle la poudre dans l'œil à l'aide d'un tuyau de plume ; la pommade s'introduit derrière la paupière supérieure et s'étend sur la cornée lorsqu'on fait mouvoir avec le doigt la paupière dans différentes directions ; quant aux solutions, on les applique à l'aide d'un pinceau en poils de chameau ou on les injecte sur la surface de l'œil à l'aide d'une seringue. Ordinairement on ne se sert que d'un seul de ces agents dans le cours de la même journée, mais, quand l'œil est peu sensible à l'action des stimulants, on peut en appliquer un le matin et l'autre le soir.

Outre les substances que nous venons d'énumérer, on en a vanté beaucoup d'autres comme jouissant de la propriété de faire disparaître les opacités cornéennes, mais aucune d'elles ne possède de vertu spécifique. Mead recommandait une poudre porphyrisée, composée de parties égales de verre pilé et de sucre blanc, et supposait qu'elle exerçait sur la tache une action incisive (1). Les solutions de sulfate de zinc, de sulfate ou d'ammoniure de cuivre, de carbonate de potasse, de sulfate de cadmium, l'iodure de potassium en solution ou en pommade, la créosote, la bile de certains animaux, et notamment celle du *gadus lota* et de la *motella fluviatilis*, la graisse d'ours, le suc du *gryllus domesticus*, l'huile de noix, celle de pellicule de citron, ont tous été vantés à leur tour.

La solution de caustique lunaire est considérée par beaucoup de chirurgiens comme un spécifique contre les taches qu'on fait disparaître en activant l'absorption. Le docteur Ryan (2) recommande

_____

(1) Medical Works of Richard Mead, M. D., p. 558. London, 1762.
(2) Transactions of the Association of Fellows and Licentiates of the King and Queen's College of Physicians in Ireland, vol. IV, p. 257. Dublin, 1824.

comme moins douloureux et plus efficace qu'une solution de dix grains par once d'eau distillée, un onguent composé d'un gros de nitrate d'argent sur une once d'axonge. On se trouve bien, en général, de varier les stimulants que l'on emploie.

Dans toutes les tentatives que l'on fait pour obtenir la disparition des taches de la cornée, il importe de bien apprécier la période de la maladie à laquelle les stimulants deviennent utiles, et de faire un usage régulier et fréquent de la substance ou des substances stimulantes que l'on a choisies. Il est peu de cas de taches de la cornée dans lesquelles on ne se trouve bien des révulsifs derrière les oreilles ou à la nuque et de scarifications de la conjonctive palpébrale. J'ai souvent observé que l'albugo vasculaire résistait à tous les moyens mis en usage, à moins que l'on ne divisât les vaisseaux se rendant à l'opacité et que l'on n'attaquât les gencives par le mercure. La meilleure manière de diviser le faisceau vasculaire est de saisir un pli de la conjonctive avec une petite pince à dents et de l'inciser d'un coup de ciseaux. Si les vaisseaux dilatés ont échappé à la section, on peut facilement introduire un petit crochet sous eux pour les couper ensuite. Cette méthode ne peut guère s'employer chez les enfants à cause de leur indocilité et de l'étroitesse de leur ouverture palpébrale. Un écoulement de sang considérable succédant à l'opération, doit être favorisé par des fomentations chaudes. Outre la vapeur d'acide hydrocyanique, on se trouve très bien, dans l'albugo vasculaire, de l'emploi d'une forte pommade au nitrate d'argent ou au précipité rouge.

Le docteur Holscher (1) recommande, comme moyen d'activer l'absorption dans le leucome, une incision avec le couteau à cataracte ne comprenant qu'une partie de l'épaisseur de la cornée.

Le vulgaire croit que l'on peut faire disparaître les opacités à l'aide d'une opération, mais la plupart des médecins regardent cela comme impossible. Mead (2) parle à la vérité d'écorner tous les jours l'opacité avec un instrument tranchant, et Darwin (3) de la trépaner; enfin, Dieffenbach (4) a enlevé un leucome du centre de la cornée et a rapproché les bords de la perte de substance à l'aide de points de suture. Malgré ces autorités, on considère généralement comme impraticable toute opération ayant pour but de faire disparaître les opacités de la cornée, excepté lorsqu'elles consistent en une croûte d'oxyde ou de carbonate de plomb déposée sur la surface d'un ulcère de la cornée, ou d'un dépôt terreux limité à la lame élastique antérieure. Lorsqu'on a fait usage d'un collyre à l'acétate de plomb, il arrive parfois qu'une croûte blanchâtre persiste après que l'ulcère est cicatrisé; j'ai plusieurs

(1) Revue ophthalmologique de la littérature médicale de l'année 1842, p. 163. Bruxelles, 1843.
(2) Op. cit., p. 559
(3) Zoonomia, vol. III, p. 71. London, 1801.
(4) Ammon's Zeitschrift für die Ophthalmologie, vol. I, p. 177. Dresden, 1831.

fois réussi à la détacher avec la pointe aiguë d'une sonde : la cornée se trouvait nébuleuse au-dessous, mais susceptible de s'éclaircir sous l'influence d'applications de vin d'opium longtemps continuées. M. Bowman dans un cas et M. Dixon dans l'autre, après avoir enlevé l'épithélium afin de mettre à nu la pellicule opaque, la coupèrent par tranches ou la brisèrent en écailles, mettant à nu la cornée restée transparente. La douleur de l'opération fut des plus vives, mais l'inflammation consécutive légère. L'épithélium se reproduisit sans qu'il survînt d'opacité nouvelle et la vision se trouva rétablie par l'opération. L'analyse chimique démontra que la pellicule était formée des mêmes éléments que les os ordinaires, c'est-à-dire de phosphates de chaux et de magnésie, avec une certaine proportion de carbonate de chaux (1).

[L'intérêt qu'offrent ces deux observations, d'ailleurs fort rares puisque M. Dixon, qui a vu le premier cette variété d'opacités, nous dit n'en avoir rencontré que trois cas, nous engage à les reproduire ici dans leur entier :

Obs. 415. — Opacités symétriques enlevées avec succès par M. James Dixon.
J. T.... ébéniste, âgé de 58 ans, se présente au *London Ophthalmic Hospital* le 6 octobre 1848. Il se plaint d'un trouble de la vision qui a été graduellement en empirant pendant ces derniers six mois, jusqu'à ce qu'enfin il ait été hors d'état de continuer sa profession. Ses yeux, lorsqu'on les regarde rapidement et par devant, paraissent n'avoir point d'ouverture pupillaire ; mais un examen plus attentif fait voir que cette apparence est due à une bande opaque qui coupe transversalement l'une et l'autre cornée à la partie moyenne et dérobe la vue de la portion correspondante de l'iris. Ces bandes sont d'une teinte brune, très-semblable à la coloration des iris ; elles ont une ligne et demie de large environ, et leurs bords vont en s'amincissant graduellement ; les portions supérieure et inférieure de la cornée sont parfaitement transparentes, et en regardant obliquement, on aperçoit les pupilles au travers. Ces ouvertures sont un peu petites, mais parfaitement normales et le malade aperçoit distinctement les objets qu'on place au-dessus et au-dessous du niveau de l'œil. A part ces opacités, les yeux n'offraient rien de morbide ; le malade affirme qu'il n'a éprouvé aucun symptôme inflammatoire pendant le temps que la vue s'est obscurcie.

Ayant essayé successivement et sans succès la contre-dérivation en plaçant des cautères aux tempes et faisant des applications stimulantes, des frictions mercurielles autour des orbites, je tentai d'enlever les opacités à l'aide d'une opération. Le 15 février, je grattai avec précaution l'épithélium du centre de la cornée droite, et je trouvai au-dessous une mince couche de matière dure. Cette matière était unie au tissu propre de la cornée et ne pouvait s'enlever qu'en petites parcelles très-difficiles à détacher. Quand j'eus gratté ce dépôt opaque, la cornée située au-dessous fut trouvée parfaitement transparente. Le malade se plaignit pendant et après l'opération d'une douleur extrêmement vive ; j'appliquai sur la surface dénudée une goutte d'huile de ricin ; c'est l'application que j'ai toujours vu être la plus calmante dans tous ces cas si douloureux où l'épithélium a été déchiré ou enlevé rudement de la surface de la cornée.

Le 1er mars, toute irritation avait disparu dans l'œil, et l'endroit occupé par l'opacité était recouvert d'un épithélium parfaitement transparent. La semaine suivante, M. Dixon répéta la même opération sur l'œil gauche ; le résultat fut une amélioration considérable de la vision et le retour presque complet de la portion de la cornée située au devant de la pupille à sa transparence normale. Les fragments enlevés prirent, en se desséchant, l'as-

(1) Lectures on the parts, etc. p. 117 ; London, 1849 ; [et Annales d'Oculistique, t. 30, p. 56.]

pect de ceux du cas de Kemp (*V.* Obs. 146), et M. le professeur Taylor les trouva composés principalement de chaux à l'état de phosphate.

Obs. 446. — Opacités symétriques des deux cornées, occupant horizontalement la région centrale, empêchant la vision et formées par un dépôt terreux limité à la lame élastique antérieure ; elles sont enlevées avec succès par M. Bowman.

James Kemp, âgé de 55 ans, peintre en bâtiment depuis 40 ans, d'une bonne constitution, mais affaibli récemment, faute de nourriture, détresse à laquelle il se trouve réduit par l'impossibilité de se livrer à ses occupations, vint réclamer mes soins en janvier 1849. Il a sur chaque cornée une bande horizontale, formée par une opacité brune qui s'étend d'un côté à l'autre et s'élargit au niveau de la pupille, de manière à la cacher complétement, excepté lorsqu'elle est très-dilatée ou qu'on la regarde en dessus ou en dessous à travers la portion de cornée restée transparente. On peut alors reconnaître que l'iris et la pupille ont parfaitement conservé leur activité normale. Lorsque les pupilles sont fortement dilatées, il peut jouir un peu de la vision, surtout à gauche, où l'opacité est un peu moins considérable qu'à droite. L'opacité est finement bigarrée de taches noires, dont quelques-unes ne sont visibles qu'à la loupe : ses bords se terminent brusquement et, au delà, la cornée est parfaitement claire.

Cette opacité avait l'air de siéger superficiellement et de s'élever un peu au-dessus du niveau des parties avoisinantes, mais sa surface réfléchissait la lumière aussi brillamment que partout ailleurs. La forme de l'opacité était telle qu'elle s'inclinait un peu en bas vers le côté interne, de sorte que sur chaque œil son bord inférieur correspondait exactement à celui de la paupière inférieure, quand les yeux étaient dirigés sur un objet rapproché. L'extrémité interne de l'opacité gauche était traversée par une ligne étroite où la cornée avait toute sa transparence.

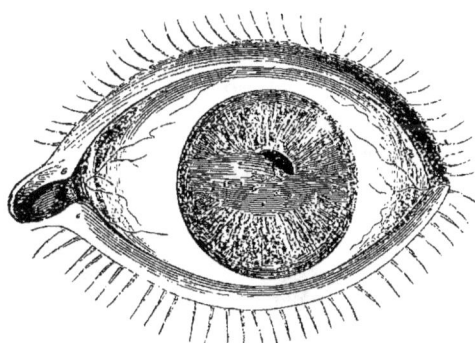

[Fig. 5]

OEil gauche de Kemp montrant la disposition de l'opacité, la pupille est plus dilatée que de coutume. Dans cet état, il pouvait se conduire, la lumière entrant au-dessus de l'opacité. Grossissement de 2 diamètres. Dessiné par le docteur Westmacott.

La singularité de ces opacités fit que je m'informai exactement de l'histoire de cet homme. Il avait eu, dix ans auparavant, une ophthalmie qui n'avait duré qu'une quinzaine de jours et n'avait pas laissé de traces. Trois ans plus tard, sa femme remarqua qu'il avait une tache sur chaque œil ; mais comme sa vue était parfaite, il en douta. Deux ans plus tard, les taches étaient devenues plus apparentes pour les autres ; lui-même commença à s'apercevoir qu'à une forte lumière sa vue s'obscurcissait ; il alla à l'*Ophthalmic Hospital*, où il resta plus de deux ans ; il fut traité à l'aide de lotions et d'instillations de gouttes, mais son état empira plutôt que de s'améliorer ; enfin l'opacité parut confirmée et incurable et s'étendit fortement devant de la pupille. Depuis un an, il n'a pu travailler, car il ne peut voir que dans un lieu obscur et les objets situés d'un seul côté.

Ainsi que ceux qui l'avaient vu avant moi, je regardai ces opacités comme indélébiles ; mais comme il venait me voir de temps en temps, il me vint à l'idée d'essayer d'enlever une portion, afin d'en examiner plus complétement la nature. Je fis en conséquence venir le malade chez moi pour avoir la facilité de placer immédiatement sous le microscope les particules que je pourrais détacher. La première égratignure que je fis avec la lancette sur l'œil droit (20 janvier), détacha l'épithélium, qui me parut sain, j'arrivai immédiatement sur l'opacité dont la surface était unie, mais résistait à l'instrument comme un corps dur. En essayant d'en enlever une petite pellicule par le grattage, un petit éclat se brisa et tomba, laissant à sa place ce qui me parut un trou à travers la cornée ; mais l'humeur aqueuse ne s'échappa point et je vis la pupille à travers le tissu lamellé parfaitement transparent situé derrière l'opacité.

Il me fut alors facile d'enlever la pellicule opaque dans l'espace qui correspondait à la cornée; quand cela fut fait, il put lire facilement de grandes lettres, car la surface mise à nu était presque polie.

La douleur occasionnée par l'opération fut considérable, et le pauvre homme s'évanouit; mais l'inflammation consécutive fut légère; au bout de peu de jours, l'épithélium s'était reproduit sans retour de l'opacité, et la vue était beaucoup améliorée.

Les fragments enlevés devinrent d'un blanc opaque lorsqu'ils furent secs et examinés à un grossissement suffisant; ils présentent l'aspect d'une agrégation de grains arrondis, réfractant fortement la lumière et disposés en une sorte de réseau. Ils sont situés presque tous sur le même plan, et l'épithélium qui les recouvrait est parfaitement sain.

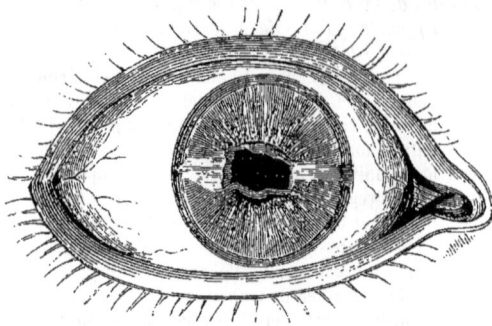

[Fig. 6.]

OEil droit de Kemp, après l'enlèvement de l'opacité de devant la pupille, qui est ici représentée dans l'état de dilatation. Grossissement de 2 diamètres; dessin du docteur Westmacott.

Ayant une vague idée, à cause de la forme des opacités, qu'elles pouvaient consister dans le dépôt de quelque substance exhalée des couleurs qu'il avait maniées si longtemps, je priai mon ami, le professeur Miller, de les examiner à l'aide de réactifs chimiques; voici ce qu'il m'en a écrit:

Examen chimique d'un dépôt superficiel de la cornée.

« 22 janvier 1849. — Placée dans l'acide acétique, « la matière granuleuse se sépare lentement par dissolu-« tion du tissu qui la contient.

« L'acide hydrochlorique l'attaque promptement avec « effervescence et la dissout complètement.

« L'ammoniaque ajoutée à la dissolution dans l'acide « hydrochlorique, détermine un précipité amorphe co-« hérent, mêlé à quelques cristaux dentelés et étoilés « bien connus de phosphate de magnésie et d'ammonia-« que.

« L'oxalate d'ammoniaque, ajouté à la préparation « précédente, détermine un précipité uniformément ré-« pandu de grains grossiers d'oxalate de chaux.

« L'hydrosulfate d'ammoniaque n'est suivi d'aucune « teinte noire, ce qui prouve l'absence du plomb.

« Ce dépôt paraît donc formé des mêmes éléments que « les os ordinaires, c'est-à-dire de phosphates de chaux « et de magnésie et d'une portion considérable de carbo-« nate de chaux. »

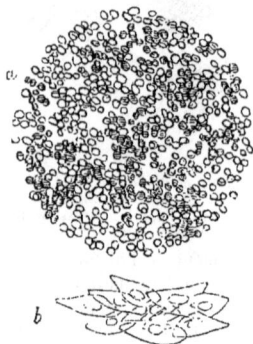

[Fig. 7.]

a. Dépôt terreux de la face antérieure de la cornée. Grossissement de 150 diamètres; b, épithélium sain qui le recouvrait. (Observation de Kemp.)

Le 22 février, la surface mise à nu sur l'œil droit restant transparente, je pratiquai la même opération sur l'œil gauche avec un égal succès, de sorte que, quelques jours après, la vue était si bonne qu'il y a huit ans. Avec cet œil il pouvait, en effet, lire avec quelque attention le caractère appelé Perle (Pearl type).

Cette observation est un exemple de formation d'un produit brun, d'une origine non inflammatoire et ayant de la tendance à attaquer les deux cornées; je crois qu'il siège évidemment dans la lame élastique antérieure. J'en ai rencontré quatre ou cinq cas, mais jusqu'à présent je les avais considérés comme incurables. Je suis très-désireux de répandre la connaissance du résultat obtenu sur Kemp, car il y a probablement plusieurs cas semblables dans le pays, abandonnés comme incurables, et dont on peut triompher par la même méthode. T. W.]

Rosas, Gültz, Malgaigne et d'autres chirurgiens ont essayé de disséquer ou de raser des opacités de la cornée dont le siège était plus profond que la lame élastique antérieure. M. Malgaigne fut conduit à cette pratique par de nombreuses dissections qui lui démontrèrent que les opacités de la cornée n'occupent en général que les lamelles superficielles, et que chez les animaux on peut enlever la moitié de l'épaisseur de la cornée et obtenir une cicatrice transparente. Avant de tenter une opération aussi chanceuse que celle d'enlever une portion considérable de l'épaisseur de la cornée, le chirurgien doit s'assurer s'il n'existe pour le malade aucun autre moyen de récupérer la vision sans courir autant de risque, en dilatant, par exemple, la pupille avec la belladone ou en établissant une pupille artificielle; qu'il n'existe point de synéchie antérieure qui puisse rendre nul le résultat de l'opération ; que la pupille n'est point fermée et que la rétine a conservé une sensibilité suffisante. Si l'opacité occupe toute l'étendue de la cornée, on doit se borner à enlever les lamelles superficielles au centre, dans une étendue équivalente, à peu près, à la dimension de la pupille.

Les instruments dont le docteur Gültz s'est servi dans un cas pour enlever les couches opaques de la cornée, sont le couteau à cataracte à double tranchant de Rosas, le couteau pyramidal de Beer, avec une petite pince à dents, et des ciseaux délicats. Le manuel opératoire consista dans l'introduction réitérée du couteau au-dessous et au travers des couches externes, jusqu'à ce que l'on fût parvenu à la portion transparente de la cornée que l'on mit à nu dans une étendue d'une ligne et demie de diamètre. Le traitement consécutif se borna à l'application d'emplâtres adhésifs sur les paupières pour en empêcher les mouvements et à l'emploi d'eau à la glace pour éviter la réaction.

Dans l'un des cas heureux de M. Malgaigne, le creux laissé par l'enlèvement des lamelles opaques finit par s'oblitérer; plus de deux ans après l'opération, la cornée était encore unie et transparente et la vision telle que le sujet de l'opération, qui était une jeune fille de 18 ans, travaillait à l'aiguille depuis le matin jusqu'au soir sans que son œil parût en souffrir (1).

Dans certains cas d'opacités indélébiles de la cornée, il suffit quelquefois d'appliquer tous les deux jours à l'œil une goutte de solution de sulfate d'atropine ou d'extrait de belladone, pour dilater la pupille et permettre au malade d'aller et venir, de se livrer à ses affaires et même de lire. Lorsqu'il en est ainsi, on ne doit jamais tenter un moyen aussi chanceux que l'ablation des couches opaques de la cornée. On s'apercevra souvent, en procédant à cette ablation, que toute

_____

(1) Sur l'excision des couches opaques de la cornée, consultez : HAMILTON, London and Edinburgh Monthly Journal of Medical Science, March 1844, p. 198 : Ibid., July 1844, p. 626 ; Annales d'Oculistique, tome IX, pp. 93, 180 ; Bruxelles, 1845 ; ibid., tome XIII, p. 211 ; Bruxelles, 1845.

l'épaisseur de la cornée est envahie par l'opacité et qu'il n'y a pas lieu de continuer l'opération.

[*L'électricité*, le *galvanisme* et la *galvano-poncture* ont été employés depuis longtemps par un certain nombre de médecins, et avec des chances différentes de succès, contre les opacités de la cornée. M. Usiglio, de Corfou (1), s'est livré à quelques essais sur des yeux humains malades, et il a constaté que l'emploi de l'électricité a été suivi d'un plein succès dans trois cas de taches survenues à la suite de longues ophthalmies et qui avaient résisté à tous les moyens employés en pareille circonstance. Le pôle négatif était placé sur la langue des malades et le pôle positif sur l'œil *fermé*. M. Willebrand, d'Helsingfors (2), a procuré une grande amélioration ou même une guérison complète, dans quatre cas d'opacité de la cornée, au moyen du galvanisme employé en *courant continu*, avec l'appareil à auge de verre de Daniel. Le courant était produit par une paire métallique, en appliquant sur le centre de la cornée opaque un bouton d'argent fin, arrondi, d'un demi-pouce de diamètre, supporté par une tige entourée de soie et en communication avec le zinc dans l'appareil à auge par un fil métallique, tandis que le malade tenait dans la bouche un morceau de zinc qui, au moyen d'un autre fil métallique, était en communication avec le cuivre de la même paire. Durant l'opération, le malade éprouve du picotement et de la chaleur dans l'œil, la conjonctive s'injecte et il y a sécrétion de larmes. Dès que l'opacité commence à diminuer, cet effet continue, même quand on interrompt l'emploi du galvanisme. L'auteur n'hésite pas à considérer cet agent comme le plus puissant de tous ceux qui ont été recommandés contre les taches de la cornée. Il semble surtout avoir le plus d'efficacité quand l'exsudation qui siége entre les lames de la cornée est constituée par une masse amorphe : on doit, au contraire, très peu compter sur ce moyen quand la production pseudo-plastique a déjà ses vaisseaux propres et par conséquent une organisation spéciale. Dans un cas où il existait une opacité et un épaississement de la cornée avec des vaisseaux déjà développés, qui de la conjonctive se rendaient à la première membrane, le galvanisme n'amena aucune amélioration. M. Crusell a communiqué à l'auteur un cas dans lequel l'emploi du galvanisme a déterminé la perte de l'œil : à ce sujet, il a insisté sur le soin qu'on doit avoir de ne jamais trop prolonger l'action du courant électrique sur l'organe et de ne jamais y imprimer une trop grande force. La durée de l'application du galvanisme sur l'œil ne doit pas dépasser deux minutes, et même elle sera moindre si le malade se plaint de douleurs violentes et si la conjonctive s'injecte. Il ne faut jamais employer plus d'une paire.

[(1) Annali Universali die Medicina, 1844.]
[(2) Finska Läkare Sellskapetts Handlingär, d'après OPPENHEIM's Zeitschrift für die gesammte Medicin, août 1848.]

Le docteur Turck a également réussi par le même moyen à faire disparaître des albugos, comme on le verra par l'observation suivante (1) :

« *Obs.* 415. — Une fille de trente ans, d'un tempérament lymphatique nerveux, eut, il y a dix ans, une double kératite qui laissa à sa suite un albugo sur chaque cornée. L'albugo de l'œil gauche, d'une couleur nacrée et d'un demi-centimètre environ de diamètre, quoiqu'au centre de la cornée, permettait à la malade la vision latérale, à l'aide de laquelle elle accomplissait péniblement son travail habituel. L'albugo de l'œil droit, d'un blanc sale, recouvrait largement la cornée, sur laquelle il faisait une légère saillie. Il interceptait le passage de tous les rayons lumineux et ne laissait distinguer le jour de la nuit que par une teinte jaunâtre. Cette fille avait consulté un grand nombre de médecins qui tous l'avaient considérée comme incurable. Elle alla aux eaux de Plombières pour s'y faire traiter des suites d'une fracture du bras, et y consulta M. le docteur Turck, qui se décida à répéter sur elle le procédé qui lui avait si bien réussi sur le cheval.

« M. Turck prit une pile carrée, d'environ 6 centimètres de côté. Il écarta les deux lames dans un des angles et les replia un peu en dehors, après les avoir percés d'un trou, dans lequel furent attachés les fils qui devaient servir de conducteurs. Ce petit appareil fut mis dans un verre d'eau acidulée par l'acide chlorhydrique et rempli aux deux tiers. Dès que le dégagement des bulles d'hydrogène annonça que la pile était en action, l'opérateur plaça le conducteur zinc ou positif dans la bouche, tandis qu'avec le conducteur cuivre ou négatif, recourbé en anneau, il touchait la cornée malade.

« Quand l'expérience durait plus de trois minutes et demie à quatre minutes, la malade avait des vertiges, des nausées, des battements artériels violents dans la tête. Des lotions froides et l'électricité appliquée aux jambes, comme dérivatif, à l'aide de la machine des frères Breton, ou de larges ventouses sèches, triomphaient de ces accidents.

« Pendant quarante jours, on fit trente-quatre applications galvaniques sur l'œil droit et quatre sur l'œil gauche. (Le traitement a été suspendu pendant six jours, à cause des règles.) Voici le résultat qui a été obtenu : L'albugo de l'œil droit est réduit au cinquième environ de son étendue et il n'existe plus que dans les couches profondes de la cornée, où des tissus isolants le mettent à l'abri de l'influence électrique. Au lieu de sa couleur d'un blanc sale, il a une couleur nacrée, et enfin l'œil, qui depuis dix ans ne voyait plus, peut lire facilement et sans lunettes. L'albugo de l'œil gauche est un peu diminué de largeur et d'épaisseur, mais sa situation dans les couches profondes de la cornée le rendait peu accessible à l'influence électrique. Il est possible, ajoute M. Turck, que, sous l'influence du traitement qui a été suivi chez cette femme, le mieux obtenu aille en grandissant. On peut partager sa confiance ; mais ce dont nous devons le louer surtout, c'est d'avoir su s'arrêter à temps dans cette expérience et de s'être contenté d'une amélioratoin sensible, par la crainte qu'en poussant l'épreuve plus loin, les chances n'eussent tourné plus défavorablement. Il faut ajouter enfin que, d'après ce fait comme d'après l'expérience que M. Turck a faite sur le cheval, il n'y a lieu d'espérer du succès de cette pratique que dans les cas où l'albugo est superficiel et n'intéresse que la lame externe de la cornée. »

Enfin tout récemment le docteur Alexandre Quadri, de Naples, a repris ces expériences dont il rend compte dans les termes suivants :

« Je me suis servi de préférence, dans ces dernières années, du courant continu d'une pile de Bunsen. Je l'ai appliqué d'abord dans les taches de la cornée, suivant l'expérience de M. le docteur Turck. (V. *Annales d'Oculistique*, t. XXVIII, 2ᵉ semestre 1852, p. 224.) J'en ai fait le premier essai sur un jeune homme de 22 ans qui, à la suite d'une grave ophthalmo-blennorrhée, présentait un albugo au centre de chaque cornée. Il n'y avait pas de cicatrice, à proprement parler, car la surface de la cornée était lisse et polie comme à l'état normal ; ce n'étaient pas des nuages, puisque la couleur en était blanc de lait et ne tirait nullement sur le jaune ; c'étaient enfin deux véritables *albugos*. Je n'avais pas osé soumettre le malade aux dangers d'une opération de pupille artificielle, parce qu'il pouvait encore distinguer les gros objets et voyait à se conduire, et parce que j'espérais diminuer l'épaisseur des opacités au moyen des collyres. Mes efforts n'ayant eu aucun succès, j'eus recours à la pile. J'appliquai, selon les préceptes de M. le docteur Turck, le pôle charbon à la bouche et le pôle zinc sur la taie pendant 4 à 5 minutes. L'œil s'irrita très peu et le malade accusa une sensation plutôt agréable que pénible ; il sentait comme si une surface lisse et veloutée glissait sur son œil lorsque je promenais le bouton du réophore zinc sur la tache. Immédiatement après, en sortant de chez moi, il put voir l'heure à une horloge dans la rue. Le jour suivant, l'amélioration fut encore plus notable, et le troisième jour le patient pouvait même lire les chiffres et distinguer les petits objets, de sorte qu'il put reprendre son ancien état de domestique et abandonner tout traitement. Les taies avaient sensiblement diminué. Après quelques mois pourtant, le malade revint ; il avait perdu graduellement une partie de l'amélioration qu'il avait obtenue : il se soumit de nouveau à l'application de l'électricité, qui fut encore suivie d'une rapide amélioration ; puis il retourna à son état et je ne le revis plus.

La seconde expérience eut lieu sur un jeune homme de 20 ans, qui, à la suite d'une ophthalmie scrofuleuse grave et opiniâtre, avait conservé un albugo au centre de la cornée gauche, tout à fait semblable aux précédents. J'avais aussi fait en vain usage de différents collyres, tels que le laudanum, la poudre de calomel, les sulfates de cuivre, de zinc, d'alun, de cadmium, le proto-iodure de mercure, etc. Après cinq ou six applications de la pile, l'œil s'améliora tellement, qu'il s'en déclara satisfait et partit pour son pays presque entièrement guéri.

Je dois déclarer, d'autre part, qu'ayant appliqué le galvanisme à des leucomes anciens et épais, l'effet en a été presque nul. »

En présence de ces résultats favorables signalés par divers praticiens également recommandables, il n'est pas permis de refuser au galvanisme une certaine efficacité dans les opacités de la cornée. Lorsque l'on considère combien jusqu'à présent les autres moyens employés dans le même but ont été insuffisants, il est difficile de ne point être séduit par les promesses, peut-être fallacieuses, de celui qui a quelquefois réussi. Pour notre compte, nous l'avons essayé plusieurs fois sans en rien obtenir ; mais nous croyons n'y avoir point mis assez de constance pour pouvoir juger de sa valeur. Aussi nous promettons-nous d'y revenir.

Un grand nombre d'expérimentateurs, parmi lesquels nous citerons

Reissinger, Walther, Dieffenbach, Munck, Feldman, Desmarres, Plouviez de Lille, Wutzer, de Bonn, ont tenté de remplacer la cornée opacifiée par une cornée transparente empruntée à un animal vivant. Tous sont arrivés à établir le fait que cette transplantation peut s'effectuer et qu'une cornée, entièrement détachée de l'œil d'un animal et rejointe au moyen de sutures sur le même œil ou sur le moignon de l'œil d'un autre individu, se resoude en contractant des adhérences nouvelles. Malheureusement, la transparence de la cornée artificiellement greffée ne s'est jamais maintenue, ce qui a fait abandonner complétement ces tentatives infructueuses (1).

Pour remplacer la transplantation de la cornée, qui ne repose sur aucune donnée physiologique exacte et qui n'a jamais procuré une amélioration notable et permanente de la vue, le docteur Nussbaum (2) a imaginé une cornée artificielle consistant dans un petit verre d'une épaisseur de trois huitièmes de ligne, ayant la forme d'un bouton de chemise et offrant une rainure à ses bords. Après avoir fait une incision d'une ligne et demie d'étendue à la cornée, on l'y introduit et on l'y fixe comme dans une boutonnière. « L'aspect de l'œil, dit l'auteur, n'a rien de désagréable; autour de ce petit verre, dont la partie transparente parait noirâtre, se trouve un petit anneau blanchâtre d'une teinte leucomateuse. Quatorze ou vingt jours après l'opération, toute l'excitation de l'œil a disparu. Je n'ai jamais vu survenir d'accidents graves, tels que la fonte de l'œil, même lorsque l'opération ne réussissait pas bien. Il m'est physiquement démontré qu'une semblable ouverture peut suffire à la vision, et mes expériences sur les lapins m'autorisent à admettre qu'un verre tel que celui décrit plus haut peut rester fixé dans l'œil sans y produire d'irritation. » Le docteur Pauli, de Landau (3), s'exprime ainsi à l'égard de cette opération : « La cornée artificielle du docteur Nussbaum, qui n'a en sa faveur aucun fait physiologique ou pathologique qui puisse faire espérer un résultat probable, et qui n'a ainsi pour elle ni la théorie, ni la pratique, est une opération infructueuse, accompagnée de longues douleurs et parfois si dangereuse qu'elle doit être pour toujours rayée du nombre des opérations qu'on peut tenter avec quelque chance de succès chez l'homme. » Nous pensons qu'il y a peu d'ophthalmologues qui ne se rallient à l'opinion du docteur Pauli sur les mérites de cette opération, qui, il faut bien le reconnaître, présente quelque chose d'excentrique. T. W.]

[(1) Annales d'Oculistique, t. III supplémentaire, p. 180; t. X, p. 185; t. XI, p. 149; t. XII, p. 155; t. XIV, p. 93.]
[(2) Deutsche Klinik, 1855. n° 54.]
[(3) Idem, 1855, n° 43 et 44.]

SECTION V.

PANNUS OU NÉBULOSITÉ VASCULAIRE DE LA CORNÉE.

Fig. Beer ; band 1, taf. III, fig. 5 ; band II, taf. IV, fig. 5. Wardrop, pl. II, fig. 5 ; pl. VII, fig. I.

On doit entendre par *pannus* un état vasculaire de la cornée, avec épaississement de son épithélium, résultant de l'inflammation chronique.

Il existe trois variétés de cette maladie : — la *première* est la conséquence de la cornéite, et c'est à celle-ci que s'applique généralement le nom de *pannus*, parce que la cornée y ressemble complétement à un morceau d'étoffe rouge ; la *seconde*, qui est plus fréquemment désignée sous le nom de *nébulosité vasculaire de la cornée*, est le résultat des granulations de la conjonctive ; et la troisième, qui se combine souvent avec le xérome est produite par l'irritation occasionnée par le renversement des cils en dedans. La *première* variété est idiopathique ; la *seconde* et la *troisième* sont symptomatiques. Dans la *première* variété, la surface interne des paupières est lisse et normale ; dans la *seconde*, elle est inégale et sarcomateuse ; et dans la *troisième*, les paupières ou les cils renversés frottent contre la cornée.

Le prolongement des vaisseaux sur ou dans la cornée s'accompagne toujours de changements moléculaires de sa substance, et souvent d'un épanchement plus ou moins considérable de lymphe plastique, de sorte que le poli en est détruit et qu'elle devient souvent à demi opaque. Dans la *première* variété du pannus, les vaisseaux sanguins proviennent de ceux de la sclérotique aussi bien que de ceux de la conjonctive ; dans la *seconde* et la *troisième* variété, c'est la conjonctive qui fournit principalement les vaisseaux anormaux. Bien que les vaisseaux de la conjonctive ne semblent recouverts que par l'épithélium hypertrophié, il est beaucoup plus probable qu'ils sont situés sous la lame élastique antérieure. Quand ils proviennent des vaisseaux de la sclérotique ou du réseau profond sous-conjonctival, ils passent évidemment au-dessous de cette lame et envahissent alors en avant la totalité du tissu lamellé de la cornée, au point de la rendre presqu'imperméable à la lumière.

M. Bowman fait remarquer que « les vaisseaux doivent être regardés comme engendrés par la maladie et non comme la maladie elle-même. Ils se développent, dit-il, en vertu d'une loi salutaire et conservatrice de l'organisme, afin de permettre à une partie dont la vitalité est faible de supporter une action morbide qu'elle a contractée, et à laquelle, sans ce secours, sa vitalité succomberait. Leur présence indique bien l'existence d'une maladie, dont elle marque jusqu'à un certain point l'étendue, mais il faut bien se garder de croire qu'elle en constitue l'essence. Si les vaisseaux ne s'étaient point développés, le

processus morbide se serait depuis longtemps terminé pas la destruction totale du tissu... On peut même aller plus loin et soutenir que ces
vaisseaux adventifs sont nécessaires à la guérison et pour leur propre
disparition..... En effet, comme les produits morbides (y compris les
vaisseaux) déposés dans la cornée exigent pour subsister l'abord d'une
certaine quantité de matériaux nouveaux pour que le mouvement de
nutrition s'y continue, de même ils ne peuvent disparaitre sans qu'il
existe des agents pour effectuer l'absorption et entraîner les matériaux
anciens dont ils sont composés, et ces agents sont surtout les canaux
vasculaires (1). »

La *première* variété de pannus se guérit à l'aide des remèdes qui
conviennent à la cornéite. La *seconde* ne guérit que lorsqu'on a réussi
à faire disparaître la granulation de la conjonctive dont elle dépend.
La *troisième* réclame l'arrachement des cils déviés, ou la cure radicale
du trichiasis ou de l'entropion qui l'a produite.

On a proposé contre la seconde variété, et contre elle seulement,
l'inoculation de la conjonctive avec la matière provenant d'une blen-
norrhagie.

[L'importance de cette maladie, sa fréquence et sa gravité dans les
pays où règne l'ophthalmie granulaire, cause fréquente du pannus,
nous déterminent à entrer dans quelques développements additionnels
relativement à quelques points de son histoire (2) :

SYMPTOMES. 1. *Exsudations.* Tantôt primitives, tantôt consécutives à la vascularisation
de la cornée, les exsudations, dans l'un et l'autre cas, se présentent sous la forme d'opacités blanchâtres mais limitées, tantôt légères, tantôt épaisses, le plus souvent multiples
et apportant un obstacle plus ou moins considérable à l'exercice de la vision. Ces épanchements apparaissent d'abord sur un ou plusieurs points du bord de la cornée, sous
forme d'un petit nuage, d'une sorte de brouillard grisâtre, et, avec le temps, gagnent de
proche en proche, en se réunissant entre eux, toutes les parties qui étaient restées saines.
Ils ne paraissent pas d'abord avoir une épaisseur sensible ; mais à mesure que la maladie
devient plus intense et plus ancienne, ils forment une sorte de revêtement à la conjonctive
cornéenne qui s'en épaissit d'autant. L'exsudation est dans le principe fibrino-séreuse ;
examinée à la loupe, la cornée semble soulevée par de fines vésicules inégalement distri-
buées à sa surface. Quand elle devient plus épaisse, plus plastique, sa couleur s'assombrit,
devient plus grise ou plus jaunâtre. Les épanchements sont généralement plus épais à la
circonférence de la cornée qu'à son centre. Quand ils sont récents, l'épithélium paraît
soulevé, épaissi, comme macéré ; mais quand ils sont anciens, ils finissent par s'organiser,
et résistent alors opiniâtrement aux moyens ordinaires qu'on y oppose.

2. *Déformation de la cornée.* Dans le pannus avancé et considérable, la cornée semble
propulsée en avant, ce qui est attribué, par la plupart des auteurs, à une disproportion
entre la sécrétion et l'absorption de l'humeur aqueuse ; d'où la sensation de pression et de
plénitude qu'accusent parfois les malades. L'épaississement partiel ou total de la conjonctive cornéenne par les exsudations et les vaisseaux innombrables qui la parcourent,
rendent bien mieux compte de ce phénomène. On peut y ajouter le ramollissement total
de la cornée et parfois les ulcérations qui peuvent compliquer le pannus, et, qui, diminuant
la puissance de résistance de cette membrane à l'action des muscles oculaires, lui per-

(1) Lectures on the Paris, etc., p. 32 ; [et Annales d'Oculistique, t. XXX, p. 49 et suiv.]
[(2) WARLOMONT. Du pannus et de son traitement, avec trente observations de la cure radicale
de cette affection par l'inoculation blennorrhagique. Bruxelles, 1854. Muquardt.]

mettraient de se porter en avant et de prendre même la forme concave, en vertu des mêmes lois qui président, dans d'autres conditions, à la formation de la *conicité de la cornée*.

3. L'aspect de l'œil panneux est profondément modifié; le malade l'ouvre difficilement et supporte péniblement l'impression de la lumière; des larmes s'écoulent en abondance. La cornée ne se laisse pas délimiter, elle semble le plus souvent propulsée en avant; son reflet s'est effacé; on ne peut plus voir, à travers son tissu obscurci, la pupille ni l'iris. Elle est d'une couleur qui varie depuis le gris jaunâtre jusqu'au rouge le plus ardent; des taches lactescentes de grandeur et d'épaisseur variables se partagent sa surface; en même temps, des vaisseaux de toute grandeur, les uns flexueux, les autres droits, s'anastomosant entre eux, forment au-devant de l'œil, tant sur la cornée que sur la sclérotique, une sorte de réseau à mailles serrées, remplies le plus souvent de la matière des exsudations. Tout cela semble former une membrane nouvelle, opaque et éminemment vasculaire, dont les différents degrés d'épaisseur, d'étendue, de vascularité constituent aussi les degrés du pannus lui-même. Enfin, l'extrême sensibilité des yeux, qui porte les malades à fuir l'action du jour, les flots de larmes qui s'écoulent chaque fois qu'ils essaient d'en braver l'éclat, la démarche qu'ils affectent et qui se reconnaît à l'indécision du pas et à l'inclinaison de la tête vers la terre, le développement lent et chronique de ces désordres, tout cela constitue un ensemble symptomatique qui ne permet pas la confusion ou l'erreur.

TRAITEMENT. S'il est bien vrai que le pannus ne se guérit jamais, tant que persiste la cause qui y a donné naissance, il ne l'est pas moins que la maladie persiste souvent, même après que cette cause a été écartée. C'est ainsi que le pannus déterminé par des causes mécaniques, telles que la présence des granulations ou des cils renversés en dedans et frottant contre la cornée dont ils ternissent la transparence, dure indéfiniment, alors même que ces causes ont disparu, s'il est épais, ancien et comme organisé. Dans ces cas, un traitement général ou local et chirurgical est toujours nécessaire.

I. TRAITEMENT GÉNÉRAL. Si l'on a affaire à un sujet qui présente les signes d'une dyscrasie quelconque ou les symptômes d'un embarras dans la circulation abdominale, dû à la déviation d'un flux hémorrhoïdal ou menstruel, c'est à ces dispositions qu'il faut s'attaquer au moyen de la série des remèdes que la science possède. Dans tous les cas, avant d'en venir aux moyens locaux, il faut faire en sorte de réduire la maladie à son état de simplicité, en la dégageant des causes d'irritation qui l'environnent trop souvent. Une sensibilité anormale, un larmoiement excessif se répriment, la plupart du temps, assez facilement, soit par l'application de quelques sangsues à la tempe, soit par des lotions émollientes narcotiques, soit par des purgatifs, suivant les circonstances. L'application de révulsifs, tels que les vésicatoires aux tempes, les cautères, les sétons à la nuque, ne laisse pas d'avoir souvent son utilité, surtout dans les cas où il existe une phlegmasie ancienne et chronique des yeux.

II. TRAITEMENT LOCAL. A. MOYENS MÉDICAUX. La plupart des agents astringents ou caustiques et irritants ont été mis à contribution dans le traitement du pannus, avec des résultats divers.

1. *Sulfate de cuivre*. C'est un des astringents les plus précieux dans les vascularisations chroniques des yeux. La meilleure manière de l'appliquer consiste dans les attouchements journaliers au moyen d'un cristal bien uni.

2. *Nitrate acide de mercure*. Uni à partie égale d'eau, l'application n'en est pas plus douloureuse que celle des autres caustiques, pourvu que l'endroit cautérisé à l'aide d'une petite baguette de verre soit promptement lavé à grande eau. Cette cautérisation doit être répétée toutes les fois que la réaction qu'elle a provoquée a cessé d'exister.

3. *Calomel et sucre candi, tutie préparée, sulfate de cadmium, oxyde rouge de mercure*. La poudre composée de parties égales de calomel et de sucre candi jouit d'une grande efficacité dans tous les cas d'opacités nuageuses de la cornée, contre lesquelles on les emploie depuis très-longtemps. Cette poudre doit être impalpable et introduite deux fois par jour dans les yeux, au moyen d'un cornet de papier, d'une cuiller, ou simplement des doigts. Le calomel s'emploie aussi en pommade, à la dose de 2 à 4 grains sur 1 gros d'axonge, dont on introduit, deux fois par jour, gros comme un petit pois dans chaque œil.

4. *Tannin*. L'emploi du mucilage tannique (voyez t. 1, p. 752) compte des succès nombreux et réels, surtout dans les cas de pannus récent, accompagné ou non de phénomènes inflammatoires. On en introduit dans les yeux quelques gouttes trois ou quatre fois par jour.

5. *Nitrate d'argent.* Il s'applique ordinairement en crayon sur les cornées, et l'on n'y revient qu'après la disparition des signes de réaction qui s'éveillent ordinairement après chaque attouchement. Dans le but de cautériser les vaisseaux sur tout le pourtour de la cornée, le professeur Sanson avait imaginé une sorte de cachet rond dont la circonférence, creusée en canal, renfermait de la pierre infernale fondue sur place ; toute la partie centrale évidée recevait la cornée, tandis que le pourtour s'appliquait sur la conjonctive scléroti-cale, à une ligne du bord de la cornée. Le nitrate d'argent peut s'employer aussi en solution à différents degrés de concentration. L'intensité de la maladie et la sensibilité des malades sont les seuls guides à suivre dans la graduation de ce médicament, qui, entre des mains expérimentées, est du plus grand secours dans une foule d'affections oculaires.

6. *Acétate neutre de plomb cristallisé.* Ce sel de plomb, tant par son essence que par la persistance de son adhésion sur les tissus où il a été appliqué, jouit d'une grande efficacité dans le pannus symptomatique des granulations. C'est, avec le tannin, un des astringents sur lesquels il est le plus permis de compter dans les cas où l'inoculation n'est pas appli-cable. La poudre doit en être finement porphyrisée et introduite, au moyen d'un pinceau de blaireau légèrement humecté d'eau, sur toutes les parties affectées (voir t. I, p. 748).

7. M. Follin se loue beaucoup de l'usage du *perchlorure de fer* dans la kératite panni-forme. La solution dont il se sert marque 30° à l'aréomètre de Baumé ; il en instille, tous les deux ou trois jours, une large goutte entre les paupières, à l'aide d'un tuyau de plume. La constriction des paupières, qui suit l'introduction de ce collyre dans l'œil, commande qu'on prenne les précautions nécessaires pour introduire du premier coup une quantité suffisante du liquide. La goutte de la solution s'étale rapidement à la surface de l'œil qui se colore d'une teinte jaune assez vive. Une constriction douloureuse qui dure un quart d'heure environ suit cette introduction ; mais elle diminue peu à peu et s'éteint complète-ment à la fin du jour. Il convient le plus souvent de ne faire aucune nouvelle application du médicament qu'au bout de deux, trois ou quatre jours ; il faut se guider, dans ce cas, sur la diminution ou la cessation des symptômes aigus (1).

8. Nous citerons encore au nombre des agents thérapeutiques dont l'utilité a été reconnue dans le pannus : le *laudanum pur*, en instillations, le *collyre de Conradi*, les *huiles de naphte et de noix*, la *teinture d'iode*, l'*alun cru*, additionné de *sucre blanc*, les *fumigations d'iode*, etc., etc.

B. MOYENS CHIRURGICAUX. 1. *Section des vaisseaux.* Elle se pratique de plusieurs manières : tantôt on divise les vaisseaux perpendiculairement à leur direction au moment où ils vont passer sur la cornée, pour interrompre toute communication entre eux et le pannus ; tantôt on les incise de façon à déterminer par leur dégorgement une véritable saignée de l'œil ; tantôt, enfin, pour être sûr de bien les comprendre tous dans la section, on enlève un lambeau de la conjonctive tout autour de la cornée. Nous croyons que ces divers moyens n'agissent que par la perte de sang qui les accompagne et la réaction qui les suit. Nous nous rencontrons dans cette opinion avec MM. Chélius et Lawrence qui déclarent formellement que ces procédés ne leur ont jamais réussi et ne les conseillent que pour les cas où tous les autres moyens de traitement ont échoué. Nous ferons cependant une réserve : quand, dans certains cas très-rares où les épanchements ont disparu et où les vaisseaux restent seuls à constituer la maladie, la cause qui a déterminé ou qui entre-tient le pannus a été écartée, l'excision des vaisseaux avec ou sans ablation d'un lambeau de la conjonctive, peut avoir son utilité : ce n'est plus alors seulement un symptôme que l'on élimine, mais un produit que l'on fait disparaître et avec lequel disparaît toute la maladie.

L'association de la cautérisation avec l'incision de la conjonctive, déjà recommandée par Bertrandi, a été souvent mise en usage par M. Van Roosbroeck. Une incision circulaire et profonde est pratiquée dans la conjonctive, tout autour et près de la cornée, en faisant en sorte que tous les troncs vasculaires soient divisés par cette incision. Immédiatement après, on promène un crayon de nitrate d'argent, taillé en pointe, dans tout le sillon ainsi tracé ; puis le globe de l'œil est recouvert d'une couche d'huile fine et des fomentations froides sont appliquées. Ce moyen est d'une exécution difficile, très-douloureux et infidèle dans les résultats. On comprend néanmoins que l'action vive exercée par le caustique, l'im-

[(1) Archives générales de médecine, avril 1856, et Annales d'Oculistique, t. XXXV, p. 186.]

flammation intense qui en est la conséquence et la réaction qui y succède, peuvent aider à la résorption des produits ramollis sur lesquels elle s'est exercée.

C. Inoculation. Nous empruntons tout ce qui a rapport à ce sujet au mémoire déjà cité, publié en 1854, par l'un de nous (1) :

Après avoir fait cette longue énumération de moyens de traitement, qui ont tous entre eux une fâcheuse analogie qu'il n'est pas permis de méconnaître, leur désolante insuffisance, il nous reste à en examiner un qui, malgré les succès nombreux dont son passé peut s'enorgueillir, malgré l'autorité irrécusable dont ses auteurs auraient dû le couvrir, est resté le domaine de quelques praticiens privilégiés, qui ont eu le courage de braver l'injuste réprobation dont on a trop bien réussi à l'entacher et qui en ont seuls aussi recueilli les bienfaits. Nous voulons parler de l'inoculation de la blennorrhée oculaire comme agent thérapeutique du pannus.

Introduite dans la science vers l'année 1812 par le professeur Frédéric Jaeger, de Vienne, et non pas en 1810, par le docteur Walker, de Glascow, comme le pense le professeur Rognetta (2), employée largement par Piringer, de Grätz, cette méthode hardie fut, dès ses premières applications, fertile en résultats heureux. Les malades qui y furent soumis guérirent, et la science put se croire enrichie d'une puissance nouvelle. Peu de médecins cependant, soit répugnance, soit excès de crainte, suivirent la nouvelle médication qui venait de révéler si victorieusement son efficacité. Jaeger et Piringer l'employèrent presque à l'exclusion de tous les autres et continuèrent à s'en louer pendant une longue suite d'années.

Les annales de la science reproduisirent néanmoins, de loin en loin, le résultat des expériences isolées de quelques praticiens, et toujours, chose remarquable, le succès les avait couronnées.

Comment comprendre dès lors la résistance invincible que l'introduction de l'inoculation a rencontrée dans la pratique ? Comment excuser l'inexcusable jugement porté contre elle par des auteurs, d'ailleurs très-recommandables, qui ont déversé sur elle le blâme le plus sévère sans jamais en avoir fait la moindre application ?

Quoi qu'il en soit, l'inoculation a été appliquée isolément par quelques praticiens : en Hollande par M. Kerst, en Écosse par M. Dudgeon, en Belgique par M. Fallot, en Amérique par M. Stout, de New-York. Tous les faits rapportés par ces honorables praticiens sont des cas de succès, et cependant aucun d'eux n'en a généralisé l'application. Comme on le voit, l'inoculation n'a rencontré, sauf les inventeurs du procédé, que des champions assez timides ; quelques expérimentateurs, jaloux des progrès de la science, en ont fait des applications isolées, mais l'ont réservée exclusivement aux cas extrêmes et désespérés, bien que, presque tous les cas cités par leurs auteurs, le succès eût dépassé toutes les espérances ! Nous devons toutefois faire exception en faveur de deux praticiens belges, MM. Hairion et Van Roosbroeck. Le premier à l'Institut de Louvain, le second à l'Université de Gand, ont appliqué l'inoculation sur une large échelle. M. Van Roosbroeck continue à en faire usage toujours avec le même bonheur. M. Hairion nous dit l'avoir employée dès l'année 1844 (ainsi qu'il conste d'une note qui se trouve à la page 6 d'un mémoire publié par lui sur l'ophthalmie gonorrhoïque en 1846), et, dans l'espace de six années, en avoir obtenu dans vingt-six cas des succès remarquables qui ne se sont jamais démentis. Depuis trois ans ce praticien n'a plus dû recourir à l'inoculation, parce que, à l'aide du mucilage tannique, il est venu à bout de tous les pannus qu'il a rencontrés dans

---

[(1) Warlomont. Du pannus, etc., p. 72 et suiv.]

[(2) M. Rognetta, s'en rapportant probablement à une communication du docteur Hamilton (Voy. London and Edinburg Monthly Journal, Juillet 1843), attribue à tort cette expérience au docteur Walker, de Glascow, en 1810. La phrase qui sert d'appui aux prétentions de ce dernier est celle-ci : « L'emploi de toutes les autres méthodes préconisées ne m'ayant pas réussi, j'ai cherché à déterminer dans l'œil atteint de cette dernière variété (un état vasculaire, lent et insidieux de la conjonctive cornéenne) l'action excitante de ce qu'on appelle une ophthalmie purulente. » Il est évident, par cette dernière ligne, que le docteur Walker, qui ne s'est pas exprimé dans des termes très précis, a employé pour atteindre le but qu'il se proposait, un excitant chimique quelconque, et non pas l'inoculation d'un virus organique. S'il eût songé à recourir à ce dernier moyen, et que le succès eût couronné son expérience, il n'aurait certainement pas manqué de le dire clairement. (Desmarres. Trait. des mal. des yeux, p. 232, 1re édit.)]

sa pratique. Il n'a pourtant pas renoncé à ce moyen de traitement et il n'hésiterait point à l'employer dans les cas qui se montreraient rebelles au tannin.

M. Van Roosbroeck, plus qu'aucun de ses confrères, est resté fidèle à la pratique de son illustre maître Fr. Jaeger. Dans plus de cent cas dont nous possédons les observations, recueillies les unes par M. le Dr Vanweesemael, ancien chef de la clinique ophthalmologique de Gand, qui a bien voulu nous les faire parvenir, les autres par M. Bosch, chirurgien de l'Institut ophthalmique du Brabant ou par nous-même, la guérison a été la règle presque invariable.

Nous avons suivi avec la plus scrupuleuse attention les diverses périodes que parcourt la blennorrhée résultant de l'inoculation dans les cas de pannus ; nous avons recueilli, au lit du malade, plusieurs des observations que nous rapportons plus loin. C'est donc *de visu* que nous apprécierons le procédé opératoire dont nous tentons la réhabilitation. Après avoir pris connaissance des résultats constamment heureux obtenus dans les cas les plus désespérés, nos confrères reviendront, nous l'espérons, à plus de confiance, et ne repousseront pas plus longtemps une des pratiques les plus hardies à la fois et les plus efficaces que l'ophthalmiâtrie possède.

Des indications de l'inoculation. — Bien différente des méthodes curatives ordinaires, celle que nous étudions offre d'autant plus de chances d'amener des résultats complets, que la maladie contre laquelle elle est dirigée, est arrivée à un plus haut degré de développement. Les pannus affectant les deux yeux, les couvrant d'une trame épaisse, serrée, ne laissant plus apercevoir aucune trace du miroir de la cornée, sont ceux qui guérissent le mieux, ceux où les accidents sont le moins à craindre. Quand le pannus est partiel, qu'il n'affecte qu'un segment de la cornée, ou quand, en ayant envahi toute la surface, il laisse apercevoir des espaces respectés par la maladie, ou bien lorsqu'il existe des ulcérations sur la corné, l'opération est contre-indiquée *d'une manière générale.* Dans le premier cas, la blennorrhée attaque le tissu resté sain, dépourvu du revêtement pathologique qui le préserve sur les points qu'il recouvre; dans le second, l'ulcération peut reprendre sous son action une nouvelle activité et se terminer par la perforation. C'est donc dans les cas en apparence les plus graves, sauf ceux où il existe des ulcères de la cornée ou des altérations de la conjonctive irrémédiables, comme dans le xérosis, que l'inoculation offre le plus de chances de succès. Nous pensons qu'il est prudent de s'en abstenir quand un seul œil est malade. La difficulté de garantir celui qui est resté sain des atteintes de la contagion, et les désordres que l'on a à redouter de la maladie s'abattant sur des tissus non garantis, commandent de réserver l'inoculation pour les seuls cas où les deux yeux sont entrepris. On s'exposerait, en s'écartant de cette ligne de prudence, à perdre celui des organes sur lequel le malade peut compter le plus. Dans le cas où l'on voudrait tenter, malgré ces légitimes appréhensions, la cure d'un œil isolément malade, il serait convenable d'appliquer à l'œil sain l'occlusion palpébrale la plus complète possible pendant toute la durée du traitement. En s'entourant de minutieuses précautions, il sera souvent possible de soustraire à la contagion l'œil ainsi garanti. Quelques auteurs pensent qu'il n'est pas nécessaire d'inoculer les deux yeux, parce que dès qu'un œil est entrepris, l'autre ne tarde pas à l'être également. Nous ne comprenons pas l'avantage de cette pratique, qui a au moins l'inconvénient de retarder la terminaison de la maladie dans celui des deux organes qui a été attaqué le dernier, et d'empêcher ainsi que les deux yeux soient guéris en même temps. Dans un cas actuellement en observation, l'œil inoculé avait déjà traversé la période ascendante de la blennorrhée, quand le second s'entreprit. Quand celui-ci en fut au plus haut état d'acuité de l'inflammation, une recrudescence se manifesta dans le premier, et depuis, la maladie suit son cours à la fois dans les deux yeux. Il est bien plus rationnel, on en conviendra, de faire l'inoculation des deux côtés simultanément, ne fût-ce que pour éviter une plus longue durée du traitement.

De la matière à inoculer. — Jaeger et Piringer employaient la matière fournie par des yeux atteints de l'ophthalmie des nouveau-nés. La difficulté de s'en procurer toutes les fois qu'il en avait besoin a engagé M. Van Roosbroeck à se servir indifféremment du pus blennorrhéique, soit qu'il provînt de l'ophthalmie des nouveau-nés, de l'ophthalmie gonorrhoïque ou même de la matière d'écoulement de la gonorrhée uréthrale. Dans nos inoculations, nous avons pris le pus blennorrhagique que nous avons pu nous procurer, sans nous inquiéter de ses caractères. Du moment où l'introduction en était suivie de l'explosion de l'ophthalmie purulente, nous avions ce que nous voulions obtenir ; s'il en était autrement, nous recommencions jusqu'à ce que la maladie éclatât. La quantité de pus inoculé, sa nature, la date de la maladie dont il provient, ne semblent avoir aucune action sur le résultat final. Tel individu réfractaire à une première et abondante inoculation, se laisse aisément influencer à une seconde épreuve, par de la matière qui aurait semblé à l'examen bien moins active que la première. Tel pus qui, introduit dans les yeux d'un sujet, y demeure inoffensif, détermine au contraire chez un autre les phénomènes les plus formidables. L'inoculation ressortit d'autant plus ses effets que les pannus sont plus récents; quand la conjonctive a été dès longtemps irritée par des frottements continuels ou par des cautérisations nombreuses, qu'elle est comme cutisée, il est parfois fort difficile, parfois même impossible d'y faire prendre l'inflammation artificielle.

Manière de procéder à l'inoculation. — Elle consiste simplement à recueillir, au moyen d'un pinceau, la matière à inoculer et à la déposer sur la conjonctive palpébrale. Quand on ne peut en agir de la sorte, on conserve le pus, comme on fait du vaccin, entre deux lames de verre, et l'on peut ainsi le garder pendant plusieurs jours pour le transporter au loin. Au moment de s'en servir, il suffit de l'étendre d'un peu d'eau. Cette façon de procéder est moins sûre que le transport direct de la matière fraîche, mais elle réussit le plus souvent. Elle réussit même, prétend-t-on, quand le pus est étendu de cent fois son volume de véhicule. Quelquefois, malgré des applications réitérées, l'ophthalmie purulente ne se déclare pas; on peut alors introduire le pus sous l'épithélium au moyen de la lancette ou faire précéder son introduction de scarifications sur les conjonctives.

Symptômes résultant de l'inoculation qui a réussi. — Après un temps qui varie de 6 à 24, 36 ou même 72 heures, le plus souvent après 24 heures, le patient ressent dans l'œil des picotements qui vont croissant, de la photophobie et du larmoiement, symptômes initiaux de la blennorrhée qui va se déclarer; bientôt la conjonctive se couvre de vaisseaux; les paupières se gonflent, deviennent rouges, œdémateuses; les larmes s'écoulent en abondance, mêlées d'un mucus qui devient de plus en plus épais et enfin purulent; les douleurs dans l'œil, le pourtour de l'orbite et toute la tête, se développent; la fièvre survient avec ses caractères ordinaires, soif, anorexie, accélération de la circulation. Ordinairement, 24 heures après le début, la purulence est établie; les paupières, tellement tuméfiées qu'on a peine à les écarter, laissent échapper incessamment des flots d'un pus irritant qui rougit, excorie les parties sur lesquelles il s'écoule. Quand on parvient à ouvrir l'œil, on le trouve uniformément rouge et chémosié, la cornée a disparu sous un voile rouge, épais, qui la recouvre tout entière; les conjonctives palpébrales participent à cet état et sont elles-mêmes tuméfiées, engorgées, boursoufflées. C'est alors que les douleurs de l'œil sont vives, empêchent le sommeil et donnent les plus grandes inquiétudes au malade et au médecin qui assiste pour la première fois à la scène qui se développe devant lui.

Marche, durée, terminaison. — C'est une erreur de penser que la blennorrhée qui frappe les yeux affectés de pannus, n'atteint pas le même degré d'intensité que celle qui survient sur des yeux sains. Il est bien vrai que ses effets sur la cornée sont moins meurtriers, mais c'est à cause du revêtement dont le pannus la recouvre, et non à cause d'une moindre activité de l'inflammation. La marche de l'ophthalmie purulente artificielle et accidentelle est donc la même, et nous n'avons pas à nous y arrêter. Disons seulement qu'en général, après trois à quatre jours d'une marche ascendante, elle arrive au stade de rétrocession: ce stade dure de trois à six semaines. Quand les symptômes les plus aigus se sont arrêtés, la résorption des produits épanchés commence et ordinairement après ce terme elle est complète.

Quand on assiste pour la première fois à la succession des phénomènes dont nous venons de tracer le tableau, on ne peut s'empêcher de concevoir des doutes sur le résultat. En effet, quand s'ouvre la période de résolution, quand le malade commence à pouvoir ouvrir les yeux et à supporter l'éclat du jour, les désordres paraissent irréparables; la cornée a disparu sous une couche de matière rouge, charnue, dont elle semble ne devoir jamais se dépouiller, et, à moins d'en avoir été plusieurs fois témoin, il est à peine possible de croire à la guérison, qui cependant ne doit pas faire défaut.

Traitement de la blennorrhée, suite de l'inoculation. — Tant que les symptômes suivent la marche que nous venons de décrire, on ne doit rien faire pour l'enrayer. On se borne à laver les yeux à l'eau tiède, afin d'entraîner le pus qui se forme incessamment. Une seule circonstance peut indiquer l'urgence de l'enrayer. Quand la cornée commence à s'entreprendre, il se manifeste toujours une douleur excessivement vive, qui survient tout à coup, et dont le malade ne manque pas de se plaindre ; cette douleur est l'indice d'une lésion commençante, qu'il est encore possible d'arrêter. On aura donc soin de surveiller avec la plus grande attention, pendant les premiers jours, les malades inoculés, afin de recourir, dès que la douleur caractéristique s'éveille, aux moyens de salut que la science possède.

Il en est un que nous avons toujours vu réussir et que nous ne saurions trop recommander : c'est l'application du nitrate d'argent en crayon ou en solution concentrée. Cette application, faite à temps, enraie les accidents, et le travail destructeur qui s'exerçait sur la cornée s'arrête aussitôt, ne laissant après lui que des ulcérations superficielles et réparables. On est quelquefois obligé de revenir à de nouveaux attouchements ; mais, en général, ils cessent d'être utiles si, après avoir pratiqué le premier, on instille toutes les heures dans les yeux une solution d'un à 4 gr. de sel lunaire dans une once d'eau distillée. Jaeger et Piringer ont conseillé, quand la blennorrhée paraît trop aiguë, trop violente, de chercher à en arrêter la marche par le traitement antiphlogistique, les purgatifs, les applications froides ; mais l'emploi de ces moyens débilitants réussit bien moins sûrement que la cautérisation. Quand le travail de résorption semble se ralentir et que les produits épanchés ne disparaissent pas avec toute la rapidité qu'on est en droit d'espérer, on peut l'activer par l'usage des collyres, des poudres ou des onguents irritants, tels que les insufflations de poudre de calomel et de sucre candi (calom. ad. vap; sacch, cand. aā drach. sem. ; m. f. pulv. subtilissim.), la pommade au précipité rouge (oxyd. rubr. hydrargiri gr. ij ; axong. porc. drach. j), les instillations de solution légère de nitrate d'argent (nitr. argent. gr. j ; aq. stillat. unc. j). Quand, au contraire, la résorption s'opère d'une façon graduelle et régulière, quoique lente, il n'est pas nécessaire de chercher à l'accélérer.

Accidents. — Le seul accident qu'on ait à redouter, c'est l'ulcération de la cornée et la perforation qui peut en être la suite. Nous avons indiqué la façon dont elle se révèle et le moyen de l'arrêter au début. Lorsque, malgré ces précautions, la perforation se sera déclarée, il faudra la traiter comme celle qui se présente dans les autres circonstances (1).

Suites. — Dans la majorité des cas, avant de reprendre sa transparence normale, la cornée conserve pendant assez longtemps un aspect nuageux qui diminue chaque jour. De plus, le sujet semble atteint de myopie. Mais si l'on considère que cet état ne se corrige pas par l'usage des verres concaves, on sera plutôt porté à penser que si la vue ne récupère pas immédiatement sa perfection, c'est à cause de la longue privation de la lumière que le malade a subie, et parce qu'il ne peut recouvrer que par l'exercice l'intégrité de la fonction visuelle.

Un fait qui mérite toute l'attention et sur lequel nous ne nous appesantirons pas en ce moment, c'est que *dans tous les cas où la succession des phénomènes, suites de l'inoculation, s'est déroulée sans entraves chez des individus atteints de granulations, quelque volumineuses et quelque anciennes qu'elles fussent, les granulations avaient disparu quand la blennorrhée oculaire avait parcouru ses périodes.* Ce fait pourrait fournir d'intéressantes déductions pour l'histoire encore bien incomplète de ce produit. Il nous apprend au moins que, dans les cas de pannus accompagné de granulations, il est inutile de commencer par détruire celles-ci quand on se propose de recourir à l'inoculation, qui ne manque jamais d'en faire bonne et complète justice.

Récidives. — Dans quelques cas, la récidive survient quand, après la guérison du pannus, on n'a pas eu le soin ou le pouvoir d'anéantir la cause qui lui avait donné naissance. Il n'y a aucune raison qui empêche de recourir au moyen qui a d'abord réussi, si le sujet se retrouve dans les conditions où la première inoculation l'a saisi. Ordinairement, la seconde inoculation épuise plus promptement ses effets que la première et procure une guérison plus prompte (2).

(1) Dans le cas qui fait le sujet de l'observation 417, l'ulcération de la cornée eut lieu et fut annoncée par des douleurs très vives dans les yeux. La négligence de l'infirmier, qui n'eut pas soin de faire appeler le médecin, fut pour beaucoup dans la gravité de l'accident, qui ne put être arrêté dès son apparition.

(2) D'après de Hassner, quand la cornée a été atteinte de pannus et que cette affection a été détruite, la moindre irritation y provoque immédiatement un nouveau développement considérable de vaisseaux, ce qui arrive surtout dans les cas de cicatrice de la cornée, qui, sous l'influence de la moindre cause, s'entoure d'une injection considérable. On réussit aisément, en ménageant convenablement l'œil, à éloigner complètement cette injection qui est, du reste, sans gravité.

L'auteur donne, pour terminer, la relation de 50 observations de guérison radicale du pannus par l'inoculation blennorrhagique; nous n'en citerons que trois et renverrons pour les autres à l'ouvrage cité :

Obs. 416. — Marcelle, Jean-Nicolas-François, âgé de 50 ans, portier de l'Institut ophthalmique du Brabant, est atteint depuis plusieurs années d'un pannus épais, suite de l'ophthalmie militaire, qui a résisté à tous les traitements appliqués par feu le docteur Cunier. Le pannus est devenu si dense, qu'il permet à peine au malade de se conduire. Nous citons ce fait en tête de nos observations, parce que l'individu qui en est l'objet est connu de tout le monde, et que tout le monde peut vérifier l'exactitude de notre dire, et ensuite parce que, attaché au service de l'ancien directeur de l'Institut, il a été traité pendant longtemps avec tout le zèle, toute l'assiduité possibles. Or, malgré ces soins intelligents, le pannus augmentait de jour en jour et menaçait d'abolir complétement la vue.

Le 20 mai 1833, date où il est pris en traitement par M. Van Roosbroeck, l'état des yeux est tel qu'il est presque impossible de songer à l'améliorer; la photophobie est intense, le larmoiement abondant, la sensibilité extrême; le pannus est épais, vasculaire; on ne distingue plus à travers la cornée l'ouverture de la pupille; la vue est presque éteinte. C'est dans ces conditions que l'inoculation est appliquée, à deux reprises, avec du pus provenant d'une urétrite aiguë et conservé entre deux verres, mais sans produire de résultat.

28 *mai.* — Nouvelle inoculation avec du pus provenant d'une urétrite aiguë, recueilli le matin à l'hôpital militaire.

30. — Après 32 heures d'incubation, l'ophthalmie purulente fait explosion à trois heures du matin. Dans l'après-midi du même jour, la purulence et tous les autres signes de la blennophthalmie aiguë sont établis.

Pendant les journées du 30 et du 31 mai, les symptômes ont été croissant; le gonflement des paupières, l'écoulement de pus, le chémosis, la fièvre, la céphalalgie, l'insomnie, rien n'y manque.

1er *juin.* — Ces symptômes ont cessé d'augmenter, l'amendement commence. — Diète absolue, lotions d'eau tiède.

2. — Diminution notable de tous les symptômes. La diète est remplacée par la demi-portion.

6. — Depuis le 2, la marche rétrograde de l'inflammation a continué. Le chémosis persiste toujours, mais le malade peut ouvrir les yeux. La cornée est entièrement cachée sous un voile épais, d'un rouge de sang. Il n'y a plus guère de douleur, la rougeur est moindre, l'écoulement puriforme est abondant, épais, crémeux. Le malade y voit moins que jamais et commence à se tourmenter. La réaction paraît fléchir. On l'excite par des lotions avec le collyre de Conradi.

14, — Pendant les huit jours qui viennent de s'écouler, la résolution a fait des progrès: le mouvement des paupières dégonflées est devenu plus libre ; les cornées tendent déjà à reprendre un peu de leur aspect normal ; en quelques points elles se sont dépouillées de la couche qui les couvrait. La vue commence à s'exercer, à la grande joie du malade, impatient et découragé jusque-là. — Introduction, trois fois par jour, d'une pommade au précipité rouge, deux grains sur un gros d'axonge.

Depuis ce moment, la résolution a suivi son cours régulier; le 14 août, c'est-à-dire, deux mois et demi après l'inoculation, Marcelle a repris ses occupations; ses cornées sont devenues assez claires pour lui permettre de lire les caractères moyens, ce qu'il n'a plus fait depuis quatre ans. Il y a cependant encore de la vascularisation et un petit nuage central à gauche ; mais en considérant la marche si favorable de la résolution, tout fait présager qu'elle sera bientôt aussi complète que possible.

Obs. 417. — Auger, Napoléon, âgé de 16 ans, d'un tempérament lymphatique, fils de M. Auger, major en retraite, est entré à l'âge de huit ans à l'école des enfants de troupe à Lierre, où il a contracté l'ophthalmie granuleuse. Pendant plusieurs années il a été soumis à une foule de moyens de traitement qui n'ont pas empêché le pannus de s'établir. Il y a deux ans, il a suivi les consultations du docteur Cunier et a été cautérisé pendant dix-huit mois. Les granulations ont disparu, mais les cornées sont couvertes des produits du pannus. Au mois de juin 1853, la vue est complétement abolie à gauche; à droite, elle suffit encore au malade pour se conduire. Le major Auger, à bout de moyens et d'espérances, croyant la vue de son fils perdue sans retour, sollicite et obtient l'admission de ce dernier à l'Institut des Aveugles, où je suis appelé à le visiter à son entrée. Témoin des succès de l'inoculation, je décide le malade à s'y soumettre et le 15 juin il entre à l'Institut ophthalmique.

15 *juin* 1853. — La matière d'inoculation est fournie par Marcelle (*V.* Obs. 416), qui a l'ophthalmie depuis 17 jours. Elle est introduite à 9 heures du matin.

16. — L'inflammation fait explosion à la même heure; vingt-quatre heures après l'inoculation, le malade ressent des picotements, du larmoiement et successivement tous les signes ordinaires de l'invasion.

17. — Les quatre paupières sont fortement gonflées, œdémateuses, et une suppuration abondante inonde leurs intervalles; il y a réaction fébrile et douleurs modérées. La nuit a été agitée.

18. — Le malade n'a pas dormi; depuis la veille au soir, les douleurs sont devenues fort vives. On a négligé de faire prévenir le médecin qui, le matin à la visite, trouve les paupières si gonflées qu'il ne peut les écarter pour s'assurer, comme tout le fait craindre, les cornées ne sont pas entamées. — Application du crayon de nitrate d'argent, 6 gr. par once d'eau, à instiller quelques gouttes toutes les heures; diète, repos, lotions froides.

19-20 *juin*. — Amélioration, douleurs moins vives, sommeil meilleur. — Mêmes prescriptions.

21. — On peut entr'ouvrir les paupières ; les deux cornées sont ramollies et ulcérées. — Continuation des instillations avec un collyre à 30 gr.; frictions mercurielles belladonées.

22 *juin au* 1er *juillet*. — Mêmes moyens ; amélioration progressive.

2. — Il y a perforation centrale de la cornée et hernie de l'iris à droite. — Continuation des prescriptions.

3 *juillet au* 3 *août*. — La résorption marche et n'offre rien de particulier.

3 *août*. — La hernie de l'iris est réduite. — Pommade au précipité blanc.

13. — L'ulcère de la cornée est cicatrisé. — Poudre de calomel et de sucre candi, à parties égales; une pincée dans l'œil, matin et soir.

19. — La cicatrice de la cornée est peu étendue et promet de ne laisser que peu de traces ; il n'y a qu'une opacité légère, mais sans synéchie ; la pupille est intacte et le pannus complétement dissipé. — Calomel et sucre candi.

10 *septembre*. — Auger vient se présenter à la consultation ; les opacités sont presque effacées. Il a repris ses occupations et ses études, lit et écrit avec la plus grande facilité. En un mot, le succès est complet malgré les accidents intercurrents.

Cette observation mérite quelque attention, plus peut-être à cause des accidents survenus que du succès définitif. Nous renouvelons ici la recommandation de veiller attentivement à ce qui se passe du côté des cornées. Si le médecin avait été prévenu immédiatement, comme l'ordre en avait été donné, il est vraisemblable que la perforation de la cornée eût pu être prévenue.

Obs. 418. — Joseph Vandenhauten, de Merchtem (Brabant), âgé de 18 ans, d'un tempérament lymphatique, d'une bonne conformation physique, a eu la petite vérole à l'âge de 8 ans; son visage n'en conserve plus de traces, mais c'est pendant cette maladie que ses yeux sont devenus malades. Pendant plus de 8 années, l'affection oculaire, sur la nature de laquelle il ne peut donner aucun détail, a été traitée par une foule de moyens qui n'en ont pas arrêté la marche. Au mois d'avril 1853, il portait un pannus vasculaire épais aux deux yeux, qui lui permettait à peine de se conduire. C'est à ce moment qu'il se présente pour la première fois à Gand, à M. le professeur Van Roosbroeck, qui le décide incontinent à subir ce qu'il appelle la vaccination.

Opérée le 15 avril, l'inoculation développe une série de symptômes dont le récit serait aussi inutile que fastidieux, et qui se déroula avec une régularité remarquable. Aucun accident ne survint ; l'inflammation, intense pendant trois jours, fléchit le quatrième, et bientôt la résolution manifesta ses effets. Chez ce sujet, la résorption fut si rapide et si active que le 1er juin le malade retournait chez lui, seul, sans guide et ne conservant de son infirmité, qui l'avait privé de la vue pendant neuf années, qu'une légère myopie qui disparut peu à peu.

Le succès chez ce malade fut à la fois plus prompt et plus complet que chez aucun des autres opérés.

L'observation suivante, empruntée à la pratique de M. Van Roosbroeck et qui nous est communiquée par M. le docteur Van Weezemael, démontre que, contrairement à ce que nous avons dit plus haut, (V. page 167) la présence d'ulcérations sur les cornées n'est pas une contre indication absolue à l'inoculation comme méthode curative du pannus.

Obs. 419. — Une femme, âgée de 62 ans, est atteinte d'une affection granuleuse avec vascularisation des cornées, qui, depuis plus de deux ans, la prive si complètement de la vue qu'elle distingue à peine le jour de la nuit et contre laquelle une foule de moyens de traitement avaient été institués sans aucun succès. Voici l'état dans lequel se présentent les yeux de cette femme au moment de son entrée à l'hôpital civil de Gand, le 24 mai 1854 : Les conjonctives des quatre paupières sont recouvertes dans toute leur étendue de granulations rouges, de la grosseur d'une forte tête d'épingle, en même temps qu'elles sont le siége d'une sécrétion muco-purulente visqueuse, épaisse et assez abondante. Les deux paupières inférieures sont renversées en dedans et viennent augmenter encore l'état d'irritation dans lequel se trouvent les yeux de la malade. Une trame vasculaire épaisse recouvre les deux cornées et s'étend sur la sclérotique, de manière à masquer toute ligne de démarcation entre ces deux membranes. Il y a impossibilité complète de voir la pupille ou l'iris; aussi est-ce à peine si la malade distingue le jour de la nuit. Au centre de chaque cornée existe une petite ulcération de forme arrondie, n'entamant que les couches superficielles de cette membrane. Il y a photophobie, douleurs sus-orbitaires assez intenses ; en un mot, les organes visuels sont dans un état d'irritation inflammatoire très-prononcé.

Traitement. Après avoir combattu l'état inflammatoire sub-aigu, par une application de sangsues à la tempe, des fomentations émollientes et narcotiques, on s'occupa du redressement des paupières inférieures qui fut obtenu par l'excision d'un pli horizontal de la peau, suivie de la réunion des lèvres de la plaie par quelques points de suture. Quant aux granulations et au pannus, c'était le cas ou jamais de recourir à l'inoculation blennorrhagique, si l'existence des ulcères sur les cornées n'en avait fait redouter les suites. Aussi ne fut-ce qu'après quatre à cinq mois de traitement infructueux par les divers agents thérapeutiques indiqués dans ce cas pour ainsi dire désespéré, que M. Van Roosbroeck se décida à recourir à cette pratique hardie, mais qui lui a déjà fourni de si nombreux et de si beaux résultats. Retenu par la crainte de voir les ulcères des cornées gagner, sous l'action de la purulence, en étendue et en profondeur, il ne pratiqua l'inoculation qu'à un œil et ferma hermétiquement l'autre au moyen de l'ouate et du collodium. Il se servit du pus d'une ophthalmie blennorrhagique qui avait été inoculée à une jeune fille atteinte de pannus, avec le produit de la sécrétion d'une urétrite. La blennophthalmie qui en résulta fut modérée ; toutefois, dans la crainte que l'ulcération de la cornée ne fit des progrès, on la toucha pendant les premiers jours avec une solution de nitrate d'argent. Lorsque le gonflement des paupières fut assez diminué pour permettre d'examiner l'état de la cornée, on ne fut pas médiocrement surpris de voir que l'ulcère, au lieu de s'aggraver, s'était au contraire entièrement cicatrisé. Complétement rassuré de ce côté, on inocula immédiatement le second œil avec le pus provenant du premier. Cette fois, on laissa la blennophthalmie parcourir régulièrement toutes ses périodes sans chercher à l'entraver par des instillations de nitrate d'argent ; l'ulcère de cette cornée se cicatrisa aussi promptement que celui du premier œil. La disparition des granulations et du pannus n'eut lieu que très-lentement ; toutefois, elle fut complète et, à la sortie de la malade de l'hôpital, c'est-à-dire au commencement de février 1855, il ne restait plus de traces de l'une ni de l'autre de ces affections. Seulement, les deux cornées offrent une légère teinte rugueuse grisâtre et portent chacune une petite cicatrice qui a succédé à l'ulcère dont elles ont été le siége et qui empiète un peu sur le champ pupillaire. De là, persistance d'un certain trouble dans la vision, mais qui cependant permet à la malade de se conduire et de se livrer à des occupations qui n'exigent point une vue très-nette; à une petite distance, elle parvient même à voir l'heure à une montre de poche. T. W.]

SECTION VII.

XÉROMA CONJONCTIVAL OU XÉROPHTHALMIE (1).

Syn. — Xerosis conjunctivæ. Cutisation de la conjonctive. Ueberhäutung der conjunctiva, *All.* Atrophie de la conjonctive. Symblepharon posterius, *Von Ammon.*

Fig. Von Ammon, thl. 1, taf. I, fig. 16, 18 et 21.

Obs. 420. — Agnès Mackinnon, àgée de 26 ans, se présente au *Glasgow Eye Infirmary* le 26 mars 1833, dans les circonstances suivantes :

La conjonctive des deux yeux est rouge et a évidemment souffert d'inflammation pendant longtemps. Celle de droite surtout est d'un rouge foncé et, dans le point où elle se porte de la paupière inférieure sur le globe de l'œil, offre une teinte olive, suite de l'usage fréquent de la solution de nitrate d'argent. La conjonctive gauche semble recouverte par la peau; elle est en plusieurs points d'une couleur blanchâtre et la face interne de la paupière supérieure parait le siége d'une cicatrice. Elle est partout plus sèche qu'à l'état normal et semble presque complétement privée de la sécrétion muqueuse qui lui est propre. La malade dit que cet œil fournit beaucoup moins de larmes que le droit. L'extrémité nasale de la paupière inférieure a une tendance au symblépharon; la conjonctive, lorsque le malade tourne l'œil en haut et en dehors, forme une bride qui empêche l'œil de se mouvoir librement. Il existe à gauche un léger entropion, et quelques-uns des cils frottent contre la surface du globe de l'œil; de nombreux vaisseaux s'y ramifient sur la cornée.

La malade dit qu'elle est depuis huit ans sujette aux attaques d'ophthalmie dont la première s'est montrée à l'œil gauche, à la suite d'un coup de navette. Les conjonctives n'ont jamais été scarifiées ni touchées avec un caustique solide. Elle n'a jamais subi d'autre opération pour son entropion que l'arrachement des cils déviés. — On enlève ces derniers et l'on prescrit de baigner les yeux trois fois par jour dans une solution tiède de 10 grains de muriate d'ammoniaque et 20 grains de gomme arabique dans 8 onces d'eau.

Cette observation est un exemple d'atrophie de la conjonctive, conséquence d'une inflammation prolongée et mal traitée de cette membrane. Cette maladie a été décrite par M, Travers sous le nom de *cutisation de la conjonctive.* Cet auteur rapporte (2) avoir vu des cas où la conjonctive, transformée en une peau opaque et rugueuse, maintenait les paupières collées contre le globe de l'œil, les sinus palpébraux se trouvant oblitérés. Bien qu'il la place parmi les suites de l'inflammation chronique de la conjonctive, il la considère comme étant la conséquence immédiate d'une oblitération des canaux lacrymaux; opinion déjà émise par Schmidt (3), qui l'a décrite sous le nom de *xérophthalmos.*

Nous devons au docteur Von Ammon une description plus com-

(1) Voyez pour le xéroma lacrymal ou xérophthalmie, t. I, p. 109.
(2) Synopsis of the Diseases of the Eye, p. 120 ; London, 1820.
(3) Ueber die Krankheiten des Thränenorgans, p. 55 ; Wien, 1803.

plète de cet état morbide de la conjonctive. Il reconnait que c'est le
professeur Jaeger, d'Erlangen, qui a fixé son attention sur le premier
cas qu'il en a observé, et qui, dans ses leçons cliniques, en avait parlé
sous le nom de *ueberhäutlung der conjunctiva*.

Les principaux symptômes du xéroma conjonctival se trouvent indiqués dans l'observation de Mackinnon, que nous venons de rapporter.
J'ajouterai néanmoins quelques remarques qui comprendront ce qui
m'a paru le plus intéressant dans le travail du docteur Von
Ammon (1).

Symptômes. — Bien qu'en général la conjonctive soit d'un rouge
foncé, épaissie, rugueuse et d'une couleur sombre, elle est parfois aussi
plus blanche et moins vasculaire qu'à l'ordinaire. Même dans les cas
où elle est rouge, elle saigne beaucoup moins que sa couleur ne
porterait à le faire croire, lorsqu'on la scarifie à la lancette. Elle
est toujours plus sèche qu'à l'état sain et semble recouverte par
la peau. La caroncule lacrymale est sèche, unie et aplatie; parfois
plus blanche qu'à l'ordinaire et souvent si affaissée qu'on a peine à la
reconnaître. Dans quelques cas néanmoins, j'ai vu la caroncule hyper-
trophiée et sécrétant des grumeaux purulents qui se logeaient dans le
sinus inférieur de la conjonctive. Les points lacrymaux sont ordinairement contractés ou oblitérés; parfois cependant dilatés et paralysés.
La cornée est terne et nébuleuse, recouverte de vaisseaux rouges. Les
cils sont peu nombreux et peu développés et il existe ordinairement
un certain degré de trichiasis ou d'entropion. Assez souvent on voit la
conjonctive former des plis autour et surtout au-dessus de la cornée.
La conjonctive offre souvent des brides qui appliquent les paupières
d'une façon anormale contre le globe de l'œil, et la fente palpébrale
s'en trouve rétrécie. A une période plus avancée, la conjonctive s'est
fortement rétractée, les sinus en sont presque oblitérés, et elle se continue presque directement du bord libre des paupières sur la surface
de l'œil. M. Von Ammon a donné à cet état le nom de *symblepharon
postérius* (2). Si l'on touche du doigt la conjonctive, elle manifeste à
peine quelque sensibilité. Les glandes de Méïbomius sécrètent moins
qu'à l'ordinaire, ou même ne fournissent plus rien. Les paupières ne
se meuvent qu'incomplétement et avec douleur. Le malade n'ouvre
l'œil qu'avec difficulté et y accuse de la sécheresse et une sensation de
gravier. S'il éprouve quelque émotion qui le porte à pleurer, il ne
s'écoule point de larmes, mais l'œil devient rouge et douloureux, tandis
que rien de semblable ne survient à l'œil sain. La vue est obscurcie,
mais s'éclaircit un peu lorsque le malade mouille son œil avec de la
salive, ou l'enduit avec de l'axonge ou de l'huile.

(1) Zeitschrift für die Ophthalmologie; vol. I, p. 65; Dresden, 1850; vol. II, pp. 581, 412;
Dresden, 1852.
(2) Ibid; vol. III, taf. IV, fig. 4; Dresden, 1853.

Causes. — Presque toujours le xérome conjonctival a été précédé
d'une inflammation conjonctivale de longue durée. Lorsqu'il se développe brusquement, c'est évidemment à la suite de l'action de substances
escharotiques sur la conjonctive, comme de celle de la chaux vive. Que
la cause ait agi brusquement ou lentement, il paraît hors de doute, d'a-
près l'aspect de la membrane et les autres symptômes, qu'elle a subi une
altération telle qu'elle a perdu en totalité ou en partie le pouvoir de sécréter l'épithélium ou le mucus. L'espèce d'inflammation qui a le plus
de tendance à déterminer ce changement est l'ophthalmie scrofulo-catarrhale ; mais elle peut aussi succéder à toute conjonctivite chronique,
qu'elle soit scrofuleuse, catarrhale ou contagieuse. Le docteur Von
Ammon est tenté de croire que lorsque les granulations de la conjonctive disparaissent, cette membrane est sujette à passer à l'état de xérome.
L'un de ces états est une hypertrophie, l'autre une atrophie du tissu
muqueux. Je suis porté à croire que la cause la plus fréquente de la
maladie est une ophthalmie scrofulo-catarrhale complétement négligée,
ou traitée exclusivement par des stimulants, tels que les pommades au
précipité rouge, au nitrate d'argent ou autres moyens semblables. Au
lieu d'abattre les inflammations conjonctivales à l'aide d'applications
émollientes et adoucissantes et par des saignées locales, on a malheureusement trop contracté l'habitude de n'employer que les stimulants et
les escharotiques, et quelquefois à doses si fortes qu'ils détruisent la
texture de la membrane sur laquelle on les a appliqués et la transforment, au bout d'un certain temps, en une simple enveloppe cutanée. Les
applications saturnines sont probablement, dans beaucoup de cas, la
cause du xéroma ; car s'il existe la moindre excoriation sur la conjonctive, le plomb, précipité par l'acide muriatique qui existe dans les
larmes et le mucus conjonctival, se fixe instantanément sur le point
excorié, le rend blanc et sec et y reste adhérent pendant longtemps
ou même toujours. Assez souvent on remarque sur la cornée, dans le
xéroma, de nombreuses taches blanches qui paraissent n'être autre chose
que des dépôts de chaux ou de plomb.

Je ne nie pas néanmoins que l'inflammation seule puisse détruire
dans la conjonctive la faculté de sécréter son épithélium normal. On
voit la muqueuse de la langue subir partiellement les mêmes changements, indépendamment de toute application astringente ou escharo-
tique, et présenter de nombreuses places blanches persistantes et
offrant l'aspect de la peau.

Le docteur Von Ammon, ayant souvent trouvé le xéroma accompagné d'entropion, en a conclu que l'opération par laquelle on retranche
un pli de la peau pour guérir le renversement des paupières, pourrait
bien être la cause du xéroma, l'incision ayant été faite trop profondément, l'inflammation consécutive s'étant étendue jusqu'aux conduits
lacrymaux. Mais il suffit, pour renverser cette opinion, de rappeler

qu'on rencontre (comme chez Mackinnon) cette maladie de la conjonctive sur des sujets qui n'ont point subi cette opération, et même chez
d'autres qui n'ont point de renversement en dedans des paupières. Que
les canaux lacrymaux soient quelquefois oblitérés dans le xéroma, c'est
ce que je ne prétends point nier ; je pense au contraire que le xéroma
lacrymal et le xéroma conjonctival sont souvent combinés ; mais la
même inflammation chronique mal traitée, ou les applications escharotiques violentes qui détruisent les pores sécrétoires de la conjonctive
ne peuvent-elles pas aussi amener l'occlusion des canaux lacrymaux?
La simple occlusion de ces canaux, la conjonctive étant d'ailleurs saine,
donnerait-elle naissance à la maladie qui nous occupe? Je ne le crois
pas, et le docteur Von Ammon semble partager à cet égard mon
opinion. C'est le mucus de la conjonctive, et non les larmes qui, dans
les circonstances ordinaires, maintient l'œil humide et la cornée transparente, puisque ces conditions persistent même après l'ablation de la
glande lacrymale. Mais quand la conjonctive cesse de sécréter, le malade accuse une sensation de sécheresse dans l'œil, dont les mouvements deviennent difficiles, et elle ressemble alors à la peau du dos de
la main ; de plus, la cornée n'étant plus garantie contre les effets de
l'air, de la poussière et de la lumière, devient opaque. Dans un cas
que j'ai observé, l'épithélium de la cornée ressemblait à un morceau
de soie que l'on aurait étendu sur la surface de l'œil.

[Vidal de Cassis a attribué cette affection à une lésion permanente
de l'innervation, analogue à celle qui produit la sécheresse de la langue
pendant un accès de colère, ou la suppression de l'urine pendant une
attaque d'hystérie. D'après lui, la xérophthalmie pourrait exister indépendamment de toute inflammation ; mais cette théorie ne peut être
soutenue : elle ne rend pas compte des changements les plus frappants,
tels que l'oblitération des sinus palpébraux, l'adhésion des paupières
au globe de l'œil, la destruction des glandes de Meïbomius etc.

Pour M. Taylor, le xérosis est le plus souvent le résultat d'inflammations longtemps continuées ou fréquemment répétées, aggravées
par la négligence ou par l'emploi peu judicieux de puissants stimulants ou d'escharotiques. La conjonctive est infiltrée d'exsudation inflammatoire ; son appareil de sécrétion est détruit et la contraction
graduelle que produit l'organisation des matériaux épanchés rend parfaitement compte des divers changements qui surviennent dans cette
affection.

Cette hypothèse est certainement la plus plausible de toutes celles
qu'on a mises en avant. Elle est cependant susceptible d'une grave objection. Comment se fait-il, si la xérophthalmie est la conséquence
d'une conjonctivite longtemps prolongée, et avec exsudation dans l'é-
paisseur de son tissu, que cette affection soit relativement si rare,
surtout en Belgique, où la conjonctivite granuleuse réunit si bien les

deux conditions de durée longue et d'exsudat abondant. Nous nous permettrons aussi une hypothèse : c'est que, pour que le xérosis se produise, il faut que l'inflammation se soit propagée de la conjonctive au tissu sous-jacent, à la capsule de Ténon ou membrane albuginée, qui vient se terminer à la circonférence de la cornée. La tendance à la contraction, au raccourcissement est propre à l'inflammation siégeant dans les tissus albuginés, ainsi que l'ont si bien démontré les travaux de Gerdy. Or, dans l'espèce, il n'y a vraiment à expliquer que la rétraction de la conjonctive. Quant à la transformation qu'elle éprouve alors, à sa *cutisation*, c'est un fait général pour toutes les muqueuses exposées d'une manière permanente au contact de l'air, ainsi que cela était connu depuis longtemps pour les muqueuses rectale et vaginale en état de prolapsus. T. W.]

Pronostic. — Le pronostic du xéroma conjonctival est fâcheux. Si l'on ne parvient pas à arrêter la marche de la maladie, la cécité est le résultat du dessèchement et de l'opacité de la cornée qui en sont la conséquence.

Traitement. — Le docteur Von Ammon a constaté que les applications froides sont nuisibles dans cette affection ; il leur préfère les applications tièdes qui, sous le rapport des propriétés physiques et chimiques, ressemblent à la sécrétion que l'œil a perdue et que l'on a peu d'espoir de lui rendre. Le malade voit mieux lorsque la surface de la cornée est humectée par quelque collyre semblable à celui que nous avons recommandé (t. I, page 110) contre le xéroma lacrymal. M. Cadenhead, d'Aberdeen, m'a communiqué l'observation d'un cas de xéroma dans lequel les cornées paraissaient sèches, ratatinées et opaques, où un peu d'axonge appliqué journellement fit revenir la transparence au point que le malade put se promener dans la ville, examiner les petits objets qu'il trouvait aux fenêtres des boutiques, et même lire les grands caractères. M. Taylor (1), de Londres, a recommandé dans le même but des applications de glycérine renouvelées fréquemment pendant le jour ; elles rendent un certain degré de transparence à la cornée et en font disparaître la sensation douloureuse de chaleur et de sécheresse. Si la conjonctive est très rouge, les saignées locales procurent un soulagement marqué. On doit veiller à l'état de la santé générale et ne pas négliger le trichiasis, l'entropion et autres complications. Il convient d'emporter d'un coup de ciseaux toute portion de la conjonctive bulbaire formant un pli susceptible de causer de l'irritation. Il est tout à fait inutile de diviser les brides formées par la conjonctive.

(1) Edinburgh Medical and Surgical Journal ; vol. LXXXI, p. 33 ; Edinburgh, 1854 [et Annales d'Oculistique, t. 31, p. 281].

SECTION VIII.

ANCHYLOBLÉPHARON ET SYMBLÉPHARON.

Fig. Von Ammon, thl. II, taf. VI, fig. 1 et 11. Walton, fig. 15, 11 et 13. [Siebel, pl. 4, XIV, fig. 6 et 7.]

L'adhérence des bords libres des paupières entre eux, *anchyloblé-pharon*, et l'adhérence des paupières au globe de l'œil, *symblépharon*, sont deux états morbides qui peuvent se rencontrer réunis ou séparés.

Les bords libres des paupières peuvent se souder dans toute leur étendue, ou seulement dans une partie, le plus souvent alors à leur extrémité temporale. Il est très rare qu'il ne persiste point une ouverture à leur angle nasal. Le symblépharon peut également être complet ou incomplet, la face antérieure de l'œil ayant contracté des adhérences avec la totalité de l'une ou des deux paupières, ou cette union n'existant que dans une petite étendue. Ces diverses modifications influent considérablement sur le pronostic à établir et sur le traitement, moins cependant que la circonstance suivante : Dans quelques cas, les bords libres des paupières, ou les surfaces de l'œil et des paupières partiellement ulcérées ou gangrenées, étant laissés en contact, des tissus qui primitivement étaient libres se trouvent réunis par une cicatrice solide et résistante. D'autres fois, la lésion étant plus superficielle, de la lymphe coagulable s'épanche entre les deux bords ou entre les deux surfaces, et en s'organisant constitue l'union morbide. Lorsque les paupières sont réunies de cette façon, leur ouverture naturelle est oblitérée par une membrane blanchâtre, continue, résistante, et quand le globe de l'œil adhère de cette façon à l'une ou aux deux paupières, la lymphe coagulable organisée se présente sous la forme de bandes dont la texture est presque tendineuse et qui s'étendent d'une surface à l'autre (fig. 8). Quelquefois l'adhérence consiste en une seule bandelette isolée derrière laquelle on peut faire passer une sonde. Ces bandes peuvent se comparer, sous certains rapports, aux adhérences que l'on rencontre si fréquemment entre la plèvre pulmonaire et la plèvre costale; mais elles en diffèrent essentiellement en ce que la plèvre étant une membrane séreuse, il suffit d'une légère inflammation pour que des adhérences se forment dans la poitrine; tandis

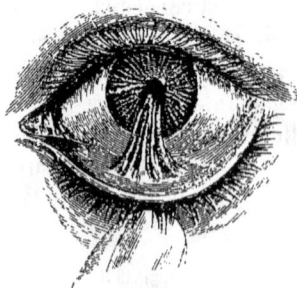

Fig. 8.

que la conjonctive, étant une membrane muqueuse, ne contracte jamais d'adhérence sans solution préalable de continuité. Si les membranes muqueuses contractaient des adhérences dans les mêmes conditions que les séreuses, le jeu des organes serait sans cesse exposé aux plus grands dangers, par suite des adhérences qui s'établiraient entre les parois opposées des viscères creux. La nature a paré à ce danger. Aussi, tant que la conjonctive n'a point été blessée, excoriée, ulcérée ou partiellement détruite par la formation d'une eschare, l'œil ne contracte-t-il jamais d'adhérence avec les paupières. J'ai rencontré peu de cas de symblépharon qui ne comprissent pas plus ou moins la cornée, habituellement sa moitié inférieure. Dans un cas que j'ai traité, le segment supérieur de chaque cornée était resté libre et transparent, mais plus de la moitié s'en était incorporé à la paupière inférieure par suite d'une brûlure. Les pupilles étant obstruées, je pratiquai à chaque œil une pupille artificielle en séparant l'iris d'avec la choroïde, derrière la partie supérieure de la cornée.

Causes. — L'anchyloblépharon et le symblépharon reconnaissent surtout pour causes les inflammations traumatiques telles que celles qui succèdent aux brûlures ou à l'action de substances capables de produire des eschares ; néanmoins, toute ophthalmie qui donne lieu à une ulcération ou à une excoriation peut amener ce résultat. On l'observe surtout chez les malades dont les yeux ont été blessés par des morceaux de métal chaud, des liquides bouillants, des acides concentrés ou de la chaux vive. Les plaies qui traversent l'une ou l'autre paupière et qui entament le globe de l'œil sont sujettes à déterminer le symblépharon partiel.

[Nous ajouterons à ces causes l'emploi mal réglé des caustiques dans le traitement des ophthalmies puro-muqueuses. Nous avons vu, à l'Institut ophthalmique de Bruxelles, un jeune homme qui avait été traité pour une ophthalmie gonorrhoïque, et chez qui des cautérisations inconsidérées, faites avec l'acide chlorhydrique, avaient déterminé l'adhérence de la paupière supérieure avec la plus grande partie de la cornée. T. W.]

Obs. 421. — J'ai vu au *Glasgow Eye Infirmary* un jeune garçon dont l'œil gauche et les paupières du même côté s'étaient mortifiés, à la suite d'une brûlure occasionnée par du fer en fusion, dont on retrouva, lorsqu'il se présenta à l'infirmerie, une portion moulée dans le repli inférieur de la conjonctive. La destruction du globe de l'œil et d'une portion des paupières fut suivie d'un symblépharon et d'un anchyloblépharon presque complets; il ne restait, vers l'angle temporal, qu'un petit interstice d'une ligne, par lequel s'échappaient les larmes.

Pronostic. — Le pronostic est variable et dépend surtout de la possibilité de détacher complétement les adhérences morbides et de les empêcher de se reformer, et de l'état apparent ou présumé de la cornée.

On ne peut opérer l'anchyloblépharon avec quelque espoir fondé de succès, que lorsqu'il n'est point compliqué de symblépharon, ou qu'au moins celui-ci n'est pas considérable et ne comprend point la cornée, ce dont on peut s'assurer par divers moyens. L'un d'eux consiste à saisir un pli de la paupière supérieure et à prescrire au malade de faire mouvoir son œil d'un côté à l'autre autant que cela lui est possible, et à essayer d'ouvrir et de fermer l'œil. On découvre ainsi non-seulement l'existence, mais encore assez exactement l'étendue de toute adhérence des paupières au globe de l'œil. Un second moyen consiste dans l'introduction d'une petite sonde à l'angle nasal des paupières. S'il n'y a pas de symblépharon, la sonde se porte facilement jusqu'à l'angle temporal, tandis que s'il existe quelque adhérence, la résistance que rencontre l'extrémité de l'instrument indique la situation et l'étendue qu'elle occupe. La sensibilité que l'œil conserve encore pour la lumière est aussi une bonne indication. Lorsqu'un malade atteint d'anchyloblépharon est capable de distinguer les divers degrés d'intensité de la lumière, il est probable qu'il n'existe pas d'adhérence morbide sur la cornée et que celle-ci a conservé sa transparence. S'il ne distingue que les différences d'intensité considérables, et que les plus légères lui échappent, il faut opérer, bien que l'état de la cornée soit douteux. Elle peut ne pas être adhérente, mais être jusqu'à un certain point opaque. S'il n'existe aucune sensibilité à la lumière, on peut en conclure, ou que l'adhérence s'étend à toute la surface de la cornée, et probablement même à une portion plus considérable du globe de l'œil, ou tout au moins que la même inflammation qui a produit l'anchyloblépharon a aussi déterminé l'opacité complète de cette membrane, et que par conséquent le but de l'opération, c'est-à-dire la restauration de la vision, ne saurait être atteint.

On doit recommander au malade de se soumettre à l'opération lorsqu'il ne s'agit que d'un simple anchyloblépharon et que l'on a reconnu que la surface du globe de l'œil n'a que peu ou pas souffert de l'inflammation qui y a donné naissance. Mais lorsque la sensibilité à la lumière est peu marquée ou manque complétement, ou même lorsque celle-ci existe, si le doigt sent, à travers la paupière, le globe de l'œil plus gros ou plus petit, plus dur ou plus mou qu'à l'ordinaire ou présentant une surface complétement irrégulière, il faut ne proposer l'opération qu'avec réserve, car le malade ne serait guère satisfait si celle-ci n'avait pour résultat que d'exposer à la vue un œil inutile et déformé, qui du moins se trouvait caché.

On peut être amené, et cela m'est arrivé, à pratiquer une opération contre le symblépharon même sans aucun espoir de rétablir la vision. Lorsque l'autre œil est sain, le malade, lorsqu'il veut le diriger d'un côté à l'autre, éprouve, dans l'œil affecté d'adhérence morbide, une sensation de tiraillement qui gêne jusqu'à un certain point les mouvements de l'œil sain lui-même. Quand la vue de l'œil affecté de symblépharon est bonne, le malade éprouve souvent de la diplopie, lorsqu'il tourne l'œil de façon à tirailler l'adhérence ; ce qui le décide parfois à réclamer l'opération. Le symblépharon est quelquefois combiné avec le staphylôme ; dans ce cas, il faut opérer sans songer à l'espoir de rétablir la vision. Les paupières soudées à la cornée s'opposent à l'accroissement du staphylôme et deviennent la cause d'une douleur intense que l'on soulage pour un certain temps en ponctionnant la partie de l'œil, quelle qu'elle soit, qui se trouve en vue ; mais l'ouverture se referme bientôt, le staphylôme comprime de nouveau les paupières, la douleur et la fièvre reviennent, et si l'on veut procurer une amélioration permanente, il faut d'abord opérer le symblépharon, puis enlever immédiatement le staphylôme. Il paraît qu'en pareil cas il s'établit parfois une communication fistuleuse entre le staphylôme et le tissu aréolaire de la paupière supérieure, de sorte que, de temps en temps, la paupière se distend fortement et tout l'organe devient douloureux. Lorsque l'on ponctionne la partie tuméfiée, il s'écoule une grande quantité d'un liquide qui paraît être de l'humeur aqueuse. Cette opération soulage le malade jusqu'à ce qu'il se forme une nouvelle accumulation de liquide ; on ne peut obtenir de soulagement permanent qu'en mettant à nu la partie antérieure de l'œil et en l'excisant. Dans ces sortes de cas, on ne saurait toujours décider si le liquide qui s'accumule dans la paupière supérieure ne provient pas plutôt de la glande lacrymale que de l'intérieur de l'œil, le symblépharon empêchant aussi les larmes de s'échapper.

Traitement. — 1. L'opération destinée à faire cesser l'*anchyloblépharon* varie suivant que les paupières sont unies l'une à l'autre immédiatement ou par l'intermédiaire d'une fausse membrane. Si elles sont unies immédiatement et qu'il n'existe point à leur extrémité nasale d'ouverture suffisante pour l'introduction d'une petite sonde cannelée, un aide saisit la paupière supérieure entre le pouce et l'index, de façon à former un pli vertical qu'il éloigne autant que possible du globe de l'œil, tandis que l'opérateur fait de même à la paupière inférieure avec la main gauche. Puis, saisissant un scalpel de la main droite, il pratique en suivant exactement la direction de la fente palpébrale normale une incision transversale de deux ou trois lignes. Il introduit ensuite et pousse vers le côté nasal une sonde cannelée sur laquelle il incise la portion correspondante de l'anchyloblépharon, puis il la change de direction et incise de la même façon la portion temporale. Lorsque l'on a pratiqué une ouverture centrale de la façon que nous avons indiquée, on peut achever avec des ciseaux le reste de l'opération. Si les paupières présentent à leur angle interne une ouverture convenable, on introduit la sonde cannelée par là et l'on divise immédiatement l'anchyloblépharon.

Lorsque les bords libres des paupières sont unis par une fausse membrane, on débute par exécuter l'opération que nous venons de

décrire, en ayant soin de faire porter l'incision contre le bord libre de
la paupière inférieure, en laissant la totalité de la fausse membrane
attachée à la paupière inférieure ; saisissant alors cette membrane à
l'aide d'une pince, on l'enlève avec des ciseaux.

Le succès de l'opération dépend du soin avec lequel on empêche la
réunion des paupières séparées, ou, en d'autres termes, de la rapidité
avec laquelle leurs bords libres se trouvent recouverts par la peau.
M. Walton conseille (1) pour obtenir ce résultat, de bien sécher les
surfaces et d'y appliquer ensuite du collodion.

Le docteur Schindler (2) rapporte qu'il a guéri un anchyloblépharon au moyen de deux ligatures qui pratiquèrent le troisième jour
la section des adhérences.

2. Lorsque l'on rencontre un cas de *symblépharon* non compliqué
d'anchyloblépharon, il n'est pas difficile de décider si l'on entreprendra
l'opération avec quelque chance de succès. On voit dans quel état se
trouve la cornée, et l'on peut calculer les effets probables de la section
des adhérences morbides. Lorsque le symblépharon est isolé de façon
à ce que l'on puisse passer une sonde derrière les brides, l'opération
est toujours suivie de la guérison. Lorsque l'adhérence se continue en
arrière jusqu'à l'angle de réflexion de la conjonctive, le résultat de
l'opération est incertain ; et lorsque cette adhérence est très étendue,
toute tentative en est inutile.

Si, comme je l'ai déjà dit, l'anchyloblépharon est sujet à se reproduire après l'opération, il en est de même du symblépharon ; il paraît
ici impossible en effet d'empêcher, au moins jusqu'à un certain point,
la réunion graduelle des parties divisées. Il ne faut donc pas s'attendre
à pouvoir exécuter l'opération sans voir reparaître quelques bandes
d'adhérence qu'il faudra enlever plus tard, excepté lorsque le symblépharon n'était lui-même constitué que par une simple bandelette isolée.
Lorsqu'il en est ainsi, l'adhérence peut être coupée à l'aide d'un coup
de ciseaux ou divisée au moyen de la ligature.

[Un point capital pour le pronostic et le traitement du symblépharon, et sur lequel M. Chassaignac a spécialement appelé l'attention,
repose sur la question de savoir si le cul-de-sac conjonctival est ou
n'est pas respecté par l'adhérence. Si des adhérences filamenteuses, par
suite de brûlures par exemple, se sont établies entre la cornée et la face
profonde de la paupière supérieure, et si le faisceau adhérentiel n'occupe
pas toute la hauteur de la paupière et ne remonte pas jusqu'au fond du
cul-de-sac conjonctival supérieur, il est évident qu'il restera au-dessus
de la bride un espace muqueux, une sorte de petite galerie dans le fond
de laquelle la conjonctive aura conservé ses propriétés normales. Si,
au contraire, la brûlure a atteint jusqu'au fond du cul-de-sac de la

---

(1) Operative Ophthalmic Surgery, p. 129 ; London, 1853.
(2) Ammon's Zeitschrift für die Ophthalmologie ; vol. V, p. 59 ; Heidelberg, 1836.

muqueuse, l'adhérence se fait alors *à pleines surfaces*. Il y a dans ces conditions une énorme différence au point de vue de la thérapeutique. En effet, autant il est facile, dans le premier cas, de maintenir, après l'opération, la séparation des surfaces adhérentes, autant il est difficile, dans le second, de conserver les résultats du décollement. Dans le premier, aussitôt que le faisceau adhérentiel a été divisé, la réagglutination des surfaces est facile à prévenir, ou rentre tout à fait dans le même cas que celui d'adhérence latérale des doigts quand la commissure a été respectée et présente un tégument sain. Dans le second, au contraire, quand l'adhérence existe jusqu'à la commissure inclusivement, le travail cicatriciel qui s'y forme y prend une telle force rétractile, qu'il gagne de proche en proche en refoulant tout ce qu'on lui oppose et qu'il finit par rétablir l'adhérence dans toute sa longueur. Aussi l'interposition de corps étrangers entre la paupière et le globe, tels que les lames de plomb (Bartisch), un morceau de vessie (Callisen) ou de parchemin (Solingen), une coque de cire (Rosas), un œil artificiel trempé dans de l'huile d'amandes douces (Demours), une coque d'ivoire préalablement ramollie dans de l'acide hydrochlorique (Carron du Villards), est-elle absolument impuissante et doit-elle être rejetée parce qu'elle ne sert qu'à développer une inflammation plus vive et à produire ainsi une rapidité plus grande dans la réapparition des brides qui s'élèvent du fond de l'incision et chassent bientôt au dehors le corps étranger.

C'est à mettre le fond du cul-de-sac dans des conditions telles que des brides cicatricielles ne s'y puissent plus former, que tend le procédé d'Amussat : Après avoir divisé la bride muqueuse dans une étendue aussi grande que possible, ce chirurgien porte chaque jour dans le sommet de la division, soit une pointe d'épingle, soit l'extrémité aiguë d'un instrument tranchant pour déchirer la membrane pyogénique et continue exactement de pratiquer cette petite opération jusqu'au moment où les lèvres cutisées de la solution de continuité ne peuvent plus adhérer entre elles. Cette méthode réussit parfois ; mais la déchirure répétée de la plaie provoque quelquefois des érysipèles ; de plus, elle exige de la part du médecin et du malade une persévérance qui se fatigue souvent avant que le résultat ait été obtenu. M. Desmarres a réussi à guérir un jeune homme en pratiquant la dissection des brides aussi profondément que possible et en égratignant dès le lendemain le fond de la plaie au moyen de la pointe du bistouri et en recommençant ainsi pendant quatre semaines (1). L'interposition d'un des corps étrangers énumérés plus haut, celle d'un œil artificiel par exemple, a alors son utilité. T. W.]

Obs. 422. — Hildanus rapporte un cas d'union partielle de la paupière supérieure avec le globe de l'œil, résultant d'un coup d'épée qui avait traversé la paupière, entamé la

[(1) DESMARRES. Loc. cit. t. I, p. 465.]

cornée et détruit la vision. Le malade craignait qu'en divisant l'adhérence on n'ouvrît l'œil et que les humeurs ne fussent évacuées. Comme on pouvait introduire une sonde derrière le symblépharon, Hildanus l'entoura d'un fil de soie auquel il suspendit un petit poids de plomb. Le symblépharon fut coupé par la pression du fil, du huitième au neuvième jour (1).

Si l'union est immédiate, l'aide attire la paupière supérieure en haut, en l'éloignant du globe de l'œil autant que possible, tandis que l'opérateur attire en bas la paupière inférieure, afin que, les points d'adhérence se trouvant exposés à la vue dans toute leur longueur et bien tendus , puissent être facilement et soigneusement divisés à l'aide d'un petit scalpel. La partie antérieure de l'adhérence en est toujours la portion la plus résistante. Il faut éviter de léser, d'une part, les cartilages des paupières, et de l'autre la sclérotique et la cornée. On enduira fréquemment les surfaces divisées avec de l'onguent de tuthie, et l'on préviendra, autant que possible, leur tendance à se réunir en déchirant tous les jours en travers, avec la pointe d'une sonde, toute fausse membrane qu'on verra s'y former.

Si le symblépharon est constitué par des bandes de lymphe organisée, après avoir tendu les parties comme dans le cas ci-dessus, il faut tâcher d'inciser les bandes tout contre le globe de l'œil, puis les saisir avec une pince et les disséquer. Cela fait, on réunit, suivant le conseil de M. Wilde (2), tant à la paupière qu'au globe de l'œil, à l'aide de points de suture, les lèvres des plaies de la conjonctive qui en résultent. Cette manière de faire paraît être le moyen le plus efficace pour prévenir une récidive; et lorsque, ainsi que M. Walton le fait remarquer (3), il ne reste pas assez de conjonctive, une fois l'adhérence coupée, pour que la plaie puisse être ainsi réunie, il y a peu à espérer de l'opération.

M. Hunt de Manchester m'a communiqué la méthode suivante : Au lieu d'enlever l'adhérence par la dissection, M. Hunt la perfore, et, en introduisant chaque jour une sonde à travers l'ouverture, l'empêche de se fermer. On continue cette manœuvre jusqu'à ce que les bords de la plaie, devenus calleux, ne fournissent plus de suppuration. On introduit alors un bistouri par l'ouverture et l'on coupe ce qui reste de l'adhérence.

[A ce procédé se rapporte l'idée d'introduire à la base de l'adhérence un anneau d'or ou de plomb et de l'y laisser séjourner jusqu'à ce que l'ouverture qu'il traverse se soit organisée, cutisée, comme celle des oreilles percées de leurs anneaux. Le symblépharon complet se trouve ainsi transformé en symblépharon *tubulaire*, offrant, comme celui-ci, de nouvelles chances de guérison par la section du pont membraneux persistant. T. W.]

(1) Guilhelmi Fabricii Hildani Opera omnia : p. 502. Francofurti ad Mœnum, 1646.
(2) Dublin Quarterly Journal of Medical Science, February 1847, p. 255.
(3) Op. cit p. 125.

M. Pétrequin propose de traverser la bride avec une double ligature, de ne serrer que légèrement celle qui regarde du côté des paupières, tandis que l'on serre fortement celle qui est la plus rapprochée de l'œil, de façon à couper promptement la bride et à obtenir une surface prompte à se cicatriser. Dès qu'on a obtenu ce résultat, on serre la seconde ligature qui tombe et laisse une nouvelle surface à cicatriser (1). M. Blandin, dans le cas suivant, a eu recours à une méthode particulière :

Obs. 423. — Par suite d'une ulcération étendue de la conjonctive, du globe de l'œil et de la paupière inférieure, amenée par une brûlure, le cartilage de la paupière fut détruit. des adhérences s'établirent entre l'œil et la paupière et la moitié inférieure de la cornée se trouva recouverte par une cicatrice. M. Blandin disséqua la cicatrice de haut en bas, de façon à séparer la paupière du globe de l'œil, et tournant en dedans la cicatrice dense, s'en servit pour remplacer la membrane muqueuse palpébrale et empêcha ainsi la formation d'une adhérence nouvelle. La cicatrice se trouva repliée en dedans comme une doublure et maintenue en place par la suture du pelletier ; les deux extrémités du fil furent dirigées horizontalement vers les tempes droite et gauche, afin de maintenir la paupière écartée de la cornée et de contribuer à prévenir toute cicatrisation vicieuse. On enleva les sutures le quatrième jour. Trois semaines après l'opération, l'œil avait complétement récupéré sa mobilité et pouvait être porté dans toutes les directions ; la paupière inférieure avait un bord arrondi et, bien qu'un peu courte, pouvait être, sans difficulté, suffisamment rapprochée de la supérieure pour protéger efficacement l'œil contre la lumière (2).

[Le docteur Kittel a décrit (3) la méthode employée par le professeur Arlt dans les cas de *symblépharon partiel*, procédé qui a la plus étroite analogie, au moins par son principe, avec le précédent. Il se compose de quatre temps : dans le premier, le chirurgien conduit au moyen d'une aiguille lancéolaire, pendant qu'il attire fortement en bas la paupière inférieure et qu'un aide relève la supérieure, un fort fil de soie à travers la partie de l'adhérence correspondante à la cornée. Cette anse de fil est confiée à un second aide qui exerce sur elle de légères tractions.—Dans le second temps, un bistouri étroit est introduit entre le bulbe et l'adhérence; le sang est lavé à l'eau froide; puis l'aide écarte les deux paupières, tandis que l'opérateur, saisissant avec des pinces à dissection le lambeau décollé (qui était d'abord assujéti par le moyen du fil), le détache avec un scalpel ou des ciseaux depuis la cornée et la sclérotique jusqu'au fond du cul-de-sac conjonctival. Il y a alors deux surfaces saignantes en rapport : d'une part, la cornée et la sclérotique mises à nu ; de l'autre, la membrane, détachée de la cornée, qui s'enroule fortement et la face interne de la paupière. Il reste à empêcher le contact de ces deux surfaces, ce qui se fait dans le troisième temps. Chacune des extrémités du fil, d'abord introduit, est armée d'une aiguille ; puis la membrane détachée est rabattue de façon à ce

(1) Revue ophthalmologique de la littérature médicale de l'année 1842. p. 57 ; Bruxelles, 1843.
(2) Extrait de la Gazette médicale de Paris pour 1846, par Walton, Op. cit. p. 125.
[(3) Prager Vierteljahrsschrift, XI, 1854, Bd. I. S 161.]

que sa face cutisée regarde la plaie du bulbe ; les deux aiguilles sont alors conduites par la paupière qu'elles traversent d'outre en outre à sa base avec leurs fils qui sont noués ensemble à la face cutanée de la paupière sur un morceau de plume ou de sonde. Dans le quatrième temps, on réunit au moyen de points de suture les lèvres de la plaie de la conjonctive bulbaire. Des applications froides sont continuées pendant trois jours. T. W.]

Von Ammon et Dieffenbach ont tous deux inventé une opération contre le symblépharon.

Dans l'opération de Von Ammon, on ne touche point d'abord au symblépharon ; on pratique à la paupière adhérente deux incisions qui en comprennent toute l'épaisseur et se réunissent à angle aigu, de façon à former un lambeau triangulaire ayant sa base vers le bord libre de la paupière et comprenant tout le symblépharon. On réunit alors au moyen de la suture entortillée par-dessus ce lambeau triangulaire les deux portions restantes de la paupière. Elles se réunissent entre elles, mais nullement au lambeau sous-jacent, à la face interne duquel se trouve le symblépharon. Au bout de quinze à vingt jours, lorsque la réunion est consolidée, on exécute la seconde partie de l'opération, qui consiste à disséquer le lambeau triangulaire que l'on a laissé adhérent au globe de l'œil. Après chaque opération, on applique sur l'œil, pour modérer l'inflammation, des compresses imbibées d'eau glacée (1).

La méthode de Dieffenbach consiste à replier la paupière sur elle-même, de sorte que sa face cutanée se trouve en contact avec le globe de l'œil après que l'adhérence morbide a été divisée. Si c'est le sinus inférieur, par exemple, qui est le siège de l'adhérence, il pratique une incision partant de l'angle interne de l'œil et se prolongeant le long du côté du nez, et une autre, également verticale, partant de l'angle externe de l'œil et se portant au bord externe de l'orbite. Il détache alors la paupière du globe de l'œil en incisant le symblépharon et rase les cils. Il replie sur lui-même le lambeau quadrilatère ainsi formé, de façon à produire un entropion complet, et le fixe au moyen de quatre points de suture que l'on soutient à l'aide de bandelettes agglutinatives. On recouvre la partie de fomentations. Lorsque la surface du globe de l'œil est cicatrisée, on fait cesser l'entropion artificiel et on fixe le lambeau dans sa situation naturelle au moyen de points de suture (2).

(1) Op. cit.; vol. III, p. 238 ; Dresden, 1833.
(2) Operative Chirurgie, vol. I, p. 482 ; Leipzig, 1845.

SECTION IX.

SYNÉCHIE.

Συνέχεια, continuité, de συνέχω, je maintiens ensemble.

On se sert du mot *synéchie* pour désigner toute espèce d'adhérence morbide de l'iris. Lorsque l'adhérence a lieu avec la cornée, on l'appelle *synéchie antérieure*. (Fig. 94, t. I, p. 791.) Elle peut être le résultat d'une plaie pénétrante de la cornée, d'une inflammation ulcérative de cette partie, qui s'est terminée par l'ouverture de la chambre antérieure et l'écoulement de l'humeur aqueuse, et même d'une inflammation de l'iris ou de la cornée sans perforation de cette dernière membrane. Quand l'adhérence a lieu avec la capsule du cristallin, on l'appelle *synéchie postérieure* (fig. 1 et 2, p. 13), conséquence fréquente de l'iritis.

Dans la synéchie antérieure peu étendue, on peut quelquefois détacher l'iris à l'aide d'une aiguille introduite à travers la cornée, ou bien couper en travers la portion adhérente, ainsi que je l'expliquerai plus complétement dans le chapitre consacré à la *pupille artificielle*.

Dans la synéchie postérieure, alors même que toute la circonférence de la pupille contractée paraît comprise dans l'adhérence, il arrive parfois, après des mois ou des années, qu'une petite portion de la circonférence de la pupille devienne libre, et il survient alors un retour inattendu de la vision (1). Chez un vieillard pour lequel j'ai été consulté, toute la circonférence de la pupille paraît s'être ainsi détachée vingt ans après l'iritis qui avait clos cette ouverture. Il est probable que, l'humeur vitrée s'étant dissoute, le cristallin enveloppé de sa capsule était tombé derrière l'iris, car après que la vue du malade se fut brusquement rétablie, la pupille sembla un peu dilatée et l'iris tremblotant.

On observe quelquefois, surtout dans la synéchie antérieure, la déchirure ou l'absorption de l'iris près de sa grande circonférence. L'iris est tendu et se déchire, ou est absorbé en un ou plusieurs points, de sorte que la vision s'améliore. Suivant le nombre d'ouvertures qui se forment, la vision est quelquefois rendue double ou triple.

(1) SIEMERLING's merkwürdiger Fall einer vieljährigen von der Natur zweimal gehobenen Blindheit eines 92 jährigen Greises; Berlin, 1818.

SECTION X.

OBLITÉRATION DE LA PUPILLE.

Syn. — Phthisis pupillæ.

J'ai longuement expliqué aux sections XXI et suivantes du chapitre précédent que, par suite de l'inflammation de l'iris, la pupille est sujette à se rétrécir, à se déformer, à se fixer et à se remplir de lymphe coagulable, état des parties auquel on a donné le nom d'*atresia iridis* (1) et de *synizesis* (2). La capsule, en pareil cas, dans toute l'étendue qui correspond à la pupille contractée, est opaque ou recouverte d'un dépôt opaque, auquel le bord pupillaire est ordinairement solidement fixé, bien que fréquemment une petite portion de son étendue reste libre. Souvent en pareil cas le tissu de l'iris est ramolli par l'inflammation, de sorte qu'il se déchire lorsqu'on le saisit avec un crochet ou tout autre instrument. Un fait important, signalé par M. Bowman, c'est qu'en général dans la *synizesis*, le cristallin reste transparent, ainsi que la capsule qui n'est opaque que dans l'étendue de l'espace qui correspond à la pupille (3).

La vision peut parfois s'exercer à un degré considérable à travers la mince couche de lymphe qui occupe la pupille contractée. Dans les cas d'occlusion de la pupille, on ne doit point abandonner trop tôt l'usage de la belladone, surtout si quelque portion de la pupille est restée libre. La solution filtrée de belladone, ou celle d'atropine, appliquée sur la conjonctive une ou deux fois par jour, et continuée pendant plusieurs mois, est fréquemment suivie d'un certain degré de dilatation de la pupille et d'une amélioration considérable de la vision. L'iode pris pendant longtemps à l'intérieur est aussi utile.

Le docteur Lorch (4) rapporte un cas intéressant de synizesis, accompagné de trois hernies de l'iris qui s'étaient effectuées par autant d'ulcères de la cornée. L'occlusion de la pupille était totale et la vision complétement abolie de ce côté. Les portions herniées de l'iris étant venues à s'affaisser et les ulcères à se cicatriser, la pupille s'ouvrit et la vision fut rétablie.

Woolhouse essaya avec une aiguille introduite à travers la sclérotique de diviser les fibres blanchâtres qui retiennent l'iris et de rétablir la pupille obstruée ; il donnait à cette opération le nom de *diæresis* (5). C'est probablement l'insuccès de ces tentatives qui con-

(1) De α, privatif, et τετράω, je perfore.
(2) Συνίζησις, de συνίζω, je ferme.
(3) Medical Times and Gazette, January 3, 1852, p. 12.
(4) Ammon's Zeitschrift für die Ophthalmologie ; vol. V. p. 40 : Heidelberg, 1853.
(5) MAUCHARD. De pupillæ phthisi ac synizesi ; Halleri Disputationes chirurgicæ selectæ ; vol. I, p. 468 ; Lausannæ, 1755.

duisit Cheselden à concevoir l'idée de pratiquer une pupille artificielle. Woolhouse n'osa toucher avec l'aiguille l'uvée ou l'iris. Cheselden incisa largement ces parties et son ingénieuse hardiesse fut couronnée par le succès.

SECTION XI.

CATARACTES OU OPACITÉS DU CRISTALLIN ET DE SA CAPSULE.

Nous avons exposé en détail l'origine de ces suites des ophthalmies dans les sections du chapitre où nous avons traité de l'iritis et de l'inflammation du cristallin et de sa capsule. Lorsque ces accidents sont limités à l'aire de la pupille contractée, on peut rétablir la vision, soit en obtenant la dilatation de la pupille au moyen de la belladone, soit par l'établissement d'une pupille artificielle. Lorsqu'ils s'étendent à toute la lentille, il faut enlever celle-ci.

SECTION XII.

OPACITÉS DE LA MEMBRANE HYALOÏDE.

J'ai rencontré trois ou quatre cas d'opacités que j'ai jugés être la conséquence de l'inflammation du corps vitré. Elles offraient généralement un aspect strié ou ramifié, et étaient infundibuliformes. Je fus très surpris de voir que dans l'un de ces cas le malade pouvait lire de l'œil affecté.

Il faut ne se prononcer qu'avec réserve sur le siége des opacités que l'on aperçoit profondément dans l'œil. J'ai dernièrement opéré une malade qui, pendant un certain temps, avait offert une opacité infundibuliforme striée et paraissant située à une profondeur considérable derrière le cristallin de chaque œil. Ce cas se termina par la formation de cataractes lenticulaires. Les cristallins extraits n'offraient rien de particulier : l'opacité profonde disparut après l'opération ; la malade se rétablit et vit parfaitement. La profondeur apparente à laquelle on apercevait l'opacité striée doit avoir été due à quelque illusion d'optique, produite par le cristallin, l'humeur aqueuse et la cornée.

SECTION XIII.

SYNCHISIS OU DISSOLUTION DE L'HUMEUR VITRÉE.

Σύγχυσις, mélange, de συγχύω je mélange.

La désorganisation et la dissolution du tissu de l'hyaloïde succèdent à diverses affections inflammatoires de l'œil, et surtout à celles de la choroïde et de l'iris. Cet état du corps vitré est complétement incurable et s'accompagne tôt ou tard d'amaurose. Lorsque le corps vitré est dissous, l'œil ne devient pas pour cela mou et facile à déprimer : au contraire, il est plus dur qu'à l'ordinaire, ce qui est dû à ce que le liquide qui occupe la place de l'humeur vitrée est plus abondant qu'à l'ordinaire.

M. Desmarres (1) a donné le nom de *synchisis étincelant* à un état de l'œil dans lequel on voit se mouvoir de haut en bas, et *vice versâ*, de petits cristaux brillants de cholestérine. Ce phénomène avait déjà été observé par Parfait-Landrau (2), par le docteur Jacob (3), et par moi (4). Il semble le plus souvent dû à la fragmentation d'une cataracte lenticulaire traumatique ; mais il faut pour que le phénomène se produise que l'humeur vitrée soit en état de dissolution. M. Malgaigne (5) a avancé le premier que les particules en question étaient formées par de la cholestérine, opinion qui a été confirmée par une analyse faite par le professeur Aldridge (6), dans un cas opéré par M. Wilde (7).

SECTION XIV.

ATROPHIE DE L'ŒIL.

Syn. — Phthisis oculi.

Fig. Beer, band. II, taf. II, fig. 7. Demours, pl. LXI, fig. 4. Von Ammon, thl. I, taf. I, fig. 24 et 25. [Sichel, pl. XXXVII, fig. 1, 2, 3, et 5 ; XXXVIII, fig. 1, 2, 3, 4, 5, 6 et 7.]

Certaines ophthalmies graves et de longue durée, survenues dans l'enfance, peuvent s'opposer à la croissance de l'œil, et faire que les

(1) Annales d'Oculistique, Novembre, 1843, p. 220.
(2) Revue médicale, tome IV, p. 205 ; Paris, 1828.
(3) Dublin Medical Press, January 25, 1843 : Ibid., December 11, 1844.
(4) Edinburgh Medical and Surgical Journal, July 1843, p. 75.
(5) Annales d'Oculistique, Novembre, 1843 : p. 225.
(6) Dublin Quarterly Journal of Medical Science, May 1848, p. 498.
[(7) C'est avec étonnement que nous voyons le nom de M. Sichel omis dans l'histoire d'une maladie pour l'étude de laquelle il a plus fait qu'aucun autre ; nous croyons faire acte de justice en rappelant que M. Sichel avait observé, quatre ans auparavant, un fait semblable à celui recueilli par M. Desmarres (V. *Annales d'Oculistique*, t. XIV, p. 220), et que s'il ne l'a pas publié plus tôt, c'est qu'il attendait, dit-il lui-même, d'en avoir rencontré quelqu'autre du même genre dans les fastes de l'art. Quoi qu'il en soit, l'observation en figure dans le tome XV, p. 167 du même recueil sous ce titre : *Recherches sur la formation de paillettes mobiles et luisantes dans le corps vitré*. Les *Annales d'Oculistique* ont inséré différents autres articles du même auteur sur cette maladie intéressante : (V. t. XV, p. 167, 248 ; t. XVI, p 79, t. XXIV, 49, p. 143 ; t. XXV, p. 9 ; t. XXVI, p. 3, t. XXXIV, p 255, 291). Ces articles établissent que, sauf un premier cas de dissection d'yeux spinthéropiques, dûs au docteur A. G. (*Berliner medicinische Zeitung*, 1849, nᵒ 32, 26 déc.) et dont il ignorait l'existence, M. Sichel a le premier publié le résultat de l'examen micrographique (fait avec le concours de M. Lebert), de la matière extraite par lui d'un œil renfermant des cristaux cholestériniques et a donné à cette affection le nom de *spinthéropie*, (de σπινθήρ, *étincelle*, et οψις, *vision*) qui lui est resté. Dans ces derniers temps, les cas de spinthéropie se sont tellement multipliés qu'il serait difficile et oiseux à la fois de chercher à les renseigner tous Le lecteur en trouvera d'ailleurs la nomenclature dans les *Annales d'Oculistique*, t. XXIV, p. 146, t. XXX, p. 10, 11 et suiv. et XXXVI, p. 76, ainsi que divers articles

dimensions en restent pour toute la vie au-dessous de celles de l'état normal ; ou bien, si elles surviennent chez l'adulte, elles sont suivies d'une absorption anormale ou de la reproduction incomplète du contenu de l'œil et de l'affaissement de ses tuniques. On voit souvent la cornée, et quelquefois tout le globe de l'œil, garder de petites dimensions après les ophthalmies scrofuleuses ou les inflammations provoquées par des causes traumatiques chez des sujets scrofuleux. J'ai vu l'œil réduit à plus de la moitié de son volume par suite d'une ophthalmie égyptienne : la pupille était restée ouverte, bien qu'elle ressemblât, pour la dimension, à un trou d'épingle ; la cornée était fortement contractée, quoique transparente, et la vue presque perdue. Dans les cas d'iritis syphilitique, après que le mercure a déterminé l'absorption de la lymphe épanchée, ou que des tubercules se sont développés sur la surface de l'iris, il arrive parfois que l'absorption, par suite de l'état d'altération dans lequel se trouvent les parties internes de l'œil, continue au point de déterminer la flaccidité et l'affaissement du globe oculaire, qui prend en pareil cas une forme carrée, à cause de la dépression produite par les quatre muscles droits ; en même temps, la pupille se ferme, la cornée se contracte et devient opaque et l'œil s'enfonce dans l'orbite. L'atrophie s'étend en pareil cas au nerf optique, et quelquefois on peut la voir remonter le long du *tractus* optique du côté opposé jusqu'aux tubercules quadrijumeaux (1). L'iritis arthritique est souvent suivie d'atrophie de l'œil.

La flaccidité de la cornée ou de la sclérotique est l'un des signes les plus certains de la présence ou de l'existence d'une rétinite ; elle est due évidemment à une diminution des parties contenues dans le globe oculaire, et surtout de l'humeur vitrée. Quand la rétinite est récente, le globe de l'œil peut reprendre sa consistance normale sous l'influence d'un traitement approprié. (*V.* p. 77 et 106) Lorsque l'on néglige les inflammations internes de l'œil, outre l'amaurose et la flaccidité de la cornée, on voit parfois survenir l'absorption complète de l'humeur vitrée, tandis que la rétine, rendue opaque, devient visible et se montre sous la forme d'une corde ou prolongement infundibuliforme se portant directement en avant du nerf optique au bord postérieur du ligament suspenseur du cristallin. Il se forme, en pareil cas, un épanchement aqueux entre la choroïde et la rétine contractée. Si le cristallin est opaque et qu'on l'enlève, la rétine vient se montrer sous l'aspect que nous venons de décrire. Lorsqu'on dissèque des yeux ainsi alté-

sur le même objet par MM. Desmarres (t. XIV, p. 220, t. XVIII, p. 25, t. XXIV, p. 195), Stout (t. XVI, p. 74), Tavignot et Bouisson (t. XVIII, p. 26), A. Robert (t. XVIII, p. 79), Guépin (t. XIX, p. 117), Gautier (t. XX, p. 69), Blasius) (t. XXIII, p. 5, t. XXV, p. 19, t. XXX, p. 117), Binard (t. XXV, p. 11), A. G. (t. XXV, p. 9), Guensberg, (t. XXV, p. 22). Fischer (t. XXV, p. 25), Chassaignac, (t. XXVI, p. 5, Jacob (t. XXVI, p. 15), Backer (t. XXVI, p. 215), Rau (t. XXXV, p. 76). T. W.]
(1) Cloquet Pathologie chirurgicale, p. 152, pl. X, fig. 4, 5, 6; Paris, 1831.

rés, on trouve parfois la pupille oblitérée, la choroïde et le cristallin en partie ossifiés. J'en ai en ce moment sous les yeux plusieurs échantillons.

Ce n'est pas chez les sujets scrofuleux seuls que l'ophthalmie traumatique détermine l'atrophie de l'œil. Il n'est pas non plus indispensable que les blessures soient graves pour produire cet effet. La simple plaie produite par l'introduction d'une aiguille à cataracte est quelquefois suivie d'une inflammation qui détruit la faculté sécrétoire de l'œil, de sorte que la régénération des humeurs n'a plus lieu et que l'organe s'affaisse.

Le pronostic de l'atrophie de l'œil à tous ses degrés est défavorable. Lors même qu'il n'y a pas encore de diminution apparente du volume de l'organe, si la cornée ou la sclérotique sont plus flasques qu'à l'ordinaire (symptôme qui dénote toujours une tendance à l'atrophie), un examen attentif démontre presque toujours que la sensibilité de la rétine n'est plus complète. Les opérations pratiquées sur de pareils yeux, et à plus forte raison sur ceux dont le volume a déjà commencé à diminuer, ne donnent presque jamais de résultats favorables. Il en est de même pour les yeux affectés de cataracte congéniale et qui sont petits au moment de la naissance. (Microphthalmos.)

L'atrophie de l'œil s'accompagne fréquemment d'inflammation chronique et de névralgie des branches oculaires de la cinquième paire, symptômes que l'on allège beaucoup par l'usage interne de la belladone ou de l'aconit.

[Quand l'atrophie s'est emparée d'un œil, ou bien elle reste stationnaire, ou bien elle marche rapidement vers le degré le plus avancé de réduction de son volume. Nous ne connaissons que le cas suivant, dû à M. Sichel, (1) de guérison d'un œil déjà affecté d'atrophie.

Obs. 424. — M. L..., soldat invalide, se présente à ma clinique dans le courant de 1838. Ce malade est atteint d'une ophthalmie qu'un célèbre professeur de la Faculté de Montpellier a vainement combattue, d'après les termes mêmes de son certificat, « par les moyens tant antiphlogistiques que spécifiques ; » ce qui semblerait dénoter des soupçons sur une complication syphilitique dont plus tard je n'ai plus trouvé aucune trace. Cette ophthalmie avait complétement détruit l'autre œil. Dans celui qui reste, l'œil gauche, la pupille, très-étroite, obliquement ovalaire de dehors en dedans et de bas en haut, est fermée par une capsule opaque d'un blanc bleuâtre, adhérente et recouverte, sur tout son bord, d'une fausse membrane plus foncée.

L'instillation de la belladone n'amène aucun résultat, à l'exception d'une dilatation très-légère de la partie supérieure de la pupille ; ce qui cependant n'augmente pas la vision, laquelle est complétement abolie, sauf la perception lumineuse. L'iris est un peu bombé en avant et rapproché de la cornée, sans cependant beaucoup rétrécir la chambre antérieure ; la couleur et la texture en sont un peu anormales. On procède à l'opération le 20 juillet 1838. Toute la moitié interne de l'iris est enlevée par décollement, très-rapidement à la vérité, mais non sans peine ; car, à partir du moment où le crochet a saisi l'iris, le malade donne des signes d'une violente douleur et roule fortement le globe oculaire en dehors, en haut et en dedans. Néanmoins, l'opération réussit complétement. La chambre antérieure se remplit de sang, à l'exception de l'espace compris entre la circonférence du

[(1) Sichel. Recherches cliniques et anatomiques sur l'atrophie et la phthisie de l'œil. Annales d'Oculistique, t. XVI, p. 200.]

cristallin et les procès ciliaires, qui reste noir, et à travers lequel le malade distingue les doigts. On prescrit une forte saignée et des fomentations d'eau froide. M. L... va bien jusqu'au lendemain, où, de grand matin, il éprouve des douleurs violentes qui nécessitent une nouvelle saignée. Pendant cette exaspération, le sang entièrement résorbé a été remplacé par un épanchement de même nature, plus considérable, occupant la chambre antérieure. (Purgatif, réitéré après quelques jours; frictions d'onguent napolitain et de belladone, calomelas et opium.) Les douleurs cessent, mais le chémosis, surtout de la partie externe de la conjonctive, ainsi que l'épanchement sanguin, persistent.

Le 31 juillet, il ne reste plus de sang qu'à peu près au centre de la chambre antérieure; les parties supérieure, inférieure et interne sont libres. Le cristallin opaque, d'une teinte gris-blanchâtre, est cependant encore un peu diaphane en quelques endroits. L'interstice entre la cataracte et le corps ciliaire est noir. Le malade ne ressent plus de douleurs; il commence à distinguer comme des masses les doigts qu'on lui présente. Il existe encore un peu de chémosis partiel en bas et en dehors. M. L... se plaint de ce que ses yeux pleurent beaucoup, parce que, dit-il, il y a un corps étranger fixé dans l'œil, qui le gêne et le pique très-fort. Cette sensation est produite par la procidence artificielle de l'iris, sphacelée et très-longue. On en pratique l'ablation d'un coup de ciseaux courbes sur le plat, et la gêne cesse immédiatement. L'absence de tout prodrome de salivation permet de continuer l'usage des mercuriaux.

L'inflammation diminue petit à petit, après avoir d'abord reparu assez violemment avec de fortes douleurs névralgiques. Elle persiste cependant d'une manière chronique dans les membranes internes, et finit par produire, près du bord cornéen extérieur, un anneau bleuâtre, large de 2 millimètres à peu près, et qui doit être regardé comme le commencement d'un staphylôme du corps ciliaire, seul symptôme qui trahisse encore la phlegmasie. Le cristallin restant opaque, je me décide à faire le broiement de la cataracte, à l'aide d'une aiguille à tige courbée que j'introduis, en passant par-dessus le nez, à travers le côté interne de la sclérotique. Voici ce qui m'a fait choisir ce procédé tout à fait insolite : le staphylôme du corps ciliaire, développé sur le côté externe, prouvait clairement que ce côté était encore le foyer d'une ophthalmie interne, affection que devait nécessairement raviver et augmenter une nouvelle opération de scléronyxis pratiquée par le mode et au lieu d'élection ordinaires. D'un autre côté, l'extraction n'était guère praticable sur un individu robuste, sanguin, remuant, adonné à la boisson et par-dessus tout cela, privé d'un œil. Comme il s'agissait d'opérer l'œil gauche, il m'a fallu introduire une aiguille à tige courbée par le côté interne de la sclérotique et par-dessus le nez, en tenant l'instrument de la main gauche au lieu de la main droite. Cette opération assez difficile, pratiquée le 28 août 1838, réussit bien. Le cristallin, sans que cependant ses fragments puissent être déplacés, est complètement broyé, sauf une petite portion de son tiers moyen. Depuis la première opération, on avait aperçu une fausse membrane en forme de bride entre le bord interne inférieur du cristallin et les procès ciliaires, dans le tiers inférieur de la pupille. Après avoir terminé le broiement, j'essaie plusieurs fois d'inciser et de détacher cette bride, mais sans résultat et en causant de vives douleurs; il s'ensuit même un épanchement de quelques gouttes de sang dans les chambres de l'œil.

J'ai beau combattre fort énergiquement l'inflammation, elle revient à plusieurs reprises et continue à causer des souffrances très-aiguës. Cependant le cristallin se résorbe dans une petite étendue, de manière qu'il se produit un interstice noir semi-lunaire sur le bord interne de la pupille. L'inflammation finit par perdre considérablement de son intensité; toutefois des accès névralgiques viennent de temps à autre lui rendre toute sa violence. Le traitement antiphlogistique le plus énergique, aidé des mercuriaux continués jusqu'à la salivation commençante, ne peut rien contre l'ophthalmie interne compliquée de ces accès névralgiques, qui s'amendent pendant quelque temps par l'application de vésicatoires volants à la nuque et derrière l'oreille, mais qui ne devaient céder définitivement qu'à l'usage interne de la quinine, à la dose de 10 centigrammes avec 1 centigramme 5 milligr. d'opium, quatre fois dans les vingt-quatre heures pendant plusieurs jours. Cependant, après une semaine et plus d'un calme complet, le malade qui, d'ailleurs, d'après ce qu'on m'a dit, faisait des excès de vin, un jour éprouva dans l'œil malade une violente douleur compressive suivie d'un craquement, et à partir de ce moment, la vision devint plus faible (bien que le malade reconnût encore vaguement les doigts et la couleur d'un papier blanc); l'œil commença à diminuer de volume, en se ramollissant et donnant ainsi les signes les plus positifs d'une atrophie commençante. Le malade quitta la clinique le 17 octobre 1838.

Je déclarai qu'il n'y avait plus rien à espérer pour sa vue. A mon grand étonnement, il revint me consulter, cinq à six semaines plus tard, avec un amendement des plus manifestes dans l'état de l'œil et de la vision. Le globe oculaire était redevenu un peu plus volumineux, plus plein, plus rénitent à la pression. La vue avait notablement gagné : le malade distinguait les objets assez petits et pouvait se conduire seul. Évidemment, l'atrophie s'était non-seulement arrêtée, mais encore avait considérablement rétrogradé. Du reste, un examen répété à plusieurs semaines d'intervalle m'a confirmé dans cette opinion, que je n'ai pas admise comme réellement fondée sans beaucoup de circonspection, car ce fait est complétement en contradiction avec tout ce que j'avais vu jusqu'alors et tout ce que j'ai vu depuis ; mais force m'a été de me rendre à l'évidence. Malheureusement, cet homme, adonné à la boisson, est mort d'apoplexie cinq mois environ après cette amélioration inespérée. Je n'ai eu connaissance de sa mort que longtemps plus tard, ce qui m'a empêché de l'examiner de nouveau avant qu'il ait cessé de vivre et de m'assurer d'une manière précise par l'autopsie de l'état des parties de l'œil.

On ne peut donc pas savoir si le résultat favorable se serait maintenu, ou bien si la vision n'eût pas même acquis une plus grande perfection, sans l'accident qui a mis fin aux jours du malade. Pour ma part, il me paraît beaucoup plus probable qu'au bout d'un certain laps de temps, l'atrophie, reprenant sa marche ascendante, aurait fini par devenir complète et, par conséquent, par amener la cécité absolue. Je fonde cette supposition sur des cas, non certes exactement analogues, mais qu'il est cependant permis, sous un certain rapport, de mettre en parallèle. J'ai quelquefois vu l'atrophie demeurer stationnaire pendant un temps notable, mais plus tard elle a toujours pris de nouveau sa marche ascendante et jusqu'à son dernier terme. T.W.]

SECTION XV.

STAPHYLÔME.

De σταφύλη, raisin.

On a donné le nom de staphylôme, à cause de la ressemblance qu'elles ont parfois avec un grain de raisin, à diverses tumeurs occupant généralement la partie antérieure de l'œil et dues à divers changements survenus dans la texture et la consistance de ses tuniques.

§ I. — Staphylôme de l'uvée, ou iridoncosis.

Iridoncus ou iridoncosis, de ἴρις, iris, et ογκός, tumeur.

Toute personne familiarisée avec l'étude des maladies de l'œil, doit avoir observé un état particulier de l'iris consécutif à l'iritis, que le professeur Jaeger, de Vienne, désigne sous le nom de *staphyloma iridis*, et pour lequel le docteur Klemmer (1) propose celui d'iridoncosis. La surface antérieure de l'iris, dans les cas pour lesquels ces noms ont été créés, a perdu sa coloration normale dans un ou plusieurs de ses points ; elle est devenue noirâtre et présente même parfois une teinte si obscure que l'iris semble avoir été absorbé, ou bien

(1) Ammon's Zeitschrift für die Ophthalmologie ; vol. V, p. 262 ; Heidelberg. 1836.

qu'une portion en a été retranchée pour la formation d'une pupille artificielle (fig. 9).

L'opinion de Jaeger sur la cause de cet état de l'iris diffère de celle de Klemmer. Tous deux néanmoins conviennent qu'il est une des suites de l'iritis chronique , et particulièrement de l'iritis syphilitique. Un des cas les plus remarquables que j'en aie observés , était le résultat d'une ophthalmie consécutive à la petite vérole chez un enfant âgé de trois mois. Jaeger pense que, par suite de l'inflammation , l'iris perd sa consistance naturelle et devient beaucoup plus adhé-

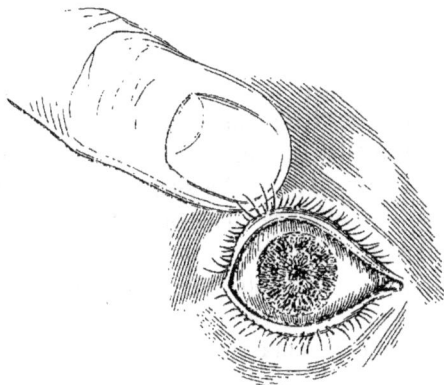

Fig. 9.
Empruntée à Klemmer.

rent à l'uvée sous-jacente ; que l'humeur aqueuse de la chambre postérieure pousse en avant l'uvée à travers l'iris aminci, et qu'ainsi se forme le staphylôme de l'iris. La dénomination de *staphyloma uveæ* conviendrait beaucoup mieux et servirait à différencier cette affection de la hernie de l'iris à travers la cornée. Jaeger n'a rien publié sur ce sujet ; mais dans l'exposé que le docteur Froriep (1) a donné de sa doctrine, exposé auquel renvoie le docteur Klemmer, il n'est point parlé de l'influence que la contraction et l'adhérence de la pupille peuvent exercer en provoquant la pression en avant de l'uvée par l'humeur aqueuse, ce fluide ne pouvant plus suivre ce que l'on considère généralement comme sa pente naturelle, c'est-à-dire passer à travers la pupille dans la chambre antérieure.

L'absence de la vision et ce fait qu'il a pu en pareil cas pratiquer avec succès une pupille artificielle, démontrent que toute l'épaisseur de l'iris n'est pas absorbée dans les cas que Jaeger a désignés sous le nom de staphylômes de l'iris.

Klemmer propose les mots *iridoncus* ou *iridoncosis* pour désigner cette suite de l'iritis qui, selon lui, n'est pas un amincissement, mais un épaississement de l'iris, non une hernie de l'uvée à travers l'iris, mais un dépôt de lymphe plastique dans le parenchyme de cette membrane. Les preuves qu'il apporte à l'appui de son opinion sont incomplètes et il en est de même de sa réfutation de la doctrine de Jaeger. Quant à présent, on peut admettre que ces deux états de l'iris peuvent se rencontrer. Quel est le plus fréquent d'entre eux et à quels signes

(1) De corneitide scrofulosâ ; p. 9 ; Ienæ, 1850.

peut-on le reconnaître? c'est ce que de nouveaux observateurs auront à déterminer, ceux surtout qui auront occasion de disséquer des yeux affectés de cette altération consécutive à l'iritis.

Parfois la coloration noire se montre sous forme de petits points isolés; d'autres fois la totalité de l'iris est affectée, excepté vers la pupille où l'iris conserve ordinairement sa texture normale. Quelquefois la couleur noire forme un anneau étroit près de la grande circonférence de l'iris; dans d'autres cas elle présente une forme triangulaire dont la base est tournée vers le bord ciliaire et le sommet vers le bord pupillaire de l'iris. La surface de la partie affectée peut être unie ou bossuée; elle présente souvent un aspect strié dû à des vaisseaux ou à des nerfs qui la traversent; la coloration n'est pas toujours noire, mais parfois grisâtre, blanc bleuâtre ou d'un noir bleu.

Klemmer ne rapporte qu'une seule dissection d'un œil atteint de cette affection et c'était celui d'un bœuf.

§ II. — Staphylôme de l'iris, ou staphyloma racemosum.

Syn. — De *racemus* grappe de raisin.

Fig. Beer, band. II, taf. I, fig. 1, 3, 4. Dalrymple, pl. X, fig. 6, 5. [Sichel, pl. XXIX, fig. 1, 2, 3, 5, 6.]

On donne quelquefois le nom de *staphyloma iridis* à la hernie d'une portion de l'iris à travers une plaie de la cornée, comme celle, par exemple, que l'on pratique pour l'extraction de la cataracte; mais on le réserve en général pour désigner les hernies dues à la destruction générale ou partielle de la cornée par un abcès ou une ulcération. Quelle que soit la cause qui y a donné naissance, le nom qui conviendrait le mieux à cette espèce de hernie est celui de *staphyloma iridis per corneam*. Il peut n'y avoir qu'une seule hernie de cette espèce, constituée par une portion seulement, ou par la totalité de l'iris, avec occlusion de la pupille, ou bien il en existe plusieurs. La cornée peut

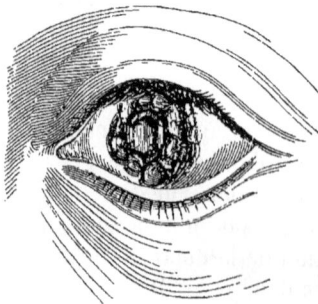

se perforer par ulcération en plusieurs points, et l'iris, faisant hernie à travers les ouvertures ainsi formées, donner naissance à une tumeur qui ressemble au fruit d'une ronce ou à un amas de groseilles (fig. 10); d'où lui est venue la dénomination de *staphyloma racemosum*. Le docteur Hasner comprend d'une manière un peu différente la façon dont s'établit le *staphyloma racemosum* s'étendant à toute l'étendue de la cornée détruite. Il pense qu'il se

(fig. 10.)

forme des brides qui s'étendent d'un bord à l'autre de la cornée ulcé-

rée, et qu'il s'établit progressivement une sorte de réseau dans les
interstices duquel les hernies de l'iris se produisent (1). Les hernies
de l'iris présentent généralement une teinte sombre, ou même une
couleur noire et une surface unie et luisante. Parfois une ou plusieurs
d'entre elles se déchirent et laissent échapper l'humeur aqueuse qui,
en les distendant, avait contribué à leur formation. Le staphylôme
s'affaisse alors, et peut même disparaître complétement, la cornée se
cicatrisant par-dessus le point où existait la hernie. Ce staphylôme
guérit parfois accidentellement à la suite d'un coup qui provoque
une inflammation se terminant par l'atrophie de l'œil. Dans d'autres
cas, le staphylôme de l'iris dégénère en staphylôme de la cornée et
de l'iris ; l'iris mis à nu, se trouvant recouvert par un épanchement de
lymphe plastique qui se convertit graduellement en une cicatrice ou
pseudo-cornée, le devant de l'œil prend une couleur blanche opaque,
mais offrant encore une saillie anormale.

Pronostic et traitement. — Si une portion considérable de la cornée
a conservé sa transparence, on peut pratiquer une pupille artificielle
en regard de cette partie, après avoir fait disparaître le staphylôme
de l'iris ; ce qui s'obtient parfois en ponctionnant chaque point saillant
avec une aiguille à cataracte et en les touchant avec la pointe d'un
crayon de nitrate d'argent. S'ils sont plus considérables, on peut les
retrancher d'un coup de ciseaux et les toucher de la même façon.
Lorsque toute la cornée est entreprise, rien ne peut rétablir la vision.
On peut ponctionner le staphylôme de temps en temps, mais il vaut
mieux l'enlever complétement avec le couteau, comme on le fait pour
le staphylôme total de la cornée et de l'iris : on obtient ainsi une cicatrice aplatie, opaque, ou pseudo-cornée.

§ **III**. — **Staphylôme de la cornée et de l'iris.**

Fig. Wardrop, pl. VIII, fig. 3, 2, pl. IX, fig. 5. Beer, band. II, taf. II. fig. 4, 5. Demours, pl. LX, pl. LXI.
fig. 1. Von Ammon, thl. I, taf. V, fig. 7, 8, 9, 11. — 16. Dalrymple, pl. XI, 1, 2, 4; pl. XVI, fig. 5.
[Sichel, pl. XXVIII, fig. 1, 6 ; XXX, 1, 2, 3, 4, 5. 6, XXXI, fig. 1, 2. 5, 4, 5. 6.]

Le *staphyloma corneæ et iridis,* suivant l'expression technique consacrée, est constitué par une cicatrice étendue au-devant de l'iris
auquel elle adhère, occupant la place et présentant un peu la forme de
la cornée, mais complétement opaque. Cette cicatrice est ordinairement beaucoup plus épaisse et plus dense que la cornée ordinaire ;
souvent, en effet, elle est aussi résistante qu'un cartilage et peut
même avoir un dixième de pouce d'épaisseur. Le staphylôme de la
cornée et de l'iris n'est pas, comme on le croyait autrefois, une dégénérescence de l'ancienne cornée, ni la transformation en un tissu

(1) Entwurf einer anatomischen Begründung der Augenkrankheiten, p. 143 Prag., 1847.

opaque et épaissi, de parties qui étaient minces et transparentes, mais bien plutôt un produit nouveau, occupant la place de la portion de cornée qui a été détruite par abcédation ou par ulcération. Si un onyx s'ouvre et que la cornée soit perforée sans qu'il se produise d'ulcé-ration étendue autour de la perforation, il se forme ordinairement un staphylôme partiel. Si, lors même que la perforation est petite, il sur-vient une ulcération profonde et étendue de la cornée, et que celle-ci se trouve fort amincie, c'est ordinairement un staphylôme général qui se développe. Si toute l'épaisseur ou toute l'étendue de la cornée est détruite par l'abcédation, la formation d'un staphylôme total est encore plus certaine.

L'iris est toujours adhérent à la surface interne de la cicatrice ou pseudo-cornée. Une simple opacité de la cornée, conséquence d'une inflammation, ne produit jamais le staphylôme. L'iris, comme nous l'avons expliqué dans une section précédente, contracte quelquefois des adhérences avec la surface interne de la cornée, par suite d'inflam-mation ; mais cette *synechia anterior*, comme on l'appelle, ne se ter-mine jamais par un staphylôme, à moins que la cornée n'ait été en partie détruite et ne se soit ouverte. Le staphylôme n'est point constitué par l'adhérence de l'iris à la cornée, mais bien par un tissu de nouvelle formation qui vient recouvrir l'iris dénudé, ce qui constitue un des caractères essentiels de la maladie. C'est là un point qui a été parfai-tement établi par M. Wharton Jones (1).

Cette espèce de staphylôme s'appelle *partiel* ou *total*, suivant qu'il comprend une portion ou la totalité de la cornée ou de l'iris. Le symp-tôme le plus apparent consiste dans une saillie opaque occupant la place de la cornée ; le plus souvent elle est blanchâtre, mais quelque-fois aussi bleuâtre ou verdâtre. Si la destruction de la cornée et la hernie de l'iris qui y succède, sont limitées, le staphylôme est ordi-nairement partiel ; si la totalité ou la plus grande partie de la cornée a été détruite, l'iris, n'étant plus soutenu en avant, se trouve poussé de ce côté en même temps que le cristallin, et le staphylôme est total. Dans le staphylôme partiel, l'iris déplacé est recouvert par une cica-trice continue avec la portion d'ancienne cornée qui reste et qui con-serve sa transparence. Dans le staphylôme total, l'iris déplacé, formant une tumeur arrondie, est graduellement recouvert par une cicatrice opaque embrassant toute l'étendue qu'avait la cornée naturelle.

La doctrine du staphylôme comporte beaucoup d'exceptions. Alors même que la cornée a été en partie détruite et se trouve ouverte, il ne se forme pas nécessairement un staphylôme partiel ou total, mais quelquefois seulement un leucome avec synéchie antérieure. Pour qu'il s'établisse un staphylôme total, il n'est pas indispensable que la

(1) London Medical Gazette, vol. XXI, p. 847.

totalité ou même la plus grande partie de la cornée soit détruite, bien que ce soit la condition la plus ordinaire de sa production.

Obs. 425. — Une jeune dame fut prise de la petite vérole pendant qu'elle était en pension à Édimbourg. On me l'amena avec les deux cornées perforées au centre par un ulcère à travers lequel l'iris faisait une hernie qui n'était pas plus grosse que la tête d'une mouche ; le reste de la cornée était transparent et laissait voir distinctement l'iris. Je ne doutai point qu'après la guérison des ulcères il me fût possible de pratiquer une pupille artificielle à l'un des yeux au moins, sinon aux deux. Les ulcères se fermèrent progressivement et il s'y forma une cicatrice constituée par une substance blanche et opaque ; mais à peine la cicatrisation fut-elle complète, que l'iris et la cornée, se trouvant en contact dans toute leur étendue, commencèrent à se soulever et formèrent à chaque œil un staphylôme sphérique total si proéminent à gauche, que les paupières avaient peine à se fermer au dessus de lui. L'étendue de cornée détruite par chaque ulcération égalait environ le cinquième du diamètre de cette membrane. J'attribuai la saillie staphylomateuse, en partie à l'occlusion complète de la pupille à chaque œil, en partie à l'application de la totalité de l'iris contre la cornée et à l'oblitération de la chambre antérieure qui en fut la conséquence. Il n'y avait aucun épanchement apparent de lymphe plastique soudant l'iris à la cornée ; mais à mesure que la saillie se produisit, la cornée devint opaque, de façon à masquer l'iris, et sans doute de la lymphe s'est épanchée, qui a réuni ces deux membranes. Quelque temps après, le centre du staphylôme de l'œil gauche commença à s'amincir sous l'influence de la distension.

En disséquant un staphylôme qui s'est formé comme dans le cas ci-dessus, on doit s'attendre à trouver dans sa structure des particularités anatomiques différentes de celles que l'on rencontre dans les staphylômes ordinaires de la cornée et de l'iris. On trouvera probablement intacte une portion considérable des lames élastiques antérieure et postérieure, avec le tissu lamellaire normal distendu, mais non détruit, excepté au centre de la saillie, là où l'ulcération a d'abord pris naissance ; tandis que le staphylôme ordinaire, ainsi que M. Bowman (1) l'a démontré, consiste dans un entrelacement dense et irrégulier de tissu fibreux blanc et jaune, dont les mailles sont larges, inégales et ouvertes de tous côtés (fig. 11). Sa surface antérieure est constituée par une couche épaisse d'épithélium semblable à l'épiderme, mais sans lames élastiques antérieure ni postérieure.

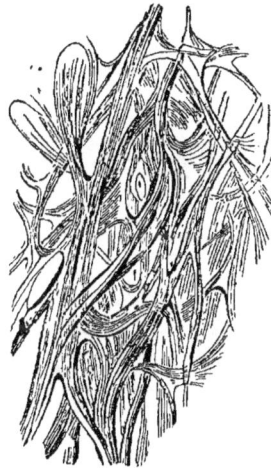

[Fig. 11]

[Ayant eu l'occasion d'examiner au microscope un bon nombre de staphylômes, nous pouvons confirmer en grande partie les idées de MM. Wharton Jones et Bowman. Ainsi, il est parfaitement exact

(1) Lectures on the Parts concerned in the Operations on the Eye, p. 41 ; Lond. 1849 ; [et Annales d'Oculistique, tome XXX, p. 43.]

comme l'a dit le premier de ces auteurs, que la totalité de l'iris n'adhère
point à la cornée. Cette adhérence est toujours plus ou moins limitée
et n'existe que dans les points où la lame élastique postérieure a été
détruite; dans les trois quarts des cas, on reconnaît très bien la brèche
qui existe à la membrane de Descemet, parce que les cellules épithéliales qui la recouvrent permettent de la distinguer partout où elle
existe. L'iris s'enfonce par cette brèche plus ou moins profondément
dans l'épaisseur de la pseudo-cornée : dans un cas, il s'enfonçait à la
manière d'un coin presque jusqu'à la superficie du staphylôme, sur
lequel on retrouvait des traces distinctes de la lame élastique antérieure ; de sorte que la destruction de la couche profonde de la cornée
paraissait avoir été plus considérable que celle de la couche superficielle , et qu'il y aurait lieu de se demander si exceptionnellement un
staphylôme ne pourrait pas s'établir alors que la membrane de Descemet et le tissu lamellaire
auraient été détruits de dedans en dehors, et sans que
la lame élastique antérieure
eût eu beaucoup à souffrir.
Dans les trois quarts des cas
que nous avons examinés, des
portions de la capsule du cristallin adhéraient à la cornée
dans le même point que l'iris
avec lequel elles s'étaient intimement unies, comme nous
l'avons représenté dans la
figure ci-jointe (fig. 12).

De nombreux vaisseaux
sanguins se voient dans toutes
les portions du staphylôme,
excepté dans la capsule. L'adhérence de cette partie à la

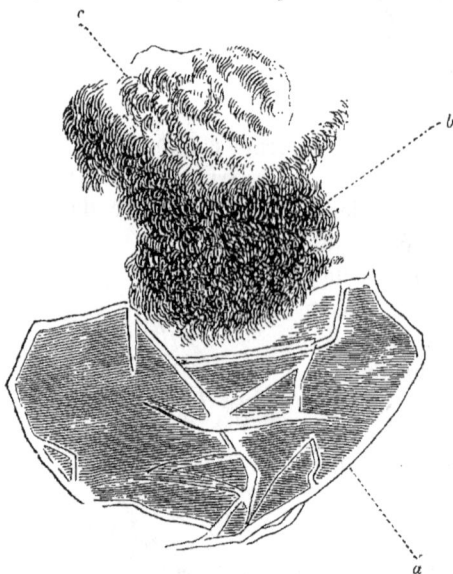

[Fig. 12.]

a. Capsule cristalline formant de nombreux plis ; b. tissu
de l'iris uni à la capsule; c. tissu altéré de la cornée, soudé à
l'iris. (Gross. 70 diam.)

cornée explique comment,
malgré toutes les précautions,

le cristallin s'échappe souvent pendant l'opération. Nous avons vu,
comme M. Bowman, des entrelacements de fibres élastiques blanches et
jaunes, irrégulièrement entrecroisées, formant de larges mailles , contenant parfois des espèces de noyaux irréguliers. Mais plusieurs fois
nous avons retrouvé en certains points des traces du tissu lamellé de
la cornée, tantôt presque avec son aspect normal, sauf la transparence,
mais le plus souvent les lamelles, ou plutôt les fibres qui les composent, affectant une disposition confuse. On trouve aussi dispersées çà
et là, dans l'épaisseur du staphylôme, des grains et des cellules pigmen-

taires provenant de l'iris et comme fondues dans le tissu de cicatrice au milieu duquel elles ont été transportées. Enfin, à la superficie du staphylôme il existe toujours une couche trois ou quatre fois plus épaisse de cellules épithéliales que sur une cornée saine. T. W.]

Causes. — Le staphylôme était beaucoup plus fréquent avant la propagation de la vaccine que de nos jours. On sait en effet que la variole donne très souvent lieu à des onyx étendus se terminant par l'ulcération et la suppuration de la cornée. L'ophthalmie des nouveau-nés, l'ophthalmie contagieuse ou égyptienne et l'ophthalmie gonorrhoï-que, les ophthalmies scrofuleuses graves et traumatiques sont, de nos jours, les causes les plus fréquentes du staphylôme.

1. Le *staphylôme partiel de la cornée et de l'iris*, résultat ordinaire d'un onyx d'une étendue limitée, qui, après s'être ouvert, a donné naissance à une per-foration de la cornée, occupe neuf fois sur dix la partie inférieure de la cornée (fig. 13). Il est généralement de couleur blanchâtre, épais, dense et moins sujet à se laisser distendre que le staphy-lôme total. Dans les cas où il ne com-prend ni ne recouvre la pupille, le malade

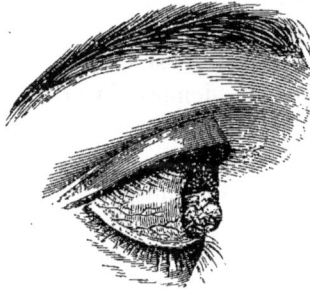

(Fig. 13.)

peut voir plus ou moins distinctement les objets placés au-dessus de lui, ou au même niveau que son œil; mais généralement l'œil est le siége d'épiphora et de douleur. Dans des cas plus malheureux, tout le bord de la pupille est adhérent à la surface interne de la saillie opaque, et le malade peut récupérer un certain degré de vision par l'établissement d'une pupille artificielle latérale. Il arrive néanmoins quelquefois qu'un staphylôme partiel, occupant le centre de la cornée et comprenant toute la circonférence de la pupille, finisse par se contracter à tel point que l'iris se déchire par places ou se détache de la choroïde, et qu'il s'établisse une ou plusieurs fausses pupilles à travers lesquelles le malade jouit d'un certain degré de vision. Dans d'autres cas, le staphylôme partiel central n'étant point com-plétement consolidé, continue de former une saillie de plus en plus marquée et dégénère à la fin en un staphylôme total.

Diagnostic. — On confond parfois le leucome accompagné de synéchie antérieure avec le staphylôme partiel, bien qu'un examen attentif de l'œil permette toujours d'éviter cette erreur. Dans le sta-phylôme partiel, l'iris est adhérent, de sorte que l'étendue de la chambre antérieure est diminuée; dans le leucome simple, l'iris n'adhère pas à la cornée, et dans la synéchie, bien qu'il y ait une opacité de la cornée à la surface interne de laquelle l'iris est adhérent, il n'existe ni saillie, ni hernie contre nature. Dans le staphylôme partiel, toute la cornée a jusqu'à un certain point la forme d'un cône, dont la terminaison serait le centre du staphylôme; dans le leucome et la synéchie, la forme sphérique ordinaire de la cornée n'est point altérée, le point opaque ne formant que rarement saillie au-dessus du niveau de la cornée et étant assez souvent déprimé.

Traitement. — On ne doit point toucher au staphylôme partiel, lorsqu'il est petit, blanc et dense, que la pupille est libre en totalité ou en partie, et lorsqu'il ne montre aucune tendance à s'agrandir. Il peut être utile de pratiquer une pupille artificielle lorsque l'autre œil est privé de la vue.

Des tentatives imprudentes ou maladroites dans le but de faire disparaître ou diminuer la maladie, peuvent faire perdre à un malade atteint de staphylôme partiel la vue qui lui restait. Lorsqu'un œil ainsi affecté est blessé ou pris d'inflammation, si des soins bien conçus n'y sont pas donnés, la tumeur augmente de volume jusqu'à faire saillie entre les paupières et à y être exposée au contact de leurs bords, des cils ou des corps étrangers. Le malade doit, en pareil cas, se soumettre à un traitement qui, bien dirigé, aura pour résultat de corriger la forme de l'œil et de conserver ce qui reste de la vision. On doit, dans tous les cas, prévenir le malade que, bien qu'on puisse faire disparaître le staphylôme partiel, il est impossible de rendre à la cornée sa transparence dans le point affecté, et qu'après le traitement même le plus heureux, il doit toujours rester une cicatrice très visible, blanche, mais aplatie.

Si le sommet d'un staphylôme partiel, dense et blanchâtre, fait une saillie qui empêche les paupières de se fermer facilement, ou gêne la pose d'un œil artificiel, on peut le raser avec un couteau à cataracte de façon à le mettre de niveau avec le reste du staphylôme.

On peut, à l'aide d'un travail inflammatoire graduel et modéré, dont on provoque à diverses reprises le développement, dans certains cas de staphylôme partiel dans lesquels la pupille est restée libre en totalité ou en partie, déterminer une amélioration, sans compromettre ce qui reste de la vision ni la forme générale de l'œil. On provoque l'inflammation à l'aide de l'emploi prudent d'escharotiques, dont on continue l'usage jusqu'à ce qu'il s'établisse dans la pseudo-cornée une contraction et une cohésion qui lui permettent de résister à la pression de l'humeur aqueuse. On maintient les paupières largement écartées et l'on touche le sommet du staphylôme avec un crayon pointu de nitrate d'argent ou de potasse caustique. Avant de laisser les paupières se fermer, on lave la surface du staphylôme avec un gros pinceau en poils de chameau trempé dans l'huile. Il se forme sur le point touché une petite eschare, qui se détache au bout de quelques jours, laissant après elle un ulcère qui, en se cicatrisant, produit la rétraction du tissu du staphylôme et son aplatissement. On ne doit pas répéter l'application du caustique avant que ce travail de réparation soit complet. Il faut en pareil cas laisser passer plusieurs mois avant de tenter la formation d'une pupille artificielle.

Dans les cas où, par suite de l'occlusion de la pupille, ou parce que le staphylôme partiel s'est développé au-devant d'elle et qu'elle s'y trouve comprise, la vision se trouve abolie, il faut s'attacher à faire diminuer le staphylôme et disparaître la douleur et l'irritation que provoque son augmentation de volume; puis examiner si, à l'aide de l'opération de la pupille artificielle, on peut restituer un certain degré de vision. On se sert en pareil cas des escharotiques comme lorsque la pupille n'est point fermée; mais Rosas (1), s'appuyant sur l'autorité de Beer et de Steinberg, recommande par-dessus tout d'essayer de rétablir la communication entre les chambres antérieure et postérieure, soit par l'établissement d'une pupille artificielle, soit en détachant la portion d'iris adhérente à la cornée, de façon à rétablir la pupille, opération à laquelle on pourrait donner le nom d'*abscision*.

[Lorsque le staphylôme partiel masque plus ou moins complétement l'ouverture pupillaire, et que la cornée est restée transparente en d'autres points, on peut souvent, au moyen d'une opération imaginée par Jean-Baptiste Quadri, et dont il a donné la description dans ses *Annotazioni pratiche*, démasquer la pupille en conduisant devant elle une partie transparente de la cornée. L'observation suivante publiée par M. A. Quadri donne un aperçu exact de cette opération et de ses indications (2).

Obs. 426. — Angélique Racco, âgée de 6 ans, de tempérament lymphatique, fut affectée, dans le mois de mai 1853, d'une grave ophthalmie scrofuleuse à l'œil gauche. Après deux mois de souffrances, il en résulta un staphylôme vers la partie inférieure et interne de la cornée, qui augmenta petit à petit jusqu'à ce que la pupille en fût recouverte et que la vue se perdît. Une grave irritation se manifesta dans l'œil, accompagnée de douleurs pendant la nuit, le long des nerfs de la cinquième paire, de sorte que ses parents vinrent demander les secours de l'art. Je fis inutilement usage des moyens résolutifs, des sangsues, du laudanum (avec lequel j'ai bien souvent réussi). Je proposai alors d'abattre le staphy-

lôme pour calmer les souffrances; mais comme le staphylôme s'étendait jusque sur la pupille, et qu'il ne restait de transparent que le tiers de la cornée, j'annonçai que la vue ne pourrait jamais se rétablir et que j'opérais seulement dans le but de calmer les douleurs. Mon avis fut accueilli, et ayant éthérisé la petite malade, je tra-

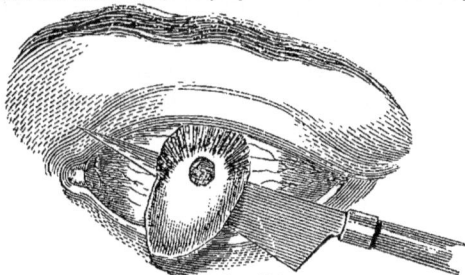

[Fig. 14.]

versai la cornée avec un couteau, comme pour l'opération de la cataracte (*fig.* 14.). Je trouvai la cornée si amincie, qu'après l'incision cette membrane s'affaissa et le staphylôme disparut entièrement. Je saisis néanmoins le lambeau avec des pinces et j'en enlevai une

(1) Edinburgh Medical and Surgical Journal; January, 1855; p. 52.
[(2) Annales d'Oculistique, tome XXXIV, p. 15.]

portion que je tâchai de rendre semi-lunaire. Je fermai l'œil avec du taffetas d'Angleterre et j'ordonnai la diète et le repos. La nuit et le jour suivants, l'opérée jouit de la plus grande tranquillité : les douleurs avaient disparu. Le troisième jour, le même calme ayant continué, j'ouvris un peu l'œil et je trouvai que l'inflammation avait diminué et se bornait aux paupières qui, par leur gonflement, exerçaient une compression très utile dans cette circonstance. A la base du staphylôme, on remarquait une perte de substance de forme circulaire comme un ulcère de la cornée, entourée d'une auréole blanchâtre ; je fermai soigneusement l'œil pour éviter une procidence, et j'abandonnai le reste à la nature. Après dix-huit jours, le 26 novembre 1853, je rouvris l'œil; la cicatrice s'était achevée. La cornée était peut-être trop plate en comparaison de celle de l'autre œil; la portion supérieure de la cornée, qui était demeurée transparente, était descendue vis-à-vis de la pupille, de sorte que la malade commençait à y voir.

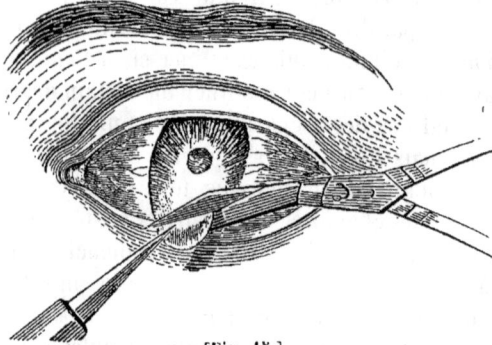

[Fig. 15.]

Après quelque temps et grâce à l'emploi du laudanum, la cornée s'est éclaircie aux alentours de la cicatrice et la pupille s'est trouvée recouverte d'une portion de cornée complétement transparente, de sorte que la vue est devenue parfaite. Il ne reste qu'une synéchie antérieure qui empêche les mouvements pupillaires vers la partie inférieure.

Cette observation témoigne de la grande utilité de la méthode opératoire inventée par mon père ; elle montre aussi le peu d'épaisseur que peut prendre la cornée dans quelques staphylômes chez les enfants, contrairement à l'opinion de Scarpa. Dans le cas présent, en effet, la cornée était moins épaisse qu'à l'état normal, et elle n'était ni dure, ni calcaire, comme l'indique Scarpa. L'opération détruisit le staphylôme, rendit la régularité de la forme à l'œil et une faculté visuelle à laquelle on était bien loin de s'attendre. Il est certain que l'on peut considérer cette méthode opératoire comme un vrai progrès de l'ophthalmologie, parce que dans un cas que l'on aurait traité, il y a 50 ans, en détruisant l'organe et en appliquant un œil artificiel, on a'pu, au moyen d'une opération bien simple et bien facile, rendre la régularité de la forme et la fonction à un organe qui était devenu inutile et même fort incommode.

Dans deux cas qu'il nous a été donné d'observer, l'opération du staphylôme partiel, pratiquée par M. Van Roosbroeck de la façon décrite, a été couronnée de succès. Dans le premier, où il existait un staphylôme considérable de la partie inférieure de la cornée avec conservation d'une légère transparence du segment supérieur, l'ablation d'un lambeau a restitué à la cornée sa convexité et sa forme à peu près normales. Dans le second, profitant des enseignements fournis par le précédent essai, l'on a obtenu un succès plus complet encore.

Nous devons faire observer que la perte de substance à pratiquer à la cornée doit être en général beaucoup moins considérable que les besoins de la correction de la difformité ne sembleraient devoir le demander. Dans la première opération, bien que le lambeau excisé fût relativement assez exigu et le staphylôme proportionnellement consi-

dérable, la cornée descendit à un degré de convexité qui resta au-
dessous de l'état normal, quand la cicatrice fut complète. Nous appelons l'attention sur cette particularité qu'il importe de ne point perdre
de vue.

La facilité avec laquelle s'opère la réunion des lèvres de la plaie
rend cette opération presque inoffensive, quand elle a été habilement
pratiquée. Disons toutefois qu'elle est délicate et que l'anesthésie du
sujet est indispensable à l'accomplissement de son manuel, surtout
quand on a affaire à des enfants. En général, la cicatrisation est complète en quelques jours et ne laisse que des traces légères. Ces considérations nous ont permis d'exprimer la pensée que le procédé Quadri
pourrait être utilement appliqué au staphylôme transparent de la cornée (1). L'excision d'un lambeau bien mesuré, rendant à l'œil son
degré normal de convexité, lui permettrait de reprendre ses fonctions.
Ce conseil a déjà été suivi avec succès par M. Van Roosbroeck dans
un cas que nous rapportons plus loin. T. W.]

2. *Le staphylôme total de la cornée et de
l'iris* est généralement hémisphérique (fig. 16),
bien qu'il puisse présenter parfois une forme
un peu conique. Néanmoins, par suite de la
dilatation qu'il subit, sa forme devient quelquefois presque globuleuse.

Beer distinguait deux variétés de staphylôme
total, l'une *sphérique* et l'autre *conique;* il
pensait que dans le staphylôme sphérique la
chambre antérieure était effacée, mais que la

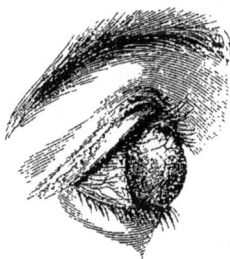

(Fig. 16.)

postérieure subsistait, tandis que dans le staphylôme conique, les deux
chambres étaient oblitérées. Cette distinction est mal fondée; car lorsqu'on excise un staphylôme sphérique, il n'est pas rare de trouver le
cristallin opaque, adhérant à l'iris et à la pseudo-cornée, de sorte qu'il n'y
a plus de chambre de l'humeur aqueuse. Généralement le cristallin n'est
pas ainsi adhérent; il existe au contraire une quantité considérable
de fluide aqueux entre lui et la surface interne du staphylôme. Parfois
le cristallin est transparent; souvent on ne le voit point du tout, parce
qu'il s'est probablement détaché et enfoncé dans l'humeur vitrée.
Diverses opinions se sont formées sur la nature de la maladie décrite
par Beer, sous le nom de *staphylôme total conique;* quelques-uns l'ont
considéré comme le résultat de la cornéite, d'autres comme celui de
la choroïdite (2). Il est plus probable que ce n'est point autre chose
que la suite d'une inflammation très prononcée de la cornée. Cette
manière de voir est confirmée par ce que dit Beer, que la tumeur

(1) Annales d'Oculistique, t. XXXIV, p 18.
(2) Voyez Jones's Ophthalmic Medicine and Surgery; p. 195; London. 1847 ; Roser, Op.
cit. p. 10 ; Chelius, Handbuch der Augenheilkunde ; Band II. S. 581, Stuttgard, 1859.

n'augmente jamais de volume, ne s'amincit jamais au point de se
rompre comme cela se voit dans le staphylôme sphérique, que son
sommet s'ulcère quelquefois; qu'à cette époque la tumeur est recouverte de vaisseaux rouges provenant de la sclérotique et de la conjonctive, et qu'une partie de la tumeur peut être détruite par le travail
d'ulcération, qui s'accompagne de beaucoup de douleur et détermine
l'affaiblissement de l'autre œil. Tout cela se voit parfois dans des cas
graves de cornéite.

Le volume qu'atteint le staphylôme total dépend beaucoup du degré
d'activité avec lequel la chambre postérieure continue à sécréter l'humeur aqueuse. Moins cette partie de l'œil a été altérée par l'inflammation, plus la quantité d'humeur aqueuse sera grande, et plus considérable sera la dilatation subie par l'iris uni à la pseudo-cornée. Bien
qu'au début le staphylôme puisse être extrêmement épais et coriace,
au point de se laisser à peine entamer par le couteau, on le voit néanmoins assez souvent s'amincir avec le temps par suite de la distension
qu'il subit et de l'absorption interstitielle qui s'effectue dans son épaisseur, au point d'acquérir une transparence qui permet au malade de
distinguer quelques-uns des objets qui l'entourent, et lui fait espérer
de regagner la vue par une opération. Ce phénomène est l'avant-
coureur de la rupture du staphylôme, qui est suivie pour un jour ou
deux de l'affaissement de la tumeur; mais celle-ci ne tarde pas à reparaître avec sa forme et ses dimensions primitives.

Lorsqu'un staphylôme total acquiert un volume considérable, l'iris qui
ne se prête pas à la même distension que la pseudo-cornée, et dont le
tissu est beaucoup plus fragile, se sépare de la choroïde et se déchire
en lambeaux; de sorte que, lorsqu'on exa-
mine un pareil staphylôme après la mort ou
après son ablation par l'opération, on trouve
l'iris adhérent à la cornée, déchiré et réticulé (fig. 17), tandis que, quand les dimen-

(Fig. 17 et 18.)

sions du staphylôme ne sont pas aussi considérables, on aperçoit
l'iris encore entier à sa surface interne. (Fig. 18.) (1).

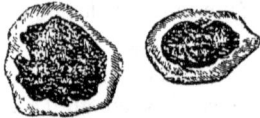

Le staphylôme total, complétement négligé, acquiert parfois
des dimensions prodigieuses, et comprend la sclérotique et la choroïde aussi bien que la cornée et l'iris. La totalité du globe subit
en pareil cas une expansion considérable; la choroïde apparaît à
travers la sclérotique amincie et donne à tout le globe une teinte
bleu foncé.

Prophylaxie. — Lorsqu'on voit un œil dont la cornée est détruite
par un abcès ou par un ulcère, comme cela se rencontre fréquemment
à la suite de l'ophthalmie des nouveau nés, il est facile de prévoir

_____

(1) BEER's Ansicht der staphylomatösen Metamorphosen des Auges; Planche I, figs. 1 et 2.
Wien, 1805.

qu'un staphylôme total en sera le résultat. On a agité la question de savoir s'il n'existait aucun moyen d'empêcher cette terminaison. Il arrive parfois que, bien que la cornée ait été complétement détruite dans l'ophthalmie purulente ou dans toute autre, il ne se forme point de staphylôme, mais bien une cicatrice aplatie, suivie de l'atrophie de l'œil. M. Jones suppose qu'en pareil cas le cristallin s'est échappé à travers la cornée ulcérée et propose comme moyen propre à prévenir le staphylôme, l'extraction du cristallin avant le début du travail de cicatrisation. On sera quelquefois obligé pour cela de pratiquer une incision à travers l'iris, car la pupille est ordinairement close dans les cas où la cornée a été détruite par suppuration. M. Jones pense que la sécrétion d'humeur aqueuse, qui continue à s'effectuer dans la chambre postérieure restée intacte, maintient distendu l'iris sur la surface duquel sa pseudo-cornée se moule sous forme d'éminence arrondie. Il extrait donc le cristallin, afin de détruire l'intégrité de la chambre postérieure, comme on le verra dans l'observation suivante :

Obs. 427.—Un homme, âgé de 22 ans, en proie aux symptômes d'une ophthalmie purulente grave des deux yeux, vint consulter M. Jones. A droite, la cornée étant détruite et la pupille close, l'iris faisait saillie en avant et était distendu par l'humeur aqueuse. L'œil gauche avait aussi beaucoup souffert; il existait un ulcère pénétrant, un prolapsus de l'iris et par conséquent un déplacement avec rétrécissement de la pupille. L'inflammation subsistait encore dans les deux yeux, et il était très-douteux qu'il fût possible d'empêcher que l'état de l'iris gauche ne s'aggravât, d'autant que la présence du staphylôme à droite ajoutait encore à l'irritation. Il incisa à droite l'iris saillant à l'aide du couteau de Beer et pratiqua l'extraction du cristallin. Une réaction intense se manifesta, moins peut-être par suite de l'opération que parce que le malade se trouvait dans une situation qui ne lui permettait pas de se soigner convenablement. L'iris ne se distendit pas de nouveau; au contraire, l'œil s'affaissa et cette cause d'irritation ayant ainsi disparu, l'œil gauche s'améliora progressivement, autant que le permettaient les altérations qu'il avait subies, et plus qu'on n'aurait pu l'espérer, puisque le malade conserva une vue suffisante pour reprendre sa profession de portier.

Un autre moyen de prévenir la formation d'un staphylôme consiste à saisir avec des pinces l'iris dénudé et à le retrancher d'un coup de ciseaux. En agissant ainsi, la pseudo-cornée se formerait sur la surface du cristallin, et l'œil conserverait une forme plus avantageuse qu'après l'extraction de la lentille.

Pronostic. — Il n'existe aucun moyen de rétablir la vue chez un malade affecté de staphylôme total, même dans les cas où il y a lieu de supposer que le cristallin, l'humeur vitrée et la rétine sont sains. Tout ce que l'on peut faire, c'est d'enlever une tumeur qui est très disgracieuse et souvent très douloureuse. Lorsqu'un œil staphylomateux reçoit un coup, il est très sujet à se rompre : du sang et un liquide aqueux s'en échappent; la plaie se cicatrise et parfois la tumeur s'affaisse pour ne plus reparaître. Le staphylôme faisant saillie au delà des paupières entretient une irritation constante et met l'autre œil hors de service. Lorsqu'un œil affecté de staphylôme est pris d'inflammation catarrhale ou traumatique, il est sujet à tomber en gangrène, et la tumeur à se transformer en eschare, ce qui détermine une guérison naturelle, mais douloureuse. Il convient donc d'enlever tout staphylôme total considérable aussi promptement que possible. Cette opération soulage beaucoup le malade et lui permet de se servir de son autre œil.

Traitement. — On a proposé divers moyens pour faire disparaître le staphylôme total sans recourir à l'excision. On a essayé particulièrement, sur la recommandation de Richter, le chlorure d'antimoine. On a aussi pensé qu'il suffirait d'inciser le staphylôme, de passer un fil au travers ou d'en exciser une petite portion, l'œil restant ainsi ouvert pendant quelque temps, pour obtenir la guérison (1). Tous ces moyens ont échoué. L'incision n'est qu'un palliatif; le séton exige un temps très long et l'on ne peut compter sur ses effets; les escharotiques provoquent fréquemment une inflammation violente de l'œil. D'un autre côté, Beer rapporte qu'il a excisé 216 staphylômes sans avoir jamais observé d'accident sérieux à la suite de l'opération (2).

Opération. — Il importe beaucoup de conserver le cristallin et l'humeur vitrée. S'il s'agit d'un enfant qui crie et remue beaucoup, ces humeurs sont fréquemment expulsées de l'œil. On doit donc chloroformer les enfants que l'on veut opérer du staphylôme.

L'opération consiste, d'abord dans la formation d'un lambeau à l'aide du couteau à cataracte, et ensuite dans l'excision de ce lambeau à l'aide de ciseaux. La paupière supérieure étant relevée par un aide, le chirurgien saisit le staphylôme, en le traversant de part en part avec un assez fort crochet aigu ou avec une aiguille armée d'un fil ciré, puis prend, de la main qui ne tient pas le crochet ou la ligature, le couteau à staphylôme qui n'est autre qu'un grand couteau à cataracte, et l'enfonce, le bord tranchant dirigé en haut, au côté temporal du staphylôme et contre sa base, à une distance telle au-dessous de son diamètre transverse que les deux tiers de la tumeur se trouvent compris dans le lambeau formé par l'incision. La pointe du couteau est poussée perpendiculairement contre la circonférence du staphylôme jusqu'à ce que toute l'épaisseur de la pseudo-cornée en soit traversée. Le manche de l'instrument est ensuite porté en arrière jusqu'à ce qu'il se trouve dirigé parallèlement à la base du staphylôme. Le chirurgien pousse alors le couteau en dedans jusqu'à ce qu'il ait atteint son point de sortie, qui doit se trouver sur la même ligne horizontale que le point d'entrée, et complète la formation du lambeau en poussant progressivement le couteau jusqu'à ce qu'il soit dégagé des tissus; l'opération se termine par la section, avec des ciseaux courbes, de la portion de la circonférence du staphylôme encore adhérente à la sclérotique. Au

(1) CELSUS De re medica. lib. VII, pars II. cap. 1, sec. 2.
(2) Lehre von den Augenkrankheiten ; vol : II, p. 216; Wien, 1817.

même instant, l'aide laisse retomber la paupière supérieure, qu'on doit tenir abaissée pendant huit à dix jours.

Pendant la durée de l'opération, et surtout vers la fin, il faut prendre garde de comprimer ou de tirailler irrégulièrement ou trop fortement le globe de l'œil, de peur de déterminer la sortie du cristallin et de l'humeur vitrée. Souvent on ne trouve aucune trace du cristallin, soit qu'il ait disparu par absorption, ou qu'il se soit enfoncé dans l'humeur vitrée en état de dissolution. Il est souvent impossible d'éviter la perte du cristallin, ou, quand il fait défaut, celle d'une portion de l'humeur vitrée, soit par suite de l'adhérence qui existe entre la capsule du cristallin et l'iris, et qui fait que le couteau passe derrière le cristallin et à travers l'humeur vitrée, soit par le fait de l'état de dissolution de la membrane hyaloïde, qui accompagne fréquemment le staphylôme total.

Si la sclérotique a pris une part considérable à la maladie, et qu'il existe autour de la cornée staphylomateuse un certain nombre de protubérances d'un bleu foncé (*staphyloma scleroticæ racemosum*), au lieu de se borner à enlever l'iris et la cornée, il vaut mieux retrancher le tiers antérieur du globe de l'œil; opération qui, bien qu'elle soit quelquefois suivie de la réduction de l'œil à un très petit volume, laisse en général un moignon suffisant pour l'adaptation d'un œil artificiel.

Après l'opération du staphylôme, on recouvre l'œil d'un plumasseau de charpie et d'une compresse qu'on maintient à l'aide d'une bande à deux globes, qu'on fait d'abord passer plusieurs fois autour de la tête et sur l'œil, puis au-dessus du sommet de la tête et au-dessous du menton, pour empêcher le pansement de glisser et les paupières de se mouvoir. Lorsqu'au bout de huit à dix jours on examine l'œil, on trouve l'ouverture qui existait à la face antérieure considérablement contractée et occupée par un épanchement de lymphe grisâtre, semi-transparente, qui devient graduellement opaque et se convertit enfin en une cicatrice solide parcourue par des stries bleues ou brunâtres et occupant la place de la cornée staphylomateuse. Quant à la forme de l'œil, si le cristallin et l'humeur vitrée ont été conservés, elle n'éprouve d'autre changement que la disparition de la saillie de la cornée; d'autres fois il paraît plus ou moins enfoncé et prend ordinairement une forme carrée par suite de l'action des muscles droits. Lorsque la guérison est complète, on peut placer un œil artificiel, qui permet souvent une illusion presque complète.

Une certaine quantité de sang s'échappe ordinairement au moment de l'opération; mais il arrive parfois, surtout lorsque la maladie s'est étendue en arrière, de façon à comprendre la sclérotique et la choroïde que, soit immédiatement, soit quelques heures après l'opération, il se produise une hémorrhagie plus considérable dont le produit s'échappe de l'œil ou reste à l'intérieur de sa cavité. On voit alors une masse de sang noir, très consistante, faisant au-devant de la plaie une saillie qui ne permet plus au malade de rapprocher les paupières. Le globe de l'œil devient le siége d'une distension douloureuse, et la conjonctive et les paupières sont fortement ecchymosées. L'hémorrhagie qui se fait à l'intérieur de l'œil donne parfois lieu à une douleur atroce, à des vomissements et même à des convulsions. Il faut, en pareil cas, retrancher avec des ciseaux la substance saillante, qui est quelquefois constituée par la membrane hyaloïde infiltrée de sang, mais qui dans d'autres cas n'est qu'un caillot pendant à la surface de l'œil. Cela fait, l'hémorrhagie cesse ainsi que la douleur. Si l'on abandonne la masse saillante sans l'enlever, elle s'affaisse au bout de quelques jours. Quand il survient ainsi une hémorrhagie, l'œil s'affaisse souvent beaucoup plus qu'après une opération ordinaire de staphylôme, et dans cet état ne se prête pas aussi bien à la pose d'un œil artificiel. On doit donc se tenir en garde contre toutes les causes susceptibles d'amener l'hémorrhagie.

Il peut arriver que l'ouverture de l'œil soit longue à se fermer. Ainsi, lorsque l'on ouvre les paupières le huitième ou le dixième jour, on n'aperçoit ni pseudo-cornée, ni épanchement de lymphe plastique ; dans cet état qui peut se prolonger pendant des semaines, l'ouverture reste béante et laisse voir à nu les humeurs transparentes. A la fin cependant, l'ouverture se contracte et se cicatrise. Des granulations fongueuses sortent par l'ouverture et il faut les réprimer avec le nitrate d'argent. Si l'on ne maintient point l'œil fermé après l'opération, le cristallin peut être poussé en avant et venir faire saillie à travers la plaie. Lorsqu'il en est ainsi, il faut enlever la lentille et maintenir l'œil fermé jusqu'à ce que la cicatrice soit formée (1).

[On n'est pas toujours maître de laisser le cristallin, car, ainsi que nous l'avons déjà dit fréquemment, la capsule cristalline a contracté des adhérences avec l'iris et se trouve ainsi que lui soudée à la cornée, de sorte que, dès l'instant qu'on incise celle-ci, le cristallin s'échappe au dehors. Quelquefois, lorsque le cristallin est resté en place, le malade jouit pendant un certain temps d'une vision passable, ainsi que nous l'avons quelquefois vu; mais toujours, ou il se forme une nouvelle cicatrice opaque au-devant du cristallin, ou celui-ci s'échappe, quelque satisfaisant qu'ait d'abord paru être le résultat.

Obs. 428. — Le professeur Jaeger pratiqua l'opération du staphylôme sur une jeune personne, mais il ne déchira pas la capsule. La cicatrisation s'effectua néanmoins, et la capsule du cristallin remplit l'office de la cornée, de sorte que l'opérée put jouir d'un degré satisfaisant de vision. L'opérateur et l'opérée étaient également satisfaits, car le cas marchait favorablement vers un résultat tout différent de ce que l'on observe d'habitude, et la cicatrisation était presque complète. La capsule cristalline, toutefois, ne pouvait être qu'un triste remplaçant de la cornée, peu propre à résister à la pression. La jeune fille ayant laissé tomber une aiguille sur le plancher, se baissa brusquement pour la chercher; mais

[(1) SICHEL. Mode de cicatrisation de la plaie après l'opération du staphylôme de la cornée et de l'iris. Annales d'Oculistique, t. XIX, p. 24]

l'effort qu'elle fit pour adapter son œil à la vision d'un si petit objet, fit jaillir le cristallin au dehors.

M. Hays (1) qui emprunte cette observation à l'ouvrage de M. Brod-hurst, *On Cataract*, ajoute : « Pareil fait s'est présenté deux ou trois fois dans ma pratique et, bien que j'aie chaque fois exprimé ma conviction qu'il n'y avait aucune espérance à concevoir, les malades soutenaient que nous nous trompions et qu'ils auraient une vision satisfaisante. Malheureusement, ces espérances ne se sont jamais réalisées. » T.W.]

Il survient quelquefois une inflammation violente (*ophthalmitis phlegmonosa*) qui se termine par le développement de la suppuration et dans l'intérieur de la cavité oculaire et dans le tissu cellulaire de l'intérieur de l'orbite. Cet accident doit être combattu par un traite-ment antiphlogistique strictement suivi. Les opiacés serviront à calmer l'intensité des douleurs; on appliquera un cataplasme sur l'œil et l'on ouvrira immédiatement avec la lancette tout abcès qui se formera.

[Le procédé employé par M. Desmarres (2) pour l'excision du staphy-lôme tant partiel que total de la cornée et de l'iris, diffère en plusieurs points de celui qui vient d'être décrit. Il est exposé ainsi par l'auteur : « Le malade est couché sur le dos, la tête appuyée sur un oreiller résis-tant. Un aide fixe la tête et maintient les paupières écartées avec les doigts seulement si l'œil est saillant, avec les élévateurs pleins s'il est enfoncé dans l'orbite. Une aiguille courbe à *lance* assez large, munie d'un fil, est passée à travers la base de la tumeur dans un endroit qui paraisse assez résistant; puis le fil est noué ou simplement maintenu avec les doigts de la main gauche. Cela fait, l'opérateur attend quel-ques instants avant de pratiquer la manœuvre nécessaire à l'ablation de la tumeur, et profite de ce temps d'arrêt pour faire bâiller les lèvres de la petite plaie qu'a déterminée le passage de l'aiguille, afin de permettre à l'humeur aqueuse de s'écouler avec lenteur. Au bout de deux à trois minutes, et s'il n'est rien survenu de particulier, la pointe d'un *staphy-lotôme*, sorte de couteau à cataracte, lancéolaire et tranchant des deux côtés comme l'instrument de Siebold, est placée au centre de la base de la tumeur. Il ne reste plus qu'à pratiquer la contre-ponction dans le point diamétralement opposé et à faire marcher la lame droit devant elle, jusqu'à ce qu'il ne reste plus, en haut et en bas, qu'un petit pont à diviser.

Parvenu à ce moment de l'opération, le chirurgien s'arrête, attend encore un instant et achève la division de ce double petit pont, soit avec le kératotôme toujours engagé dans la plaie, soit à l'aide de ciseaux ordinaires, s'il y a eu des contractions qui aient nécessité l'occlusion de l'œil par les paupières. Un grand avantage du procédé qui consiste

[(1) Édition américaine de Lawrence, p. 987.]
[(2) Desmarres. Loc. cit. t. II, p. 350.]

à traverser la tumeur avec une aiguille munie d'un fil, c'est qu'à aucun moment l'œil ne peut échapper, et que le chirurgien est toujours maître de la tumeur, même dans les cas où, par suite d'accident, on est obligé de laisser les paupières se fermer pour un instant. On y trouve encore cet avantage de laisser l'humeur aqueuse s'écouler lentement par les piqûres de l'aiguille et d'empêcher l'appareil musculaire de se contracter brusquement. Un exemple fera mieux comprendre toute l'importance du procédé :

Obs. 429. — Une jeune fille de 18 ans était atteinte d'un staphylôme conique considérable, compliqué d'hydrophthalmie ; je songeai tout d'abord à enlever la cornée en entier. Je traversai la tumeur d'un fil et donnai lentement issue à l'humeur aqueuse, craignant qu'une hémorrhagie ne se produisit brusquement. Cette précaution ne fut pas inutile, car aussitôt que l'œil fut affaissé, la jeune fille se plaignit d'une douleur excessive dans le fond de l'orbite, les sourcils, les ramifications de la cinquième paire, et tout aussitôt, au lieu de continuer à s'affaisser, l'œil reprit le volume qu'il avait perdu pour un instant. Une hémorrhagie venait de se faire à la surface de la choroïde, et quelques gouttes de sang, qui s'échappèrent par la double petite ouverture faite par l'aiguille, ne laissèrent aucun doute à ce sujet. Je retirai rapidement le fil de la plaie, fermai les paupières, recommandai des applications d'eau glacée, et l'hémorrhagie fut ainsi à coup sûr arrêtée. Le lendemain, l'œil était dans de très-bonnes conditions, et vers le cinquième jour, je pratiquai une ponction dans la sclérotique, à la partie inférieure externe de l'œil, qui donna issue à un peu de sang noir ; puis j'introduisis une mèche dans le globe oculaire, afin de l'enflammer. Les choses marchèrent régulièrement. Tous les deux jours, j'ouvrais la plaie avec un stylet ; peu à peu l'œil s'affaissa complétement, et depuis sept à huit mois, la jeune fille porte un œil artificiel qui cache entièrement la difformité. »

Le procédé du docteur Küchler, de Darmstadt, consiste à inciser transversalement le staphylôme, à extraire le cristallin et à maintenir la plaie béante pendant quelques jours en en écartant les lèvres au moyen d'une spatule, et à toucher fréquemment le centre du staphylôme avec la *liqueur de Bellasse*. Il y a ceci à redire à ce procédé que souvent la lentille fait défaut et que la guérison est lente à venir. Toutefois, l'auteur affirme l'avoir appliqué trente-trois fois avec succès (1).

Quand il opère un staphylôme très conique dans lequel la cornée seule est intéressée, M. Wilde passe un fil à travers la base du cône, de façon qu'après en avoir retranché la portion saillante, il ramène au contact, à l'aide des fils, les lèvres de la plaie, et s'oppose ainsi à la sortie de l'humeur vitrée. T. W.]

§ 4. Staphylôme de la choroïde et de la sclérotique.

Fig. Demours, pl. LXIII, fig. 4, VonAmmon, thl. 1. taf. IV, fig. 21, taf. V, fig. 5, 17. — 26 taf. VII. fig. 3. 6, 7. Dalrymple. pl. XX, fig. 6, pl. XXIV, fig. 5 6.

Cette espèce de staphylôme qu'on appelle indifféremment staphylôme de la *sclérotique* ou de la *choroïde* est une suite fréquente de la scléro-

[(1) Küchler. Eine neue operative Heilmethode der sämmtlichen wahrem Hornhautstaphylom. Braunschweig, 1853.]

tite scrofuleuse ; il succède aussi parfois à la choroïdite chronique, à l'iritis syphilitique et à d'autres ophthalmies, et souvent est le résultat d'une lésion traumatique et surtout de plaies pénétrantes de la sclérotique et de la choroïde. Il est ou *partiel* ou *total*. Dans la première espèce, il est parfois limité à un simple point de la sclérotique, vraisemblablement doublé par la choroïde qui y adhère, et forme au-dessus du niveau de l'œil une saillie abrupte, d'une couleur bleue foncée. Lorsqu'un cercle plus ou moins complet de pareilles saillies entoure la cornée, on considère le corps ciliaire comme le siège principal de la maladie ; c'est pourquoi on l'a appelé *staphyloma corporis ciliaris*, ou *staphyloma scleroticæ annulare*. C'est la moitié antérieure de la sclérotique qui est le plus généralement affectée (*staphyloma scleroticæ anticum*) ; mais dans quelques cas rares (*V*. t. I, p. 856) on a rencontré à la dissection un *staphyloma scleroticæ posticum*. On rencontre assez souvent un *staphylôme général sclérotico-choroïdien*, dans lequel tout le globe de l'œil est augmenté de volume et d'une couleur bleue foncée. Dans ces cas, la cornée est quelquefois demi-transparente et les chambres de l'humeur aqueuse anormalement développées. Dans d'autres, et j'en ai en ce moment un exemple sous les yeux, on ne peut distinguer à l'extérieur aucune limite entre la sclérotique et la cornée ; celle-ci est opaque, l'iris adhérent à sa surface interne, la pupille fermée, le cristallin pendant, par un pédicule de lymphe plastique, de la pupille close, le corps ciliaire entier mais fortement distendu.

Dans tout cas de staphylôme de la choroïde, la portion de la sclérotique distendue est fortement amincie, ainsi que la choroïde, et en général toutes deux sont anormalement adhérentes. La maladie s'accompagne toujours d'hydropisie de l'œil et c'est à l'eau accumulée au-dessous des tuniques amincies que l'on doit attribuer la couleur bleue de la tumeur.

On a représenté (fig. 95, t. I, p. 855) la variété de staphylôme annulaire et celle du staphylôme total avec la cornée semi-opaque (fig. 96, t. I, p. 859). Le staphylôme partiel de la choroïde, suite de plaie, est représenté (fig. 76, t. I, p. 594) et la figure ci-jointe (fig. 19) représente un staphylôme général de la choroïde, copié sur un de mes malades, chez qui il avait été produit par une inflammation traumatique. Les fibres de la sclérotique sont séparées les

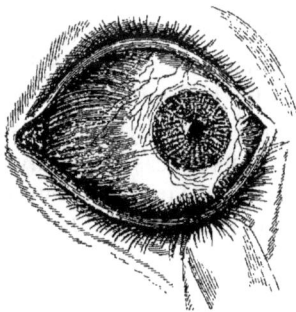

(Fig. 19.)

unes des autres et comme dissociées. La face antérieure de la sclérotique était assez bien conservée, mais recouverte de nombreux vaisseaux variqueux. Dans l'un ni dans l'autre de ces deux derniers cas, la cornée ne prenait part à la dégénérescence staphylomateuse.

Le staphylôme de la sclérotique ayant dans son aspect un certain air de malignité, peut être pris pour une affection mélanique. Dans le staphylôme, soit général, soit partiel de la choroïde, la cornée n'éprouve aucune diminution de volume ; elle est au contraire souvent distendue dans la mélanose, lorsque, comme c'est le cas le plus fréquent, la tumeur occupe un seul côté de l'œil, la cornée se déforme, s'aplatit et s'affaisse. Il suffit, au surplus, d'une ponction pour assurer le diagnostic, car s'il s'agit d'un staphylôme de la choroïde, elle donne immédiatement issue à une quantité considérable d'un fluide aqueux, et la tumeur s'affaisse ; si au contraire il s'agit de mélanose, une substance noire, demi-solide vient faire saillie, et il ne s'ensuit aucune diminution du volume de l'œil.

Le staphylôme de la choroïde est souvent le résultat d'une inflammation syphilitique et cède parfois au mercure. Il siége généralement alors au côté temporal du globe de l'œil et soulève la circonférence de la cornée beaucoup au-dessus de son niveau naturel. J'ai vu, sous l'influence de l'iodure de potassium, de semblables staphylômes disparaître complétement et laisser une dépression à la place de la tumeur qui existait d'abord. L'œil était un peu atrophié mais jouissait encore d'un certain degré de vision.

Dans cette affection, la ponction rend souvent de grands services (*V*. t. I, p. 843), bien qu'elle s'accompagne parfois d'un accident inattendu. L'humeur vitrée, au lieu de s'écouler hors de l'œil, s'insinue entre la sclérotique et la conjonctive, de sorte que l'œil, loin de paraître diminué, semble plutôt augmenté de volume. Le malade éprouve aussi plus de tension et de douleur qu'avant l'opération. Le liquide est repris graduellement par l'absorption et la pression qu'il a exercée paraît produire un bon effet, car l'œil ne se remplit plus et conserve un petit volume.

Lorsqu'un staphylôme partiel de la choroïde, situé à la partie antérieure de l'œil, est très proéminent et bien limité, on peut l'enlever comme un staphylôme de la cornée et de l'iris. En le traversant avec un fil, le liquide s'en écoule et l'on peut emporter d'un coup de ciseaux le staphylôme affaissé.

Dans les cas de staphylôme général de la choroïde, comprenant la cornée et l'iris, on peut extirper le tiers antérieur du globe de l'œil, pour lui permettre de s'affaisser et de recevoir un œil artificiel.

SECTION XVI.

VARICOSITÉS DES VAISSEAUX EXTERNES ET INTERNES DE L'OEIL.

Deux systèmes de vaisseaux appartenant à l'œil sont susceptibles de conserver un état variqueux à la suite de certaines ophthalmies ; ce sont les artères qui se distribuent aux muscles droits, ainsi que les veines qui les accompagnent, et les *vasa vorticosa* de la choroïde. Les premiers restent variqueux à la suite de l'iritis arthritique; les autres, après la choroïdite.

Les vaisseaux très variqueux et contournés que l'on aperçoit sur l'œil appartiennent à la conjonctive; ceux moins variqueux et plus droits à la sclérotique. Les premiers sont plus volumineux et d'un rouge plus foncé et leur trajet onduleux ressemble à celui des veines variqueuses des autres parties du corps.

La teinte bleue et l'amincissement de la sclérotique, dans la sclérotite scrofuleuse et les autres ophthalmies, est en général indépendante de toute dilatation variqueuse des vaisseaux de la choroïde.

Beer avait coutume de montrer une préparation sur laquelle se trouvaient des tumeurs aussi grosses que des pois et qu'il considérait comme des varices, des *vasa vorticosa*. On examina cette préparation après sa mort et l'on trouva que ces tumeurs étaient formées de mélanose.

La médecine n'offre que peu de moyens, et aucun qui soit direct, de faire disparaître les varicosités des vaisseaux de l'œil ; elles sont la plupart du temps incurables et l'indice d'un état fâcheux des humeurs et de la rétine. Le glaucôme et l'amaurose existent presque toujours ou ne tardent pas à survenir lorsque les vaisseaux sanguins de l'œil sont le siége d'une dilatation variqueuse.

Je fus consulté par une dame qui se plaignait d'une sensation de malaise dans l'un des yeux à la surface duquel on n'apercevait qu'un seul vaisseau variqueux. Les symptômes dyspepsiques qu'éprouvait la malade me déterminèrent à prescrire à l'intérieur l'usage d'un mélange de columbo, de rhubarbe et de carbonate de soude, et à l'extérieur celui du collyre à la belladone, remèdes qui firent disparaître les symptômes.

SECTION XVII.

ASTHÉNOPIE ET AMAUROSE.

L'asthénopie, ou l'impossibilité de faire servir les yeux à la vision des objets rapprochés, est, ainsi que je l'expliquerai dans un prochain chapitre, une suite assez fréquente de plusieurs ophthalmies.

L'insensibilité complète ou incomplète à la lumière est une suite fréquente de l'inflammation, surtout de celle qui a débuté par la rétine, ou qui s'y est propagée des tissus voisins, comme de la choroïde ou de l'iris. Lorsque l'amaurose persiste, bien que l'inflammation paraisse complétement maitrisée, on peut considérer la vue comme perdue sans retour.

L'amaurose syphilitique n'est pas rare. Dans ces cas, outre les autres symptômes de la syphilis, le malade a eu auparavant une atteinte d'iritis dont on a triomphé à l'aide du mercure. Les yeux paraissent sains, les cristallins sont transparents et la consistance des yeux est normale ; mais la vue s'affaiblit graduellement et finit par se perdre tout à fait.

SECTION XVIII.

OSSIFICATIONS DANS DIFFÉRENTES PARTIES DE L'OEIL.

Fig. Scarpa. Tav. II, fig. 8. Wardrop, pl. XIV. Von Ammon, th. I, taf. XVIII. Dalrymple, pl. XXVIII, fig. 2, 3.

On voit parfois, à la suite d'ophthalmies de longue durée, se former des ossifications ou des dépôts calcaires. De même que dans toutes les autres parties du corps, le développement de semblables productions a été précédé d'un certain degré d'inflammation. Lorsque le cristallin a été luxé ou sa capsule déchirée, des dépôts osseux peuvent s'y manifester, bien que la cornée reste transparente et que l'œil conserve ses dimensions ; mais, en général, les yeux qui contiennent de semblables ossifications sont atrophiés, la cornée en est opaque et rétractée, ou l'iris et la cornée staphylomateux. On trouve souvent, à la dissection, des ossifications dans les yeux atteints d'affections malignes et surtout de mélanose.

On a trouvé des dépôts crayeux ou des ossifications dans presque tous les tissus de l'œil. On en a rencontré sous la conjonctive bulbaire, dans la cornée, la sclérotique, l'iris, la choroïde, le corps ciliaire, le corps vitré et le cristallin. Il est douteux que l'on ait jamais vu la rétine ossifiée, mais il n'est pas rare de trouver entre elle et la choroïde une ossification en forme de coupe.

L'inflammation traumatique parait être celle qui amène le plus fréquemment des ossifications dans l'œil. L'épanchement qu'elle provoque entre les divers tissus de l'œil, ou dans leur épaisseur, est suivi de dépôts crayeux ou d'ossifications. La choroïde et le corps ciliaire, ainsi que le docteur Meyr(1) l'a fait remarquer, sont les sources principales des épanchements qui donnent lieu à ces formations osseuses. Ces dépôts, en pareil cas, ne sont pas de simples concrétions, mais des produits généralement doués d'un certain degré de vitalité. Ils sont constitués par du vrai tissu osseux, qui présente sous le microscope des traces de *lacunes* (corpuscules osseux), mais point de canaux de Havers.

§ 1. Ossification de la cornée.

Voigtel (2) rapporte que l'on conserve dans le musée Waltérien, à Berlin, un morceau de cornée ossifiée, de trois lignes de long sur deux

(1) Beiträge zur Augenheilkunde ; p. 54 ; Wien, 1850.
(2) Handbuch der pathologischen Anatomie ; vol. II, p. 92 ; Halle, 1804.

de large, et pesant deux grains. Chélius (1) dit qu'il n'est point rare
de trouver des dépôts de phosphate de chaux dans les vieux leucomes.
D'Arcet a trouvé, au centre de la cornée affectée d'albugo d'un soldat
qui avait été atteint d'ophthalmie égyptienne, une ossification très
dure, cassante, du volume d'une lentille, comprenant toute l'épaisseur
de cette partie et faisant une légère saillie vers le cristallin. Les autres
tissus de l'œil étaient sains (2).

M. Wardrop (3), en disséquant un œil sur lequel il ne put obtenir
de renseignements, trouva à la surface interne de la cornée des particules pierreuses et des inégalités.

§ 2. Dépôts osseux de la sclérotique.

Schön (4) renvoie à un cas rapporté par Blasius dans ses *Observationes medicæ rariores*, et dans lequel on trouva une lamelle ossifiée dans
la sclérotique.

§ 3. Dépôts osseux dans la chambre antérieure.

M. Wardrop (5) rapporte un cas observé par lui, dans lequel de
minces lamelles osseuses s'échappèrent à diverses reprises de l'œil, à
travers la cornée.

§ 4. Ossification de l'iris.

Schön (6) rapporte deux cas de cette espèce observés par Walther :
dans l'un, les deux yeux étaient affectés; l'iris dans chacun d'eux formait un cône long de trois lignes et uni par son sommet à la capsule
du cristallin. Le docteur Meyr (7) cite un cas que Benedict rencontra
dans un œil carcinomateux. M. Wardrop (8) a vu un œil soigné par
M. Wishart, et dans lequel la portion de la capsule de l'humeur
aqueuse qui se réfléchit sur l'iris était entièrement convertie en une
écaille osseuse.

§ 5. Ossification du corps ciliaire.

Praël (9) a trouvé le corps ciliaire tout entier ossifié, dans un œil

(1) Ueber die durchsichtige Hornhaut des Auges, p. 56 ; Karlsruhe, 1818.
(2) Journal Hebdomadaire de Médecine ; 19 septembre 1829, p. 482.
(3) Morbid Anatomy of the Human Eye ; vol. I, p. 74 ; London, 1819.
(4) Zeitschrift für die Ophthalmologie ; vol. IV, p. 64 ; Leipzig, 1834.
(5) Ibid., vol. II, p. 18 ; London, 1818.
(6) Op. cit., p. 66.
(7) Op. cit., p. 26.
(8) Op. cit., vol. II, p. 18.
(9) Ammon's Monatsschrift ; vol. I, p. 482 ; Leipzig, 1838.

·désorganisé et atrophié par suite de la compression que lui avait fait subir une tumeur encéphaloïde de l'orbite.

§ 6. Ossification de la choroïde.

Voigtel a décrit diverses préparations appartenant au Musée Waltérien, dans lesquelles la choroïde était plus ou moins complétement ossifiée. Dans quelques-unes, c'était la moitié postérieure; dans d'autres, l'antérieure ; sur quelques-unes enfin c'était la totalité qui avait subi cette transformation. Il emprunte aussi à Günz un cas d'ossification décrit comme siégeant entre les lamelles de la choroïde (1).

Sur une préparation que j'ai actuellement devant moi, et que je dois à l'obligeance de M. Norris, ex-chirurgien du *Glasgow Royal Infirmary*, la rétine est rétractée et la choroïde partiellement ossifiée. L'œil était atrophié et la cornée opaque.

Von Ammon et Unger ont rapporté (2) chacun un cas de perte soudaine de la vision, dans lesquels, la cornée étant restée transparente, l'iris se rétracta au point de devenir à peine visible, tandis que le cristallin devint opaque, se retira dans l'humeur vitrée, au point de laisser voir autour de lui et au delà une opacité blanchâtre qu'on attribua à une ossification de la choroïde, mais qui probablement était due à l'opacité et à la coarctation de la rétine.

§ 7. Ossification entre la choroïde et la rétine.

[Fig. Sichel Pl. XLVIII. fig. 1.]

Morgagni, Morand, Haller (3) et d'autres, ont rapporté des observations d'ossifications cupulliformes trouvées à l'intérieur de la choroïde, et qu'ils ont généralement considérées comme siégeant dans la rétine. Il est rare néanmoins, si même cela se voit jamais, que la rétine éprouve une semblable altération ; on la trouve le plus souvent à l'intérieur de la coupe ossifiée, soit entière, soit ramassée en forme de corde. La matière calcaire est très probablement déposée dans une fausse membrane due à une exsudation de la choroïde, conformément à l'opinion de Panizza, qui pensait que les liquides, épanchés sous l'influence de l'inflammation, entre les membranes de l'œil, sont susceptibles de donner lieu à des dépôts de croûtes calcaires.

Morgagni (4) dit que, dans un cas qu'il a observé, au lieu de la rétine on trouva au-dessous de la choroïde et dans toute son étendue une mince lamelle osseuse.

(1) Op. cit., Vol. II, p. 97; Halle, 1804.
(2) Zeitschrift für die Ophthalmologie ; Vol. I, p. 519 ; Dresden, 1851.
(3) Halleri opuscula pathologica, p. 136; Lausannæ, 1755.
(4) De sedibus et causis morborum ; epist. LII, Art. 30.

Obs. 430.—Dans le cas de Morand, les deux surfaces de la rétine paraissent avoir été enveloppées par la substance osseuse. Le malade était, depuis 20 ans, aveugle de l'œil ainsi affecté; à l'âge de 15 ans environ, il avait eu dans cet œil une inflammation violente, suivie de la formation d'une cataracte jaune, que plusieurs oculistes s'étaient offerts d'enlever, ce à quoi le malade s'était toujours refusé (1).

Obs. 431. — Dans l'observation de Haller, la coupe osseuse adhérait à la choroïde, tandis que la rétine, rassemblée sur elle-même sous forme de corde, se portait en avant et entourait le cristallin qui était aussi ossifié.

M. Wardrop rapporte avoir observé un petit nombre de minces coupes osseuses entre la sclérotique et la rétine. La rétine, en pareil cas, se trouvait immédiatement en contact avec la matière osseuse, mais il existait entre elle et la sclérotique une expansion membraneuse très mince, délicate, d'une couleur pâle, seul vestige de la choroïde; il y avait au fond de la coupe une petite ouverture arrondie par laquelle la rétine passait pour se répandre à la surface de l'écaille osseuse (2).

Voici l'observation de Cloquet, une de celles qui ont été le plus soigneusement recueillies :

Obs. 432. — L'œil provenait d'un homme, âgé d'environ 50 ans. La cornée et l'iris étaient staphylomateux, l'œil plus volumineux qu'à l'ordinaire et son diamètre transversal l'emportait sur tous les autres. Lorsqu'on le comprimait entre les doigts, il résistait assez pour indiquer que ses membranes étaient soutenues à l'intérieur par un corps solide. La sclérotique n'offrait rien de particulier, non plus que le nerf optique qui conservait ses dimensions et son organisation naturelles. La choroïde avait son aspect normal et ses vaisseaux étaient injectés. Le ligament ciliaire avait presque complétement disparu. L'iris déformé adhérait à la surface postérieure de la cornée, ainsi que le cristallin, qui était atrophié et de forme irrégulière. L'humeur aqueuse faisait défaut et l'humeur vitrée était fluide et limpide. La surface interne de la choroïde adhérait légèrement à une écaille osseuse très-mince, formée par le dépôt de granulations calcaires dans la substance d'un tissu que M. Cloquet croit avoir été une fausse membrane déposée entre la choroïde et la rétine (fig. 20). Cette coque n'était point adhérente à la rétine et présentait une ouverture arrondie pour livrer passage au nerf optique. Elle était assez épaisse en arrière, mais très-mince

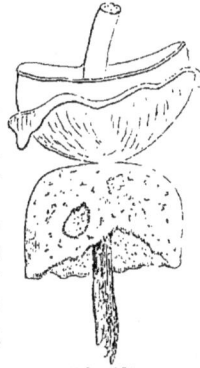

(Fig. 20'.

en avant où elle se terminait par un bord frangé irrégulier. Elle offrait, sur divers points de son étendue, de petites ouvertures irrégulières, fermées par une membrane transparente, mince, dans l'épaisseur de laquelle on remarquait beaucoup de granulations blanchâtres, délicates, qui n'étaient point encore unies aux lamelles osseuses. La rétine, vue sous l'eau, ne présentait aucune altération appréciable (3).

Obs. 433. — Panizza examina l'œil d'un homme de 60 ans, qui, pendant sa jeunesse, avait perdu la vue de cet œil par suite d'ophthalmie interne. La cornée était complétement opaque et aplatie. La sclérotique présentait sa forme accoutumée, mais ses dimensions étaient un peu moindres et elle était dure au toucher. La sclérotique étant incisée circulairement, et la choroïde soulevée, on apercevait une substance blanche, dure, pierreuse et un peu

(1) Mémoires de l'Académie royale des Sciences, pour 1750 ; p. 467 ; Amsterdam, 1755.
(2) Op. cit., Vol. II, pp. 68 et 272 ; London, 1818.
(3) Pathologie chirurgicale, par Jules Cloquet, p. 150 ; pl. X, fig. 1 et 2 ; Paris, 1831.

raboteuse. On continua la dissection après avoir laissé macérer l'œil pendant deux jours dans l'alcool. En renversant alors le segment antérieur de la sclérotique et de la choroïde, on trouva que la substance calcaire existait partout sous cette dernière. L'iris adhérait fortement à la surface interne de la cornée et au cristallin qui était rétracté et ossifié. On replia facilement le segment postérieur de la sclérotique et de la choroïde, car il n'existait presque pas d'adhérence entre ces parties, si ce n'est à l'aide de quelques vaisseaux qui s'enfonçaient dans la substance calcaire située au-dessous d'elles. Lorsque toutes ces attaches eurent été séparées, Panizza reconnut que toute la masse calcaire pendait au nerf optique qui pénétrait par une ouverture dans son intérieur. Désirant s'assurer de l'état de la rétine, il enleva avec précaution une portion de la substance calcaire. Il trouva cette coque très résistante à sa surface externe, bien qu'elle fût cassante, d'une ligne d'épaisseur environ, formée de couches dont la plus interne était la moins dure et presque membraneuse. Ayant ainsi pénétré jusque dans la cavité de la coque, il la trouva remplie d'une substance blanchâtre, albumineuse, de la consistance d'une gelée et disposée par couches qui devenaient de plus en plus molles à mesure que l'on se rapprochait du centre de la cavité de l'œil, et qu'il compare aux couches que contient un sac anévrysmal. Il enleva une portion de cette substance et vit au milieu la rétine sous la forme d'une membrane rassemblée sur elle-même. Se portant d'arrière en avant, elle venait en s'étalant s'attacher au bord postérieur du corps ciliaire, tandis que son extrémité rétrécie correspondait à l'entrée du nerf optique à travers la sclérotique. En incisant verticalement la portion conique de la rétine, Panizza trouva dans son intérieur la membrane hyaloïde ratatinée et réduite à une très petite masse où l'on voyait encore un peu d'humeur vitrée. En soulevant les lambeaux divisés de la rétine, il reconnut que sa surface interne était unie et nullement adhérente à la membrane hyaloïde (1).

Panizza, se basant sur cette dissection, rejette l'opinion de ceux qui avaient attribué un pareil état de l'œil à l'ossification de la membrane hyaloïde ou de la rétine, et croit que ces incrustations calcaires sont dues plutôt à la condensation des liquides extravasés.

§ 8. Ossification de la membrane hyaloïde, de la capsule cristalline et du cristallin.

On a rapporté plusieurs exemples de l'ossification de la capsule cristalline et du cristallin, et dans quelques-uns de ces cas, la membrane hyaloïde avait été plus ou moins affectée de la même façon.

Obs. 434. — Spree rapporte dans sa thèse un cas dans lequel, après une opération d'extraction de la cataracte, la vue ne se rétablit point et le malade conserva de la douleur dans l'œil jusqu'à sa mort. A l'autopsie, on trouva des adhérences morbides entre la choroïde et les parties voisines; mais toute trace de la rétine avait disparu. Le nerf optique était atrophié, et à la place du corps vitré se trouvait une substance osseuse, convexe en arrière, concave en avant et d'un demi-pouce d'épaisseur (2).

« Dans un cas, dit M. Wardrop, outre l'ossification de la capsule du cristallin, je trouvai dispersées au milieu de l'humeur vitrée des écailles de substance osseuse, étendues mais minces et qui, suivant toute probabilité, étaient des ossifications de la membrane hyaloïde (5). »

Dans un cas de cataracte capsulaire, j'ai trouvé l'hémisphère anté-

(1) Panizza. Appendice sul Fungo Midollare dell'Occhio : p. 22 ; Tav. I. fig. 7 ; Pavia, 1826.
(2) Annales d'Oculistique ; tome XIV, p. 122 ; Bruxelles, 1845.
(5) Op. cit., Vol. II, pp. 128 et 271 ; pl. XIV, fig. 2 ; London, 1818.

rieure de la capsule dure et pierreuse sous l'aiguille. La maladie devait son origine à une iritis suivie de contraction de la pupille et d'une exsudation lymphatique. La cataracte fut abaissée et la vision se rétablit assez bien.

La moitié antérieure de la capsule cristalline est plus souvent ossifiée que la postérieure. Dans quelques cas, toute la capsule est convertie en une mince écaille osseuse, contenant un cristallin opaque. D'autres fois, celui-ci a déjà été absorbé en partie ou en totalité, de sorte que la capsule ossifiée a une forme moins régulière, parce qu'elle s'est rétractée avant de subir l'ossification.

Sur un œil envoyé à M. Wardrop par M. Allan Burns, on trouva le centre du cristallin converti en une substance osseuse dure. Ce cas est le seul dans lequel M. Wardrop ait trouvé le cristallin ossifié sans que la capsule le fût aussi. Le centre ossifié de ce cristallin était d'un brun foncé et offrait une structure lamellée (1).

Le cristallin luxé, soit dans l'humeur vitrée, soit dans la chambre antérieure, par suite d'un coup porté sur l'œil, est très-sujet à s'ossifier. Dans les cas où un cristallin, renfermé dans sa capsule déchirée, passe dans la chambre antérieure et y est laissé jusqu'à ce que l'absorption ait presque complétement fait disparaître la lentille, on voit presque toujours se former à sa place, soit un dépôt calcaire amorphe, soit une couche de matière osseuse à l'intérieur de la capsule.

Lorsqu'un cristallin renfermé dans sa capsule, et séparé de son ligament suspenseur, tombe en arrière dans l'humeur vitrée dissoute, et qu'il s'y ossifie, il peut passer dans la chambre antérieure lorsque le malade penche la tête en avant et donner lieu par sa présence à une iritis.

Obs. 435. — Pellier (2) rapporte qu'un œil, dont la cornée avait, pendant vingt ans, été le siége d'une inflammation plus ou moins forte, finit par s'ouvrir et laissa voir et sentir un cristallin ossifié. On pratiqua sur la cornée une incision cruciale, et l'on amena au dehors une portion de substance calculeuse du volume d'un haricot. Une partie de la matière ossifiée fut abandonnée dans l'œil, le malade s'étant tellement agité qu'il avait été impossible de continuer l'opération. Pellier paraît croire que tout le contenu de l'œil était ossifié. Le morceau enlevé était rude et irrégulier.

Obs. 436. — Bien que M. Wardrop donne l'observation suivante, qui lui a été communiquée par M. Anderson, chirurgien à Inverary, comme exemple d'un morceau d'os développé dans la cornée, ou immédiatement derrière elle, je ne puis me refuser à penser qu'il s'agissait simplement d'un cristallin entouré de sa capsule et luxé, qui s'était en partie ossifié dans la chambre antérieure.

En examinant l'œil droit d'une femme, âgée de 31 ans, M. Anderson remarqua une substance blanchâtre, partant de l'intérieur de la sclérotique et s'étendant en haut derrière la cornée, sur une grande partie de l'iris jusque très près de la pupille. Elle avait déterminé beaucoup d'irritation dans l'œil, de l'inflammation, une douleur intense, un flot presque continuel de larmes, l'impossibilité de supporter la lumière et une diminution

(1) *Ibid.*, pp. 96 et 261 ; pl. XI, fig. 5.
(2) Recueil de mémoires et observations ; Obs. 159 ; Montpellier, 1783.

considérable de la vision. Cet œil était plus petit que l'autre. La maladie était due à ce que cette femme s'était, quinze ans auparavant, heurté violemment à la racine d'un arbre sur lequel elle était tombée. La substance, vue à travers la cornée, avait commencé à se montrer à cette époque et avait graduellement augmenté de volume. La douleur et les autres symptômes avaient été supportables jusques environ neuf mois avant l'époque à laquelle M. Anderson la vit; alors le mal s'était aggravé. Ce chirurgien pratiqua à la cornée une incision semblable à celle recommandée pour l'extraction de la cataracte, souleva le lambeau de la cornée à l'aide d'un crochet aplati et fit sortir un petit morceau d'os à l'aide du même instrument. La partie supérieure était aussi mince qu'une feuille de papier; il était plus épais à sa partie inférieure, poreux, cassant et de forme semi-lunaire irrégulière. Sa portion supérieure était complètement libre, l'inférieure légèrement adhérente à quelque partie de l'œil située hors de la vue; néanmoins, on put l'extraire facilement et sans se servir du couteau pour détacher les adhérences. L'indocilité du malade ne permit pas de reconnaître de quelle partie provenait cette ossification (1).

En pratiquant l'extraction d'une capsule déchirée, située dans la chambre antérieure, j'ai trouvé à son intérieur une certaine quantité d'un dépôt calcaire amorphe, de couleur brune. J'ai pratiqué l'extraction de plusieurs cristallins qui s'étaient ossifiés dans l'humeur vitrée et avaient glissé en avant à travers la pupille. La surface de l'ossification était toujours irrégulière et poreuse, et généralement étroitement embrassée par la capsule transparente. Dans un cas, tout l'intérieur de la capsule était revêtu d'une couche assez épaisse de substance osseuse, d'un aspect noueux. L'examen fit reconnaître que les nodules consistaient en une substance qui paraissait être du cartilage renfermant des masses de carbonate et de phosphate de chaux, et entourées d'une nouvelle membrane qui s'était formée à l'intérieur de la capsule (2). Bien que l'extraction soit alors le meilleur moyen auquel on puisse avoir recours, on peut néanmoins soulager momentanément le malade en le faisant coucher, la tête basse, après avoir dilaté la pupille avec la belladone, afin que l'action de la pesanteur fasse repasser le cristallin dans l'humeur vitrée, ou, si ce moyen échoue, en introduisant à travers la sclérotique une aiguille courbe à l'aide de laquelle on ramène le cristallin en arrière à travers la pupille.

La dégénérescence crétacée du cristallin et de sa capsule détermine assez fréquemment, même lorsque cet organe n'est point déplacé, de la douleur et de l'irritation, soit dans l'œil malade, soit sympathiquement dans l'œil sain, ce qui met dans l'obligation d'ouvrir l'œil et d'en extraire la partie ossifiée; ou si la cornée est opaque et adhérente à l'iris, on excise une portion de la cornée et l'on enlève avec des pinces le cristallin ossifié ou sa capsule (5).

(1) Op. cit., Vol. I, p. 75.
(2) Voyez un cas d'extraction d'un cristallin ossifié ; par FRANCE. Guy's Hospital Reports. Second Séries, Vol. III, p. 197 ; London, 1845.
(5) Voyez des Observations de WALTON. Medical Times and Gazette, February, 18, 1854, p. 155.

CHAPITRE XV.

ADAPTATION D'UN ŒIL ARTIFICIEL.

Syn. — Prothèse oculaire.

Il paraît (1) qu'autrefois, quand l'œil et les paupières avaient été détruits ou enlevés par une opération, on plaçait au-devant de l'orbite une image peinte de ces diverses parties, que l'on maintenait en place à l'aide d'un ressort en acier se portant, en contournant la tempe, jusqu'au côté opposé de la tête ; mais, de nos jours, on entend par œil artificiel une demi-ellipse ou une demi-sphère creuse d'émail, simulant la partie antérieure d'un œil naturel et s'introduisant derrière les paupières. On s'est servi pendant un certain temps de plaques d'or émaillé, mais aujourd'hui les yeux artificiels sont tous faits d'émail.

Un œil artificiel doit être parfaitement poli, de forme et de dimension telles, qu'il puisse recevoir dans sa concavité les restes de l'œil atrophié sans les comprimer ou les irriter. La face interne de la portion moyenne, qui représente la cornée, doit être concave, ou tout au moins aplatie, et jamais convexe, cette forme devant déterminer nécessairement la compression de l'œil, à moins que celui-ci ne soit fort affaissé. C'est à l'omission de ces détails qu'on doit souvent attribuer la douleur que ressentent les malades lors de l'introduction d'un œil artificiel, et qui les fait renoncer à en continuer l'usage.

Les yeux artificiels ont généralement la forme semi-elliptique, ou celle d'une moitié d'œuf coupé suivant son grand diamètre ; mais on leur a donné dans ces derniers temps une forme moins excavée, se rapprochant de la forme hémisphérique, parce qu'elle expose moins à pincer le bulbe sur lequel la coque est adaptée, à irriter la conjonctive, à occasionner une apparence de strabisme ou à empêcher les mouvements de l'œil artificiel (2).

(1) OEuvres d'Ambroise Paré ; liv. XXIII, chap. I.

[(2) Les progrès opérés par la prothèse oculaire ont complétement métamorphosé les formes primitives et fixes qu'avait d'abord revêtues l'œil artificiel. Aujourd'hui ce dernier n'a plus la forme de la moitié d'un œuf ou celle d'une demi-sphère, mais une configuration variant à l'infini selon les individus et les modifications subies par la cavité de l'orbite et par son contenu. Grâce aux perfectionnements apportés à cette partie si importante de la prothèse humaine, et dont les principales sont dues aux recherches et aux travaux de M. Boissonneau, père, de Paris, le port d'un œil artificiel n'éveille plus la moindre souffrance : dès le premier jour, il est facilement supporté, et il est rare que les malades soient obligés d'en suspendre l'usage, quand il a été bien fabriqué et approprié à la nature de la difformité qu'il est destiné à déguiser.

Les modifications successives apportées à l'œil artificiel par M. Boissonneau se résument, d'après lui, dans les particularités suivantes : Émaux offrant une plus grande résistance à l'action de l'humidité tout en conduisant, par leur malléabilité particulière, à une meilleure imitation de la nature. — Pour répondre aux différents degrés de rétrécissement orbitaire, l'œil artificiel, de conformation originaire, pris pour point de départ, subit une réduction graduée de ses diverses sections. — Division géométrique du globe de l'œil formant la base d'un système d'appropriation prothésique spéciale pour chaque individu. — Échancrage de la section nasale respectant la caroncule

La minceur et la légèreté sont des qualités indispensables à un œil artificiel. Quand l'œil à recouvrir est volumineux, si la coque n'est pas mince, les paupières sont trop comprimées et ne peuvent plus exécuter leurs mouvements ordinaires.

On a proposé, lorsque le moignon a une forme irrégulière, de modeler sur celui-ci l'œil à ajuster, dans la crainte qu'il n'en vienne comprimer inégalement et douloureusement quelque partie. Lorsque l'une ou l'autre paupière, par exemple, adhère au moignon, si l'on ne peut faire disparaître cette adhérence, le diamètre de l'œil artificiel doit être plus court de haut en bas, ou même offrir sur sa circonférence une échancrure dans la partie qui est en regard de la bride.

On copie sur l'œil sain la teinte particulière du blanc de l'œil, l'aspect des vaisseaux qui le parcourent, la dimension et la coloration

lacrymale. — Réduction de la section palpébrale supérieure et déviation du point interne de cette partie permettant les mouvements ascensionnels ; dès lors, se trouvant ainsi localisé, le même œil artificiel ne peut plus servir indistinctement pour l'un ou l'autre côté — Les mouvements oscillatoires sont évités par une disposition sinueuse de la section palpébrale inférieure répondant à celle du repli conjonctival correspondant. — Suppression des opérations chirurgicales préparatoires par des échancrures profondes et multiples chevauchant les adhérences partielles oculo-palpébrales. — Appendices servant de retenues dans les cas de symblépharon considérable et compliqué. — Une nouvelle conformation hémisphéroïdale répondant au diamètre et à la sphéricité des moignons bulbaires volumineux évite l'amputation de cet organe tout en conduisant à de meilleures restaurations. — Le pourtour de l'œil artificiel reçoit une coupe sinueuse évitant les compressions partielles sur le repli conjonctival. — Son contour légèrement évasé ne pince plus la muqueuse scléroticale. — Le strabisme du moignon oculaire est combattu par un développement proportionné de la section correspondante. — Le dernier point d'attache de l'émail durant sa confection, recevant par la fusion un poli parfait, la rugosité qu'il laissait sur l'un de ses bords disparaît. — Une coïncidence parfaite des courbes internes de la pièce détruisant l'action mécanique sur le moignon oculaire, l'irritation, la gêne deviennent impossibles. — L'innocuité est complète. — Perforation irrégulière s'ajustant à la base des tumeurs dures de la sclérotique. — Surélévation scléroticale évitant le contact du corps étranger sur ces mêmes accidents. — Par une cavité partielle du centre interne établissant un espace libre entre l'organe et le corps étranger, l'œil artificiel devient applicable sur les moignons qui ont conservé quelques parties transparentes de la membrane cornéenne. Cette même disposition permet de réduire les staphylêmes opaques peu proéminents par voie de compression. — Des paupières en émail sont modelées sur la capsule prothésique pour la restauration artificielle de l'ablépharon. — Dans les cas de réductions considérables du globe de l'œil entraînant le rétrécissement des paupières et celui de la cavité orbitaire, les pièces comprimées qui leur sont propres reçoivent une application méthodique évitant l'inflammation, tout en conduisant à l'assouplissement et à la dilatation des parties organiques. — Par une disposition générale des conformations relatives aux moignons oculaires d'un certain volume, toute compression sous les angles palpébraux est supprimée ; la pièce, devenue moins grande, prend d'elle-même son équilibre horizontal ; le mouvement et la similitude se perfectionnent, et le cul-de-sac conjonctival se conserve sans jamais subir de modifications anormales. — On sait que, par un arrêt de développement, la perte de l'œil, chez les enfants, détermine insensiblement la déformation de la face. Une anse placée à la section inférieure de l'émail rend celui-ci facilement applicable sur les jeunes sujets, et prévient ce déplorable inconvénient — Une échancrure ou une perforation de la section inférieure évitant l'accumulation du liquide dans la cavité de l'œil artificiel en reportant ceux-ci vers l'orifice du canal lacrymal, dont elles rétablissent les fonctions absorbantes, les mucosités, conséquence de la décomposition des larmes qui y séjournaient, ne peuvent plus s'accumuler. — Une disposition particulière de l'œil artificiel le rend applicable sur les moignons oculaires légèrement exophthalmiques. — Bordage de la section inférieure de l'œil artificiel, évitant l'action incisive sur le point correspondant du repli conjonctival.

On comprend d'après cela que, pour rendre l'usage d'un œil artificiel facilement supportable, il doit être fabriqué pour chaque malade sur des données et des mesures spéciales. Les coques de pacotille, faites sur des types fixes, ne sont propres qu'à discréditer un moyen qui, bien compris, rend d'inappréciables services. T. W.]

de l'iris; toutefois, ces points sont beaucoup moins importants que ceux qui ont rapport à la dimension et à la forme et qui sont indispensables pour que l'œil artificiel puisse bien s'adapter. La pupille doit être représentée en état de dilatation moyenne, et l'apparence d'une chambre antérieure doit être figurée. L'iris paraît toujours plus foncé quand l'œil est introduit derrière les paupières, que lorsqu'on l'examine en le tenant dans la main.

La fabrication des yeux artificiels est très simple (1). La partie qui imite la sclérotique est composée d'émail blanc mélangé d'une teinte de jaune. On donne à la lamelle postérieure de la partie centrale la coloration et l'aspect strié de l'iris, et au milieu de cette lamelle une plaque circulaire d'émail noir imite la pupille; la lamelle la plus superficielle est de verre transparent. On applique à la surface, pour imiter les vaisseaux sanguins, de petits fils d'émail rouge, que l'on y fait fondre à l'aide du chalumeau.

Si l'œil que l'on désire cacher n'offre point un volume plus considérable qu'à l'ordinaire, on peut le couvrir d'un œil artificiel sans opération chirurgicale préparatoire. Mais s'il existe un staphylôme total de l'iris et de la cornée, il faut l'enlever au préalable. Il faut dans tous les cas attendre que toute trace de l'inflammation ou de la plaie qui a donné lieu à la difformité ait disparu, et même surseoir, trois ou quatre mois après la guérison, à l'introduction de la coque artificielle. On ne doit pas oublier que, dans quelques cas, l'excessive irritabilité du malade, qui se traduit par une douleur vive et un épiphora que rien ne peut arrêter, ou bien la nature même de l'affection, cause première de tous les accidents, oblige parfois à renoncer aux moyens de prothèse oculaire, dans la crainte qu'ils ne donnent lieu au développement de quelqu'affection maligne.

Une hernie de l'iris ou le *staphyloma racemosum* en rendent parfois l'usage impossible, à cause de la douleur qu'ils déterminent tant qu'on ne les a pas fait disparaître par une opération. Lorsqu'il existe un staphylôme partiel saillant de la partie supérieure ou de la partie inférieure de la cornée, la coque ovale ordinaire offre cet inconvénient que son extrémité nasale se porte en bas et son extrémité temporale en haut. Il vaut mieux en pareil cas employer un œil hémisphérique.

Lorsqu'il y a un ectropion, il faut le guérir (2), de même que le symblépharon. Si l'on a dû extirper tout le globe de l'œil, les sinus de la conjonctive sont fort oblitérés et il ne reste point de place sur laquelle l'œil artificiel puisse prendre un point d'appui.

(1) Voyez sur la fabrication des yeux artificiels BLANCOURT, Art du verrier; traduit en Anglais, p. 555; London, 1699.

(2) Voyez une observation de placement d'un œil artificiel, dans un cas où une plaie des téguments de la joue avait produit un ectropion, combiné avec la perte du globe de l'œil; par WALTON; Medical Times and Gazette; January 29, 1855, p. 117.

Lorsqu'il n'existe ni inflammation, ni excroissance fongueuse du globe de l'œil ou des paupières, ni irritation ni douleur, on peut essayer l'application d'un œil artificiel. Pour l'introduire, on le saisit, après l'avoir humecté, par son bord inférieur entre le pouce et l'index de la main droite ; le pouce de la main gauche soulève la paupière supérieure, au-dessous de laquelle on introduit le bord supérieur de l'œil artificiel, en le poussant dans le sinus de la conjonctive, jusqu'à ce que sa partie la plus saillante se trouve cachée ; puis on laisse descendre la paupière sur elle. On maintient la coque avec le pouce droit, tandis que l'index de la main gauche attire en bas la paupière inférieure, ce qui permet à l'œil de glisser dans le sinus inférieur de la conjonctive. Si son bord ne descend pas dans le sinus et reste appliqué sur le tarse, c'est qu'il est trop grand, et il faut en choisir un plus petit.

Les premiers jours, on ne doit le porter que pendant quelques heures. On le retire à l'aide d'une sonde en or ou en argent, de l'épaisseur d'une aiguille à tricoter, et dont l'extrémité est arrondie et repliée en forme de crochet. On abaisse la paupière inférieure avec l'index de la main gauche, afin de permettre l'introduction du crochet derrière le bord inférieur de la pièce artificielle, que l'on soulève jusqu'à ce qu'elle ne soit plus retenue par la paupière inférieure ; elle s'échappe alors immédiatement de dessous la paupière supérieure et on la saisit de la main gauche. On la débarrasse sur-le-champ du mucus qui y adhère en la frottant légèrement avec un chiffon doux et on la met de côté jusqu'au lendemain. On ne doit point la plonger dans l'eau froide, de peur de la faire éclater. Les yeux artificiels qui n'ont pas été convenablement soumis à l'action de la chaleur, peuvent éclater rien que par les changements de température auxquels ils sont exposés, lorsqu'on les retire le soir pour les replacer le matin.

Le malade apprend vite à ôter et à replacer lui-même son œil. Lorsqu'il l'enlève, il doit se pencher au-dessus d'un lit ou d'une table recouverte d'une serviette, afin que s'il tombe, il ne se brise point.

[M. Boissonneau prescrit de faire cette manœuvre de la manière suivante :

« Admettant que le patient soit assis à une table garnie d'un tapis ou d'une serviette à moitié dépliée, il s'inclinera sur cette garniture et relèvera la paupière supérieure du doigt majeur de la main gauche ; celle-ci sera placée sur le front, de manière à ce que le pouce, dirigé vers le sommet de la tête, puisse y prendre un point d'appui. La paupière sera saisie au centre et tout près du bord ciliaire, pour être relevée perpendiculairement, ce à quoi l'on parvient en donnant à la main une direction verticale de haut en bas : cette position ne se prend facilement qu'en élevant le coude le plus haut possible.

Pour faciliter cette opération, le regard doit être complétement dirigé en bas; de cette manière, le moignon oculaire s'éloigne du parcours de l'œil artificiel et facilite le passage de celui-ci sans en subir le moindre frottement.

Après avoir été plongé dans l'eau, tant pour en faciliter l'introduction que pour le débarrasser des corpuscules poussiéreux qui pourraient s'y trouver attachés, l'œil artificiel sera saisi transversalement du pouce et de l'index de la main droite, et de manière à ce que sa cavité, se trouvant en avant, sa section temporale soit présentée la première, et régularisant sa direction en l'appuyant sur la joue, il sera introduit verticalement jusqu'au fond de l'orbite, en glissant sous la paupière supérieure qu'il relève en même temps.

Le doigt majeur de la main gauche, qui, sans quitter le front, abandonne la paupière, s'empare de l'œil artificiel, en le saisissant par la section caronculaire, que l'on dirige vers le nez par un mouvement de rotation sur son axe. Puis, sans lâcher prise de la main gauche, on élève les yeux en fixant le plafond de l'appartement, et, de ce moment, l'index de la main droite abaissant la paupière inférieure, la pièce s'engage et prend d'elle-même la position qui lui est propre. Elle s'introduira et se mettra en place avec la plus grande facilité, si, pendant la manœuvre que je viens d'expliquer, on a soin d'ouvrir les yeux très grands; en agissant autrement, on pourrait se faire mal, parce que, si au lieu de faciliter son passage on se crispait les paupières, son introduction serait difficile et douloureuse.

Si quelques brides accidentelles, liant entre eux le moignon et les paupières (*symblepharon*), se présentaient, on se bornerait à enchevêtrer les échancrures de l'œil artificiel sur les adhérences qui en auraient nécessité l'exécution, et à relever ou abaisser de la main droite la paupière opposée, suivant qu'elles engageraient l'une ou l'autre de ces membranes.

Quand il s'agira d'une réduction bulbaire considérable, l'œil sera de suite présenté transversalement.

L'extraction est également devenue fort simple depuis la diminution considérable que les derniers perfectionnements ont fait subir à l'étendue de la section palpébrale supérieure de la capsule d'émail. Abaissant, de l'index de la main gauche, la paupière inférieure tout en regardant en haut, dans le but de relever la section correspondante, on engage sous elle la tête d'un petit passe-lacet que l'on tient de la main droite et que, par un mouvement de bascule, l'on abaisse sur la joue tout en l'introduisant dans la cavité de l'œil artificiel; puis on soulève celui-ci en le reportant en avant. Si dans ce moment l'on a soin d'ouvrir les yeux très grands, la puissance de retenue qu'exerce la paupière supérieure disparaît, et l'émail, se dégageant subitement, tombe dans la main gauche que l'on a tendue pour le recevoir.

L'introduction et l'extraction de l'œil artificiel s'effectuent, on le voit, par soi-même, d'une manière aussi simple que facile. Bientôt, comprenant la théorie, l'habitude de cette petite manœuvre donne à la main une dextérité qui permet de la pratiquer debout, instantanément et sans la moindre précaution.

Chez les enfants, ce n'est que par une ruse de pratique que l'extraction est possible, sans recourir à la lutte : un fil passé dans un pertuis pratiqué *ad hoc* à la section palpébrale inférieure de l'œil artificiel, pend d'un centimètre environ sur la joue. L'enfant s'en amuse et, tirant le fil lui-même, la pièce lui tombe dans la main et il se la laisse volontiers introduire de nouveau, pour le seul plaisir de la retirer encore. Bientôt, s'en faisant un jeu, tout effroi disparaît, et l'on supprime cet auxiliaire au bout de quelques semaines, pour procéder par les moyens ordinaires, soins dont les mères s'acquittent très bien. » T. W.]

Si le globe de l'œil a été réduit à un petit volume, les paupières perdent le point d'appui et l'élasticité qui leur sont nécessaires pour l'accomplissement de leurs mouvements ; il en résulte qu'elles deviennent bientôt complétement immobiles et qu'elles s'enfoncent dans l'orbite, tandis que leurs cils se renversent en dedans et que les tissus de la conjonctive qui, à l'état naturel, s'étendent entre l'œil et les paupières, se contractent graduellement et finissent par presque disparaître. L'excès des larmes et du mucus ne peut non plus être convenablement évacué ; n'étant plus poussé en avant par la convexité de l'œil, il se rassemble derrière les paupières et adhère à leurs bords libres et à leurs angles, tandis que la narine du côté correspondant reste sèche. Ces symptômes disparaissent ordinairement, en grande partie, par l'emploi d'un œil artificiel, qui fournit aux paupières un nouveau point d'appui, leur rend l'élasticité nécessaire pour l'exercice de leurs mouvements, et maintient élargis les replis de la conjonctive ; d'un autre côté, le rétablissement de l'action des paupières sert à diriger les larmes et le mucus vers les points lacrymaux, comme dans l'état de santé. Il est quelquefois indispensable, en pareil cas, de commencer par un petit œil artificiel et d'en employer de plus volumineux à mesure que l'élargissement des replis de la conjonctive le permet. Il ne faut pas se laisser arrêter par la crainte de voir un œil trop petit s'échapper de derrière les paupières ; car celles-ci ne s'ouvrent qu'en proportion du volume de l'œil placé derrière elles.

On peut, au début, faire usage d'un petit œil simple, c'est-à-dire sur lequel on n'a point figuré l'iris. L'oculiste doit être pourvu d'une série d'yeux semblables, dont il se sert jusqu'à ce que le malade soit accoutumé à les porter. Au premier abord, les paupières ne se meuvent pas aisément au-devant de l'œil artificiel ; aussi reste-t-il exposé à l'action des corps étrangers qui flottent dans l'atmosphère ; par suite de cette cause et des tentatives mal dirigées du malade pour l'enlever et le replacer, il se raie et perd promptement l'aspect qu'on lui avait donné. Tous les deux ou trois jours on doit introduire un œil plus volumineux, jusqu'à ce qu'enfin les paupières paraissent avoir repris leur degré naturel d'expansion (1).

L'iris et la pupille de l'œil que l'on veut garder définitivement doivent correspondre, sous le rapport de la direction, avec ceux de l'œil sain; placés plus près de l'un ou de l'autre des angles oculaires, ils font loucher le malade. Quelques yeux artificiels sont préparés pour le côté droit ou le côté gauche seul : ils présentent plus de sclérotique au-dessus qu'au dessous de l'iris ; d'autres sont destinés à être placés indifféremment des deux côtés, et l'iris est juste au centre. Dans tous les yeux artificiels il y a plus de sclérotique au côté temporal qu'au côté nasal de l'iris (2).

Un œil artificiel bien adapté exécute les mêmes mouvements que l'œil sain, surtout si le moignon oculaire sur lequel il est placé est considérable, et si les muscles droits le font mouvoir avec facilité. Les mouvements de l'œil artificiel ne sont cependant pas dûs exclusivement à cette cause, ils sont aussi sous la dépendance des mouvements de la conjonctive et de ses replis dans lesquels il est enchassé, et qui sont les mêmes que ceux du globe de l'œil et des paupières. C'est pour cela que, si l'œil artificiel est d'un volume convenable, s'il n'est ni assez petit pour échapper à l'action de la conjonctive, ni trop volumineux pour la paralyser, on le voit exécuter tous les mouvements d'un œil ordinaire, même lorsque le moignon qu'il recouvre est très petit.

Le frottement des paupières et l'action du mucus et des larmes altèrent l'œil artificiel, de sorte que le verre venant à perdre son poli, la cornée en paraît troublée. On a supposé que c'était la sécrétion méibomienne qui y produisait le plus de dommage. Le poli ne se conserve jamais pendant plus de trois à quatre mois, et ordinairement au bout de six, toute la surface de l'œil est trouble et légèrement rugueuse. Les fils rouges qui imitent les vaisseaux sanguins se dissolvent parfois complétement et laissent des sillons avant que la cornée ou la sclérotique s'altèrent. La rapidité avec laquelle cette détérioration s'effectue varie ; elle dépend des qualités particulières des sécrétions suivant les individus. La promptitude avec laquelle ils se détruisent et leur prix extravagant les mettent hors de la portée des personnes qui n'appartiennent pas aux classes aisées ; néanmoins, beaucoup de personnes des classes indigentes à qui la perte d'un œil empêche de trouver un emploi, sont désireuses de s'en procurer. Elles sont souvent obligées de se résigner

[(1) Ces précautions sont inutiles quand le malade s'est procuré une coque fabriquée pour lui et répondant aux diverses indications fournies par les parties, telles qu'un ouvrier habile sait les comprendre. T W.]

[(2) Tous ces inconvénients, dénotant l'enfance de l'art, disparaissent quand on a soin de ne faire porter aux malades que des coques faites spécialement pour chacun d'eux. T.W.]

à cacher leur difformité à l'aide d'un verre coloré, ou, lorsqu'elle est trop prononcée, à la recouvrir d'un écran creux. Elles ne doivent cependant jamais la recouvrir hermétiquement à l'aide d'un emplâtre qui échauffe les parties, les enflamme et les rend œdémateuses (1).

Les yeux en émail qui ont perdu leur poli sont nuisibles; leurs inégalités déterminent l'inflammation de la conjonctive, des excoriations et la production d'excroissances fongueuses. Lors donc qu'on s'aperçoit qu'un œil artificiel se trouble, il faut l'enlever, calmer l'irritation qu'il a déterminée, et lorsque toute douleur et toute inflammation ont cessé, en replacer un nouveau, ou l'ancien après qu'il a été repoli.

Lorsque l'on veut avoir un œil artificiel fait spécialement pour un malade, il faut envoyer à l'émailleur un dessin représentant soigneusement la couleur et les autres particularités de l'iris, et un modèle en cire ou en plomb indiquant les dimensions et la forme à donner à la pièce. On modèle la convexité sur celle de l'œil sain et l'on marque la place et la dimension de l'iris et de la pupille, ainsi que l'étendue de la sclérotique qui reste à découvert lorsque l'œil est modérément ouvert. L'émailleur doit conserver le modèle et le dessin, afin de pouvoir fournir sans devoir recourir à de nouvelles indications, des yeux semblables chaque fois qu'on lui en demande (2).

Il faut, lorsque l'on porte un œil artificiel, observer les soins de propreté les plus minutieux. On doit l'enlever toutes les douze heures, et le débarrasser du mucus qui y adhère et s'accumule dans sa cavité. On baigne en même temps les paupières avec de l'eau tiède, et s'il existe quelque relâchement notable des parties, ou quelque tendance à une inflammation puro-muqueuse, on fait usage d'un collyre légèrement astringent, et l'on enduit le bord libre des paupières avec un peu de pommade au précipité rouge. Si la conjonctive est gonflée ou fongueuse, il est bon de la toucher avec une solution de caustique lunaire. Il faut parfois retrancher avec les ciseaux des plis durs et fongueux de la conjonctive, ce qui ne doit se faire qu'avec précaution, dans la crainte

[(1) Nous sommes heureux de pouvoir constater qu'en Belgique au moins (et dans beaucoup d'autres pays, si nos renseignements sont exacts), les indigents ne sont pas déshérités des bienfaits de l'œil artificiel. M. Boissonneau a mis à notre disposition des collections complètes de coques destinées à être livrées aux nécessiteux, gratis, sur la simple présentation d'un certificat d'indigence. Nous croyons savoir que des services semblables, pour les pauvres, ont été établis par M. Boissonneau, avec le concours des gouvernements étrangers, dans plusieurs autres pays. T. W.]

[(2) M. Boissonneau a considérablement réduit ces exigences au moyen d'un questionnaire auquel il suffit de répondre. Les seuls renseignements dont il ait besoin pour toutes les éventualités sont les suivants : Noms, profession, demeure et âge du sujet. — Temps qui s'est écoulé depuis la perte de l'œil. — L'œil perdu sera le droit ou le gauche. — Sa réduction sera nulle, d'un quart, de moitié ou de trois quarts. — L'œil sain sera de saillie ordinaire, proéminent ou enfoncé. — Puis, on dira : si le blanc de l'œil est pur, grisâtre, roussâtre ou bistré; — si l'iris est noir, marron, café, verdâtre obscur, bleuâtre, gris-ardoisé, gris-roussâtre, et si chacune de ces couleurs est claire, demi-ton ou foncée. — Les diamètres de l'iris ou de la pupille seront indiqués par un trait à la plume sur la lettre de commande.—Dire aussi si le petit cercle qui entoure la pupille est roussâtre ou brun-grisâtre. — Les personnes déjà initiées devront envoyer une ancienne pièce pour modèle. T. W.]

que les tissus ne deviennent trop petits pour contenir l'œil artificiel,
ou qu'il ne s'établisse des adhérences entre les paupières et le globe
de l'œil.

CHAPITRE XVI.

AUGMENTATIONS PARTIELLES OU GÉNÉRALES DU VOLUME DU GLOBE DE
L'ŒIL ; ÉPANCHEMENTS ET TUMEURS A L'INTÉRIEUR DE SES TU-
NIQUES.

SECTION Iʳᵉ.

CORNÉE CONIQUE.

Syn. — Ochlodes, *Taylor*. Staphyloma pellucidum conicum, *Lyall*. Hyperkeratosis, *Himly*.

Fig. Demours, pl. LVII, fig. 1. Von Ammon, thl. I, taf. III, fig. 15-21, taf. X, fig. 8, thl. III, taf. VII,
fig. 8-10. Dalrymple, pl. XXXII, fig. 1. Sichel, pl. XXXII, fig. 5-6.

La cornée présente dans cette affection, au lieu de sa forme naturelle, celle d'un cône plus ou moins aigu. Vue de profil, elle ressemble dans cet état à une goutte d'eau ou à un
morceau de verre saillant au-devant de l'œil.
(Fig. 21.) Lorsqu'on place le malade devant
une fenêtre et que l'on regarde l'œil en face, le
centre du cône réfléchit la lumière de façon à
paraître étincelant. Dans quelques cas, le cône
est petit et pointu ; dans d'autres, bien qu'il soit
plus saillant, le sommet en est arrondi. Ce sommet occupe ordinairement le centre du cône,
(Fig. 21.)
mais quelquefois il est situé de côté. Toute la cornée participe parfois
plus ou moins de la forme conique ; dans d'autres cas, le cône est petit
comparativement à l'étendue de la cornée et s'élève d'une façon
abrupte de sa surface. Dans certaines positions de l'œil, la pointe du
cône paraît moins transparente que le reste de la cornée, et assez fréquemment elle est nébuleuse ou opaque.

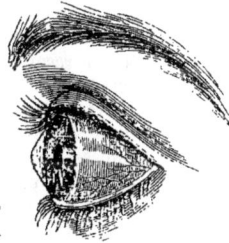

Dans les cas légers, la conicité de la cornée peut échapper à l'observateur, jusqu'à ce qu'il remarque l'image d'une fenêtre ou d'une
bougie réfléchie par la surface de cette membrane. La forme de l'image

est notablement modifiée; elle se rapetisse si brusquement lorsqu'elle arrive sur le sommet du cône, que l'on reconnaît manifestement que la cornée a perdu sa forme sphérique.

Au début, la myopie en est le principal symptôme; mais lorsque la déformation est plus avancée, le malade ne voit plus à travers le centre de la cornée, mais seulement à travers ses côtés, dans une étendue très limitée. Néanmoins, en comprimant fortement l'œil avec le doigt à travers les paupières à demi fermées, de façon à limiter la pupille, et en portant les objets tout contre l'un ou l'autre côté de l'œil, surtout vers le côté temporal, le malade peut encore quelquefois parvenir à lire. Au delà de deux à trois pouces, la vision devient très confuse, et à quelques pieds de distance, le malade ne distingue absolument plus rien; il ne peut juger ni de la distance, ni de la forme des objets, de sorte qu'il a besoin d'être guidé presque comme s'il était aveugle. Le premier symptôme accusé est souvent l'obscurcissement de la vue, de sorte que, si l'œil n'est point examiné soigneusement, on peut l'attribuer à un commencement d'amaurose.

A l'état normal, la cornée ne présente point une surface suffisamment étendue pour réfracter plus d'un simple rayon lumineux; elle sert à concentrer tous les rayons simples en un seul point où ils forment une image vive des objets extérieurs; mais, dans la maladie qui nous occupe, la cornée présente des inégalités ressemblant aux facettes d'un verre multiplicateur et réfractant tout une série de rayons capables de donner lieu à plusieurs images. C'est ce qui fait qu'ordinairement un œil affecté de conicité de la cornée voit les objets multiples.

Obs. 437. — Une des malades de M. Wardrop avait remarqué que lorsqu'elle regardait une bougie, elle en apercevait cinq ou six à la fois, et que chacune des images en était plus ou moins confuse. Lorsque Sir David Brewster examina son œil, il remarqua que, de quelque côté qu'on regardât la cornée, sa section offrait une courbe régulière allant en augmentant vers le sommet. Comme cette maladie siégeait évidemment dans la cornée, qui se projetait en avant à un degré anormal, il ne s'arrêta point à la pensée qu'il dût y avoir quelque défaut de structure du cristallin. Il se trouva donc porté à croire que les images brisées et confuses, qui paraissaient entourer les objets lumineux, étaient dues aux éminences qu'offrait la cornée, éminences qu'on ne pouvait découvrir lorsque l'on regardait l'œil de côté, mais que l'on pouvait reconnaître aux effets qu'elles produisaient sur l'image d'un objet lumineux traversant la surface de la cornée. Il plaça donc une bougie à la distance de 15 pouces de la cornée, et en regardant dans la direction des rayons réfléchis, il observa les variations de dimension et de forme de la flamme. L'image réfléchie diminuait régulièrement d'étendue chaque fois qu'elle passait sur les parties les plus convexes de la cornée; mais, arrivée sur la partie la plus rapprochée du nez, elle s'agrandissait et se rapetissait alternativement et éprouvait des modifications indiquant la présence d'un certain nombre d'éminences sphériques et de dépressions qui expliquaient comment la malade apercevait les images rompues et multiples (1).

Sir David Brewster examina ensuite divers cas de cornée conique, et découvrit dans tous des inégalités dans la configuration de la superficie de la cornée.

(1) WARDROP's Morbid Anatomy of the Human Eye; vol. I, p. 131. London. 1819.

On est resté longtemps dans le doute sur le point de savoir si, lorsqu'elle revêt la forme conique, la cornée est simplement projetée en avant, ou si elle s'épaissit et si le cône formé par elle est solide. L'apparence extérieure pouvait certainement porter à croire que cette dernière supposition était la vraie ; aussi Sir William Adams (1) considérait-il cette maladie comme un épaississement morbide et un accroissement de la substance de la cornée, tandis qu'Himly lui donnait le nom d'*hyperkeratosis*. M. Wardrop, néanmoins, dit que la portion irrégulière, ou le sommet du cône, qui est parfois nuageuse et opaque, est généralement très mince, et que chez un individu affecté de cette maladie, qui avait reçu un coup sur l'œil, la cornée s'était rompue. Le docteur Jaeger, d'Erlangen, a confirmé cette opinion, parce qu'ayant disséqué les yeux d'une personne atteinte de conicité de la cornée, il avait trouvé le sommet du cône très mince et la circonférence de la cornée fort épaissie (2).

La portion proéminente de la cornée est si mince que, lorsqu'on la ponctionne dans cette affection, elle s'affaisse et se ride dès que l'humeur aqueuse s'est échappée.

[M. Middlemore a eu également l'occasion d'examiner une cornée conique après la mort d'un sujet chez qui la maladie existait à un degré extrême. Il trouva que les lamelles de la cornée étaient moins mobiles les unes sur les autres qu'à l'état normal ; la circonférence de cette membrane n'offrait aucun changement et avait son épaisseur ordinaire, mais le sommet en était très aminci et présentait une opacité qui n'occupait que la superficie, car le tissu lamellaire de la cornée avait conservé toute sa transparence, même au sommet du cône, et il n'existait point d'autre altération (3). T. W.]

La maladie attaque d'abord un œil, ensuite l'autre ; mais, en général, l'un continue à être plus malade que l'autre. On l'a rencontrée à presque toutes les époques de la vie. De même que la myopie ordinaire, elle se manifeste surtout vers l'époque de la puberté, ou du moins elle augmente alors rapidement, de sorte que le malade peut se trouver obligé de renoncer à la profession qu'il avait embrassée. M. Wardrop l'a observée une fois chez un enfant de 8 ans. Sir W. Adams l'a rencontrée depuis 16 ans jusqu'à 70 ; beaucoup plus fréquemment chez les femmes que chez les hommes, et sur des personnes jeunes plutôt que sur d'autres. Le docteur Von Ammon dit (4) que la conicité de la cornée est parfois congéniale. Il l'a rencontrée une fois chez plusieurs sœurs qui en étaient affectées depuis la naissance.

La conicité de la cornée se développe, d'ordinaire, sans inflamma-

(1) Journal of Science and the Arts, vol. II, p. 405 ; London, 1817.
(2) Carl Schmidt's Inaugural-Abhandlung über die Hyperkeratosis, p. 17 ; Erlangen, 1850
(3) Treatise on the Diseases of the Eye, tome I, p. 552, dans la note. London, 1835.
(4) Zeitschrift für die Ophthalmologie ; vol. I, p. 125 ; Dresden, 1850.

tion ni douleur, ni sans aucune sensation de distension. Je l'ai néanmoins vue précédée assez longtemps de céphalalgie et de douleur dans
l'œil. J'ai vu la conicité de la cornée associée à l'ophthalmie catarrho-
scrofuleuse, avec les taches ordinaires de la cornée et avec le ptérygion.
Je l'ai aussi vue succéder à la cornéite. Lorsqu'il en est ainsi, la
conicité s'étend à toute la cornée et ressemble à un pain de sucre, un
peu comme dans la figure de Demours; le sommet en est arrondi et non
pas pointu. Quand elle n'a pas été précédée de cornéite, le cône est
plus aigu et ne s'étend pas à toute la cornée, mais se porte vers l'un
ou l'autre point de sa circonférence. J'ai vu dans un cas la conicité
de la cornée succéder à la scarlatine. Chez un jeune garçon, entré au
Glasgow Eye Infirmary, un coup de boule de neige sur l'œil en avait
été le point de départ supposé. On en a parfois accusé les pleurs trop
fréquents.

Il n'est point vraisemblable que cette affection soit le résultat de la
pression anormale de l'humeur aqueuse; il est plutôt à présumer qu'elle
est due à quelque dérangement dans la nutrition de la cornée. Elle débute probablement par l'amincissement de la portion de la cornée qui
devient ensuite proéminente. J'ai quelque idée qu'elle résulte parfois de
l'amincissement qui succède à une cicatrice transparente ou fossette.
Chez une jeune dame pour laquelle j'ai été consulté, elle avait succédé
à un trouble de la cornée et à une ou deux petites dépressions semblables à celles qui restent après l'absorption des phlycténules.

[*Causes*. — Dans un travail intéressant que M. White Cooper (1)
a publié sur la cornée conique, nous voyons que cette maladie est
presque inconnue dans le nord de l'Allemagne, qu'elle est moins commune dans le nord de l'Angleterre qu'au sud et à l'est de ce pays,
qu'elle est plus rare en Écosse qu'en Angleterre tandis qu'elle serait
beaucoup plus fréquente en Chine. Ceci confirme l'opinion que c'est
une maladie plus commune dans les pays chauds que dans les pays
froids.

La statistique de M. Cooper comprend 208,970 cas d'affections
oculaires; sur ce nombre, il y avait 194 cas seulement de cornée
conique, ce qui donne une moyenne générale de 1 cas sur 1077,16
malades.

D'un autre côté, tandis que cette maladie ne se rencontre en Écosse
qu'une fois sur 4,514 maladies d'yeux, elle s'est rencontrée à Macao
1 fois sur 308 cas. Suivant M. Hays, elle serait rare à Philadelphie
où il n'en a vu que 2 cas.

Dans presque tous les cas vus par M. Cooper, les deux yeux étaient
affectés, quoique rarement au même degré. M. Wilde dit que, lorsque
l'affection est congéniale, les deux yeux sont généralement affectés,

[(1) London Journal of Med. May and June 1850.]

tandis qu'un seul œil est très fréquemment malade quand elle se développe après la naissance.

M. White Cooper indique encore les causes suivantes :

1. *Un état d'affaiblissement de la constitution et de la force nerveuse.* — Cela est un peu vague et constitue une cause bien générale pour une affection localisée dans un si petit espace. M. Haynes Walton (1) dit n'avoir observé la maladie que sur des personnes saines.

2. La *congestion.* — M. Cooper pense que c'est là une cause assez fréquente. Sur 42 cas dans lesquels la profession des malades était connue, il y avait 7 cuisiniers, 10 couturières, 3 tailleurs, 1 ouvrier en tapis, 1 surveillant, 1 maître d'école, 1 souffleur, 1 maréchal-ferrant et 1 boulanger, toutes professions qui exercent une influence directe sur l'afflux du sang vers la tête. Il ajoute que la cornée conique s'observe surtout chez les personnes sujettes à la choroïdite asthénique.

3. *L'ulcération de la cornée.* — Lorsque la lame élastique antérieure a été détruite, la cornée est affaiblie d'autant et moins capable de résister aux pressions d'arrière en avant. On rencontre d'ordinaire en pareil cas la cicatrice de l'ulcère au sommet du cône. On sait que M. Sichel soutient que la conicité de la cornée est toujours la conséquence d'un ulcère qui a existé au centre de cette membrane et a précédé le développement du cône. On ne saurait nier qu'il en est parfois ainsi ; mais M. Dixon (2) cite un cas qui tend à démontrer qu'il peut en être autrement. Il s'agit d'un malade chez qui la difformité de la cornée *ne fut précédée d'aucune inflammation ;* elle débuta chez lui à un âge qui lui aurait permis de s'apercevoir de ce symptôme et de le rapporter s'il eût existé. C'était un grand chasseur ; il avait l'habitude d'épauler à droite, et il s'aperçut que l'œil de ce côté devenait myope : il avait alors 29 ans. La myopie alla graduellement en augmentant jusqu'à l'époque où il vint consulter M. Dixon. Celui-ci constata une conicité de la cornée des plus prononcées.

4. *L'inflammation de la cornée,* surtout avec complication strumeuse.

5. *Les pleurs en excès.* —Il y a alors non-seulement congestion vers l'œil, mais de plus compression du globe oculaire.

M. Hays (3) fait, à l'occasion de cette énumération, une réflexion applicable à toutes les causes déjà citées. C'est qu'il reste à expliquer comment, avec tant de causes dont beaucoup sont si souvent en action, cette maladie est néanmoins aussi rare. T. W.]

Traitement. — Je n'ai jamais vu la conicité de la cornée diminuer à la suite d'aucun moyen, soit interne, soit externe. Le traitement doit

[(1) Operative Ophthalmic Surgery, p. 393.]
[(2) London Journ. of Med. June, 1850, p. 505.]
[(3) Édition américaine de Lawrence, p. 393.]

avoir pour objet de prévenir, autant que possible, les progrès de la maladie et de l'empêcher de se développer sur le second œil, lorsque l'un d'eux est affecté. La meilleure méthode d'atteindre ce but consiste à éviter toute occupation qui fatigue trop la vue, à prendre de l'exercice en plein air, à maintenir le ventre libre et à faire usage de toniques, tels que le quinquina.

On s'accorde généralement à reconnaître que l'évacuation de l'humeur aqueuse ne sert à rien. J'ai cependant observé un cas dans lequel la rupture accidentelle de la cornée avait été suivie d'une amélioration considérable. Il s'agit d'une jeune dame qui, plusieurs jours après m'avoir consulté, avait senti tout à coup, en se baissant, une sensation comme si son œil s'était déchiré; la cornée avait présenté immédiatement une apparence laiteuse, qui disparut graduellement, et la forme de la cornée redevint presque naturelle.

La compression, les astringents et tous les autres moyens locaux paraissent avoir échoué contre la conicité de la cornée. M. Desmarres, néanmoins, a quelque confiance dans la compression qui, dit-il, doit être légère, exactement appliquée et continuée pendant longtemps. Immédiatement avant de l'exercer, on la fait précéder de la ponction de la cornée (1).

M. Travers dit que les vésicatoires répétés et les toniques les plus puissants, tels que le fer et l'arsenic, lui ont rendu des services positifs (2). Toutefois, comme il confond évidemment la conicité de la cornée avec l'hydropisie oculaire, il est impossible de décider contre laquelle de ces deux affections ces remèdes ont agi favorablement (3).

Le docteur Pickford recommande les émétiques et les purgatifs; il pense que l'influence qu'ils exercent sur les nerfs gastriques et autres a pour résultat de rétablir l'action affaiblie des vaisseaux nutritifs et absorbants de la cornée. Il survient, sous l'influence de ce traitement, dit-il, une rétraction lente mais progressive du cône et un rétablissement proportionnel de la vision (4).

[Voici la combinaison que préférait le docteur Pickford : R. zinci sulph. scrup. j; magnesiæ sulph. unc. ij, *primo mane quotidie sumend.* Le traitement fut continué, dans un cas, pendant douze mois, au bout desquels le malade fut guéri. Toutefois, le mal revint au bout de dix-huit mois, mais il fut guéri une seconde fois à l'aide des mêmes moyens. M. Cooper a essayé ce traitement chez deux malades, qui ne purent le continuer et déclarèrent, ce que l'on croira sans peine, que le remède était pire que le mal. M. Dixon (5) a vu plusieurs malades

(1) Traité des maladies des yeux, p. 548 ; Paris, 1847.
(2) Synopsis of the Diseases of the Eye, p. 286 ; London, 1820.
(3) Ibid., p. 124.
(4) Dublin Journal of the Medical Science ; vol. XXIV, p. 387 ; Dublin, 1844.
[(5) Guide to the practical study of Diseases of the Eye ; p. 70 ; London, 1854.

qui s'étaient soumis à ce traitement sans en avoir retiré le moindre avantage. Dans l'un de ces cas, le traitement avait duré *dix ans* avec des intervalles. Il s'agissait d'une dame : elle avait une fois pris pendant une *année entière*, tous les jours, une dose de tartre émétique et de sulfate de magnésie ; la vue n'avait éprouvé aucune amélioration, mais en revanche la santé générale était détruite. T. W.]

[M. Sichel a *constamment* vu une opacité d'ordinaire très limitée, peu profonde et d'une teinte très claire, située au sommet du cône ou sur ses côtés, plus ou moins près du sommet. C'est une petite taie ou cicatrice superficielle blanc bleuâtre ou blanchâtre, peu foncée à son centre et s'effaçant peu à peu à sa circonférence, dont l'étendue est variable. Il croit que la saillie de la cornée dépend de son amincissement et de sa distension, et qu'elle se développe toujours à la suite d'une ulcération dont la cicatrice, étant toujours plus mince et moins résistante que les parties saines de la cornée, cède successivement à la projection des humeurs de l'œil et finit par former une protubérance. C'est en se fondant sur cette pathogénie de la cornée conique, que M. Sichel a imaginé une méthode curative rationnelle qui consiste à cautériser méthodiquement la cornée avec le nitrate d'argent *sur l'opacité même*, dans le double but d'aplatir le staphylôme et de produire une cicatrice ferme, capable de résister dorénavant à la distension. Voici les préceptes posés à l'égard de cette opération par ce praticien consciencieux (1) : 1° On touchera une ou deux fois par jour la tumeur avec un pinceau imbibé de laudanum de Sydenham. 2° Tous les deux ou trois jours, selon la tolérance du malade, on passera légèrement un crayon de nitrate d'argent sur toute l'étendue de l'opacité, ou tout au plus sur le sommet de la tumeur, à l'endroit où l'on reconnaîtrait une légère facette de la cornée, mais pas sur ses côtés. Si l'opacité et la facette manquaient, on toucherait la partie de staphylôme qui, explorée avec un stylet, présenterait le moins de résistance. On essuiera la surface cautérisée avec un linge fin légèrement mouillé et on la couvrira d'un peu de cérat, puis d'une compresse d'eau froide. Il faudra continuer ces cautérisations pendant un à deux mois, s'il est nécessaire, et les suspendre de temps à autre pour quatre à huit jours dans les cas où il surviendrait de l'irritation. 3° Si la diminution de la maladie se faisait trop lentement, on pourrait joindre aux moyens indiqués la ponction pratiquée selon les règles établies, et au besoin la compression. T. W.]

Sir David Brewster dit que l'on peut, jusqu'à un certain point, obvier aux effets fâcheux de cette maladie à l'aide de verres appropriés, et en empêchant que l'image soit formée par les rayons qui auraient traversé quelque portion de la surface de la cornée présentant

[(1) SICHEL. Mémoire sur le staphylôme pellucide conique de la cornée, etc. Bulletin de Thérapeutique, 1842, et Annales d'Oculistique, t. II, supplément, p. 162.]

des irrégularités, comme celles qu'il a reconnues dans l'observation de
M. Wardrop. Des lentilles concaves très profondes rendent les objets
beaucoup plus distincts.

La vue du malade s'améliore aussi beaucoup lorsqu'il a les paupières
presque fermées ; sa vision devient moins confuse lorsqu'il regarde au
travers d'un morceau de bois noirci, offrant un trou de la dimension
de la pupille. Ce moyen améliore plus la vision qu'aucune espèce de
lentille. On peut néanmoins employer ces deux moyens concurremment ; ainsi, l'on peut adapter derrière une lentille très concave un
diaphragme mobile attaché par une charnière à l'encadrement de la
lunette. Ce diaphragme est percé à son centre d'un trou ou d'une fente
étroite. On essaie cet appareil avec la pupille à l'état naturel ou après
l'avoir dilatée.

Sir John Herschel se demande si, dans des cas très prononcés d'irrégularité de la cornée, on ne pourrait pas obtenir, au moins temporai-
rement, une amélioration de la vision en appliquant immédiatement
sur la surface de l'œil quelque gelée animale transparente contenue
dans une capsule de verre sphérique, ou si l'on ne pourrait point mouler l'empreinte exacte de la cornée et la reproduire sur le milieu transparent. Ces moyens lui paraissent mériter d'attirer l'attention.

« Cette opération, dit-il, serait chose délicate, mais (faisant allusion
à l'opération de la cataracte par extraction) beaucoup moins, certainement, que d'ouvrir l'œil vivant à l'aide d'un instrument tranchant et
d'en extraire le contenu (1). » Il ne serait point fort difficile de prendre l'empreinte de l'œil et de fabriquer une lentille concave-convexe
dont la surface creuse correspondrait à la conicité de la cornée ; mais,
bien qu'une telle lentille pût être appliquée pendant quelques secondes,
l'œil ne pourrait pas la supporter assez longtemps pour qu'elle pût
rendre des services continus.

Le docteur Hull (2) rapporte que, dans un des plus mauvais cas
qu'il ait jamais rencontrés, le malade se trouva très bien d'un instrument formé de deux lentilles et d'un ajoutement, la lentille objective
étant grande et convexe, l'oculaire plus petite et bi-concave ; disposition semblable à celle des lunettes d'opéra.

Sir W. Adams, conformément à l'opinion qu'il s'était faite que la
forme conique était due, dans cette affection, à un accroissement morbide de la cornée, et que la myopie excessive du malade tenait à
l'augmentation de la puissance réfractive qui, conjointement avec
celle du cristallin, faisait converger les rayons en un point situé beaucoup au-devant de la rétine, et vu l'impossibilité de faire disparaître
cet état de la cornée sans la rendre impropre à la transmission de la

_____

(1) Article *Light* dans Encyclopædia Metropolitana, p. 389 ; § 559. Consultez plus loin sur le
même sujet, un chapitre subséquent, intitulé *Réfraction irrégulière*.
(2) Cursory Notes on the Morbid Eye, p. 57 ; London, 1840.

lumière, pensa qu'on pourrait rétablir suffisamment la vision en faisant disparaître le cristallin. Son opinion fut confirmée par le fait d'une femme de 70 ans, affectée de conicité de la cornée et de cataractes, et qui vint réclamer ses soins. Il l'opéra avec succès de ses cataractes et eut la satisfaction de constater que sa malade voyait beaucoup mieux sans verre convexe que ne le font les malades qui ont subi l'opération de la cataracte.

Le résultat obtenu par lui dans ce cas le détermina à tenter ultérieurement le déplacement du cristallin, comme remède contre la cécité produite par la conicité de la cornée. Il rencontra l'année suivante un cas favorable dont voici la relation :

Obs. 438. — Une jeune femme dont la vue avait graduellement baissé pendant l'espace de six années, se trouva au bout de ce temps hors d'état de voir suffisamment pour continuer à servir. La cornée de chaque œil avait pris la forme conique et une petite opacité existait au sommet de chaque cône, mais les cristallins étaient parfaitement transparents. Elle pouvait se promener sans guide et voyait suffisamment, à la distance de trois ou quatre pieds, pour éviter de se jeter sur les gens ; mais elle ne pouvait plus lire ni distinguer les petits objets, quelque rapprochés qu'ils fussent. Sir William opéra l'un des yeux par division. La malade retourna à la campagne avant que les effets de l'opération pussent se montrer, et Sir William ne la revit que douze mois après; il eut alors la satisfaction de constater qu'elle distinguait les petits objets et pouvait lire sans lunettes le plus petit texte, et en tenant le livre à la distance ordinaire de 10 à 12 pouces. Les lunettes à cataractes qu'on emploie d'ordinaire pour regarder les objets rapprochés, et qui ont deux pouces et demi de foyer, lui rendaient la vue confuse comme avant la destruction du cristallin ; tandis qu'avec celles de 9 à 10 pouces de foyer, elle distinguait un peu mieux les petits objets. Quant aux objets éloignés, elle les voyait beaucoup mieux sans aucune espèce de lunettes.

M. Tyrrell a essayé l'effet que produirait le déplacement de la pupille amenée du centre de la cornée, point le plus déformé, vers sa circonférence où elle l'est le moins. Il exécutait cette opération en ouvrant la cornée près de sa circonférence, puis, introduisant son crochet mousse à l'aide duquel il saisissait le bord pupillaire de l'iris, il l'attirait au dehors où il le laissait à l'état de prolapsus, ou bien le retranchait d'un coup de ciseaux. Il ne survint jamais de conséquences fâcheuses à la suite de l'opération, et il obtint dans deux cas sur sept ou huit une amélioration marquée (1).

[M. White Cooper a retrouvé plus tard trois des malades opérés par M. Tyrrell : chez l'un d'eux la vision était bonne, l'autre avait fini par n'obtenir aucun bénéfice, et chez le troisième l'œil avait été détruit par une inflammation. M. Haynes Walton a vu deux malades opérés par Tyrrell, après la publication de son livre : ni l'un ni l'autre n'en avaient retiré d'amélioration, la confusion de la vue avait plutôt augmenté. Lui-même a eu recours plusieurs fois à cette opération, mais il n'en a retiré aucun avantage (2).

---

(1) Practical Work on the Diseases of the Eye : vol. I, p. 277 ; London, 1840.
[(2) Ophthalmic Operative Surgery, p. 596. London, 1853.]

M. Wilde, dans son *Report on the Progress of Ophthalmic Surgery*, dit : « La seule fois que nous ayons obtenu une amélioration permanente, c'est dans un cas où nous avons pratiqué une pupille artificielle, ainsi que le recommandait feu M. Tyrrell. La malade était une dame qui pouvait à peine se conduire dans la rue. Elle avait consulté les principaux oculistes de ce pays et subi plusieurs traitements actifs. Elle avait, entre autres, été traitée par feu M. Wardrop, qui lui avait plusieurs fois ponctionné la cornée. Pendant l'été de 1842, assisté par M. Cusack, je lui pratiquai une pupille artificielle à l'œil droit, non, ainsi que le recommandait M. Tyrrel, en excisant une portion de l'iris, mais en attirant le bord pupillaire à travers une incision pratiquée à la cornée tout contre son insertion à la sclérotique. Cette dame lit maintenant très bien en tenant son livre en face de son œil droit. »

MM. Butter de Plymouth, Barton de Didsbury, et feu Walker de Manchester, ont communiqué à M. Cooper les résultats de leur expérience : elle est beaucoup moins favorable à cette opération. M. Cooper l'a pratiquée dans trois cas : dans l'un il y a eu de l'amélioration ; dans l'autre également, mais elle fut très légère ; et dans le troisième, ni le déplacement de la pupille, ni le déplacement du cristallin auquel on eut ensuite recours, ne rétablirent la vue du malade. T. W.]

M. Walker recommande d'essayer d'abord le déplacement de la pupille, que nous venons de décrire, et si l'amélioration obtenue n'est pas suffisante, d'extraire ou de broyer le cristallin. Il rapporte une observation dans laquelle l'extraction, précédée du déplacement de la pupille, fut suivie, sur un œil, d'un résultat satisfaisant ; la cornée perdit sa forme conique et le malade put lire le petit texte à la distance ordinaire. La même opération ayant été tentée sur l'autre œil, celui-ci fut détruit par une ophthalmitis (1).

MM. Lawrence et Walton condamnent fortement l'emploi de toute opération contre la conicité de la cornée ; quant à moi, c'est un moyen de traitement auquel je n'ai jamais eu recours (2).

[L'un de nous, M. Warlomont, a le premier exprimé la pensée que le procédé de Quadri pour l'opération du staphylôme partiel et opaque de la cornée pourrait être utilement appliqué au staphylôme transparent, affection où la déformation du miroir est le principal obstacle à l'accomplissement de la vision. L'excision d'un lambeau bien mesuré, rendant à l'œil son degré normal de convexité, lui permettrait de reprendre ses fonctions.

Quel serait dans ce cas le lieu d'élection pour le lambeau à exciser ?

---

(1) Oculist's Vade-Mecum, p. 145 ; London, 1845.
(2) Consultez sur la conicité de la cornée : Sichel, Annales d'Oculistique, 2e vol. supplément, p. 125 ; Bruxelles, 1843 : Lhonneau, Ibid., p. 168 : W. White Cooper, London Journal of Medicine, vol. II, p. 407 ; London, 1850.

A la partie inférieure, on aura toujours à craindre le développement d'une cicatrice capable d'intercepter une partie des rayons lumineux ; à la partie supérieure, si par aventure l'iris, s'introduisant dans la plaie, tiraillait la pupille, celle-ci gagnerait le dessous de la paupière supérieure, ce qui ne serait pas sans inconvénient. Nous préférerions donc, avec raison nous semble-t-il, pratiquer l'excision au côté externe (nous ne parlons pas de l'interne à cause de la difficulté d'exécution), parce que là, la présence de la cicatrice et le tiraillement de la pupille auraient des inconvénients relativement beaucoup moindres (1).

M. Van Roosbroeck a mis cette idée à exécution sur un homme de 40 ans, des environs de Renaix, atteint de conicité de la cornée droite, sans la moindre trace d'opacité au centre de cette dernière, donnant lieu à un degré de myopie tel, qu'il n'y voyait qu'à la distance de deux pouces, et encore pas assez pour pouvoir distinguer les objets. Le 14 avril 1856, M. Van Roosbroeck a excisé un lambeau, large d'une demi-ligne environ, aux dépens du segment supérieur de la cornée et en suivant les indications prescrites par M. Quadri pour le staphylôme opaque. Il n'y a eu d'accidents ni pendant ni après l'opération et, au bout de dix jours, la cicatrisation était parfaite. Le résultat immédiat de cette première excision, s'il n'a pas été complet, a au moins été tel, au dire du malade, que s'il gagnait encore autant qu'elle lui avait déjà fait gagner, il verrait aussi bien de cet œil que de l'autre. A la suite d'une nouvelle excision, pratiquée quelques mois après, à la partie inférieure de la cornée, l'amélioration survenue a été telle que le malade voit aujourd'hui presque aussi bien de cet œil que de l'autre. Il ne reste pour toute trace des deux opérations qu'une cicatrice à la partie supérieure et une autre à la partie inférieure de la cornée, ressemblant à l'arc sénile et qui ne gêne en rien l'exercice de la vision.

Le résultat de cette tentative nous permet de ne point partager l'avis de M. Hays, qui considère cette opération comme « extravagante, aussi longtemps qu'il ne sera pas démontré que l'on peut faire subir à la cornée des pertes de substance sans avoir à en craindre des cicatrices opaques ou des hernies de l'iris (2). » A ces conditions, l'extraction de la cataracte serait bien plus extravagante encore. Le principal est de choisir le lieu où ces cicatrices et ces hernies iriennes auront le moins d'inconvénients, et c'est ce que nous avons essayé d'indiquer plus haut. On peut voir, d'ailleurs, par l'observation que nous venons de rapporter, que ces cicatrices, fussent-elles même à la partie inférieure de la cornée, peuvent ne pas être un obstacle sérieux à la vision. T. W.]

[(1) Annales d'Oculistique, t. XXXIV, p. 18-19.]
[(2) Hays. Édition américaine de Lawrence, p. 594.]

SECTION II.

HYDROPHTHALMIE OU HYDROPISIE DE L'OEIL.

Les affections hydropiques de l'œil sont quelquefois combinées avec un état cachectique de l'économie, comme celui qui est la conséquence de la scrofule ou de la chlorose. Elles ne paraissent jamais être la conséquence d'une hydropisie générale, ni même combinées, à leur origine, avec quelque autre hydropisie locale. Le plus souvent, elles paraissent dues à l'action d'une cause locale qui a agi, non pas tant en augmentant la quantité des fluides contenus, qu'en affaiblissant la résistance des tuniques de l'œil et particulièrement celle de la sclérotique et de la cornée.

§ 1 Hydropisie de la cornée.

Syn. — Vésication chronique de la cornée.

J'ai déjà eu l'occasion de faire remarquer (t. I, p. 839, 853 et t. II, p. 149) que l'épithélium de la cornée est parfois séparé de la lame élastique antérieure par l'interposition d'un liquide aqueux. J'ai vu cet état survenir sans être précédé d'aucune inflammation de l'œil et avec conservation de la transparence parfaite de la cornée ; mais il y a généralement une certaine opacité, et l'œil a été pendant plus ou moins longtemps le siége de quelque ophthalmie. L'épithélium soulevé, formant des plis lorsque les paupières sont fermées, donne la sensation d'un corps étranger dans l'œil.

On se trouve bien, dans cette affection, de la ponction de la couche d'épithélium soulevé, et même de celle de la cornée, de l'exposition de l'œil aux vapeurs d'acide hydrocyanique et de l'administration interne des toniques.

§ 2. Hydropisie des chambres de l'humeur aqueuse.

Fig. Demours, pl. LIX, fig. 3, pl. LXI, fig. 5. Von Ammon, thl. I, taf. III, fig. 22-24. Dalrymple, pl. XXIV, fig. 1.

L'hydropisie des chambres de l'humeur aqueuse, une des variétés les plus communes de l'hydrophthalmie, est une suite fréquente de la cornéite. Lorsqu'elle est due à cette cause, ou qu'elle succède à une aquo-capsulite ou à une lésion traumatique de l'œil et des parties environnantes, elle acquiert rarement une dimension considérable ; mais lorsqu'elle est congénitale ou constitutionnelle, elle détermine parfois une dilatation considérable de la chambre antérieure.

Symptômes. — 1. Au début, la cornée est simplement plus proéminente qu'à l'état naturel. Dans beaucoup de cas, par exemple lorsque la maladie est due à la cornéite, la maladie ne va pas plus loin. Mais d'autres fois le diamètre de la cornée s'accroît en même temps que cette membrane s'amincit. Cet accroissement peut aller jusqu'à doubler le diamètre de la cornée. J'ai donné des soins à un malade qui pouvait lire, bien que sa cornée eût subi une dilatation encore plus considérable. Dans les cas avancés, cette membrane paraît toujours un peu nuageuse et offre des opacités partielles, surtout près de la circonférence.

2. L'iris perd, dès le principe, la faculté de se mouvoir, et la couleur en paraît sombre. La pupille est le plus ordinairement dans un état intermédiaire entre la dilatation et la contraction, mais quelquefois elle est fort dilatée. Le cristallin s'enfonce parfois en arrière, dans l'intérieur de l'œil, entraînant avec lui la pupille de sorte que l'iris offre l'aspect infundibuliforme. En pareil cas, le cristallin est exposé à devenir opaque. Lorsque l'hydropisie des chambres de l'humeur aqueuse succède à un coup reçu sur l'œil ou sur le rebord de l'orbite, l'iris est souvent tremblotant et la rétine insensible.

3. Le malade accuse une sensation de pression et de distension dans l'œil, rarement de la douleur, à moins qu'il ne survienne de l'inflammation.

4. Au début, l'œil est myope, mais cet état se change en un affaiblissement amaurotique de la vue, qui va rarement jusqu'à la cécité complète, si ce n'est dans les cas traumatiques. Il survient tout à coup des mouches volantes, auxquelles succède lentement l'amaurose. Un œil atteint d'hydrophthalmie voit parfois les objets multiples.

5. Les paupières se contractent difficilement sur le globe de l'œil, et les mouvements de celui-ci sont souvent gênés en proportion de l'augmentation de son volume. Il devient en même temps plus dur au toucher, et la sclérotique, qui prend nécessairement part à la distension forcée de la cornée, s'amincit et paraît bleue, comme celle des jeunes enfants. La circonférence de la pupille contracte souvent des adhérences avec la capsule devenue opaque; l'iris est déchiré par suite de la dilatation des parties environnantes, et absorbé.

6. Au bout d'un certain temps, la cornée et la sclérotique deviennent flexibles et flasques; l'œil est en partie atrophié et la rétine complétement insensible.

Causes. — Quand cette maladie n'est pas le résultat évident de quelque lésion traumatique ou de quelque ophthalmie, les causes en sont obscures. On a signalé parmi elles la suppression brusque d'une éruption cutanée.

Pronostic. — Lorsque l'hydropisie des chambres de l'œil est la conséquence d'une cornéite ou d'une aquo-capsulite, elle persiste ordinairement pendant toute la vie sans s'aggraver; mais lorsqu'elle succède à une lésion traumatique, ou qu'elle dépend de quelque cachexie, elle peut dégénérer en une hydropisie générale de l'œil.

Quand la vue est assez bonne et seulement raccourcie, il ne faut rien tenter sur l'œil directement.

Obs. 439. — Un marin fut envoyé de Montrose pour me consulter, le 31 juillet 1853. Il avait 21 ans. A l'âge de 7 ans, une chute qu'il avait faite sur le nez avait provoqué une épistaxis abondante et une cornéite aux deux yeux, mais surtout à l'œil droit. Cette maladie avait déterminé l'hydropisie des chambres de l'humeur aqueuse qui, par suite des progrès qu'elle avait faits, l'empêchait d'exercer sa profession de marin. Le diamètre de la cornée gauche atteignait 12/20 de pouce; la droite était un peu moins grande. Il y avait eu une tache sur la cornée droite. Actuellement les deux cornées sont fort proéminentes, mais complétement transparentes. Lorsque l'on fait arriver la lumière obliquement sur la cornée, en la concentrant, la surface interne de la sclérotique paraît transparente. Le malade peut lire à la distance de 4 1/2 pouces. A l'aide de verres concaves, il aperçoit de plus petits objets, mais il ne distingue pas mieux. Il a essayé les révulsifs et le mercure sans avantage. Je l'ai dissuadé de toute opération.

Traitement. — 1. Lorsque la maladie est la suite d'une lésion traumatique, on se trouve bien de l'application d'une série de vésicatoires à la tempe et derrière l'oreille, et de l'usage interne du mercure combiné avec les purgatifs.

2. Si l'on soupçonne que le mal est dû à la disparition d'une éruption cutanée à laquelle le malade était depuis longtemps sujet, il est indiqué de provoquer une éruption artificielle à l'aide de frictions avec le tartre émétique.

3. Au début, et surtout lorsque la maladie a une origine locale, on s'est bien trouvé de frictions autour de l'œil avec un onguent mercuriel.

4. Si la maladie est plus avancée et la vision fort affectée, mais que la sclérotique n'ait point encore subi un changement de coloration qui annonce qu'elle soit comprise dans la dilatation, on doit recourir à la paracentèse oculaire (1). On pratiquera à la cornée, et à la distance d'une demi-ligne de la sclérotique, une incision longue de deux lignes. Beer recommande non-seulement d'évacuer l'humeur aqueuse, mais encore de rouvrir la plaie plusieurs jours ou même plusieurs semaines de suite. Il a observé plus d'une fois que les remèdes généraux employés sans succès avant cette opération, réussissaient après qu'elle avait été pratiquée. Si elle ne parvient pas à guérir, elle agit au moins comme palliatif, et pourvu qu'on ne fasse point une ouverture trop grande, on peut y revenir avec avantage à plusieurs reprises.

La description que nous venons de donner s'applique soit à l'hydropisie des deux chambres de l'œil, soit à celle de la chambre antérieure seule. Dans les cas où la pupille est close, on voit parfois la sclérotique former une saillie au niveau des procès ciliaires, ce que l'on a

(1) Neck. De ductibus oculorum aquosis; p. 120; Lugduni Batavorum, 1725.

attribué à une hydropisie de la chambre postérieure. La même chose peut survenir lorsque, par suite d'un ulcère perforant de la cornée, la chambre antérieure est oblitérée par l'adhérence de l'iris à la cicatrice de cette membrane. On tempère alors la sensation de distension à l'aide de la paracentèse oculaire (1).

§ 3. Hydropisie sous sclérotidienne.

J'ai déjà eu l'occasion de mentionner (t. 1, p. 858) qu'il peut s'effectuer un épanchement aqueux entre la sclérotique et la choroïde, ou entre la choroïde et la rétine, à la suite de l'inflammation.

Bien que la surface interne de la sclérotique soit unie à la surface externe de la choroïde par des nerfs et des vaisseaux nombreux, il peut néanmoins s'accumuler entre ces deux tuniques un liquide séreux assez abondant pour mériter le nom d'hydrophthalmie sous-sclérotidienne.

Les symptômes de cette maladie ressembleront, à quelques égards, à ceux produits par l'épanchement d'un liquide entre la choroïde et la rétine, et, comme ceux-ci, seront amendés par l'évacuation du liquide.

§ 4. Hydropisie sous-choroïdienne.

Fig. Wardrop, pl. XV, fig. 2. Panizza, Appendice, tav. I, fig. 5-6. [Sichel, pl. XLVIII, fig. 2 à 6.]

Je puis renvoyer ici à ce que j'ai dit à l'occasion de la cornéite scrofuleuse (t. 1, p. 856) et de la choroïdite, qui en général précèdent ou accompagnent l'hydrophthalmie sous-choroïdienne. Cette maladie paraît devoir aussi son origine à des lésions traumatiques et quelquefois à l'ophthalmie arthritique (p. 49).

Les auteurs ont décrit beaucoup de cas dans lesquels l'hydropisie sous-choroïdienne a été portée au point que la compression exercée par le liquide a déterminé l'absorption de l'humeur vitrée et de la rétine (2). La marche de l'épanchement et les symptômes qu'il provoque ne sont pas les mêmes dans tous les cas. Lorsqu'il s'effectue lentement, la perte de la vision est graduelle et la douleur ainsi que la rougeur sont peu prononcées. Mais si le liquide s'accumule rapidement, une forte douleur s'éveille dans l'œil et dans la tête. Au début, le malade peut encore voir de côté, mais il devient bientôt complétement amaurotique. La pupille paraît d'un brun foncé lorsque l'on regarde l'œil à une certaine distance; mais en y regardant de plus près, on aperçoit derrière la pupille, le plus souvent vers le côté temporal ou le

(1) Bowman's Lectures on the Parts, etc., pp 77, 140; London, 1849, [et Annales d Oculistique, t. 55, p. 69.]
(2) Zinn. Descriptio anatomica oculi humani, p. 25 Gottingæ, 1780 : Scarpa. Trattato delle malattie, degli occhi. vol II, p. 172: Pavia, 1816 : Ware's Observations on the Treatment of Epiphora, etc., p 284 ; London 1818. Wardrop's Morbid Anatomy of the Human Eye ; vol. II, pp. 65, 2 5; London, 1818.

côté nasal de l'œil, une opacité blanchâtre ou jaunâtre, et en partie couverte de vaisseaux rouges. Lorsque l'on examine l'œil catoptriquement, l'image droite profonde est volumineuse et distincte, mais l'image renversée n'est point visible, ce qui démontre que le cristallin est transparent, mais qu'il existe en arrière, tout contre lui, une opacité qui, bien qu'elle agisse comme repoussoir pour l'image droite profonde, empêche la formation de l'image renversée. A mesure que la maladie marche, la substance opaque, qui n'est en réalité que la rétine revenue sur elle-même, présente un aspect infundibuliforme, ou bien un certain nombre de plis partant d'un centre et qu'on voit flotter et trembloter. M. Wardrop (1) rapporte que cet état fut pris dans un cas pour une cataracte et que l'on tenta l'abaissement, opération inutile et qui fut très douloureuse. On l'a aussi quelquefois confondu avec le cancer encéphaloïde, ce qui a conduit à pratiquer l'extirpation de l'œil. Plus tard, la pupille se dilate et se déplace même quelquefois ; le cristallin devient opaque et la cornée se rétracte. L'œil peut n'avoir pas augmenté de volume, mais d'autres fois la choroïde et la sclérotique s'amincissent, et le globe de l'œil subit une dilatation partielle ou générale.

Traitement. → Dans les cas où l'on soupçonne une hydrophthalmie sous-choroïdienne, il ne saurait y avoir de doute sur la convenance d'imiter la conduite de M. Ware, qui pratiquait la ponction de l'œil dans le point où l'on introduit d'ordinaire l'aiguille dans l'opération de la cataracte. M. Ware recommandait de se servir d'une aiguille cannelée, afin que le liquide s'échappât avec plus de certitude ; mais il vaut mieux ponctionner avec une large aiguille à cataracte, ou avec la pointe d'un couteau à extraction, et tenir les bords de la plaie écartés à l'aide d'une petite sonde. Il faut, en pratiquant la ponction, diriger la pointe de l'instrument de telle sorte qu'elle n'aille point blesser l'hémisphère postérieure de la capsule du cristallin. On peut répéter de temps en temps l'opération, si la maladie le demande. (*V*. t. I, p. 659.)

Le premier cas rapporté par M. Ware offre un bon exemple de la maladie et du soulagement que procure la paracentèse :

Obs. 440. — Une dame, âgée de 45 ans, reconnut dans la vue de son œil gauche un trouble dont il lui fut impossible d'assigner la cause. Elle supposa qu'il était dû soit à un froid, soit à la cessation d'un écoulement chronique de l'une de ses jambes. Elle s'aperçut de ce trouble par hasard, en essayant de regarder de l'œil gauche pendant que le droit était fermé. Au bout d'un certain temps, la vision de ce côté se perdit presque complétement ; les objets placés directement devant l'œil n'étaient plus perçus, et lorsqu'on les portait en dehors de l'axe visuel, ils étaient obscurs et confus. L'aspect de l'œil n'offrait aucun changement ; la pupille n'était ni trouble, ni nuageuse. En décembre 1804, deux ans environ après qu'elle eût constaté l'obscurcissement de sa vue, elle commença à ressentir de la douleur dans l'œil qui s'enflamma légèrement. Bien que l'inflammation ne se montrât jamais fort intense, la douleur s'accrut considérablement, envahissant l'œil et la

(1) Op. cit., vol. II, p. 67, 274.

tête et augmentant surtout pendant la nuit. La pupille commença alors, pour la première fois, à se dilater et présenta un brouillard; mais le degré de l'opacité n'était nullement en rapport avec la perte totale de la vision.

On essaya à diverses reprises, mais sans résultat, les sangsues, les vésicatoires, les fomentations de décoction de têtes de pavots et l'opium à haute dose. Le deuto-chlorure de mercure à l'intérieur ne réussit pas mieux. La marche de la maladie et l'état dans lequel se trouvait alors cette dame, ressemblant beaucoup à ce qu'avait éprouvé un autre malade, dans l'œil duquel M. Ware avait trouvé, après la mort, un épanchement sous-choroïdien avec coarctation de la rétine, ce chirurgien fut amené à penser que la violente douleur que cette malade éprouvait pourrait bien tenir à la même cause. Il pensa aussi que l'évacuation du liquide déterminerait du soulagement. L'opération n'offrait aucune difficulté et la malade l'acceptait, disposée qu'elle était à se soumettre à tout, tant la douleur qu'elle ressentait était violente.

M. Ware introduisit, un peu plus en arrière que le point choisi dans l'abaissement de la cataracte, une aiguille en fer de lance. Aussitôt que l'instrument eût pénétré dans l'œil, il s'en échappa un fluide jaunâtre, en quantité suffisante pour mouiller complétement un mouchoir de poche ordinaire. On maintint l'aiguille dans l'œil pendant une minute, afin de permettre au liquide de s'écouler : aussitôt qu'on la retira, l'écoulement cessa. L'opération eut pour résultat de diminuer considérablement la tension de l'œil. On recouvrit celui-ci d'une compresse trempée dans une solution saturnine et l'on fit coucher la malade. Elle continua à souffrir pendant dix minutes, puis s'endormit d'un sommeil profond qui dura deux heures ; à son réveil, son œil était tout à fait bien. On humecta de nouveau la compresse avec la solution saturnine et l'on donna quelque nourriture. Elle passa la nuit suivante fort bien sans recourir au laudanum, dont cependant elle était auparavant obligée de prendre de fortes doses. On continua les mêmes applications sur l'œil qui resta ensuite exempt de douleurs et presque sans aucune trace d'inflammation. La pupille resta dilatée mais ne devint pas opaque. Environ trois semaines après l'opération, la malade prit un rhume; son œil devint plus sensible qu'à l'ordinaire. M. Ware craignait qu'un nouveau liquide s'épanchât dans le lieu qu'occupait l'ancien et que la douleur revînt ; mais cet accident fut heureusement prévenu par l'application d'un vésicatoire sur le côté de la tête (1).

Bien que l'observation suivante soit rapportée par une autorité sérieuse, celle du professeur Panizza, comme un cas de fongus médullaire, je crois que le lecteur pensera avec moi que les caractères trouvés à l'autopsie autorisent à le ranger dans le chapitre relatif à l'hydropisie sous-choroïdienne, la couleur, la consistance et les rapports de la masse morbide différant essentiellement de ce que l'on observe dans le fongus hématode.

Obs. 441. — Le malade était un bel enfant, bien portant, âgé de 20 mois, affecté de ce que l'on considéra comme un fongus malin ou médullaire, engendré par une ophthalmie interne grave, consécutive à une dentition douloureuse. On avait observé depuis un mois des symptômes que l'on attribuait au fongus. L'œil malade avait le même volume que celui du côté opposé, était parfaitement mobile et non enflammé; la pupille était dilatée et immobile. Derrière elle, et évidemment au fond de l'œil, on apercevait un point d'un jaune pâle, divisé en trois éminences comme tuberculeuses par des sillons dans chacun desquels un vaisseau rouge venait se ramifier. Le point s'apercevait mieux et semblait plus rapproché de la pupille lorsque l'on regardait dans l'œil de haut en bas, que lorsqu'on y regardait de bas en haut. Lorsqu'on regardait dans l'axe de la vision, il semblait plus éloigné et plus profond. La vision était entièrement perdue.

Donagana extirpa l'œil le 10 décembre 1822, six semaines après le commencement de la maladie. En 1826, lorsque Panizza publia l'observation, le mal n'avait point récidivé.

(1) Remarks on the Ophthalmy, etc., p. 255 : London, 1814. Voyez aussi WARE's Observations on the Cataract and Gutta Serena ; p. 435 ; London, 1812.

L'œil extirpé offrait le volume et la forme ordinaires, mais il était un peu plus dur que de coutume. Le nerf optique paraissait sain. On apercevait à travers la cornée le point coloré en jaune; l'humeur aqueuse s'écoula quand on enleva la cornée. L'iris était sain; en le détachant du cercle ciliaire, on mit à nu le cristallin qui était parfaitement transparent et renfermé dans sa capsule. Vu à travers le cristallin, le point paraissait situé au fond de l'œil, mais en ouvrant la capsule et en enlevant la lentille, on reconnut qu'il était tout contre la capsule postérieure. Son éloignement apparent, lorsqu'on le regardait à travers le cristallin, était donc une illusion d'optique. En enlevant dans l'étendue d'une ligne la choroïde qui était saine, ainsi que les procès ciliaires, on mit à nu une substance jaunâtre molle et fongueuse, qui paraissait contenir un liquide. A sa partie supérieure se voyait une aire triangulaire où la membrane hyaloïde était saine et l'humeur vitrée limpide. En ponctionnant l'hyaloïde et en laissant écouler une petite quantité d'humeur vitrée, on fit surgir tout à coup une des trois proéminences jaunâtres qui vint prendre la place de l'humeur vitrée qui s'était échappée. Panizza en inféra que l'humeur vitrée avait été atrophiée par le développement de la tumeur.

Celle-ci était molle, élastique et, dans les points occupés par les sillons, la sonde pouvait écarter un peu les saillies qu'elle formait. Panizza, voulant connaître plus complétement les rapports de la tumeur qui paraissait être la rétine à l'état de fongus, enleva une portion de la sclérotique vers la partie postérieure de l'œil; il allait inciser la choroïde, lorsqu'il s'échappa brusquement un liquide jaune serein : les trois éminences tuberculeuses s'affaissèrent immédiatement un peu; le fluide qui s'était échappé se coagula par son contact avec l'alcool dans lequel on plongea l'œil pour empêcher le reste de s'écouler. Le liquide était glutineux et avait un goût salé; lorsque l'alcool l'eut transformé en une masse homogène et consistante, sa couleur jaunâtre avait beaucoup diminué. On laissa l'œil dans une coupe remplie d'alcool, et le lendemain on le trouva adhérent au fond du vase par la coagulation d'une certaine quantité du liquide qui s'en échappait.

Panizza, continuant sa dissection, enleva la partie postérieure de la sclérotique et de la choroïde qui étaient saines, et mit à nu l'intérieur de l'œil rempli par la substance jaune-paille. Cette substance était granuleuse et, lorsqu'on la prenait entre les doigts, se réduisait en une poudre fine. Comme il n'existait aucune trace de la rétine au-dessous de la choroïde, il parut probable que la tumeur était le produit d'une dégénérescence fongueuse de la rétine, d'autant que la tumeur se continuait avec le nerf optique à son entrée dans l'œil. Le nerf offrait aussi la même couleur que la tumeur. Celle-ci était un peu inégale à sa surface, mais présentait partout une substance consistante granuleuse, que l'analyse démontra être complétement albumineuse.

Panizza remarqua que le nerf optique, s'étalant graduellement, semblait passer dans la tumeur. Enlevant soigneusement la substance granuleuse molle, il trouva, à sa grande surprise, la rétine offrant une forme conique, rétractée, plissée sur elle-même et occupant le centre de la tumeur. Elle s'étendait de l'entrée du nerf optique aux éminences dont nous avons déjà parlé, celles-ci n'étant en réalité que des protubérances de la rétine, produites par la pression du fluide jaunâtre renfermé derrière elle. D'où il ressort que la tumeur ne consistait pas dans un fongus de la rétine, mais dans l'accumulation graduelle du liquide jaunâtre entre la choroïde et la rétine, celle-ci ayant été repoussée vers le centre de l'œil. L'humeur vitrée avait dû nécessairement disparaître en proportion de l'accroissement du dépôt morbide; c'est pourquoi l'on n'en trouva qu'une petite quantité. L'anatomie, qui nous fait connaître avec quelle solidité la terminaison antérieure de la rétine adhère à la grande circonférence du cercle ciliaire, permet de comprendre comment le fluide rassemblé entre la choroïde et la rétine n'avait pu s'introduire dans la chambre postérieure et de là dans l'antérieure. Cette particularité anatomique explique très-bien aussi comment la rétine, pressée de toutes parts par le fluide qui s'accumulait entre elle et la choroïde, avait été séparée de celle-ci, s'était plissée vers le centre de l'œil et, comprimant l'hyaloïde, avait progressivement diminué la sécrétion de l'humeur vitrée. C'est ce même fluide qui avait poussé en avant la rétine, sous la forme de trois éminences arrondies, séparées par des sillons. Il est encore évident que, si la sécrétion morbide s'était accrue, elle aurait refoulé la rétine contre le cristallin, celui-ci contre l'iris et ce dernier contre la cornée, irritant toutes ces parties, les rendant opaques et les atrophiant (1).

(1) Sul Fungo Midollare dell'Occhio; Appendice di Bartolomeo PANIZZA, p. 9; Tav. I, fig. 3, 4, 5, 6; Pavia, 1826.

§ 5. Hydropisie du corps vitré.

Fig. Von Ammon, thl. I. taf. IV, fig. 20, taf. VII, fig. 8 et 11.

L'hydropisie du corps vitré est caractérisée par les symptômes suivants :

1. Augmentation de volume du globe de l'œil, surtout en arrière de la cornée qui est repoussée en avant, mais sans éprouver d'autre changement, tandis que la sclérotique fait saillie entre les muscles droits et que l'œil prend une forme un peu carrée.

2. La quantité de l'humeur aqueuse diminue et l'iris est poussé en avant, ou même appliqué contre la cornée ; la coloration n'en est pas altérée et la pupille n'est pas fort dilatée.

3. L'œil comprimé avec le doigt paraît extrêmement dur.

4. La sclérotique distendue revêt une teinte bleue foncée.

5. Faiblesse de la vue, bientôt suivie d'amaurose complète, de sorte que toute sensibilité à la lumière se trouve abolie.

6. Les mouvements de l'œil sont plus promptement gênés que dans l'hydropisie des chambres de l'humeur aqueuse. Ils finissent par se perdre complétement.

7. Dès le début, il existe dans l'œil une douleur qui augmente tous les jours en intensité et s'étend à tout le côté correspondant de la tête, aux dents, au cou. A la fin, le malade devient presque fou de douleur et fait appeler le chirurgien pour qu'il évacue le contenu de son œil. Beer a vu un homme qui se l'était ouvert lui-même avec un canif.

8. Alors même que la douleur est relativement modérée, le malade est entièrement privé de sommeil et d'appétit.

Causes. — A part les causes traumatiques, elles sont aussi obscures que celles de l'hydropisie des chambres de l'humeur aqueuse. On en a accusé les cachexies scrofuleuse et syphilitique.

Traitement. — On peut diriger l'emploi de moyens généraux contre la cause spéciale que l'on soupçonne avoir produit la maladie ; mais ce qui soulage le plus, c'est la réduction de la quantité de l'humeur vitrée. Dans un cas, suite de lésion traumatique, et dans lequel le cristallin était opaque et déplacé, j'ai réussi à obtenir la guérison de l'hydropisie de l'humeur vitrée au moyen de la paracentèse pratiquée fréquemment à travers la cornée. Néanmoins, c'est ordinairement à travers la sclérotique qu'il faut pénétrer, comme dans les cas d'hydropisie sous-choroïdienne. La ponction faite, l'humeur vitrée peut, comme dans le staphylôme de la choroïde, s'infiltrer dans le tissu cellulaire sous-conjonctival et y déterminer un gonflement qui cache parfois tout à fait la cornée. Chez un des mes opérés sur lequel cet accident arriva, il survint une douleur très intense ; mais l'hydropisie fut guérie par une pression continue exercée pendant dix à douze jours

sur la coque oculaire vide, par le fluide épanché sous la conjonctive.
Les ponctions répétées de la sclérotique produisent une inflammation
de l'intérieur de l'œil et la perte de la faculté sécrétoire. L'inflammation est parfois plus intense et détermine des adhérences de l'iris et
l'opacité de la cornée. L'œil s'atrophie, devient mou et insensible.

Si la paracentèse fréquemment renouvelée échoue, il faut employer
le moyen recommandé par Beer, c'est-à-dire l'incision de la cornée,
comme dans l'opération de la cataracte, et l'extraction du cristallin avec
une partie ou la totalité de l'humeur vitrée; après quoi les tuniques de
l'œil s'affaissent graduellement.

[M. Chavanne a proposé contre l'hydrophthalmie une médication
spéciale fondée sur l'anatomie pathologique de cette affection (1). Pour
ce praticien, l'hydrophthalmie hyaloïdienne n'est pas constituée par un
surcroît de sécrétion de l'humeur vitrée, qui, au contraire, *disparaît
tout à fait*, mais dans la présence d'un liquide nouveau, pathologique,
qui n'est autre chose que de la sérosité, et dans lequel on retrouve la
membrane hyaloïde flottant ratatinée. C'est donc une hydropisie de
l'œil, comparable aux autres épanchements séreux, tels, par exemple,
que l'hydrocèle. En effet, M. Chavanne prouve que le liquide épanché
n'a aucun des caractères chimiques et physiques de l'humeur vitrée. Il
est ordinairement roussâtre, fluide, et s'écoule sans difficulté par la
canule d'un petit trocart n'ayant que trois millimètres de diamètre.
Or, il n'en est pas de même pour le corps vitré qui, comme on le sait,
ne s'écoule pas dans ces conditions, parce que, indépendamment de sa
viscosité (qui peut être diminuée dans l'état pathologique), ce liquide
siége au milieu des mailles ou cellules innombrables de sa membrane
propre et y est emprisonné à la façon de l'eau dans une éponge. Le
liquide épanché est fortement albumineux, tandis que l'humeur hyaloïdienne ne renferme pas la moindre trace d'albumine.

C'est sur l'analogie qu'il constate entre l'hydranose de l'œil et celle
de la tunique vaginale, que M. Chavanne fait reposer le traitement qu'il
conseille contre la première, à savoir la ponction évacuatrice de la
poche, suivie de l'injection iodée. M. Bonnet a tenté deux fois la cure
radicale de l'hydrophthalmie par ce moyen : une première fois sans
succès en février 1854, mais aussi sans accidents notables; une seconde
fois au commencement de 1855, avec le succès le plus complet, comme
on le verra dans l'observation suivante :

Obs. 442. — *Hydrophthalmie.* — *Injection iodée.* — *Guérison constatée cinq mois
après.* — André Mercier, ouvrier mineur de Saint-Sernin-des-Bois (Saône-et-Loire),
âgé de 34 ans, bien constitué, ayant toujours joui d'une bonne santé, entre à l'Hôtel-Dieu
de Lyon (salle Saint-Philippe, n° 21), le 14 janvier 1855, pour une maladie déjà ancienne
de l'œil gauche. Voici l'état où nous trouvons cet organe : Le globe de l'œil a presque
le double du volume ordinaire; il fait une saillie assez uniforme dans tous les sens; la

[(1) Gazette médicale de Lyon, 31 octobre 1855 : p. 372.]

cornée est un peu proéminente. Les paupières dilatées à la longue peuvent encore le recouvrir. La conjonctive est généralement injectée; au travers de cette membrane plus vascularisée on voit la sclérotique bleuâtre et noirâtre par places. Une cicatrice d'un demi-centimètre s'y remarque en bas et en dedans; aux environs de ce point, cette membrane paraît plus amincie. La cornée a perdu en grande partie sa transparence, et ne permet de voir qu'incomplétement l'iris repoussé en avant et la pupille rétrécie. L'humeur aqueuse légèrement trouble empêche aussi de juger des parties profondes de l'œil. Le globe oculaire est encore mobile, mais la vue est complétement abolie. Douleurs peu considérables actuellement.

Voici ce que nous apprenons sur le début du mal et la marche qu'il a suivie : Il y a sept ans, Mercier reçut à l'œil gauche un éclat de paille de fer; le même accident lui était déjà arrivé plusieurs fois sans suites fâcheuses. Mais, cette fois, quoique l'extraction du corps étranger fût faite de bonne heure, il se déclara une ophthalmie violente, à la suite de laquelle on vit se développer en bas et en dedans, au point où nous trouvons aujourd'hui une cicatrice, une petite tumeur bleuâtre qui n'était autre chose qu'un staphylôme de la sclérotique. On vida plusieurs fois ce staphylôme en le ponctionnant avec la lancette et il se reproduisit toujours. Cependant il avait un peu diminué et restait stationnaire. Trois ans plus tard, le malade s'aperçut que son œil augmentait de volume et que sa vue diminuait d'autant. Des douleurs vives ne se firent sentir que longtemps après (il y a trois mois), et on peut les attribuer, à en juger par le récit du malade, à une ophthalmie violente survenue à cette époque. Nous avons dit qu'aujourd'hui les douleurs sont moins vives.

La maladie se présentant exempte, autant qu'il se peut, de complication notable, M. Bonnet résolut de traiter cet œil hydropique par la ponction suivie d'une injection iodée. Le 8 janvier, on procéda à l'opération. Le malade n'est pas éthérisé. Un petit trocart est plongé dans l'œil à un centimètre en dehors de la cornée et au-dessous de la ligne moyenne horizontale. Le liquide qui en sort sans difficulté est de couleur rouge jaunâtre (chocolat clair), la quantité en est de deux cuillerées environ. L'œil s'affaisse aussitôt, la cornée se ride. On pousse immédiatement une injection iodée (teint. d'iode et eau, parties égales, avec un peu d'iodure de potassium) en quantité égale à celle du liquide évacué. L'œil reprend son volume; la cornée se tend et présente des alternatives assez singulières d'opacité et de transparence : on dirait d'une lame d'acier poli sur laquelle on a soufflé à plusieurs reprises (nous nous sommes expliqué plus haut sur ce phénomène). L'iris est fortement repoussé dans la chambre antérieure et touche la face interne de la cornée. Sa couleur est d'un rouge bleuâtre. On laisse écouler la plus grande partie du liquide injecté. Le malade accuse des douleurs assez vives mais supportables. Elles étaient plus fortes le lendemain; le malade les compare à celles qu'il avait éprouvées dans les ophthalmies aiguës survenues pendant le développement de la maladie. Il est impossible de rien apercevoir à travers la cornée, soit à cause de son peu de transparence, soit à cause du trouble plus manifeste de l'humeur aqueuse. La conjonctive est partout enflammée.

Les choses se passèrent ensuite très simplement. L'ophthalmie aiguë s'éteignit peu à peu, ainsi que les douleurs; l'œil commença à diminuer de volume, et quand le malade partit, le 26 février suivant (cinq semaines après l'opération), le volume primitif était réduit d'un tiers.

Le 18 juin, cinq mois après, on apprit que tous les accidents étaient dissipés. L'œil opéré avait beaucoup diminué de volume et n'avait plus que la grosseur d'une petite noisette; toute trace d'inflammation avait disparu; la cornée était complétement opaque, et l'individu ne se plaignait plus que de quelques élancements qu'il ressentait à des intervalles plus ou moins éloignés, du côté de la tempe et de l'arcade orbitaire.

« Il n'est pas besoin, dit M. Chavanne, de faire ressortir les heureux résultats de cette opération. Le malade a guéri sans passer par les risques de la suppuration, sans délabrement anatomique considérable, et avec le moins de difformité possible, avantages qui ne sont à dédaigner dans aucun cas et dans celui-ci en particulier. On dira sans doute : C'est là un fait unique; peut-il à lui seul servir de base à un nouveau mode de traitement? Nous répondrons que ce fait, quoique unique, emprunte à la méthode employée un caractère de généralité incontestable. Il rentre dans la grande famille des guérisons d'hydropisies par l'injection iodée. Il n'a en effet rien d'empirique, rien d'imprévu. Il est né, non d'un *remède* nouveau, mais de l'application nouvelle d'une grande méthode thérapeutique légitimée par la plus sévère analogie. Dans tous les cas, il est au moins encourageant, et nous ne doutons pas que, l'attention des chirurgiens étant appelée sur ce point, d'autres cas de ce genre ne viennent bientôt se joindre à celui-ci. »

Des considérations et faits qui précèdent, l'auteur tire les conclusions suivantes :

« I. Contrairement à l'opinion générale, l'hydrophthalmie dite postérieure ou hyaloïdienne ne consiste point en une hypersécrétion de l'humeur vitrée. Cette humeur finit au contraire par disparaître en totalité.

II. L'hydrophthalmie est un véritable épanchement séreux comparable aux autres hydropisies, sous le double rapport anatomo-pathologique de la membrane productrice et du liquide produit.

III. Les traitements employés jusqu'à ce jour contre cette maladie rebelle sont ou insuffisants ou dangereux.

IV. L'œil réellement hydropique se trouvant transformé en grande partie en une cavité close, en un kyste fibro-séreux, le traitement reconnu et vanté à juste titre comme le plus efficace contre ce genre de maladie lui est dès lors applicable.

V. Le raisonnement légitime la nouvelle application de la méthode des injections iodées à la cure radicale de l'hydranose oculaire.

VI. Enfin, l'expérience a montré que ce mode de traitement est efficace contre l'hydrophthalmie, et autorise son introduction dans la thérapeutique de cette affection. » T. W.]

§ 6. Hydrophthalmie générale.

Fig. Demours, pl. LXII, fig. 2 Von Ammon, thl. III, taf. III. fig. 6 et 7. taf V, fig. 11. 13, taf. XV, fig. 2. Dalrymple, pl. XXXII, fig. 5.

L'humeur aqueuse et l'humeur vitrée peuvent avoir augmenté en même temps de quantité: on a donné à cet état le nom de *buphthalmos*, à cause de sa ressemblance avec l'œil du bœuf.

Cette maladie offre les symptômes combinés de la seconde et de la cinquième variété d'hydrophthalmie, au moins ceux qui peuvent exister concurremment. Lorsque cette affection est congéniale, on l'appelle *megalophthalmos*, et elle s'accompagne souvent d'opacité de la cornée. Tous les tissus de l'œil paraissent également augmentés de volume : non seulement la cornée est plus grande et plus saillante, et les chambres de l'humeur aqueuse plus étendues, mais l'iris est plus développé qu'à l'ordinaire. Dans quelques cas congéniaux, l'œil est si volumineux que les paupières ne peuvent se fermer sans difficulté. Lorsque l'hydrophthalmie générale se développe après la naissance et que la marche en est rapide, elle s'accompagne d'une douleur excessive ; l'œil perd ses mouvements et le malade le sommeil et l'appétit ; il finit par tomber dans le délire et, si le cas est négligé, on peut voir survenir la carie de l'orbite et la mort.

Beer n'a rencontré cette affection que chez des sujets atteints d'un état de cachexie extrêmement avancé, et principalement chez des scrofuleux et des scorbutiques.

Les cas congéniaux se guérissent parfois sans traitement (1) : la cornée s'éclaircit, l'œil se rétracte et, s'il ne reprend pas son volume normal, au moins cesse-t-il de s'accroître (2). D'autres fois, le mal reste stationnaire jusqu'à l'époque de la puberté : alors l'œil augmente brusquement de volume ; la pupille, largement dilatée, contracte des adhérences avec la capsule qui devient opaque ; l'iris se déchire par suite de l'allongement auquel il est soumis ; la rétine perd sa sensibilité et, au bout d'un certain temps, l'œil se ramollit et s'atrophie.

On a recommandé le mercure, la squine, la digitale et les révulsifs ; mais j'aurais plus de confiance dans les toniques. L'iodure de potassium et l'huile de foie de morue méritent d'être essayés. Lorsque les autres moyens échouent, il faut évacuer le contenu de l'œil comme dans l'hydropisie de l'humeur vitrée.

SECTION III.

ÉPANCHEMENT SANGUIN A L'INTÉRIEUR DE L'OEIL.

Syn. — Hæmophthalmos, hypaemia, apoplexia oculi. Das Blutauge. All.

Fig. Von Ammon, thl. I, taf. II, fig. 16 et 17; taf. IX, fig. 20; taf. XV, fig. 17; taf. III, fig. 5; taf. XV, fig. 21; taf. XVII, fig. 4; thl. II, taf. 4, fig. 1, 11, 16, 17, 20   21.

Pour traiter complétement et méthodiquement de l'épanchement du sang à l'intérieur de l'œil, il y aurait à établir de nombreuses distinctions. Ainsi, l'épanchement peut avoir une origine traumatique ou survenir spontanément ; s'effectuer dans un œil sain ou dans un œil déjà plus ou moins désorganisé ; le sujet peut être d'une bonne constitution, affecté de scorbut, de purpura ou de tout autre maladie ; enfin, l'hémorrhagie peut occuper la cornée, les chambres de l'humeur aqueuse, le corps vitré ou la rétine.

J'ai déjà traité (t. I, pp. 434, 615) de l'épanchement de sang consécutif aux blessures de l'iris, et aux coups sur l'œil ; j'aurai occasion d'ex-

(1) WARE, Op cit., p. 285.
(2) VON AMMON a donné des figures qui représentent l'éclaircissement progressif de la cornée en pareil cas, dans son Darstellungen , Theil III, taf. VII.

pliquer ci-après qu'il survient un écoulement de sang après toutes les opérations tentées pour la formation d'une pupille artificielle, et que le même accident peut accompagner ou suivre les opérations de cataracte. Je parlerai à l'article *amaurose* de l'apoplexie de la rétine. On voit parfois de petites quantités de sang accompagner l'hypopion, surtout lorsqu'il est dû à la rupture d'un abcès de l'iris. Les inflammations, surtout les inflammations syphilitique et arthritique, donnent quelquefois lieu à un épanchement de sang dans la substance de la cornée ou à la surface de l'iris. Beer décrit (1) l'extravasation de sang dans la chambre antérieure comme survenant parfois dans l'ophthalmie qui se déclare dans le scorbut. Le docteur Graves (2) a rapporté un cas de *purpura hemorrhagica* suivi de mort, dans lequel un épanchement de sang s'effectua dans les deux yeux.

On peut établir comme règle générale que, dans quelque partie de l'œil que le sang s'épanche, il s'absorbe d'autant plus promptement que l'organe est d'ailleurs moins affecté. S'il est le siège de quelque autre affection morbide, l'absorption est lente et incomplète; la pupille peut se fermer et l'œil s'atrophier. Le sang versé dans la chambre antérieure d'un œil sain se dissout dans l'humeur aqueuse et est absorbé dans l'espace de quelques jours, à moins qu'il ne se soit coagulé. Dans ce cas, il peut être des semaines et des mois à disparaître. Lors même que le sang reste fluide, il peut tarder longtemps à s'absorber, lorsqu'il s'épanche dans un œil dont les chambres, par suite de quelque affection antérieure, contiennent non de l'humeur aqueuse, mais du sérum jaunâtre. M. Bowman (3) suppose que les corpuscules sanguins se gonflent dans l'humeur aqueuse saine et lui abandonnent leur matière colorante, d'où leur prompte disparition. Sans nier le fait, le docteur Meyr (4) fait remarquer que, dans les plaies de l'œil où l'humeur aqueuse a été complétement évacuée et remplacée par du sang, celui-ci est parfois résorbé dans l'espace de vingt-quatre heures, pourvu que l'on ait employé les moyens convenables d'empêcher l'inflammation. Quant aux épanchements de sang dans les autres parties de l'œil, les moyens les plus propres à en favoriser l'absorption seront ceux qui empêcheront l'inflammation de se développer.

Je dois appeler tout particulièrement l'attention sur une hémorrhagie interne de l'œil, qui ne paraît dépendre ni d'une lésion traumatique, ni d'une inflammation, et que l'on a quelquefois appelée *apoplexie de l'œil*. Cette hémorrhagie peut survenir, soit dans un œil sain en apparence, soit dans un œil qui a déjà souffert d'une affection antérieure.

(1) Lehre von den Augenkrankheiten ; vol. I, p. 655 ; Wien, 1813.
(2) Dublin Journal of the Medical Sciences ; vol. XI, p. 595 ; Dublin, 1857.
(3) Lectures on the parts concerned in operations on the Eye, p. 78, London, 1849 ; [et Annales d'Oculistique, t. 33, p 62.]
(4) Beiträge zur Augenheilkunde, p. 17 ; Wien, 1850.

Elle paraît due tantôt à une hypérémie active, tantôt à un état de faiblesse passive des vaisseaux.

M. John Bell a rapporté un exemple d'épanchement sanguin dans un œil jusqu'alors sain.

Obs. 443. — Le malade était un jeune homme qui n'avait pas 20 ans et qui était déjà haut de six pieds; lorsque sa maladie débuta, sa croissance était si rapide qu'il prétendait avoir grandi de cinq pouces dans l'année. Au commencement du mois de septembre, le jour même où son mal avait débuté, il avait dîné à la hâte, de très bon appétit, et immédiatement après son repas était allé courir les champs avec un camarade. Celui-ci s'étant mis à courir, notre jeune homme le poursuivit la distance de trois à quatre cents yards. Immédiatement il s'aperçut que la vue de son œil gauche s'obscurcissait. Il s'en occupa peu d'abord; mais lorsqu'il fut arrivé à sa destination et qu'il se fut assis, il demanda aux personnes qui l'entouraient si elles n'apercevaient aucune lésion à son œil : il était recouvert de sang. L'épanchement de sang s'effectua dans les chambres; ce liquide devint visible et la vision fut complétement obscurcie dans l'espace de 15 minutes. Il fut alors pris d'une douleur effrayante et pendant dix jours la vision de cet œil resta complétement abolie.

Le sang qui d'abord remplissait toute la chambre antérieure, étant descendu au-dessous du niveau de la pupille, la vision se rétablit graduellement. On continua pendant trois semaines à voir le sang à la partie inférieure de l'œil; puis il disparut graduellement et celui-ci reprit son aspect accoutumé, si ce n'est que, tout en bas, au-dessous du niveau de la pupille, on vit persister longtemps un petit caillot blanchâtre, reste du sang épanché. Telle fut la première attaque.

Un soir du mois de mai 1804, pendant qu'il était à souper et sous l'influence du vin, de la lumière et d'une conversation animée, il s'aperçut tout à coup que sa vue s'obscurcissait : le sang reparut dans son œil qui, le lendemain matin, devint le siège d'une douleur violente. Cette attaque fut cependant moins intense que la première.

Un peu plus d'un mois après, étant allé, au mois de juin, se baigner dans la rivière, pendant qu'il nageait et au moment où il allait sortir de l'eau, il fut encore une fois pris du même accident. Du sang s'épancha dans l'œil, et le lendemain il y éprouva des douleurs cruelles se propageant jusqu'à la tempe; mais au bout de trois semaines à un mois, sa vue était complétement rétablie et l'œil revenu à sa transparence naturelle. Vers la fin de septembre ou au commencement d'octobre, il essuya une nouvelle attaque, quoiqu'il fût bien certain de ne s'être livré à aucun excès. Il fut pris en écrivant, et sans autre cause apparente. Le sang se résorba dans l'espace de temps ordinaire, et la vue revint.

Une quatrième attaque survint le 1er novembre, pendant qu'il traversait un pont entre 10 et 11 heures du soir; mais l'abolition de la vision et l'épanchement de sang ne furent pas aussi considérables que dans les atteintes précédentes. Le sang se résorba plus promptement et le malade ne fut pas obligé de couvrir son œil aussi longtemps pour le garantir de la lumière : au bout de huit à dix jours, il put le découvrir; l'épanchement de sang avait disparu, mais le coagulum qui occupait la chambre antérieure avait augmenté manifestement de volume. Le 3 février 1805, survint une nouvelle attaque due à des causes très évidentes. Comme c'était le jour où l'on devait élire à Édimbourg un membre pour le parlement, son régiment s'était éloigné de la ville d'une distance de 18 milles. En se rendant aux quartiers qui lui étaient assignés, et en en revenant, il marcha avec les soldats, s'échauffa beaucoup, et attribua naturellement sa nouvelle attaque à une cause qui avait tant de rapport avec celle qui en avait amené la première atteinte.

A partir de cette époque, les paroxysmes se montrèrent périodiquement et sans cause apparente; ils revenaient une fois par mois. L'œil était maintenu dans un état d'irritabilité constante et de douleur fréquente, de sorte que le malade était obligé de le tenir constamment à l'abri de la lumière : néanmoins, toutes les précautions furent inutiles. Dans le petit nombre de paroxysmes survenus à la suite d'une excitation appréciable, l'un se montra un jour du mois d'août, après une revue passée le matin, et à un dîner de cérémonie, où il avait continué à boire jusqu'à une heure avancée de la nuit. Bien qu'il ne crût pas s'être écarté des règles de la tempérance, il n'en était pas moins un peu échauffé par le vin quand il alla se coucher; il se leva le lendemain de bon matin pour aller monter sa garde, et pendant qu'il était baissé pour se laver la figure, il s'aperçut que l'épanchechement de sang s'effectuait et que la vue se perdait. La seconde attaque qui mérite d'être notée survint dans des circonstances encore plus spéciales, et après une excitation beaucoup plus prononcée. Il assistait à un gai souper de jeunes gens, pendant lequel il vit les lumières s'obscurcir, et en un instant son œil devint le siége d'une nouvelle suffusion sanguine.

La maladie revêtit alors une forme bien marquée; elle revenait tantôt tous les quinze jours, tantôt tous les mois; il s'écoulait rarement deux mois sans qu'il se fît un nouvel épanchement de sang. La sensibilité de l'œil était telle que le malade fut obligé de le tenir toujours couvert; chaque nouvel accès était suivi d'un paroxysme de douleur pulsative dans la tempe du côté correspondant, douleur qu'appaisait, jusqu'à un certain point, une pression forte et continue. L'épanchement se reproduisait alors presque sans cause apparente; la prédisposition était si prononcée que l'action de la moindre des causes qui l'avait d'abord produite, comme l'action de rire, de crier, de chanter, de courir, de nager, de se baisser, ou un excès de vin, ramenait indubitablement l'accès.

M. Bell s'étonne, à bon droit, qu'un organe aussi délicat que l'œil puisse supporter d'aussi fréquents épanchements sanguins sans que la structure en soit complétement détruite. On doit attribuer cette immunité à la résistance des enveloppes de l'organe qui, déjà remplies et tendues par les humeurs qu'elles contiennent, ont toujours limité la quantité de l'épanchement. Lorsqu'il recueillit cette observation, le coagulum qui, par suite de son volume, n'était recouvert que d'une mince couche de sang, était presque complétement blanc, occupait toute la partie inférieure de la chambre antérieure et couvrait une portion de la pupille. La vision n'était pas éteinte, mais il y avait beaucoup à craindre qu'elle ne fût altérée d'une façon irrémédiable. Il comptait, pour empêcher le retour des épanchements de sang, sur un régime sévère, des évacuations abondantes, un séton à la nuque et des opiacés pour diminuer la sensibilité oculaire, un genre de vie tranquille, bien réglé, une nourriture peu abondante et il espérait que, lorsque la surexcitation artérielle locale serait appaisée, le caillot s'absorberait (1).

J'ai eu occasion de voir, le 27 novembre 1843, en consultation avec le docteur J. A. Robertson, le sujet de l'observation suivante, rapportée par le docteur C. Lockhart Robertson (2). C'est un exemple bien marqué d'épanchement de sang dans l'humeur vitrée, revenant à de certains intervalles sans lésions directes, et ressemblant tellement à un carcinôme médullaire, que la nature du mal ne put être déterminée que par l'histoire des symptômes.

Obs. 444. — Miss ***, âgée de 29 ans, avait été affectée à l'œil droit, à l'âge de 15 ans, de spectres rouges qui, dans l'espace d'une semaine, avaient cédé aux laxatifs. Arrivée à l'âge de 20 ans, elle s'était aperçue que son œil gauche conservait l'impression des objets plusieurs secondes après qu'ils avaient été éloignés; la vue de ce côté s'affaiblit de plus en plus, au point qu'en août 1839 elle ne pouvait plus distinguer la lumière de l'obscurité. Sous l'influence des sangsues, des vésicatoires et du mercure, administré au point d'affecter le système, la vue commença à s'améliorer au mois de décembre.

En juin 1840, elle eut une attaque de cécité, qui s'accompagna de douleur violente dans les yeux et le front, et céda aux mêmes remèdes. En janvier 1842, elle essuya une nouvelle attaque moins prononcée. Au mois de décembre de la même année, la maladie reparut brusquement aux deux yeux et céda de nouveau aux sangsues et aux mercuriaux. Pendant qu'elle était encore en traitement, en janvier 1843, une sixième attaque survint aux deux yeux. On continua les mêmes remèdes et l'on essaya ensuite l'électro-magnétisme qui amena un soulagement momentané. En août 1843, la maladie reparut brusquement pour la septième fois dans l'œil droit, à la suite d'une frayeur soudaine; les sangsues et le mercure triomphèrent encore du mal. La vue alla en s'améliorant jusqu'en mai 1845, époque à laquelle elle éprouva encore une légère attaque au même œil. La vision s'améliora de nouveau sous l'influence des sangsues et du mercure.

(1) Bell's Principles of Surgery ; vol. III, p. 270 ; London, 1808. Voyez une observation par Walther. Merkwürdige Heilung eines Eiterauges, p. 61 ; Landshut, 1819.

(2) Northern Journal of Medicine : August, 1845.

Après chaque attaque, l'œil droit offrait l'aspect suivant : La conjonctive et la sclérotique étaient parfaitement saines, la pupille dilatée, mais tout à fait régulière ; la coloration et la texture de l'iris normales. En dilatant la pupille à l'aide de la belladone et en faisant tomber sur l'œil la lumière concentrée au moyen d'une lentille biconvexe, on remarquait qu'un épanchement de sang s'était effectué dans l'humeur vitrée au côté nasal, et à égale distance à peu près entre l'iris et le nerf optique. La couleur rouge disparaissait graduellement, laissant une masse d'un brun jaunâtre avec un éclat semi-métallique. Sous l'influence des mercuriaux, le volume de ce dépôt s'amoindrissait et la vision s'améliorait. Lorsque le docteur C.L. Robertson rédigea l'observation, le caillot avait environ le volume d'une noisette.

On n'apercevait aucune trace d'épanchement dans l'œil gauche.

La masse de couleur pâle, qui existait dans l'œil droit, présentait une grande ressemblance avec le carcinôme médullaire ; on pouvait cependant l'en distinguer par les signes suivants que le docteur C.L. Robertson a fait ressortir :

1. La couleur rouge que la tumeur représentait après chaque épanchement, contrastait avec la teinte ambrée invariable, ou la teinte verdâtre du carcinôme médullaire à son début ; de plus, les vaisseaux isolés, que l'on voit en pareil cas se ramifier sur la tumeur, manquaient ici.

2. La pupille, au lieu d'être, comme dans le carcinôme médullaire, irrégulière et offrant son plus grand diamètre transversalement, était également et régulièrement dilatée, la couleur et la texture de l'iris restaient intactes, tandis que, dans le carcinôme au début, cette membrane est amincie, injectée ou de couleur jaune rougeâtre.

3. Le volume de la tumeur décroissait et la vue se rétablissait graduellement sous l'influence des mercuriaux, tandis que dans les tumeurs malignes il n'y a jamais décroissance de la tumeur et la vision s'affaiblit de plus en plus, en dépit de tous les remèdes.

Lorsque je vis la malade avec le docteur J.A. Robertson, on voyait flotter derrière le cristallin, qui était parfaitement transparent, une pellicule jaunâtre. Je conclus que les cellules de l'humeur vitrée avaient dû être déchirées. La malade raconta qu'une des attaques avait été amenée par l'ascension qu'elle avait faite du *Goatfell*, montagne élevée du pays d'Arran.

Dans le cas suivant, une lésion traumatique de l'œil, qui avait produit l'opacité du cristallin, parut laisser l'organe dans une disposition telle, qu'il s'y produisait une hémorrhagie interne chaque fois que le malade se livrait à quelque exercice trop violent.

Obs. 445. — Un charretier que j'avais vu atteint, quelques années auparavant, d'une cataracte lenticulaire de l'œil droit, conséquence d'un coup, vint me voir en mars 1836, la chambre antérieure de l'œil remplie de sang. Il attribuait cela à ce qu'il avait *durement* travaillé pendant trois nuits consécutives. Trois jours plus tard, la quantité de sang qui se trouvait dans la chambre antérieure était telle, que la cornée offrait la couleur chocolat foncé. Il existait une légère sclérotite avec chaleur et douleur de l'œil et céphalalgie. Je conseillai le repos, des applications froides sur l'œil et l'abstinence des liqueurs spiritueuses auxquelles le malade était adonné.

Voici un exemple d'épanchement de sang survenu dans un œil qui avait été désorganisé par l'inflammation :

Obs. 446. — Caroline Pilsen, âgée de 9 ans, d'un tempérament scrofuleux, fut confiée aux soins du docteur Von Ammon en juillet 1829. La vision était obscurcie depuis quelques mois. L'examen de la malade fit reconnaître que l'œil gauche était privé de la vue et strabique, et le droit très myope. La convexité de la cornée droite était fort diminuée et l'iris, qui était d'un jaune verdâtre, faisait une saillie anormale dans la chambre antérieure. La pupille était irrégulière, anguleuse et fort contractée. A l'œil gauche, la portion externe de l'iris était beaucoup plus large que l'interne ; la pupille était oblongue et anguleuse, surtout vers son côté interne. L'iris était d'une teinte brun-verdâtre, et l'on voyait un grand nombre de vaisseaux se porter de son bord ciliaire vers le bord pupillaire. La pupille de cet œil s'élargit de jour en jour et la sensibilité morbide de l'organe alla en croissant, de sorte que l'examen en devint fort difficile.

Un jour que la sensibilité de l'œil était moindre, le docteur Von Ammon s'aperçut que la pupille était presque à l'état naturel, mais qu'il existait, sur le cercle le plus interne de l'iris, un dépôt de matière noire d'une teinte si foncée qu'il s'imagina d'abord que l'iris y avait été absorbé. Il remarqua aussi que le cristallin était déplacé en dedans, de sorte qu'une moitié de cette lentille se trouvait cachée derrière la moitié interne de l'iris et de la sclérotique, tandis que le bord externe de l'autre moitié était situé juste au centre de la pupille. On apercevait, à travers la portion d'humeur vitrée laissée à nu par le déplacement du cristallin, et au fond de l'œil quelque chose d'un blanc grisâtre.

Quelques jours plus tard, le docteur Von Ammon trouva cette jeune fille couchée sur la face et endormie. Lorsqu'elle s'éveilla, il fut surpris de trouver une grande quantité de sang dans la chambre antérieure et la cornée complétement rouge; le lendemain, le sang avait entièrement disparu. Le docteur Von Ammon, ayant fait tenir la malade pendant quelques minutes la tête penchée en avant, trouva, au bout de ce temps, la chambre antérieure de nouveau remplie de sang; ce liquide se portait d'un côté à l'autre, suivant les mouvements de la tête. En regardant quelques heures après, à l'aide d'une loupe, on reconnut que quelques parcelles du sang adhérent à l'iris avaient pris une couleur plus sombre; le lendemain, cette coloration était d'un brun foncé et, quelques jours après, complétement noire. Ces tâches, une fois formées, ne disparaissaient plus, à moins qu'elles ne siégeassent sur le cercle ciliaire de l'iris et ne fussent très-petites. Cet état de l'œil persista pendant deux mois, et le léger degré de vision qui avait persisté jusqu'alors, disparut complétement. La cornée conserva sa transparence, mais s'aplatit de plus en plus; la coloration noire du bord de la pupille et du reste de l'iris augmenta.

En février 1830, la jeune fille éprouva une légère fièvre inflammatoire pendant laquelle l'ecchymose de l'œil s'accrut beaucoup et noircit plus rapidement la surface antérieure de l'iris. L'extravasation sanguine s'arrêta enfin sous l'influence de la teinture d'iode (1).

On a rapporté des cas qui démontrent que l'hémophthalmie peut être supplémentaire de l'écoulement menstruel (2), revenant tous les mois jusqu'à ce que les règles fussent bien établies (3), ou se montrant par suite de la suppression de celles-ci (4).

Dans l'hémophthalmos spontané, le pronostic doit toujours rester douteux, la maladie ayant une grande tendance à reparaître et à amener l'altération des tissus les plus importants de l'œil.

On doit veiller à la santé générale du malade et lui recommander un régime approprié, des exercices modérés et bien réglés, l'abstention de toute occupation trop longtemps continuée, surtout de celles qui exigent que le malade reste longtemps la tête inclinée en avant.

Quand la maladie est la conséquence d'une hypérémie active, la saignée générale ou locale, suivant les circonstances, les purgatifs, les applications froides sur les yeux et la tête conviennent au premier abord. On aide ensuite à l'absorption du sang épanché à l'aide du mercure. Dans les cas cachectiques, dans ceux dus à la faiblesse des vaisseaux, les antiscorbutiques, les astringents et les toniques sont nécessaires. Il faut dans tous les cas couvrir les yeux et maintenir la

(1) Zeitschrift für die Ophthalmologie ; vol. 1, p. 103 ; Dresden, 1830.
(2) Walther, Op. cit., p. 30,
(3) Tyrrell's Practical Work on the Diseases of the Eye ; vol. 1, p. 40 ; London, 1840.
(4) La Lancette; citée dans le London Medical Gazette, October 1829 ; p. 125.

pupille dilatée avec la belladone. Quelques cas réclameront la paracentèse de la cornée (1).

SECTION IV.

TUMEURS NON MALIGNES DU GLOBE DE L'OEIL.

J'ai décrit, dans les cinq dernières sections du chapitre IV, certaines excroissances et certaines tumeurs de la conjonctive qui, en général, se distinguent aisément des affections prenant naissance sur les tuniques propres de l'œil ou à leur intérieur.

Il importe beaucoup de savoir que différents tissus de l'œil peuvent devenir le siége de dépôts, de tumeurs et de dégénérescences fongueuses qui n'appartiennent pas à la classe des affections malignes et peuvent disparaître spontanément. Il y a lieu de croire que ces productions ont souvent été prises pour des affections malignes, et surtout pour des fongus hématodes.

Variétés. — 1. Des dépôts de sang (*V.* Obs. 444), de lymphe ou de pus, dans différents tissus de l'œil, revêtent parfois l'aspect de productions fongueuses. Quelques-uns de ces dépôts peuvent s'organiser, ce qui ajoute encore à la ressemblance qu'ils présentent avec certaines tumeurs. 2. D'autres fois, des tubercules scrofuleux, semblables à ceux que l'on rencontre fréquemment dans le cerveau des enfants qui meurent d'hydrocéphale se forment sur l'œil ou à son intérieur. 3. On trouve des tumeurs fibreuses ou fibro-plastiques (V. t. I, page 361), fixées à la sclérotique ou enfoncées dans sa substance ou dans celle de l'iris ou de la choroïde. Lorsque de semblables tumeurs siégent profondément dans l'œil, on ne les distingue qu'avec peine du fongus hématode. 4° On rencontre aussi à l'intérieur de l'œil des kystes ou des tumeurs enkystées.

§ 1. Tumeurs non malignes de la sclérotique et de la cornée.

J'en ai vu plusieurs ressemblant à des tubercules scrofuleux, mais qui étaient plutôt des tumeurs fibro-plastiques, naissant de la sclérotique, isolément ou par groupes, mous ou durs, mais peu ou pas vasculaires. Ces tumeurs ressemblent extérieurement au *molluscum contagiosum*, que l'on rencontre souvent sur les paupières des enfants ; mais à l'examen microscopique, on les trouve toutes différentes, et

---

[(1) Voir sur l'hémophthalmie : CARRON DU VILLARDS. Considérations pratiques sur les épanchements sanguins dans l'œil et ses annexes ; Annales d'Oculistique, t. I. p. 157. BEGER. Das Blutauge oder die Blutergiessungen in das Auge (Sammlung ophthalmologischer Preisschriften, von Fl. Cunier) Brussel und Leipzig, 1843. J. DIXON. De l'épanchement de sang dans le corps vitré. Annales d'Oculistique, t. XXXI, p. 228, et Practical Study of Diseases of the Eye, p. 192, note. VELPEAU Sur le pronostic de l'hémophthalmie, Medical Times and Gazette 1855, June 23, p. 632.]

offrant une structure fibreuse confuse. Les sujets que nous avons vus en proie à cette affection étaient, la plupart du temps, des enfants cachectiques, présentant souvent des engorgements scrofuleux à d'autres parties du corps, et dont les yeux avaient déjà été atteints d'ophthalmie interne. Lorsque la conjonctive vient à se déchirer, ces tumeurs peuvent devenir le siége d'un travail d'ulcération lente qui les détruit, envahissant la cornée et amenant l'atrophie de l'œil. Ces sortes de tumeurs occupent beaucoup plus fréquemment le côté temporal du globe de l'œil que tout autre région de l'organe. Au début, elles sont de couleur blanchâtre; mais plus tard elles s'ulcèrent, la surface en devient rouge et donne parfois naissance à un fongus uni à la sclérotique par un pédicule, et qui s'accroît parfois au point de recouvrir presque tout l'œil. Dans un cas que j'ai vu avec le docteur Anderson, la tumeur fut détruite par ulcération, ne laissant la choroïde recouverte que d'une pellicule si mince que le point de l'œil qu'elle avait occupé paraissait presque noir : l'intérieur de l'œil resta sain. Plusieurs des malades que j'ai vus succombèrent ensuite à une affection chronique des poumons.

J'ai trouvé qu'au début les sangsues et les vésicatoires derrière l'oreille étaient utiles. Il importe beaucoup d'améliorer la santé générale par l'habitation de la campagne, un régime doux et nourrissant et l'emploi des toniques.

Obs. 447. — Une petite fille, d'environ 7 ans, avait sur la joue et le menton plusieurs tubercules scrofuleux, et au côté temporal de l'un de ses yeux une tumeur qui paraissait de même nature. La conjonctive qui la recouvrait s'ulcéra et la tumeur devint aussi grosse qu'une noisette. La couleur en était blanche, la consistance molle, et elle comprenait évidemment la sclérotique. La malade mourut de phthysie tuberculeuse.

Obs. 448. — Une jeune demoiselle, d'environ 12 ans, avait un tubercule scrofuleux fixé à la partie supérieure de la sclérotique; l'œil avait beaucoup souffert d'une ophthalmie scrofuleuse interne : ce tubercule était de couleur jaunâtre, il s'agrandit lentement jusqu'à acquérir le volume d'une amande et paraissait sur le point de tomber en suppuration. mais il ne fournissait point encore de pus. La santé générale était fort affaiblie, et j'appris que la malade n'avait pas tardé à succomber aux mêmes symptômes que celle ci-dessus.

Obs. 449. — On amena à ma consultation une jeune fille qui offrait un amas de tubercules scrofuleux sur la moitié inférieure de la sclérotique, tout contre la cornée. La vue de cet œil était obscurcie, la cornée trouble et la pupille attirée vers le côté de l'œil où les tumeurs étaient situées. L'application de quelques sangsues améliora cet état.

Obs. 450. — Le docteur Ferrie m'amena de la maison de refuge un jeune garçon offrant une tumeur qui occupait le côté temporal de l'œil. Elle s'était ulcérée et présentait une surface rouge et granuleuse. L'œil était complétement dévié en dedans. La tumeur paraissait fluctuante, doublée qu'elle était par la choroïde et remplie par l'humeur vitrée, comme dans un staphylôme de la choroïde. On l'excisa et la partie enlevée fut examinée au microscope par le docteur Anderson.

[*Obs.* 451. — *Petit kyste aqueux situé dans la sclérotique d'un enfant, et traité avec succès par l'ablation de la portion proéminente du kyste.* — Un enfant, âgé de 10 ans, avait sur la sclérotique une tumeur semi-transparente, solide, ovale, du volume d'un petit pois, et située contre la circonférence de la cornée, où son existence avait été signalée depuis plusieurs années. La conjonctive n'avait subi aucun changement. Elle avait été ponctionnée, et il s'en était échappé un fluide aqueux; mais une nouvelle accumulation s'était bientôt reformée. Deux ou trois chirurgiens, qui avaient vu le cas, conseillaient de ne recourir à aucune opération. Comme cette tumeur constituait déjà une légère difformité et qu'elle allait en s'accroissant, mon avis fut qu'il fallait opérer. Je ponctionnai le kyste et j'en enlevai la portion proéminente avec des ciseaux courbes. Il était mince mais coriace; ses parois étaient assez solides pour que la tumeur conservât sa forme après avoir été ouverte. Sa surface interne était lisse et l'on apercevait au centre de sa base une petite ouverture arrondie qui paraissait traverser la sclérotique. La surface, mise à nu par l'opération, se guérit lentement sans aucun symptôme fâcheux, et la difformité disparut complètement. Deux ans après l'opération, l'œil continuait d'aller parfaitement bien.

Obs. 452. — Kyste plus volumineux de la sclérotique; excision de sa portion proéminente. — Un monsieur, âgé d'environ 30 ans, d'une constitution robuste et d'un tempérament pléthorique, avait perdu un œil par suite d'une inflammation violente qui avait occasionné une opacité étendue de la cornée avec adhérence de l'iris. Il se développa dans la sclérotique un kyste qui acquit lentement le volume d'une amande, ce qui non-seulement accrut la difformité, mais détermina de l'irritation lorsque l'œil ou les paupières se mouvaient. J'enlevai la portion externe du sac, comme dans le dernier cas, mais je ne revis plus ce malade (1). T. W.]

§ 2. Tumeurs non malignes de l'iris

Fig. Dalrymple, pl. XXXI, fig. 1 et 3. Ritterich, pl. 1, fig. 5.

J'ai rencontré deux espèces de tumeurs non malignes de l'iris, les unes enkystées et les autres solides.

1. J'ai vu un kyste se former dans l'iris à la suite d'une blessure. Il était semi-transparent et paraissait rempli d'un liquide ténu; mais comme il n'augmentait pas de volume et n'occasionnait point de souffrance, on n'y toucha point.

Obs. 453. — Une dame éprouvait une douleur vive dans l'un des yeux; on y voyait une sorte de petite vésicule faisant saillie dans la chambre antérieure, et qui naissait de dessous le bord ciliaire de l'iris derrière le bord inférieur de la cornée. Cette vésicule s'accrut graduellement, séparant de plus en plus l'iris d'avec la choroïde, et augmentant la souffrance. Je ponctionnai cette vésicule ou tumeur enkystée, à travers la cornée, avec le couteau à iris. Il s'en échappa une petite quantité de liquide et le kyste se contracta au point de ne plus être visible. La douleur disparut. La plaie du kyste se cicatrisa; celui-ci se remplit de nouveau et redevint visible (fig. 24) et même plus volumineux qu'auparavant. Je le

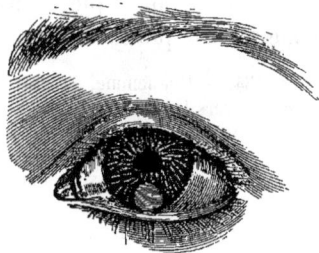

(Fig. 24.)

ponctionnai une seconde et une troisième fois, à des intervalles de six à huit semaines. Après la troisième ponction, il ne se remplit plus. L'iris reprit sa position normale et la vision fut conservée.

Mon opinion, à cette époque, fut que le kyste s'était formé dans la chambre postérieure et était venu poindre entre le bord de l'iris et

(1) Hays. Édition américaine de Lawrence, p. 555, Philadelphia, 1854.

celui de la choroïde ; mais je me range maintenant à l'opinion de
M. Bowman, qui pense qu'il s'agissait de la sécrétion morbide d'un fluide
entre l'iris et son épithélium postérieur, communément appelé uvée.

« Cette maladie, dit M. Bowman, ne s'accompagne d'aucune autre; la
marche en est lente, et elle se décèle d'abord par la saillie d'une portion de l'iris se portant vers la cornée. Je pense qu'au début le liquide
pousse l'uvée en arrière vers le ligament suspenseur du cristallin ;
mais bientôt ces parties résistantes arrêtent la marche de la tuméfaction dans cette direction, et le liquide, continuant à s'accumuler, commence à pousser en avant le tissu propre de l'iris, qui le sépare de la
chambre antérieure. De ce côté, la résistance est moindre. Les fibres
si extensibles de l'iris cèdent lentement et, au bout de plusieurs mois,
forment au-devant du fluide une poche très saillante qui se met en contact avec la cornée, dans une telle étendue que la pupille se trouve
complétement déjetée de côté, ou même tout-à-fait soustraite à la vue,
la tumeur venant se recourber au-devant de cette ouverture.

Si l'on ponctionne la face antérieure du kyste, les fibres de l'iris distendu, qui n'ont point perdu leur contractilité, en chassent avec force
le contenu transparent, et au bout de quelques minutes toute trace de
la maladie disparaît, l'iris ayant repris, à tous égards, son aspect naturel. Le kyste est cependant fort disposé à se remplir plus d'une
fois (1). »

Le traitement à adopter dans les kystes de l'iris consiste à les
ponctionner à travers la cornée (2). Si ce moyen échoue, il faut ouvrir la cornée dans une grande étendue, saisir la partie antérieure de
la tumeur avec le crochet de Schlagintweit ou la pince à canule,
l'attirer à travers la plaie de la cornée et la retrancher d'un coup de
ciseaux. Il faut se garder de tenter l'ablation totale du kyste.

Le cas suivant, que rapporte M. Turner de Keith, me paraît de
même nature que ceux que nous venons de citer (3).

Obs. 454. — Une femme, âgée de 62 ans, se présenta avec une tumeur enkystée faisant
saillie à travers la pupille et occasionnant une inflammation intense. Elle formait comme
un petit sac membraneux semi-transparent, et occupait la plus grande partie de la
chambre antérieure. M. T... la ponctionna à travers la cornée; le contenu s'échappa dans
l'humeur aqueuse, et le kyste s'affaissa.

[L'observation suivante, inédite, nous est communiquée par M. James
Dixon : (Janvier 1857.)

Obs. 455. — *Dilatation cystiforme de l'iris. — Réapparition du kyste après des
ponctions répétées et la déchirure des parois.*
L'observation qu'on va lire est celle d'un fait fort rare ; je n'ai jamais rien vu de sem-

(1) Bowman. Lectures on the parts, etc , p. 75 [et Annales d'oculistique, t. 55. p. 68.]
(2) Voyez un cas par Dalrymple, dont la guérison fut obtenue à l'aide de trois ponctions ;
Lancet, August 31, 1844 ; p. 715 : un autre par Wharton Jones, dans lequel le kyste suppura
après avoir été ponctionné deux fois ; Ib. June 12, 1852, p. 568.
(3) Monthly Journal of Medical Science ; vol. 1, p. 270 ; Edinburgh, 1841.

blable dans ma pratique ni dans celle de mes confrères. Les points les plus remarquables en sont : le nombre d'années pendant lesquelles le travail morbide a continué et la réapparition du kyste après la déchirure de ses parois antérieures. Une troisième circonstance utile à noter, c'est que la transparence de la cornée n'a pas souffert la moindre atteinte.

La figure (V. fig. 25) ne représente que très imparfaitement l'état des choses car il est très difficile de rendre sur le bois la nature diaphane du kyste, quoique j'aie fait le dessin avec beaucoup de soin.

« En 1834, Elise S..., alors âgée de 17 ans, se blessa l'œil droit avec une fourchette à deux dents. L'une de celles-ci pénétra dans la sclérotique à environ une ligne du bord inférieur et interne de la cornée. On suppose que l'autre porta sur la cornée. On ne sait si cette dernière fut traversée et l'iris lésé par la pointe de la dent, mais il y eut, pendant trois à quatre mois, de la sensibilité et de l'irritation du côté de cet œil. Bientôt cependant tout rentra dans l'ordre; la vision se rétablit complétement, au point de permettre à la malade de lire parfaitement de cet œil.

Vers l'hiver de 1846, il y eut, de temps en temps, de l'irritation et de la photophobie, et au mois de mai de l'année suivante, Elise S... fut reçue à *l'hôpital de Moorfields*, dans le service de feu Dalrymple. Il y avait alors une légère zone vasculaire sur la sclérotique; la cornée était saine et l'on remarquait, au tiers supérieur de la chambre antérieure, un kyste qui remplissait cet espace et faisait saillie sur l'iris en recouvrant la portion supérieure de la pupille. La partie inférieure de celle-ci était noire, exempte d'opacité, et donnait libre passage aux rayons lumineux. La vision de ce côté n'était cependant pas aussi parfaite que de l'autre. Les parois du kyste étaient fort minces et semblaient formées par le tissu fibreux de l'iris.

Le 20 mai, Dalrymple introduisit une aiguille à cataracte dans le kyste à travers la cornée; de cette façon le liquide contenu dans la poche se mêla à celui de la chambre antérieure. — Le kyste s'affaissa aussitôt; la pupille récupéra sa forme circulaire, et la partie supérieure de l'iris reprit presque son aspect ordinaire; on aurait dit, néanmoins, que les fibres en avaient été légèrement contusionnées.

Le kyste ne mit qu'un mois à se remplir de nouveau et à reprendre son volume antérieur; la sensibilité et l'imperfection de la vision du côté de l'œil droit reparurent. A cette époque, la malade passa dans le service de M. Dixon par suite du décès de Dalrymple. — M. Dixon fit la ponction du kyste et obtint des résultats semblables à ceux qui avaient suivi la première opération.

Tout resta dans l'ordre, et la malade, qui est cuisinière, put s'occuper de ses travaux jusqu'au mois d'août 1848. Le kyste se remplit alors de rechef et fut vidé comme auparavant.

Tout marcha bien jusqu'au mois de février 1855; la malade vint alors de nouveau trouver M. Dixon, en présentant les mêmes symptômes que jadis; seulement, le kyste était plus gros et recouvrait les deux tiers supérieurs de la pupille. La vision était aussi plus entravée qu'elle ne l'avait été auparavant, probablement par suite de la pression exercée par la tumeur sur la rétine, par l'intermédiaire du cristallin et de l'humeur vitrée, vu que le kyste avait augmenté de volume. M. Dixon, dans le but d'empêcher un nouveau développement du kyste, eut recours à l'opération suivante, pensant réussir en déchirant complétement les parois : il fit usage de deux aiguilles à la fois, les introduisit dans deux points opposés de la cornée, et fit ainsi la déchirure des parois antérieures du kyste dans divers sens, en laissant flotter les lambeaux minces et déliés qu'il avait ainsi obtenus. L'opérateur fit ensuite la ponction de la cornée avec une aiguille large et tranchante, et évacua ainsi le liquide contenu dans la chambre antérieure. Un fait intéressant, c'est que, après la déchirure du kyste, l'iris reprit à peu près son aspect naturel. Il paraissait évident que le kyste était constitué par les fibres épanouies de l'iris et, de cette façon, celles-ci effacèrent, par leur élasticité, une fois le liquide évacué, les traces de la maladie, presque aussi complétement qu'il était arrivé à la première ponction, huit ans auparavant. A quelques jours de l'opération, alors que la chambre antérieure était de nouveau remplie d'humeur aqueuse, l'œil paraissait revenu à l'état normal. La pupille était presque circulaire et la vision si bonne que la malade lisait à peu près aussi bien de cet œil que de l'autre.

Au commencement d'octobre, le kyste avait repris exactement le même développement qu'auparavant; la vison était obscure et la sensibilité extrême.

Le 12 octobre, M. Dixon fit une ouverture au bord externe de la cornée avec une large aiguille, introduisit un crochet mousse (crochet de Tyrrell), et tâcha de tirer au dehors une partie du kyste. Dans cette opération, la capsule du cristallin, qui avait échappé dans toutes les manœuvres précédentes, fût légèrement lésée : cet accident entraîna l'opacité de la lentille, qui se fit graduellement. Il y eut ensuite un peu d'iritis chronique et il s'établit des adhérences entre le bord pupillaire et la partie antérieure de la capsule du cristallin.

La malade revint à l'hôpital le 3 janvier 1856, le kyste de nouveau distendu. M. Dixon se contenta d'en faire la ponction avec une aiguille à cataracte. En quatre jours, le kyste était distendu de rechef, mais plusieurs mois se passèrent sans irritation à l'œil. C'est au mois de juillet 1856 qu'on en prit le dessin. Il n'y avait alors qu'une petite partie d'iris à l'état normal derrière la portion inférieure de la cornée ; cette partie d'iris, qui n'était point envahie par le kyste, formait une surface plane regardant obliquement en haut et en avant. Le reste de la chambre antérieure était rempli par le kyste ; ce dernier présentait une couleur foncée, à cause de l'extrême ténuité de ses parois et de la profondeur de sa cavité. Il y avait, à la partie antérieure, un rétrécissement dans le sens vertical, la surface se trouvant ainsi légèrement ondulée. Quelques fibres d'une couleur claire étaient épanouies sur les côtés du kyste, près du bord externe et interne de la cornée ; ces fibres semblaient former les restes du tissu normal de l'iris. Le feuillet postérieur du kyste se voyait fort bien à l'aide de rayons lumineux concentrés et présentait des taches et des stries blanchâtres. — La lumière ne se transmettait pas à travers le feuillet postérieur du kyste à l'aide de l'ophthalmoscope, ni au-dessous du bord inférieur, la pupille paraissant ainsi complétement oblitérée. Il est probable, cependant, qu'il existe une petite fente qui permet aux rayons lumineux d'arriver jusqu'à la rétine, car la malade peut, de cet œil, compter les doigts et reconnaître des objets tels que du papier, des plumes, etc., présentés à une forte lumière. La malade est en traitement en janvier 1857, date de la remise de cette observation (1). T. W.]

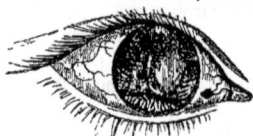

[Fig. 25.]

2. Les tumeurs solides de l'iris ont été fort bien décrites par Delaruc (2), sous le titre : *des excroissances charnues de l'iris* ; on en a publié beaucoup d'observations qui se rapportent, en général, à des tubercules scrofuleux. Ordinairement, l'iris devient d'abord blanchâtre en un point, puis se soulève en forme de tumeur de couleur jaunâtre, avec des vaisseaux qui se ramifient par-dessus. Ces sortes de tumeurs suppurent quelquefois et se font jour à travers la sclérotique, après quoi l'œil s'atrophie (5).

Obs. 456. — On amena au docteur Ritterich une enfant pâle et faible, âgée d'environ 8 ans, et affectée d'une carie des os du pied gauche et d'une maladie de l'œil droit. En outre d'une légère photophobie et d'une rougeur modérée de la conjonctive, il trouva une tumeur au bord pupillaire de l'iris, mais n'en embrassant pas toute l'étendue. L'iris, qui partout ailleurs était contracté, était dilaté dans ce point, et la pupille immobile. La petite malade ne voyait point de cet œil et se plaignait d'y ressentir de temps en temps de la

[(1) Voir pour les kystes de l'iris : WHITE COOPER. London Journal of Medicine. Sept. 1852, pp. 787-792, II. WALTON. Annales d'Oculistique, t. XXXII, p. 194. A. RICHARD Gazette hebdomadaire, 1854, p. 1082, et Ann. d'Ocul. t. XXXIII, p. 57. STŒBER. Gaz. heb 1855, p. 55, et Ann. d'Ocul. t. XXXIII, p. 60.]

(2) Cours complet des maladies des yeux ; p. 206 ; Paris, 1820.

[(5) Elle prend quelquefois naissance dans l'ophthalmie catarrho-rhumatismale grave. La cornée s'infiltre de pus ; elle éclate sur un point de son étendue, l'iris se précipite dans l'ouverture, fait saillie au dehors et envoie des granulations charnues qui acquièrent une dimension considérable, au point de recouvrir toute la surface de la cornée. Il n'est point facile de les détruire avec le caustique ; il faut les retrancher d'un coup de ciseaux. (*Note de M. Mackenzie.*)]

douleur. Au bout d'un certain temps, la tuméfaction s'étendit à tout le bord ciliaire de l'iris et se rapprocha de la cornée. Le docteur Ritterich considéra d'abord la maladie comme un abcès; mais en essayant de l'évacuer par la cornée, il reconnut qu'il s'agissait d'une excroissance fongueuse de l'iris. Il fut ensuite longtemps sans voir la malade, et lorsqu'il la revit, il trouva la tumeur fort augmentée de volume; de sorte que, craignant de lui voir envahir tout l'organe, il proposa d'enlever la partie antérieure de l'œil. Mais on fut un an sans lui ramener la malade, et à cette époque il trouva l'œil atrophié et la cornée remplacée par une cicatrice épaisse. La santé de l'enfant s'était beaucoup améliorée, et son pied allait si bien qu'elle pouvait marcher; il en était sorti plusieurs esquilles. La mère dit que la guérison s'était effectuée spontanément (1).

Obs. 457. — Chez un garçon, âgé de 3 ans environ, il se déposa un petit flocon de lymphe à la partie inférieure de l'iris. La pupille n'en n'était pas embarrassée et continuait à se mouvoir comme à l'ordinaire. Il n'existait ni ophthalmie, ni irritabilité à la lumière. En quinze jours, la masse de lymphe augmenta tellement qu'elle remplit la moitié inférieure de la chambre antérieure. Il s'effectua ensuite dans la lymphe un travail d'organisation et dans la cornée une action analogue à l'inflammation. Elle devint trouble et vasculaire; l'iris contracta avec elle des adhérences : une masse bleuâtre vint faire saillie dans le lieu occupé par le ligament ciliaire; cette masse s'ulcéra ou suppura conjointement avec la totalité de la cornée, et l'on vit saillir un fongus très développé et de mauvais aspect. Ce fongus diminua progressivement et finalement se cicatrisa (2).

Obs. 458. — Sur un garçon, âgé de 8 à 9 ans, M. Lawrence vit une excroissance qui paraissait uniquement vasculaire; elle avait une légère teinte brune, égalait le volume d'un pois, naissait de l'iris et n'occasionnait pas beaucoup de douleur ni de rougeur; il n'existait aucune opacité au niveau de la pupille. Elle détermina l'ulcération de la cornée et vint ainsi se montrer à l'extérieur. Le malade partit. M. Lawrence apprit que la tumeur s'était affaissée au bout d'un certain temps et que l'œil s'était atrophié (3).

Obs. 459. — Sarah Macniven, âgée de 19 ans, fut admise au *Glasgow Eye Infirmary* le 17 février 1835. Cinq semaines environ avant son admission, son œil gauche avait été le siège d'une violente inflammation, accompagnée de douleur dans l'œil et dans la région péri-orbitaire. La conjonctive et la sclérotique étaient injectées de sang, la cornée légèrement nébuleuse, la couleur de l'iris un peu altérée, la vision très imparfaite et les mouvements de la pupille paresseux. Au fond de la chambre antérieure, il y avait une masse jaunâtre, offrant l'aspect du pus et parsemée de stries rougeâtres, comme si la surface en eût été parcourue par des vaisseaux. Cette substance jaunâtre s'accrut graduellement et prit l'aspect d'un tubercule scrofuleux. La tumeur diminua considérablement, et les symptômes inflammatoires s'affaiblirent par l'usage interne du mercure, du quinquina et de la belladone. La malade fut prise alors d'insomnie, d'illusions d'optique, de délire et de perte de mouvement du bras droit. Elle mourut le 11 avril. On ne put obtenir l'autorisation d'examiner le corps; mais il est probable qu'il existait dans le crâne d'autres tubercules scrofuleux, semblables à celui qui était fixé sur l'iris.

Obs. 460. — Maître-Jan (4) rapporte le cas d'un soldat dont l'œil était complétement recouvert d'une excroissance charnue qu'il compare à un champignon et qui faisait saillie entre les paupières. Il la détruisit à l'aide d'applications répétées d'une partie de sublimé corrosif sur quatre de croûte de pain séchée, et découvrit alors que la racine en était étroite, qu'elle s'était fait jour à travers un ulcère de la cornée et qu'elle provenait de l'iris. L'usage continu des escharotiques détermina la formation d'une eschare comprenant la partie antérieure de l'œil : le cristallin et l'humeur vitrée s'échappèrent, après quoi la douleur cessa et l'ulcère se cicatrisa (5).

(1) RITTERICH. Jährliche Beiträge zur Vervollkommnung der Augenheilkunst; vol. I, p. 57.
(2) Treatise on some Practical Points relating to the Diseases of the Eye, by J. C. SAUNDERS, p. 119; London, 1811.
(3) LAWRENCE. Treatise on Diseases of the Eye, p. 595; London, 1855.
(4) Traité des maladies de l'OEil, p. 436; Troyes, 1711.
[(5) Voir une observation de tumeur encore inconnue de la cornée siégeant dans la chambre antérieure et attribuée à l'iris, dans DESMARRES. Op. cit., 2ᵉ éd., t. II, p. 505.]

§ 3. Tumeurs non malignes de la choroïde et du corps ciliaire.

La partie postérieure de la choroïde est quelquefois le siége d'une tumeur qui est probablement de la nature du tubercule scrofuleux ou du tissu fibro-plastique. Elle sépare cette membrane en deux lames entre lesquelles elle se dépose. Les tumeurs non malignes s'observent beaucoup plus fréquemment dans la partie antérieure de la choroïde.

Obs. 461. — Un enfant, âgé d'environ 6 ans, fut confié aux soins de M. Lawrence, au *London Ophthalmic Infirmary ;* il était atteint à un œil d'une inflammation externe, accompagnée d'un tel gonflement des paupières, qu'on ne put s'assurer exactement de l'état de l'organe. La chaleur de la peau, la fréquence du pouls, l'enduit qui recouvrait la langue, la douleur vive qui occupait l'œil et la tête, l'agitation, l'insomnie, tout démontrait que l'inflammation locale était intense. Au bout de trois ou quatre jours, par suite de l'emploi des sangsues et de moyens externes convenables, M. Lawrence réussit à pouvoir examiner l'œil qui présentait une rougeur vive, avec trouble de la cornée; l'iris était poussé en avant et la pupille en partie opaque. En dépit du traitement antiphlogistique, l'enfant continua à souffrir : une tumeur vint graduellement se montrer derrière la circonférence de la cornée; elle était de couleur jaunâtre et avait la dimension d'une fève. Deux ou trois autres tumeurs se montrèrent ensuite; elles étaient plus petites que la première et disposées en série régulière, à une petite distance de la circonférence de la cornée. L'inflammation conserva son intensité malgré l'usage fréquent des sangsues et des purgatifs. A la fin elle s'apaisa ; la douleur s'amoindrit, les tumeurs diminuèrent de volume, la cornée se rétracta complètement, l'œil s'atrophia et l'enfant se rétablit sans éprouver d'autres accidents (1).

Obs. 462. — Une fille d'environ 10 ans vint trouver M. Saunders afin de savoir de lui si elle était irrévocablement aveugle. Il n'y avait aucun doute à avoir sur ce point, puisque l'œil affecté ne donnait aucun signe de sensibilité.

La sclérotique était plus injectée que de coutume, mais non enflammée. Les vaisseaux étaient gros et tortueux. L'iris paraissait deux fois aussi éloigné de la cornée qu'à l'état normal. La pupille était dilatée et l'iris présentait plusieurs vaisseaux distincts. La cornée, l'humeur aqueuse, le cristallin et l'humeur vitrée étaient transparents à cette époque. Dans l'espace de quelques semaines, le cristallin devint opaque; l'iris, couvert de lymphe et aussi rouge que s'il avait été injecté, s'avançait vers la cornée qu'il touchait. Peu de temps après, une excroissance bleuâtre se fit jour au dehors à la partie supérieure de l'œil, dans le point où la choroïde s'unit avec le ligament ciliaire. Elle s'accrut rapidement et devint aussi volumineuse que la portion antérieure du globe de l'œil. Elle s'ulcéra et fournit d'abord un fluide aqueux, puis du pus et de la lymphe glutineuse. Au bout de quelques mois, l'ouverture se ferma; l'œil, dont le volume avait beaucoup diminué, resta exempt de souffrances et conserva même quelques vestiges de la cornée; l'excroissance bleuâtre disparut complètement. Pendant toute la durée de ce travail, il ne survint rien qui ressemblât à une inflammation aiguë, et la douleur fut fort insignifiante (2).

Obs. 463. — Un enfant scrofuleux eut, pendant un an, une ophthalmie scrofuleuse avec un ulcère du bord inférieur de la cornée qui se perfora. On vit saillir graduellement à travers l'ouverture une tumeur dure, irrégulière, d'un blanc rougeâtre. Il survint vers la même époque une atrophie du bulbe de l'œil et le *tabes mesenterica,* et peu après une hydrocéphale sub-aiguë.

L'œil fut examiné par Jaeger, qui s'assura que la maladie provenait du corps ciliaire et

(1) Op. cit., p. 591.
(2) Op. cit., p. 117.

que les autres tissus, quoique atrophiés, n'étaient point unis à la tumeur qui s'était portée au dehors, entre l'iris et la cornée (1).

Obs. 464 — Une femme, âgée de 40 ans, d'une diathèse arthritique, s'adressa au professeur Rosas pour un fongus situé dans la chambre antérieure de l'œil et qui paraissait prendre naissance aux procès ciliaires et comprenait un tiers de l'iris. Le reste de cette membrane, y compris son bord pupillaire, était sain aussi bien que les autres tissus de l'œil. On tailla avec le couteau à cataracte un lambeau à la partie externe et inférieure de la sclérotique à environ une demi-ligne de la circonférence de la cornée, et l'on pratiqua l'excision du fongus, avec lequel sortirent le cristallin et une portion de l'humeur vitrée. En quelques semaines la plaie fut guérie; la cornée resta plate et nébuleuse à sa partie inférieure et externe : en regardant en bas dans l'œil, on voyait la pupille dilatée : la vision ne consistait que dans la simple perception de la lumière, et il n'existait plus aucune trace de la tumeur (2).

§ 4. Dépôts ou tumeurs non malignes occupant la place de l'humeur vitrée.

Fig. Dalrymple, pl. XXII, fig. 6.

On peut considérer comme généralement admise l'opinion qu'il survient fréquemment dans les parties profondes de l'œil des changements de structure qui donnent lieu aux symptômes du fongus hématode de l'œil, mais qui cependant ne dégénèrent jamais en affections malignes. Ces cas ne sont pas rares après les lésions traumatiques. Ils constituent un état morbide de l'œil que Beer comprenait, avec d'autres altérations des parties profondes de l'œil d'une nature toute différente, sous la dénomination *d'œil de chat amaurotique.* Quand ces sortes de cas succèdent évidemment à une blessure, on les appelle œil de chat traumatique. Il faut les examiner avec beaucoup de soin pour les distinguer non-seulement des tumeurs malignes, mais encore de l'hémophthalmie postérieure et de l'hydropisie sous-choroïdienne. (V. t. I, pp. 693, 700.)

Les lésions traumatiques qui donnent à l'œil les apparences que nous venons d'énumérer, pénètrent rarement à travers les tuniques. Je les ai vues survenir à la suite d'un coup sur l'œil ou d'une incision de la conjonctive. Après une inflammation assez intense de la conjonctive et de la sclérotique, la vue devient trouble, tandis que, derrière la pupille, quelquefois du côté de l'œil opposé à celui qui a été blessé, d'autres fois au fond de l'organe, apparaît un dépôt blanchâtre ou jaune rougeâtre, résultat d'un épanchement de lymphe plastique entre la choroïde et la rétine, ou entre celle-ci et l'hyaloïde. Au bout d'un certain temps, il se forme une cataracte, puis l'œil s'affaisse.

Si l'on extirpe des yeux en cet état, parce qu'on les croit affectés de fongus hématode, le malade, après sa guérison, continue à aller bien,

(1) Canstatt. Uber Markschwamm des Auges and amaurotisches Katzenange, p. 78 ; Wurtzburg, 1831.

(2) Handbuch der theoretischen und practischen Augenheilkunde, von Anton Rosas ; vol. II, p. 617 ; Wien, 1830.

ce qui a fait croire qu'il y a des exceptions à cette règle que l'ablation de l'œil atteint de fongus échoue toujours. MM. Wishart (1) et Porter (2) ont probablement commis cette erreur dans deux cas qui ont été publiés. Dans le cas de M. Wishart, la maladie avait succédé à un coup, et dans celui de M. Porter le fongus était en partie contenu dans deux kystes : dans l'un et l'autre cas le nerf optique était sain. Toutes ces circonstances me portent à penser qu'il ne s'agissait point de fongus hématode. Dans la seconde édition de cet ouvrage, imprimée en 1834, je disais que, sur une adulte auquel j'avais extirpé l'œil quatre ans auparavant pour un fongus hématode, il n'était point survenu de récidive. Cette malade a continué d'aller bien pendant les vingt années qui ont suivi l'opération ; mais un nouvel examen de l'œil extirpé et la comparaison des symptômes qu'elle avait éprouvés avec ceux de quelques affections non malignes que j'ai observées depuis, ou dont j'ai lu la description, m'ont porté à croire qu'il ne s'agissait certainement pas d'un fongus hématode. Ce qui m'a conduit à ce changement d'appréciation, c'est que l'une des masses fongueuses s'était développée dans la substance de la choroïde et que l'autre, qui occupait la place de l'humeur vitrée et était attachée à la terminaison du nerf optique, était contenue à l'intérieur d'un kyste solide distinct.

M. Lawrence rapporte qu'il a rencontré des enfants offrant les symptômes du fongus hématode de l'œil au premier degré, c'est-à-dire le changement de couleur de la pupille, la réflexion métallique du fond de l'œil, etc., et qu'il ne les a point opérés, connaissant le résultat invariablement fâcheux qui suit l'extirpation. Dans quelques-uns de ces cas néanmoins, contrairement à son attente, les choses sont restées pendant un certain temps dans l'état que nous venons d'indiquer ; puis l'œil est revenu sur lui-même et s'est atrophié (3).

M. Travers a aussi publié quelques remarques importantes sur les difficultés du diagnostic du fongus hématode. Il est d'avis que l'aspect du fond de l'œil ressemblant au tapis des animaux, que l'on observe dans la première période, est un signe auquel on ne peut se fier. Il rapporte avoir vu plusieurs cas dans lesquels ce symptôme existait et où, après être resté un certain temps dans cet état, l'œil s'est affaissé ; de sorte que l'on peut bien croire qu'il ne s'agissait pas d'affections malignes. Cependant, comme on avait dans ces cas employé pendant longtemps le mercure, soit comme altérant, soit pour entretenir une salivation prolongée, on peut les considérer comme des cas d'affections malignes guéries par le mercure. Une circonstance qui prouve qu'ils offraient beaucoup d'analogie avec les tumeurs médullaires, c'est que, dans l'un d'eux, M. Travers fut sur le point d'extirper l'œil, et que

(1) Edinburgh Medical and Surgical Journal ; vol. XIX, p. 51 ; Edinburgh, 1823.
(2) Dublin Journal of Medical Science ; vol. IX, p. 263 ; Dublin, 1856.
(3) Leçons dans the Lancet ; vol. X, p. 518 , London, 1826.

l'opération ne fut point faite parce qu'une seule voix s'y était opposée
dans une consultation à laquelle assistaient plusieurs médecins éminents. Plusieurs années avant que M. Travers publiât son histoire, la
malade dont il s'agit était guérie, mais avec perte de la vision, et depuis lors sa santé restait bonne.

L'expérience m'a démontré que l'inflammation des tissus internes de
l'œil, consécutive à une lésion traumatique, se termine fréquemment
par un dépôt, apparemment de lymphe plastique, qui donne au fond
de l'œil un aspect qui ressemble beaucoup à celui d'une tumeur médullaire au début. Le premier cas de cette espèce que j'ai observé s'est
offert à moi en 1815; l'inflammation était la conséquence d'un coup
porté sur l'œil par une pelote de neige. J'ai remarqué que, dans quelques-uns des cas dont je parle, le bord ciliaire de l'iris paraissait ridé,
son grand cercle était attiré un peu en arrière, et le petit faisait saillie
en avant et était plus large qu'à l'ordinaire : la pupille est dans un
état de dilatation moyenne, et l'uvée forme un bord frangé à la circonférence; la surface du dépôt ou de la tumeur qui existe au fond de
l'œil est d'une teinte pâle, quelquefois jaunâtre ou rougeâtre, et n'est
pas aussi bien caractérisée que dans les cas d'affection maligne. L'image
droite profonde de la bougie est fort agrandie par ces sortes de dépôts
qui agissent évidemment sur elle comme repoussoir. Parfois il s'établit
des points de suppuration à travers la sclérotique et la conjonctive, et
le plus fréquemment au-dessous du bord inférieur de la cornée. Après
la rupture de ces petits abcès, un fongus charnu vient d'abord faire
saillie, puis s'affaisse et le globe de l'œil s'atrophie.

M. Travers rapporte que, dans l'œil d'une jeune dame, la surface de
couleur fauve brillante, avec des vaisseaux se ramifiant sur elle, était
si fortement marquée, qu'il l'aurait certainement prise pour une affection maligne au début, si elle n'avait succédé à une plaie faite par de
fins ciseaux quinze jours auparavant. L'instrument avait passé obliquement entre la circonférence de l'iris et le corps ciliaire. Il s'en était
suivi une inflammation profonde, et trois jours après une cécité complète. Le cristallin resta transparent pendant plusieurs mois, de façon
à permettre d'observer les symptômes décrits. A la fin, à l'inflammation chronique de la pupille vint s'ajouter une cataracte avec constriction de la pupille, et l'œil, dont le volume ne s'était jamais accru, s'affaissa graduellement.

De ce que j'ai vu des tumeurs non malignes de l'intérieur de l'œil,
je crois que l'on peut conclure que les symptômes, ressemblant à ceux
du fongus médullaire, peuvent toujours être considérés comme douteux
quand ils surviennent évidemment à la suite d'une plaie ou autre lésion
traumatique, ou lorsqu'ils succèdent à quelque affection scrofuleuse
des autres organes du corps.

M. Travers fait remarquer que l'augmentation de volume produite par l'hydrophthalmie, ou au contraire la diminution de volume due à l'absorption interstitielle du contenu de l'œil, indiquent sûrement que l'affection n'est point maligne (1).

Obs. 465. — Agnès Campbell, âgée de 12 ans, fut admise au *Glasgow Eye Infirmary* le 26 décembre 1833. Six jours auparavant, on lui avait lancé sur l'œil gauche un mélange d'acide sulfurique et d'eau contenant des particules de verre cassé. Il existait à l'angle interne de l'œil, et à environ deux lignes et demie du bord de la cornée, une cicatrice irrégulière qui semblait avoir été produite par un des fragments de verre. En explorant avec la sonde, on ne sentait ni inégalité ni solution de continuité de la sclérotique. L'œil blessé conservait à peine une faible perception de la lumière. La pupille était dans un état de dilatation moyenne, mais se contractait momentanément lorsqu'on exposait brusquement l'œil sain à l'action de la lumière, puis reprenait promptement son premier état. La conjonctive était rouge; l'iris, ridé vers son bord ciliaire, avait pris aussi une teinte rouge. La douleur était fort insignifiante. On appliqua des sangsues et l'on prescrivit le calomel avec l'opium.

Pendant quelque temps, l'inflammation alla en augmentant, puis diminua. Plus tard, le fond de l'œil offrit l'aspect glaucomateux. Le 13 janvier 1834, on trouva le globe de l'œil revenu sur lui-même et changé de forme par suite de l'action des muscles droits; la pupille offrait une teinte jaune verdâtre, et il semblait que la rétine fût poussée en avant, du côté où l'œil avait été blessé. Plus tard, enfin, on aperçut au fond de l'œil un reflet brillant, d'un blanc rougeâtre, très semblable à ce qui se voit dans le fongus médullaire commençant, tandis qu'on apercevait une matière gris blanchâtre déposée un peu derrière l'iris, vers le côté nasal de l'œil. L'organe continua à s'affaisser; néanmoins, la malade distinguait encore la lumière d'avec l'obscurité. Dans l'espace de quelques mois, le cristallin devint opaque.

Obs. 466. — Charles Kelly, âgé de 11 ans, fut admis au *Glasgow Eye Infirmary* le 27 septembre 1832. La conjonctive et la sclérotique droite étaient injectées, la cornée un peu trouble, la pupille dilatée et immobile; la couleur de l'iris avait passé du gris-bleu au brun-jaunâtre; plusieurs taches près de la circonférence externe de l'iris étaient d'un rouge de sang; la chambre antérieure était agrandie, l'iris dirigé en arrière et la vision semblait éteinte. En examinant le fond de l'œil, on apercevait une teinte jaunâtre tout à fait semblable à celle qui se voit au début du fongus médullaire.

Huit mois avant qu'il se présentât à l'infirmerie, il avait eu une fièvre après laquelle sa mère avait remarqué qu'il ne pouvait lire longtemps de suite; elle pensa qu'il lui était resté une faiblesse dans la tête et des vertiges. Il avait eu aussi de fréquents vomissements. On n'avait cependant remarqué l'aspect de son œil que dix jours avant qu'il se présentât à l'infirmerie; quatre jours auparavant, il avait été fort effrayé d'un orage accompagné d'éclairs et de tonnerre, et immédiatement après il avait été pris de douleurs dans le côté droit de la tête.

Ni le docteur Rainy, ni M. Nimmo, ni moi, n'hésitâmes à déclarer qu'il s'agissait d'un fongus médullaire. Nous conseillâmes l'extirpation de l'œil, mais la mère n'y ayant point consenti, nous prescrivîmes le calomel avec l'opium. — Le 29 septembre, l'œil était moins irritable et l'enfant dormait mieux; mais la teinte jaunâtre du fond de l'œil était plus distincte. — Le 10 novembre, l'injection de la conjonctive avait augmenté, le globe de l'œil était agrandi et présentait une proéminence considérable vers le canthus interne; la chambre antérieure avait diminué d'étendue par suite de la saillie de l'iris en avant, tandis que l'on voyait le cristallin poussé à travers la pupille et venant se mettre en contact avec la cornée. — Le 21, l'œil avait tellement augmenté de volume, que les paupières ne pouvaient plus se rapprocher. La saillie dont nous avons déjà parlé s'élevait plus en pointe et la cornée paraissait ulcérée. — Le 31 décembre, le point saillant du côté interne de l'œil s'était ouvert et avait laissé échapper une grande quantité de matière purulente épaisse. La cornée était opaque et son étendue fort réduite. Avant cela, on avait remarqué un gonflement scrofuleux de l'annulaire gauche. — Le 1er juin 1833, l'œil s'était assez affaissé

(1) Observations on the Local Diseases termed Malignant, by BENJAMIN TRAVERS, Medico-Chirurgical Transactions; vol. XV, p. 255; London, 1829.

pour permettre aux paupières de se fermer. La quantité de pus qui s'écoulait avait été considérable, mais elle allait en diminuant. Ce qui restait de l'œil avait un aspect granuleux d'une couleur brun-rougeâtre.—Le 17 avril 1834, les paupières étaient fort affaissées par suite de l'atrophie extrême de l'œil. Le doigt s'était ouvert et avait laissé échapper du pus grumeleux. L'introduction d'une sonde fit reconnaître qu'il y avait carie.

Obs. 467. — Un garçon d'environ 10 ans entra dans le service de M. Lawrence au *St-Bartholomew's Hospital* pour une plaie de l'œil qu'il avait reçue trois ou quatre jours auparavant. La pointe d'une fourchette, lancée avec force, avait perforé la paupière supérieure et la cornée. L'œil était enflammé et douloureux, et la pupille occupée par une pellicule grisâtre qu'à la première inspection M. Lawrence supposa due à l'opacité du cristallin. Les sangsues et les autres moyens antiphlogistiques diminuèrent l'inflammation et firent disparaître l'opacité régnant dans la pupille. Néanmoins, l'inflammation reparut, et peu après l'on aperçut une coloration d'un jaune brillant qui s'étendit graduellement à tout le fond de l'œil. La couleur de l'iris était changée, la pupille immobile, dans un état de dilatation moyenne et claire, la vision éteinte. Bientôt le globe de l'œil devint mou au toucher et commença à s'affaisser; l'atrophie était déjà fort avancée lorsque, le cristallin étant devenu opaque, vint empêcher de suivre les changements qui s'opéraient au fond de l'œil; celui-ci finit par s'atrophier complétement (1).

Anatomie pathologique. Il est à espérer que, maintenant que l'attention a été appelée sur ce fait, qu'il peut exister à l'intérieur de l'œil diverses altérations simulant la maladie appelée fongus hématode, ceux qui, soit après la mort du malade, soit après l'extirpation d'yeux ainsi affectés, auront occasion de les disséquer, apporteront la plus grande attention à leur examen.

On trouvera probablement dans certains cas que les symptômes sont dus, surtout lorsqu'ils ont promptement succédé à une lésion traumatique de l'œil, à un épanchement de sang, de lymphe plastique ou de pus, dans les cellules de l'humeur vitrée, à la surface de la rétine, ou entre la rétine et la choroïde; d'autres fois on trouvera des tubercules scrofuleux ou autres naissant du nerf optique, enfouis dans la choroïde ou adhérents à quelque autre tissu. Le nerf optique au delà de l'œil est habituellement sain ou rétracté, tandis que dans le fongus hématode il est généralement épaissi et malade.

M. Travers a extirpé l'œil d'un enfant de huit mois, qu'on supposait atteint de fongus hématode au début. En pratiquant la section de l'œil, on trouva les cellules de l'humeur vitrée remplies d'une substance lardacée opaque. L'enfant grandit et devint un garçon vigoureux; son autre œil resta sain. Il est évident qu'une substance lardacée, opaque, ressemblant à du lait caillé ou à du riz mondé cuit, tous termes de comparaison dont se sert M. Travers (2) en parlant du contenu des cellules de l'humeur vitrée, indique un état morbide autre que celui propre au fongus hématode.

L'observation suivante (3) a été publiée comme un cas de fongus hématode; mais la dissection y a fait voir des altérations morbides

(1) Op. cit., p. 617.
(2) Op. cit., pp. 202, 400 ; pl. III. fig. 7.
(3) Lancet, vol. XI. p. 87 ; Loudon, 1827.

tout à fait distinctes de celles que l'on observe dans les vrais cas de cette affection. Elles ressemblent beaucoup à ce que M. Travers a vu dans celui que nous venons de citer.

Obs. 468. — Un garçon, âgé de 2 ans et 8 mois, confié aux soins de M. Wardrop, devint hydropique et mourut après avoir été deux fois soumis à la paracentèse abdominale.

On avait remarqué, quelques jours avant sa mort, un aspect particulier de l'œil gauche ; le fond de la chambre de l'humeur vitrée offrait un reflet métallique, dû à la présence d'un corps opaque jaunâtre.

A l'autopsie, on trouva dans l'abdomen un sac qui adhérait au péritoine et contenait une grande quantité d'un fluide puriforme mélangé avec du sérum. Ce sac était formé par la séparation et l'épaississement des deux lames du grand épiploon. Il existait entre les deux lames du petit épiploon un autre kyste contenant environ une pinte d'un fluide semblable.

Le nerf optique de l'œil affecté ressemblait parfaitement à celui du côté opposé depuis la couche optique jusqu'à son entrée dans l'œil. La consistance ni la densité de la sclérotique n'étaient sensiblement altérées. La choroïde paraissait un peu plus pâle qu'à l'ordinaire ; déchirée sur un point pendant la dissection, elle laissa échapper un fluide crémeux. En renversant la choroïde, on vit la chambre de l'humeur vitrée remplie d'une masse opaque blanchâtre, à la partie antérieure de laquelle se trouvait le cristallin. L'immersion dans l'alcool rendit la rétine plus opaque que la production nouvelle ; son aspect était naturel et elle enveloppait la production morbide. La membrane hyaloïde entourait aussi la tumeur et était devenue opaque dans quelques points où elle adhérait fermement au produit anormal. Celui-ci présentait une masse consistant en granules ou lobules unis par une membrane finement réticulée. Elle semblait avoir pris naissance dans le point où le nerf optique traverse la sclérotique ; du moins était-elle unie à ce point par un petit pédicule qui se continuait avec la portion la plus considérable attachée à la choroïde. La structure de ces diverses portions était parfaitement identique, c'est-à-dire qu'elles étaient formées par de petits granules du volume d'un grain de millet environ et réunis par une membrane réticulée.

La maladie qui, dans l'observation suivante, détruisit la rétine et le corps vitré et simula un fongus hématode, paraît avoir été une hydrophthalmie postérieure.

Obs. 469. — Sur l'œil gauche d'un enfant, âgé de 5 mois, M. Critchett trouva la conjonctive et la sclérotique congestionnées, la surface antérieure de l'iris terne et la chambre antérieure un peu diminuée de volume par la saillie en avant de l'iris. Il traita cette affection pendant environ un mois pour une iritis scrofuleuse sans obtenir d'amélioration. Un changement complet s'effectua néanmoins bientôt ; la sclérotique s'amincit et prit une teinte noire, tandis qu'une masse jaune brillante, s'avançant graduellement de la partie postérieure de l'œil, vint élargir la pupille et pousser le cristallin contre la cornée. On supposa qu'il s'agissait d'une tumeur médullaire, et l'œil fut extirpé. Il ne survint aucun symptôme fâcheux et, trois mois après, la santé de l'enfant allait en s'améliorant notablement.

En ouvrant l'organe malade, dont le volume n'était point augmenté, on trouva les parties dans l'état suivant : immédiatement derrière la cornée se trouvait l'iris, derrière celui-ci le cristallin, tous deux si étroitement appliqués contre la cornée qu'ils oblitéraient presque complètement les chambres de l'humeur aqueuse. La moitié antérieure du cristallin était transparente ; sa moitié postérieure, légèrement opaque, présentait, près de son centre, une petite élevure noduleuse, appliquée contre une membrane fibro-vasculaire jaunâtre, opaque, unie et luisante, inséparablement unie à une masse gélatineuse qui se trouvait derrière elle et était constituée par les éléments rompus de la rétine, ayant subi des modifications. Les procès ciliaires étaient refoulés en arrière. Le reste de la cavité oculaire était occupé par un fluide albumineux, grumeleux, qui se trouvait en contact avec la choroïde ; on n'apercevait aucune portion de l'hyaloïde ni de la rétine étalée. Le fluide tenait en suspension des corpuscules sanguins, des granules graisseux, des corpuscules d'exsudation, des cellules de pigment et quelques cellules délicates d'épithélium vibratile. Le nerf optique, à son passage à travers la sclérotique et un peu au delà, était atrophié. Dans ce cas, une hémorrhagie fournie par la choroïde doit avoir séparé la rétine du nerf optique et l'avoir poussée en avant vers le cristallin. Les débris de la choroïde auront fourni que'ques-uns des éléments trouvés dans le fluide qui occupait la place de l'humeur vitrée (1).

Non seulement les tumeurs non malignes peuvent revêtir un aspect formidable et détruire l'œil, mais leur volume et les fâcheux effets qu'elles déterminent peuvent exiger l'extirpation de l'organe. En général néanmoins, l'œil affecté s'atrophie et ne donne plus lieu à aucun inconvénient.

[L'observation suivante publiée par M. Metaxas (2) offre un cas très remarquable de tumeur fibreuse de la rétine.

Obs. 470. — Un homme de 79 ans, d'une constitution faible et d'un tempérament lymphatique, est admis comme aliéné à l'hospice de Bicêtre, dans le service de M. Moreau (de Tours), le 1er août 1856. Il meurt le 10 à dix heures du matin, et son corps est immédiatement transporté à l'amphithéâtre.

Vingt-quatre heures après la mort, on peut constater les lésions suivantes :

L'œil droit est sain; l'œil gauche offre d'une manière générale, à l'aspect extérieur, quelque chose de terne, d'opaque. La convexité de la cornée est à l'état physiologique; aucune déformation, aucune tache ne s'y fait remarquer. En regardant de côté le globe oculaire, on voit la chambre antérieure considérablement diminuée selon le diamètre antéro-postérieur. La face postérieure de la cornée est saine; pas de synéchie antérieure. L'iris présente la teinte verdâtre particulière à l'inflammation chronique de ce diaphragme. La pupille est complétement oblitérée. On incise transversalement l'iris dans toute sa largeur avec les plus grandes précautions, de peur d'atteindre la capsule; malheureusement, on ne peut arriver à ce but par suite d'adhérences intimes multipliées entre la face antérieure de la capsule et la face postérieure de la membrane (synéchie postérieure). Une pression légère opérée avec les doigts sur le globe oculaire fait sortir le cristallin par l'ouverture pratiquée à l'iris. Cette lentille opaque à sa périphérie offre à son centre une dureté remarquable et une opacité non moins grande, signes non équivoques de cataracte mixte.

Il est difficile de constater l'état du corps vitré, mais il est extrêmement probable qu'il y avait synchysis étincelant, car la portion qui touche à la rétine offre une grande quantité de cristaux de cholestérine, faciles à reconnaître avec le microscope.

Voici maintenant quel était l'état de la membrane rétinienne : A la face antérieure est une tumeur d'un blanc sale, dure au toucher comme du cartilage. Sa forme est pyramidale, son sommet est tourné en avant, sa base tournée en arrière. Le volume de cette base offre en hauteur 5 millimètres et en largeur 10 millimètres. Une ligne menée du sommet au centre de la base présente une longueur de 14 millimètres; elle est située immédiatement en dedans et un peu en bas de la papille du nerf optique, qu'elle envahit en outre complétement sans la dépasser en dehors. Très intimement adhérente à la rétine, avec laquelle elle fait corps, elle s'avance jusqu'aux insertions antérieures de cette membrane. La moitié externe de la rétine est décollée de la choroïde et repliée au-devant de la tumeur. La choroïde est entièrement saine par sa face externe; elle adhère fortement avec la rétine au niveau de la tumeur, et dans toute l'étendue de cette tumeur offre un épaississement très remarquable de 2 millimètres au moins, et une coloration grisâtre. Elle ne peut être séparée que par déchirement.

L'examen microscopique de la tumeur est fait par M. Dézaneaux, interne du service de

(1) Lancet, March 4, 1854, p. 242. Je dois à M. James Dixon quelques-unes des particularités ajoutées à cette observation.

[(2) Gazette des hôpitaux, 1856, n° 108.]

M. Després, et très familier avec les recherches microscopiques. En voici le résultat décrit par lui-même :

« Comme élément de cette tumeur, j'ai trouvé un tissu fibreux sous forme de petits faisceaux, larges d'un millimètre, solidement unis entre eux par de la matière amorphe, transparents et ne se décomposant nettement en fibrilles que sur les bords. Entre ces faisceaux étaient irrégulièrement disséminés des myocytes entièrement analogues à ceux qui entrent dans la structure de la rétine à l'état sain, assez nombreux pour représenter le dixième environ de la masse totale de la tumeur. Ils affectaient la forme de noyaux ovoïdes de 6 millimètres, sans nucléoles, mais remplis en partie de très fines granulations élémentaires. Enfin, la tumeur renfermait encore une quantité considérable de larges cristaux de cholestérine. Je n'y ai pas trouvé de vaisseaux. T. W.]

CHAPITRE XVII.

AFFECTIONS MALIGNES DU GLOBE DE L'OEIL.

Le globe de l'œil est sujet à trois affections malignes, au moins ; ce sont : le *squirrhe*, la *tumeur encéphaloïde* et la *mélanose*. Nous décrirons ces affections isolément, mais il est important de savoir qu'elles peuvent être réunies.

Laissant actuellement de côté la dernière de ces trois affections pour m'occuper exclusivement des deux autres, je dois dire que, d'après ce que j'ai vu, la première (le squirrhe) a une marche lente et ne se termine jamais par la formation d'une tumeur volumineuse, et que lorsqu'on en pratique l'extirpation, loin de la trouver semblable à un fongus ou à la substance médullaire, elle offre une dureté extrême et une texture fibreuse et striée qui lui mérite tout à fait la dénomination de squirrhe. Je n'ai jamais rencontré cette forme de dégénérescence de l'œil que chez des personnes âgées, et plus fréquemment chez les femmes que chez les hommes.

Dans la seconde de ces trois formes de la maladie (l'encéphaloïde), la tumeur, après avoir perforé la partie antérieure de l'œil, marche avec une grande rapidité et atteint souvent des dimensions énormes ; elle offre une texture spongieuse ou fongueuse, s'accompagne à la fin d'hémorrhagies effrayantes, et présente à la dissection une substance d'un blanc brunâtre, presque complètement dépourvue de fibres, et que l'on peut comparer au cerveau sous le rapport de la consistance et de l'aspect général. J'ai rencontré cette espèce de tumeur chez les enfants et chez les adultes, mais beaucoup plus fréquemment chez les premiers.

Dans la première de ces affections, l'extirpation de l'œil est quel-

quefois suivie d'un succès complet, bien qu'on doive encore redouter
de voir le squirrhe attaquer consécutivement les paupières, la substance cellulaire de l'orbite, ou les muscles de l'œil. Dans la
seconde, dans les cas nombreux que j'ai observés sur des enfants,
jamais l'extirpation n'a été suivie d'un succès permanent; une excroissance fongueuse provenant du nerf optique a, dans tous ces cas, fata-
lement reproduit la maladie, et la plupart du temps dans l'espace de
quelques mois.

SECTION I.

SQUIRRHE DU GLOBE DE L'OEIL.

Fig. Dalrymple, pl. XXXV.

Le squirrhe du globe de l'œil est toujours précédé d'une inflammation oculaire de longue durée, qui souvent doit son origine au froid,
survient chez les femmes à l'époque de la cessation des règles, s'accompagne de douleurs atroces dans l'œil et la tête, et est bientôt suivie
d'obscurcissement de la vision, puis de la cécité complète de l'œil
affecté. A ces symptômes viennent s'ajouter la déformation et la dureté
de l'œil; la cornée est devenue opaque, déformée et ratatinée, la sclérotique est d'un jaune sale, et irrégulièrement proéminente; les vaisseaux extérieurs sont variqueux et la conjonctive quelquefois épaissie
ou même tuberculeuse. L'œil est le siége de démangeaisons, d'une sensation de chaleur brûlante et de douleurs lancinantes; il s'inonde de
larmes pour peu qu'on l'ouvre et ne peut supporter le moindre contact.
Une hémicrânie intense, qui s'aggrave pendant la nuit, empêche complétement le sommeil, prive le malade de tout appétit et le rend
impropre à toute occupation qui exige quelque action du corps ou de
l'esprit. Un des traits les plus caractéristiques de la maladie, c'est la
longueur du temps qu'elle peut durer sans affecter les parties voisines
et sans déterminer d'ulcération. A la fin, néanmoins, les paupières et
le tissu aréolaire de l'orbite sont envahis par l'inflammation carcinomateuse; les paupières se tuméfient, rougissent et s'indurent; l'œil
ne peut plus se mouvoir; les ganglions lymphatiques de la face et du
cou s'engorgent et deviennent douloureux; la conjonctive commence à
s'ulcérer et laisse échapper une matière âcre et ténue; l'ulcère s'étend
et devient profond; les parties se détruisent les unes après les autres,
comme dans le cancer des paupières, et le malade est graduellement
usé par la fièvre et la douleur.

Si l'on extirpe l'œil avant que la maladie ait marché aussi loin, on
trouve la sclérotique, surtout près du nerf optique, fortement épaissie,
dure, presque cartilagineuse et, lorsqu'on l'incise, elle présente des

bandes blanchâtres que l'on considère comme caractéristiques du
squirrhe ; les muscles de l'œil sont affectés de la même façon ; le
globe oculaire est déformé : tantôt il est revenu sur lui-même, tantôt
augmenté de volume ; son contenu normal est absorbé, ou, s'il en reste
quelque portion, elle est presque méconnaissable ; une substance blanchâtre ou jaunâtre, d'une consistance moins ferme que la sclérotique
malade, mais divisée comme elle par des cloisons membraneuses,
occupe la place de l'humeur vitrée (1).

Pronostic et traitement. — Aucun médicament interne, aucune application externe, n'ont le pouvoir d'arrêter les progrès de cette affection.
Elle résiste à tout traitement, mais, à cause de la lenteur de sa marche,
elle peut durer des années avant d'entraîner la mort.

Dans la première période, c'est-à-dire tant que la maladie est bornée
au globe de l'œil et que celui-ci reste mobile dans l'orbite, on doit en
pratiquer l'extirpation, comme offrant des chances de succès. Si la conjonctive, les paupières ou les tissus qui remplissent l'orbite sont
affectés à un degré quelconque, on ne peut conseiller l'extirpation avec
autant de confiance, à raison de la tendance qu'a le mal à récidiver.
On doit toutefois recourir à l'opération, à moins que, par suite de l'immobilité complète de l'œil, on ait de fortes raisons de supposer que les
muscles, la capsule oculaire et tout le tissu aréolaire de l'orbite,
et peut-être même le périoste, sont envahis par la dégénérescence
squirrheuse.

Si le malade se refuse à l'extirpation de l'œil, ou si, d'après l'état
général dans lequel se trouve le sujet, ou la période avancée de la maladie, le chirurgien pense que toute opération est contre-indiquée, il
faut recourir aux palliatifs pour calmer la douleur et diminuer les
troubles généraux. On obtiendra beaucoup sous ce rapport en veillant
attentivement à ce que les intestins exécutent bien leurs fonctions, en
recommandant au malade un régime doux et nourrissant et l'abstention de tout ce qui peut fatiguer le corps ou surexciter l'esprit. Il faut
employer les narcotiques, à l'extérieur d'abord, au moyen de fomentations ou sous d'autres formes, et si ces moyens échouent, administrer
l'opium en lavement ou par la bouche. Dans les cas avancés de cancer
de l'œil ulcéré, il est indispensable de prescrire de fortes doses d'opium
pour adoucir les souffrances du malade.

(1) Voyez pour les caractères microscopiques du squirrhe : PAGET's Lectures on Surgical Pathology ; vol. II, p. 297 ; London, 1853. [et LEBERT. Physiologie pathologique, t. II, p. 278.
Paris, 1845. — *Ib.* Du cancer et des cancroïdes, Paris, 1852.]

SECTION II.

FONGUS HÉMATODE OU TUMEUR ENCÉPHALOÏDE DU GLOBE DE L'OEIL.

Fig. Von Ammon, tbl. I, taf. XXI, XXII. Dalrymple, pl. XXXIII, XXXIV. XXXVI, fig. 1.

La maladie décrite par le professeur Burns (1) sous la dénomination d'*inflammation spongoïde*, puis par M. Hey (2) sous celle de *fongus hématode*, et qui est aussi connue sous celle de *cancer mou*, de *sarcóme médullaire* (3) et de *tumeur encéphaloïde*, attaque assez fréquemment le globe de l'œil. Un cas de cette nature a été disséqué par Paw (4) en 1597. La tumeur oculaire égalait le volume des deux poings et s'accompagnait d'une autre tumeur située sur la partie latérale de la tête. Paw compare au cerveau la substance qui composait les tumeurs. On a publié en 1767 un cas de cette affection dans lequel l'œil fut extirpé par Hunter (5). M. Ware, en 1800, considérant l'affection comme carcinomateuse (6), a publié une observation dans laquelle le mal occupait les deux yeux d'un enfant. M. Hey a exprimé l'opinion que le fongus hématode attaquait assez fréquemment l'œil, déterminait une augmentation du volume de cet organe et détruisait l'organisation de ses parties internes ; que si l'on n'extirpait point l'œil, la sclérotique se déchirait ; qu'il s'écoulait une matière semblable à de la sanie sanguinolente et que le malade était emporté par cette affection (7). M. Wardrop (8) a démontré par de nombreuses dissections la parfaite exactitude de l'opinion de M. Hey.

Symptômes. — Le fongus hématode, ou tumeur encéphaloïde, lors-

(1) Dissertations on Inflammation ; vol. II, p. 502 ; Glasgow, 1800.

(2) Practical Observations in Surgery ; p. 253 ; London. 1803.

(3) ABERNETHY's Surgical Observations, containing a Classification of Tumours, etc., p. 51, London, 1804.

(4) Puerulo trienni aperui caput. Hic aliquot mensibus ingenti laborabat tumore ex oculo sinistro, adeo quidem ut integer bulbus oculi cum musculis omnibus foras protuberaret, in tantamque accrevisset molem ut duos pugnos protuberantia æquaret. Huic duabus ante mortem septimanis alius tumor ortus fuerat prope musculum temporalem sinistrum, quem, ablata cute, vidimus peculiari (eaque crassa satis) membrana obductum intra cutem, craniumque hærere. Cranium exiguum habebat foraminulum, per quod materiam ejecerat natura. Ablato cranio, vidimus ocularis tumoris materiam intra cranium et duram matrem collectam universam integro plane et illæso cerebro. Aperto utroque tumore, vidimus eos substantia cerebro plane simili repletos, permixto sanguine concreto, haud aliter ac si molæ substantiam vidisses. » Petri Pawii observationes anatomicæ ; p. 58 ; Hafniæ, 1656.

Nicolaus Larcheus, dans une lettre à Marc Aurèle Séverin, a décrit et figuré un cas mortel de ce qui paraît avoir été un fongus hémathode survenu sur un enfant âgé de cinq ans. Il décrit cette tumeur comme ayant pris naissance sous l'œil. Voyez SEVERINUS. De recondita abscessuum natura, p 150 ; Francofurti ad Mœnum, 1643.

(5) Observation d'affection morbide de l'œil, par M. HAYES, lue le 26 août 1765 ; Medical Observations and Inquiries, vol. III, p. 120 ; London, 1767 : Descriptive Catalogue of the Pathological Specimens in the Museum of the Royal Collège of Surgeons of England ; vol. IV, p. 167 ; London, 1849.

(6) Chirurgical Observations relative to the Epiphora, etc., p. 49 ; London, 1800

(7) Op. cit,, p. 283.

(8) Observations on Fungus Hæmatodes : p. 6 ; Edinburgh, 1809.

qu'il se développe dans l'œil, présente trois périodes. Dans la *première*, celle du début de la maladie, la forme extérieure de l'œil n'est pas changée et la maladie s'aperçoit à travers la cornée et la pupille. Dans la *seconde*, la forme de l'œil est altérée; cet organe a augmenté de volume et les enveloppes en sont prêtes à se rompre. Dans la *troisième*, celle de l'état fongueux, l'œil s'est déchiré et la tumeur fait saillie en avant.

Première période. — L'iris a perdu sa coloration naturelle, la pupille est un peu irrégulière, légèrement dilatée et immobile; derrière elle, et dans le point occupé à l'état normal par l'humeur vitrée, on aperçoit quelque chose de blanchâtre ou d'un jaune-rougeâtre, surtout lorsque l'on examine l'œil de côté et à quelque distance, et quand le malade le tourne dans certaines directions. La lumière, surtout lorsqu'elle n'est point intense, est réfléchie d'une façon particulière du fond de l'œil ou d'un de ses côtés, points où la rétine existe ou devrait exister; de sorte que l'œil présente alors l'aspect de celui d'un chat ou d'un mouton, animaux chez lesquels la lumière est réfléchie par le tapis brillant de la choroïde. Cet aspect s'aperçoit quelquefois mieux à la lumière d'une bougie et on le rend toujours plus évident en dilatant la pupille. Plus tard, ce que l'on apercevait dans l'œil devient brillant, au point de ressembler à la réflexion de la lumière renvoyée par la surface d'une plaque de cuivre, et il devient évident pour l'observateur le moins attentif, que cela est dû à la présence d'une substance nouvelle au fond de l'œil. On voit ce corps mettre

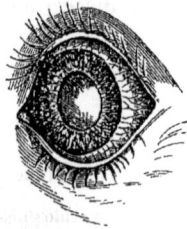

Fig. 26.

des mois ou des années à atteindre lentement la pupille (fig. 26), qui alors est en général largement et irrégulièrement dilatée. Dans cette période, le mal a parfois été pris pour une cataracte, et l'on a fait des tentatives pour l'abaisser (1). On voit la surface de la tumeur, quelquefois d'une teinte orange assez foncée, d'autres fois d'un blanc de perle, plus ou moins irrégulière, divisée quelquefois en deux ou trois masses distinctes, en partie recouverte par les ramifications de l'artère centrale de la rétine. A mesure que la tumeur marche, elle pousse en avant l'humeur vitrée et le cristallin: la première est absorbée, le second refoule l'iris de façon à lui donner une forme convexe en avant; plus tard, le cristallin devient opaque et en général il est absorbé. La maladie à cette époque est encore bien plus sujette à être confondue avec une cataracte, méprise que l'immobilité de la pupille et la saillie de l'iris vers la cornée doivent empêcher de commettre. La tumeur vient enfin toucher l'iris et, continuant de s'avancer, l'applique contre la cornée. L'iris perd de plus en plus sa co-

(1) Carron du Villards avoue qu'il est tombé dans cette erreur. Journal *complémentaire des Sciences médicales* ; tome XLIV. p. 6 ; Paris, 1832.

loration normale, devient grisàtre ou d'un jaune-brun, se détache çà et
là de la choroïde ou est en partie absorbé, laissant voir la tumeur à
travers les nouvelles ouvertures.

Une fois que la tumeur commence à s'avancer du fond de l'œil, sa
marche devient généralement rapide. Je l'ai vue rester stationnaire
pendant près de trois ans; mais quelques semaines après qu'elle
eut commencé à se porter en avant, elle occupait non-seulement toute
la cavité de l'œil, mais avait dilaté cet organe au point qu'il présentait
deux ou trois fois son volume normal, la première période se trans-
formant ainsi rapidement dans la seconde.

Cette première période ne s'accompagne en général ni de douleur, ni
d'inflammation externe; néanmoins, dans quelques cas, le premier
symptôme que l'on observe est une inflammation de l'œil avec épiphora
et céphalalgie. D'autres fois c'est le strabisme qui attire d'abord l'attention. L'œil est complétement privé de la vision dès le début. J'ai vu
cette maladie traitée pendant des mois pour une ophthalmie, sans que
l'on en soupçonnât un instant la nature.

Deuxième période. — Vers la fin de la seconde période, la sclérotique a ordinairement revêtu une teinte plombée autour de la cornée;
l'œil, fixé dans l'orbite, paraît plus volumineux qu'à l'ordinaire et est
plus dur au toucher. Ces symptômes deviennent bientôt plus marqués
et s'accompagnent de temps en temps de vives attaques de douleur,
d'épiphora et d'inflammation externe. La cornée s'agrandit rapidement
jusqu'à doubler de diamètre, et l'iris disparaît presque complétement.
La forme de l'œil s'altère; la sclérotique s'amincissant et la tumeur
cherchant à faire saillie au dehors, l'œil présente une ou plusieurs bos-
selures. Lorsque la tumeur n'est plus recouverte que par la conjonctive, elle paraît molle, blanchâtre et ressemble à une collection de pus,
de sorte qu'un chirurgien inexpérimenté pourrait la prendre pour un
abcès et l'ouvrir avec la lancette. Il se forme néanmoins parfois à l'intérieur de l'œil une collection de pus dont l'issue à travers la sclérotique et la conjonctive est toujours suivie d'une diminution de la douleur. Si on laisse marcher les choses, et qu'il ne se forme pas de
suppuration, la conjonctive devient œdémateuse et les paupières se
tuméfient. Dans quelques cas, on peut à peine apercevoir la cornée,
à cause de la pression que la tumeur exerce sur la sclérotique, soit à
son côté temporal, soit à son côté nasal, pression qui a pour résultat de
porter la cornée dans le sens opposé. Dans d'autres cas, la tumeur vient
se mettre en contact avec la cornée, dans la substance de laquelle il se
dépose une matière semblable à celle que renferme la tumeur. La cornée devient proéminente, opaque et vasculaire, s'ulcère et semble près
de se rompre. A mesure que l'œil augmente de volume et subit les
changements que nous venons de décrire, le malade est soumis à des
accès de douleur intense, occupant surtout le front et le cou. Ils sont

plus intenses la nuit que le jour, pénètrent profondément dans la tête
et déterminent du délire et de la fièvre.

Troisième période. — Lorsque la cornée cède enfin, elle livre passage à un fluide fétide, jaunâtre, et le malade se sent un peu soulagé.
Le cristallin s'échappe aussi, à moins qu'il n'ait été résorbé. L'organe
perd bientôt complétement l'apparence d'un œil. La tumeur qui fait
saillie à travers la cornée ou la sclérotique (et dans ce dernier cas
elle reste encore pendant un certain temps recouverte par la conjonctive enflammée qu'elle pousse devant elle), s'accroît avec une extrême
rapidité, de sorte que bientôt elle ne peut plus être recouverte par les
paupières ou contenue dans l'orbite. Les paupières se renversent en
dehors et sont tendues autour de la base de la tumeur qui repose sur
la joue. Comme elle est parcourue par un grand nombre de vaisseaux
dont les parois sont minces et faciles à rompre, la tumeur revêt l'aspect
d'un fongus d'un jaune ou d'un rouge foncé, à surface irrégulière, mou
et spongieux au toucher, facile à déchirer et saignant abondamment à
la plus légère irritation. Des caillots de sang extravasé se forment à
l'intérieur de la masse encéphaloïde. Ces extravasations deviennent
parfois si abondantes qu'elles remplacent presque complétement le
tissu morbide, de sorte qu'alors la dénomination de *fongus hématode*
paraît mieux lui convenir. La tumeur finit par s'ulcérer et laisse
écouler une sanie fétide qui irrite et excorie les téguments voisins. Des
portions de la tumeur se mortifient, noircissent et se détachent de
temps en temps sous forme d'eschares, mais le volume général de la
tumeur n'en est nullement diminué. Il s'accroît au contraire au point
de distendre les paupières à un degré énorme, et même de dilater et de
détruire l'orbite, de se faire jour dans les narines et le sinus maxillaire, de comprimer directement le cerveau, tandis que la portion qui
fait saillie sur la face excède quelquefois de beaucoup les dimensions
du poing d'un homme.

Les veines des paupières et du front deviennent variqueuses, se
rompent et saignent abondamment. Les glandes lymphatiques de la
joue et du cou se prennent et acquièrent parfois un volume très considérable. Dans certains cas, l'œil du côté opposé est poussé hors de
l'orbite par la pression qu'exerce sur lui la tumeur primitive, tandis
que d'autres tumeurs de même nature se forment sous le cuir chevelu
et dans les os du crâne.

Le malade ne peut rien supporter sur la tumeur. Il est irritable,
agité, tourmenté de la soif, de vomissements fréquents, d'insomnie et
de trouble de toutes les fonctions ; à la fin, il expire dans le coma ou les
convulsions, épuisé par les hémorrhagies et usé par la fièvre hectique.

La durée de cette maladie est variable ; elle a été de quelques semaines
dans certaines observations, de plusieurs années dans d'autres. Les
progrès en sont plus lents chez les adultes que chez les enfants. La

seconde et la troisième périodes marchent d'ordinaire plus rapidement que la première. Celle-ci est souvent méconnue jusqu'au moment de passer à la seconde période.

Anatomie pathologique. — J'ai en ce moment devant moi un œil extirpé par feu le docteur Monteath dans la première période de cette maladie. Immédiatement après l'opération, je pratiquai sur la cornée et la sclérotique une incision cruciale, puis je renversai les quatre lambeaux. L'iris et la choroïde étaient intacts. Je les divisai de la même façon et les portai en arrière; je m'aperçus alors qu'en renversant cette dernière, j'entraînais aussi la rétine qui, quoique rompue et manquant çà et là, existait encore en certains points pour y former une doublure blanchâtre à la surface interne de la choroïde et n'avait évidemment ici aucun rapport avec la tumeur, qui remplissait tout l'espace occupé d'ordinaire par l'humeur vitrée et le cristallin, et naissait du nerf optique par un pédicule. Cette tumeur, environnée d'une membrane délicate semblable à l'hyaloïde, était d'une couleur blanc-jaunâtre et avait la consistance de la matière cérébrale. Le nerf optique, dans la portion extérieure à la sclérotique, ne paraissait point malade.

Cette pièce provenait d'un enfant âgé d'environ trois ans. Quelques mois après l'opération, l'orbite était rempli par une nouvelle tumeur et l'enfant mourait bientôt après. J'examinai soigneusement les parties que j'ai encore actuellement devant moi. L'orbite était occupé par une masse morbide prenant naissance du moignon du nerf optique. et ressemblant, sous le rapport de la texture, à celle qui existait à l'intérieur de l'œil. J'ouvris le crâne : les nerfs optiques, depuis leur origine au cerveau jusqu'à leur commissure, paraissaient sains; mais depuis ce point jusqu'au trou optique, celui du côté malade était aussi volumineux que le doigt médius. En traversant le trou optique, il était rétréci comme s'il eût été serré par une ligature; mais dès son entrée dans l'orbite, il s'élargissait de nouveau de façon à occuper l'espace situé entre les muscles droits. La tumeur qui se trouvait recouverte par ces muscles remplissait si complétement l'orbite, qu'elle conserve encore la forme pyramidale de cette cavité.

La dissection dans les cas de fongus hématode est loin de montrer toujours les mêmes apparences. On peut cependant les ramener toutes aux altérations qui sont la conséquence de l'espèce de tumeur que l'on a appelée *encéphaloïde;* c'est le plus souvent du nerf optique que le mal prend naissance. Les vaisseaux sanguins que l'on voit, dans la première période, sur la surface de la tumeur, sont des branches de l'artère centrale de la rétine. La maladie est dès le début une production du nerf optique et non un dépôt de fibrine qui s'organiserait, comme le pense M. Dalrymple (1).

(1) Medico-Chirurgical Transactions; vol .XXIII, p. 209 ; London, 1840.

Bien que la rétine fût assez intacte dans le cas que j'ai examiné, elle a subi en général de tels changements qu'on n'en peut plus découvrir aucune portion. La tumeur partant de l'extrémité du nerf optique s'était portée en avant à l'intérieur de la rétine, et la pression qu'elle avait exercée avait produit le complet déplacement et l'absorption de l'humeur vitrée et du cristallin; mais dans quelques cas, l'on a vu la tumeur se porter entre la choroïde et la sclérotique, tandis que dans d'autres le fongus prenait naissance du nerf optique avant son entrée dans l'œil et déterminait la destruction de cet organe par une pression exercée sur lui de dehors en dedans (1). Il se peut même qu'il se forme successivement plusieurs tumeurs qui finissent par se joindre, l'une se portant derrière la sclérotique par exemple, une autre entre la sclérotique et la choroïde, une troisième dans la sphère de la rétine (2).

La sclérotique est la partie de l'œil qui paraît le moins souffrir dans cette maladie. La choroïde est parfois refoulée de côté par la tumeur, et, à la dissection, se présente sous la forme d'un sac irrégulier contenant l'humeur vitrée. Dans quelques cas, l'on ne peut découvrir que quelques lambeaux de la choroïde dispersés dans la tumeur. D'autres fois, certaines portions de la choroïde ont acquis une épaisseur cinq ou six fois plus considérable qu'à l'état normal et contiennent de la substance médullaire fongueuse. Parfois, enfin, on ne rencontre plus aucune trace de cette membrane.

M. Travers dit que, à l'exception de cristallin et de la cornée, toutes les parties de l'œil peuvent donner naissance au fongus médullaire. Il l'a trouvé entre les couches de la sclérotique. Bien que ce soit là le siège bien plus fréquent de la mélanose que de l'encéphaloïde, j'ai quelquefois vu cette dernière altération prendre naissance au niveau de la jonction de la sclérotique avec la cornée. Cette dernière membrane restait saine ainsi que l'intérieur de l'œil.

L'absorption des humeurs s'effectue en proportion de la compression exercée par la tumeur, et dans les cas où celle-ci s'est fait jour à travers la sclérotique ou la cornée, elles sont ordinairement complétement détruites.

Je suis convaincu que la portion du nerf optique située hors de l'œil est rarement saine. On la trouve ordinairement épaissie, ramollie, et présentant une substance pulpeuse uniforme, au lieu de faisceaux

(1) Voyez un cas d'extirpation du globe de l'œil par J. H. Wishart; Edinburgh Medical and Surgical Journal; vol. XL, p. 274; Edinburgh 1833 : Panizza (sul Fongo midollare del Occhio, p. 16, pl. III, fig. 1 ; Pavia, 1821), a trouvé à l'autopsie, sur une fille de six ans, une petite tumeur entourant le nerf optique gauche à l'intérieur de l'orbite, le nerf lui même étant sain, le nerf optique droit atteint de dégénérescence fongueuse et une large masse, cérébriforme à la base du cerveau.

(2) Voyez Bowman, un cas avec dissection de l'œil ; Medical Times and Gazette, January 29, 1853, p. 116 : Descriptive Catalogue of the Pathological Specimens in the Museum , etc. , loc. cit.

de filaments nerveux entrelacés. Dans quelques cas, le nerf est séparé en diverses portions, entre lesquelles existent des portions de la tumeur, enveloppant les divers fragments du nerf et formant une seule masse morbide conjointement avec le contenu du globe oculaire.

L'état morbide du nerf se prolonge généralement jusqu'à la portion contenue à l'intérieur du crâne, et souvent le cerveau lui-même est affecté et transformé en une masse molle et pulpeuse offrant des cavités remplies de sang, soit dans la partie qui a subi la dégénérescence spongoïde, soit aux alentours (1). La maladie du cerveau paraît consécutive à celle de l'œil, mais peut entraîner la mort avant que cet organe ait subi aucune augmentation de volume.

Après la mort, la tumeur varie d'aspect suivant les cas ; elle s'affaisse beaucoup et sa couleur rouge foncé pâlit ; mais elle ressemble toujours plus ou moins à la substance médullaire du cerveau, opaque, blanchâtre, homogène et pulpeuse. Elle est formée par une membrane celluleuse, une matière semblable à celle du cerveau, consistant en cellules microscopiques pourvues de noyaux et en vaisseaux sanguins (2). Elle se ramollit comme la matière cérébrale lorsqu'on l'expose à l'air, se mélange facilement avec l'eau froide et s'y dissout, tandis qu'elle devient ferme et même dure lorsqu'on la plonge dans l'alcool ou les acides. Lorsqu'on en enlève à l'aide du lavage ou de la compression les portions les plus molles, les parties les plus solides qui restent sont composées d'une substance filamenteuse ressemblant à une membrane celluleuse. La consistance en varie suivant les cas et suivant les diverses portions de la tumeur que l'on examine : dans certains points, elle est fluide comme de la crème ; dans d'autres, plus ferme que les portions les plus résistantes d'un cerveau frais. Dans quelques cas rares, on trouve, dispersées au milieu de la masse morbide, des particules pierreuses, probablement osseuses. La couleur de la tumeur, bien qu'elle soit ordinairement de celle du cerveau ou un peu plus foncée, est quelquefois plus rouge ou même brune, tandis qu'à une période avancée elle présente souvent des portions qui ressemblent presque à des caillots sanguins.

Lorsque les ganglions lymphatiques, situés sur la parotide ou dans un point quelconque de la région cervicale, sont engorgés, on les trouve convertis en une substance qui ressemble à tous égards à celle qui compose la tumeur dont l'œil et le cerveau sont le siége. Dans quelques cas, les glandes s'ulcèrent avant la mort et forment des ulcères gangréneux sordides ; mais le plus fréquemment, la mort survient avant la destruction de la peau qui recouvre les engorgements glandulaires.

_____

(1) Voyez un cas de fongus hématode de l'œil et du cerveau, avec dissection du cerveau, par LIGHTFOOT ; Medical Times and Gazette, September 4, 1852, p. 247.

(2) Voyez pour les caractères microscopiques de la tumeur encéphaloïde, PAGET's Lectures on Surgical Pathology ; vol. II, p. 567 ; London, 1853, [et LEBERT, op. cit.]

M. Wardrop dit que lorsque la peau qui recouvre ces glandes malades cède, il n'a jamais vu de fongus s'élever des plaies qui en résultent.

Dans un cas rapporté par M. Saunders, cette maladie survint d'abord à un œil, puis à l'autre six mois après. Je l'ai vue également avancée dans les deux yeux d'un enfant. M. Stevenson rapporte un cas semblable (1).

Lorsque l'on examine le corps des personnes qui ont succombé à une tumeur spongoïde de l'œil, on découvre parfois que la même affection occupe quelque viscère de l'abdomen ou du thorax, comme le foie, les reins, l'utérus ou les poumons. Le cerveau et le testicule en sont très fréquemment atteints, et je l'ai trouvée développée jusque dans les parois du cœur. L'œil est certainement, de tous les organes, celui qui en est le plus fréquemment envahi.

Sujets nés disposés. — La tumeur encéphaloïde s'observe plus fréquemment chez les enfants que chez les adultes. Sur 24 cas recueillis par M. Wardrop, 20 avaient été observés sur des sujets au-dessous de l'âge de 12 ans. Le plus grand nombre de cas a été rencontré sur des enfants de 2 à 4 ans. On l'a vue parfois dans les premiers mois après la naissance. Je l'ai rencontrée sur un enfant de neuf semaines. La mère s'en était aperçue six semaines avant, de sorte que, suivant toute probabilité, elle était congéniale. D'un autre côté, elle attaque parfois les adultes ou même les personnes avancées en âge.

Les enfants qui succombent à cette affection sont généralement d'un tempérament scrofuleux bien marqué, ou appartiennent à des familles scrofuleuses. M. Dalrymple (2) fait remarquer qu'avant le début de la maladie, ils paraissent généralement d'une très bonne santé. Il pense que c'est lorsque la santé décline que la maladie fait des progrès ; mais l'hypothèse opposée paraît beaucoup plus vraisemblable, c'est-à-dire que c'est à la suite du développement lent et insidieux de l'affection locale que la santé générale s'altère.

Causes excitantes.—Dans beaucoup de cas rapportés, on mentionne un coup sur l'œil comme ayant précédé cette affection et l'ayant en apparence provoquée. On peut supposer cependant que la perte de la vision, survenue dans l'œil affecté, rend le malade plus sujet à recevoir de ce côté des coups, à la suite desquels on est amené à examiner l'œil et à y découvrir des symptômes qui existaient déjà auparavant, mais qui n'avaient point attiré l'attention.

Diagnostic. — J'ai déjà eu occasion de signaler (page 267) les difficultés qui entourent le diagnostic de la tumeur médullaire à sa première période. A la période fongueuse, on peut la confondre avec l'exophthalmie occasionnée par la pression de la glande lacrymale augmentée de volume, par celle d'une tumeur enkystée ou autre de

---

(1) On the Nature, etc., of Amaurosis ; p. 37 ; London, 1821.
(2) Op. cit.

l'orbite, par l'inflammation interne du tissu cellulaire de l'orbite, ou la prendre même pour une ophthalmitis (1). Une incision profonde s'étendant transversalement de l'angle externe à l'angle interne de l'œil tuméfié, de façon à en évacuer le contenu, constitue un remède efficace de l'exophthalmie simple, c'est-à-dire de la saillie de l'œil hors de l'orbite, avec désorganisation due à un simple état inflammatoire des tissus qui composent cet organe. Il suffit même souvent, en pareil cas, d'une simple ponction de l'œil pour le voir s'affaisser. Dans le cancer médullaire, aucun de ces moyens ne réussit; mais, ainsi que le conseille M. Travers, si l'on conserve quelque doute, il faut pratiquer l'incision transversale de l'œil. Lorsque la maladie est de nature maligne, le globe de l'œil reste ferme et sa section ne donne issue qu'à une petite quantité de sang; mais s'il s'en écoule une grande quantité de fluide incolore ou de pus, et qu'ensuite l'œil s'affaisse, la maladie n'est point de mauvaise nature et peut être complétement guérie.

Traitement. — La tumeur encéphaloïde, comme le squirrhe, a jusqu'à présent résisté à tous les remèdes tant internes qu'externes (2). Il convient néanmoins d'essayer l'effet d'un régime approprié, du changement d'air et des autres moyens propres à entretenir la santé générale. Les observations rapportées par M. Tyrrell (3) démontrent qu'ils ont au moins pour effet de retarder la marche de la maladie.

L'extirpation de l'œil a été fréquemment tentée contre cette affection, mais il n'est pas bien démontré qu'elle en ait jamais amené la cure radicale (4). Dans la plupart des cas, la maladie a reparu après l'opération, sans doute parce que le nerf optique était déjà malade avant l'extirpation de l'œil, ou qu'il a donné naissance après coup à une production nouvelle qui remplit l'orbite en quelques mois, ou même en quelques semaines; de sorte que, bien que l'ablation de l'œil ait épargné au malade les souffrances qui accompagnent presque toujours la rupture et la destruction de cet organe, elle hâte néanmoins plutôt qu'elle ne retarde la terminaison fatale de la maladie. Chez les enfants, l'extirpation a toujours échoué quand la maladie était assez avancée pour qu'une masse fongueuse vint remplir la chambre de l'humeur vitrée. Serait-on plus heureux si l'on opérait dès que la maladie commence à se montrer au fond de l'œil? c'est ce qu'il est impossible de dire. A cette époque, il serait difficile d'amener les parents à laisser pratiquer l'extirpation de l'œil; et, d'après ce que M. Lawrence et

(1) Voyez une observation par le docteur R. HIBBERT TAYLOR ; London Medical Gazette, July 4, 1845, p. 425.
(2) Le professeur Rosas m'écrit qu'il a trouvé le mercure utile pour arrêter la marche du cancer médullaire de l'œil.
(3) Practical Work on the Diseases of the Eye ; vol. II, p. 165 ; London, 1840.
(4) Sur l'opportunité de l'extirpation de l'œil, voyez SYME. Edinburgh Medical and Surgical Journal, vol. XLIV, p. 6 ; Edinburgh, 1835. Il se prononce contre l'opération. « Dans aucun cas de véritable fongus médullaire de l'œil, dit Dalrymple, je ne consentirai à pratiquer l'extirpation ou à la conseiller. » Pathology of the Human Eye, explication de la planche XXXIII, London, 1852.

Travers ont établi touchant l'incertitude du diagnostic, le chirurgien ne pourrait guère non plus convenablement insister sur l'absolue nécessité de l'opération.

Après la rupture de l'œil, lorsqu'une masse volumineuse et pesante pend hors de l'orbite, on peut la retrancher comme moyen palliatif.

Pendant les attaques inflammatoires qui accompagnent le développement des tumeurs encéphaloïdes à l'intérieur de l'œil ou dans l'orbite, quand l'œil a été extirpé, on retirera de grands avantages de l'application de sangsues à la tempe, d'un régime doux, des laxatifs et des lotions évaporantes. S'il survient un écoulement de sang, comme les parties ne peuvent pas supporter la compression, il faut recourir aux applications d'eau froide, de solution d'alun et autres moyens semblables. Dans la période avancée du mal, on doit administrer les opiacés à l'intérieur et à l'extérieur (1).

[(1) M. Lebert, dont l'autorité en semblable matière peut être justement invoquée, résume ses idées, à l'endroit du cancer de l'œil, dans les propositions suivantes (1) :

1° L'unité du cancer de l'œil, qu'il soit encéphaloïde ou mélanique, extra-oculaire ou déposé dans le globe de l'œil, est un fait incontestable. Son origine est un peu plus souvent en dehors de l'œil qu'en dedans. Dans nos 23 observations, le point de départ a été 4 fois dans la conjonctive, 7 fois dans l'orbite, 5 fois dans le nerf optique et 7 fois dans le globe de l'œil, où la choroïde et les tissus qui l'entourent lui donnent le plus volontiers naissance. 10 fois sur 23 le cancer était mélanique.

2° Les tumeurs cancéreuses de la conjonctive n'acquièrent guère de plus grandes dimensions que celles de l'orbite, surtout lorsqu'elles sont encéphaloïdes. Le cancer du globe de l'œil ne devient très volumineux qu'après la rupture de cet organe. Les récidives du cancer oculaire ou orbitaire peuvent aussi atteindre des dimensions considérables, à moins que le cancer ne soit mélanique.

3° Le tissu encéphaloïde est mou ou élastique, grumeleux dans le cas de cancer atrophique, d'une teinte jaune rosé, allant jusqu'au rouge violacé, d'un jaune verdâtre demi-transparent lorsqu'il y a du tissu colloïde, d'un brun noirâtre dans le cancer pigmentaire. Le suc cancéreux clair ou d'une nuance foncée y est constant. On rencontre quelquefois dans ce tissu des concrétions sablonneuses. La vascularité est d'autant plus prononcée que le cancer est plus franchement encéphaloïde, et il se rapproche alors de la forme hématode.

4° 11 fois sur 12 l'examen microscopique a montré des cellules cancéreuses les mieux caractérisées, fortement pigmentées dans le cancer noir, infiltrées de granules et de graisse dans les portions phymatoïdes. Ce n'est que dans le cas de cancer atrophique que les éléments étaient mal caractérisés.

5° La conjonctive, hyperémiée au début, peut devenir le siège d'une hypertrophie. Les muscles et les nerfs qui entourent l'iris sont surtout altérés par le cancer orbitaire. C'est dans ces cas aussi que l'orbite est aminci et perforé par places, et l'œil ou refoulé en haut ou chassé au dehors. Dans le cancer du nerf optique, ses fibres sont éparpillées et leurs interstices remplacés par du tissu encéphaloïde. La sclérotique est amincie dans le cancer du globe de l'œil et finit quelquefois par se rompre. Une fois nous avons trouvé sa surface à l'état d'hypertrophie fibroplastique. La cornée peut se troubler, s'épaissir, se scléroliser, pour ainsi dire, ou s'infiltrer de pus, se ramollir et finir par se rompre par suite des progrès du cancer interne. L'iris s'altère par la compression d'arrière en avant ; le cristallin s'altère, mais se conserve ; mais sa capsule peut devenir méconnaissable par les végétations cancéreuses. La rétine disparaît ou s'incruste. La choroïde est ordinairement conservée, plissée ou dédoublée ; elle donne souvent naissance au cancer. Le corps vitré disparaît.

6° L'infection cancéreuse a d'abord lieu par irradiation et atteint ensuite le reste de l'économie. Sur 9 cas d'autopsie, il y a eu 1 fois cancer unique sans irradiation, 4 fois irradiation du côté du cerveau ou des glandes lymphatiques voisines, et 4 fois irradiation à la fois et infection des poumons, du foie, des reins et d'un bien plus grand nombre d'organes encore dans un cas. Le cancer mélanique est le plus infectant.

7° Les symptômes du cancer orbitaire sont d'abord des douleurs dans le fond de l'orbite, de

[(1) H. Lebert. Traité pratique des maladies cancéreuses, p. 863. Paris 1851.]

SECTION III.

MÉLANOSE DU GLOBE DE L'OEIL.

Laënnec a donné le nom de *mélanose* à cette production morbide à cause de sa couleur noire (1). On trouve des traces de la connaissance de cette affection dans les ouvrages de Bonet, Haller, Morgagni et autres ; mais les pathologistes du continent ont été les premiers à s'occuper de la mélanose comme affection distincte et spéciale. Au commencement de ce siècle, Bayle et Laënnec firent quelques communications à ce sujet ; mais il résulterait d'une controverse soulevée à cette occasion, que Dupuytren connaissait cette affection depuis longtemps et qu'il en parlait chaque année dans ses cours (2). Depuis cette époque, la mélanose a fixé l'attention de beaucoup de pathologistes, tant sur le continent que dans notre pays ; parmi eux, nous citerons spécialement

la pesanteur, une dilatation des veines superficielles, et bientôt la saillie de l'œil au-devant du rebord orbitaire ou l'exophthalmie. Les tumeurs conjonctivales sont saillantes, ordinairement mélaniques, quelquefois multiples. Dans la seconde période, ces tumeurs s'accroissent rapidement. Des adhérences s'établissent avec les parties voisines. Des douleurs vives se font sentir dans l'orbite, le front et les tempes. La conjonctive s'épaissit ou s'infiltre de sérosité. Dans la troisième période, le volume de la tumeur augmente encore ; elle s'ulcère à la surface qui devient le siége d'un écoulement sanieux et de fréquentes hémorrhagies. Quelquefois une gangrène superficielle s'en empare. Les souffrances deviennent de plus en plus vives et continues. La santé générale s'altère profondément et la mort a lieu par affaissement ou par le cerveau.

8° Le cancer intra-oculaire se manifeste de bonne heure par une tache irrégulière, profonde, souvent brillante, d'un gris jaunâtre au fond de l'œil. Cette petite masse irrégulière s'accroît, se vascularise à la surface, progresse d'arrière en avant, refoule le cristallin, bombe l'iris, traverse la pupille, envahit la chambre antérieure, distend le globe de l'œil et en détermine la rupture ou par la cornée, ou par la sclérotique. C'est alors qu'un champignon cancéreux a bientôt remplacé tous les tissus et organes que contenaient la cavité orbitaire et même souvent les paupières. Quelquefois le cancer du globe de l'œil s'arrête dans sa marche, se flétrit, pour ainsi dire, pour s'étendre avec plus d'intensité dans le fond de l'orbite et vers le cerveau. Il est rare que le cancer atteigne successivement les deux yeux.

9° La première période dure, en moyenne, d'un à deux ans, quelquefois au delà. La durée de la seconde et de la troisième est de moitié plus courte. La durée moyenne, dans nos observations complètes, a été de 35 mois 1/2 ; le plus souvent elle a été au-dessous de 2 ans 1/2. Sur 19 opérations, 12 ont dû être pratiquées dans un temps qui n'a pas dépassé un an. Les récidives après les opérations ont été constantes chez les malades qui n'ont point été perdus de vue. Le nombre de récidives a toujours été en rapport avec le nombre des opérations.

10° Il n'y a pas eu de grandes différences par rapport au sexe. Sur 23 cas, il y a eu 12 femmes, 9 hommes et 2 enfants dont le sexe n'est pas indiqué. L'âge a été, dans un tiers des cas, au-dessous de 10 ans, puis nous en retrouvons un certain nombre entre 25 et 50 ; en tout, plus de la moitié jusqu'à 50 ans, et les 4/9es seulement passé 35 ans. L'âge moyen a été de 32 ans. Le pronostic est constamment mauvais, et plus encore dans le cancer mélané que dans toute autre forme.

11° Les opérations peuvent retarder la terminaison fatale, mais non guérir la maladie, car les récidives sont constantes et la terminaison funeste ne saurait être évitée ; et comme l'opération est peu grave en elle-même, surtout dans les cancers superficiels, et rarement suivie d'accidents fâcheux, même pour les extirpations profondes et étendues, elle constitue au moins un secours palliatif.

12° L'extirpation des tumeurs superficielles est très aisée dans les cancers de l'orbite ou du globe de l'œil ; il est essentiel de n'y rien laisser de suspect. Le cancer est-il exclusivement borné au globe de l'œil, le procédé de Bonnet est préférable à tous les autres. Lorsqu'aucune opération ne peut être pratiquée, une bonne hygiène et l'opium constituent les seuls secours palliatifs. T. W.]

(1) Quelques animaux, et surtout le cheval, sont sujets à des tumeurs noires qui dit-on, ne sont point cancéreuses et n'ont aucun caractère de malignité.

(2) Journal de médecine de Corvisart, tomes IX et X.

M. Breschet qui a publié un mémoire sur ce sujet dans le premier volume du *Journal de Magendie;* et M. Fawdington, qui a publié une observation intéressante, accompagnée de remarques, sur l'histoire de cette maladie, et huit planches lithographiées en représentant l'aspect dans divers organes du corps.

Le caractère physique le plus frappant de la mélanose, dans quelque organe du corps qu'elle se rencontre et sous quelque forme qu'elle s'y présente, est sa couleur noire, qui varie depuis la teinte de l'encre de Chine jusqu'à une couleur bistre légère, et qui dépend de la présence de granules ou de noyaux pigmentaires, semblables à ceux du *pigmentum nigrum* normal. Quant à sa consistance, la mélanose présente souvent beaucoup de ressemblance avec ce que serait le contenu d'un *lycoperdon,* vulgairement nommé vesse de loup, lors de sa période de destruction, et dont on aurait augmenté la cohésion par l'addition d'un peu de liquide. La mélanose détruit ou déplace les différents tissus du corps d'une façon très variée. On la rencontre le plus souvent sous forme de tubercules ou même en masses considérables; quelquefois elle est enkystée et unie aux parties voisines par des pédicules; d'autres fois dispersée au milieu du parenchyme des viscères ou déposée sur la surface des organes ou sous leur membrane d'enveloppe. Aucun tissu de l'économie n'en est à l'abri, bien qu'elle attaque de préférence certains d'entre eux. Ainsi que le fongus hématode, elle envahit à la fois ou successivement plusieurs organes du corps, l'œil, par exemple, et le foie. Dans sa marche, elle comprend indistinctement tous les organes avoisinants, détruit tout ce qui lui fait obstacle, même les os, et s'y substitue.

Pour s'assurer si la mélanose était une substance vraiment organisée, M. Breschet pratiqua dans les artères et les veines des parties voisines quelques injections fines et pénétrantes, mais sans jamais découvrir aucune continuité de vaisseaux entre le kyste et la substance qu'il contient. Les cellules qui composent cette substance passent néanmoins par les périodes d'accroissement, de maturité et de déclin.

Le docteur Rainy, en examinant de la mélanose prise sur un œil qu'il avait enlevé avec les paupières, remarqua qu'il s'échappait de la matière granuleuse lorsque l'on déchirait sous le microscope la substance mélanique, tandis que la portion solide offrait l'apparence de fibres creuses contournées, ressemblant assez à certaines mousses ou aux villosités du chorion. Ces fibres différaient complètement par leur aspect des vaisseaux sanguins, et paraissaient remplies de granules et non de globules. Le lendemain, le docteur Rainy examina des portions d'un autre œil qui avait été extirpé dix-huit mois auparavant, et y trouva la même espèce de fibres (1).

(1) Pour les caractères microscopiques de la mélanose, voyez, PAGET's Lectures on Surgical Pathology, vol. II, p. 484; London, 1853, [et LEBERT. op. cit.]

L'analyse chimique a démontré que la composition des tumeurs mélaniques se rapproche beaucoup de celle du sang caillé. Thénard et Barruel y ont reconnu la présence d'une grande quantité de carbone, et c'est à la présence de ce corps que quelques auteurs ont à tort attribué la couleur noire de cette substance, car l'action du chlore la fait disparaître.

La mélanose est incontestablement de nature fongueuse (cancéreuse) (1), et comme on la trouve fréquemment unie à d'autres espèces d'affections fongueuses, notamment avec la médullaire (encéphaloïde), elle a été considérée par M. Wardrop (2) et quelques autres comme une variété d'encéphaloïde. Cette opinion est appuyée sur ce fait que l'on a rencontré des tumeurs offrant tous les degrés intermédiaires possibles entre la mélanose et le fongus médullaire, et permettant à peine de dire laquelle de ces deux affections y était prédominante. Néanmoins, en prenant les deux états extrêmes de chacune de ces maladies, on découvre, ainsi que le fait observer M. Fawdington, des caractères différentiels très remarquables : la structure anatomique de la mélanose est remarquable par la rareté de vaisseaux sanguins, tandis que la tumeur médullaire, lorsqu'elle envahit l'économie dans une étendue aussi considérable, et qu'elle se montre sous la même forme et dans les mêmes tissus que la mélanose, est remarquable par l'abondance de ces mêmes vaisseaux. Laënnec fait remarquer qu'en général le fongus hématode est abondamment pourvu de vaisseaux sanguins dont les troncs se ramifient à la surface externe de la tumeur, ou seulement entre ses lobes, tandis que les branches plus petites pénètrent dans la substance de la production morbide, et que, les parois de ces vaisseaux étant très minces, se rompent facilement, donnant ainsi naissance à l'intérieur de la tumeur à des caillots de sang extravasé, d'un volume parfois considérable. Rien de semblable ne s'observe dans la mélanose : il n'existe point de développement considérable des branches artérielles qui se rendent à la tumeur; aucun rameau visible n'existe sur le kyste qui l'environne, ni dans la substance morbide elle-même.

M. Fawdington a soigneusement comparé les phénomènes locaux

[(1) Cette proposition ne nous semble pas acceptable dans l'état actuel de la science, et, pour notre compte, nous ne saurions nous y rallier. La mélanose et le cancer sont, il est vrai, des affections que l'on rencontre souvent réunies, mais elles se distinguent par des caractères parfaitement marqués. Le cancer a les siens, que l'on reconnaît aisément au microscope : quant à la mélanose, elle n'est pas autre chose qu'un produit, le pigment, qui se rencontre à l'état normal dans l'économie et qui est susceptible de s'épancher dans les tissus physiologiques ou pathologiques. Ce qui a pu faire penser que la mélanose est une affection cancéreuse, c'est la fréquence de son association avec cette dernière pour laquelle elle semble avoir une prédilection marquée. Toutefois, le tissu mélanotique se rencontre parfois sans mélange aucun avec d'autres produits pathologiques, comme, par exemple, chez le cheval, où la mélanose de l'œil est une affection très-fréquente et peu grave. Cette distinction est surtout d'une haute importance pour le pronostic et les indications curatives. T. W.]

(2) Observations on Diseased Structures, en tête du second volume de Baillie's Works, p. liij, London, 1825.

que ces deux maladies déterminent pendant la vie. Dans le fongus hématode, pour peu que la tumeur soit avancée, il existe une douleur constante ou accidentelle, aiguë ou lancinante, et qui s'accompagne fréquemment de tous les signes d'une excitation vasculaire d'un degré peu élevé. A mesure que la maladie marche, la douleur s'accroît; les téguments s'ulcèrent, le fongus grossit ou se détache tour à tour sous forme d'eschare, laisse échapper une sanie fétide et est le siége de saignements considérables qui calment pour un temps l'irritation vasculaire et nerveuse qui accompagne les progrès de la maladie. Enfin, les glandes absorbantes du voisinage participent au mal, et les forces générales s'épuisent sous l'influence de la douleur, de l'irritation et de l'écoulement sanieux. Dans la mélanose, à moins que l'accroissement de la tumeur ne soit gêné par la nature des tissus environnants, qui ne se prête qu'avec difficulté à la distension, comme les tuniques de l'œil ou la cavité orbitaire, la douleur ou l'irritation des vaisseaux des tissus voisins ne sont pas des symptômes constants. Quant à la période d'ulcération de la mélanose, il y a encore là une lacune à combler pour les futurs observateurs; mais, en raisonnant par analogie d'après l'organisation peu élevée de cette substance, il y a lieu de penser qu'on ne doit point y observer beaucoup des changements pathologiques qui surviennent dans le cours du développement des fongus hématodes. Le processus qui donne lieu au ramollissement de cette tumeur est aussi inexplicable que les lois qui président à sa production et à son accroissement; mais on peut inférer qu'il dépend d'une force inhérente à la tumeur et distincte de celle qui préside, dans les autres tissus, à l'inflammation suppurative, de ce fait que l'on n'y rencontre pas, dans les points où s'observe d'abord le ramollissement, les agents (vaisseaux sanguins) qui, dans les autres, sont le siége de ce travail.

Symptômes de la mélanose du globe de l'œil. — Lorsque la maladie est située à l'intérieur du globe de l'œil, le malade accuse au début l'affaiblissement ou la perte de la vision, avec une sensation de plénitude et de douleur dans l'œil et son pourtour; ces symptômes sont suivis de l'opacité de la pupille, qui offre un aspect spécial, et de l'amincissement de la sclérotique, à travers laquelle on voit comme transparaître une masse brune ou noire. Quelquefois la douleur et la perte de la vision constituent les symptômes les plus marqués du début. Dans un cas de cette espèce, la douleur était si insupportable, que M. Gensoul, ayant extirpé l'œil dans le seul but de la faire cesser, trouva à l'intérieur de l'organe une tumeur mélanique qui ne s'étendait point au delà de la rétine (1). L'œil a rarement beaucoup augmenté de volume. La cornée ou la sclérotique cède, et un fongus noir, qui ne s'accroît que lentement et, en général, ne saigne pas beaucoup, vient

_____

(1) Annales d'Oculistique, tome VII, p. 51; Bruxelles, 1842.

faire saillie au dehors. Je n'ai vu qu'une seule fois une hémorrhagie considérable survenir à un œil affecté de mélanose. La malade, femme d'un âge moyen, vint au *Glasgow Eye Infirmary* avec un fongus noir qui faisait hernie à travers la cornée déchirée, et avait saigné si abondamment que la malheureuse était complétement anémique. J'extirpai l'œil immédiatement, et je trouvai que la tumeur mélanique naissait de l'extrémité du nerf optique, exactement comme le font, dans la majorité des cas, les tumeurs encéphaloïdes.

La mélanose attaque des yeux qui sont déjà désorganisés par d'autres maladies, affaissés ou staphylomateux; il n'en est pas de même du fongus hématode. La mélanose ressemble parfois à un staphylôme et a quelquefois été opérée comme telle. Lorsque le chirurgien pratique son incision, il trouve l'œil dur quand il est rempli par un dépôt mélanique.

Si l'on coupe la tumeur qui fait saillie hors de l'œil, la section se guérit et, plus tard, la mélanose fait de nouveau saillie. J'ai été plusieurs fois témoin de ce fait.

Dans un des cas d'extirpation de l'œil, pratiquée par le docteur Rainy au *Glasgow Eye Infirmary*, le nerf optique était affecté de dégénérescence mélanique, mais point dans toute son étendue jusqu'au trou optique. C'est entre la choroïde et la rétine que la mélanose siége le plus souvent; mais, ainsi que le fongus hématode, elle se rencontre parfois à l'extérieur de l'œil, dans les paupières, sous la conjonctive, à la surface de la cornée (*V.* t. I, p. 566), à la jonction de la cornée avec la sclérotique, et dans le tissu cellulaire de l'orbite (*V.* t. I, p. 486). Ici la tumeur pousse devant elle l'œil qui finit par être détruit par l'inflammation.

Observations. — Dans l'ouvrage de M. Wardrop sur le fongus hématode, ainsi que dans le traité de M. Allan Burns, intitulé : *Observations sur l'anatomie chirurgicale de la tête et du cou*, on trouve rapporté, comme une simple variété de tumeur médullaire, le fait suivant, qui est un cas bien caractérisé de mélanose de l'œil :

Obs. 471. — M^rs. Scott, âgée de 41 ans environ, a toujours eu une constitution délicate et un teint pâle. La maladie dont son œil est le siége date de deux ans et demi. Elle s'est révélée, au début, par l'impossibilité dans laquelle s'est trouvée la malade de voir de l'œil gauche; lorsqu'on examina l'organe, on y découvrit derrière la pupille une coloration d'un blanc laiteux. Cette opacité, dont M. Burns parle comme si elle était située dans le cristallin, alla en s'accroissant graduellement pendant quatre mois, au bout desquels la malade perdit complétement la vue de cet œil. Quatre autres mois plus tard, cet œil s'enflamma sans cause appréciable. L'application de sangsues fit diminuer l'inflammation, mais l'œil gauche resta toujours plus ou moins rouge et douloureux. Après cette attaque, l'état de trouble de l'humeur aqueuse contenue dans la chambre antérieure ne permettait plus de distinguer aussi nettement l'opacité du cristallin.

La marche de la maladie n'est plus suivie qu'à partir du sixième mois avant l'époque à laquelle M. B. jugea qu'il fallait extirper le contenu de l'orbite. A cette époque, une tumeur commença à faire saillie en avant à la partie inférieure de la sclérotique, juste derrière la circonférence de la cornée. Deux mois plus tard, M. B. trouva la cornée plus proéminente qu'à l'ordinaire, mais sans pouvoir distinguer exactement l'iris ni le cristallin. L'aspect des parties lui fit naître l'idée qu'il existait un fongus derrière la cornée, prêt à faire saillie dès que cette membrane serait ouverte. La tumeur située à la partie inférieure de la sclérotique avait alors la dimension d'une balle de mousquet, et semblait contenir un fluide coloré en noir. Le kyste était formé par la partie de la conjonctive qui recouvre la sclérotique, et l'on voyait sur la surface du sac un grand nombre de vaisseaux qui se portaient dans toutes les directions. La douleur était intense et lancinante.

Quatre mois plus tard, l'état est encore plus grave et la santé de la malade complétement ruinée; elle a la fièvre hectique, est fort affaiblie et n'a pas quitté le lit depuis deux mois. Le kyste, qui n'avait d'abord que les dimensions d'une balle de mousquet, a maintenant le volume d'un œuf et forme une masse solide fongueuse qu'on peut, quoique avec difficulté, soulever assez pour mettre à découvert la paupière inférieure. La cornée est aplatie et cachée sous la paupière supérieure. Deux petits fongus prennent naissance du corps de ce gros fongus, et vers l'extrémité temporale de la paupière inférieure il existe une tumeur dure située sous les téguments et adhérant fortement à l'os de la joue.

La malade était fort désireuse d'être débarrassée par une opération, qui fut pratiquée par M. Burns, assisté de M. Wardrop. Comme la tumeur, étrangère aux paupières, était d'un volume fort considérable, M. B. sépara celles-ci par une incision pratiquée à leur angle temporal. Il saisit alors la tumeur, disséqua les paupières loin d'elle, et s'efforça de les détacher du bord inférieur de l'orbite; mais il fut aussi surpris qu'affligé de trouver que l'os sur lequel elles reposaient était ramolli et de couleur noire. Il renonça donc à sa tentative, et détacha avec le scalpel l'œil de ses connexions. La pression employée pour attirer les parties en avant les fit rompre, et il s'en échappa une quantité considérable d'un fluide noir comme de l'encre. M. B. suivit le nerf optique jusqu'à sa sortie du crâne, où il le divisa. Sa substance médullaire était noire. Il détacha ensuite avec la gouge autant qu'il put du bord malade de l'orbite. L'hémorrhagie fournie par les vaisseaux divisés put être facilement arrêtée.

L'examen de la pièce anatomique fait immédiatement après l'opération fit remarquer ce qui suit : Lorsque l'on divise l'œil et le nerf optique, une grande quantité de matière épaisse, visqueuse, d'un noir-brun, vient colorer le couteau. L'œil et la tumeur paraissent entièrement composés de cette même matière foncée, de la consistance d'une huile à peindre, épaisse, quoique moins gluante et moins oléagineuse. Elle donne aux doigts une teinte brun foncé ou ambré, se dissout promptement dans l'eau, et M. Burns comme M. Wardrop sont frappés de sa ressemblance avec le *pigmentum nigrum*. La cornée paraît saine; le cristallin a une couleur ambrée; la sclérotique, dans la portion qui correspond à la portion malaire de l'orbite, a été rompue par la tumeur; les bords déchirés en sont distants l'un de l'autre d'un quart de pouce environ. Dans le même point, la sclérotique est séparée en deux lames entre lesquelles existe une petite quantité de la substance noire. On ne trouve aucun reste distinct de l'iris; mais la choroïde est beaucoup plus vasculaire et, dans un point, cinq ou six fois plus épaisse qu'à l'état normal. Dans le lieu où la sclérotique s'est rompue, la choroïde se termine insensiblement en une substance blanchâtre, pulpeuse, faisant partie de la masse morbide. L'intérieur de l'œil est surtout occupé par une substance médullaire teinte en différentes places par la matière d'un brun foncé. La tumeur qui faisait saillie au delà de la sclérotique est composée de la même substance, et lorsqu'on la fait macérer, on voit de nombreuses stries blanches, et par places de nombreuses taches de même couleur se montrer dans toute l'étendue de la masse morbide. Au dehors de l'œil, excepté en deux petites parties proéminentes qui s'étaient ulcérées, la tumeur est recouverte d'une membrane muqueuse épaisse, provenant probablement de la conjonctive, que la tumeur dans sa marche avait refoulée devant elle.

Le nerf optique a son volume ordinaire; mais en en examinant la section, on reconnaît qu'il offre une teinte noire, ressemblant exactement à celle de la tumeur de l'intérieur de l'œil, tandis que le névrilemme en paraît sain. On ne découvre aucun vestige de la rétine. Un des ganglions lymphatiques situés à côté du nerf optique est transformé en une substance noire.

Bien que la malade eût été fort affaiblie par la fièvre hectique et fût fort émaciée, elle reprit promptement de l'embonpoint et des forces; l'appétit et le sommeil revinrent, et elle put sortir et se promener. L'orbite laissait écouler une quantité modérée d'un pus de bonne nature, et finit par se remplir d'une matière molle qui, bien que de couleur noire, se laissa recouvrir par la peau.

Alors que la guérison paraissait certaine, le temps devint froid et humide; la malade perdit alors l'appétit, et il lui devint impossible de marcher, à cause d'une douleur qu'elle éprouvait aux lombes. Elle ne parvenait à dormir qu'en prenant de l'opium. La paupière inférieure fut poussée en avant par un fongus élastique qui commença aussi à faire saillie entre les paupières. La maladie de l'orbite ne lui occasionnait aucune gêne ; elle ne se plaignait que des douleurs atroces du dos et des lombes, qui l'empêchaient de se retourner dans son lit ou de supporter qu'on la bougeât. Elle languit dans cet état pendant deux ou trois mois, la tumeur de la partie inférieure de l'orbite continuant de s'accroître et la douleur des lombes n'éprouvant aucune diminution. Lorsque M. B. la vit trois semaines avant sa mort, elle était arrivée au plus haut degré d'émaciation. La tumeur du dessous de l'orbite avait atteint les dimensions d'un œuf de poule ; la surface en était bossuée, les parties les plus saillantes recouvertes par une peau livide, et elle donnait aux doigts la sensation d'une poche contenant un liquide. Un très petit fongus, recouvert d'une matière d'aspect sanguinolent, faisait saillie entre les paupières. Elle n'éprouvait que peu ou pas de douleur dans l'orbite et la tête, et la vue de l'autre œil n'était point affaiblie. Depuis ce moment jusqu'à sa mort, elle s'affaissa graduellement, la tumeur continuant de s'accroître, la coloration de sa surface s'altérant de plus en plus, en même temps que ses inégalités augmentaient, mais le fongus situé entre les paupières ne subissant aucun changement. Vingt-quatre heures avant de mourir, elle tomba subitement dans le coma.

A l'autopsie, on trouva dans le foie des tumeurs d'un aspect et d'une texture semblables à celles que contenait l'œil extirpé. Il existait aussi dans la substance du foie un kyste contenant une grande quantité de matière purulente grumeleuse, et au-dessus des reins de semblables tumeurs d'un volume assez considérable ; l'utérus était cartilagineux, la vessie énormément distendue par un fluide trouble, d'apparence sanguinolente ; mais sous tout autre rapport, ce viscère paraissait à l'état normal.

En pratiquant une section verticale de l'orbite et du fongus qu'il contenait, on reconnut que cette tumeur provenait entièrement de l'antre d'Highmore qui s'était rompu en haut et en avant. Le fongus faisait aussi saillie dans la narine, au delà du cornet inférieur et de la muqueuse qui le recouvre. La tumeur, provenant de l'antre, et qui était parsemée à sa surface externe de petites nodosités d'une teinte livide foncée, était composée à l'intérieur d'une substance molle, couleur d'encre, partagée par des intersections membraneuses et entremêlée d'une substance grisâtre et de fragments d'os irréguliers. La paroi antérieure de l'antre était détruite à sa partie supérieure, et le plancher de l'orbite soulevé au point qu'il n'existait entre lui et la voûte orbitaire du frontal que le périoste et une mince couche de graisse. Le fongus était situé hors de l'orbite, bien que, par suite de la destruction du périoste attaché à la portion malaire de cette cavité, il fût venu faire saillie entre les paupières. Cette portion du périoste avait été détruite en partie par la maladie, en partie par l'ablation de la portion cariée de l'os, que l'on avait pratiquée lors de l'extirpation de l'œil.

Quant au nerf optique, on s'attendait à le trouver uni au fongus ; néanmoins, le périoste du plancher de l'orbite se trouvait interposé entre eux. Le nerf avait son volume normal, mais il était coloré en noir dès l'instant où il franchissait le trou optique. A partir de ce point jusqu'à celui où il avait été divisé lors de l'extirpation de l'œil, il était dans le même état ; le névrilemme n'était que légèrement uni à la substance nerveuse malade. Au fond de l'orbite, les muscles étaient soudés ensemble et indurés. Le nerf se terminait en pointe effilée (1) : son enveloppe adhérait au périoste épaissi du plancher de l'orbite, que la pression du fongus de l'antre appliquait contre lui. A l'intérieur du crâne, le nerf optique était aussi épais que le petit doigt et aussi noir que la portion contenue dans l'orbite. Le point de jonction des deux nerfs (chiasma) était tellement augmenté de volume, qu'il formait une tumeur qui s'étendait dans le troisième ventricule. La coloration noire allait beaucoup au delà de la jonction des nerfs ; mais ce changement de coloration était borné au côté gauche, c'est-à-dire au nerf correspondant à l'œil affecté. A droite, le nerf offrait sa dimension et sa coloration normales, et n'était uni aux parties noires et malades que par des filaments celluleux.

[(1) Fait intéressant à noter, car, d'habitude, toutes les extrémités nerveuses cicatrisées à la suite d'une section en travers, comme dans les moignons d'amputation, par exemple, présentent un gros renflement terminal. T. W.]

Obs. 472. — En janvier 1824, Thomas Peckett, âgé de 30 ans, homme robuste et paraissant bien portant, consulta M. Wilson, de Manchester, pour une douleur violente et incessante dans l'œil gauche. Six mois auparavant, il avait reçu un coup d'un petit morceau de fer sur cet organe; mais comme il n'en avait éprouvé que peu de douleur et que l'œil n'avait présenté à l'extérieur aucune altération appréciable, on considéra la lésion comme sans importance. Quinze jours environ après l'accident, il éprouva dans le globe oculaire une sensation de plénitude et, en fermant son œil droit, s'aperçut que la vision à gauche ne s'exécutait plus que très imparfaitement. La douleur et le trouble visuel s'accrurent graduellement : le premier de ces symptômes devint surtout des plus intenses; il siégeait principalement dans le globe de l'œil et le bord de l'orbite.

Les vaisseaux de la conjonctive devinrent alors dilatés et tortueux; la sclérotique s'enflamma dans toute son étendue et subit un certain degré d'absorption par suite duquel le noir de la choroïde devint visible vers le canthus interne. L'iris était immobile et de couleur ardoisée; une opacité occupait le centre de la pupille dilatée. Il n'existait aucun symptôme d'affection cérébrale. Le traitement n'avait consisté qu'en quelques applications de sangsues à la tempe.

En tirant largement et souvent du sang de la tempe et de la nuque, en appliquant des vésicatoires et en prescrivant des cathartiques actifs et un régime ténu, on fit disparaître la douleur ; mais la vue ne s'améliora pas. Après que le malade eût séjourné près d'un mois à Manchester, on lui permit de retourner dans le Staffordshire.

Vers la fin de mars, il vint consulter de nouveau à cause de la réapparition de la douleur. Quelques jours après son retour chez lui, il avait éprouvé les mêmes sensations qu'auparavant, et la douleur était actuellement si violente et si incessante qu'elle le privait de sommeil. La sclérotique vers la partie supérieure et vers le canthus interne était fort amincie; la choroïde recouvrait la substance qui faisait saillie. L'opacité qui se voyait dans la pupille paraissait d'un rouge sale, et ressemblait à de la lymphe nouvellement organisée ; elle paraissait former le sommet d'un corps conique profondément situé dans l'œil.

On eut recours sans succès au premier traitement et à une salivation modérée, et le 19 avril M. Wilson enleva le contenu de l'orbite.

Une section pratiquée sur l'œil enlevé fit voir, à la place de l'humeur vitrée, une tumeur noire pultacée occupant plus de la moitié de l'intérieur de l'œil. Il existait deux cavités ou cellules remplies d'un fluide rouge-brun, l'une située à côté de la tumeur, l'autre en avant d'elle derrière le cristallin. On ne découvrit aucun vestige du corps vitré. La choroïde était intacte et se séparait facilement de la sclérotique, excepté en un point vers sa partie supérieure et interne où l'on cessait de pouvoir la distinguer de la masse générale formée par la tumeur. La sclérotique était là réduite à un amincissement extrême et paraissait même rompue. La rétine était complètement séparée de la choroïde par l'interposition de la production morbide; elle était plissée en travers de l'œil et formait une sorte de cloison entre les deux cavités contenant un fluide d'un brun-rougeâtre. Le cristallin était opaque et la capsule épaissie, mais en partie transparente ; un repli de la rétine recouvrait la capsule postérieure. On distinguait le ligament ciliaire, et quelques portions déchirées de membrane situées à la circonférence du cristallin et en arrière de l'iris qui était intact, constituaient ce qui restait des procès ciliaires. Le nerf optique paraissait sain dans le point où il avait été divisé lors de l'opération.

Le malade se rétablit et retourna chez lui au bout d'un mois, paraissant jouir d'une bonne santé.

Au mois d'août, il revint consulter pour trois ou quatre tumeurs du volume d'un grain de plomb de chasse, situées à la face, d'un noir complet, mais n'occasionnant aucune gêne. Il se plaignit de difficulté à respirer et de picotements dans le côté, accompagnés d'une petite toux. Il avait évidemment maigri, et son pouls était accéléré et extrêmement vif. On découvrit sur la peau du dos, entre les omoplates, une tumeur semblable à celle de la face. Quelques jours plus tard, d'autres se montrèrent au cuir chevelu.

Le 2 octobre, il fut confié aux soins de M. Fawdington ; ses forces déclinaient rapidement. Son aspect général indiquait un vice de la nutrition. Il était pâle et exsangue ; ses muscles étaient atrophiés et ses jambes œdématiées. Mais le symptôme le plus remarquable était le développement extrême du ventre, dû, en apparence, à l'augmentation de volume de l'un de ses viscères, probablement le foie. La face et le cuir chevelu offraient plusieurs

tubercules mélaniques parfaitement développés, et l'un d'eux, situé sur la paupière inférieure de l'œil extirpé, était sur le point de s'ulcérer. Le fond de l'orbite ne contenait
aucune production mélanique. Dans toute autre région, excepté en deux ou trois points,
la peau paraissait avoir échappé à l'invasion directe du mal; mais tout le tissu sous-cutané
des régions thoracique et abdominale était évidemment infiltré de mélanose; ce qui donnait
lieu, dans les points où ce tissu empiétait sur la peau, à des élevures d'un bleu pâle, plus
ou moins distinctes et de dimensions variées; aucune cependant n'offrait plus d'un quart
de pouce de diamètre. Le malade mourut le 3 novembre. A l'autopsie, on trouva le tissu
cellulaire sous-cutané de la partie antérieure du tronc criblé de tubercules mélaniques.
Le foie, dont le volume était quadruplé, était désorganisé par la même affection qui avait
aussi envahi plus ou moins le péritoine, le pancréas, la rate, les reins, les plèvres, les
poumons et le cœur. Le cerveau ne fut pas examiné (1).

Obs. 473. — John Taylor, âgé de 41 ans, d'un teint foncé et d'une apparence maladive,
fut admis au *Glasgow Eye Infirmary* le 13 mai 1834. Neuf ans auparavant, pendant qu'il
était en Amérique, la vue de son œil gauche s'était troublée, puis bientôt entièrement
perdue. Le bulbe de l'œil, lors de son admission, était affaissé et noueux. Il existait encore
quelques traces de la cornée, derrière laquelle était une substance blanche qui paraissait
être le cristallin. Vers le bord nasal du bulbe oculaire et y adhérant, on voyait une tumeur
proéminente plus grosse qu'un pois, à surface lisse et recouverte par la conjonctive. La
pression sur cette tumeur déterminait de la douleur. Le malade accusait aussi des malaises
dans la région frontale, surtout au-dessus du sourcil gauche. La paupière inférieure de ce
côté était renversée en dedans, et le frottement que les cils exerçaient sur la tumeur paraissait l'irriter. L'œil droit était sain.

Le 19, le renversement de la paupière ayant été guéri à l'aide d'une opération, on
enleva une portion de la tumeur à l'aide de ciseaux. Son contenu était de couleur noire
et d'une consistance considérable, de sorte que la tumeur ne s'affaissa point.

Le 23, un fongus grisâtre occupait la place de la tumeur. On proposa au malade l'extirpation de l'œil; mais, ne voulant point se soumettre à l'opération, il cessa de se présenter.

Il revint le 5 août et exprima le désir qu'on lui extirpât l'œil.

La tumeur molle et noire, qui occupait la moitié nasale de l'œil gauche, avait atteint le
volume d'une noisette et s'accroissait rapidement. Sa
surface antérieure était le siége d'une cicatrice étoilée,
résultat de la première opération (fig. 27). Le malade
se plaignait d'éprouver, dans le côté de la tête, une
douleur qui se prolongeait le long du cou et l'empêchait
de dormir. Il avait l'estomac très irritable. Le 7, j'extirpai l'œil et je recouvris ensuite les paupières d'un
pansement simple et d'une bande roulée.

A l'examen des parties, on trouva tout l'œil atrophié.
La cornée, ainsi qu'on avait pu le constater avant l'opération, n'avait pas plus de deux lignes de diamètre!
elle était transparente, de sorte que l'on apercevait au
travers le cristallin opaque. L'épaisseur du nerf optique était fort diminuée; en réalité, il paraissait n'en
rester que le névrilemme, toute la substance médullaire
ayant été résorbée. La tumeur, dont le diamètre était
de cinq à six lignes, faisait hernie à travers une ouverture de la sclérotique au côté nasal de la cornée
atrophiée. Elle était recouverte par un feuillet de la
conjonctive.

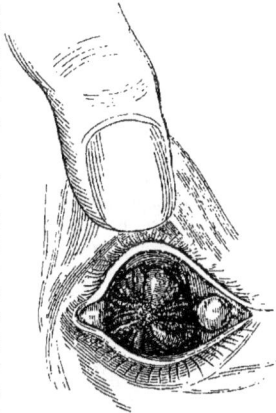

Fig. 27.

En pratiquant une coupe de la tumeur, on constata qu'elle était formée par un tissu
coloré en bistre peu foncé, ayant presque la consistance d'un muscle, et qui, lorsqu'on le
déchirait, laissait voir une structure fibreuse. La coupe pratiquée sur la tumeur ayant
été prolongée sur l'œil, on constata que celui-ci avait subi une désorganisation étendue.
Il existait quelques restes de la choroïde et de l'*annulus albidus* (ligament ou plutôt
muscle ciliaire); mais la place de la rétine était occupée par une lamelle osseuse, et le

(1) Case of Melanosis, by Thomas Fawdington; London, 1826.

névrilemme, seule portion qui restât du nerf optique dans le point où il s'unissait à la rétine, contenait plusieurs dépôts terreux. Le cristallin était complétement converti en une matière terreuse offrant une disposition lamellée. La capsule était très coriace. Il n'y avait aucun vestige d'iris ou de chambre postérieure. La chambre antérieure était très-petite. Tout le reste de la cavité oculaire était rempli par une masse mélanique de consistance pulpeuse et paraissant donner naissance à la tumeur. Il y avait de plus, vers la partie interne et postérieure de l'œil, une petite masse d'un blanc rougeâtre, ressemblant à de la matière cérébrale, et tout contre, une petite quantité d'une matière molle d'un rouge sombre. On remarquait aussi, à l'intérieur de la tumeur, un peu de matière rouge sombre, qui entourait et isolait un petit noyau de la substance bistre du reste de la masse.

La matière mélanique pulpeuse, contenue à l'intérieur de l'œil, ayant été examinée au microscope, se trouva être composée de particules sans forme définie, au milieu desquelles on remarquait quelques petits cristaux de forme rhomboïdale. Le tissu de la tumeur, qui paraissait fibreux, consistait en globules aplatis beaucoup plus grands que ceux du sang et réunis en fibres à l'aide d'un tissu cellulaire délicat. La plupart des globules étaient légèrement colorés; mais il existait parmi eux un certain nombre de corps, foncés en couleur, qui paraissaient être des globules contenant dans leur substance des particules noires. Les matières cérébriformes et d'un rouge foncé étaient aussi composées de globules, mais on observait parmi eux peu de corpuscules noirs.

Le malade n'éprouva aucun malaise après l'opération et se sentit complétement délivré de la douleur dont il se plaignait avant l'extirpation de l'œil.

Obs. 474. — En juillet 1835, M. Espie, chirurgien à Falkirk, fut appelé auprès de James Campbell, âgé de 40 ans, ouvrier sur la paroisse de Larbert. A l'âge de 10 ans, ce malade avait perdu l'usage de l'œil gauche par suite d'une cataracte traumatique. Quatorze ans avant la visite de M. Espie, il lui était survenu, à l'angle gauche de la mâchoire inférieure, une tumeur qui avait suppuré et s'était ouverte à l'intérieur. A la suite de cette suppuration, il était resté de la douleur dans l'orbite droit et autour de lui, et un obscurcissement de la vue de l'œil droit. Ces symptômes s'étant accrus, le malade vint, au bout de deux ans, consulter feu le docteur Monteath, de Glascow, qui considéra la vision de l'œil droit comme perdue et ne prescrivit aucun remède, mais recommanda l'extraction du cristallin gauche. Le malade se rendit à Édimbourg où il subit, à diverses reprises, l'opération par abaissement, le cristallin étant remonté plusieurs fois. On finit par pratiquer l'extraction; mais l'œil s'enflamma violemment, la cornée devint opaque et tout espoir de rétablir la vue s'évanouit. Les amis du malade s'aperçurent à cette époque que la sclérotique de l'œil droit devenait noire et que cet organe augmentait de volume.

M. Espie trouva l'œil droit fort augmenté de volume, déchiré et donnant issue à un fongus noir qui, en plusieurs points, était ouvert et laissait écouler une quantité considérable de matière mélanique. L'orbite droit était le siége d'un afflux considérable de sang. La santé générale était affaiblie et les intestins exécutaient irrégulièrement leurs fonctions. M. Espie prescrivit plusieurs applications de sangsues autour de l'orbite et un vésicatoire derrière l'oreille. Le malade éprouva beaucoup de soulagement de la saignée locale, et sa santé s'améliora sous l'influence d'un régime nourrissant et de quelques laxatifs.

M. Espie ne revit plus le malade qu'en septembre 1836; ayant été appelé alors à le visiter, il trouva l'œil encore augmenté de volume et donnant issue à du sang et parfois à de la matière mélanique. Le malade accusait une douleur dans le côté droit de la tête et s'élançant de l'orbite vers l'occiput. Santé affaiblie. Même traitement que ci-dessus et même résultat avantageux.

Le fongus continuant de s'accroître, ainsi que l'écoulement, particulièrement le suintement sanguin, en janvier 1837, M. Espie envoya le malade me consulter.

A cette époque, la tumeur qui pendait hors de l'œil à travers la cornée détruite avait le volume et la forme d'une grosse prune aplatie; elle n'était plus recouverte par les paupières, reposait sur la joue et flottait çà et là en suivant les mouvements de l'œil du malade. Elle était légèrement lobulée et complétement noire. La membrane qui la recouvrait paraissait comme excoriée, se déchirait de temps en temps, laissait échapper du sang et répandait une odeur très infecte. Le malade éprouvait encore de la douleur et une sensation de traction le long du nerf optique. Je conseillai sans hésitation d'extirper l'œil et d'enlever la plus grande partie possible du nerf optique. Le malade ayant été atteint d'influenza, l'opération ne fut exécutée que le 20 février par le docteur Espie.

A l'examen des parties enlevées, on trouva la sclérotique entière, mais fort atrophiée, le contenu normal de l'œil complétement détruit, un dépôt osseux assez épais et cupulliforme recouvrant la partie postérieure de la sclérotique, et le reste de la cavité rempli par la tumeur mélanique. A une certaine époque, le nerf optique, pour se rendre à la rétine, avait dû passer par un petit trou qui existait sur le dépôt osseux. En pratiquant une coupe dans la tumeur, on la trouva partagée par des cloisons. La matière mélanique avait un aspect oléagineux et était d'un noir foncé présentant quelques places d'un brun foncé. Le nerf optique était réduit à la moitié de son épaisseur, un peu ramolli, mais nullement coloré en noir.

Au bout de 10 jours, le malade était parfaitement rétabli et disait ne s'être jamais aussi bien porté depuis 12 ans. Il continua d'aller bien jusqu'en mars 1850 ; à cette époque, en se baissant brusquement, il heurta fortement l'orbite droit contre la corne d'une vache. Il fallut mettre en usage un traitement antiphlogistique actif pour empêcher l'extension de l'inflammation de l'orbite au cerveau ; mais au bout d'environ quatre semaines, la douleur avait disparu, et il en était presque de même du gonflement.

M. Espie n'entendit plus parler de cet homme qu'en mars 1852 ; il apprit alors qu'en tirant fortement une corde à laquelle une vache était attachée, il avait senti quelque chose céder brusquement dans l'orbite droit et s'était écrié à haute voix : — « Mon œil est arraché ! » Lorsque M. E. le vit le lendemain, l'orbite droit était le siége d'un gonflement considérable, changé de couleur, très douloureux et paraissant sur le point de se rompre. Il y existait une fluctuation obscure. Le deuxième jour, M. E. jugea à propos de diminuer la tension à l'aide d'une incision, pratiquée sous la paupière supérieure, ce qui donna issue à une grande cuillerée de matière mélanique. Pendant quatre à cinq semaines, il s'écoula, à travers l'ouverture ainsi formée, une quantité abondante de matière mélanique ; puis cet écoulement cessa, ainsi que le gonflement général de l'orbite.

L'état de l'orbite n'avait jamais été complétement satisfaisant depuis la blessure reçue en 1850 ; le gonflement n'avait jamais tout à fait disparu.

En mars 1854, la santé du malade est bonne et il ne souffre que d'une sciatique.

Causes et traitement. — Les causes éloignées et les causes excitantes de la mélanose sont également obscures, et nous ne pouvons rien dire de certain sur la méthode à suivre pour en obtenir la guérison.

L'extirpation présente-t-elle ici plus de chances de guérison durable que dans les cas de fongus hématode? M. Lawrence le pense (1). « Dans la première période de la mélanose, dit-il, lorsque l'on a la certitude que le mal ne s'est pas étendu au delà de l'œil, son siége primitif, il paraît y avoir quelque chance d'obtenir une guérison durable.» Il renvoie au cas d'un Irlandais, d'environ trente ans, chez lequel il avait extirpé un œil affecté de mélanose. Un ou deux ans après l'opération, il allait parfaitement bien. Dans un autre cas où l'affection durait depuis plus longtemps, le malade mourut douze jours après l'opération ; à l'autopsie, on trouva le foie énormément développé et infiltré dans toute son étendue de dépôts de mélanose (2). La pratique

(1) Lectures on Surgery, London Medical Gazette, vol. VI, p. 59 ; London, 1850.
(2) Voyez pour d'autres observations de mélanose de l'œil: Transactions of the Medico-Chirurgical Society of Edinburgh, vol. I, pp 272, 274, Edinburgh, 1824 : Gräfe und Walther's Journal der Chirurgie und Augenheilkunde, vol. XII, p. 662 ; Berlin, 1828 : LISTON, Medical Gazette, vol. VI, p. 224; London, 1850 : PRUSCHA, de melanosi bulbi oculi, pp. 55,57 ; Viennae, 1831 : BYRON, Dublin Medical Press, April 20, 1842, p. 247 : ROBERTSON, Northern Journal of Medicine, November 1844 : WINDSOR, Provincial Medical and Surgical Journal : May 1, 1850 : LAWRENCE, Lancet, August 1, 1846, p. 122. CRITCHETT, Ib., October 25, 1851, p. 386: HANCOCK, Ib., December 25, p. 587 : BOWMAN, Medical Times and Gazette, May 21, 1855, p. 525.

générale des médecins, pendant ces vingt dernières années, a fait voir que, bien que la mélanose affecte une marche plus lente, elle n'a guère moins de propension que l'encéphaloïde à affecter le cerveau et les autres organes et à déterminer ainsi la mort.

[Cette manière d'envisager la question n'est pas partagée par tous les praticiens. En effet, quand la maladie est constituée par la mélanose pure, sans mélange d'infiltration cancéreuse, elle ne comporte point un pronostic aussi fâcheux et peut très souvent être enlevée par l'instrument tranchant sans être suivie de récidive. Cette opinion est professée par M. Sichel qui s'en exprime ainsi (1) : « Il est important de ne pas attribuer à la mélanose la qualification de cancer, car elle n'a pas, quand elle est simple, les caractères du cancer, la tendance aux récidives et à l'envahissement des parties voisines. » M. le docteur Pamard, d'Avignon, dit aussi (2) que « le caractère essentiel du tissu cancéreux, qui est de se reproduire lorsqu'on en a fait l'ablation, manque à la mélanose. » Il en cite les trois observations suivantes :

Obs. 475. — M. Villard, âgé de 30 ans, négociant à Marseille (Bouches-du-Rhône), vint me consulter pour une tumeur ayant la forme et le volume d'une grosse amande dépouillée de sa coquille, située à l'angle externe de l'œil droit. Elle soulevait la conjonctive à travers laquelle on apercevait une coloration qui me fit présumer l'existence d'une tumeur mélanique. La seule indication à remplir me sembla l'ablation. Je la proposai au malade. Elle fut acceptée et l'opération fut pratiquée le 12 mars 1830. Je fis une incision qui intéressa la conjonctive et la commissure externe des paupières.

La tumeur fut parfaitement isolée et enlevée sans de grandes difficultés. La glande lacrymale, qu'on avait cru malade, offrant l'aspect normal, je crus devoir la respecter. Examinée avec soin, la tumeur offrait l'aspect d'une amande, enveloppée dans un kyste mince, diaphane, qui renfermait une substance que je ne saurais mieux comparer qu'à la cire noire dont les soldats se servent pour leurs gibernes. C'est la même consistance, la même couleur.

La guérison eut lieu promptement et M. Villard put retourner à Marseille quinze jours après son arrivée, sans conserver de traces de la maladie et de l'opération qu'elle avait nécessitée.

Obs. 476. — M. François Dauberton, propriétaire à Bedouin (Vaucluse), âgé de 40 ans, est affecté d'une tuméfaction considérable de l'œil gauche. Le globe fait saillie entre les paupières qui sont maintenues écartées ; il est dur et douloureux à la pression. Le malade ressent des douleurs intra-orbitaires qui s'étendent au front. La vue est perdue depuis longtemps. La maladie date de plusieurs années.

Je proposai au malade l'ablation du globe de l'œil comme étant la seule ressource capable de lui conserver la vie et de le délivrer des douleurs qui le tourmentaient. Elle fut acceptée et pratiquée le 4 octobre 1846.

J'incisai la commissure externe des paupières ; j'isolai le globe avec un bistouri et le nerf optique fut coupé avec des ciseaux courbes sur leur plat.

Cette opération, qui n'exige guère plus de temps à pratiquer qu'à décrire, fut suivie de l'ablation de la glande lacrymale dont le tissu me parut compromis.

Les suites furent des plus heureuses, car M. Dauberton fut entièrement guéri au bout de quinze jours.

J'examinai les tissus que j'avais enlevés ; ils représentaient deux tumeurs. La plus volumineuse était formée par le globe de l'œil dont le volume était augmenté, mais non

[(1) Annales d'Oculistique, t. XXVI, p. 155.]
[(2) Id., t. XXIX, p. 26.]

pas autant que l'aurait fait présumer la saillie qu'il faisait hors de l'orbite, ce qui s'explique par la tuméfaction de la glande lacrymale qui tendait à chasser le globe. Elle avait pour enveloppe la sclérotique et la cornée transparente dont la contexture était à peine altérée. Toutes les membranes internes et les humeurs avaient disparu; elles étaient remplacées par une matière noire, dure, homogène, ayant la consistance de la stéarine fondue à laquelle on aurait ajouté du noir d'ivoire pour la colorer.

L'autre tumeur était formée par la glande lacrymale dont le volume était considérablement augmenté; elle avait pour enveloppe le tissu cellulaire qui entoure habituellement la glande dont la substance n'existait plus. On trouvait à sa place une matière parfaitement semblable à celle que j'avais observée dans le globe.

J'ai vu plusieurs fois M. Dauberton depuis qu'il a été opéré; la guérison s'est maintenue, et il jouit d'une santé parfaite.

Obs. 477. — Madame veuve Laugier, âgée de 60 ans, propriétaire à Trinquetaille, faubourg d'Arles (Bouches-du-Rhône), avait depuis plusieurs années perdu la vue de l'œil droit.

Lors du début de la maladie, qui date de dix ans, elle avait ressenti dans l'œil quelques douleurs qui s'étaient dissipées sous l'influence d'un traitement antiphlogistique, sans amélioration dans l'état de la vision. Elle vivait ainsi, s'étant habituée à la privation de son œil, lorsqu'elle y éprouva, pendant les mois de mars et d'avril de cette année, des douleurs vives ayant leur siège dans le globe et au front, accompagnées d'un sentiment de tension, comme si le globe allait être chassé de l'orbite.

Le 15 mai, Madame Laugier vint me consulter. Je trouvai le globe oculaire droit augmenté de volume, dur, offrant une couleur noirâtre appréciable à travers la cornée et la sclérotique, et faisant, en dehors de l'orbite, une saillie telle qu'on ne pouvait pas s'expliquer par la seule tuméfaction du globe, ce qui me fit croire à l'altération des tissus contenus dans l'orbite. Il en résultait un écartement permanent des paupières qui donnait au visage de la malade un aspect hideux.

Je posai immédiatement le diagnostic de l'existence d'une mélanose de l'œil, s'étendant à la glande lacrymale, et je proposai l'extirpation comme le seul moyen de délivrer la malade des douleurs qui la tourmentaient et des dangers dont la menaçait la conservation des tissus anormaux qui avaient depuis peu de temps fait des progrès fâcheux.

L'opération fut acceptée et pratiquée chez la malade, à Trinquetaille, le 19 mai, en présence de M. le docteur Tompan, médecin ordinaire de la malade, et de M. Sigaud, qui m'aide habituellement.

Je n'insisterai pas sur les détails opératoires parce qu'ils n'ont rien offert de particulier. Je dois pourtant signaler une circonstance spéciale que je n'avais pas rencontrée dans l'opération de M. Dauberton : après avoir enlevé le globe et la glande lacrymale qui avait acquis un volume considérable, je trouvai de la substance mélanique répandue dans le tissu de l'orbite que j'enlevai avec le plus grand soin.

La chloroformisation avait amené une anesthésie complète; par conséquent, il n'y eut point de perception de douleur de la part de la malade pendant l'opération qui fut faite très promptement.

La guérison ne se fit pas non plus longtemps attendre, car le 29 mai, dix jours après l'opération, étant retourné à Arles pour voir des malades, je trouvai madame Laugier entièrement guérie. J'ai eu, depuis lors, l'occasion de la revoir plusieurs fois; la guérison ne s'est pas démentie.

Les douleurs qui avaient tourmenté la malade jusqu'au moment de l'opération, et qui ont cessé depuis, n'ont plus reparu, et tout me fait espérer que, comme les deux autres malades, madame Laugier n'éprouvera pas de récidive.

J'ai envoyé à l'Académie les tissus mélaniques que j'ai enlevés à madame Laugier. Les humeurs de l'œil sont en totalité remplacées par une substance noire, dure, semblable à de la stéarine colorée en noir. Une fente que j'ai faite dans toute l'épaisseur du globe permet d'observer cette altération sans dégrader la pièce anatomique. Une autre tumeur mélanique est formée par la glande lacrymale dont le volume est considérablement augmenté; enfin, des masses mélaniques moins volumineuses ont été enlevées avec le tissu cellulaire intra-orbitaire qui leur servait d'enveloppe.

M. Stoeber croit que la mélanose oculaire chez l'homme est toujours une affection maligne qui diffère évidemment de la mélanose de l'œil du cheval. Il cite des cas qui prouvent que des individus affectés de mélanose oculaire ont succombé à une cachexie semblable à celle qu'on observe à la suite du cancer issu de l'encéphaloïde ou du squirrhe, bien que, chez ces malades, ces derniers produits hétéroplastiques n'existassent point. Il cite néanmoins deux cas de guérison à la suite de l'extirpation de l'œil mélanotique, et considère cette opération comme une ressource qui n'est pas à dédaigner (1).

D'un autre côté, M. Holmes Coote donne le tableau suivant de quinze cas d'affections mélaniques de l'œil, qui ont été soumises à une opération et suivies pendant un espace de quatre ans au moins. Ce tableau

NOMS DES OPÉRATEURS.	OBSERVATIONS.	RÉSULTATS.	CAUSES DE LA MORT.
M. Lawrence (2). . .	1	Mort.	18 mois après l'opération ; mélanose secondaire.
M. Lawrence.	2	»	6 mois après l'opération ; mélanose secondaire.
M. Lawrence.	3	»	Quelques jours après l'opération.
M. Fawdington (3). .	4	»	7 mois après l'opération ; mélanose secondaire.
M. A. Burns (4). . . .	5	»	5 mois après l'opération ; mélanose secondaire.
Dr Holschen (5) . . .	6	»	1 an après l'opération ; mélanose secondaire.
Cullen et Carswell (6).	7	»	15 mois après l'opération ; mélanose secondaire.
M. Wilson	8	»	2 ans après l'opération ; mélanose secondaire.
M. Langstaff (7) . . .	9	»	5 mois après l'opération ; mélanose secondaire.
Dr Williams (8) . . .	10	»	12 mois après l'opération ; mélanose secondaire.
M. Montgomery . . .	11	»	5 mois après l'opération ; mélanose secondaire.
Dr A. Robertson . . .	12	»	2 ans après l'opération ; maladie du cœur ?
Dr A. Robertson . . .	13	»	5 ans après l'opération ; mélanose du sacrum et du pelvis.
Dr A. Robertson . . .	14	»	10 mois après l'opération ; mélanose secondaire.
Dr A. Robertson . . .	15	»	2 ans après l'opération ; maladie de foie.
Total du nombre des mois, 200			Durée moyenne de la vie après l'opération, 13½ mois.

[(1) Annales d'Oculistique, t. XXIX, p. 264.]
[(2) LAWRENCE. On Diseases of the Eye, and Clin. Lectures, Med. Gaz. Oct. 5, 1845.]
[(5) FAWDINGTON. Case of Melanosis.]
[(4) A. BURNS. Anatomy of Head.]
[(5) HOLSCHEN. Hanover Ophthal. Observ.]
[(6) CARSWELL and CULLEN. Ed. Med. and Surgical Transactions.]
[(7) LANGSTAFF. Med. and Chirur. Trans. vol. III.]
[(8) Dr D. WILLIAMS. Provin. Med. and Surgie. Transactions, vol. I.]

fait voir que la durée moyenne de la vie, après l'ablation heureuse de
la tumeur primitive, a été d'environ treize mois. On pourra comparer
cette statistique à celle des vingt-trois cas de cancer de l'œil donnée par
M. Lebert, où il s'agit évidemment de cancers véritables compliqués de
la présence de la mélanose.

« Les tumeurs mélaniques simples, dit M. Lebert (1), ont été souvent confondues avec le cancer, et cette erreur a trouvé un certain
appui dans le fait que la mélanose non cancéreuse peut devenir constitutionnelle et se montrer dans un grand nombre d'organes à la fois.
Mais, d'un autre côté, les tumeurs mélaniques diffèrent par leur structure du cancer mélané. Dans ce dernier, les cellules cancéreuses sont
des mieux caractérisées, tandis qu'elles manquent totalement dans les
tumeurs mélaniques, où l'on ne trouve d'autres éléments microscopiques que des granules et des grains pigmentaires, lesquels n'ont rien
de caractéristique et n'offrent pas la ressemblance la plus éloignée avec
les éléments du carcinome. Le tissu mélané dur a quelque chose de
plus sec, de plus franchement noirâtre que le tissu du cancer mélané,
qui, au contraire, est mou, pulpeux, boueux, grisâtre, et, à part la
coloration différente, on y reconnaît les caractères les plus tranchés du
suc cancéreux. Ainsi, pour nous, la mélanose, de même que le tissu
colloïde, n'est pas cancéreuse par elle-même ; mais on les rencontre
souvent accidentellement dans des tumeurs vraiment cancéreuses. »

Nous sommes disposés à penser que les divergences d'opinions qui
séparent les praticiens à l'égard de l'opportunité d'opérer les tumeurs
mélaniques et des résultats qui en suivent l'ablation, se résument dans
une question de diagnostic. Pour nous, nous ne craindrons pas de conseiller l'opération, toutes les fois qu'il n'y aura pas de signe de diathèse
cancéreuse et que le mal pourra être enlevé en totalité, et nous sommes
convaincus que, si la maladie est constituée par de la mélanose pure, il y
aura de grandes chances que la récidive ne s'en produise pas. T. W.]

CHAPITRE XVIII.

EXTIRPATION DU GLOBE DE L'ŒIL.

1. Lorsque l'on doit extirper le globe de l'œil, il vaut mieux laisser
le malade couché sur le dos, la tête soulevée par un oreiller, que de le
tenir assis. On doit ensuite le mettre complétement sous l'influence du
chloroforme.

[(1) H. Lebert. Traité pratique des maladies cancéreuses, p. 158.]

2. Lorsque le globe oculaire n'est point augmenté de volume, que la fente palpébrale est large, et qu'on ne doit enlever que l'œil, l'extirpation peut s'accomplir sans qu'il soit nécessaire de séparer les paupières vers leur angle temporal. Mais quand au contraire l'organe est fortement tuméfié, ou lorsque l'on doit enlever les muscles et disséquer pour l'emporter, tout le contenu de l'orbite, il faut commencer par séparer les paupières à l'aide d'une incision partant de leur angle externe et se portant en dehors vers la tempe ; autrement, les paupières courraient le risque d'être coupées et défigurées pendant l'extirpation. Lors même que l'œil est petit, la séparation des paupières permet d'exécuter l'opération avec plus de facilité, et elle n'expose point à augmenter la difformité, car en rapprochant les bords après la terminaison de l'opération, ils se réunissent d'ordinaire par première intention. Lorsque l'on exécute cette séparation des paupières, il faut bien prendre soin de ne pas limiter l'incision à la peau, mais de traverser la couche fibreuse et la conjonctive, afin de pouvoir mettre l'œil à nu dans toute son étendue.

3. Cette séparation effectuée, l'opérateur, à l'aide d'une grande aiguille courbe, armée d'un gros fil ciré, traverse le globe oculaire de son côté temporal à son côté nasal, en évitant les points qui paraissent assez désorganisés pour se déchirer sous l'action de la ligature. Il ôte alors l'aiguille et noue ensemble les deux extrémités du fil. Au moyen de ce fil, l'œil peut être porté dans toutes les directions. Quelques chirurgiens préfèrent se servir d'un grand crochet aigu, d'autres d'une airigne double.

4. Lorsque le mal est complétement borné à l'œil, que celui-ci n'est pas augmenté de volume, et qu'il est mobile, on peut l'extirper comme l'ont indiqué O'Ferrall (1) et Bonnet (2), et comme l'ont fait Stœber (3), Critchett (4), et autres opérateurs, en ouvrant simplement la capsule en avant. (V. t. I, page 433.) Les paupières étant maintenues écartées, le chirurgien saisit avec des pinces vers le canthus interne un pli de la conjonctive, et le divise avec des ciseaux comme pour l'opération du strabisme. Il incise le droit interne près de son insertion, et faisant glisser la pointe des ciseaux sous les autres muscles droits, il les divise successivement, conjointement avec la conjonctive, tout autour de la cornée. Il coupe ensuite les deux obliques, et en dernier lieu le nerf optique, tout contre la sclérotique. Lorsqu'on opère de cette façon, l'hémorrhagie est très légère, attendu que l'on ne divise point les plus grosses branches de l'artère ophthalmique ; on épargne aussi les principaux nerfs de l'orbite, à l'exception du nerf optique, et

(1) O'FERRALL, Dublin Journal of Medical Science ; vol. XIX. p. 533 ; Dublin, 1841.
(2) Annales d'Oculistique, tome VII, p. 50 ; Bruxelles, 1842.
(3) Ib., p. 51.
(4) Lancet, October 1851, p. 586.

il reste un meilleur moignon pour placer un œil artificiel (1).

[Actuellement, dans les hôpitaux ophthalmiques de Londres, on a généralement renoncé, pour l'extirpation du globe de l'œil, à l'emploi du bistouri, auquel on préfère celui des ciseaux, et c'est la méthode de M. Bonnet qui a remplacé l'ancienne. M. White Cooper décrit ainsi ce procédé, modifié de façon à en rendre l'exécution simple et facile : « Les instruments dont on a besoin sont : un *speculum oculi* pour maintenir les paupières écartées, des ciseaux droits, de forts ciseaux courbes à pointes mousses, un crochet mousse à strabisme et des pinces. On incise l'angle interne des paupières d'un coup de ciseaux droits, puis on tient les paupières écartées largement à l'aide du spéculum en laiton. L'opérateur, saisissant alors la conjonctive avec des pinces, l'incise circulairement tout contre la cornée avec des ciseaux droits, puis attaque le fascia sous-jacent de façon à mettre à nu les tendons des muscles droits. Il remplace ensuite la pince par le crochet à strabisme, au moyen duquel il soulève successivement chacun de ces derniers qu'il coupe dans l'ordre suivant : droit supérieur, droit externe, droit inférieur, droit interne. L'œil peut à ce moment être attiré en avant et un peu en dedans, tandis que les ciseaux, introduits derrière lui, le long de la paroi externe de l'orbite, coupent rapidement les muscles obliques, le nerf optique, le tissu cellulaire, etc., et séparent ainsi le globe oculaire de ses dernières attaches. Deux ou trois minutes suffisent pour exécuter convenablement cette opération qui ne donne guère effusion qu'à quelques gouttes de sang. Elle est surtout applicable aux cas dans lesquels le volume de l'œil n'est pas fort augmenté et où la maladie n'a point largement envahi le reste des parties contenues dans l'orbite (2). » T. W.]

5. Lorsque le globe de l'œil est augmenté de volume, on trouve le plus souvent la capsule adhérente à la sclérotique, de sorte que la méthode opératoire que nous venons de décrire n'est plus applicable. Les muscles, les tissus intra-orbitaires, la glande lacrymale, sont souvent tellement malades qu'ils réclament aussi l'extirpation. Lorsqu'il en est ainsi, un aide écarte les paupières, et l'opérateur, à l'aide de la ligature, portant l'œil en haut et en dehors, plonge dans l'orbite, et directement d'avant en arrière, un scalpel à double tranchant; puis, faisant mouvoir l'instrument circulairement, il sépare l'œil de la paupière inférieure en coupant la conjonctive. Tirant ensuite l'œil en dedans et en bas, il incise son union supérieure avec la conjonctive en portant le scalpel

[1) Dans les cas de staphylôme, de symblépharon avec augmentation de volume du globe de l'œil, de désorganisation de l'œil par des corps étrangers, avec menace d'ophthalmie sympathique, M. Critchett se borne à enlever le contenu de la capsule oculaire. On pense qu'il suffit, d'ordinaire, en pareil cas, d'enlever la cornée ou même simplement une portion de cette membrane (1). (*Note de M. Mackenzie.*)]

[(2) Annales d'Oculistique, t. XXXVI, p. 205.]

(1) Lancet, Nov 17, 1855, p. 464 et suiv.

vers le canthus interne. Dans ce temps de l'opération, il faut s'attacher
à conserver autant de conjonctive saine que possible, surtout si l'on
se propose de faire porter un œil artificiel au malade. On coupe ensuite les attaches celluleuses qui unissent les muscles de l'œil aux
parois de l'orbite, puis le muscle oblique inférieur près de son origine,
en se rappelant soigneusement la direction des parois de l'orbite et le
peu d'épaisseur de la voûte orbitaire. Le nerf optique entouré par les
tendons d'origine des muscles droits, constitue alors le seul point
d'attache qui s'oppose à l'extraction complète de l'œil. On tire cet
organe en avant à l'aide de la ligature, et l'on divise le nerf optique
ainsi tendu, en même temps que l'origine des muscles droits et du
grand oblique, à l'aide du scalpel ou des forts ciseaux courbes recommandés par Louis pour ce cas spécial, et que l'on appelle communément
ciseaux de Louis. Le nerf doit être incisé aussi près que possible du
trou optique.

6. Aussitôt que l'écoulement de sang, fourni par les branches de
l'artère ophthalmique, a cessé, l'opérateur explore l'orbite avec le
doigt, afin de découvrir et d'enlever les portions de tissu malade qu'il
aurait pu laisser échapper. Si la glande lacrymale est malade, on la
saisit avec des pinces et on l'extirpe avec des ciseaux. Souvent même
dans les cas de squirrhe, de fongus hématode et de mélanose, on considère comme une sage précaution d'enlever tout le contenu de l'orbite
et de n'y laisser que le périoste. Les muscles sont très fréquemment
affectés dans les cas de squirrhe; lorsqu'il en est ainsi, toute portion
qu'on en laisse dans l'orbite donne inévitablement lieu à une reproduction de la maladie. Quelquefois les os sont pris, et il peut être bon
d'essayer d'enlever la portion qui en est malade. Ceci se voit surtout
dans les cas de squirrhe succédant à des lésions traumatiques. On doit
donc toujours être muni de tenailles incisives et d'autres instruments
propres au même but.

7. Autrefois, l'extirpation terminée, on bourrait l'orbite de charpie
formant une boule entourée d'un fil qu'on laissait pendre entre les
paupières. On a, de nos jours, abandonné cette pratique qui est de nature à provoquer une inflammation susceptible de s'étendre aux membranes du cerveau. On se borne à rapprocher les paupières, qu'on
recouvre d'un plumasseau de charpie, d'une compresse légère et d'une
bande. Cette manière de faire a cependant cet inconvénient de favoriser
l'adhérence des paupières avec le tissu cellulaire laissé dans l'orbite,
ce qui gêne ou empêche même complétement l'application d'un œil
artificiel après la guérison (1). Si l'on a divisé les paupières à leur

[(1) Est-il prudent de porter un œil artificiel lorsque l'on a dû subir l'extirpation de l'œil
pour une affection comme le squirrhe, le fongus hématode et la mélanose? Sans le proscrire
d'une manière absolue en pareil cas, on peut dire qu'il faut s'empresser d'enlever la coque dès
qu'elle provoque la moindre irritation. Les malades qui ont échappé à ces redoutables affections
doivent s'estimer heureux de vivre, même avec les paupières soudées. T. W.]

angle temporal, on doit rapprocher les lèvres de l'incision et les maintenir à l'aide d'un ou de deux points de suture ; si quelque section accidentelle des paupières a eu lieu, on doit la réunir soigneusement de la même façon.

8. Quant à l'hémorrhagie qui peut survenir pendant ou après l'extirpation de l'œil, l'exposition des vaisseaux à l'action de l'air pendant quelques secondes ou l'injection d'eau froide dans l'orbite suffit d'ordinaire pour l'arrêter. On doit naturellement être muni d'un ténaculum, et saisir et lier tout vaisseau considérable qu'on peut atteindre, lorsqu'il continue encore à donner du sang. Si le sang continue à venir du fond de l'orbite avec quelque force, il faut recourir à la compression. La pression du doigt, soutenue pendant quelques minutes, suffit quelquefois, mais d'autres fois il faut introduire au fond de l'orbite une tente conique de charpie et l'appliquer pendant quelques minutes sur l'orifice de l'artère ophthalmique qui fournit le sang. Si malgré cela l'hémorrhagie continue, on bourre l'orbite avec de la charpie, contre laquelle on maintient les paupières appliquées à l'aide d'une bande à deux globes qu'on dispose autour de la tête. On peut laisser la charpie dans l'orbite pendant deux ou trois jours.

9. Il arrive parfois qu'une maladie des paupières s'est étendue au globe de l'œil, ou que la maladie de celui-ci a gagné celles-là, de sorte que l'œil et les paupières, adhérant ensemble, présentent un grand nombre de proéminences et de fongosités, ou sont affectés d'ulcération.

On peut juger à propos, en pareil cas, d'enlever les paupières avec le globe de l'œil. Le meilleur plan à suivre consiste à diviser circulairement les paupières à leur base, puis à faire passer une ligature au travers de l'incision et de l'œil, avant de procéder d'un seul coup à l'enlèvement des paupières et du globe oculaire. C'est une chose étonnante que la rapidité avec laquelle les bords de la vaste plaie que laisse cette opération se rapprochent et ferment l'orbite qu'elles finissent par recouvrir complétement.

10. Le malade doit garder le repos, se tenir au régime des soupes, et entretenir soigneusement la liberté du ventre. Il ne survient ordinairement que peu ou pas de fièvre, et aucune conséquence fâcheuse ne succède à l'opération. Le sang caillé qui remplit l'orbite se dissout, des granulations se développent, et la cavité se remplit en partie de tissu aréolaire de nouvelle formation. Il arrive parfois néanmoins, surtout si l'on a laissé de la charpie dans l'orbite, qu'il survienne une inflammation violente, suivie de suppuration à l'intérieur de la cavité orbitaire et dans l'épaisseur des paupières, sous les téguments du front, ou même dans le crâne. M. Travers rapporte avoir perdu un de ses malades : c'était un campagnard d'un âge moyen, jouissant d'une bonne santé, à part l'affection qui avait nécessité l'ablation de l'œil ; il se développa une suppuration de la dure-mère du côté correspondant

26.

au mal. L'attaque inflammatoire fut soudaine et rapide, débuta une semaine après l'opération, et fut annoncée par un frisson intense après que le malade se fût imprudemment exposé au froid (1).

11. Il est rare qu'après l'extirpation de l'œil on puisse faire usage d'un œil artificiel ; on ne le peut même jamais si l'œil était auparavant volumineux et proéminent. Si l'organe était petit et enfoncé, l'ouverture des paupières étroites, et que le globe oculaire seul ait été enlevé, l'application d'un œil artificiel peut jusqu'à un certain point réussir. Dieffenbach a essayé de remplir l'orbite à l'aide d'un lambeau emprunté à la tempe, et de former ainsi une sorte de coussin pour le placement d'un œil artificiel (2).

CHAPITRE XIX.

ARC SÉNILE (ARCUS SENILIS).

Syn. — Gerontoxon externum et internum. Marasmus senilis corneæ et lentis. Macula acuta. Arcus senilis adiposus, *Canton.*

Fig. Von Ammon, thl. 1, taf. IX, fig. 22, taf. VII, fig. 11, taf. IX, fig. 1, 2, taf. XIX. fig. 13.

Chez les personnes âgées, la cornée, à une distance variable mais peu éloignée de sa circonférence, présente assez fréquemment un anneau opaque de couleur blanchâtre, plus ou moins large et plus ou moins complet. L'opacité est souvent semi-lunaire et située au bord supérieur ou inférieur de la cornée. Cet *arc sénile*, comme on l'appelle, survient sans avoir été précédé d'inflammation, et a été généralement attribué à une diminution de la nutrition ou au marasme de la cornée. M. Canton (3) a démontré, ce que l'on paraissait déjà avoir soupçonné avant lui (4), que cette affection n'est qu'une dégénérescence graisseuse, et que, lorsque l'on examine au microscope une mince tranche de cornée ainsi affectée, on découvre, entre ses lamelles, une innombrable quantité de globules huileux. Les lames élastiques antérieure et postérieure en sont complétement exemptes. On voit quelquefois une semblable opacité chez les jeunes sujets (5), mais elle parait alors

(1) Synopsis of the Diseases of the Eye, p. 309 : London, 1820.
(2) Journal complémentaire des Sciences médicales ; vol. XL, p. 394 ; Paris, 1831.
(3) Lancet, May 11, 1850, p. 560 ; January 11 and 18, 1851, pp. 35, 66.
(4) Schön, Ammon's Zeitschrift für die Ophthalmologie ; vol. I. p. 162 ; Dresden, 1831 : Middlemore's Treatise on the Diseases of the Eye : vol. I, p. 456 ; London, 1835.
(5) Wardrop's Morbid Anatomy of the Human Eye ; vol. I, p. 88, 144 ; pl. 1, fig. 1; pl. 7, fig. 5, London, 1819. Von Ammon a figuré une opacité semblable comme étant le résultat de l'inflammation de l'orbiculus ciliaris, dans son Darstellungen ; theil. 1, taf. 1, fig. 10. 12. Dalrymple donne la figure d'un empiétement annulaire congénial de la sclérotique, pl. XXXIV, fig. 2.

dépendre ou d'un simple empiétement de la sclérotique sur la cornée, ou d'une perte de transparence par suite d'atrophie de cette dernière. Un pareil état de choses est parfois le résultat d'une lésion traumatique ou de l'inflammation et, en général, l'arc s'élargit avec les progrès de l'âge. Au lieu d'avoir une forme arquée, l'opacité représente parfois un segment de cercle ou deux segments s'unissant à angle.

Lorsque l'on examine soigneusement un arc sénile, on voit qu'il est constitué par deux arcs ou anneaux : l'externe d'un gris blanchâtre, qui paraît être un empiétement de la sclérotique sur la cornée ; l'autre, de couleur laiteuse, qui est le résultat de la dégénérescence graisseuse. Ces deux arcs sont séparés par une portion de cornée restée transparente, et qui, en même temps qu'elle paraît déprimée, est probablement plus faible qu'à l'état normal, car je l'ai vue se déchirer et donner naissance à une hernie volumineuse de l'iris chez une personne dont le pouce était venu par accident heurter la cornée. L'arc interne avance quelquefois tellement vers le centre de la cornée, qu'il ne laisse à découvert qu'une portion dont la dimension correspond à celle d'une pupille moyennement dilatée.

M. Canton, dans les cas où l'arc sénile était parfaitement développé, l'a toujours vu accompagné de la dégénérescence graisseuse des muscles de l'œil et du cœur. Lors donc que cet arc existe dans des cas où la circulation et la respiration éprouvent un embarras qu'on ne peut rapporter à aucune lésion manifeste, il doit conduire à soupçonner la dégénérescence graisseuse des fibres musculaires du cœur. Je pense néanmoins que beaucoup de cas de dégénérescence graisseuse du cœur ne s'accompagnent pas d'arc sénile.

[C'est surtout chez l'adulte que l'arc sénile a une grande valeur comme symptôme d'un état morbide de tout le système et comme signe précurseur de la dégénérescence graisseuse de certains organes, et particulièrement du cœur. Jamais Canton n'a trouvé l'arc cornéal chez l'adulte sans qu'il s'accompagnât de cette dernière transformation. Il a constaté aussi, se liant à cet état graisseux du cœur et de la cornée, la dégénérescence graisseuse du foie, des reins, de certains muscles, des os, des artères, des cartilages du larynx et des côtes, et celle de l'artère ophthalmique, que M. Schön a également reconnue. On comprend toute l'importance de cette notion. S'il était vrai que l'état graisseux du cœur et l'état semblable de la cornée se trouvassent souvent réunis, il est évident que l'arc cornéal, chez l'adulte, pourrait servir de signe précieux pour le diagnostic, jusqu'ici impossible, de la transformation graisseuse du cœur et agrandirait ainsi le domaine de la pathologie. « En résumé, dit M. Paget (1), l'arc sénile me paraît être, avant tout, la meilleure indication qu'il y ait d'une prédis-

[(1) Lecture on Surgical Pathology.]

position et d'une tendance à la dégénérescence graisseuse, partielle ou générale, des tissus. » Il est toujours important, dit encore Barlow (1), de noter la présence ou l'absence de l'arc sénile dans les cas de dégénérescence graisseuse du cœur. Déjà l'on a reconnu l'utilité de cette altération de la cornée pour permettre de diagnostiquer une lésion semblable du cœur; elle peut servir encore à faire présager une attaque d'apoplexie et à éclairer certains cas obscurs de ramollissement cérébral, car ces affections peuvent se lier à cet état morbide de la cornée. » T. W.]

Nous devons au docteur Von Ammon (2) cette observation que, dans les yeux où il existe un arc sénile sur la cornée, on rencontre un semblable anneau opaque autour du cristallin. La première fois qu'il s'en aperçut, ce fut sur l'œil gauche d'une femme, âgée de 62 ans. La moitié inférieure de la circonférence de la cornée offrait un arc sénile. La moitié supérieure, aussi bien que la cornée droite, était parfaitement transparente. En disséquant l'œil gauche, le docteur Von Ammon fut fort surpris de trouver sur le bord inférieur du cristallin une opacité en croissant correspondant exactement à l'arc sénile de la cornée. La capsule était parfaitement normale (3).

Des recherches ultérieures faites par le docteur Schön ont montré que l'arc sénile du cristallin siége plus fréquemment sur la capsule postérieure que sur la lentille même, mais que, dans quelques cas, la capsule postérieure et la lentille sont toutes deux opaques partiellement et que l'opacité correspond assez exactement, pour la forme et l'étendue, à celle de la cornée. L'opacité de la circonférence du cristallin est en partie constituée par des stries qui se portent en rayonnant de dehors en dedans. Il ne paraît pas que l'on ait jamais vu d'arc sénile sur la capsule antérieure. Dans plusieurs cas d'arc sénile externe et interne, le docteur Schön a trouvé l'artère ophthalmique ossifiée.

M. Canton dans ses nombreuses dissections, n'a jamais découvert d'opacités cristallines semblables à celles décrites par les docteurs Von Ammon et Schön ; il est donc porté à croire qu'elles sont purement accidentelles (4).

[(1) Transactions of the Pathological Society in London, 1851, 1852.]

(2) Gräfe und Walther's Journal der Chirurgie und Augenheilkunde ; vol. XIII, p. 114 ; Berlin, 1829.

(3) Op. cit. pp. 119, 151.

[(4) Nous pensons qu'il n'y a que simple coïncidence, l'arc sénile et la cataracte non traumatique étant des affections qui se développent toutes deux à une période avancée de la vie, et la cataracte vraie débutant à peu près constamment, sinon toujours, par la circonférence du cristallin. Quoi qu'il en soit, nous pouvons affirmer que l'arc sénile peut exister sans opacité de la circonférence du cristallin, et que celle-ci existe également sans arc sénile; enfin, que les altérations qui constituent en pareil cas l'opacité cristallinienne ne diffèrent en rien de celles que l'on observe dans tous les autres cas de cataracte. (Voir Note sur quelques particularités de la structure du cristallin et de la capsule à l'état normal et à l'état pathologique, par Testelin, Annales d'Oculistique, t. XXXIV, p. 109, 1855, et t. XXXV, p. 5, Bruxelles, 1856.)

Au point de vue pratique, on a attaché peu d'importance à l'arc sénile, si ce n'est lorsqu'il s'agit de la section de la cornée, dans l'opération de la cataracte par extraction. On a signalé l'arc sénile étendu comme une contre-indication de l'extraction, à raison de la difficulté avec laquelle l'incision se réunit, si elle porte sur la portion opaque de la cornée. Cette difficulté de réunion n'est cependant point constante, car j'ai vu des sections de la cornée portant sur un arc sénile se réunir avec la plus grande facilité.

CHAPITRE XX.

CATARACTE.

Syn. — Γλαύκωμα, *Hippocrate.* Ὑπόχυμα ἢ ὑπόχυσις ὑγροῦ, *Galien.* Suffusio, *Celse.* Gutta opaca. Aqua; aqua descendens in oculo; aquæ descensus, vel cataracta, *traducteurs latino-barbares des œuvres d'Albucasis et autres Arabistes.* Caligo lentis, *Cullen.* Der graue Staar, *Allemand.*

SECTION Ire.

DÉFINITION DE LA CATARACTE.

Par le mot *Cataracte* (1), on désigne une opacité située entre l'humeur vitrée et la pupille.

Les parties que l'on rencontre dans cet espace sont, d'arrière en avant : 1° l'hémisphère postérieure de la capsule cristalline ; 2° la lentille cristalline et 3° l'hémisphère antérieure de la capsule cristalline. Chacune de ces parties peut perdre sa transparence et donner lieu ainsi à une *cataracte capsulaire* ou à une *cataracte lenticulaire*, suivant que l'opacité siége dans la capsule ou dans la lentille. La face interne de

(1) Les Grecs ne se sont jamais servis du mot καταρράκτης pour désigner une maladie. Voici de quelle façon l'on en est venu à appliquer le mot latin *cataracta* à une maladie de l'œil : Galien appelait l'affection qui nous occupe ὑπόχυμα ou ὑπόχυσις ὑγροῦ ; c'est-à-dire suffusion ou écoulement d'une humeur ; les Arabistes ont traduit cette expression par des mots que leurs traducteurs latino-barbares ont rendus littéralement par *aquæ descensus,* d'où est venu *cataracta* qui est synonyme de la première expression. Dans une des éditions latines d'Albucasis, il y a un chapitre intitulé : *De cura aquæ quæ descendit in oculo vel cataracta.* Ducange renvoie aux Acta Sanctorum pour l'emploi du mot cataracta, désignant une maladie de l'œil.

la capsule, dans l'état naturel, adhère intimement à la face externe de la lentille par l'intermédiaire des cellules *intra-capsulaires* de Werneck ; mais cette adhérence du cristallin à sa capsule est quelquefois détruite par suite d'un état morbide, et il se dépose alors entre eux un liquide opaque qui constitue ce que l'on a appelé *cataracte de Morgagni*. Toute opacité située *dans l'intérieur du tissu* de la capsule ou à *l'intérieur* de sa cavité, s'appelle *cataracte vraie*. Cette définition s'applique à toutes celles que nous venons d'énumérer.

Entre la capsule cristalline antérieure et la pupille, se trouve l'humeur aqueuse de la chambre postérieure. Elle ne peut point devenir opaque sans que la totalité de l'humeur le devienne ; mais elle peut être remplacée par une substance opaque, telle que de la lymphe coagulée, du pus, du sang ou du pigment de l'uvée. Cette sorte de cataracte s'appelle *cataracte fausse*; elle a son siége *en dehors* de la capsule.

Les anciens chirurgiens croyaient que la cataracte était due à l'épanchement d'une humeur (ὑπόχυσις ὑγροῦ) entre l'uvée et le cristallin, devenant peu à peu solide, et recouvrant la face antérieure du cristallin à la manière d'un voile : on rétablissait la vision en déprimant, à l'aide de l'aiguille, cette humeur concrète. Lasnier, Rolfink, Borel, au XVIIe siècle, démontrèrent la fausseté de cette opinion : la dissection fait voir, en effet, que le dépôt d'une fausse membrane dans l'ouverture pupillaire peut bien constituer une fausse cataracte, mais que la vraie cataracte est due à une opacité du cristallin lui-même.

Que la cataracte soit vraie ou fausse, l'opacité d'une partie naturellement transparente intercepte, à un degré plus ou moins prononcé, le passage des rayons lumineux à l'intérieur de l'œil ; l'impression sur la rétine en est rendue imparfaite, et il s'ensuit une cécité partielle. La cataracte ne détermine jamais la cécité absolue.

Quand on emploie le mot *cataracte* sans autre qualification, on désigne ordinairement l'opacité de la lentille. Quand nous disons, par exemple, que la cataracte est une maladie lente, dont le développement exige des mois et des années, nous entendons parler de la cataracte lenticulaire, les autres espèces, notamment les cataractes fausses, pouvant se développer en quelques jours ou même en quelques heures. Il paraît cependant que la cataracte lenticulaire elle-même peut se produire en très peu de temps. Richter cite le cas d'une cataracte qui s'était formée dans l'espace d'une nuit. Chez un malade atteint de la goutte, et qui avait exposé ses pieds pendant une nuit à l'action du froid, la goutte rétrocéda et la vue se perdit. Richter le vit le lendemain matin et constata la présence d'une cataracte complète d'un gris de perle (1). M. Wathan croyait que les forgerons et

___
(1) *Treatise on the extraction of the Cataract*; translated from the German; p. 5, London, 1797.

tous les ouvriers qui travaillent en regard de foyers ardents, y étaient plus sujets. que d'autres; il a vu deux malades appartenant à cette catégorie, être pris brusquement de la cataracte pendant leur travail (1). Le docteur Martin, de Portlaw, dans une réunion de la *Société Chirurgicale d'Irlande* a rapporté deux cas d'évolution soudaine de cataracte lenticulaire : l'un chez une femme cachectique qui, après avoir passé plusieurs nuits auprès de sa mère infirme, et avoir beaucoup pleuré, s'éveilla un matin avec les cristallins demi-opaques et offrant à leur centre un aspect étoilé semblable à celui que leur communique la macération ; l'autre chez un homme qui, ayant épousé la fille d'un fermier, alla se coucher, les yeux parfaitement sains, après avoir pris part aux réjouissances ordinaires d'une noce irlandaise, et s'éveilla le lendemain matin la vue fort affaiblie par des cataractes (2). Je n'ai jamais observé de cas semblables sur des yeux auparavant sains ; cependant, chez un des malades de ma consultation au *Eye Infirmary* de Glascow, qui avait un œil atteint d'amaurose et de glaucôme, mais n'offrait aucune trace de cataracte, et dont, le lundi ou le mercredi, l'œil offrait exactement le même aspect que celui que j'avais observé depuis quelques mois, je fus fort surpris de trouver, le vendredi, la surface du cristallin complétement opaque et parcourue par des lignes étoilées partant du centre.

[Le docteur Wendelstrom rapporte un cas dans lequel une cataracte se forma complétement en quelques heures. C'était chez un paysan robuste, âgé de 60 ans, jouissant d'une excellente santé, à part quelques légères attaques de goutte qui lui survenaient parfois ; sa vue était très bonne. Un jour qu'il fendait du bois, il éprouva un obscurcissement de la vue qui alla graduellement en augmentant et se termina en peu d'heures par une cécité complète. Il n'éprouva pas la moindre douleur ni la moindre inflammation externe. Il fut vu quelques jours après par le docteur Wendelstrom, qui trouva les deux cristallins opaques et en fit l'extraction (3).

Il nous serait facile de citer ici plusieurs faits analogues; nous pensons toutefois que, dans plusieurs de ces cas, la cataracte peut avoir existé un certain temps à l'état latent avant de prendre une marche aussi rapide. C'est ce que le fait suivant, autorise à penser : Une dame, fille d'un père cataracté, avait toujours joui d'une vue excellente, lorsque, vers la fin de 1851, elle éprouva un certain trouble de la vision qu'on attribua à une névralgie de la cinquième paire dont elle souffrait depuis longtemps. Ce trouble mal caractérisé, qui n'avait aucune analogie avec les symptômes de la cataracte, porta néanmoins

---

(1) Dissertation on the Theory and Cure of the Cataract, p. 12 ; London, 1785.
(2) Dublin Medical Press, Mai 4, 1842, p. 274.
[(5) American Journal of Med. Science, August, 1829, p. 502; cité par M. HAYS, édition américaine de Lawrence.]

à examiner ses yeux dans lesquels on n'aperçut absolument rien. Un jour de la première quinzaine de décembre (elle avait été en proie à de vives inquiétudes et avait beaucoup pleuré à l'occasion des événements de cette époque) on s'aperçut, lorsqu'elle descendit le matin, que la pupille de l'œil droit, qui, la veille au soir, était encore nette, était devenue le siége d'une opacité complète. La vision de ce côté était tout à fait abolie. On dilata au moyen de la belladone la pupille de l'œil gauche, qui paraissait sain et dont la vue était bonne, et il fut facile de reconnaître que le centre du cristallin avait seul conservé sa transparence; toute sa circonférence, dans l'étendue d'un millimètre environ, présentait une opacité grisâtre striée très marquée. Les choses restèrent dans cet état pendant près d'un an. La malade n'ayant que cet œil pour voir, et l'altération de la vue n'augmentant pas, non plus que l'opacité, il paraissait évident que le travail d'altération du cristallin était arrêté. Mais un matin, en s'éveillant, la vue se trouva complètement abolie et la pupille occupée par une opacité complète. Comme la malade avait encore lu la veille au soir, il est évident que c'est dans l'espace d'une nuit que cette cataracte, dont la marche avait d'abord été si lente, s'est complétée. T. W.]

[SECTION II.

ANATOMIE PATHOLOGIQUE DE L'APPAREIL CRISTALLINIEN.

(Note additionnelle par les traducteurs).

Cet appareil se compose du cristallin et de sa capsule. Pour bien comprendre les altérations que subissent ces diverses parties, il importe d'en avoir présente à l'esprit la structure interne normale, telle surtout que la révèle le microscope. Nous allons donc l'exposer ici aussi brièvement que possible, en insistant surtout sur les points controversés.

I. DE LA CAPSULE DU CRISTALLIN.

1° *État normal.*

Cette capsule forme un petit sac sans ouverture, divisé en deux moitiés appelées *cristalloïde antérieure* et *cristalloïde postérieure*. Exactement moulée sur la lentille cristalline, elle n'en est séparée par aucune espèce de liquide, la prétendue humeur de Morgagni (que nous n'avons jamais aperçue ni sur l'homme, ni sur les animaux, bien que nous ayons examiné soigneusement plusieurs centaines de cristallins) n'étant qu'un produit morbide jusqu'à présent mal étudié. Nous n'insistons pas sur ce point, surabondamment démontré par les anatomistes modernes (1). La capsule est complétement transparente,

---

[(1) Gros. Du cristallin et de sa capsule ; Annales d'Oculistique, t. XXIX. p. 22, et Bowman. Lectures on the Parts, etc. Ib., t. XXXII. p. 35.]

d'une composition parfaitement homogène, car, à part l'épaisseur, l'aspect en est partout le même. Vus au microscope, les lambeaux en ressemblent très bien, ainsi que l'a dit M. Charles Robin, à des fragments d'une lamelle de verre, comparaison qu'avait déjà employée le docteur Jacob pour donner une idée de la capsule entière, considérée à l'œil nu et vide de sa lentille. Elle résiste assez fortement à la déchirure, et se casse en morceaux offrant partout la même apparence et ne se laissant jamais résoudre en fibres ou fibrilles d'aucune espèce, ni en lamelles (1), comme le fait observer Henle; mais elle n'est ni jaunâtre, ni grenue, comme il l'avance à tort. Néanmoins, l'épaisseur en est bien peu considérable, puisque nous n'avons trouvé chez l'homme que $0,^{mm}25$ à $0,^{mm}005$ en avant, et la moitié moins en arrière. Elle n'est altérée, ainsi que nous nous en sommes assurés, ni par l'ébullition, comme l'avance encore à tort Kœlliker (2), d'après Strahl, ni par la potasse caustique, ni par les acides les plus énergiques, tels que les acides sulfurique, nitrique, chlorhydrique; mais sous l'influence de ces agents, on la voit s'agiter, se crisper sous le microscope.

Ces propriétés expliquent pourquoi elle est beaucoup plus difficile à rompre sur le vivant, dans l'opération de la cataracte, que ne le ferait supposer son peu d'épaisseur. Nous avons brisé avec une aiguille un grand nombre de capsules de cristallins posés sur la table, et nous avons été frappés de la résistance relativement considérable qu'elles présentaient. Si nous n'avions point la précaution de perforer d'emblée la capsule par un petit coup sec qui faisait pénétrer la pointe de l'instrument à travers sa substance, celui-ci traçait bien un sillon à la surface du cristallin, parce que les couches superficielles de la lentille sont très molles, mais on reconnaissait nettement à la loupe que la membrane d'enveloppe n'avait point été intéressée. Or, s'il en est ainsi lorsque les parties ont derrière elles un point résistant, comme une table, que doit-il advenir lorsqu'elles ne sont maintenues, comme dans l'œil,

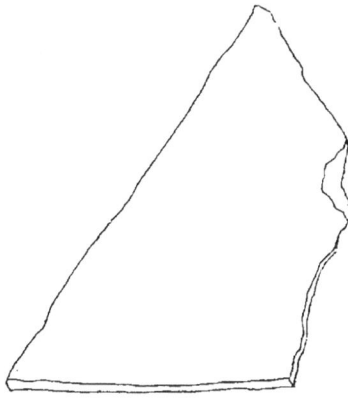

[Fig. 28.]

Fragment de la portion antérieure de la capsule du cristallin dépouillée de ses cellules. Grossissement 70 diamètres.

que par une gelée tremblotante, l'humeur vitrée. Nous avons insisté sur ce point, parce qu'il explique très bien comment il arrive que, malgré toutes les précautions dans l'abaissement, on déprime si souvent la lentille avec sa capsule intacte; circonstance grave, car elle empêche l'absorption d'une manière absolue : il explique enfin comment, dans l'extraction, surtout lorsque l'humeur vitrée est un peu ramollie, le cristallin, comme nous l'avons vu plusieurs fois, ne sort pas, bien que l'introduction méthodique du kystitome fasse croire que la capsule a été largement incisée.

La capsule déchirée, circonstance si favorable dans l'opération du broiement, tend à s'enrouler sur elle-même, le plus souvent, mais non constamment, de façon que la surface interne en devienne externe. C'est du moins ce que nous avons observé dans nos préparations ; peut-être n'en est-il pas de même sur le vivant. M. Bowman dit, au contraire, qu'elle s'enroule toujours dans le sens opposé à celui que nous indiquons. Les bords de la déchirure, dit M. Charles Robin (3), sont remarquables par leur netteté et la régularité des angles qu'ils limitent. Cela est très exact, quoique parfois la cassure soit inégale et que

[(1) HENLE. Anatomie générale, t. I, p. 349, trad. de Jourdan, dans l'Encyclop. anat.]
[(2) A. KŒLLIKER. Éléments d'histologie humaine. Traduction de J. Béclard et Sée, p. 687.]
[(3) DESMARRES. Traité des maladies des yeux, 2e édition, 1854, t. I, p. 54.]

le bord présente des dentelures profondes comme si de petits fragments saillants étaient sur le point de s'en détacher. Nous ne saurions nous accorder avec lui lorsqu'il ajoute,

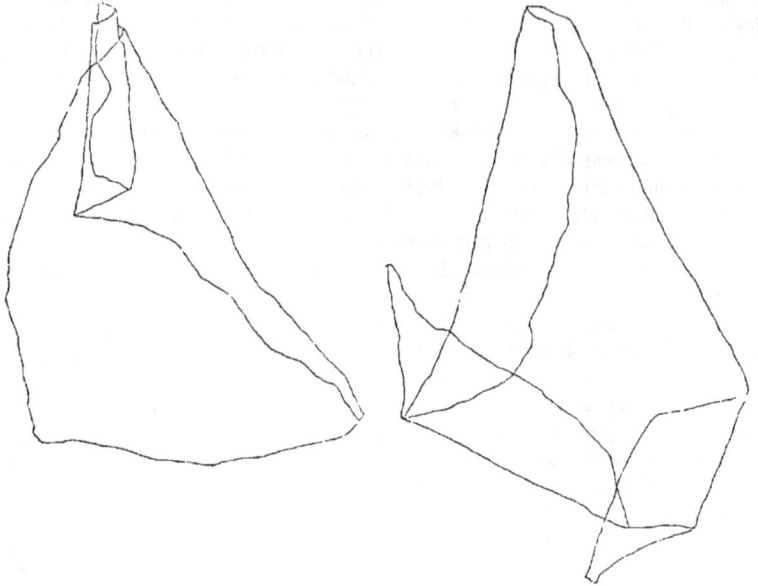

[Fig. 29.]

Id. de sa portion postérieure. (Id.)

en parlant des deux moitiés, antérieure et postérieure, de la capsule : *elles sont également remarquables par la netteté des plis qu'elles présentent sous le microscope, lorsqu'elles ont été froissées.* Nous relevons cette assertion, parce que l'on verra plus loin quel parti l'on en a tiré pour la détermination des altérations pathologiques. Nous avons souvent vu sous le microscope cette membrane saine former des séries de plis inextricables et très peu nets. Mais nous reviendrons sur ce point.

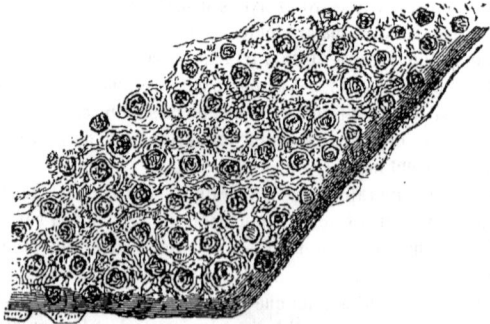

[Fig. 30.]

Face interne de la capsule cristalline recouverte d'épithélium. Portion antérieure. (Gross. 350 diam.)

Cette capsule paraît exister avec des apparences très semblables chez tous les vertébrés ; ainsi, nous l'avons vue chez le cheval, le bœuf (où elle a 0^{mm}07, la plus grande épaisseur que nous ayons rencontrée), le chien, le lapin, chez les poissons du genre cyprin, les pleuronectes, plies et soles, les gades, morue, les batraciens, grenouille, etc. C'est chez l'homme qu'elle offre le moins d'épaisseur.

La surface externe en est parfaitement lisse ; elle correspond en arrière à l'humeur vitrée, dans laquelle elle est enchassée, et en avant à l'humeur aqueuse ; mais sa face interne ou cristalline est tapissée par une couche d'épithélium pavimenteux.

Ce n'est pas ce qui a toujours été admis. Pappenheim a décrit cet épithélium comme siégeant à la surface externe de la capsule; Huschke (1), qui l'appuie de son témoignage, ajoute que c'est probablement une continuation de l'épithélium qui siége à la face postérieure de l'iris; enfin, Brücke partage encore cette opinion, qu'a du reste relevée M. Robin (2) dans les annotations qu'il a faites à la traduction de cet auteur.

La couche épithéliale donc, qui siége à l'intérieur de la capsule, est constituée par une seule rangée de cellules polygonales ayant une dimension de 0,^{mm}016 à 0,^{mm}02 et des noyaux de 0,009 à 0,01. Les cellules à l'état frais sont peu apparentes; celles que nous avons représentées proviennent de cristallins qui ont macéré dans une solution de sulfate de fer ou d'alumine, excellent moyen de conservation et de préparation des yeux, qu'indique M. Gros dans le travail que nous avons déjà cité. Elles paraissent ici (fig. 30 et 31) très grenues; ce n'est qu'une exagération de l'état frais, car, malgré la transparence de ces cellules, elles sont toujours, à l'état normal, pointillées sur toute leur surface. Les noyaux sont très volumineux par rapport aux cellules dont ils occupent le centre; ils sont indiqués par un contour foncé et bien accusé; puis vient un petit cercle clair, et enfin, au centre, un gros nucléole granuleux. Ce sont probablement ces apparences qui ont induit M. Gros

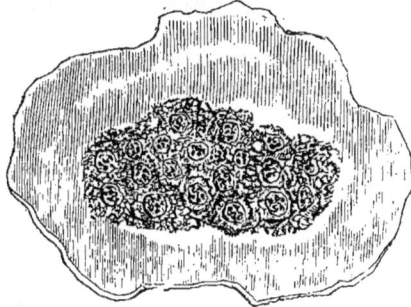

[Fig. 31.]

Id. Portion postérieure dont une partie a été dépouil lée de ses cellules. (Même gross.)

en erreur et lui ont fait décrire un réseau polygonal et des corpuscules nucléés dans les mailles de ce réseau. Les acides concentrés et la potasse caustique réduisent assez promptement cellules et noyaux en un magma grenu, ainsi que l'ébullition. L'acide acétique les pâlit, et les noyaux qui étaient ronds s'effilent un peu par leurs deux extrémités et se rapetissent. L'éther semble coaguler, à l'intérieur des cellules, une matière semblable à celle qu'il coagule à l'intérieur des fibres cristallines. Quand on enlève la capsule, son épithélium y reste adhérent, mais un léger grattage suffit pour l'en détacher.

Cette couche se rencontre chez tous les vertébrés que nous avons déjà cités, mais c'est chez l'homme qu'elle se voit le mieux. Quelle en est la signification? M. le docteur Graefe (3) pense qu'elle n'a nullement la signification physiologique d'un épithélium : il propose d'appeler ces corpuscules cellules intra-capsulaires et les considère comme servant au développement des tubes du cristallin ; mais, suivant nous, il ne les distingue pas assez d'avec d'autres cellules qui ont cette destination. M. Charles Robin (4) pense qu'il est impossible d'en méconnaître la nature épithéliale et nie qu'elles contribuent à la formation des fibres cristallines. Nous examinerons ce point en traitant du cristallin.

Nous avons examiné la capsule depuis la naissance jusqu'à l'âge le plus avancé, et nous n'avons aperçu aucune différence notable; dès que le fœtus est sur le point d'avoir terminé sa vie intra-utérine, il n'y a déjà plus de traces de vaisseaux, du moins à l'état normal, dans cette partie. Nous n'y en avons jamais observé non plus à l'état pathologique, ainsi que nous l'exposerons tout à l'heure.

En résumé, l'organisation de la capsule cristalline est des plus simples, puisqu'elle ne se compose que d'une membrane basique semblable à une lamelle de verre et d'un épi-

[(1) Huschke. Encyclopédie anatomique. Splanchnologie, p. 696-97.]
[(2) Desmarres, loco citato, p. 33-36.]
[(3) Ibid., loc. cit., p. 37.]
[(4) Ibid., p. 35.]

thélium proprement dit. Il est facile de prévoir théoriquement que les altérations morbides doivent en être également peu complexes : c'est ce que démontre l'expérience.

2° État pathologique.

Avant tout la cataracte capsulaire existe-t-elle ? Jusqu'à M. Malgaigne, cette question n'en n'était pas une. Comme on s'imaginait que les stries opaques et superficielles, par lesquelles débutent presque toutes les cataractes, siégeaient dans la capsule, on admettait comme très communes les cataractes capsulaires, ou plutôt les cataractes capsulo-lenticulaires, tant antérieures que postérieures. Le célèbre chirurgien a irréfutablement démontré l'erreur que l'on commettait en jugeant de l'état des choses par l'examen du cristallin en place et dans l'œil vivant, et l'anatomie pathologique est venue, en grande partie au moins, confirmer ses assertions. Mais M. Malgaigne a été trop loin ; après avoir rendu au cristallin ce qui lui appartenait, il a nié complétement l'existence de la cataracte capsulaire.

Au point de vue chirurgical et pratique, la question n'est pas discutable. Oui, les deux moitiés de la capsule, la postérieure très rarement toutefois, peuvent se recouvrir de divers dépôts qui les rendent opaques, formant à la vision un obstacle qui doit être écarté par des procédés spéciaux.

On peut par conséquent admettre des cataractes capsulaires. Mais au point de vue pathologique et de l'anatomie exacte, il n'en est peut-être pas tout à fait de même. Nous avons disséqué et examiné au microscope trente-cinq cas de capsules opaques, et toujours il nous a paru évident que l'altération de la transparence était consécutive à l'inflammation de l'iris ou des chambres de l'humeur aqueuse, inflammation soit spontanée, soit le plus souvent traumatique, et surtout consécutive à l'opération de la cataracte. C'est même exclusivement à la suite de cette opération que nous avons trouvé opaque la moitié postérieure de la capsule.

Ces altérations de la capsule nous ont paru toutes de la même nature ; à l'œil nu, elles ne consistent que dans l'épaississement et la perte de la transparence de la membrane. L'examen au microscope révèle que tout cela n'est dû qu'à des dépôts qui se font sur l'une ou l'autre de ses faces, et dont la nature est diverse : fibres cristallines altérées, fibrine, pigment, dépôts calcaires, graisse, qui tous peuvent être séparés de cette membrane, laquelle reprend alors toute sa transparence et son épaisseur normales.

MM. Desmarres, Broca, Richard, et surtout Charles Robin, qui ont étudié au microscope les opacités capsulaires, ne sont point arrivés aux mêmes conclusions que nous. Nous aurons soin d'indiquer les points sur lesquels nous différons d'avec eux.

Ces dépôts se font, avons-nous dit, sur l'une ou l'autre face, quelquefois sur toutes deux ; la graisse et les sels de chaux peuvent s'appliquer simplement sur le tissu de la capsule, mais le plus souvent ils se déposent soit dans la fibrine, soit dans ou sur les fibres cristallines ou sur les cellules épithéliales qui la recouvrent. Nous avons recueilli des observations détaillées sur toutes ces particularités, mais on conçoit qu'il serait aussi fastidieux qu'inutile de les reproduire en entier ; nous nous bornerons à indiquer les particularités les plus importantes de quelques-unes d'entre elles, et comme l'ordre à suivre importe peu, nous débuterons par la première qui s'est offerte à notre examen.

Obs. 478. — *Examen d'une capsule cristalline opaque, extraite le 4 octobre* 1853, *par* M. Van Roosbroeck. — Cette membrane est irrégulièrement repliée en deux, position qu'elle reprend lorsque, après l'avoir redressée, on abandonne la membrane à elle-même. Étalée et mesurée, on lui trouve un diamètre de sept millimètres et demi ; dans un tiers environ de sa circonférence, elle a été suivie par une bande très-mince et transparente, ayant jusqu'à quatre millimètres de largeur et constituée très évidemment par une portion de la capsule postérieure.

Quant à la capsule antérieure, elle est perforée à son centre par une ouverture irrégulièrement ovalaire et qui s'étend au tiers de son aire environ. Cette membrane est très épaisse, puisqu'elle n'a pas moins d'un millimètre, d'une couleur jaunâtre, tachetée de deux ou trois petits points d'un blanc laiteux ; la face antérieure est assez unie, mais la postérieure est concave et tomenteuse. Elle est coriace, résistante et crie sous les ciseaux quand on la coupe.

Examinée au microscope, elle paraît formée de lamelles superposées et composée de fibres, ce qui lui donne l'aspect que présente le tissu de la cornée. Elle a perdu toute transparence, ce qui semble dû d'abord à une teinte d'un gris jaune généralement répandue, puis à un grand nombre de granules amorphes, qui ne changent ni par l'acide acétique, ni par la potasse caustique, et qui sont infiltrés dans l'épaisseur de ces lamelles. Cependant, ayant examiné successivement plusieurs fragments, et ayant constamment remarqué que la partie correspondant à la circonférence de l'ouverture centrale était beaucoup plus mince et formait une bande étroite parfaitement transparente qui contrastait avec l'opacité du reste, il nous vint à l'idée de gratter avec une aiguille. Nous vîmes alors se détacher de nombreuses lamelles ; puis, examinant de nouveau au microscope, nous reconnûmes : 1° que la capsule était parfaitement transparente et avait son aspect normal, car elle ressemblait, trait pour trait, à une capsule saine que nous examinâmes comparativement ; 2° que les lamelles opaques étaient constituées par des débris du cristallin, reconnaissables aux fibres, dont quelques-unes étaient très apparentes : celles-ci étaient jaunes et infiltrées de granules. Nous avons recommencé, toujours avec le même résultat, cette expérience sur cinq ou six fragments de la capsule ; nous n'avons aperçu qu'un ou deux débris qu'on pût rapporter aux cellules qui siègent à la face interne de cette membrane à l'état sain. Malheureusement, nous n'avons pas retrouvé les fragments présentant les petites taches laiteuses, de sorte que nous n'avons pu constater si elles siégeaient ou non dans la capsule.

Ici, on le voit, l'opacité était simplement produite par l'application de fibres cristallines altérées à la face postérieure de la capsule. Voici une autre observation où, indépendamment de ces fibres, il existait un dépôt considérable de sels de chaux.

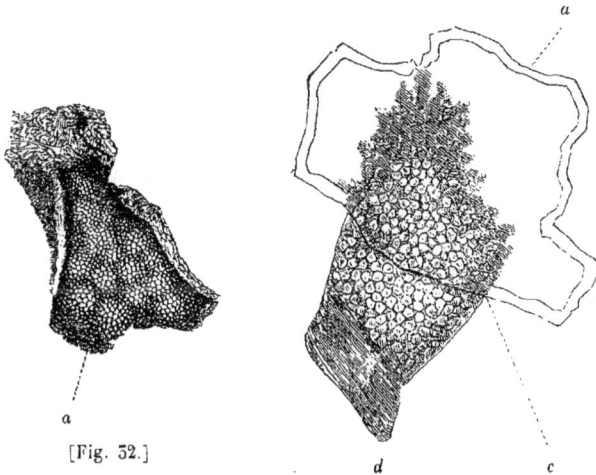

[Fig. 52.]

a. Poudre et cristaux arrondis, imparfaitement formés de
carbonate de chaux, provenant
d'un cristallin dit pierreux.
(Gross. 350 diam.)

[Fig. 53.]

b. Capsule cristalline qui a repris sa
transparence ; d, couche de fibres cristallines et c, de cellules épithéliales altérées.

Obs. 479. — Elle a été fournie par l'un de nous, M. Warlomont. Le 31 mai 1854, il procéda à l'extraction d'un cristallin luxé depuis plusieurs années dans la chambre antérieure de l'œil d'un homme qui, depuis cette époque, éprouvait des douleurs intolérables qui le décidèrent enfin à réclamer l'opération. Le cristallin extrait était d'une dureté pierreuse et d'une teinte légèrement jaunâtre ; la portion antérieure de la capsule cristalline, également jaunâtre et encroûtée de sels calcaires, recouvre la face antérieure du cristallin qui a à peu près son volume ordinaire ; en arrière, la capsule manque et la lentille baigne à nu dans l'humeur aqueuse. La capsule paraît épaissie et opaque dans toute son étendue, et ne se détache qu'avec peine. L'examen microscopique démontre que cette opacité est

27.

produite : 1° par une couche de sels calcaires, dans laquelle le carbonate de chaux figure pour une bonne part, car ils se dissolvent dans l'acide chlorhydrique avec une vive effervescence. Ces sels de chaux sont déposés soit sous la forme de poudre amorphe, soit sous celle de cristaux arrondis incomplétement formés comme ils sont représentés (fig. 32). 2° Par une couche de fibres cristallines ratatinées, d'abord intimement appliquées contre la face interne de la capsule, mais mises à nu, ainsi que les débris de la couche épithéliale qui étaient enfouis sous le dépôt calcaire. On peut dépouiller la capsule de tous ces éléments et lui rendre sa transparence : c'est ce qu'on a représenté (fig. 33).

Ces fibres et ces cellules s'éloignent beaucoup de leur texture primitive. Cependant, il y avait çà et là quelques débris qui ne permettaient pas d'en méconnaître la nature.

Dans le cas suivant, l'opacité apparente était due, outre les débris altérés du cristallin, à un dépôt de fibrine.

Obs. 480. — Il s'agit d'un homme chez qui une plaie pénétrante de l'œil a divisé la cornée près de sa continuation avec la sclérotique vers l'angle externe. La pupille déformée est venue contracter des adhérences avec la cicatrice ; le cristallin paraît avoir été résorbé, et sa capsule d'un blanc jaunâtre, complétement opaque, obstrue l'ouverture irrégulière de la pupille. Cette capsule est adhérente, d'une part, en haut et en dedans, à la petite circonférence de l'iris, de l'autre, en bas et en dehors, à la cicatrice. Il y a de longues années que ceci s'est passé, mais comme l'autre œil était resté bon, on n'avait rien tenté. Une taie étant survenue sur l'œil resté d'abord sain, le malade est venu réclamer les secours de l'art.

M. Van Roosbroeck incise la cornée avec un couteau à cataracte au niveau de la cicatrice, puis il essaie d'introduire la petite pince à canule pour extraire la capsule opaque ; mais l'adhérence de celle-ci aux environs de la plaie s'y oppose. Il cherche à rompre cette adhérence à l'aide d'une aiguille à cataracte ; il y réussit, car tout à coup on voit disparaître la capsule avec la rapidité d'un ressort qui se détend ; la pupille reste libre et l'opéré s'écrie, dans les transports de la joie la plus vive, qu'il voit parfaitement.

Malheureusement, cet heureux résultat ne se maintint pas ; du sang s'épancha dans la chambre antérieure et, bien qu'il ne survînt aucun symptôme d'inflammation intense, une exsudation plastique eut lieu : elle s'organisa peu à peu et ramena la capsule en travers de l'ouverture pupillaire. Quand tout travail d'irritation eut cessé, M. Van Roosbroeck introduisit une aiguille à cataracte à travers la sclérotique et essaya, mais vainement, de dégager la pupille. Aucun accident ne se produisit, mais la pupille ne fut point dégagée. Quelques jours plus tard, il fallut pratiquer une incision à la sclérotique, ce qui permit d'introduire de petites pinces qui saisirent et entraînèrent la capsule opaque.

La portion extraite est jaunâtre et tachetée de rouge obscur ; elle est coriace et crie quand on l'incise avec des ciseaux. L'examen microscopique permet de constater qu'elle est composée en grande majorité de fibrine, telle qu'elle se trouve dans un caillot sanguin, c'est-à-dire légèrement jaunâtre et formant des fibres mal définies, tortueuses et irrégulièrement parallèles ; certaines portions sont colorées en rouge ou en brun noir, d'autres infiltrées de petits granules. On distingue au milieu de cette masse fibrineuse des portions de la capsule. Au premier aspect, celle-ci semble opaque, parsemée de granules jaunâtres et composée de lamelles et de fibres irrégulières ; mais par le grattage on la débarrasse de ces éléments qu'on reconnaît pour des fibres cristallines : elles sont ratatinées, infiltrées de granules et offrent une teinte jaunâtre générale. On distingue aussi quelques débris de cellules épithéliales de la face interne infiltrées de granules. Ainsi nettoyée, la membrane reprend toute sa transparence et l'on n'y aperçoit aucune trace de vaisseaux.

La fibrine déposée au-devant de la capsule intacte et n'y adhérant que fort peu, constitue quelquefois seule toute l'opacité.

Obs. 481. — Il s'agit de l'œil d'un jardinier, âgé de 58 ans, et qui nous a été remis par M. Lanthier, interne au Grand-Hospice. En l'ouvrant, on reconnaît que toute la circonférence de la pupille est adhérente à la face antérieure du cristallin. L'adhérence, qui se déchire à la moindre traction, paraît s'être formée pendant que la pupille était assez largement dilatée, car elle s'insère au pourtour d'une masse de lymphe plastique déposée à la face antérieure de la capsule cristalline dont elle occupe les deux tiers de la superficie. Cette petite masse forme une saillie d'un blanc grisâtre d'un millimètre d'épaisseur. La capsule n'a subi aucune solution de continuité : elle contient un cristallin opaque dont nous parlerons par la suite ; sa portion supérieure offre à l'œil nu sa transparence habituelle ; quant à l'antérieure, elle paraît opaque, mais on n'a qu'à en porter un fragment sous le

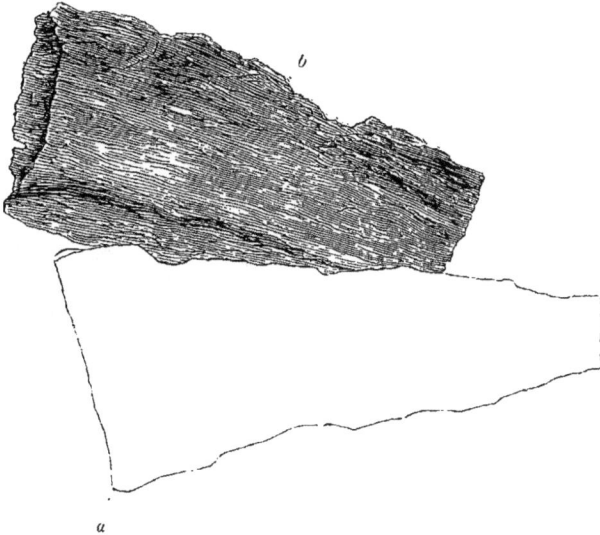

[Fig. 34.]

a, Capsule cristalline ; *b*, dépôt de fibrine qui s'en est séparé. (Gross. 70 diam.)

microscope pour constater que l'épaississement et l'opacité ne sont dus qu'à un dépôt de fibrine. Il suffit d'une légère pression sur la lamelle de verre qui recouvre la préparation pour voir les deux substances se séparer comme on l'a représenté fig. 34. Cette observation démontre qu'au bout d'un temps fort long les adhérences de l'iris à la capsule peuvent n'avoir encore que fort peu de solidité et laisser prise à l'action curative de l'art. Nous n'avons point de renseignements précis sur la durée de l'affection dans ce cas, mais elle a dû être longue, car cet homme n'a été admis au Grand-Hospice que comme incurable.

Au reste, les adhérences de l'iris à la capsule ne sont malheureusement pas toujours aussi peu marquées ; la plupart du temps, elles sont beaucoup plus intimes, et alors, si l'on parvenait à les détacher, outre d'autres causes d'opacité, la transparence serait troublée par le dépôt du pigment de l'uvée.

Obs. 482. — Jeune homme de 23 ans, affecté d'atrésie pupillaire avec synéchie postérieure. M. Van Roosbroeck l'opère par le procédé de Wenzel ; nous pouvons ainsi examiner soigneusement la capsule et la portion d'iris qui y adhérait. Cette union était très intime ; elle ne céda qu'avec difficulté aux tractions, et quand la séparation fut opérée, on ne vit sur la capsule, au point correspondant, qu'un dépôt pigmentaire représenté fig. 35. Ce n'était pas, au reste, la seule cause qui masquât la transparence de la

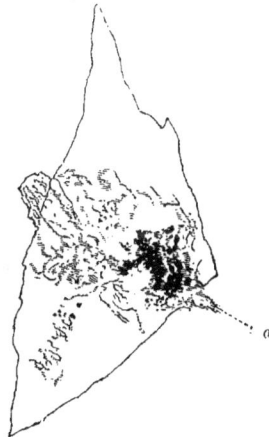

[Fig. 35.]

Fragment de capsule où l'on voit en *a* un dépôt de pigment provenant de la face postérieure de l'iris qui adhérait en ce point. (Gross. 70 diam.)

capsule ; il y avait à sa surface un dépôt de fibrine fortement adhérente, encroûtée çà et là de carbonate calcaire et infiltrée de granules de graisse jaune. La fig. 36 en représente la partie la moins surchargée ; on voit par la fig. 37 que la capsule a pu être nettoyée, mais cela a présenté plus de difficultés que dans l'observation précédente et n'a pu avoir lieu qu'après un certain temps de contact avec l'acide chlorhydrique. Il y avait des points où la

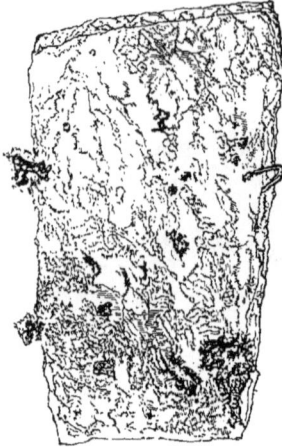

[Fig. 36.]

Portion de capsule cristalline. Les points les plus opaques sont formés par du carbonate calcaire; le reste est de la fibrine épanchée sur la face externe de la capsule. (Gross. 70 diam.)

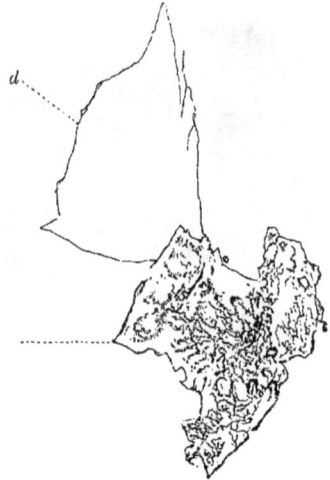

[Fig. 37.]

Fragment du même morceau traité par l'acide chlorhydrique qui a dissous le carbonate calcaire et permis de séparer la fibrine e de la capsule d qui a repris sa transparence.

fibrine était en moindre quantité et où prédominaient les sels de chaux ; c'est ce que nous avons représenté fig. 38 et 39.

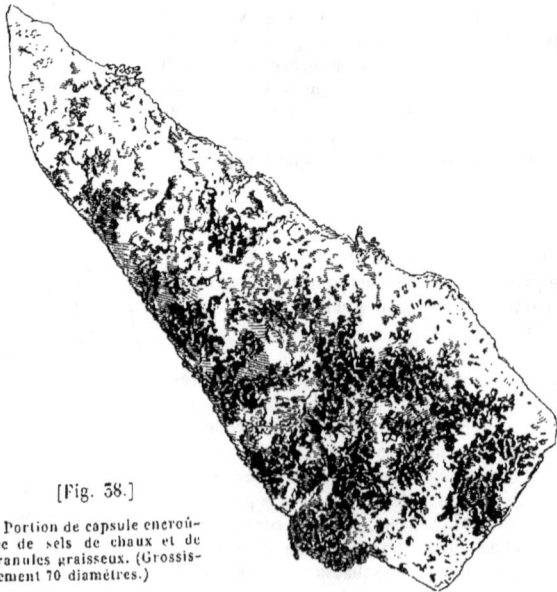

[Fig. 38.]

Portion de capsule encroûtée de sels de chaux et de granules graisseux. (Grossissement 70 diamètres.)

Obs. 483. — M. Van Roosbroeck extrait, à l'aide d'une incision à la sclérotique, une capsule de l'œil d'un homme, âgé de 55 ans, où elle formait obstacle à la vision. Cet homme prétend que l'état de son œil est tel depuis 30 ans et qu'il n'est point dû à une cause traumatique. La capsule est transparente à certaines places, à d'autres encroûtée de sels calcaires. Elle ressemble beaucoup à un débris de coquille d'œuf. Les points *aa*, fig. 40, qui sont marqués en blanc, sont des points où les sels calcaires figuraient l'écaille, *bb*, qui ressortent en noir, des points où la capsule, ayant conservé sa transparence, représente la membrane interne de l'écaille d'œuf. Quand on porte sous le microscope une parcelle prise dans la portion qui paraît la plus opaque, on n'aperçoit qu'une petite masse irrégulière, interceptant

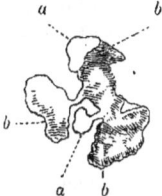

[Fig. 40.]

aa, Points où la capsule est le plus chargée de sels calcaires; *bb*, parties où elle a conservé sa transparence. (Vue à la loupe.)

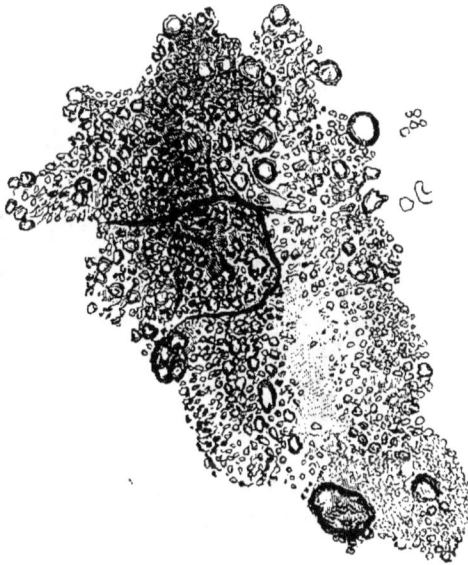

[Fig. 39.]

Portion de la préparation de la fig. 58 grossie à 350 diamètres pour faire mieux voir les cristaux, incomplètement formés de carbonate de chaux, et les granules graisseux.

complétement la lumière. Mais en ajoutant une gouttelette d'acide chlorhydrique, on voit se produire une vive effervescence; puis, lorsque les bulles de gaz se sont dissipées,

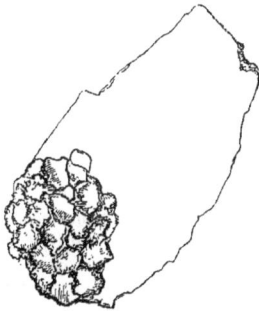

[Fig. 41.]

Portion de capsule d'abord encroûtée de sel calcaire; elle a été traitée par l'acide chlorhydrique: on aperçoit en *h* des cellules épithéliales altérées et contenant de la graisse (Grossiss. 70 diam.)

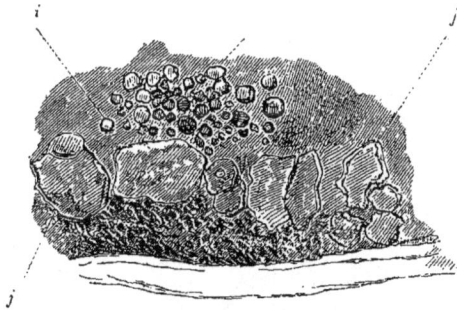

[Fig. 42.]

Autre portion de la même capsule traitée de même: on y voit en *i* des granules de graisse, et en *j* des cellules épithéliales contenant également une graisse jaune. (Gross. 550 diam.)

on reconnaît nettement la capsule aux caractères qui lui sont propres. On voit alors que l'opacité apparente de la capsule était due à des sels calcaires qui la recouvraient, à des granules graisseux, à des cellules épithéliales altérées et infiltrées d'une graisse jaune. (Voir fig. 41 et 42.) La pression ou le raclage à l'aide d'une aiguille à cataracte détache ces derniers éléments, et la membrane reprend toute sa transparence.

L'acide chlorhydrique est certainement le meilleur réactif à employer pour reconnaître l'état de la capsule : il dissout promptement les sels calcaires qui peuvent l'encroûter ; il ramollit la fibrine, et comme il fait crisper la membrane, il déchire les adhérences qui l'unissent à la fibrine : la plupart du temps, il suffit alors de la moindre pression pour achever de la nettoyer entièrement. Il est vraiment curieux de voir avec quelle rapidité une gouttelette de cet acide débrouille les parcelles offrant en apparence les altérations les plus compliquées.

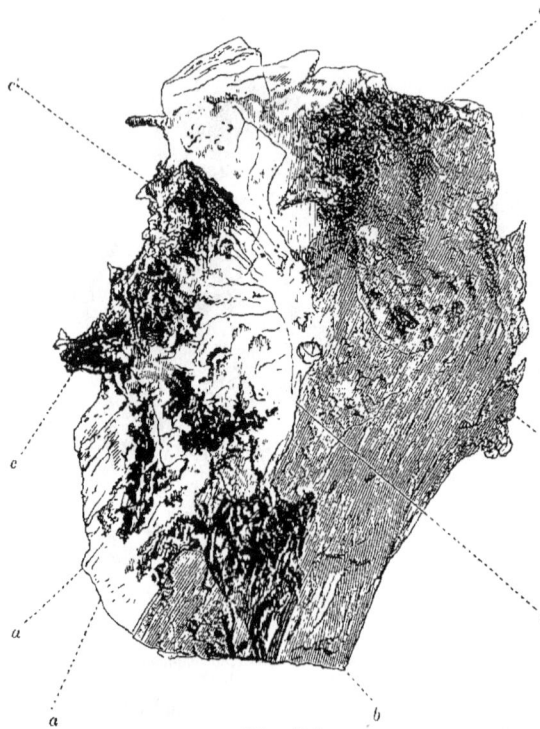

[Fig. 43.]

aaa, Lignes indiquant la capsule ratatinée et plissée ; *bbb*, couche épaisse de fibrine qui y adhère ; *ccc*, points où elle est encroûtée de carbonate calcaire. (Gross. 70 diam.)

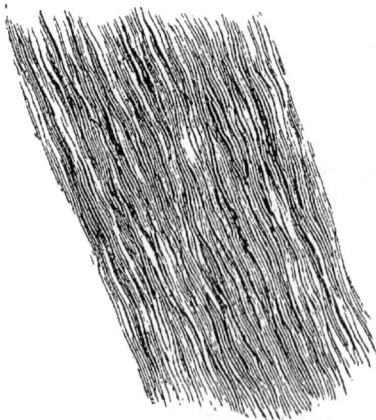

[Fig. 44.]

Couche de fibrine provenant de la préparation représentée fig. 43 et ayant subi l'action de l'acide acétique. (Gross. 380 diam.)

Obs. 484. — La fig. 43 représente une parcelle de capsule extraite de l'œil d'un adulte. Il y avait eu autrefois plaie pénétrante qui avait intéressé le cristallin et la capsule ; la lentille avait été résorbée, mais la capsule altérée flottait dans l'ouverture pupillaire et mettait obstacle à la vision : d'où la nécessité de l'extraire. Certes, au premier aperçu, elle paraît très altérée, on voit en *aau* de nombreuses lignes qui ressemblent bien aux rayures du verre, dont MM. Charles Robin et Broca ont parlé. Eh bien, il a suffi d'une gouttelette d'acide pour voir les sels calcaires se dissoudre avec effervescence, la fibrine dont nous avons représenté une portion (fig. 44) se séparer de la capsule, puis les replis de celle-ci, qui constituaient les rayures, s'étaler et disparaître ; de sorte qu'en définitive il n'est plus resté qu'une portion de membrane aussi peu altérée et aussi transparente que si on l'avait enlevée du cristallin le plus normal.

Dans la description que nous avons donnée de la capsule à l'état normal, nous avons nié, contrairement à ce qu'avance M. Charles Robin, que les plis formés par la capsule fussent toujours d'une netteté parfaite. Cet habile micrographe considère comme une altération de la capsule les lignes qu'on aperçoit quelquefois à sa surface ; il les compare à des rayures sur une plaque

de verre. M. Broca partage cette opinion et fait usage des mêmes expressions; il a donné
de ces lignes une figure reproduite dans le traité de M. Desmarres. Nous regrettons de
nous trouver en oppo-
sition avec deux ana-
tomo – pathologistes
aussi distingués, mais
c'est là une forme d'al-
tération de la capsule
que nous avons fré-
quemment rencon-
trée, ce qui nous a
permis de l'étudier et
de l'interpréter autre-
ment qu'eux. Nous
avons déjà représenté
ces lignes , fig. 43.
Nous en donnons d'au-
tres préparations fig.
45 et 46.

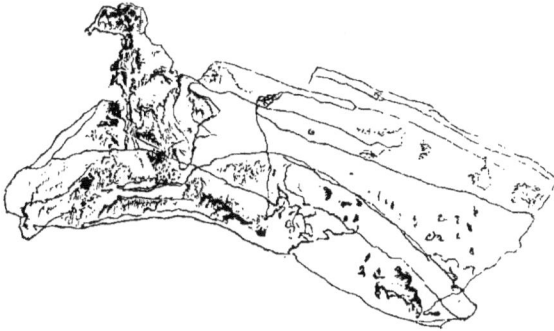

[Fig. 43.]

Portion de capsule tachetée par un dépôt de pigment et offrant des
rayures qui ne sont autre chose que des plis. (Gross. 70 diam.)

Obs. 485. — Elles proviennent d'un enfant de 10 ans, atteint de cataracte congéniale
et opéré des deux yeux, par broiement. Sur l'un des yeux, la pupille s'est bien éclaircie ;
sur l'autre, après l'absorption du cristallin, la capsule, opaque en apparence, flottait dans
les chambres de l'œil : on voyait distinctement qu'en un point elle avait contracté des
adhérences avec l'iris. Une incision à la cornée permit l'introduction de petites pinces à
l'aide desquelles la capsule fut saisie et extraite; elle était constituée par la plus grande
partie de la capsule antérieure, offrant diverses altérations; nous en avons représenté
quelques-unes, fig. 45, 46, 47 et 48.

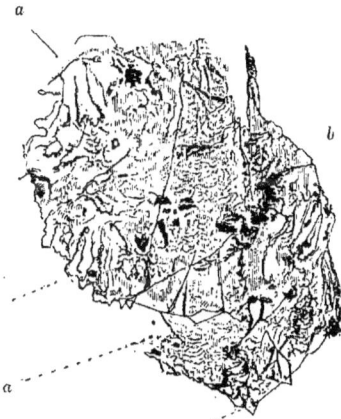

[Fig. 46.]

Portion de la même capsule ; *aa* plis et taches
de pigment de l'uvée, *bb* fibrine. (Gross. 70 diam.)

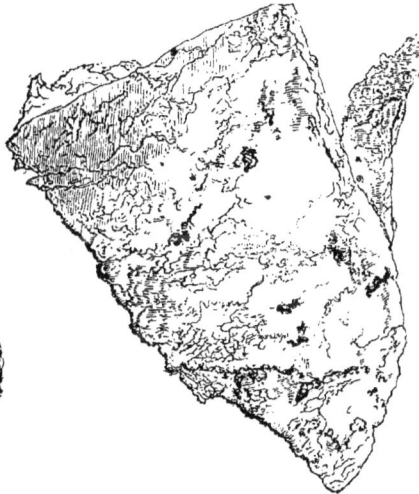

[Fig. 47.]

Portion de capsule recouverte de fibrine légèrement
encroûtée de sels de chaux. (Gross. 70 diam.)

L'acide chlorhydrique a dissous les sels de chaux, ramolli la fibrine qu'on a pu séparer:
la pression a alors, la plupart du temps, suffi pour détacher les replis de la capsule qui
avaient été soudés ensemble par la fibrine ; quand la pression ne réussissait pas, on y arrivait en râclant légèrement avec une aiguille à cataracte. A mesure que la capsule s'étalait,
on voyait disparaître les rayures. Quelquefois il suffisait d'exercer ou de suspendre alternativement la pression pour voir les rayures disparaître quand la capsule s'étalait pour

reparaître lorsque, par son élasticité, elle revenait à sa première forme. Quand, au lieu d'un faible grossissement, on emploie celui de 350 diamètres, on reconnait sans aucune préparation que ces prétendues rayures ne sont que des replis de la capsule, soudés ensemble par de la fibrine. M. Charles Robin n'indique pas de quel grossissement il s'est servi; mais quant à M. Broca, il ressort de sa figure, qui est très exacte, qu'il a employé un grossissement de 70 diamètres. Qu'on la compare en effet à notre fig. 45, et l'on verra qu'il y a presque identité. Nous avons essayé plusieurs fois de faire retracer la même préparation à un faible grossissement, puis à un plus fort, mais malheureusement le dessin a toujours été impuissant à reproduire l'aspect qu'on observe alors. On peut bien retracer les lignes, mais ce qu'on ne peut rendre, c'est l'effet produit par la lumière traversant ces plis.

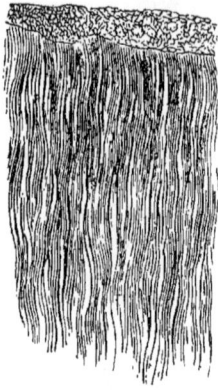

Voici enfin un cas dans lequel les deux moitiés, antérieure et postérieure, de la capsule étaient opaques et où se trouvaient accumulées toutes les causes qui troublent d'ordinaire la transparence de ces parties.

[Fig. 48.]

Fibrine provenant de la préparation fig. 47. (Gross. 350 diam.)

Obs. 486. — Le 4 novembre 1856, M. Van Roosbroeck nous remet une capsule cristalline provenant de l'œil d'un homme opéré six mois auparavant, par extraction, d'une cataracte lenticulaire. Prolapsus de l'iris après l'opération et inflammation qui se termine par l'occlusion de la pupille normale. On pratique une pupille artificielle par excision et l'on extrait en même temps la capsule opacifiée.

Il est facile de reconnaître que les deux cristalloïdes ont été extraites. L'antérieure est épaisse de plus d'un millimètre, coriace, résistante et criant sous les ciseaux lorsqu'on l'incise ; elle est d'une couleur gris-jaunâtre sur laquelle on distingue de petites taches blanchâtres, crayeuses, et çà et là de petits points noirs comme le pigment de l'uvée.

La postérieure, qui a conservé son épaisseur et en grande partie sa transparence, offre, par places, des amas de petits points blanchâtres visibles surtout à la loupe.

Au microscope, on reconnait que l'opacité et l'épaississement de la cristalloïde antérieure sont dus : 1° à une couche épaisse de lymphe organisé, semblable à celle que nous avons déjà décrite plusieurs fois; 2° à une couche de fibres cristallines si parfaitement conservées quant à la forme, que l'on dirait qu'elles proviennent d'un cristallin tout fraîchement extrait; elles présentent, au reste, les altérations propres à la cataracte et que nous décrirons plus loin; 3° des grains et des granules de phosphate et de carbonate de chaux ; 4° des gouttelettes graisseuses jaunâtres, dont quelques-unes siégent dans des cellules épithéliales altérées; 5° du pigment de l'uvée qui constitue les taches noires dont nous avons parlé; 6° des plicatures nombreuses qui, à un faible grossissement, ressemblent à des rayures.

A l'aide des moyens que nous avons déjà indiqués, on débarrasse la capsule antérieure de tous ces éléments étrangers et on lui rend sa transparence naturelle. Elle n'offre ni amincissement, ni petits creux ayant logé les sels calcaires, et si toute trace de cellules épithéliales n'avait pas disparu, on ne la distinguerait pas d'une capsule normale.

Quant à la cristalloïde postérieure, elle n'offre plus aucune trace de cellules ; une goutte d'acide chlorhydrique dissout avec une assez vive effervescence les sels calcaires qui la recouvrent. Ceux-ci laissent un petit résidu grisâtre amorphe, mais qui, lorsque l'on presse sur la petite lamelle de verre qui recouvre la préparation, se détache et flotte, laissant la capsule parfaitement nette et transparente.

Nous avons dit qu'à l'état normal nous n'avions jamais observé de vaisseaux dans ou sur la capsule, à partir de la naissance; nous n'en avons jamais observé non plus à l'état pathologique, ni dans la capsule, ni dans la fibrine qui la recouvre, même lorsqu'il existait d'anciennes adhérences. Il est probable que, s'il s'en développe quelquefois, cela doit être rare, car parmi les cas observés par nous, plusieurs présentaient les conditions les plus favorables au développement de vaisseaux nouveaux, comme dans l'observation suivante :

Obs. 487. — M. Van Roosbroeck me remit un œil qu'il avait été obligé d'extirper à un enfant de dix ans, à cause de la saillie considérable qu'il formait entre les paupières et de violentes douleurs qui en résultaient. L'altération, au reste, avait tellement changé l'aspect de l'organe, qu'il était méconnaissable et qu'on pouvait craindre une affection cancéreuse. L'examen microscopique fit reconnaître qu'il ne s'agissait que d'une affection inflammatoire de toutes les parties de l'œil; nous ne reproduisons que ce qui a trait à notre sujet. Les procès ciliaires forment un cercle épais, d'un blanc grisâtre, aspect dû à de la lymphe plastique qui les réunit tous et les confond en une masse uniforme adhérente à toute la circonférence de la capsule et s'étendant au-devant d'elle. Le cristallin n'existait plus, il s'était échappé probablement lors de la rupture de la cornée, qui avait eu lieu à une époque éloignée. Les fragments de la capsule portés sous le microscope, on peut constater que l'épithélium de la face profonde a disparu et qu'il existe des points et des taches opaques sur la face superficielle (voir fig. 49 et 50). Ces opacités sont dues à de petits fragments de lymphe plastique qu'on en sépare à l'aide de l'acide chlorhydrique; mais nulle part il n'y a de trace de vaisseaux.

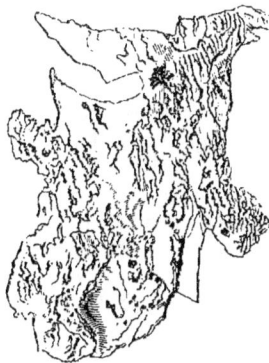

[Fig. 49.]

Fragment de capsule rendu opaque par un dépôt fibrineux provenant de l'œil d'un enfant de dix ans. (Gross. 70 diam.)

En examinant des staphylômes opaques de la cornée, nous avons constaté plusieurs fois, particularité qui n'a encore, croyons-nous, été indiquée par personne, qu'une portion de la capsule cristalline suit l'iris dans l'épaisseur de la cornée dont elle vient combler la brèche. Dans cette altération, il se développe de nombreux vaisseaux dans la cornée, membrane qui n'en contient pas non plus à l'état normal; on voit ces vaisseaux venir s'anastomoser avec ceux de l'iris soudé à la cicatrice: eh bien, jamais en pareil cas nous ne les avons vus empiéter sur la capsule. Nous donnons ici l'observation abrégée du cas, auquel se rapporte la figure 12. *V.* p. 200.)

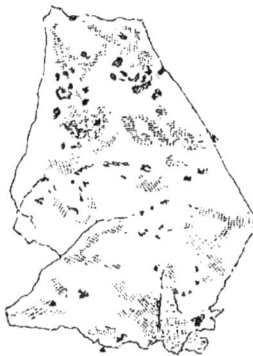

[Fig. 50.]

Id. Même grossissement.

Obs. 488. — D... reçoit en juin 1848, dans l'œil gauche, un éclat de pavé soulevé par un biscaïen. Ce corps étranger reste logé pendant quatre jours dans la cornée et y détermine une vive inflammation qui se termine par la production d'un staphylôme opaque très saillant, quoique non douloureux. Le 7 décembre 1854, voulant porter un œil artificiel, il se fait opérer. La portion de cornée enlevée est complétement opaque; son épaisseur est de près de deux millimètres; elle offre une consistance et une résistance aux instruments tranchants, plus grande que de coutume. Elle est parcourue par de nombreux vaisseaux sanguins. Examinée au microscope, on reconnaît que la surface externe est recouverte d'une couche épaisse d'épithélium pavimenteux; cette épaisseur varie suivant les points, mais dépasse de beaucoup les quatre couches stratifiées qu'offre d'habitude la cornée. En-dessous, le tissu lamelleux, d'un jaune grisâtre, parsemé de taches noires, est partout opaque; on n'y reconnaît que difficilement par places la texture fibreuse. En ces points, les fibres n'affectent plus une disposition régulière et horizontale; leurs faisceaux sont tiraillés dans tous les sens et entremêlés de petites masses amorphes et opaques. Les taches noires ne sont autre chose que le pigment de l'uvée de l'iris; aussi augmentent-elles à mesure qu'on s'éloigne de la face externe. A la face interne, on aperçoit une notable portion de l'iris qui y est adhérente et vient se confondre progressivement dans la substance de la cornée altérée. A côté de cette portion de l'iris, on aperçoit à l'œil nu de petits mamelons transparents; le microscope démontre qu'ils sont constitués par la capsule cristalline : celle-ci, adhérente à l'iris et à la cornée, a conservé toute sa transparence ; mais sa face profonde est dépouillée de son épithélium. Au niveau du point où elle se confond ainsi avec l'iris et la cornée, on aperçoit dans ces deux substances de nombreux vaisseaux sanguins qui s'anastomosent entre eux ; mais aucun ne parcourt la capsule.

En résumé, la transparence de la capsule peut être troublée :

1° Par le dépôt à sa surface d'une couche plus ou moins épaisse de lymphe coagulable ou de fibrine ; c'est ce qui constitue la cataracte capsulaire *pseudo-membraneuse* de M. Charles Robin (1) ; cette fibrine peut être la seule cause d'opacité et n'adhérer que faiblement à la capsule, à la surface de laquelle elle constitue une couche saillante qui lui a fait donner le nom de végétante. L'observation 481 (fig. 34) en offre un bon exemple. Quand la capsule n'a point été préalablement déchirée par un instrument vulnérant ou par l'aiguille du chirurgien, la fibrine ne se rencontre qu'à la face irienne de la membrane ; mais lorsque celle-ci a été plus ou moins largement ouverte ; lorsque, complétement décollée, elle a flotté plus ou moins longtemps dans les chambres de l'œil où elle a provoqué une inflammation intense, il n'en est plus de même. Alors toutes les faces de la cristalloïde antérieure et même, quoique rarement, celles de la cristalloïde postérieure peuvent se trouver recouvertes par ce produit au milieu duquel la capsule est comme enfouie. (Obs. 484, fig. 43.) Cette fibrine est souvent si intimement adhérente à la capsule, qu'on a beaucoup de peine à la détacher ; elle s'enlève parfois par feuillets successifs, ce qui pourrait faire croire que c'est la capsule épaissie qui se laisse ainsi diviser. Ainsi que nous l'avons déjà dit, la macération plus ou moins prolongée dans l'acide chlorhydrique est le meilleur moyen de débarrasser la capsule. Cette fibrine nous a paru se laisser séparer en lamelles coriaces plus ou moins épaisses, d'une couleur gris-jaunâtre, pâlissant et devenant un peu plus transparente lorsqu'on ajoute de l'acide acétique, ce qui permet de reconnaître qu'elle est formée de fibres plus ou moins tortueuses et parallèles, de deux millièmes de millimètre et même moins de diamètre (fig. 34 et 44) ; par places, la substance est amorphe et comme grenue. En un mot, elle ne diffère en rien de la fibrine qui s'épanche dans toutes les inflammations oculaires. Le plus souvent, elle est incrustée de sels calcaires, recouverte de pigment de l'iris et contient au moins des granules graisseux.

M. Charles Robin (2), qui l'a étudiée avec le plus grand soin, en donne la description suivante :

« Le produit nouveau est constitué par une substance de nouvelle formation que nous « appelons, pour abréger, *pseudo-membrane*, bien qu'elle n'ait pas les caractères des « éléments propres aux tissus connus sous ce nom. C'est une substance assez dure, se dila-« cérant pourtant avec une certaine facilité et toujours dans le même sens ; elle est incolore, « transparente, remarquable par son aspect strié. Ces stries sont parallèles, et c'est dans « le sens de leur direction que s'opère la déchirure ; elles sont d'ordinaire rectilignes, « quelquefois onduleuses. Elles donnent à la substance l'aspect de fibres, ou mieux, de « nappes du tissu cellulaire ou lamineux. Mais ce ne sont pourtant pas là les éléments « réels de ce tissu, car l'acide acétique fait pâlir cette substance striée, mais ne la rend « pas homogène, comme il le fait pour le tissu lamineux proprement dit, en gonflant et « rendant cohérentes les fibres elles-mêmes. »

2° Par le dépôt de sels calcaires, phosphate et carbonate de chaux, ce qui constitue la seconde espèce de cataracte capsulaire admise par M. Charles Robin, *cataracte capsulaire phosphatique*. Notre observation 483 en est un exemple (voyez fig. 32, 38, 39, 40). Ces sels de chaux se trouvent, ou étroitement appliqués sur la face irienne de la capsule antérieure quand celle-ci est intacte, ou sur ses deux faces quand elle a été ouverte, et alors aussi sur la face de la cristalloïde postérieure qui se trouve en contact avec l'humeur aqueuse. De ce que nous avons observé, nous sommes portés à conclure qu'il se passe ici

[(1) De l'anatomie pathologique des cataractes, par CHARLES ROBIN; inséré dans le tome III du Traité des maladies des yeux de M. DESMARRES, 2e édition, 1855-1856.]
[(2) Loco citato.]

le même phénomène que pour l'urine qui ne laisse déposer ses sels qu'alors qu'elle se trouve en contact avec une autre muqueuse que celle des voies urinaires, ou lorsque celle-ci est altérée par la maladie. Tant que la face externe de la capsule antérieure, qui est naturellement destinée à baigner dans l'humeur aqueuse, reste saine, les sels contenus dans ce liquide ne se déposent point sur sa surface; mais, dès que celle-ci a été altérée par la moindre parcelle de lymphe plastique qu'y dépose l'inflammation des chambres de l'œil, les sels se précipitent sur elle. Quand le sac capsulaire a été ouvert, l'humeur aqueuse se trouve en contact avec des surfaces qui n'ont point été disposées pour cela, et il y a encore tendance à la précipitation des sels. Cette tendance est assez marquée sur la face postérieure de la cristalloïde antérieure; c'est pourquoi tous les lambeaux de cette membrane qui restent dans l'œil à la suite des opérations de cataracte deviennent plus ou moins opaques, ainsi qu'on peut s'en assurer en dilatant fortement la pupille à l'aide de la belladone sur le vivant et par l'examen anatomique sur le cadavre. Elle l'est peu pour la face antérieure de la cristalloïde postérieure, surtout tant qu'il ne survient pas d'inflammation dans les chambres de l'œil; c'est pourquoi les cataractes capsulaires secondaires siégeant dans la cristalloïde postérieure sont rares. Cette tendance existe néanmoins; nous avons observé le dépôt de granules calcaires sur cette capsule et après la mort et pendant la vie. Nous avons pu, en effet, à l'aide de l'ophthalmoscope, apercevoir ces granules sur la face antérieure de la capsule postérieure chez une personne qui, ayant été opérée de la cataracte par division, avait joui d'une bonne vue pendant plus d'un an. Au bout de cet espace de temps, un nuage avait commencé à s'étendre sur ses yeux, et, comme la pupille paraissait nette à l'œil nu, on craignait un commencement d'amaurose. L'examen ophthalmoscopique permit de reconnaître sur la capsule postérieure la présence d'un grand nombre de granules très petits, dont l'existence rendait suffisamment compte de l'altération de la vision. Il est bon d'ajouter qu'il y avait eu sur cet œil, lors de l'opération, une inflammation légère de l'iris.

Ces sels calcaires se déposent encore beaucoup plus fréquemment dans l'épaisseur des fausses membranes et des couches de fibres cristallines dont les capsules opaques sont le plus souvent doublées.

Ils se déposent, sous forme de granules plus ou moins régulièrement arrondis, d'un à six millièmes de millimètre environ; ils sont jaunâtres, réfractent fortement la lumière, de sorte que lorsqu'ils sont un peu gros, ils ont un contour très marqué et le centre très clair (voyez fig. 39); ils sont ou accumulés les uns à côté des autres, de manière à former une tache saillante blanc-grisâtre qui intercepte complétement la lumière (voyez fig. 38 et 43), ou isolés et séparés par des intervalles dans lesquels la capsule est transparente, ou bien réunis par deux, trois, quatre ou plus, formant des figures plus ou moins régulières. Quelquefois ce sont des amas donnant lieu à une apparence de cristaux arrondis granuleux et un peu confus comme ceux du carbonate de chaux (voyez fig. 32). Cette substance est insoluble dans l'éther, ce qui la distingue de la graisse; elle se dissout lentement et incomplétement dans l'acide acétique, rapidement dans l'acide chlorhydrique, et sans dégagement de gaz lorsque c'est du phosphate de chaux, avec dégagement de bulles que nous avons souvent vues très abondantes, lorsque c'est du carbonate de chaux. C'est le seul moyen de distinguer ces deux sels, à moins que l'on ne trouve, comme cela est parfois arrivé à M. Charles Robin, des cristaux prismatiques bien formés de phosphate de chaux. Cependant, la fig. 32 nous paraît représenter surtout l'aspect du carbonate de chaux, à en juger, du moins, par le dégagement considérable de bulles qui s'est formé dans ce cas, et les granulations de la fig. 39 le phosphate de chaux. Après la dissolution de ces sels, lorsqu'ils incrustent une portion de la capsule qui n'offre aucune portion apparente de fausse membrane, il reste le plus souvent un résidu grisâtre grenu, que nous croyons de nature organique et la conséquence d'une inflammation des chambres de l'œil, à la suite de laquelle s'est déposée cette gangue, sans laquelle les sels de chaux ne se seraient point précipités sur la capsule.

3º Par le dépôt de fibres cristallines. Ces fibres sont plus ou moins reconnaissables, (*V.* obs. 478 et fig. 33), toujours plus ou moins enveloppées de lymphe plastique, et quelquefois de sels de chaux (*V.* obs. 479). Quand elles sont entières, elles offrent les mêmes altérations que celles que nous décrirons à propos de la cataracte lenticulaire.

4º Par le dépôt de pigment de l'uvée (obs. 482 fig. 35). Ce pigment forme des taches noires et irrégulières, et à un grossissement suffisant on en reconnaît facilement la nature. On conçoit que c'est à la face irienne de la cristalloïde antérieure qu'il se rencontre surtout, et il y tient souvent fortement; de sorte que l'acide chlorhydrique est fréquemment nécessaire pour l'en détacher. Quand la capsule a été ouverte, et surtout lorsqu'elle a été complétement détachée et qu'elle a flotté dans les chambres de l'œil, on peut en trouver partout.

5º Par le dépôt de graisse. Celle-ci se présente sous la forme de gouttelettes qui sont souvent d'un jaune foncé tirant sur le brun. Le plus souvent elle est infiltrée au milieu de la fausse membrane; quelquefois elle paraît directement appliquée sur la capsule (*V.* fig. 42, *i*); d'autres fois enfin dans les cellules altérées de la capsule dont on retrouve par exception des traces, car ordinairement elles manquent complétement. (*V.* fig. 41 et 42, *j.*)

Lorsque nous avons eu débarrassé la capsule proprement dite de tous ces éléments morbides déposés à sa surface, nous l'avons toujours trouvée transparente et intacte, sauf la couche épithéliale, bien entendu, mais nous croyons devoir la rattacher au cristallin. Il n'en est pas de même des autres observateurs; ainsi M. Charles Robin, dans le travail annexé à la deuxième édition du *Traité des maladies des yeux* de M. Desmarres, décrit les altérations suivantes du tissu de la capsule :

Dans la *cataracte pseudo-membraneuse*, « le tissu pseudo-membraneux amincit un « peu la capsule, soit qu'il la détruise, soit qu'il l'envahisse, en s'y mêlant et la modifiant « d'une manière quelconque. Toujours est-il que cette modification est rendue manifeste « dans cette faible épaisseur par un changement survenu dans la transparence et l'ho- « mogénéité si caractéristiques de la capsule sur toute l'étendue de la portion recouverte « par le dépôt opaque.

« Quant à la substance même de la portion de capsule sous-jacente à la pseudo-mem- « brane qui y adhère, elle est seulement un peu amincie, ainsi qu'il vient d'être dit, mais « elle reste transparente, homogène, limpide, comme dans les portions saines. »

Voilà pour la *cataracte pseudo-membraneuse*; voici les altérations observées par M. Robin dans la cataracte phosphatique. Après avoir décrit les grains phosphatiques dont nous avons déjà parlé, il ajoute:

« Les grains isolés siégent sur la surface antérieure de la capsule, et font saillie « moitié dans son épaisseur, moitié au dehors... Ils ne sont pas simplement appliqués à « la surface, mais ils sont recouverts, à leur face libre, d'une couche de substance de la « capsule, épaisse d'un à trois millièmes de millimètre. Aussi ces grains ne se détachent-ils « que quand la déchirure vient à passer au niveau même de l'un d'eux... Sur le bord dé- « chiré de la capsule, on peut voir très manifestement que ces grains sont contenus dans « une petite cavité à bords très pâles qu'ils remplissent exactement... Après la dissolution « des grains par l'acide acétique, il ne reste à leur place qu'une petite cavité à contours « très pâles, mal limités, et quelques grains grisâtres qui semblent représenter une trame « de substance azotée, à laquelle étaient réunis les sels calcaires avant la dissolution.

« De plus, dans cette cataracte phosphatique, les surfaces produites par la déchirure « de la capsule, au lieu d'être nettes et aussi homogènes que du verre nettement cassé, « sont alors irrégulièrement striées. Les stries sont peu ou pas onduleuses, très fines et « très pâles. Toutes les parties ainsi striées sont remarquables par l'aspect denticulé de « leurs bords et par l'aspect lamelleux des lambeaux que présente cette déchirure. « Quelquefois même par places, cette dernière s'opère avec productions d'excavations « aréolaires, arrondies, conchoïdales, etc... Ces lambeaux lamelleux, à bords tranchants, « sont tantôt eux-mêmes finement striés, tantôt à peu près homogènes. »

Nous venons tout récemment encore, le travail de M. Robin sous les yeux (1), d'examiner de nouvelles capsules opaques, mais nous n'avons vu que ce que nous avons déjà décrit. S'il s'agissait du premier observateur venu, peut-être pourrions-nous présenter quelques objections. Mais, outre que tous les faits négatifs du monde ne peuvent rien contre un fait positif, devant une autorité comme celle de M. Charles Robin, nous ne pourrions que nous incliner et reconnaître que nous avons mal vu, s'il n'existait une interprétation de son travail plus satisfaisante pour nous, à savoir : que les altérations décrites par l'habile micrographe ne sont point aussi constantes qu'il le croit, et que tantôt les choses sont comme il les a vues, d'autres fois au contraire telles que nous les avons observées.

II. — DU CRISTALLIN.

1° État normal.

Le cristallin est composé de couches ou lamelles concentriques, toutes plus ou moins solides, mais dont la solidité et la densité vont en augmentant de la superficie au centre. On donne généralement le nom de couche corticale à la réunion des lamelles les plus superficielles et les moins denses du cristallin. L'épaisseur de cette couche ne peut guère s'apprécier que d'une façon fort arbitraire, car la consistance de la substance cristalline va en s'accroissant par nuances insensibles, ainsi que la teinte de sa coloration, de la superficie au centre, et c'est cependant par la différence du premier de ces caractères surtout, qu'on a fixé les limites de cette couche. Nous voyons néanmoins indiquée, comme tiré de Krauze, dans le *Manuel de Physiologie* de M. Béclard, l'épaisseur précise d'une couche superficielle, d'une couche moyenne et d'une couche centrale, et, de plus, l'indice de réfraction de chacune d'elles. Nous regrettons vivement de n'avoir pas trouvé la description du procédé de dissection employé pour arriver à des renseignements aussi précis, car nous avouons que nous n'en comprenons même pas la possibilité. Peut-être pourrait-on dire que la couche corticale comprend toutes les fibres non dentelées, et le noyau toutes celles qui le sont; mais même en admettant cette distinction, les limites des deux couches restent encore très difficiles à indiquer en chiffres, le grossissement qu'il faut pour distinguer les dentelures des fibres ne permettant pas de voir et surtout de mesurer, sur une préparation, le point précis où les unes finissent et où les autres commencent. Néanmoins, quand on fait coaguler un cristallin par la chaleur, l'alcool, une solution de sulfate d'alumine ou de sulfate de fer, etc., on constate qu'il est facile de séparer le cristallin en deux parties, une superficielle, offrant un millimètre à un millimètre et demi d'épaisseur : c'est la couche corticale; l'autre qui comprend tout le reste de la lentille : c'est le noyau. Il y a tout lieu de croire que cette séparation n'est point accidentelle, car elle s'observe fréquemment dans les cataractes, où l'on voit toute la couche corticale opaque se séparer facilement du noyau resté presque complétement intact, ainsi que nous l'avons représenté fig. 51, A et B.

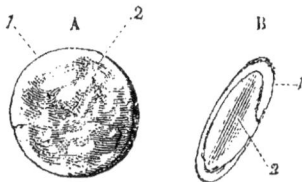

[Fig. 51.]

Cristallin cataracté dont la couche corticale 1 est complétement opaque, d'un blanc grisâtre, tandis que le noyau 2 a conservé sa coloration jaune ambrée et une transparence relative. | Tranche suivant l'épaisseur du même cristallin. Il a suffi de la pression du couteau pour que la couche corticale 1 se séparât ainsi du noyau 2.

[(1) Il est à regretter qu'il n'y ait point de figures dans le travail de M. ROBIN. Mais nos lecteurs pourront consulter la planche LXII de l'Iconographie de M. SICHEL. Nous les prévenons toutefois que la fig. 1 est une figure schématique, c'est-à-dire que le dessinateur a rassemblé sur un seul lambeau de capsule, trop grand pour être vu dans son ensemble au microscope, des altérations qu'il a dû chercher sur un grand nombre de préparations. Ceci ne veut point dire qu'elle n'est pas exacte.]

Cette division du cristallin peut certainement suffire, tant qu'on ne l'observe qu'à l'œil nu ; mais l'étude microscopique demande une division beaucoup plus complexe. Voici ce que cette étude nous a permis d'y distinguer, en procédant des parties superficielles vers les plus profondes :

1° La couche des *corpuscules de Morgagni*; 2° celle des *corpuscules et des fibres embryonnaires*; 3° la couche des *bulbes et des fibres bulbaires*; 4° celle des *fibres nucléées*; 5° la couche des *fibres rubannées*; 6° celle des *fibres dentelées*. L'épaisseur de ces couches est très variable, les premières n'étant appréciables qu'au microscope, tandis que les deux dernières constituent, l'une la plus grande partie de la couche corticale, l'autre la totalité du noyau. Nous allons les examiner successivement; mais nous dirons auparavant un mot de la coloration et de la consistance générales du cristallin aux différents âges : cette connaissance est indispensable pour apprécier certains points de l'histoire pathologique de cet organe.

Coloration. — A partir de la naissance jusqu'à l'âge adulte, le cristallin, comme son nom l'indique, ressemble pour la coloration et la transparence au cristal le plus pur. C'est au point qu'à un faible grossissement (70 diam.), on distingue à peine une préparation de ce corps. Il faut pour cela, bien entendu, que la mort ne date pas de longtemps, que le cristallin soit fraîchement extrait de l'œil, et surtout qu'il n'ait point été mis en contact avec de l'eau. Ce liquide, en effet, coagule les particules les plus superficielles du cristallin; à l'œil, ce changement est peu apparent et ne consiste que dans une diminution à peine appréciable de la limpidité et dans une légère nuance jaune. Au microscope, au contraire, les fibres qu'on voyait à peine accusent très nettement leurs contours : on voit flotter dans le liquide qui les entoure une multitude de petites granulations qui ne sont pas autre chose que l'albumine contenue dans l'humeur qui sort des fibres et que l'eau a coagulée; on aperçoit même quelquefois des fibres rendues granuleuses par l'action de l'eau.

On admet généralement que le cristallin, incolore jusqu'à l'âge de 40 ans, prend ensuite une teinte jaunâtre (1) qui va toujours en s'accroissant à mesure que l'individu avance en âge; ce changement de coloration serait même si prononcé chez ces derniers que, dans un âge avancé, le cristallin paraîtrait opaque et laiteux et semblable à la corne demi-transparente qu'on emploie pour les lanternes (2).

Nous ignorons s'il y a à cet égard des différences suivant les pays; mais ce que nous avons vu ici, à Bruxelles, ne s'accorde pas de tous points avec les opinions que nous venons de rapporter. Nous avons examiné bon nombre de cristallins depuis la naissance jusqu'à l'âge de 90 ans, et nous pouvons affirmer tout d'abord que l'âge auquel la teinte jaunâtre commence à survenir est variable. Nous avons vu des cristallins provenant d'individus de 30 à 35 ans plus jaunes que d'autres provenant de sujets âgés de 70 à 80. D'un autre côté, sur des individus très-âgés, le cristallin était quelquefois resté presque aussi incolore que dans l'enfance. Enfin, jamais nous n'avons vu, tant que le cristallin restait sain, la transparence de cet organe être troublée, comme l'avance le docteur Jacob; le changement le plus prononcé consistait dans une coloration rappelant pour l'intensité celle de l'ambre jaune, avec conservation parfaite de la transparence. Telle n'est pas l'opinion de M. Haynes Walton (3) qui dit : « Je me suis demandé depuis longtemps si le changement de coloration du cristallin, qui est la conséquence des progrès de l'âge, ne pouvait point être assez intense pour déterminer l'opacité du cristallin, en un mot, une cataracte. Je pense que si, car comment expliquer sans cela l'absence de toute opacité grisâtre que l'on observe quelquefois dans certaines cataractes obtenues par extraction? En vérité, autant que j'en puis juger, il n'existe entre elles et le cristallin des vieillards qu'une différence de la coloration qui est plus foncée dans les premières. Comme confirmation de mon opinion, j'appellerai l'attention sur ce fait que la coloration du cristallin est souvent si

[(1) Sichel. Iconographie ophthalmologique, p. 284, parag. 458.]
[(2) Jacob Annales d'Oculistique, t. XXXII, p. 27.]
[(3) Operative Ophthalmic Surgery, p. 415-416, London, 1855.]

apparente pendant la vie, surtout chez les hommes de race foncée, que l'on ne saurait dire à première vue s'ils sont ou non atteints de la cataracte. J'ai vu dernièrement deux mulâtres d'un âge avancé, chez qui la coloration ambrée du cristallin était si prononcée, que le chirurgien le plus expérimenté s'y serait trompé et aurait diagnostiqué une cataracte si ces personnes avaient accusé un affaiblissement de la vue. L'année dernière, dans un cas présenté par une femme de couleur, un chirurgien à qui la chirurgie ophthalmique de ce pays doit beaucoup et comme auteur et comme praticien, proposa de pratiquer l'opération de la cataracte : la coloration du cristallin était en effet si intense, qu'elle l'avait induit en erreur, car l'affaiblissement de la vision n'était due, en effet, qu'à la presbyopie et à un vice de la sécrétion des glandes de Méïbomius, conséquence d'une ophthalmie chronique. »

Nous n'avons jamais rien vu de semblable, mais ce que nous avons rencontré fréquemment chez les vieillards, ce sont des cataractes commençantes ; sur les yeux de 20 sujets âgés de 70 à 88 ans qui nous ont été fournis par M. Lanthier, interne au Grand-Hospice, 6, ou près du tiers, offraient des cataractes commençantes dont ils ne s'étaient jamais plaints pendant la vie, et qui, occupant la circonférence, n'auraient guère pu être reconnues qu'en dilatant fortement la pupille. C'est là probablement ce que Von Ammon, Schön et Behr ont appelé *gerontoxon internum seu marasmus senilis capsulæ et lentis*. Cet arc interne, suivant eux, n'existe qu'au pourtour du cristallin, dont il n'atteint pas le centre : il différerait par là de la cataracte des vieillards, qui commencerait par le noyau, et de la cataracte capsulaire, qui occuperait davantage le centre de la paroi antérieure. Nous ignorons si ce que nous avons observé est un simple résultat des progrès de l'âge (1); mais nous en doutons, d'abord parce que la majorité des vieillards ne présente pas cette altération — chez un des nôtres elle n'existait qu'à un seul œil — et ensuite parce qu'on observe au microscope et à la vue simple exactement les mêmes altérations que dans les autres cas d'opacité, appelés par tout le monde cataractes. Chose remarquable, dans les points où ces cristallins n'étaient pas cataractés, ils avaient conservé la teinte de la jeunesse; aucun d'eux n'offrait la teinte ambrée. Mais nous reviendrons plus loin sur leur description.

Consistance. — « Elle est molle et pulpeuse, dit M. Bowman (2), dans ses parties les plus superficielles, plus ferme, plus dense et comme glutineuse vers la partie centrale, qu'on distingue sous le nom de noyau. Ce n'est pas qu'il existe la moindre marque de séparation entre le noyau et ses couches superficielles : le changement de densité s'effectue d'une manière graduelle. Aucune comparaison empruntée aux objets ordinaires ne peut donner une idée exacte de cette texture du cristallin telle que le doigt l'apprécie. » Nous aurons peu de chose à ajouter à une description aussi fidèle ; disons seulement que, toute molle et facile à écraser qu'est la couche corticale, elle reste, tant qu'elle est saine et à tout âge, fort difficile à réduire en fragments à l'aide de l'aiguille. Il en est de même, au reste, du noyau; ces deux parties ont quelque chose de tenace, de visqueux, qui fait que, lorsque l'aiguille en a tranché un morceau, il ne se sépare pas complétement du reste de la masse et semble y tenir encore par un suc glutineux.

On a dit aussi que la densité et la dureté du cristallin augmentent en progression régulière avec l'âge; cela peut être vrai d'une manière générale. Mais, comme pour la coloration, il y a de très-grandes différences individuelles. Quelle que soit, au reste, l'augmentation de solidité du cristallin sain, il se laisse toujours facilement diviser en deux, sous la moindre pression, par le couteau à cataracte. Examinons maintenant, chacune en particulier, les différentes couches que nous avons énumérées.

1° *Corpuscules de Morgagni.* — Bien que nous les nommions ainsi, à l'exemple de

[(1) Quelle que soit la nature de cette altération, faisons remarquer ici qu'elle siége dans les couches les plus superficielles du cristallin, et non dans la capsule, comme le dit encore le Dr G. Hoering dans le savant mémoire qu'il a publié dans les Annales d'Oculistique. (Recherches sur le siège et la nature de la cataracte par G. Hoering, d'Heilbronn, t. VIII, p. 109, décembre 1842).]
[(2) Annales d'Oculistique, t. XXXII, p. 11.]

plusieurs auteurs, ce n'est pas à dire qu'ils aient été connus de l'illustre anatomo-pathologiste; mais ils occupent la place qu'on a cru si longtemps remplie par le liquide qu'on appelait *humeur de Morgagni* : la science, au reste, lui doit assez pour pouvoir lui prêter quelque chose. Quoi qu'il en soit, ces corpuscules constituent la couche la plus superficielle de toutes, ils se trouvent immédiatement en contact avec la couche dite épithéliale,

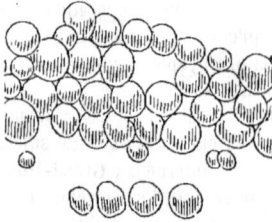

[Fig. 52.]

Couche des *corpuscules de Morgagni*. (Gross. 350.)

par laquelle ils sont fort probablement sécrétés. Leur forme est arrondie et leur volume variable, mais dans des limites assez étroites (0,^{mm}0025 à 0,^{mm}005 pour les plus petits, 0,^{mm}04 pour les moyens, et 0,^{mm}017 pour les plus grands environ): ils sont placés les uns à côté des autres et forment une couche régulière, comme on les a représentés (fig. 52); mais il est très difficile d'arriver à obtenir une préparation qui permette de les voir ainsi rangés symétriquement : la plupart du temps, ils flottent çà et là dans le liquide de la préparation, se pressant les uns contre les autres et paraissant plus ou moins polygonaux. Quelquefois on en voit deux appliqués étroitement l'un contre l'autre et ayant l'air de s'emboîter, de façon qu'ils ressemblent à un gros corpuscule en train de se diviser en deux. Nous en avons quelquefois aperçu trois ou quatre, et même plus, ainsi accolés les uns aux autres; nous croyons cette disposition tout à fait accidentelle, car nous ne l'avons rencontrée que très exceptionnellement et, bien qu'elle réponde assez à la théorie cellulaire, elle ne nous paraît nullement en rapport avec le développement des fibres qui s'opère d'une autre façon.

Ces corpuscules contiennent un liquide transparent: c'est ce liquide qui, venant à s'écouler lorsqu'on incise la capsule du cristallin, ce qui ne peut se faire sans intéresser la couche superficielle et sans éventrer plusieurs de ces cellules, a donné lieu à la croyance au liquide de Morgagni (1). Nous devons dire cependant que, bien que ce liquide soit très visible au microscope, nous ne l'avons jamais trouvé assez abondant pour qu'on pût l'apprécier à l'œil nu. Les parois des cellules sont si ténues que nous n'avons jamais pu retrouver les enveloppes de celles qui avaient été ainsi vidées. Le liquide qu'elles contiennent est albumineux, car il se coagule par l'action de l'éther, de l'alcool, etc., ainsi que nous l'avons représenté (fig. 55, *b*) : ces cellules se transforment progressivement; on voit leurs parois s'épaissir, un double contour y devient manifeste (fig. 55, *c*), et enfin elles passent à l'état de cellules ou corpuscules embryonnaires.

Nous ne savons qui a le premier parlé de ces cellules, mais la première description que nous en trouvons dans un traité classique appartient à Henle (2), qui paraît l'avoir lui-même empruntée à Warneck. Cette description est naturellement inexacte, puisque son auteur, à cette époque, croyait toujours à l'*humeur de Morgagni* et ne connaissait pas encore la couche épithéliale de la face interne de la capsule; aussi représente-t-il une portion de ces cellules comme restant adhérente à la capsule. Chez l'homme, dit-il, elles sont presque toujours un peu aplaties et polygonales comme dans l'épithélium des séreuses; les unes nagent isolées ou réunies plusieurs ensemble dans l'humeur de Morgagni; beaucoup d'entre elles renferment un cytoblaste grenu et ovale de dimensions considérables. Il donne ensuite la figure de celles du lapin qui est inexacte de tous points : les *cellules de Morgagni* du lapin et celles de tous les vertébrés que nous avons examinés, ne présentent point de différences sensibles; elles sont toutes transparentes, régulièrement arrondies, excepté quand elles se polygonisent par pression réciproque, comme dit M. Charles Robin; enfin, elles sont totalement dépourvues de noyau. Au reste, cet habile observateur a fort bien vu que leur contenu est coagulable par certains agents, l'éther,

[(1) GROS, de Moscou. Annales d'Oculistique, t. XXIX, p. 22.]
[(2) HENLE. Traité d'Anatomie générale. Encyclop. anatomique, p. 551 et suivantes.]

'alcool, etc. Il admet qu'elles donnent naissance aux fibres cristallines, mais il n'a pu, dit-il, découvrir aucune transition des unes aux autres.

La description de Huschke est entachée des mêmes causes d'erreur que celle de Henle, à qui il l'emprunte en partie; il ajoute cependant quelque chose qui est bien près de ce que nous avons vu nous-même : « La face postérieure (du cristallin) a, chez l'homme, des globules autres que ceux de la face antérieure; ils sont plus gros, semblables à des gouttes d'huile et semblent s'allonger en fibres (1). »

Voici la description qu'en donne M. Bowman; elle date de 1847 : il ne connaissait pas encore l'épithélium de la capsule, mais il est évident qu'il avait entrevu les fibres nucléées :

« *Cellules intrà-capsulaires du cristallin.* — A l'intérieur de la capsule, immédiatement entre elle et les fibres les plus superficielles, il existe une couche de cellules pourvues de noyaux, très minces, transparentes et d'inégale dimension. Ces cellules constituent un moyen d'union organique entre le corps du cristallin et sa capsule, et c'est à travers ces cellules que s'opère la nutrition des fibres. C'est par leur multiplication et par leur transformation successive en fibres que s'accroît le cristallin; quand sa croissance est complète, il ne reste plus qu'une simple couche de ces cellules. Les fibres superficielles, même chez l'adulte, conservent souvent quelques-uns des noyaux très transparents et occupant des points assez régulièrement distants dans leur substance (2). »

M. Gros, de Moscou (3), a essayé d'indiquer comment cette couche de cellules de Morgagni donne naissance aux fibres cristallines; mais il a confondu ces corpuscules avec l'épithélium de la capsule qu'il appelle réseau générateur. Voici comment il s'exprime : « La paroi interne de la capsule est intimement adhérente à un réseau alvéolaire qui est la véritable matrice des cellules et des bandelettes cristalliniennes. » Bien que M. Gros n'ait pas nettement distingué l'épithélium de la capsule, son opinion ne nous paraît pas beaucoup s'écarter de la vérité; car c'est cet épithélium, qu'il appelle réseau générateur, ou plutôt cette couche de cellules, analogues à celles du foie ou des reins, par exemple, qui sécrète les corpuscules de Morgagni destinés à donner naissance aux bandelettes cristalliniennes, mais à la suite de transformations que nous indiquerons tout à l'heure. M. Gros pense, comme tous les auteurs que nous venons de citer, que ces cellules sont nucléées; cela tient à ce qu'aucun d'eux, ne connaissant la couche des cellules de la face interne de la capsule, ils ont tous confondu celles-ci avec les corpuscules de Morgagni. Les cellules dites épithéliales se détachent assez facilement de la capsule; elles peuvent alors flotter isolément, se mêler avec les corpuscules de Morgagni, se placer au-dessous d'eux et, comme ceux-ci sont très transparents, le noyau des premières semble appartenir aux seconds qui se trouvent les recouvrir. M. Gros a été frappé comme nous de la disposition qu'affectent quelquefois ces corpuscules en s'unissant deux à deux, trois à trois, et pense que c'est là l'origine des fibres qui se formeraient par la soudure des corpuscules et la disparition des cloisons. Telle n'est pas notre opinion : nous avons déjà dit en partie pourquoi; nous espérons que la suite de ce que nous dirons le démontrera mieux encore.

MM. Graefe et Charles Robin(4) n'admettent pas ces corpuscules comme distincts de la couche épithéliale; le premier leur donne le nom de *cellules intrà-capsulaires* et croit qu'elles servent au développement des fibres du cristallin, sans dire comment. Ceci s'applique à ce que nous avons, en décrivant la capsule, appelé couche épithéliale. Quant aux cellules morgagniennes, il croit qu'elles sont un résultat cadavérique; il dit en effet : « Entre cette couche (la couche épithéliale) et la substance corticale du cristallin, il n'y a aucun interstice ou cavité remplie de liquide, il y a contiguïté absolue; si, après la mort, le cristallin s'imbibe de fluide, les cellules se détachent de la capsule, s'arrondissent par endosmose,

[(1) Huschke. Encyclop. anatom. Splanchnologie, p. 690-700.]
[(2) Leçons sur les parties intéressées dans les opérations qu'on pratique sur l'œil ; traduites par A. Testelin, p. 124-125, Bruxelles, 1855, et Annales d'Oculistique, t. XXXII, p. 19.]
[(3) Annales d'Oculistique, t. XXIX, p. 23.]
[(4) Desmarres. Traité des maladies des yeux, 2e édit., t. I, p. 55-57, notes.]

se trouvent suspendues dans le liquide d'imbibition, et ont été prises pour des cellules flottant dans l'humeur de Morgagni. » Le second dit : « Il est impossible de méconnaître la nature épithéliale de ces cellules. Non-seulement elles en ont la forme, mais encore elles en offrent les modes particuliers d'altération sénile, tels que le passage à l'état de cellules vésiculiformes, sphériques, ou un peu polyédriques par pression réciproque, entièrement claires, limpides, sans granulations moléculaires, possédant encore généralement leur noyau, mais pouvant l'avoir perdu.

Il est très-facile de réfuter l'opinion de M. Graefe. Les *cellules de Morgagni* sont si peu un résultat cadavérique que, sur des cristallins de cheval, de chien, de lapin, de grenouille, que nous avons examinés à l'instant même où ces animaux venaient d'être sacrifiés, les corpuscules dont nous parlons se montraient aussi nombreux et avec presque identiquement le même aspect que chez l'homme. Le peu de liquide dans lequel on les voit alors se mouvoir, provient évidemment de l'éventrement de quelques-unes des cellules, qu'on produit nécessairement en ouvrant la capsule, ainsi que le fait ressortir M. Gros. Mais il y a plus : les cellules appliquées sur la face interne de la capsule ont de très-gros noyaux, les cellules de Morgagni n'en ont pas; donc, les unes ne se sont pas détachées pour former les autres. Enfin, la couche épithéliale n'est composée que d'une seule rangée de cellules; si celles-ci se détachaient après la mort pour constituer les cellules de Morgagni, la capsule devrait être dépouillée de son épithélium dans une étendue plus ou moins considérable. Or, c'est ce qui n'arrive pas lorsqu'on l'incise avec précaution; on la trouve alors parfaitement garnie de son épithélium, même lorsque le nombre des corpuscules de Morgagni est très-abondant.

L'opinion de M. Charles Robin est plus difficile à combattre; peut-être même n'est-elle qu'en partie inexacte. Le travail qu'il décrit se produit réellement sur les cellules de la couche dite épithéliale. Avant d'avoir lu sa note, je croyais que ce travail était toujours morbide; mais s'il est normal, comme il l'avance, il se peut que quelques-unes de ces cellules ainsi altérées aient été prises pour des corpuscules de Morgagni. Cela expliquerait pourquoi presque tous les observateurs y ont trouvé des noyaux, contrairement à l'opinion que je soutiens. Mais il ne saurait en être de même pour la masse de ces cellules; car comment expliquerait-on ainsi leur arrangement symétrique sous forme de couche à la

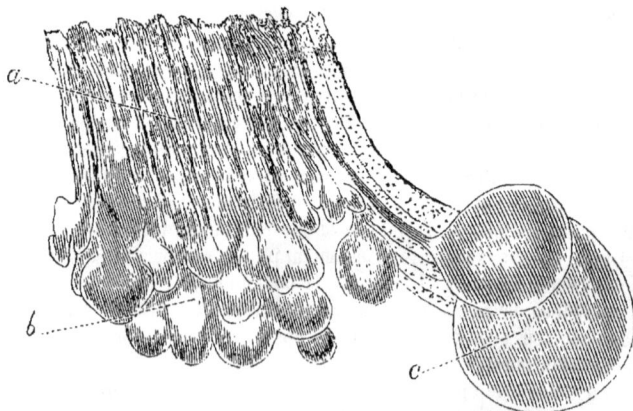

[Fig. 55.]

a, Fibres superficielles du cristallin; *b*, gouttelettes qui en sortent; *c*, id. gonflées par l'addition d'eau. (Gross. 550 diam.)

surface du cristallin, leur nombre qui est aussi considérable que celui des cellules qui recouvrent la capsule, leur volume enfin, qui est souvent plus petit que celui du noyau des cellules qu'on dit cependant s'être agrandies avant de se détacher?

On pourrait, avec plus de vraisemblance, soutenir que les *cellules de Morgagni* ne sont que les gouttelettes qu'on voit sourdre des fibres du cristallin divisées, ainsi que nous l'avons représenté (fig. 53), car ces gouttelettes ont avec elles une grande ressemblance ; ce qui n'a rien d'étonnant, puisque le liquide des corpuscules de Morgagni est absolument de même nature que celui contenu dans les fibres cristallines. Néanmoins, on les distingue : d'abord, parce qu'on trouve les cellules de Morgagni formant une couche symétrique au-dessous de la capsule, et que, lorsque celle-ci a été ouverte avec précaution, les fibres cristallines n'étant point divisées n'ont pu laisser échapper de liquide ; ensuite, parce que ces gouttelettes restent toujours attachées aux fibres dont elles proviennent, ainsi qu'on le voit (fig. 54) ; enfin, quand on ajoute de l'eau, on les voit se gonfler, acquérir un volume deux ou trois fois plus considérable, tandis que les vraies cellules ne changent point.

2° *Couche des corpuscules et des fibres embryonnaires*. — Cette couche est située immédiatement au-dessous de la précédente ; il est assez difficile d'en donner une description bien exacte, attendu qu'un de ses éléments, les corpuscules, présente des aspects très-variables que nous avons essayé de représenter dans la fig. 55.

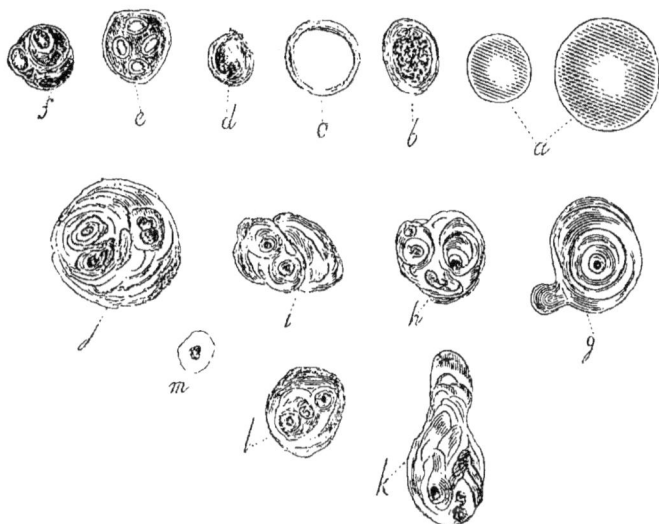

[Fig. 54.]

a. Corpuscules de Morgagni.
b. Id. soumis à l'action de l'éther qui a coagulé le liquide contenu à l'intérieur.
c. Id. commençant à se transformer en corpuscule embryonnaire ; on y voit deux couches dont l'interne est l'embryon de la fibre.
d. Même état un peu plus avancé ; le début est aussi quelquefois tel qu'il est indiqué en *m*.
e. Corpuscule embryonnaire complet et une des formes qu'on rencontre, ainsi que *f*, le plus fréquemment : les intervalles des cavités sont le début des fibres, qui semblent se développer dans ces corpuscules comme l'embryon dans l'œuf.
f. Même corpuscule plus avancé.
l. Id.
g, h, i, j, k. Divers aspects de corpuscules embryonnaires se développant en fibres. (Gross. 350 diam.)

En résumé, ces corpuscules sont plus ou moins arrondis et présentent à leur intérieur les fibres à un état de développement plus ou moins avancé. Au début, on voit une seconde couche se former à l'intérieur d'un corpuscule de Morgagni (*c*) ; cette couche augmente et envahit la cavité du corpuscule de façon à y représenter un gros noyau (fig. 54, *d m*) ; à un état plus avancé, il se forme au milieu du corpuscule quatre cavités (fig. 54, *e*) séparées par de petites bandes qui ne sont autres que les fibres commençantes : cet aspect des corpuscules est, avec celui figuré en *f*, un des plus fréquents. Les autres aspects que nous avons figurés en *g h i j k* sont fort difficiles à décrire minutieusement; aussi nous bornons-nous à dire qu'ils représentent tous plus ou moins des fibres très-minces, renfermées dans une enveloppe et enroulées sur elles-mêmes à la façon des rouleaux de corde des marins.

Ces corpuscules, avons-nous dit, forment une couche continue, mais il est très rare de pouvoir les observer ainsi, du moins sur des cristallins sains ; la plupart du temps, ils flottent isolés dans le liquide de la préparation. Ils offrent une teinte pâle, réfractent forte-ment la lumière, et ressemblent beaucoup à de grandes gouttelettes de graisse incolore; quand on les comprime, ils s'étirent et s'allongent, mais reprennent constamment leur première forme dès qu'on cesse la compression. On va nous objecter que notre description est celle des globules sarcodiques du professeur Dujardin et non celle d'un élément spécial propre au cristallin. Cela est possible ; mais c'est qu'alors ces globules jouent un rôle impor-tant dans la structure du cristallin. Quoi qu'il en soit, ces corpuscules ne se comportent nullement comme des corps gras, car ils sont insolubles dans l'éther et la potasse causti-que. La meilleure manière de les étudier isolés des autres éléments, consiste même à mettre macérer quelque temps dans l'éther un cristallin dont on a ouvert la capsule, à verser ensuite l'éther sur une plaque de verre, et à le laisser évaporer; on examine alors au microscope. Si l'évaporation a été trop considérable, on ajoute une goutte de potasse caustique et, outre un grand nombre de cristaux qui se forment et dont nous n'avons pas à traiter ici, on voit flotter les corpuscules embryonnaires parfaits, qui ne paraissent avoir subi aucune altération.

L'action de la chaleur les détruit promptement presque tous; cependant, nous sommes parvenus, sur des cristallins d'yeux que nous avions fait bouillir, à en retrouver des traces suffisantes pour que nous puissions affirmer que la chaleur les coagule.

Au reste, les préparations suivantes (fig. 55 et 56) serviront à démontrer la transfor-mation complète de ces corpuscules :

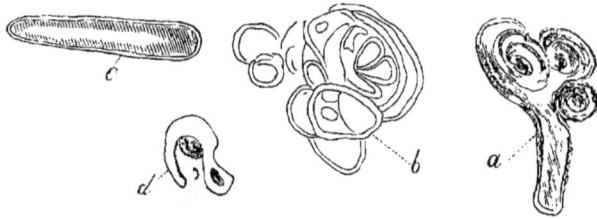

[Fig. 55.]

c. Corpuscule embryonnaire s'allongeant en fibre; sa circonférence n'a plus qu'à se rompre sur un point pour qu'il constitue une fibre complète.
a, b, d. Corpuscule où les fibres formées sont en train de se dérouler. (Gross. 550 diam.)

Les *fibres embryonnaires* ainsi formées sont les plus superficielles du cristallin; elles sont très minces, très étroites et se voient presque toujours de champ, et comme elles sont très transparentes, on les aperçoit difficilement sur les cristallins frais et sains, mais on les voit sur les cristallins cataractés, ou sur ceux qui ont macéré dans l'eau alumineuse.

Ces corpuscules et ces fibres paraissent situés, sinon exclusivement, au moins en beau-coup plus grand nombre, à la face antérieure du cristallin. Ils paraissent n'avoir été vus par personne, excepté par Huschke, si nous en jugeons du moins par la phrase que nous avons rapportée à propos des corpuscules de Morgagni.

3° *Couche des bulbes et des fibres bulbaires.* — Cette couche, qui n'a été signalée par personne, que nous sachions, n'existe que très superficiellement à la partie postérieure du cristallin. Elle est assez difficile à voir quand on n'en connaît pas l'existence. Comme elle est très mince (elle ne nous a jamais paru composée que d'une seule couche de fibres) et très transparente ; on ne l'aperçoit qu'en enlevant avec beaucoup de soin l'hé-misphère postérieure de la capsule, sur des cristallins qui ont ma-céré un certain temps dans de l'eau alu-mineuse, suivant le procédé indiqué par M. Gros, de Moscou. Elle est composée de fibres situées parallè-lement les unes à côté des autres (fig. 57), très larges, dépour-vues de noyau, et of-frant à celle de leurs extrémités qui est tournée vers le pôle, ou les plans centraux du cristallin, un ren-flement olivaire qui est le bulbe. Ces fi-bres, avons-nous dit, ne présentent point de noyau à leur inté-rieur. Il en est de même de leurs bulbes

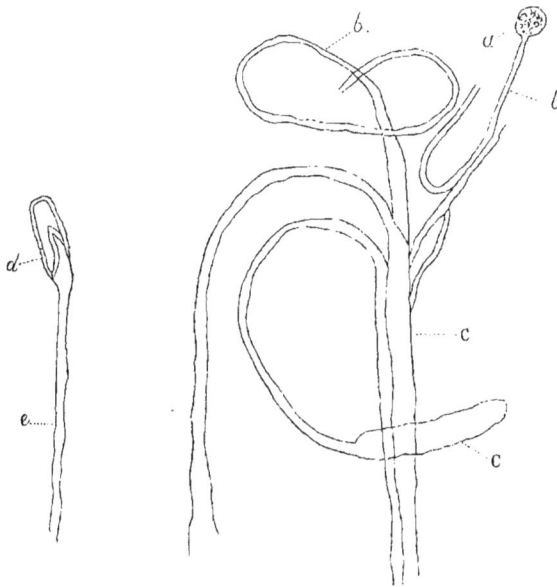

[Fig. 56.]

b, b. Fibres embryonnaires vues de champ ; en *c, c,* elles se voient à plat.
a. Dernier vestige du corpuscule qui leur a donné naissance.
d. Fibre embryonnaire se déroulant ; *e,* même fibre déroulée.

tant qu'on les examine de face ; mais lorsqu'on peut réussir à en voir un de champ, on reconnaît qu'il renferme dans son intérieur ou un creux (fig. 58), ou un gros noyau ; ainsi vus, ils offrent certainement quelque analogie avec les bulbes des poils.

Il s'en faut de beaucoup qu'on réussisse chaque fois à obtenir une préparation qui permette de les voir symétriquement rangés et intacts comme dans la fig. 57 ; le plus souvent, ils flottent isolés et plus ou moins altérés par l'action des aiguilles employées pour étaler la préparation. Ils offrent alors les altérations les plus diverses ; nous avons essayé d'en représenter quelques-unes dans la fig. 59.

On voit que, quelque bizarres qu'elles soient, elles se terminent toujours par une fibre nettement accusée. J'appelle surtout l'attention sur l'altération (*b*) ; elle offre la plus grande analogie avec la fig. 6, d'un travail que MM. Richard et Charles Robin ont publié dans le numéro du 21 septembre 1855 de la *Gazette hebdomadaire* sur la cataracte capsulaire. Ces au-teurs, qui ont rencontré cette altération singulière

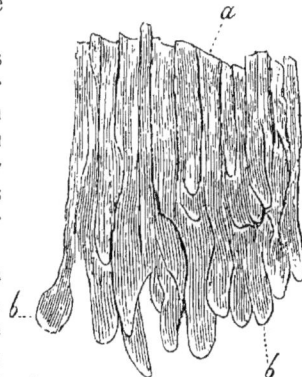

[Fig 57.]

a. Couche de fibres bulbaires.
b. Bulbes : les uns et les autres sont vus de face. (Gross. 70 diam.)

dans plusieurs cas d'altération de la capsule, sont tentés de croire que c'est là une pro-duction propre à la cataracte capsulaire. Nous ne serions pas éloignés de penser, quant à nous, qu'il s'agit de fibres bulbaires plus ou moins altérées, d'autant plus qu'elles se détachent facilement du cristallin de manière à rester appliquées sur la capsule.

Il ne nous répugnerait certainement pas d'admettre que cette couche n'est qu'un degré plus avancé de développement des fibres embryonnaires, et que les bulbes ne sont pas autre chose que les vestiges des corpuscules embryonnaires. Néanmoins, nous le répétons, les corpuscules et les fibres embryonnaires nous ont paru surtout exister à la face antérieure, et les bulbes et les fibres bulbaires à la face postérieure.

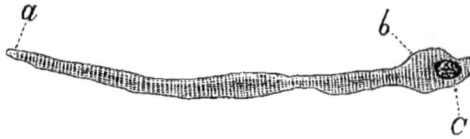

(Fig. 58.)

Fibre bulbaire vue de champ.
a. Fibre ; b, bulbe ; c, noyau du bulbe. (Gross. 350 diam.)

4° *Couche des fibres nucléées.* — Suivant M. Charles Robin, elles auraient été vues pour la première fois par M. Samuel Bigelow, qui les aurait décrites et figurées dans un travail inédit présenté en 1849 à la *Société de Biologie;* la citation que nous avons em-

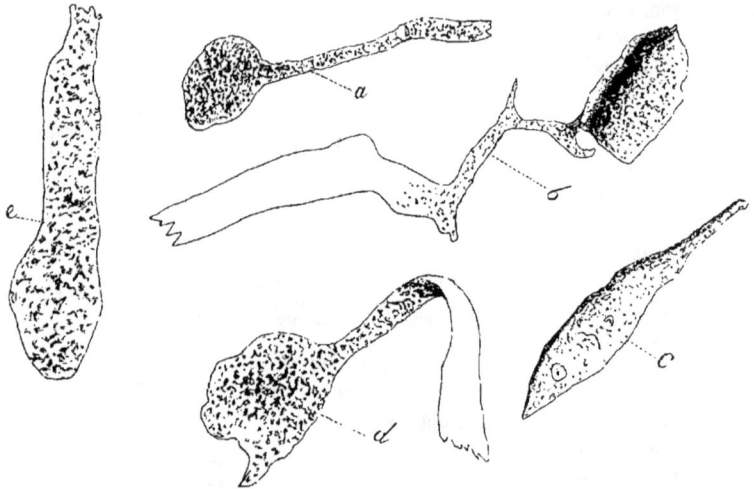

[Fig. 59.]

a, b, c, d, e. Déformations diverses des bulbes; ils proviennent de la face postérieure d'un cristallin qui a macéré dans l'eau alumineuse. (Gross. 350 diam.)

pruntée à M. Bowman, à propos des corpuscules de Morgagni, prouve que cet auteur les avait au moins entrevues en 1847. Quoi qu'il en soit, la première description qui en a été publiée est celle de M. Charles Robin; elle a paru avec plus ou moins de détails dans le *Dictionnaire* de Nysten, art. *Cristallin*, dans le *Traité des Maladies des yeux* de M. Desmarres, et dans l'*Iconographie Ophthalmologique* de M. Sichel. Suivant cet habile micrographe, les *fibres à noyau* sont les fibres les plus superficielles du cristallin; elles forment une couche de 2 à 4 millièmes de millimètre d'épaisseur, tant à la face antérieure qu'à la face postérieure de cet organe; elles sont disposées parallèlement, larges de 7 à 9 millièmes de millimètre, aplaties, à bords nets, finement granuleuses à l'intérieur, et offrant d'espace en espace des noyaux sphériques ou ovoïdes, larges de 6 millièmes de millimètre, qui leur donnent un aspect caractéristique.

Nous ajouterons quelques remarques à cette description. D'abord, ces fibres ne sont pas les plus superficielles du cristallin, puisque, suivant nous, elles sont recouvertes en avant par les *fibres embryonnaires* et en arrière par les *fibres bulbaires;* il est vrai que les unes et les autres ne forment qu'une couche excessivement mince. Quant à l'épaisseur de cette couche, nous n'en dirons rien, attendu que les parties superficielles du cristallin sont trop difficiles à séparer nettement par la dissection pour qu'on puisse les mesurer exactement, et que des

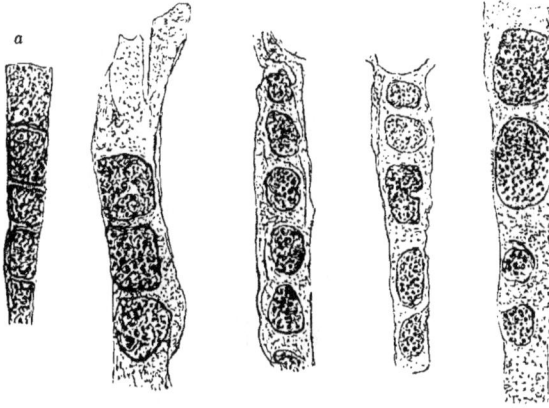

[Fig. 60.]

Variétés de fibres à noyau provenant d'un cristallin coagulé par l'eau bouillante. (Gross. 350 diam.)

à peu près pour d'aussi petites dimensions nous paraissent absolument sans valeur. Outre les deux formes de fibres nucléées si exactement décrites par M. Robin, nous en avons représenté une troisième (fig. 60, a). Les noyaux ici ne sont ni arrondis ni ovalaires, mais bien quadrilatères, et, au lieu d'être éloignés les uns des autres, ils se touchent presque et paraissent à peine séparés par une ligne claire. Cette forme est moins fréquente que les deux autres : quelquefois elle se remarque presque exclusivement sur certains cristallins ; d'autres fois, quelques rares fibres de cette espèce se montrent au milieu des deux autres formes.

Bien que ces fibres puissent se voir sur les cristallins frais de beaucoup de vertébrés, on les voit bien plus nettement lorsqu'on les étudie sur des cristallins qui ont macéré dans l'eau alumineuse, ou mieux, qui ont été plongés dans l'eau bouillante. On réussit quelquefois alors à fracturer ces fibres de façon à démontrer que les corpuscules y sont contenus comme dans une sorte de canal, car sur certaines préparations la fracture s'opère au niveau de l'un de ces corpuscules : on voit celui-ci rester en partie engagé dans le canal de la fibre formant une saillie arrondie à l'extrémité de la fibre brisée.

Sur des cristallins provenant de trois vieillards, âgés de 75 à 82 ans, nous avons observé un aspect particulier de ces fibres, que nous avons fait représenter (fig. 61). Ces fibres sont d'abord près de moitié plus étroites qu'à l'ordinaire et, de plus, les noyaux, outre qu'ils sont plus petits, sont irrégulièrement dispersés au milieu des fibres. La forme en est irrégulière ; ils ressemblaient non à des noyaux, mais à des trous sans forme bien arrêtée, perforant ces fibres de part en part. Le hasard avait voulu que nous examinassions les yeux de ces trois vieillards presque dans le même temps, de sorte que nous nous voyions presque conduits à donner cet état comme

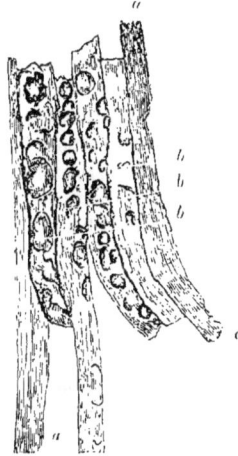

[Fig. 61.]

Aspect particulier des fibres nucléées chez les vieillards.
bbb. Fibres cristallines paraissant moins larges que de coutume.
aaa. Noyaux irréguliers et deformés occupant ces fibres. (Gross. 350 diam.)

propre au cristallin des individus avancés en âge, d'autant plus que ceux-ci provenaient de personnes qui pendant la vie n'avaient accusé aucune altération de la vue. Mais nous avons ensuite examiné un grand nombre d'autres cristallins de vieillards sans y observer rien de semblable.

5° *Couche des fibres rubanées.* — Elle est située immédiatement au-dessous des fibres nucléées et avant les fibres dentelées ; elles ont la même largeur et la même disposition que les fibres nucléées dont elles sont la continuation immédiate. On peut voir, à l'une des extrémités de celles que nous avons représentées, la trace d'un corpuscule;

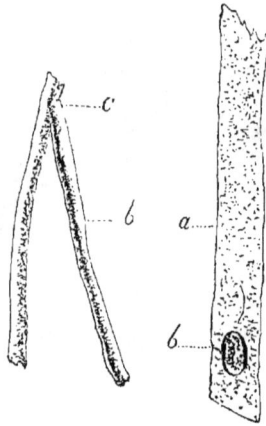

[Fig. 62.]

Fibres rubanées.
a. Vue à plat, on y aperçoit encore en b la trace d'un corpuscule.
c. Vue de champ.

ce qui prouve qu'elles se continuent sans ligne de démarcation avec les fibres nucléées : elles n'en diffèrent qu'en ce que les noyaux contenus dans les autres ont ici complétement disparu. La même figure démontre qu'elles sont superposées les unes aux autres et aplaties comme des rubans; c'est pourquoi nous leur avons donné, pour les distinguer, le nom de *rubanées*.

Elles n'ont été décrites par personne; elles ne sont cependant pas difficiles à voir, surtout lorsqu'on les étudie sur des cristallins coagulés par l'alun ou par l'eau bouillante.

6° *Couche des fibres dentelées.* — Ces fibres forment la totalité du noyau. Découvertes par sir David Brewster dans le cristallin de la morue, où elles sont très marquées, on n'a pas tardé à voir qu'elles existent dans le noyau du cristallin de tous les vertébrés, chez lesquels les dentelures paraissent d'autant plus prononcées que l'animal dont on examine le cristallin occupe un degré moins élevé dans l'échelle. C'est chez l'homme qu'elles sont le moins prononcées et que les dentelures sont le plus fines et le plus rapprochées; elles ne sont cependant point difficiles à voir, surtout à un grossissement de 350 diamètres, et sur des cristallins préparés comme nous l'avons déjà indiqué. Kœlliker dit que ces fibres sont des tubes hexagonaux qui s'articulent par leurs bords d'une certaine façon dont il donne la figure schématique. Tous les auteurs qui les ont décrites depuis ont admis son opinion; voici entre autres ce qu'en dit M. Bowman, un de ceux qui ont le mieux décrit le cristallin : « On ne peut donc pas dire que près des plans les fibres aient des bords bien nets et limités; mais dans leurs portions intermédiaires leurs bords sont doublement coupés en équerre, de sorte que chacun d'eux est uni à ceux de deux autres fibres, l'une située un peu au-dessus, l'autre un peu au-dessous; et si l'on veut considérer chacune des sections comme un côté distinct, on trouvera que chaque fibre a six pans. Mais chacun de ces pans est plus ou moins dentelé, et ses saillies et les échancrures qui en résultent s'engrènent avec celles des fibres voisines. Ainsi, chaque fibre par ses bords dentelés est intimement unie à quatre autres, et par ses surfaces aplaties elle est en rapport avec deux autres, l'une au-dessus, l'autre au-dessous. »

Nous regrettons de nous trouver en opposition avec des autorités aussi respectables; mais ce que nous avons vu n'est point en rapport avec cette description. Toutes les fibres cristallines, aussi bien les fibres dentelées que les autres, nous ont toujours paru parallèlement placées les unes à côté des autres, de sorte que chaque fibre se trouve en contact, par chacun de ses bords, avec une autre fibre : elles représentent des bandelettes plus ou moins aplaties et juxtaposées. Les fibres *dentelées* sont moitié moins larges que les fibres *nucléées* et *rubanées;* elles paraissent aussi moins aplaties et un peu bombées sur l'une et l'autre face; comme les autres, elles contiennent à leur intérieur une substance qui se coagule sous l'influence de la chaleur et des réactifs déjà indiqués. Bien que le noyau soit manifestement plus dense que la couche corticale, chaque fibre prise isolément ne paraît pas plus résistante que celles qui composent la couche corticale. Les unes et les autres se résolvent facilement en une matière grenue amorphe lorsque l'on comprime la petite plaque de verre qui recouvre la préparation placée sous le microscope.

2° État pathologique.

Pour donner l'anatomie pathologique complète du cristallin, il faudrait décrire les altérations propres aux diverses espèces de la cataracte spontanée, c'est-à-dire à celles survenues sans aucune autre altération appréciable du reste de l'œil, celles propres aux opacités du cristallin suite d'ophthalmie interne ou d'altérations graves des humeurs et des tissus internes de l'œil, celles qui sont la conséquence des lésions traumatiques, et enfin celles qui sont particulières à cet état du cristallin que M. Mackenzie appelle glaucomateux. Nous n'avons pas eu l'occasion d'étudier cette dernière altération, et nous n'avons rien trouvé dans les auteurs que nous puissions ajouter à ce qu'en a dit M. Mackenzie : nous nous bornons donc à renvoyer le lecteur à l'article *Glaucome* de cette traduction. Quant aux deux autres altérations, la mieux étudiée est celle qui constitue la cataracte ordinaire ou cataracte lenticulaire. Nous avons eu à notre disposition un très grand nombre de cristallins cataractés, provenant d'hommes et de femmes de tout âge. L'âge des hommes variait de 23 à 88 ans; celui des femmes de 21 à 82. Les cataractes dataient de trois mois et demi à 12 ans. L'âge de beaucoup le plus commun a été de 50 à 60 ans, et la durée la plus ordinaire de la maladie, au moment de l'examen, d'un à deux ans. Ceci s'applique surtout aux trois formes de cataractes les plus fréquentes, c'est-à-dire à la cataracte molle, qui est surtout caractérisée, lorsqu'elle est encore en place dans l'œil, par la teinte blanc-bleuâtre et un peu pommelée de l'opacité ; à la cataracte demi-molle, ou corticale, ou déhiscente, caractérisée par des stries opaques se portant plus ou moins régulièrement de la circonférence vers le centre du cristallin et communiquant à la lentille une teinte gris-blanchâtre qui n'est jamais uniforme; et enfin à la cataracte dite dure, caractérisée par la teinte jaunâtre, semblable à du papier brouillard huilé, et qu'on pourrait appeler uniforme, si, lorsque la pupille est largement dilatée, on ne constatait pas que, vu sa moindre épaisseur, la circonférence du cristallin a une teinte moins foncée que sa partie centrale. Nous indiquerons les altérations que nous avons observées, et qui sont presque identiquement les mêmes dans ces trois variétés fondamentales de la cataracte, dans le même ordre que celui que nous avons suivi pour faire connaître le cristallin à l'état normal.

Coloration. — On sait que, dans toute cataracte, l'altération la plus frappante pour tout le monde, consiste dans le changement de coloration qu'a subi le cristallin. Ce changement n'est pas le même pour la couche corticale que pour le noyau : pour la première de ces parties, il consiste dans une teinte gris-blanchâtre constamment la même, quelle que soit la coloration du noyau. C'est surtout dans ce cas que l'on peut distinguer les couches corticales de celles qui constituent le noyau, car celui-ci revêt toujours une autre teinte que la blanche. Quelque peu avancée que soit la maladie de cette partie, la teinte du noyau est toujours au moins d'un jaune ambré : cette teinte jaune va toujours en augmentant d'intensité et passe d'abord à la couleur acajou clair, puis à l'acajou foncé. Il n'existe aucun rapport constant entre l'âge du malade, la date de la maladie, ni même l'espèce de cataracte et l'intensité de coloration du noyau. Cependant, jamais nous n'avons rencontré une coloration très foncée du noyau quand la cataracte ne datait pas d'un an au moins. Quelque peu intense qu'ait été la teinte ambrée du noyau, elle a toujours été plus prononcée que celle observée par nous sur le cristallin normal du vieillard le plus âgé (92 ans) dont nous ayons examiné les yeux.

Par où débute l'altération de coloration du cristallin? Pour notre part, jamais nous n'avons observé de changement dans le noyau quand les couches corticales n'en avaient pas déjà subi un beaucoup plus considérable ; nous avons rencontré, au contraire, onze cristallins sur lesquels il n'y avait d'altération que dans la couche corticale. Ces cristallins provenaient de personnes âgées qui n'avaient jamais accusé de trouble dans la vision; l'altération formait une zone grisâtre, striée, large d'une demi-ligne et occupant toute la circonférence de la lentille. Sur quelques-uns, les stries s'avançaient çà et là plus ou moins vers le centre, et n'auraient probablement pas tardé à se montrer dans le champ de la pupille, pour peu que les sujets d'où ils provenaient eussent encore vécu quelque temps. Un travail morbide aussi peu avancé n'avait encore amené aucun changement dans la consistance de la lentille qui, dans tous ses autres points, avait conservé une transparence parfaite. Aussi nous a-t-il été impossible, bien que nous eussions les cristallins sur notre table et la facilité de les examiner à la loupe et au microscope, de décider si l'opacité siégeait à la face antérieure ou à la face postérieure. La transparence était telle que, de quelque côté que l'on tournât la lentille, l'opacité paraissait toujours siéger du côté que l'on examinait. Il faut que les choses se passent autrement quand le cristallin est en place dans l'œil vivant; sans cela, tant d'ophthalmologues distingués n'auraient pas énuméré les signes auxquels on reconnaît que les opacités siégent à la face antérieure ou à la face postérieure du cristallin.

Quoi qu'il en soit, il résulte de ce que nous avons vu que la cataracte débute toujours par la couche corticale et que le noyau n'est jamais malade sans que la portion qui l'enveloppe ne le soit encore plus que lui; enfin, que le travail morbide commence toujours au niveau de la circonférence du cristallin. Nous tirons cette conclusion des faits observés par nous; mais il est bien entendu que nous n'avons pas la prétention de l'appliquer à ceux observés par d'autres.

Pendant longtemps, on le sait, on crut que toutes les cataractes débutaient par le centre ou noyau du cristallin. En 1837, M. Sichel (1) avait déjà mentionné les cataractes lenticulaires débutant par les couches superficielles du cristallin, et avait donné à cette espèce de cataracte le nom spécial de *corticale*. Néanmoins, c'est la lettre de M. Malgaigne (2), dont l'effet a été général quoique si divers parmi les ophthalmologistes, qui a surtout appelé l'attention sur ce point d'anatomie pathologique. Il y dit : « Je n'ai jamais vu la cataracte débuter par le noyau central du cristallin... toujours l'opacité commence par les couches molles qui avoisinent la capsule et, d'ordinaire, vers la grande circonférence du cristallin; dans le plus grand nombre des cas, l'opacité étant complète à la face antérieure et à la face postérieure, le noyau demeure parfaitement clair... »

Il se peut bien qu'il y ait de l'exagération dans ces conclusions qui concordent si bien, d'ailleurs, avec nos propres observations : il est certain, par exemple, que toutes les cataractes ne débutent pas par la circonférence; ainsi les cataractes *disséminées* (Sichel) ou *stratifiées* (Graëfe). Néanmoins, il faut avouer qu'on ne trouve dans les publications scientifiques que peu d'observations exactes servant à démontrer que l'opacité du cristallin peut débuter par le noyau; et nous ne faisons à cet égard aucune réserve pour la cataracte dite dure, car il résulte de nos recherches que, toutes les fois que les couches corticales du cristallin sont opaques, le noyau, lors même que sa transparence n'est point troublée d'une manière appréciable, offre une dureté plus considérable qu'à l'état normal. Nous ne connaissons, au reste, comme présentant un caractère suffisant d'exactitude, que ce qu'a dit Vogel (3) :

« Pour trouver le siége de l'opacité (il s'agit du cristallin opaque de l'œil droit d'un vieillard), on prit des tranches fines du cristallin au moyen du couteau double, tranches dont la direction était parallèle à l'axe et allait de la surface antérieure à la surface postérieure. Les fibres prismatiques étaient incolores et transparentes, mais vers le milieu elles étaient de plus en plus opaques...

« L'examen microscopique de plusieurs autres cristallins, examinés *immédiatement après l'extraction*, a fourni des résultats analogues. L'opacité existait toujours dans les fibres elles-mêmes et était surtout prononcée au centre et bien moins à la circonférence. »

On voit, du reste, par cette citation que, tout en établissant d'une manière irrécusable que l'opacité était plus considérable au centre qu'à la circonférence, Vogel (4) laisse dans

[(1) De l'ophthalmie, etc., p. 496 et 506.]
[(2) Lancette française, 1841, n° 26.]
[(3) Physiologie pathologique. LEBERT, tome XI, p. 215.]
[(4) VOGEL. Icones histologicæ pathologicæ. Lipsiæ, 1843, p. 125-26, tab. XXVI, fig. 8.]

le doute la question de savoir si les fibres profondes du noyau étaient plus opaques que les fibres superficielles ou corticales.

Consistance. — La consistance du cristallin dans la cataracte n'est pas moins altérée que sa coloration. Ainsi, la couche ou plutôt les couches corticales se séparent très facilement du noyau; c'est même dans cet état (voyez fig. 51) qu'on saisit bien la distinction établie par les anatomistes entre ces deux parties. La couche corticale, au lieu d'être molle, visqueuse et facile à écraser, comme à l'état normal, est devenue plus sèche; au lieu de se réduire en pulpe, elle se laisse facilement fragmenter et séparer par petites écailles, de sorte que, s'il est permis de s'exprimer ainsi, elle est devenue plus dure, plus consistante et néanmoins beaucoup plus fragile. Cet état est celui de la couche corticale dans les variétés dites dures, demi-molles, corticales, et ne présente point de différences notables, que l'opacité soit uniforme ou striée. Mais dans les cas de cataractes offrant la teinte blanc-bleuâtre pommelée, la couche corticale est moins consistante : elle forme alors une pulpe blanchâtre, semblable à de l'amidon peu cuit, qui abandonne facilement le noyau pendant sa sortie à travers la pupille, ou plus souvent à travers la plaie faite à la cornée.

Quant au noyau, nous l'avons toujours trouvé, sans exception aucune, notablement plus dur et plus résistant qu'à l'état normal; dans les cas où cet état était le moins prononcé, la consistance de cet organe était encore beaucoup plus ferme que celle des cristallins les plus âgés que nous ayons examinés. Cette augmentation va souvent jusqu'à exiger une pression très forte avec le doigt sur le dos du couteau à cataracte que l'on emploie pour couper la lentille en travers. Malgré cette dureté, ou peut-être à cause d'elle, le noyau se laisse beaucoup plus facilement séparer en feuillets qu'à l'état normal; l'aiguille, en grattant, le réduit aussi plus aisément en petits fragments. Ces particularités sont les mêmes, à peu de chose près, quels que soient l'âge du malade, la forme et l'époque de la cataracte. La dureté plus considérable que l'on attribue généralement à la cataracte des vieillards, ne nous paraît point évidente: on en a tiré le précepte de ne point employer chez eux la discision.

Altérations de la couche épithéliale (1). — Elles consistent surtout dans l'aspect pointillé et grenu que revêtent ces cellules qui ressemblent alors tout à fait à celles dont le liquide interne a été coagulé par un procédé quelconque. Les figures 30 et 31 qui représentent des portions de capsules saines, mais qui ont macéré dans une solution de sulfate de fer, en donnent une bonne idée. Évidemment, cet aspect est aussi dû ici à la coagulation du liquide de l'intérieur des cellules; mais il y a en plus une infiltration de petits granules de graisse, ainsi que le démontre l'action de l'éther. Quand on a affaire à une cataracte commençante et qu'on détache avec précaution un lambeau de la capsule qui correspond à la fois à une portion transparente et à une portion opaque du cristallin, on aperçoit très nettement le contraste entre les cellules saines et les cellules malades. Celles-ci sont exclusivement bornées aux points de la capsule qui se trouvent en regard de l'opacité. L'adhérence des cellules à la capsule ne paraît point diminuée. Parmi tous les cristallins extraits de l'œil, un seul est venu recouvert de sa couche épithéliale : il provenait d'une femme. Au moment de l'opération, bien que la capsule fût très évidemment incisée, le cristallin ne voulut pas sortir. Après avoir fait toutes les tentatives qu'autorisait la prudence, on renvoya la femme au lit; il survint une inflammation assez vive de la plaie de la cornée qui ne se réunit point par première intention. Au bout de huit jours, le cristallin sortit spontanément; en l'examinant au microscope, nous reconnûmes qu'il était recouvert par la couche des cellules épithéliales offrant l'altération que nous venons de décrire. Y avait-il dans ce cas adhérence plus grande que de coutume entre le cristallin et sa capsule? Cette cause peut-elle expliquer pourquoi, dans certains cas où l'ouverture de la

___

[(1) Il est bien entendu que l'on ne peut voir, sur un seul et même cristallin cataracté, toutes les altérations que nous allons décrire, que quand il est complet, c'est-à-dire, encore renfermé dans sa capsule. On peut bien réussir quelquefois à les voir sur un cristallin extrait de l'œil par une opération, mais cela n'est point constant, et dépend du plus ou moins de pression subie par la lentille en traversant la pupille et la plaie faite à la cornée.]

cornée est suffisante et la capsule évidemment ouverte, le cristallin ne sort pas? Nous sommes très portés à le penser.

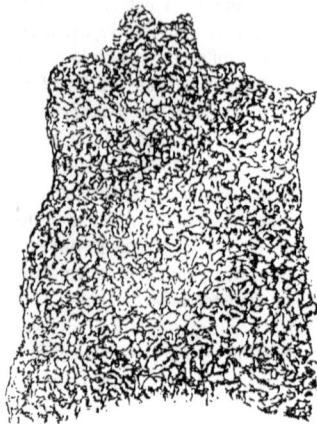

[Fig. 63.]

Couche granuleuse qu'on rencontre à la surface des cristallins cataractés. (Gross. 350.)

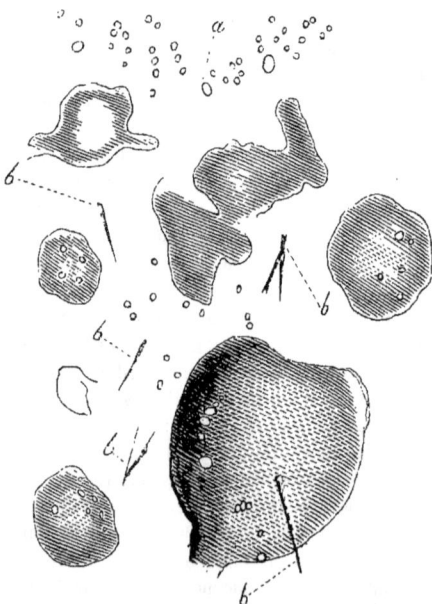

[Fig. 64.]

Même préparation que ci-dessus; elle a été traitée par l'addition de quelques gouttes d'éther qui en ont dissous la plus
grande partie et mis à nu d'abord des corpuscules de Morgagni
déformés; aa, des gouttelettes de graisse, bb, des aiguilles aci-
culaires de stéarine probablement.

Outre cette altération, nous avons encore vu les cellules en subir une autre : elles augmentent con-sidérablement de volume, de manière à devenir deux ou trois fois plus grandes; le noyau, lui, n'augmente pas et même diminue et tend à dispa-raître. N'ayant rencontré cette altération que dans des cas de cataracte, nous croyions qu'elle était propre à cette affection; mais M. Charles Robin a démontré que c'était une transformation normale des cellules épithéliales chez les vieillards (1). Les cataractes commençantes que nous avons examinées et sur lesquelles nous avons constaté cet état des cellules, provenaient effectivement toutes de personnes âgées; mais nous devons ajou-ter que nous n'avons jamais vu cet état des cellules sur les cristallins des vieillards non cataractés. Au reste, M. Charles Robin a reconnu que cet état des cellules épithéliales peut aussi être morbide.

Immédiatement au-dessous de la couche épithé-liale, entre elle et la couche des cellules de Mor-gagni, on trouve une couche grenue (fig. 63) qui enveloppe tout le cris-tallin; elle est d'un gris-jaunâtre et formée par l'accumulation de gra-nules dont le volume varie de $0,^{mm}0009$ à $0,^{mm}0024$. Ils ne sié-gent dans aucun des éléments connus du cristallin, mais forment, comme nous l'avons dit, une couche con-tinue, étendue à toute la surface de la lentille. Elle est constituée en grande partie par de la graisse, car lorsqu'on la traite par de l'éther, elle se dissout et met à nu (fig. 64) la cou-che des corpuscules de Morgagni altérés : il se forme des gouttelettes de graisse liquide, des cristaux aci-culaires qui sont probablement de la stéarine; enfin, des granules isolés, également insolubles dans la potasse caustique et l'acide acétique. D'au-tres fois, au lieu de rester isolés, ils sont réunis par petites masses de $0,^{mm}09$ à $0,^{mm}05$, ayant quelquefois une forme arrondie, ce qui leur donne une ressemblance éloignée avec les globules inflammatoires; mais le plus souvent leur forme est très irrégulière (fig. 65).

(1) Sichel, Iconographie Ophthalmologique, p. 296.

Nous avons dit que ces granules forment une couche continue à la surface du cristallin, mais il n'arrive que rarement que l'on puisse les voir sous cette forme lorsqu'on examine des cristallins cataractés obtenus à la suite de l'opération de l'extraction. La pression qu'ils subissent presque toujours pendant qu'ils s'échappent à travers l'ouverture de la cornée, brise plus ou moins la continuité de cette couche. C'est alors que ces granules se divisent en fragments divers, mélangés aux autres éléments du cristallin malade, et surtout aux corpuscules de Morgagni, comme on le voit fig. 65 et 66 en *b*.

Altérations de la couche des corpuscules de Morgagni. — Ces corpuscules se trouvent toujours plus ou moins altérés dans la cataracte : au lieu de former une couche continue, ils se présentent constamment plus ou moins dissociés et flottant dans le liquide de la préparation. Il est rare d'en trouver qui soient complétement intacts; presque toujours, quand ils ne sont pas déformés, la coloration en est au moins fort changée : elle est devenue jaunâtre, ne laissant passer qu'incomplétement la lumière, ou la réfractant fortement, de sorte qu'ils ressemblent à de grosses gouttes d'huile. Mais, de plus, le volume de ces corps est presque toujours augmenté; ils acquièrent souvent jusqu'à $0^{mm},037$: ils changent aussi de forme ; ils s'allongent, deviennent irrégulièrement ovalaires, ou

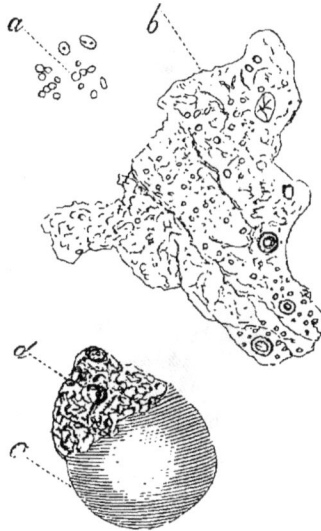

[Fig 65.]

a. Gouttelettes de graisse.
b. Amas de granules et de gouttelettes de graisse de la surface du cristallin cataracté.
c. Corpuscule de Morgagni déchiré en *d*, où l'on voit s'échapper son contenu granuleux.

même affectent une disposition tout à fait irrégulière, et leur enveloppe laisse apercevoir un double contour (fig. 66). Lorsqu'on parvient à les écraser, on voit qu'ils contiennent à leur intérieur (fig. 65) une substance grenue qui n'est évidemment que le liquide albumineux qu'ils contiennent à l'état normal, et qui se trouve coagulé par l'action morbide inconnue qui préside à la formation de la cataracte. On voit, la plupart du temps, flotter parmi les corpuscules de Morgagni altérés, des gouttelettes de graisse plus ou moins volumineuses et parfaitement reconnaissables.

Altérations de la couche des corpuscules et des fibres embryonnaires. —

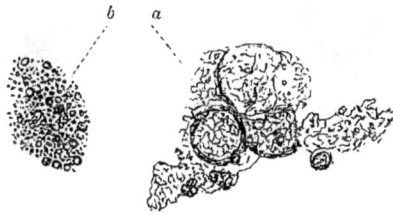

[Fig. 66.]

a. Corpuscules de Morgagni altérés et flottant avec des granules à la surface des cristallins cataractés.
b. Amas plus ou moins régulier de granules tels qu'on les voit à la surface du cristallin.

La seule altération de ces parties consiste dans la teinte jaunâtre que revêtent les corpuscules qui, devenant ainsi moins transparents, sont aperçus beaucoup plus distinctement. C'est surtout sur des cristallins ainsi altérés que l'on peut voir que ces corpuscules forment une couche distincte. Il en est de même des fibres embryonnaires qui, à peine visibles sur un cristallin sain qui n'a subi aucune préparation, deviennent ici extrêmement marquées. On les voit alors former des faisceaux qui ont beaucoup d'analogie avec la figure donnée par M. Charles Robin (1) comme un exemple d'altération des fibres nucléées. Nous avons souvent vu l'altération qu'elle représente, mais nous l'avons interprétée autrement que lui : nous pensons qu'elle appartient à la couche dont nous nous occupons.

[(1) SICHEL. Iconographie Ophthalmologique, p. 289, et pl. LXIII, fig. 5.]

Les gouttelettes d'aspect huileux, dont le volume varie de 5 à 35 millièmes de millimè-tre, qui en renferment d'autres dans leur épaisseur, lesquelles en emboîtent encore succes-

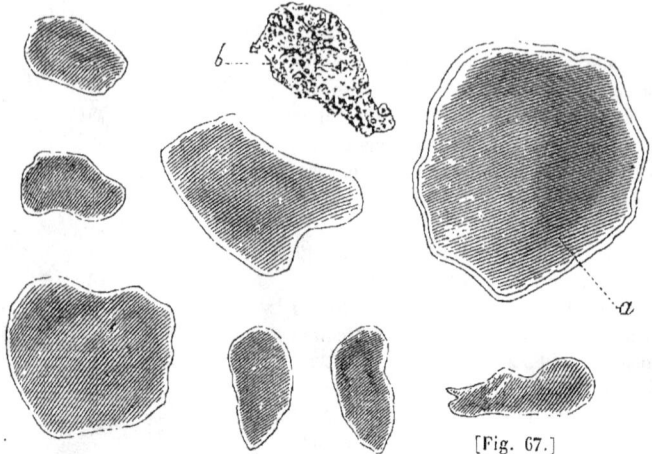

[Fig. 67.]

Corpuscules de Morgagni altérés.
a. Corpuscule altéré laissant voir un double contour.
b. Petit amas de granules de la surface du cristallin, et qu'on trouve aussi disséminé dans l'épaisseur du cristallin, soit qu'ils y existent naturellement, soit qu'on les y ait portés en faisant la préparation.

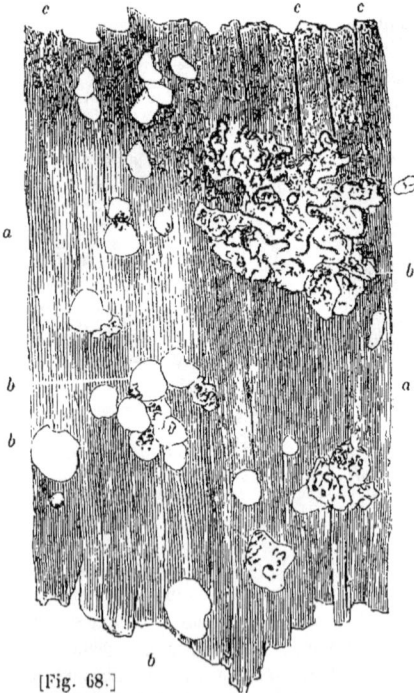

[Fig. 68.]

Portion superficielle d'un cristallin affecté de cataracte.
aaa. Fibres nucléées dont les noyaux ont disparu. On voit qu'en certains points elles commencent à se confon-dre par leurs bords.
bbb Corpuscules de Morgagni altérés.
ccc. Parties des mêmes fibres infiltrées de granules.

sivement plusieurs, décrites par M. Ro-bin (1), sont évidemment nos corpus-cules embryonnaires. Il se peut que le nom et le rôle que nous leur attribuons ne soient pas ceux qui leur conviennent en réalité, mais à coup sûr ce ne sont point des produits morbides. Ils se rencontrent dans tous les cristallins; seulement, ainsi que nous l'avons déjà dit, ils deviennent plus visibles dans la cataracte.

Altérations de la couche des bulbes et des fibres bulbaires. — Nous n'avons rencontré qu'une seule fois, sur un cris-tallin cataracté, des débris reconnais-sables de cette couche; ils étaient sur-tout remarquables par les granulations qu'ils contenaient à leur intérieur, et rappelaient plusieurs des formes que nous avons représentées, fig. 59, p. 338. Au reste, cette couche est extrêmement mince et superficielle, et n'existe, très probablement, qu'à la face postérieure; il est donc très possible qu'elle est plu-tôt détruite par les manœuvres néces-saires pour extraire le cristallin que par la maladie.

Altérations de la couche des fibres nucléées. — La plus remarquable, et

[(1) Sichel. Iconographie, pl. LXII, fig. 7, *a*, *b*. *c*. fig. 5, *c*, *d* et pl. LXIII, fig. 9, *f*, *f*.]

c'est M. Charles Robin qui l'a signalée le premier, consiste dans la disparition des noyaux. Qu'on examine la fig. 68, elle représente une portion si superficielle des fibres du cristallin, qu'on y voit encore adhérentes en *bb* quelques-unes des cellules de Morgagni. Ces fibres, si elles étaient saines, devraient laisser voir à leur intérieur des noyaux semblables à ceux que contiennent les fibres représentées fig. 60. On voit qu'ici il n'y en a plus la moindre trace. Cependant, cet état ne s'étend pas toujours à toute l'épaisseur de la couche, et il n'est pas rare de retrouver çà et là un certain nombre de fibres offrant encore des noyaux, mais plus difficiles à apercevoir qu'à l'état normal. Outre ce changement déjà si prononcé, M. Charles Robin pense que ces fibres en subissent encore un autre, en vertu duquel elles se rétrécissent de façon qu'après avoir été les plus larges de toutes celles qui composent le cristallin, elles en deviendraient les plus étroites et formeraient des faisceaux qui ressembleraient presque à ceux formés par les fibres du tissu fibrillaire ou cellulaire. Nous avons déjà dit comment, suivant nous, il fallait interpréter l'existence de ces faisceaux qui est incontestable.

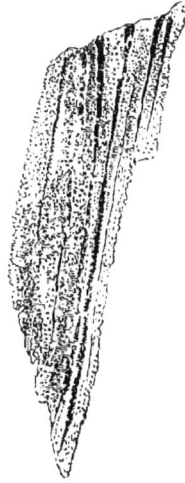

[Fig. 69.]

Fibres dentelées d'un cristallin affecté de cataracte : on y aperçoit les fines dentelures ; mais le volume et la forme des fibres ne sont guère altérés : elles contiennent de nombreux granules.

Ces fibres, et les altérations que nous allons décrire s'appliquent également à la couche des fibres rubanées, présentent une opacité générale grisâtre, légèrement grenue, très évidemment due à la coagulation de leur liquide interne, car l'aspect est tout à fait le même quand on examine des fibres saines coagulées par l'action de la chaleur. Outre ces granules, si petits qu'on ne peut les mesurer, l'intérieur des fibres en contient d'autres semblables à ceux de la couche superficielle déjà décrite, et dont le volume varie depuis 0,0009 jusqu'à 0,003. De ces granules, les uns offrent tous les caractères de la graisse : ils disparaissent par l'action de l'éther ; les autres ne sont détruits ni par ce réactif, ni par la potasse caustique, ni par les acides (fig. 68).

Ces fibres présentent encore une autre altération : on les voit se fondre ensemble par leurs bords, et finir par constituer des plaques plus ou moins étendues et irrégulières sur lesquelles on ne distingue plus de traces, non-seulement du noyau, mais encore de la forme des fibres. Elles ressemblent assez, ainsi, à des cristaux de cholestérine déformés ; mais on les en distingue en ce que la potasse caustique ne les dissout pas. M. Marcel (1), qui les a décrites le premier, les considère comme une substance particulière déposée entre les fibres cristallines ; quant à nous, nous avons trop souvent observé la dégradation successive par laquelle passent les fibres nucléées avant d'arriver à cet état, pour pouvoir partager son opinion.

Altérations de la couche des fibres dentelées. — Ces fibres offrent une opacité générale qui, au lieu d'être grisâtre comme celle de la couche corticale, est d'un jaune plus ou moins foncé, suivant la teinte que

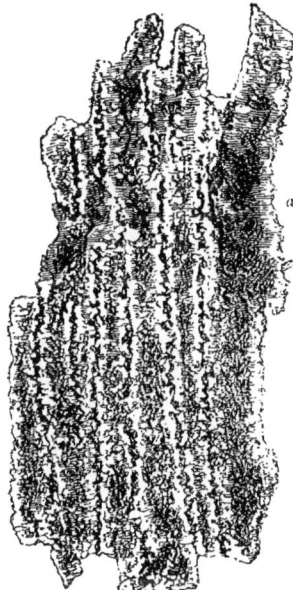

(Fig. 70.)

Aspect le plus fréquent que présentent les fibres dentelées altérées ; on y voit très bien les fines dentelures, la ligne claire et la masse centrale coagulée.

a. Fibre dont la forme et le volume sont fort altérés : il est probable que cela a été produit par la pression de la lame de verre, ou par celle des aiguilles, pendant la préparation.

[(1) Iconographie Ophthalmologique, pl. LII, *passim.*]

présentait le noyau d'où elles proviennent. Cette opacité est rarement égale partout; le plus souvent elle est notablement plus prononcée vers les parties superficielles, et va en diminuant à mesure qu'on se rapproche du centre du noyau. Elle est aussi due à la coagulation du liquide interne; ce liquide, en se coagulant, semble avoir pris du retrait et s'être écarté des parois de la fibre pour se masser au centre du canal dont chacune d'elles paraît fournie. Cette masse coagulée offre successivement des parties plus larges et d'autres plus rétrécies (fig. 70); l'espace qui existe entre elle et la paroi interne de la fibre demeure en général plus transparent que le reste, tandis que l'extrême bord de la fibre est accusé par une ligne bien noire, ce qui permet de reconnaître les dentelures beaucoup plus facilement qu'à l'état normal. Ces fibres ainsi altérées rappellent un peu l'aspect des fibres du tissu nerveux, alors que l'animal dont elles proviennent est mort depuis plusieurs heures et que la préparation a été en contact avec de l'eau; c'est-à-dire qu'elles offrent comme une sorte de double contour et un contenu contracté sur lui-même et présentant des alternatives de dilatation et de resserrement. Il y a cependant cette différence que, dans les fibres nerveuses, toutes ces particularités sont nettement accusées et comme dessinées au crayon, tandis que, dans les fibres cristallines cataractées, elles sont un peu vagues et comme dessinées à l'estompe.

Outre cette altération déjà bien remarquable, les fibres dentelées peuvent être, comme les autres, infiltrées des granules dont nous avons déjà parlé à diverses reprises, et dont les uns (graisseux) se dissolvent dans l'éther, tandis que les autres résistent à tous les réactifs. Une partie de ces granules sont bien évidemment contenus dans les fibres, mais il en est d'autres qui constituent de petites plaques grenues, opaques, qui paraissent disséminées entre les différentes couches de fibres. Quand on examine à un faible grossissement, à l'objectif n° 1 par exemple, une tranche de cristallin cataracté comprenant toute l'étendue de la lentille, on constate que l'opacité, qui est grisâtre à la circonférence où elle correspond à la couche corticale, et jaunâtre plus profondément, là où elle correspond au noyau, va en diminuant de la superficie au centre; il n'est pas rare même de trouver le noyau presque intact dans des cas où l'altération de la couche corticale est très prononcée. Outre cette opacité générale, due à la coagulation du liquide interne et au dépôt, à l'intérieur des fibres, de granules graisseux ou autres, on aperçoit des opacités partielles. Les unes sont constituées par des taches grisâtres irrégulières, plus foncées au centre et dont la teinte s'efface graduellement; les autres sont formées par des lignes irrégulières, ponctuées, qui ressemblent à de la poussière qui, d'abord tenue en suspension dans un liquide, s'en serait précipitée par le repos. Si l'on examine ensuite les choses à un grossissement suffisant, on reconnaît que les lignes ponctuées sont produites par les extrémités des fibres cristallines qui ont été coupées à des niveaux différents et laissent voir la matière opaque qu'elles contiennent; leurs dentelures étant aussi très apparentes, elles ressemblent alors en miniature à des stalactytes suspendues à une voûte. Les taches grisâtres sont dues à des amas de la matière granuleuse que nous avons déjà décrite; cette matière, suivant quelques observateurs, existerait là également dans le cristallin entier. Nous ne partageons pas cet avis : nous croyons que c'est le couteau qui, en pratiquant la section, a entraîné la matière granuleuse des parties superficielles vers les parties profondes, ou même qui l'a fabriquée sur place, car il suffit d'écraser une fibre cristalline malade pour obtenir une plaque semblable à celles-ci.

Dans la plupart des cas, lorsque l'on a fait la préparation avec soin, on trouve que les fibres dentelées n'ont subi aucun changement ni dans leur disposition, ni dans leur forme, ni dans leur volume (fig. 69). Quelquefois, cependant, elles paraissent élargies, augmentées de volume, plus convexes sur leurs deux faces qu'elles ne le sont de coutume (fig. 70), ce qui, joint aux élargissements et aux rétrécissements alternatifs de la substance coagulée au centre de leur canal, leur donne un aspect que M. Davaisne a comparé à la surface d'une lime. Ceci s'applique surtout aux fibres qui sont restées intactes, car si l'on veut s'arrêter à celles dont les fragments flottent dans le liquide, on peut décrire toute espèce de déformations; mais c'est là un résultat artificiel produit par l'action des aiguilles. La grande largeur que présentent certaines fibres de la fig. 70, pourrait bien être due à cette cause, comme aussi à la pression de la petite lame de verre qui recouvre la préparation.

Tous les observateurs signalent, en plus des altérations que nous venons de décrire, l'existence de nombreux cristaux de cholestérine situés entre les lamelles du cristallin malade. Par un hasard singulier, nous n'en avons pas rencontré une seule fois, et il n'est pas à supposer que cette particularité nous ait échappé, car les cristaux de cholestérine sont de tous les éléments microscopiques, celui qu'il est le plus facile de reconnaître. Il est vrai que ces observateurs ne disent pas si c'est sans préparation aucune qu'ils ont aperçu ces cristaux, ou après l'emploi de l'éther. Dans ce dernier cas, nous nous rapprocherions tout à fait d'eux. Chaque fois, en effet, que nous avons fait macérer un cristallin cataracté dans l'éther, et fait ensuite évaporer ce liquide sur une plaque de verre, nous avons vu se déposer non-seulement des cristaux de cholestérine en abondance, mais, de plus, des gouttelettes de graisse liquide plus ou moins jaunâtre, et enfin des cristaux de stéarine presque aussi beaux que ceux de la fig. 5 de la planche XLI du magnifique atlas de MM. Charles Robin et Verdeil. La cholestérine et la graisse liquide se déposaient dans tous les cas, mais les cristaux de stéarine manquaient assez souvent.

En résumé, nous croyons que l'on peut conclure des faits que nous venons d'exposer que, dans les trois espèces de cataractes que nous avons décrites et qui constituent les quatre-vingt-dix-neuf centièmes des cataractes :

1° La maladie débute toujours par la superficie du cristallin, très probablement par la couche des cellules épithéliales, et commence au niveau de la circonférence de la lentille, tantôt par la face antérieure, tantôt par la postérieure, le plus souvent, peut-être, par les deux faces.

Aucune autopsie soignée ne démontre que la cataracte des vieillards puisse débuter par le noyau, les couches superficielles de la lentille restant d'abord intactes.

2° Elle est caractérisée, à la simple inspection à l'œil nu et au toucher, par un changement notable dans la transparence, qui est plus ou moins complétement perdue ; dans la coloration, qui devient gris-blanchâtre pour la couche corticale, d'un jaune-brun qui passe par toutes les nuances, depuis la couleur de l'ambre jusqu'à celle de l'acajou foncé pour le noyau ; dans la consistance : de glutineuse qu'elle est à l'état normal, la substance corticale devient sèche et cassante, moins facile à réduire en pulpe, excepté cependant dans la variété molle, et à une grande tendance à se séparer du noyau sous la forme d'une croûte d'un millimètre à un millimètre et demi ; quant au noyau, la dureté en est beaucoup augmentée, et néanmoins les couches s'en séparent aussi par écailles et se laissent réduire en fragments plus facilement qu'à l'état normal.

3° Le microscope fait voir que l'opacité est surtout due : a, à la coagulation du fluide albumineux contenu dans les divers éléments du cristallin ; b, à un dépôt de matières grasses qui se présentent sous la forme de gouttelettes plus ou moins volumineuses, de cristaux de cholestérine ou de granules solubles dans l'éther ; c, à la présence de petits granules insensibles à l'action de tous les réactifs employés d'ordinaire. Ces deux éléments forment d'abord une couche continue à la surface du cristallin, immédiatement au-dessous de la couche épithéliale ; ils se rencontrent, de plus, dispersés à l'intérieur de tous les éléments constitutifs de la lentille. Ceux-ci paraissent n'avoir éprouvé que peu ou pas de déformation, à part les corpuscules de Morgagni et les fibres nucléées.

4° Les altérations subies par le cristallin, et surtout par les couches superficielles où résident les éléments de formation, sont trop compliquées et d'une nature trop fâcheuse pour que l'on puisse espérer les modifier avantageusement au moyen d'un traitement médical.

Outre ces formes de cataracte, le cristallin présente encore d'autres altérations infiniment plus rares et que nous allons exposer brièvement.

Cataracte liquide ou de Morgagni. N'ayant point eu l'occasion d'étudier cette forme

de cataracte, nous en emprunterons la description au travail déjà cité de M. Charles
Robin.

« Lorsque, par extraction ou après la mort, on enlève un cristallin atteint de cette lésion, encore contenu dans sa capsule, on trouve un liquide opalin demi-transparent, ou
d'un blanc laiteux plus ou moins opaque, qui permet de déprimer et de déplisser un
peu la capsule, et qui, en mouvant celle-ci, laisse apercevoir ou sentir une portion dure
du cristallin mobile et flottante dans ce liquide. Ce noyau peut avoir la consistance ordinaire; quelquefois il est devenu un peu plus dur, ou au contraire il est un peu ramolli.
Généralement il est jaunâtre, de teinte cornée, moins transparent qu'à l'ordinaire, et rarement blanchâtre, opaque ou à peu près. »

Quant au liquide, il offre la constitution suivante :

« 1° Il se compose d'un fluide tenant en suspension un nombre considérable de fines
granulations grisâtres, d'un diamètre à peine commensurable et douées d'un mouvement
brownien plus ou moins vif.

« 2° Ce liquide tient, en outre, en suspension un nombre considérable de petites gouttes
ou granulations pâles, à contour net, réfractant peu la lumière et larges de 1 à 5 millièmes
de millimètre. Leur faible pouvoir réfringent, leur solubilité dans l'ammoniaque, comme
celle dont il est question ci-dessous, portent à croire que les unes et les autres sont de
même espèce et ne diffèrent que par leur volume. Ces gouttelettes sont souvent si abondantes, qu'elles se touchent par places dans le champ du microscope.

« 3° On y remarque, en outre, une proportion considérable de gouttes parfaitement sphériques, d'une homogénéité parfaite, à bords extrêmement pâles et très réguliers, réfractant
faiblement la lumière et offrant une légère teinte rosée, quelquefois à peine prononcée.

« 4° Toutes les fois que la surface du cristallin flottant dans le liquide est elle-même
ramollie, presque diffluente et plus ou moins opaque, on trouve, en outre, dans ce liquide :
a, soit des gouttes plus foncées, à contours sinueux, à stries concentriques; b, soit des
corpuscules solides homogènes; c, soit des corps granuleux spéciaux. »

Ces trois éléments sont considérés par M. Robin comme des productions morbides
de nouvelle formation, et n'existant point dans le cristallin normal; ils se rencontrent
aussi dans les autres espèces de cataractes. En l'absence de toute figure, il n'est pas toujours
facile de suivre la description donnée par cet auteur ; mais, ainsi que nous l'avons déjà dit,
nous pensons que le premier de ces éléments est constitué par nos corpuscules embryonnaires, le second par les corpuscules de Morgagni altérés; le troisième enfin serait tout
spécial à la cataracte: il correspond aux amas plus ou moins arrondis de granulations que
nous avons représentés fig. 66 b.

« 5° Quelquefois, mais rarement, on trouve des cristaux de cholestérine en suspension
dans le liquide de la cataracte morgagnienne.

« L'anatomie pathologique, sans rien indiquer de positif sur la cause de cette altération
de la couche superficielle du cristallin, fait connaître au moins d'une manière exacte quelle
est la partie de la lentille qui est le siège de cette altération, et démontre qu'elle consiste
en une liquéfaction et une réduction en gouttelettes de la substance des cellules et des
tubes à noyaux de la couche molle superficielle de l'organe. »

Cataracte traumatique et cataracte pierreuse. Nous rapprochons ces deux variétés
de cataracte parce qu'elles sont toutes deux caractérisées par la présence d'une grande
quantité de sels calcaires (phosphate et carbonate de chaux). L'analyse chimique (1) démontre qu'il y a augmentation de sels dans toutes les cataractes, mais ces sels ne se déposent
point sous forme reconnaissable au microscope. Lorsque la capsule a été ouverte par une
lésion traumatique, il se forme immédiatement une opacité due à l'action de l'humeur
aqueuse qui coagule l'albumine contenue à l'intérieur des éléments du cristallin; effet tout
à fait semblable à celui qui se produit et que l'on peut observer lorsqu'on met sous le
microscope une préparation du cristallin en contact avec de l'eau. Si le cristallin n'est

[(1) WÜNZEN et LASSAIGNE, Chimie animale, par Simon, vol. II, p. 420.]

pas complétement absorbé, et si l'humeur aqueuse continue d'arriver au contact des éléments de la lentille, les sels calcaires se déposent à leur intérieur sous des formes semblables à celles que nous avons décrites à propos des altérations de la capsule.

La fig. 71 représente une portion d'un cristallin ayant été soumis à une lésion traumatique et qui dut ensuite être extrait. On voit en certains points (en *b*) un amas confus de corpuscules jaunâtres à centre clair et à contour noir et net, se dissolvant sans effervescence dans l'acide chlorhydrique et ne laissant qu'un résidu grenu. En *c*, au contraire, on voit très nettement que ce phosphate de chaux est à l'intérieur des fibres cristallines.

L'accumulation des sels de chaux est plus ou moins considérable, et la consistance varie en conséquence : tantôt elle est à peine altérée comme dans le cas que nous avons

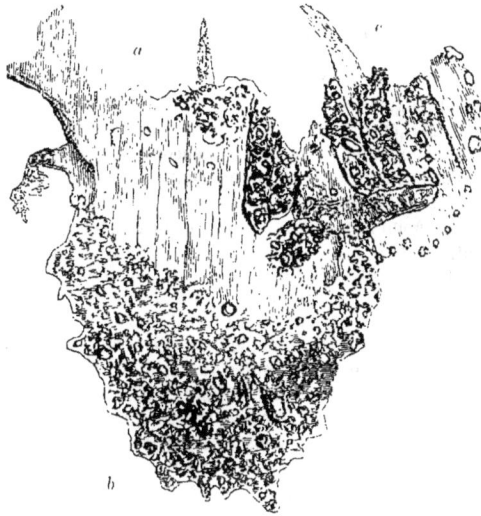

[Fig. 71.]

a. Fibres cristallines à peu près intactes.
b. Amas confus de sels de chaux imparfaitement cristallisés.
c. Fibres cristallines contenant à leur intérieur des cristaux imparfaits de sels de chaux. (Gross. 350 diam.)

figuré; tantôt il présente une couche plus ou moins épaisse ayant la consistance dure et la fragilité d'une coquille d'œuf; au centre, ce qui reste du cristallin a quelquefois la consistance du plâtre mouillé, comme l'indique M. Robin. Quelquefois enfin, bien qu'ayant conservé sa forme, le cristallin a une dureté tout à fait pierreuse; on ne peut le couper, il faut le briser ou l'écraser. Si l'on en porte alors un fragment sous le microscope, on n'aperçoit qu'une masse opaque qui se dissout dans les acides avec une effervescence plus ou moins marquée et ne laisse le plus souvent qu'un résidu à peine appréciable. D'autres fois, cependant, même dans ces cas, M. Robin a pu retrouver encore la trame distincte du cristallin et reconnaître manifestement les fibres dentelées. La plupart de ces cristallins pierreux ne se trouvent que dans des yeux plus ou moins fortement désorganisés; nous en avons extrait plusieurs sur des cadavres d'individus dont les yeux étaient depuis longtemps en partie atrophiés. D'autres étaient des cristallins luxés et ayant séjourné plus ou moins longtemps, en partie dépouillés de leur capsule, dans l'humeur aqueuse. En pareil cas, cette membrane était aussi encroûtée de sels calcaires. Cet état du cristallin a été longtemps désigné sous le nom d'ossification, bien qu'il en diffère de tous points. Dans ces derniers temps néanmoins, on a constaté de la manière la moins irrécusable l'ossification véritable du cristallin. Cette transformation osseuse est infiniment rare jusqu'à présent, tandis que la transformation pierreuse par dépôts calcaires est relativement très commune et a été rencontrée par presque tous les ophthalmologistes modernes. Voici tout ce que nous avons pu trouver sur l'ossification vraie de la lentille cristalline :

Obs. 489. — John Kirk (1) décrit ainsi l'état de l'œil gauche d'un homme de 50 ans, entaché de vice scrofuleux et syphilitique et qui avait perdu cet œil 30 ans auparavant à la suite d'une lésion traumatique.

[(1) Monthly Journal of Medical Science, October 1855 ; Edinburgh.]

L'organe, de forme irrégulière, a considérablement diminué de volume; la cornée complétement opaque porte les traces de nombreuses cicatrices. Le nerf optique a diminué de volume. La sclérotique n'est point altérée, mais la choroïde adhère à une coque osseuse qui occupe la place de la membrane hyaloïde. A l'intérieur, cette coque est mince; mais de sa partie interne part une sorte de tube qui se continue en arrière avec l'artère centrale de la rétine, tandis qu'antérieurement il vient s'ouvrir contre la capsule du cristallin. Les parois de ce tube sont très denses, surtout en arrière; il est tapissé à l'intérieur par du tissu fibreux.

Il existe, entre cette sorte de pilier central et la coque externe, de nombreuses aiguilles osseuses au milieu desquelles on rencontre des masses de cholestérine.

A l'examen microscopique, on trouve dans les parties les plus denses des lacunes (corpuscules osseux) enfouies dans une substance fibreuse distincte. Les aiguilles contiennent aussi de nombreuses lacunes bien formées avec les canalicules qui en partent en divergeant.

La capsule du cristallin ne contient aucun dépôt calcaire, bien qu'elle soit considérablement épaissie en avant et en arrière. Le cristallin, plus petit que de coutume, est comprimé d'avant en arrière : il est très dur dans la plus grande partie de son étendue, mais plusieurs points de sa circonférence sont restés mous. En pratiquant une coupe passant par la circonférence et le centre du cristallin, et en l'examinant au microscope, on trouve que le tissu externe consiste en fibres distinctes et parallèles. Leur structure est uniforme et l'acide acétique n'y détermine point l'apparition de noyaux. Il existe entre ces fibres un certain nombre de corpuscules minéraux arrondis, d'autant plus nombreux et plus volumineux qu'on se rapproche davantage du centre, où beaucoup ont jusqu'à 1/25e de millimètre de diamètre. Ils constituent en se touchant une couche minérale homogène.

Ces masses sont évidemment de nature cristalline, et l'on voit dispersés ou groupés parmi elles de nombreux cristaux rhomboïdaux bien formés. Ils consistent tous en phosphate et en carbonate de chaux. La portion centrale dure du cristallin offre dans sa substance des lacunes osseuses souvent symétriquement arrangées autour de canaux de Havers offrant jusqu'à un quart de millimètre de diamètre et en partie remplis par de petites masses calcaires. »

A cette observation se trouvent jointes des figures sur bois représentant les canaux de Havers et les lacunes osseuses, qui présentent absolument le même aspect que sur une portion d'os normal.

Nous empruntons notre seconde citation à Lohmeyer (1) : « Wagner (de Gœttingue) décrit une cataracte de cette nature (osseuse), formée par un cristallin plat, orbiculaire, dur comme de la pierre, composé de vraie substance osseuse avec des corpuscules osseux à plusieurs rayons de la plus grande beauté et des canaux médullaires de Havers ; le tout sans trace de la substance primitive du cristallin. »

Le docteur Taylor (2) a présenté à la *Pathological Society of London* un échantillon d'ossification du cristallin, dans lequel on voyait aisément à l'aide du microscope les canaux de Havers et les canalicules osseux. Ce cristallin provenait de l'œil d'un homme, mort à l'âge de 45 ans. Il s'éleva à ce sujet une discussion à la suite de laquelle l'examen de la pièce pathologique fut renvoyé à une commission spéciale. Celle-ci conclut qu'il s'agissait bien d'une véritable ossification, quoiqu'on n'y découvrit aucune trace de vascularisation, et que par conséquent les canaux de Havers n'eussent point ici rempli les fonctions qui leur sont dévolues dans les os normaux, fonctions qui consistent à laisser passer les vaisseaux sanguins.

Cataracte noire. Nous n'avons eu occasion d'étudier qu'un seul cristallin dont l'altération pût se rapporter à cette variété de cataracte; en voici l'observation :

Obs. 490. — Il provenait d'une jeune fille, affectée de cataracte traumatique depuis dix

[(1) Contributions à l'histologie et à l'étiologie de la cataracte, Zeitschrift für rationnelle Medicin. Nouv. sér., t. V, cah. 1-2, 1854, p. 56-160, et Annales d'Oculistique, t. XXXVI, p. 219, Bruxelles, 1856.]

[(2) Association Medical Journal, January 5 ; London, 1855.]

ans, avec synéchie postérieure, et opérée par M. Van Roosbroeck par le procédé de Wenzell. Le cristallin vint entier. On remarqua, lorsqu'on voulut l'inciser, que le noyau présentait une résistance élastique analogue à celle du caoutchouc. Lorsqu'il fut partagé en deux moitiés, on constata que la couche corticale avait la teinte grise ordinaire et à peu près la même consistance qu'à l'état normal; quant au noyau, une moitié était d'un jaune foncé, l'autre tout à fait noire. Cette portion noire, après avoir macéré plusieurs jours dans l'eau, avait pâli un peu et abandonné dans le liquide une partie de sa matière colorante. Examinée au microscope, alors qu'elle était fraîche, on fut fort étonné d'en voir les fibres, dont on ne découvrait plus de traces, remplacées par de grandes cellules amorphes, telles qu'elles sont représentées fig. 72. De ces cellules, les unes ne paraissaient contenir qu'un liquide

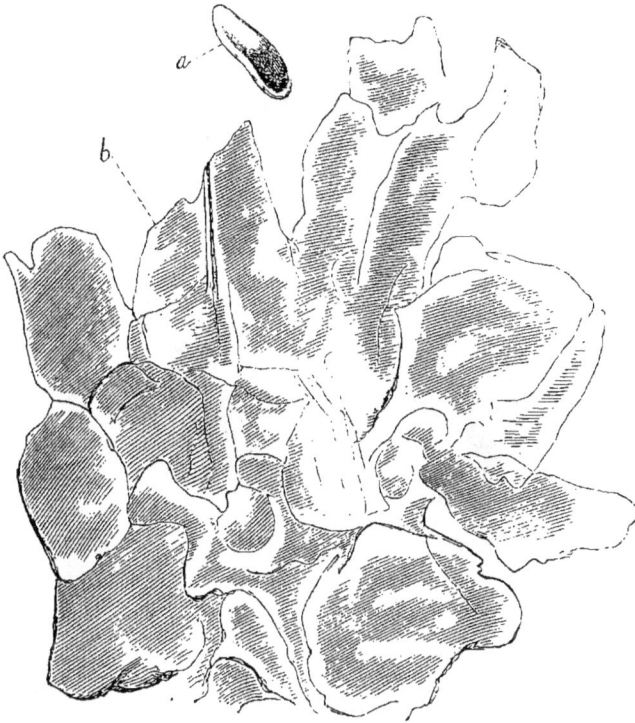

[Fig. 72.]

a. Coupe verticale suivant l'épaisseur du cristallin.
  On y remarque : 1° que la circonférence ou couche corticale est d'une teinte blanchâtre ; 2° que la moitié du noyau a une teinte tout à fait noire.
  b. Altération de nature inconnue, trouvée au centre du noyau. (Gross. 350 diam.)

légèrement jaunâtre; les autres étaient remplies d'une matière grenue noire-rouge, ou d'un rouge plus clair, offrant une grande ressemblance avec la matière colorante du sang. Aucun des réactifs essayés, éther, potasse caustique, acide chlorhydrique, etc., ne produisit d'effet appréciable. Frappé de cet aspect, nous recommençâmes, à un grand nombre de reprises, l'examen de cette substance qui offrit toujours le même aspect, de sorte que nous pouvons affirmer qu'elle composait toute la partie noire du cristallin. Quant à sa nature, elle nous est tout à fait inconnue.

M. Charles Robin n'a pu examiner aussi qu'un seul cas de cataracte noire. « Le cristallin n'offrait plus de trace de la couche des cellules, par suite des contacts qu'il avait subis sans doute. Il avait presque la consistance des cataractes dures. La couche des

30.

tubes existait; ceux-ci avaient tous perdu leur noyau. Ils étaient à l'état de bandelettes comme celles déjà décrites précédemment. Elles étaient plus fermes qu'à l'ordinaire, avaient des contours plus foncés, réfractaient plus fortement la lumière en lui donnant une teinte d'un jaune brun inaccoutumée, très prononcée surtout dans les faisceaux de fibres. Entre ces faisceaux, et çà et là dans le champ du microscope, existaient des gouttes graisseuses à contours sinueux et à stries concentriques. Les fibres dentelées du noyau offraient une disposition identique avec celle qui a été décrite à propos de la cataracte dure. »

Ce cas, on le voit, diffère complétement du nôtre; mais quelle conclusion tirer de deux cas? L'anatomie pathologique de la cataracte noire peut donc être considérée comme à faire.

Nous croyons, en terminant, devoir rapporter ici deux altérations particulières du cristallin que nous ne saurions guère où classer :

1. Sur un cristallin enlevé par extraction, nous avons trouvé le noyau dur, d'un brun jaunâtre, parsemé de petits corpuscules blanchâtres arrondis, visibles à l'œil, mesurant d'un tiers à un quart de millimètre, résistant à la pression, et donnant, lorsqu'on essayait de les écraser avec la pointe d'une aiguille, la sensation d'une dureté pierreuse. En examinant au microscope des parcelles de ce cristallin, nous avons constaté d'abord les altérations propres à la couche des fibres dentelées dans la cataracte dure (il n'existe aucune trace de la couche corticale qui s'est, sans aucun doute, séparée du noyau lors de

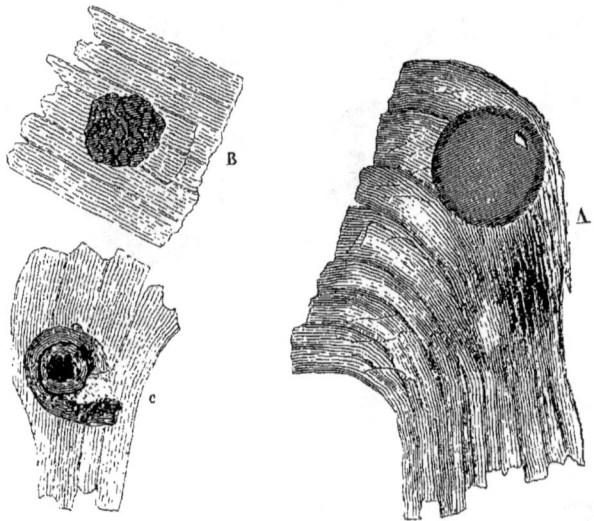

(Fig. 75.)

A. Corpuscules de nature inconnue rencontrés dans un cristallin cataracté. (Gross. 60 diam.)
B. Même corpuscule n'ayant subi l'action d'aucun réactif.
C. Même corpuscule ayant subi l'action de l'acide chlorhydrique. Il s'est amolli et, par une pression sur la plaque de verre, il a commencé à se rompre de façon à montrer qu'il est composé de couches concentriques.

l'extraction), puis la présence, à toutes les profondeurs dans le noyau, de corpuscules régulièrement arrondis, interceptant complétement le passage de la lumière, paraissant noirs par transmission, et blanchâtres par réflexion, et offrant le volume et les autres caractères déjà décrits, et l'aspect représenté (fig. 73, A, B.). Soumis à l'action des alcalis et des acides, ils n'éprouvent aucun changement bien appréciable à la vue. Néanmoins, l'acide chlorhydrique les éclaircit un peu et, bien qu'il ne donne lieu à aucun dégagement de gaz, il les ramollit complétement. Avant son action, la pression sur la

lamelle de verre qui recouvre la préparation, ne déterminait aucun changement; après.
sous le même effort, on voit le corpuscule s'étaler, se séparer en lamelles concentriques
grenues (fig. 73 C), et enfin se réduire en un magma grenu dans lequel les plus forts
grossissements ne font reconnaître aucune trace d'organisation. Il est plus que probable
que la dureté de ces corpuscules dépendait de la présence du phosphate de chaux : mais
qu'elle était la nature de ces corpuscules? Il nous est impossible de présenter à cet égard
aucune conjecture fondée. Disons seulement que c'est le seul exemple que nous en ayons
rencontré.

2. Le 10 mai 1856, M. André Uytterhoeven, aujourd'hui chirurgien en chef de l'hôpital
d'Anvers, nous envoie l'œil d'un nommé K..., guillotiné le 9 mai. Cet œil présente les
particularités suivantes :

La cornée est un peu moins étendue que de coutume ; l'un de ses diamètres l'emporte
beaucoup sur l'autre, de sorte qu'au lieu d'être circulaire elle a une forme ovalaire; elle
a toute sa transparence normale. La coloration de l'iris est châtain clair; la pupille, assez
dilatée, quoique régulière, est occupée par une opacité blanchâtre, comme saillante,
quoique paraissant assez éloignée de l'iris. Cette opacité occupe toute la pupille, mais il
semble qu'elle soit percée à son centre d'une ouverture de forme irrégulière.

L'œil ouvert, on constate que l'iris, la choroïde, la rétine et l'humeur vitrée ne présentent rien à noter ; le cristallin, dont les
attaches sont bien conservées, est un peu
plus petit qu'à l'ordinaire ; sa circonférence,
au lieu d'offrir un cercle non interrompu,
présente, en regard l'une de l'autre, deux
échancrures (fig. 74 a a) qui lui donnent
l'air d'être formé de deux moitiés dont chacune aurait la forme d'un petit haricot et se
regarderait du côté du hile. Cette échancrure se prolonge évidemment sur la face
antérieure de la lentille. Cette face, au lieu
d'offrir une surface hémisphérique, est aplatie à sa circonférence ; on voit à son centre
l'opacité blanchâtre et comme percée d'un
trou, que nous avons déjà décrite. Il y a là
évidemment un creux; l'aiguille qu'on y
porte se trouve là à un niveau inférieur à
la circonférence du cristallin. Au reste, en
regardant à contre-jour, on aperçoit un
creux très manifeste de la grandeur d'une
petite lentille environ.

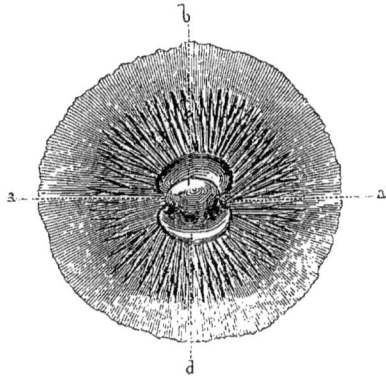

[Fig. 74.]

aa. Échancrures qui interrompent la circonférence
du cristallin.
b. Creux qu'offre le centre du cristallin.
d. Procès ciliaires s'insérant au pourtour du cristallin.

En ouvrant la lentille avec précaution, on reconnaît : 1° que cette membrane n'a rien
perdu de sa transparence : ses cellules épithéliales présentent les altérations déjà décrites
à propos des autres cataractes; 2° que la portion de cristallin opaque offre aussi les altérations déjà décrites; que cette opacité ne s'étend point jusqu'à la circonférence, qu'elle
n'occupe que les deux tiers de l'épaisseur du cristallin, de sorte que le tiers postérieur
environ de la substance de la lentille a conservé sa transparence naturelle; que, vers le
centre, la substance opaque manque et que ce sont les portions postérieures transparentes,
aperçues à travers cette sorte de perte de substance, qui donnaient à la lentille, vue dans l'œil,
l'apparence d'être percée d'un trou; 3° enfin, les fibres nucléées de la portion postérieure
de la lentille restée transparente offraient la particularité suivante : des noyaux arrondis
ou ovalaires contenaient de quatre à six petits nucléoles clairs et transparents à contours
noirs; puis les corpuscules allaient en s'allongeant et en s'effilant, de sorte qu'au lieu
d'occuper toute la largeur de la fibre, ils n'en occupaient plus que le tiers ou le quart ;

mais ils avaient gagné en longueur ce qu'ils avaient perdu en largeur, de sorte que leur diamètre vertical était devenu trois ou quatre fois plus long ; les petits nucléoles dont nous avons parlé se voyaient à la file les uns des autres, occupant la longueur du noyau. En d'autres termes, il semblait que les noyaux arrondis qui occupent d'ordinaire ces fibres eussent été soumis à une pression latérale qui les avait écartés des parois des fibres, en même temps qu'elles les avait rétrécis et allongés. C'était la première fois que nous rencontrions cette particularité qui pourrait cependant bien être normale, car, nous le répétons, la portion du cristallin où nous l'avons observée était transparente. ·

Aucun enseignement n'a pu être recueilli sur les causes de l'altération de cet œil, ni sur la manière dont il fonctionnait pendant la vie. Nous conjecturons qu'il s'agissait ici d'un état congénial, et que, vu l'état d'intégrité parfaite de toutes les autres parties de l'œil et la transparence de la portion centrale du cristallin, la vue devait s'exercer à un degré quelconque. T. W.]

SECTION III.

DIAGNOSTIC, SYMPTÔMES, CAUSES, PRONOSTIC DE LA CATARACTE, EXAMEN DES MALADES ATTEINTS DE CETTE AFFECTION.

Diagnostic. — Il est d'une grande importance de pouvoir distinguer une cataracte commençante d'une amaurose au début. Quand ces deux affections sont complétement développées, il n'est guère possible de les confondre, lorsqu'on a la moindre connaissance des maladies des yeux ; mais, dans leurs premières périodes, une pareille méprise est très possible et peut avoir des conséquences sérieuses. Si, par exemple, un malade, atteint d'une amaurose commençante, se présente à un praticien qui la prend pour une cataracte au début, le conseil qu'il donnera sera d'attendre patiemment que celle-ci soit devenue complète , puis de se soumettre à une opération. Mais si le malade revient quelques mois après avec une amaurose complète, le praticien aura le regret de reconnaître que, par son ignorance ou son inattention, il a laissé échapper le seul moment où l'on aurait pu traiter avec quelque chance de succès une affection amaurotique. La méprise contraire le conduirait probablement à employer la saignée, le mercure, les révulsifs ; ce qui pourrait bien altérer la santé de son malade, mais n'exercerait aucun effet sur l'opacité du cristallin.

Les symptômes de la cataracte et de l'amaurose, comme, au reste, ceux de toutes les maladies, sont *subjectifs* ou *objectifs* ; c'est-à-dire qu'ils consistent en certaines sensations que *le malade éprouve*, tels que la diminution de la vue, la céphalalgie, l'étourdissement, etc., ou en certains changements que *l'observateur, perçoit* dans la forme, la couleur, la texture, la consistance, la vascularité et la mobilité des différentes parties qui composent l'organe de la vision. Dans les cas

(1) Dublin Medical Press, May 4, 1842, p. 274.

douteux, il faut étudier avec soin l'un et l'autre de ces deux ordres de symptômes.

Signes subjectifs ou physiologiques. — 1. Au début de ces deux affections, la vue est affaiblie et le malade ne distingue plus nettement les objets. Dans la cataracte, ce symptôme augmente lentement pendant un certain temps; on l'a comparé à un brouillard, à un léger nuage, à une gaze interposée entre l'œil et les objets, et qui va graduellement en s'épaississant, au point de finir par les masquer complètement. Dans l'amaurose, l'attaque est souvent brusque et, comme le trouble de la vue est partiel, on le compare à une ou plusieurs taches noires n'occupant que certaines parties du champ de la vision, mais la rendant néanmoins si confuse que le malade ne distingue plus les petits objets. La cataracte et l'amaurose n'ont aucune connexion avec les *mouches volantes*. Les taches noires que l'on aperçoit dans l'amaurose s'appellent *mouches fixes*, et quand les yeux sont fermés et à l'abri de la lumière, elles sont généralement remplacées par des spectres lumineux. Il est hors de doute, cependant, et c'est là un fait qui démontre de la façon la plus frappante la difficulté qu'on peut rencontrer à distinguer, au début, la cataracte de l'amaurose, que cette dernière affection commence assez souvent par une sorte de gaze, de brouillard qui va lentement en s'épaississant et finit par priver complètement le malade de la vue. On n'observe jamais une cécité aussi absolue dans la cataracte ; mais cela importe peu, car il s'agit de distinguer ces affections au début et non quand elles sont confirmées.

2. Dans la cataracte, c'est surtout lorsque le malade regarde droit devant lui, qu'il aperçoit un brouillard ; il voit beaucoup mieux lorsqu'il regarde de côté. Il semblerait que cette particularité dût fournir un bon signe différentiel de la cataracte et de l'amaurose au début ; mais il a été constaté que souvent, dans cette affection, lorsque la sensibilité de la rétine commence à diminuer, les malades distinguent aussi mieux les objets placés de côté que ceux placés directement devant eux ; quelques-uns, même à une période avancée de l'amaurose, continuent à ne pouvoir apercevoir que les objets situés en dedans ou en dehors, tandis que, dans toute autre direction, ils ne les voient que confusément ou pas du tout (1).

3. Les différences d'intensité de lumière auxquelles les personnes affectées de cataracte et d'amaurose voient le mieux, méritent de fixer l'attention. Dans les cas où l'affaiblissement de la vue est dû à un commencement de diminution de la sensibilité du nerf optique, le malade recherche la lumière ; quand il lit à la chandelle, il place son livre tout contre elle, et c'est vers le milieu du jour, au moment où les corps sont le plus fortement éclairés par le soleil, que la vision est la

1) Voyez Hey, Medical Observations and Inquiries : vol. V, p. 27 ; London, 1776.

plus distincte. C'est, au contraire, celle à laquelle le cataracté voit le moins bien. Une lumière vive, obligeant la pupille à se contracter, celle-ci laisse pénétrer dans l'œil moins de rayons lumineux, ce qui rend la vision obscure; mais, au crépuscule, la pupille se dilatant admet plus de rayons, et le malade trouve alors sa vue améliorée. Pour reconnaître les effets produits par les différences d'intensité de la lumière, il n'y a qu'à prier le malade de se placer d'abord devant la fenêtre, puis d'y tourner le dos. Dans la première position, il n'apercevra peut-être presque rien; mais, aussitôt qu'il tournera le dos à la lumière, il verra de suite plus ou moins nettement tous les objets qui l'entourent. On ne peut cependant se fier complétement à cette épreuve, car il y a des amaurotiques pour qui une vive lumière est très-désagréable, et qui voient mieux à un jour modéré.

4. Au début de l'amaurose, la flamme d'une bougie paraît généralement brisée et confuse, irisée et éparpillée en rayons. Dans la cataracte commençante, les bougies ou les lampes des rues ressemblent à un gros globe lumineux d'une faible intensité; chacune d'elles, pour me servir de l'expression d'un de mes compatriotes au *Eye Infirmary* de Glascow, paraît aussi grosse qu'un crible ou tamis à blé.

5. Quelquefois, au début de la cataracte, le malade, en regardant avec un seul œil, voit les objets multiples. S'il regarde la lune, par exemple, il en aperçoit trois ou quatre. Ceci ne se remarque jamais, que je sache, au début de l'amaurose, bien que la diplopie soit commune dans cette affection lorsqu'on regarde avec les deux yeux.

6. Presque toujours l'amaurose s'accompagne, au début, d'autres symptômes que la diminution de la vue, particulièrement de céphalalgie, de vertiges et de dérangements de la digestion. La cataracte, au contraire, est rarement accompagnée de ces accidents.

Signes objectifs ou anatomiques. — 1. L'aspect et la démarche du malade diffèrent dans l'amaurose et dans la cataracte. Celui qui est atteint de cataracte s'avance en ombrageant ses yeux à l'aide de la main, dirige la tête en bas et d'un seul côté, comme pour dilater sa pupille et voir au delà de l'opacité. L'autre marche avec une physionomie sans expression et regardant en avant et en haut (1). Il y a bien peu de cas

[(1) On comprend très bien, dit M. Dumont (a) que ce soit pour rechercher la lumière que l'individu atteint d'amaurose incomplète marche la tête haute et les yeux tournés vers le ciel, puisqu'il y trouve le moyen d'exciter plus vivement la rétine. Mais est-ce la même raison qui fait prendre cette attitude à l'amaurotique ne distinguant pas même le jour de la nuit? Celui-là n'a-t-il pas reconnu promptement son impuissance à trouver la lumière? Une cause plus puissante y concourt : c'est la maladresse inévitable chez l'homme qui vient d'être privé du sens qui le mettait plus spécialement en rapport avec les choses extérieures, c'est la crainte instinctive de se heurter la tête. Et ce qui prouve bien qu'il en est ainsi, c'est que j'ai vu des individus devenus récemment aveugles par une autre cause que l'amaurose donner à leur tête, dans les premiers temps de la cécité, cette attitude particulière qui, en général, disparaît avec le temps. T.W.]

(a) DUMONT. Recherches statistiques sur les causes et les effets de la cécité, p. 65.

d'amaurose, même au début, dans lesquels l'œil ait parfaitement conservé ses mouvements naturels. Il n'existe rien de semblable dans la cataracte; le malade ouvre bien les yeux, les fait converger sur un objet sans la moindre difficulté et de la façon la plus normale. Dans presque tous les cas d'amaurose, il existe quelque défaut dans la direction des yeux, défaut de direction qui se rapproche presque du strabisme.

2. La mobilité de l'iris fournit un bon signe différentiel : dans la cataracte commençante, la pupille se contracte et se dilate aussi largement et aussi rapidement qu'à l'état normal; tandis que, dans l'amaurose commençante, si la pupille n'est pas déjà dilatée et immobile, les mouvements en sont généralement lents et bornés. Si l'on applique de la belladone à un œil cataracté, la pupille est complétement dilatée au bout d'une demi-heure; mais s'il s'agit d'une amaurose, la dilatation s'en effectue à peine au bout de quelques heures.

3. On ne voit que rarement dans l'amaurose, même au début, si ce n'est chez les jeunes sujets, l'aspect noir de jais que présente la pupille dans l'état de santé. Il n'y existe pas précisément d'opacité, mais il y règne une sorte de pâleur ou de teinte verdâtre. Ce symptôme qu'on a appelé *glaucome*, a été à tort considéré comme dû à l'opacité du corps vitré. Les dissections que j'ai pratiquées sur des yeux glaucomateux m'ont convaincu que ce reflet verdâtre est dû à la couleur jaunâtre de la partie centrale du cristallin qui n'est point opaque; le cristallin est devenu dichromatique; il réfléchit les rayons moyens du spectre solaire, ce qui fait qu'il paraît vert tant qu'il est dans l'œil, tandis que hors de l'œil, à la lumière, il présente la couleur de l'ambre. Je parle du glaucome commençant; car plus tard le noyau du cristallin devient sec, d'une couleur rouge-brune, et perd en partie sa transparence.

Distinguer un glaucome d'une cataracte, surtout dans la première période, est pour les commençants, et même quelquefois pour ceux qui se sont occupés depuis longtemps d'affections oculaires, une chose fort difficile. Un gentleman me fut adressé par son frère, praticien de campagne, afin que je donnasse mon avis sur la question de savoir si les cataractes que je verrais, disait-il, dans ses yeux, étaient « mûres pour l'opération. » La maladie était un glaucome avec un haut degré de raccourcissement de la vue, mais sans cataracte. Ce n'est qu'avec peine que je parvins à convaincre ce praticien de la nature réelle de cette affection, tellement il était assuré que ce qu'il voyait à travers la pupille était une cataracte.

On arrivera en général à distinguer le glaucome d'avec la cataracte en pesant attentivement les circonstances suivantes :

α. L'obscurcissement dans le glaucome a toujours une teinte verdâtre, tandis que, dans la cataracte commençante, l'opacité est blanchâtre ou de la teinte bleuâtre du lait mélangé d'eau.

β. L'opacité dans le glaucome se voit mieux lorsqu'on regarde la pupille en face, et disparaît en grande partie ou tout à fait quand on regarde de côté dans l'œil. Dans la cataracte, l'opacité reste visible, qu'on regarde en face ou de côté.

γ. Dans le glaucome, la maladie paraît située à une distance considérable derrière la pupille, ou même profondément dans l'humeur vitrée; les lames superficielles du cristallin ne paraissent point intéressées, et l'opacité semble entourée d'un large cercle transparent. Dans la cataracte lenticulaire, l'opacité affecte évidemment la surface du cristallin; elle est rapprochée de la pupille et paraît bornée par la circonférence de cette ouverture. Dans la cataracte capsulaire postérieure, l'opacité est placée profondément dans l'œil, mais elle est toujours striée; tandis que la réflexion glaucomateuse est toujours uniforme, jamais tachetée, ni rayonnée.

δ. Quand on examine avec soin la surface d'une cataracte, surtout en concentrant sur elle les rayons lumineux à l'aide d'une lentille bi-convexe, on voit qu'elle présente ordinairement un aspect inégal et mat; ce qui forme un contraste remarquable avec le poli et le lustre de l'opacité glaucomateuse.

ε. Le globe de l'œil, dans les cas d'amaurose compliquée de glaucome, est toujours plus dur qu'à l'état normal; tandis que dans la cataracte la pression avec le doigt donne la même sensation que celle d'un œil sain.

ζ. On doit dilater, à l'aide de l'extrait de belladone ou de la solution d'atropine la pupille de l'œil suspect et en faire l'examen catoptrique suivant la méthode de Purkinje (1). On choisit une chambre obscure où l'on fait asseoir le malade de façon à ce que l'observateur puisse regarder dans l'œil de haut en bas plutôt que de bas en haut; puis on se sert d'une bougie qui brûle régulièrement et dont la flamme ne soit pas trop intense. L'observateur doit se servir de l'une de ses mains comme d'un écran pour empêcher la lumière de la bougie de lui tomber dans les yeux.

Lorsque l'on tient une bougie allumée à quelques pouces d'un œil sain, on voit s'y former trois images réfléchies de la flamme, situées l'une derrière l'autre. L'image antérieure et la postérieure sont droites, la moyenne est renversée. L'antérieure est la plus brillante et la plus distincte, la postérieure celle qui l'est le moins. La moyenne est la plus petite des trois. L'image antérieure est formée par la cornée, la moyenne par la face postérieure du cristallin, et la postérieure par la face antérieure de cette lentille. Dans la formation de ces images, la cornée et la face antérieure du cristallin agissent comme des miroirs convexes; la face postérieure du cristallin agit comme un miroir concave. Le foyer de l'image renversée est positif et situé à l'intérieur de la lentille. L'image droite profonde a un foyer virtuel situé dans l'humeur vitrée. L'image droite superficielle a aussi un foyer virtuel situé dans l'humeur aqueuse. Quand on imprime un mouvement à la bougie, les images droites se déplacent dans la même direction; l'image renversée se déplace dans une direction opposée.

Dans la cataracte et le glaucome, l'image droite antérieure ne subit aucun changement. Mais la cataracte, même à une époque avancée de son développement, fait disparaître l'image renversée et rend fort indistincte l'image droite profonde. Ce n'est au contraire qu'à une époque très avancée de son développement que le glaucome fait disparaître l'image renversée; de plus, pendant toutes ses périodes, l'image droite profonde est rendue plus apparente que sur l'œil sain.

Lorsqu'on veut apprécier les changements qui surviennent dans l'aspect des images réfléchies par l'œil, dans les différentes maladies de cet organe, il faut, ainsi que l'a fait remarquer le docteur Staberoh (2), tenir compte de deux circonstances qui donnent lieu à ces changements, à savoir : l'état des surfaces sur lesquelles se forment les images, et celui des milieux à travers lesquels on les aperçoit.

Voici les principaux points sur lesquels l'attention doit se fixer :

1° Dans le glaucome commençant, dans ce que nous pouvons appeler sa *première* période, on distingue les trois images. L'image droite profonde est plus grande et plus

[(1) Nous croyons que ce n'est pas sans injustice que l'on séparerait le nom de Sanson de celui de Purkinje dans l'histoire de l'épreuve des trois images. Si Purkinje a eu le mérite d'en concevoir le premier la pensée, Sanson a eu celui, non moins grand, d'en répandre et d'en vulgariser l'usage, au moins en France. T.W.]

(2) Medical Gazette; vol. XXI, p. 107; London, 1858.

brillante que dans un œil sain et présente une sorte de teinte jaune. Quand l'affection glaucomateuse fait des progrès, l'image renversée devient aussi plus grande et de couleur jaune; la couleur en devient plus vite diffuse que celle de l'image droite profonde.

2° Dans les cas moyens, dans ce que nous pouvons appeler la *seconde* période du glaucome, l'image renversée est assez distincte quand elle se forme près de la circonférence du cristallin. Si c'est l'œil droit que l'on examine, et que l'observateur déplace la bougie vers le côté droit du malade, on aperçoit l'image renversée derrière le bord nasal de la pupille; si alors on ramène lentement la bougie au-devant de l'œil, on voit l'image renversée, à mesure qu'elle se meut en travers de la pupille, devenir de moins en moins distincte et même finir quelquefois par disparaître, jusqu'à ce que, continuant de faire mouvoir la bougie vers le côté gauche du malade, on voie reparaître l'image renversée derrière le bord temporal de la pupille, où elle est de nouveau formée par la portion circonférentielle de la capsule postérieure. On n'observe rien de pareil dans la cataracte lenticulaire, maladie qui attaque promptement les lames superficielles du cristallin, de façon à empêcher la formation de l'image renversée sur tous les points de la surface postérieure de la lentille.

La disparition de l'image renversée, lorsqu'on place la bougie devant un œil arrivé à la seconde période du glaucome, est due à la perte de transparence du noyau du cristallin qui, ainsi que je l'ai déjà indiqué, subit une dégénérescence particulière caractérisée par la sécheresse de sa substance et sa coloration en rouge brun.

3° Dans le glaucome lenticulaire complet, ou glaucome arrivé à la *troisième* période, on n'aperçoit plus l'image renversée, même à la circonférence du cristallin.

4° L'image droite profonde s'aperçoit mieux dans la seconde et la troisième périodes du glaucome que dans l'œil sain. Elle est étendue et apparente; mais le contour n'en est plus aussi net, de sorte que la flamme paraît souvent un peu diffuse. C'est la coloration rouge-brunâtre du noyau du cristallin qui, agissant comme repoussoir, rend l'image plus distincte que dans l'œil sain.

5° Dans la cataracte lenticulaire commençante, l'image renversée ne change ni de dimension ni de couleur, mais est peu distincte, et le contour en est comme effacé. Elle disparaît avant qu'on aperçoive la moindre trace d'opacité, et par conséquent longtemps avant que la cataracte soit complète, point très-important dans le diagnostic que nous cherchons à établir. Dans la cataracte capsulo-lenticulaire, l'image renversée disparaît plus vite que dans la lenticulaire, et même, quand la capsule ou les couches superficielles du cristallin paraissent seules opaques, l'image renversée disparaît beaucoup plus tôt qu'on ne serait porté à le croire d'après le peu d'opacité apparente.

6° Dans la cataracte lenticulaire, la surface antérieure du cristallin réfléchit seulement la lumière d'une manière générale, mais ne donne plus lieu à la formation d'une image distincte.

7° Si le cristallin n'est plus en place, soit qu'il ait été résorbé à la suite d'une blessure, déplacé par une opération, ou qu'il soit tombé dans l'humeur vitrée en état de dissolution, il ne projette plus ni image renversée ni image droite profonde.

8° Dans les cas ordinaires, l'épreuve catoptrique est tout à fait décisive pour distinguer la cataracte commençante du glaucome au début. En effet, dans le cas d'amaurose non combinée avec le glaucome, on aperçoit les trois images, tandis qu'au début de la cataracte l'image renversée est obscure ou même absente. Mais, pour arriver à un diagnostic certain, il faut que l'observateur ait l'habitude de l'épreuve catoptrique, sans quoi il pourra fort bien ne pas s'apercevoir que, dans le début de la cataracte et du glaucome, quand on tient la bougie dans l'axe de l'œil, l'image renversée est également peu distincte, mais que, si on la porte de côté, elle le devient dans le glaucome; tandis que dans la cataracte, ou bien elle reste aussi peu distincte, ou bien elle disparaît complétement; ce qui est dû à ce que la circonférence du cristallin est souvent le point le plus malade.

9° Il ne faut pas oublier de mentionner qu'il y a des cas de cataracte combinée avec l'amaurose, dans lesquels, outre une pupille paresseuse et un affaiblissement très marqué de la vision, on constate de bonne heure la disparition de l'image renversée.

10 Les cas, même légers, de fausse cataracte déterminent la disparition de l'image renversée. Dans des cas de cette espèce, j'ai vu l'image renversée, d'abord complétement invisible, reparaître en même temps que la vision s'améliorait considérablement, probablement par suite de l'absorption de quelque mince exsudation dans la pupille, sous l'influence

de l'emploi, à haute dose, de l'aloès, des *bleu pills*, et des emplâtres au tartre émétiqu
placés derrière les oreilles. Ceci démontre l'utilité que l'on peut retirer de l'examen ca
toptrique de l'œil (1).

ζ. La marche du glaucome est en général très lente. Des années peuvent s'écoule
sans qu'on voie augmenter l'opacité qu'on avait observée, et sans que la diminution de l
vue augmente beaucoup ; tandis que, dans la cataracte, l'obscurcissement de la vue march
plus rapidement et en raison directe de l'augmentation de l'opacité.

*Circonstances qui doivent attirer l'attention dans les cas de cata
racte.* — Lorsqu'on veut s'assurer de l'existence et de la nature d'un
cataracte, il faut prêter l'attention la plus minutieuse aux particularité
suivantes :

1° *L'opacité.* — Sa couleur, son étendue, sa forme et son siége. L
couleur blanche annonce ou un cristallin dissous, ou une cataract
capsulaire ; la couleur grise, une cataracte lenticulaire ; la couleu
d'ambre, ou gris foncé, une cataracte dure ; le gris pâle, une cataract
molle. Si l'opacité uniforme occupe toute l'étendue de la pupille, l
cataracte est lenticulaire ; si elle présente des stries ou des taches, il es
plus probable qu'elle est capsulaire. Si l'on voit des stries opaque
partir en rayonnant d'un centre, il est probable que la maladie occup
les couches superficielles du cristallin ou l'hémisphère postérieure d
la capsule ; si l'opacité striée a une forme convexe, elle siége sur l
capsule antérieure ; elle occupe au contraire la postérieure quand ell
est concave. On doit s'assurer soigneusement de toutes ces particula
rités en concentrant la lumière sur la pupille à l'aide d'une lentill
bi-convexe. [*V.* pp. xxvi et suiv.]

2° *L'iris.* — Sa couleur, sa mobilité, sa forme, sa situation e
l'ombre qu'il projette sur la cataracte. Est-il vert, ou sa couleur a-t-ell
subi quelque autre altération qui dénote une inflammation antérieure
et peut avoir laissé l'œil mal disposé à supporter une opération? Aprè
avoir couvert l'œil que l'on n'examine pas, afin d'empêcher les mouve
ments sympathiques de l'iris, on s'assure si la pupille se meut vivemen
et largement comme dans l'état de santé, ou si, au contraire, les mou
vements, lents et limités, n'amènent pas à soupçonner une diminutio
dans la sensibilité de la rétine. La pupille est-elle fixe et irrégulière
comme adhérente à la capsule par suite d'un épanchement de lymph
plastique ; l'iris tremble-t-il à chaque mouvement de l'œil, ce qu
annonce un état paralytique de ses fibres, qui s'accompagne de la dis
solution de l'humeur vitrée et ordinairement d'une amaurose? L'iri
est-il convexe, et plus rapproché de la cornée qu'à l'ordinaire, circon
stance défavorable pour l'extraction? L'ombre projetée par l'iris sur l
lentille opaque est-elle apparente, ou n'y en a-t-il pas? Cela dépend de l

[(1) L'épreuve de Purkinje et Sanson a perdu beaucoup de son importance depuis l'inventio
de l'ophthalmoscope. Par le moyen de cet instrument et de l'éclairage latéral, le diagnostic d
la cataracte est devenu facile et sûr. Nous renvoyons pour plus de détails à cet égard, au trava
de M. Liebreich, publié en tête de ce volume, pp. xxvii et suiv. T.W.]

distance qui existe entre l'iris et le corps opaque, ou, en d'autres termes, de l'étendue de la chambre postérieure. S'il n'y a pas d'ombre, la chambre postérieure est probablement effacée par la saillie d'une cataracte lenticulaire molle et volumineuse. Si l'ombre est apparente, le cristallin est probablement petit et dur, ou tout au moins le volume n'en est pas augmenté. L'iris est-il en forme d'entonnoir, avec la pupille attirée en arrière, c'est un signe que la lentille a diminué de volume.

3. *Le globe de l'œil en général* doit être étudié dans sa couleur, son degré de fermeté, son volume et sa position dans l'orbite. La couleur terne de la sclérotique indique un mauvais état de santé, ce qui est défavorable au succès d'une opération. La cornée ou la sclérotique cédant facilement annoncent une diminution de l'humeur vitrée, accompagnée d'amaurose. Une dureté pierreuse de l'œil dénote un glaucome avec surabondance d'humeur vitrée diffluente. Un œil dont le volume est beaucoup au-dessous de la moyenne ne récupère jamais qu'un degré de vision très restreint. Un œil très proéminent ou très enfoncé est défavorable à l'extraction. Dans le premier cas, si l'on ouvre la cornée par en bas, la paupière inférieure tend à s'introduire entre les lèvres de la plaie et l'empêche de se guérir. Dans le second, la section de la cornée est presque impossible à exécuter.

4. *Le degré de la vision* doit être soigneusement étudié, tant pour apprécier la sensibilité de la rétine que pour juger de l'opportunité d'une opération immédiate. Si, en tournant le dos à la lumière, le malade peut encore distinguer les objets qui l'environnent, il faut différer l'opération jusqu'à ce que la vision soit plus obscurcie. Si, lorsqu'il regarde la lumière, il aperçoit l'ombre de la main qu'on fait passer devant lui, la rétine est sensible et l'on peut opérer avec quelque espoir du succès (1). Si, à la distance de douze pouces, il aperçoit l'ombre d'un seul doigt projetée sur son œil, la rétine est parfaitement saine.

5. *La mobilité de l'œil* est une circonstance d'une importance considérable. Un œil affecté de strabisme, ou qui ne se meut facilement que dans une seule direction, ou avec lequel le malade n'aperçoit la lumière que lorsque cet organe est fortement tourné dans une seule direction, ne retirera probablement pas grand bénéfice de l'enlèvement de la cataracte. L'opération par extraction peut être gravement entravée par l'impossibilité où se trouve le malade de porter l'œil dans toutes les directions, suivant les injonctions de l'opérateur.

6. *L'âge* de la personne, son état de santé ou de maladie influent sur la consistance du cristallin. Mou dans l'enfance et dans la jeunesse, ferme dans l'âge adulte, dur dans la vieillesse, le cristallin affecté d'opacité

_____

[(1) C'est dans les cas les plus douteux que la rétinoscopie, par l'interrogation du *phosphène*, découverte due à M. Serre d'Uzès, trouve les plus utiles applications. T. W.]

peut être facilement divisé avec l'aiguille et se dissoudre dans l'humeur aqueuse pendant les deux premières périodes de l'existence, tandis que dans les deux autres, ce procédé devient difficile ou impraticable.

7. Les jeunes praticiens ne doivent jamais se prononcer d'une manière absolue, même sur l'existence d'une cataracte, avant d'avoir dilaté la pupille à l'aide de la belladone et examiné l'œil catoptricalement; les chirurgiens les plus expérimentés peuvent même se trouver bien d'exposer ainsi au regard tout le champ de la maladie et de s'assurer de l'état du cristallin. La cataracte marginale échapperait souvent, si l'on ne dilatait point complètement la pupille. Il importe aussi de noter le degré de promptitude avec laquelle cette ouverture obéit à l'influence de la belladone.

Causes prochaines. — 1. L'espèce de cataracte la plus fréquente est celle qui survient indépendamment de toute inflammation, de toute lésion traumatique, et qui s'observe si souvent chez les personnes avancées en âge. On attribue cette variété de cataracte à un affaiblissement de la nutrition, à une flétrissure graduelle, à une sorte de marasme du cristallin (1). En réalité, la cause prochaine nous en est tout à fait inconnue. L'âge avancé n'en est point la seule cause excitante, car on la rencontre dans la jeunesse et même dans l'enfance. On a supposé que l'altération débute à la partie centrale du cristallin, dans le point le plus éloigné de celui d'où il tire sa nourriture, et qu'elle s'étend lentement aux couches voisines ; mais cela est très certainement inexact. Lorsqu'on examine un cristallin cataracté, immédiatement après qu'il a été extrait, on voit que l'opacité blanchâtre qui constitue la cataracte et s'oppose à la vision, affecte principalement les lames superficielles ; les lamelles intérieures sont généralement assez transparentes, bien qu'elles présentent souvent la teinte ambrée ou rouge-brun du glaucome. Les lames superficielles du cristallin ne sont pas seulement opaques, elles ont subi un changement particulier qui a été comparé par quelques-uns à une coagulation, et par d'autres à une nécrose, changement qui manque complètement lorsque le cristallin est simplement glaucomateux (2). Le cristallin, dans la cata-

---

(1) J'ai remarqué, dans mes dissections, que la cataracte lenticulaire des vieillards s'accompagne quelquefois de l'ossification des artères du cerveau. Cette coïncidence est-elle fréquente ? Si elle l'est, existe-t-il quelque rapport entre ces deux altérations ?

(2) On a fait appel au microscope et à la chimie pour trouver la cause prochaine de l'opacité de la lentille cristalline.

Le Docteur Rainy a trouvé que l'altération consiste plutôt dans le dépôt de grains blancs opaques entre les fibres que dans l'opacification de ces fibres elles-mêmes. M. Jones, sur un sujet âgé, a trouvé les fibres ridées et irrégulières. Lebert, (Lancet, December 27, 1851, p. 604) a vu dans la cataracte dure, une substance granuleuse opaque entre les lamelles, qui étaient comme cornées et atrophiées. Dans les cataractes molles, il a trouvé, à l'intérieur des cellules intra-capsulaires, un fluide laiteux, dans lequel on distinguait des cristaux de cholestérine ; les lamelles étaient ramollies et hypertrophiées. Davaine a trouvé (Gazette Médicale de Paris, décembre 4, 1852, p. 777), les fibres érodées, leur calibre diminué, leur surface dépolie et inégale comme celle d'une lime, et se laissant rompre en fragments plus facilement que de coutume. Vogel (London Medical Gazette, vol. I, 1843, p. 6) a trouvé les fibres troubles et

racte, perd aussi son adhérence normale à la face interne de la
capsule; quelquefois il se dépose à l'intérieur de celle-ci un fluide
produit par la désorganisation des lamelles superficielles; dans d'autres
cas, tout le cristallin est ramolli ou transformé en une matière liquide.

2. La cataracte que l'on rencontre ensuite le plus fréquemment est
la cataracte traumatique. Dans ces cas, la déchirure de la capsule
détermine le contact de l'humeur aqueuse avec la lentille. La plus
petite piqûre faite à cette enveloppe amène la formation d'une cataracte
lenticulaire. Si la déchirure de la capsule est considérable, on voit
en vingt-quatre heures une portion notable de la lentille devenir
opaque; effet que l'on attribue à l'action coagulatrice de l'humeur
aqueuse.

Quand l'ouverture de la capsule reste béante, la totalité du cristallin, chez les jeunes sujets, est quelquefois absorbée et la pupille
redevient claire. En ce cas, on continue quelquefois à apercevoir des
portions opaques de la capsule, bien que la dissolution du cristallin
ait permis à la vision de se rétablir suffisamment. Si la plaie de la
capsule vient à se fermer, la dissolution du cristallin s'arrête, la
cicatrice de la capsule prend une teinte blanc de craie, et il se forme
une variété particulière de cataracte capsulo-lenticulaire. On a supposé
que la capsule pouvait quelquefois se rompre dans l'état tétanique
des yeux qui accompagne les convulsions chez les jeunes enfants,
de façon à ce que l'humeur aqueuse, arrivant au contact du cristallin,
rende celui-ci opaque. Il suffit quelquefois d'un coup sur l'œil, sans
lésion de ses tuniques, pour déchirer la capsule; dans d'autres cas,
un coup sur l'œil, un coup ou une chute sur le rebord orbitaire,
déterminent, sans rupture apparente ou sans déplacement, une cataracte qui s'accompagne ordinairement d'amaurose. Cette conséquence
peut ne se produire que plusieurs années après l'accident. (*V.* Chapitre XII, Section IV, t. I, p. 596.)

3. L'inflammation est quelquefois la cause prochaine non-seulement
d'une fausse cataracte, mais même d'une cataracte vraie. On peut, en
effet, comparer les cataractes capsulaires antérieures et postérieures
aux taies de la cornée; dans quelques cas même, une inflammation
prolongée rend le cristallin opaque, provoque sa dissolution en un fluide
laiteux, ou même le fait tomber en suppuration. (*V.* Chapitre XIII,
Section XXXVI, p. 80.) Nous avons déjà parlé (page 220) de
l'ossification du cristallin et de sa capsule comme des terminaisons

opaques, surtout vers le centre de la lentille. Il n'a jamais aperçu aucune substance opaque
étrangère entre les fibres. Wurzer et Lassaigne (Simon's Animal Chemistry, traduite par Day,
vol. II, p 420, London, 1846) disent que le cristallin dans la cataracte contient un excès de
phosphate de chaux. Simon fait observer que cela peut être la cause de l'opacité, mais que
celle-ci peut aussi être produite par la présence d'un acide libre qui coagulerait les composés de
protéine qui se trouvent dans le cristallin. (Voir pour de plus amples détails la *Note Additionnelle des traducteurs*, p. 312.]

de l'inflammation de ces parties. Les différentes variétés d'iritis déter
minent quelquefois non-seulement l'opacité de la capsule, mais encor
celle du cristallin. Ces sortes de cataractes s'accompagnent ordinaire
ment de l'adhérence de l'iris à la capsule.

4. On suppose que la cataracte congéniale est due à ce que, l
cristallin étant opaque à une certaine période de la vie fœtale, u
arrêt de développement le maintient tel. L'opinion de Beer (1), qu
ce qu'on appelle *cataracte congéniale* ne mérite pas ce nom, mai
provient de ce que, après la naissance, les yeux sont exposés à un
trop vive lumière, se trouve renversée par ce fait qu'on a observé cett
affection successivement chez plusieurs enfants de la même famille e
immédiatement après la naissance.

Causes éloignées et causes prédisposantes. — Beaucoup des cause
éloignées et des causes prédisposantes de la cataracte sont encor
à découvrir; mais les suivantes exercent une action plus ou moin
marquée :

1. *L'âge avancé.* — Sur 500 malades, atteints de cataracte, traité
par Fabini (2), 268 appartenaient au sexe masculin et 232 au sex
féminin. Sous le rapport de l'âge, ils se partageaient de la manièr
suivante :

De 1 à 10 ans, 14; de 11 à 20 ans, 16; de 21 à 30 ans, 18
de 31 à 40 ans, 18; de 41 à 50 ans, 51; de 51 à 60 ans, 102; de 6
à 70 ans, 172; de 71 ans et au delà, 109.

Il en résulte que la prédisposition à la cataracte est peu marqué
jusqu'à 40 ans, mais qu'elle s'accroît beaucoup à partir de cette périod
de l'existence.

2. *Hérédité.* — Les exemples d'individus attaqués de cataracte à
peu près à la même époque de la vie que leurs parents ou quelqu'ur
de leurs proches, ne sont pas rares; on a vu aussi plusieurs frères ou
sœurs naître avec une cataracte congéniale ou une prédisposition à
contracter plus tard cette affection à la même époque de leur existence.

3. On suppose que les professions qui exigent l'exposition des yeux
à un feu ardent prédisposent à cette maladie. On trouve dans cette
catégorie les souffleurs de verre, les forgerons, les cuisiniers, les
lavandières, etc.

4. Au début de ma pratique, la profession qui me fournissait le plus
de cas de cataracte était celle des fabricants de bas au métier. Cette
affection, chez eux, se compliquait souvent d'amaurose. Je suppose
que leur vie sédentaire et l'attention avec laquelle ils sont obligés de
regarder sans cesse un objet toujours en mouvement, étaient les causes
de cette prédilection de leurs yeux à se cataracter.

(1) Das Auge, p. 68 ; Wien, 1815.
(2) Graefe und Walther's Journal der Chirurgie und Augenheilkunde; vol. XIV, p. 545 ;
Berlin, 1820.

5. L'usage du vin et des liqueurs spiritueuses paraît favoriser la production de la cataracte, affection qui est commune dans tous les pays où le vin est à bon marché et à la portée des basses classes (1).

6. On prétend que la cataracte est commune chez les Turcs, et on l'attribue à l'usage de l'opium (2).

7. Les habitants des contrées volcaniques, tels que ceux de Naples et de la Sicile, y sont, dit-on, très sujets.

8. L'application subite du froid aux extrémités, dans le but d'arrêter quelque évacuation naturelle ou quelque effort morbide, comme les règles ou une attaque de goutte, peut déterminer la production d'une cataracte.

9. En règle générale, les sujets atteints de cataracte jouissent d'une bonne santé. Les affections dont ils ont eu le plus souvent à souffrir sont de nature rhumatismale ; la dyspepsie, la céphalalgie et le vertige en précèdent quelquefois l'apparition, surtout chez les femmes. Mais, dans la majorité des cas, aucun trouble de quelque importance ne s'est manifesté dans la santé.

10. J'ai observé trois cas de cataracte chez des femmes de 18 à 25 ans atteintes de diabète sucré. J'ai observé la même complication chez des hommes ; mais ils étaient plus âgés.

Pronostic général. — Le pronostic varie beaucoup, suivant l'espèce de cataracte, les complications qui peuvent exister, l'âge et la santé générale du sujet affecté.

Au début, surtout lorsque le cristallin est entrepris, nous hésitons rarement à prédire que l'opacité ira en augmentant et la vision en diminuant, jusqu'à ce qu'il ne reste plus que la faculté de distinguer la lumière d'avec l'obscurité. Si la moitié antérieure de la capsule est le siége d'une opacité partielle, l'affection peut rester stationnaire pendant nombre d'années, et même toute la vie, sans troubler la transparence de la lentille ; mais la cataracte capsulaire postérieure n'existe jamais longtemps sans provoquer l'opacité du cristallin.

Quant au pronostic, relativement à la cure de l'affection, les praticiens donnent généralement trop d'espoir à leurs malades, et leur promettent trop facilement qu'une opération chirurgicale leur rendra une vue parfaite ; ils ne prennent pas suffisamment en considération la fréquence des autres altérations morbides de l'œil qui accompagnent cette affection, surtout dans un âge avancé, telles que la dissolution de l'humeur vitrée et l'affaiblissement de la sensibilité de la rétine.

On ne tient pas non plus assez compte, dans le pronostic final, des dangers inhérents à l'opération de la cataracte. On perd de vue le risque d'une opération mal exécutée, ou le danger d'une inflammation désorganisatrice qui peut survenir après l'opération le plus habilement

---

(1) « Saure Weine veraulassen Staarblindheit. » Soemmering.
(2) Réveillé-Parise, Hygiène oculaire, p. 25, Paris, 1823.

pratiquée. La manière d'opérer, quel que soit le mode opératoire choisi, influe beaucoup sur le résultat heureux; il en est de même du traitement consécutif. Beaucoup d'opérateurs croient avoir assez fait quand, par la publication de quelques cas heureux, ils ont persuadé leurs confrères et le public de leur habileté; mais si l'on n'a pas minutieusement détaillé les circonstances de chaque cas; si l'on ne donne pas l'historique, non de quelques cas choisis, mais de tous ceux qui se sont présentés pendant un an ou une période plus longue, en continuant les observations, non pendant quelques jours ou quelques semaines après l'opération, mais pendant l'espace d'un an ou plus, il est impossible de rien conclure, soit sur le mérite de l'opération, soit sur celui des différentes méthodes opératoires, ni d'établir d'une manière générale quelles chances de succès offre l'opération dans la cataracte. Des faits tels que ceux que nous allons citer peuvent seuls servir de données pour établir le pronostic définitif de la cataracte.

1. L'Académie Royale de Chirurgie, désireuse de connaître la vérité sur les succès de Daviel, s'adressa à M. Caqué, un de ses membres correspondants, qui habitait Rheims. Caqué, dans une lettre datée du 15 janvier 1755, informa la compagnie que Daviel avait opéré à Rheims 34 cataractés : sur ce nombre, 17 avaient recouvré une vue parfaite, 8 voyaient passablement, et 9 n'avaient retiré aucun bénéfice de l'opération (1).

2. En juin 1755, la Faye, Poyet et Morand opérèrent le même jour 19 cataractés, les deux premiers par extraction, quoique par des procédés différents, Morand par abaissement. Des opérés de la Faye, deux virent bien, deux passablement, et deux pas du tout. De ceux de Poyet, deux virent bien, deux moins bien; un pouvait discerner la lumière, et deux ne voyaient rien. Trois des opérés de Morand virent passablement bien, et trois restèrent dans le même état qu'avant l'opération (2).

3. M. Sharp, dans un travail qu'il lut le 22 novembre 1755 devant la Société Royale, mentionne qu'il a pratiqué l'opération de l'extraction sur 19 yeux : dans la moitié des cas, il croit pouvoir dire qu'il a obtenu un succès passable; mais il avoue que dans tous il est survenu une inflammation considérable (3).

4. Le docteur Tartra (4) a publié le résultat des opérations de cataracte pratiquées à l'*Hôtel-Dieu* de Paris, du commencement de 1806 à 1810 inclusivement. Le nombre total des cas s'élève à 113 : de ce nombre, 70 furent opérés par extraction, et 43 par déplacement : 19 des 70 extractions et 24 des 43 déplacements réussirent; 6 extrac-

(1) Mémoires de l'Académie Royale de Chirurgie, t. V, p. 597; Paris, 1787.
(2) Ibid., t. VI, p. 552.
(3) Philosophical Transactions, 1725; vol. xlviij, Part. I, p. 522; London, 1754.
(4) De l'opération de la cataracte, p. 83, Paris, 1812.

tions et 4 déplacements réussirent en partie ; 8 extractions et 5 déplacements échouèrent complétement : le résultat des autres cas resta inconnu, ou fut plus ou moins défavorable. Le docteur Tartra fait observer qu'en réunissant aux 45 cas heureux les 10 cas où le succès ne fut que partiel, on trouve que près de la moitié des malades récupérèrent plus ou moins la vue. On calcule d'ordinaire, ajoute-t-il, que sur cinq opérés deux recouvrent la vue.

5. Pendant l'année 1830, l'automne de 1832 et le printemps de 1833, le professeur Roux opéra par extraction 179 yeux sur 115 malades à la *Charité*, à Paris. Voici les résultats qu'il obtint :

73 opérés recouvrèrent la vue, dont	40 hommes.
	33 femmes.
97 opérations réussirent sur	52 hommes.
	45 femmes.
72 opérations échouèrent sur	32 hommes.
	40 femmes.
10 réussirent en partie sur	6 hommes.
	4 femmes.

Le professeur Roux a donc réussi sur un peu plus de cinq opérés sur huit, et sur un peu moins de cinq yeux sur neuf (1).

Voilà un spécimen des données que la pratique des chirurgiens non spéciaux peut fournir pour le pronostic général des opérations de cataracte ; quelques-uns de ces opérateurs n'avaient probablement pas une connaissance bien approfondie des maladies des yeux, ni une grande habileté spéciale pour l'opération de la cataracte, non plus qu'une connaissance suffisante du traitement consécutif. J'estime que, dans la pratique d'un chirurgien connaissant parfaitement les affections oculaires, capable de distinguer les cas qui réclament l'extraction de ceux qui doivent être opérés par division, sachant bien pratiquer ces sortes d'opérations et appliquer avec soin et connaissance de cause le traitement consécutif, les trois quarts des opérés doivent récupérer une vision passable, et les deux tiers une vue excellente (2).

La constitution du malade, aussi bien que l'état de ses yeux, influe beaucoup sur le résultat. Chez un sujet scrofuleux ou arthritique, par exemple, ou chez celui dont les systèmes nerveux et circulatoire ont été affaiblis par l'abus du vin, des liqueurs, de l'opium ou du tabac, les chances plus grandes de voir survenir une inflammation rendent le succès moins probable que chez un sujet sain. Un œil qui a eu à souffrir, n'importe à quelle époque antérieure, d'atteintes de la petite

(1) Théodore Maunoir. Essai sur quelques points de l'histoire de la cataracte ; pp. 78, 84, Paris, 1835.

(2) Pour les statistiques d'opérations de cataracte, voyez Jaeger, Monthly Journal of Medical Science, September 1847, p. 198 : Dalrymple's Pathology of the Human Eye, Explanation of pl. xxvii : Dincé, Archives d'Ophthalmologie, t. II, p. 5 ; Paris, 1854 [et Annales d'Oculistique, t. XXXI, p. 159. Doumic, Annales d'Oculistique, t. XXXIV, p. 164].

vérole, d'ophthalmie scrofuleuse, d'iritis ou de quelque affection semblable, présente peu de chance de succès.

SECTION IV.

GENRES ET ESPÈCES DE LA CATARACTE.

La classification la plus importante des cataractes est celle qui les
divise en vraies et en fausses. Les cataractes vraies sont celles qui ont
leur siége dans l'épaisseur du tissu de la capsule cristalline ou à l'intérieur de sa cavité, et les *fausses* celles qui siégent *au dehors* de cette
capsule. Les distinctions des genres et des espèces qu'on a admises
dans chacune de ces classes sont fondées soit sur la portion particulièrement affectée de l'appareil cristallinien, soit sur l'espèce de substance qui forme obstacle à la vision.

La cataracte vraie se montre souvent exempte de toute complication :
la fausse est toujours accompagnée d'autres changements morbides
survenus dans l'œil.

Classe 1. Cataractes vraies.

GENRE 1. CATARACTE LENTICULAIRE.

Fig. Wardrop, pl. XI, fig 5, pl. XII, fig. 5. Beer, Band II, taf. III, fig. 1. Von Ammon, tbl. I, taf. IX
fig. 12-13, taf. X, fig. 5-6, taf. XI, fig. 11-14, 16-37, 40-46. Dalrymple, pl. XXV, pl. XXVI, pl. XXVII,
fig. 1-2-3. Sichel, pl. XIV, pl. XV, fig. 5-6, pl. XVII, fig. 1, 2, 5, pl. XVIII, fig. 4.

L'espèce de cataracte la plus fréquente est celle dans laquelle
l'opacité n'affecte que la lentille cristalline. Sa couleur et sa consistance varient suivant l'âge des sujets qui en sont atteints. Chez les
vieillards, qui l'offrent le plus souvent, l'opacité revêt généralement
une coloration cendrée assez foncée, quelquefois avec une tendance à
la teinte jaune ou ambrée; chez les sujets plus jeunes, elle ressemble
souvent à du blanc d'œuf à moitié coagulé par l'ébullition; chez les
enfants, la teinte est encore plus claire et se rapproche de celle du
lait étendu d'eau.

Chez les jeunes sujets dont le cristallin est mou, toute sa substance
est le plus souvent envahie par la cataracte; chez les vieux, où il est
dur, la cataracte n'occupe ordinairement que la superficie, principalement à la face antérieure : le reste est d'une couleur ambrée trouble.
Chez les sujets d'un âge moyen, les portions externes du cristallin
cataracté sont souvent blanches et si molles qu'elles se mêlent à l'humeur aqueuse quand l'aiguille les attaque, tandis que la partie centrale
en est dure et de couleur d'ambre.

L'opacité, quand on regarde l'œil, paraît ordinairement d'une teinte
uniforme et étendue également derrière tout le champ de la pupille.

Elle a quelquefois un aspect perlé brillant; d'autres fois on y aperçoit des rayons se portant du centre vers la circonférence, ce qui est dû à ce que la lentille, tend à se rompre et à tomber en fragments semblables à ceux qui se forment lorsqu'on laisse un cristallin se putréfier et se dessécher. Cet aspect, même lorsqu'il s'observe chez des vieillards, annonce que le cristallin est disposé à se laisser rompre en fragments par l'aiguille. On voit assez souvent des stries opaques partant de la circonférence du cristallin et se portant vers son centre pendant un court trajet. M. Dixon (1) pense que, chez les personnes âgées, la cataracte débute ordinairement par des stries qui partent de la circonférence et se portent vers les pôles. Quand ces stries se dirigent sur la face postérieure de la lentille, elles ont l'air de siéger dans l'humeur vitrée; mais c'est une illusion d'optique. Une variété peut s'appeler *corticale*; le bord de la lentille y est comme frangé par des taches opaques, denses, d'où partent des stries qui se portent sur les faces antérieure et postérieure du cristallin, tandis que le noyau en reste plus ou moins transparent. La face antérieure du cristallin opaque est plane ou légèrement convexe; elle est suffisamment éloignée de la pupille pour que l'iris puisse porter son ombre sur elle.

[L'opacité isolée des couches les plus externes, soit de la partie antérieure, soit de la partie postérieure de la lentille cristalline, a été nommée cataracte *corticale antérieure* ou *postérieure*. Ces variétés ne se présentent que dans les cataractes lenticulaires molles qui commencent toujours par les couches superficielles.

1° *Cataracte corticale antérieure.*—La face antérieure du cristallin offre une ou plusieurs stries opaques, plus ou moins marquées et d'un blanc jaunâtre. Ces stries se dirigent toujours de la circonférence vers le centre de la lentille. Souvent, au début, l'on n'aperçoit qu'une courte ligne opaque plus ou moins rapprochée du centre ou de la circonférence, mais affectant toujours la direction indiquée. Quand il existe plusieurs de ces lignes, elles circonscrivent des espaces triangulaires dont le sommet est toujours au centre et la base à la circonférence. Au début, les côtés du triangle sont seuls opaques, l'espace compris entre eux restant transparent; mais plus tard cet espace revêt une teinte blanc-bleuâtre uniforme, indice de son opacité. Les divisions triangulaires finissent par disparaître et la cataracte prend alors un aspect uniforme. Il importe de ne pas confondre, comme on l'a fait longtemps, ces stries avec des opacités de la capsule.

2° *Cataracte corticale postérieure.* — Très rarement primitive, elle accompagne presque toujours la cataracte antérieure arrivée à un certain développement. Les lignes opaques, débutant par les couches

_____
(1) Lancet, vol. ij, pour 1852, pp. 260, 455.

superficielles postérieures de la lentille, suivent la même marche qu'en avant; seulement ces lignes, décrivant la forme du cristallin, paraissent concaves. Lorsque plusieurs triangles partagent les couches externes en arrière, réunis à leur sommet au centre de la lentille, ils vont ensuite en s'éloignant les uns des autres, se dissolvent et laissent des débris qui paraissent avoir leur siége dans la capsule postérieure.

M. de la Calle (1) indique le moyen suivant de distinguer les stries placées à la partie antérieure d'avec celles qui se trouvent vers la face postérieure de la lentille : « Dans ce dernier cas, dit-il, on se sert avec succès de l'artifice suivant, recommandé par M. Desmarres, au moyen de l'ophthalmoscope : Si les stries sont abondantes, après les avoir vues très nettement, on engage le malade à porter la tête fortement en arrière; elles se cachent alors en grande partie derrière le segment inférieur de l'iris, pour ne laisser voir que la partie antérieure de la lentille avec sa transparence physiologique. S'il n'y a qu'une seule strie opaque, on fixe la tache et l'on fait regarder le malade, je suppose, en haut : on s'aperçoit alors que la tache, au lieu d'être entraînée en haut, comme cela devrait être si elle était placée sur sa face antérieure, est au contraire portée en bas, et à tel point qu'elle arrive à se cacher derrière la portion inférieure de l'iris. Par contre, si le malade regarde en bas, on voit l'opacité remonter. Ces changements sont impossibles quand les taches sont placées sur la face antérieure de la lentille. »

Arlt et E. Jaeger ont décrit une autre variété de la cataracte, qu'ils ont nommée *cataracte stratifiée* (*schichtstar*) et dans laquelle l'opacité réside dans une couche circonscrite de la substance du cristallin, intermédiaire au noyau et aux couches corticales. Voici la description qu'en donne Graefe (2) :

« *De la cataracte stratifiée.* — On remarque derrière la pupille une opacité faiblement *saturée* (*saturirte*), qui, après une instillation d'atropine, se sépare, au moyen d'une ligne de démarcation bien tranchée, d'une zone périphérique transparente appartenant également au cristallin, et occupant en tout un cercle de 2^{mm} à 3 1/2^{mm} de diamètre. Presque constamment, le pôle antérieur de la couche opaque est recouvert par quelques points blancs; quand il n'en est point ainsi, le degré de saturation de l'opacité est complétement égal de son bord au centre, ce qui distingue déjà complétement cette forme de l'opacité du noyau. Cette égalité dans l'opacité fait déjà supposer qu'une couche opaque de même épaisseur recouvre un noyau transparent. Un autre fait, qui parle dans le même sens, c'est le degré comparativement bon de la vue des malades, qui, même quand l'étroitesse de la pupille ne

[(1) De l'ophthalmoscope. Thèse de Paris, 1856.]
[(2) Archiv für Ophthalmologie, t. I, 2, p. 255, et Annales d'Oculistique, t. XXXVI, p. 119.]

laisse rien voir de la couche sphérique transparente, sont souvent capables de lire de près un caractère d'impression de moyenne grandeur. Enfin, j'ai extrait, par incision à lambeau, des cataractes de ce genre sur quatre individus, âgés de 50 à 80 ans, qui en étaient affectés depuis leur jeunesse, et j'ai examiné soigneusement le cristallin : il était composé d'une substance corticale complétement transparente, d'une couche opaque très tranchée (d'un tiers à un demi-millimètre sur les cristallins desséchés), enfin d'un noyau complétement transparent, coloré en jaune d'ambre, chez les deux plus âgés de ces malades.

« Le diagnostic de la cataracte stratifiée ne présente pas la moindre difficulté : opacité faiblement saturée, mais parfaitement égale, située derrière la pupille, prouvant, par la distance qui existe entre sa surface convexe et le plan de la pupille, et par celle qui se trouve entre sa périphérie et le bord du cristallin après dilatation de la pupille, que la couche corticale est transparente, comme l'égalité d'opacité le prouve pour le noyau.

« A l'examen ophthalmoscopique, toute la portion opaque paraît foncée, à bords tranchés ; mais, vue à la lumière tombant perpendiculairement sur l'œil, elle présente dans ses parties centrales une diaphanéité d'un rouge brunâtre quand l'opacité n'est pas trop saturée. Le bord de l'opacité paraît beaucoup plus foncé ; ce qui tient sans doute à ce que la lumière y arrive bien plus obliquement et n'y pénètre ainsi qu'à un bien plus faible degré. Le reflet rougeâtre disparaît complétement pour apparaître aussi foncé que le reste de l'opacité quand la lumière arrive obliquement à la pupille. La substance corticale ambiante paraît complétement claire quand la cataracte est vraiment stationnaire ; si elle suit une marche lente, mais progressive, on y voit de fines opacités ponctuées ou de courtes bandes en rayons dans le voisinage de l'équateur. Je crois avoir remarqué que la périphérie du cristallin est légèrement plus petite qu'à l'état normal ; du moins voit-on le rebord du cristallin en regardant l'œil dirigé un peu de côté, tandis qu'à l'état normal cela exigerait qu'il le fût beaucoup plus fortement. Cette diminution comporterait, d'après mon appréciation, d'un demi à trois quarts de millimètre.

« A l'examen catoptrique, la pupille ayant été préalablement dilatée, le malade voit son opacité sous forme d'un disque un peu plus clair au centre et enveloppé d'un anneau transparent. Il n'est toutefois pas rare que le centre soit indiqué par un groupe de taches complétement foncées, tenant aux opacités habituelles du pôle antérieur, qui ne sont point situées sur la capsule, mais immédiatement sous celle-ci, ou même plus profondément. — L'expérience de Purkinje donne, surtout si l'on dirige obliquement les rayons de la lumière, un reflet très diffus de la couche opaque du cristallin, et la distance entre les deux

reflets permet d'apprécier approximativement l'épaisseur de la couch[e]
corticale transparente.

« La cataracte stratifiée présente d'ailleurs de nombreuses variétés[.]
dans quelques cas, la couche opaque est parsemée de bandes rayon[-]
nantes; d'autres fois, on voit du bord de l'opacité des figures analogue[s]
s'étendre dans la substance corticale sous forme de prolongement[s]
irréguliers, d'appendices en massues, de gouttes qui tombent, etc[.]
Ces dernières métamorphoses paraissent ne se produire que dans u[n]
âge avancé et exceptionnellement. Il doit être très rare de rencontr[er]
plusieurs couches opaques séparées les unes des autres par des cou[-]
ches transparentes; du moins n'ai-je pu qu'une seule fois acquéri[r]
par l'examen ophthalmoscopique la certitude que j'en avais un ca[s]
sous les yeux.

« Je ne sais si la cataracte stratifiée est jamais congéniale; le lége[r]
degré d'opacité qu'elle produit ne permettant de voir la faiblesse d[e]
vue de l'enfant que quand il commence à faire un usage un peu préci[s]
de ses yeux. Ce qu'il y a de certain, c'est qu'elle augmente générale[-]
ment de saturation pendant les premières années de la vie, pou[r]
ensuite rester complétement ou presque entièrement stationnaire. C[e]
dernier fait a lieu aussi longtemps que la substance corticale est com[-]
plétement transparente, et j'y trouve un criterium important pou[r]
le pronostic. Mais si elle devient aussi diffuse ou ponctuée et garni[e]
de bandes opaques, on peut admettre sûrement une progression don[t]
la rapidité peut être déduite de la forme de l'opacité. Si elle est diffus[e]
ou ponctuée, la progression est très lente; si elle présente des ba[n-]
delettes fines, étroites et rares, il en est à peu près de même; [si]
celles-ci sont nombreuses, et surtout si la distance intermédiair[e]
est diffuse ou ponctuée, on peut pronostiquer un développement plu[s]
rapide; mais si les bandes sont larges et situées sur un fond parsem[é]
de gros points ou de taches, la marche a toute la rapidité qu'elle pe[ut]
présenter. Ces signes ne peuvent acquérir toute leur exactitude qu[e]
par l'emploi de l'ophthalmoscope.

« Tant que l'opacité n'est pas saturée, la vue des malades est rela[-]
tivement bonne; mais si elle l'est, les rapports relatifs entre la grandeu[r]
de la pupille et l'étendue de l'opacité donnent lieu aux différences le[s]
plus variées. Il y a des personnes qui, au crépuscule ou après dilata[-]
tion préalable des pupilles, peuvent encore lire un fin caractère d'im[-]
pression, tandis que, lorsque leurs pupilles sont resserrées, elles peuven[t]
à peine se conduire avec sûreté. Chez d'autres, la dilatation de l[a]
pupille n'a que peu d'influence; mais celle-ci se montre quand elle[s]
portent des lunettes sténopæiques, qui détournent la lumière diffus[e]
pénétrant au travers des parties opaques du cristallin. Toutes paraissen[t]
souffrir d'une myopie apparente, parce qu'elles doivent rapproche[r]
beaucoup les objets de leur œil, afin d'obtenir, au moyen d'un plu[s]

faible éclairage de son fond, de plus grandes images rétiniennes. Ainsi se forme peu à peu une vraie myopie d'habitude, comme cela a lieu dans les opacités de la cornée, et c'est précisément pour cette myopie que la plupart des malades s'adressent au médecin. Un grand nombre d'entre eux se plaignent d'éblouissements, symptôme très différent selon les cas ; les uns craignent la lumière, parce qu'ils sont trop incertains quand la pupille est resserrée ; chez d'autres, c'est la lumière diffuse qui traverse la couche opaque du cristallin qui rend la vision confuse. » T. W.]

La cataracte lenticulaire, extraite de l'œil, paraît toujours moins blanche et d'une teinte plus ambrée que celle qu'elle avait, étant en place. Quelques-unes ont la couleur de l'acajou et sont extrêmement dures. J'ai vu des cataractes lenticulaires, en petit nombre, dans lesquelles l'opacité avait une teinte si sombre, qu'on aurait pu la méconnaître sans un examen attentif. En concentrant la lumière sur la pupille, l'opacité se montrait striée. C'est aux cas de cette espèce qu'on a donné le nom de *cataracte noire* (1). Dans aucun de ces cas, je n'ai pu voir le cristallin extrait de l'œil.

La cataracte lenticulaire n'étant presque jamais assez volumineuse pour effacer la chambre postérieure et comprimer l'iris, n'exerce presque aucune influence sur les mouvements de la pupille. J'ai rencontré de ces cas de cataracte dans lesquels la pupille restait immobile, bien que la rétine fût saine ; néanmoins, la pupille se dilatait sous l'influence de la belladone. En général, le globe de l'œil est sain, excepté chez les vieillards, où l'opacité du cristallin s'accompagne fréquemment d'un état de diffluence de l'humeur vitrée. La cataracte lenticulaire n'abolit jamais complétement la vision. Dans le plus grand nombre des cas, le malade continue à distinguer non-seulement la lumière de l'obscurité, mais encore les couleurs brillantes ; et, vers le crépuscule, lorsque la pupille se dilate, il distingue fréquemment la forme des gros objets. Lorsqu'il est exposé à une vive lumière, il n'aperçoit rien ; dans quelques cas rares, l'opacité du cristallin est si intense dans toute son étendue, que ce n'est qu'avec difficulté qu'il peut distinguer le jour des ténèbres.

La cataracte lenticulaire est celle qui est la plus favorable pour l'opération. Le jeune chirurgien, pour pratiquer sa première extraction, devra toujours choisir un cas de cette nature chez un sujet dont la pupille est bien mobile et l'œil ni trop ni trop peu saillant.

(1) Janin, Mémoires sur l'œil, pp. 259, 261 ; Lyon, 1772 ; Warnatz, Ammon's Zeitschrift für die Ophthalmologie, vol. iij, p. 295, Dresden, 1852 ; Scott, On Cataract, p. 2, London, 1845 ; Beauclain, Annales d'Oculistique, t. XXIII, p. 130, Bruxelles, 1850 ; Blot, Gazette Médicale de Paris, 26 juin 1852, p. 412.

GENRE II. -- CATARACTE CAPSULAIRE.

Syn. — Cataracta membranacea.

Espèce 1. — *Cataracte capsulaire antérieure.*

Fig. Wardrop, pl. XI, fig. 4; pl. XII, fig. 4. Beer, Band II, taf. III, fig. 2. Von Ammon, thl. 1, taf. IX, fig. 6-10; taf. XI, fig. 4, 7, 8. Sichel, pl. XXIII, fig. 6.

L'hémisphère antérieure de la capsule est beaucoup plus épaisse e plus résistante que la postérieure ; elle ressemble exactement à la mem brane qui tapisse la face interne de la cornée, et possède comme ell une élasticité qui fait que, lorsqu'elle est déchirée et libre de ses con nexions, elle s'enroule sur elle-même comme un morceau de parchemi ou de feuille de batteur d'or. Elle est plus souvent le siége d'opacité que la postérieure, qui peut rester transparente alors que l'antérieur est souvent le siége d'opacités partielles (1).

Dans la cataracte capsulaire antérieure, l'opacité n'est jamais unifor mément répandue comme dans la cataracte lenticulaire; elle revê toujours la forme de stries ou de taches, et a généralement une couleu de craie ou d'un blanc perlé. Tantôt il n'y a qu'une tache, tantôt i y en a plusieurs. La forme et la disposition en sont très irrégulières quelques-unes partent de la circonférence de la capsule, d'autres er occupent le centre. Dans quelques cas, on voit une seule tache forman une saillie pyramidale au centre de la capsule. J'ai quelquefois vu, er opérant, ces taches se détacher de la capsule aussitôt que l'aiguille le touchait, et tomber dans la chambre antérieure à travers la pupille dilatée. Néanmoins, dans la plupart des cas, le dépôt paraît exister dans la membrane et non à sa surface; toute l'épaisseur en paraî augmentée et opacifiée.

La perte de la vision est plus ou moins marquée que dans la cataracte lenticulaire; ce qui dépend, soit de l'étendue et de la situation des taches, soit des changements concomitants qui se sont effectués dans

(1) On a mis en doute que la capsule pût devenir opaque ; on a considéré comme des dépôts sur les faces externes et internes les opacités attribuées jusqu'ici à la cataracte capsulaire Voyez Gros. Gazette Médicale de Paris, 24 août, 1851 p. 271.

[La question de savoir si la capsule du cristallin est susceptible de perdre sa transparence par le fait de l'altération de sa texture, n'est pas encore résolue d'une manière absolue. Longtemps débattue entre des adversaires également compétents, elle a donné lieu à des travaux remarquables dont la plupart, publiés dans les Annales d'Oculistique, sont renseignés ci-après :

MALGAIGNE. De la nature et du siége de la cataracte, Annales d'Oculistique, t. VI, p. 62, t. VIII p. 107. — Opinion de M. SICHEL sur la nature et le siége de la cataracte, *Id.* t. VI, p. 64. — De M. LEROY D'ÉTIOLLES, *Id.* t. VI, p. 70. — De M. GUÉRIN, *Id.* t. VI, p. 205, t. VII, p. 55 et 57. — HOERING. Recherches sur la nature et le siége de la cataracte, *Id.* t. VIII, p. 45, 69, 109, 187, 257, 274. — Du siége et de la nature des cataractes; revue des opinions émises, *Id.* 5e vol. suppl. p. 182, et t. IX, p. 50. — J. BOSCH. De l'opacité de la capsule cristalline, *Id.* t. XXX, p. 225. — A. RICHARD. Des diverses espèces de cataractes et de leurs indications thérapeutiques spéciales. Thèse de Paris, 1855. -- DESMARRES. Traité pratique, etc., t. III. — SICHEL. Iconographie. T.W.

l'œil. Il n'est pas rare de voir la vision conservée à un point qui rendrait l'opération injustifiable.

Comme il y a tout lieu de croire que la cataracte capsulaire antérieure est, dans presque tous les cas, le résultat de l'inflammation, on devrait s'attendre à la trouver souvent, sinon toujours, compliquée de traces d'iritis. Il en est cependant rarement ainsi. La nutrition de l'hémisphère antérieure de la capsule s'opère par l'intermédiaire des procès ciliaires et non par l'iris. La cataracte capsulaire peut exister pendant des années, et même pendant toute la vie, sans amener l'opacité du cristallin.

Espèce 2. — *Cataracte capsulaire postérieure.*

Fig. Von Ammon, thl. 1, taf. XI, fig. 5, 5.

L'opacité de l'hémisphère postérieure de la capsule est beaucoup plus rare que celle de l'antérieure; mais elle a beaucoup plus de tendance que celle-ci à déterminer l'opacité consécutive du cristallin. Quand cela arrive, on ne peut naturellement plus apercevoir les changements ultérieurs qu'éprouve la moitié postérieure de la capsule. J'ai observé un cas dans lequel une cataracte capsulaire postérieure s'était développée brusquement dans les deux yeux, à la suite de l'arrêt des menstrues déterminé par l'action du froid; elle fut promptement suivie de l'opacité du cristallin.

L'opacité, dans la cataracte capsulaire postérieure, n'est jamais uniformément répandue; elle se présente toujours sous l'aspect de lignes radiées et partant du centre de la membrane affectée. La surface sur laquelle ces lignes se montrent, est évidemment concave, tandis que les lignes elles-mêmes, vues à travers le cristallin, paraissent ternes et comme aqueuses, et forment un contraste frappant avec la blancheur, couleur de craie et nettement définie, des taches de la cataracte capsulaire antérieure. On voit quelquefois les deux hémisphères de la capsule être le siége d'opacités partielles, tandis que la lentille reste transparente. J'ai vu cet état persister sur les deux yeux pendant plus de huit ans sans déterminer d'opacité lenticulaire. Les deux hémisphères de la capsule étaient parcourues par des stries opaques. Quand les pupilles étaient à l'état naturel, la malade n'y voyait presque pas; mais elle a fait usage, pendant tout le temps que j'ai indiqué, d'une solution vineuse de belladone dont elle introduisait chaque matin quelques gouttes dans ses yeux. Ce remède n'a jamais perdu son action, et la malade en apprécie parfaitement tous les avantages.

La cataracte capsulaire postérieure n'exerce aucune action sur la pupille; je l'ai observée deux fois unie à l'amaurose. Dans ces cas, l'iris restait immobile. Je l'ai fréquemment rencontrée exempte de toute complication.

La vision dans cette espèce de cataracte est troublée à des degré
bien différents; quelquefois le malade peut lire à l'aide d'un verr
grossissant, tandis que dans d'autres la cécité est presque absolue.

GENRE III.—CATARACTE MORGAGNIENNE OU DE MORGAGNI.

Syn. — Cataracta lactea, cataracta puriformis, cataracta fluido-dura.

Fig. Beer, Band II, taf. III, fig. 5. Sichel, pl. XVII, fig. 3, 4, 6.

Le dépôt d'un fluide opaque entre le cristallin et sa capsule, et d
à la désorganisation des cellules intra-capsulaires et des lamelles super
ficielles de la lentille, constitue la période commençante de la cata
racte de Morgagni. A une période plus avancée, une grande partie de
lamelles extérieures du cristallin sont passées à l'état liquide, et souver
la capsule devient opaque, de sorte que la cataracte devient capsule
lenticulaire.

Tant que la cataracte ne consiste que dans le simple dépôt d'un
couche liquide entre le cristallin et la capsule, elle offre un aspec
nuageux semblable à du lait imparfaitement mélangé à de l'eau. On
dit que, si l'on frotte à plusieurs reprises l'œil avec le doigt par-dessu
la paupière supérieure, les nuages de l'opacité changent de forme e
de position; il suffit même quelquefois, pour que ce changemen
s'opère, de mouvoir rapidement l'œil d'un côté à l'autre.

Dans la cataracte de Morgagni, la capsule est quelquefois distendu
au point de comprimer l'iris, d'effacer la chambre postérieure e
d'empêcher les mouvements de la pupille.

Au début de l'affection, la vision n'est quelquefois que peu diminuée
les petits objets seulement échappent au malade, surtout quand
vient de frotter ou de remuer son œil; mais plus tard, quand un
grande portion du cristallin est dissoute, la vue ne consiste plus qu
dans la distinction du jour d'avec l'obscurité.

Beer fait observer que cette affection se manifeste brusquement. L
seule cause apparente qu'il ait vu influer sur sa production, c'est l'expo
sition des yeux à l'action des vapeurs d'acides minéraux mis en con
tact avec des métaux pour en produire l'oxydation. Le seul cas de cett
affection au début que j'aie eu occasion d'observer, est celui d'un
dame qui s'embarqua à Liverpool avec la vue parfaitement bonne; ell
fut très malade pendant la traversée jusqu'à Greenock, et le lendemai
du jour où elle débarqua, un de ses yeux était atteint de cataract
offrant un aspect tel que je ne l'avais point encore observé, et qu
correspondait à la description que l'on donne de la cataracte de Mor
gagni, si ce n'est que je n'ai aperçu aucun changement dans la form
de l'opacité en frottant l'œil.

On ne doit tenter aucune opération pour la cataracte de Morgagn au début; peut-être pourrait-on la guérir à l'aide des antiphlogistiques, si on l'attaquait d'assez bonne heure.

La cataracte de Morgagni, dans sa période la plus avancée, est connue sous le nom de *cataracta fluido-dura;* et, suivant l'aspect qu'offre le liquide qui s'échappe lorsqu'on ouvre la capsule avec l'aiguille, on l'a aussi appelée *cataracte laiteuse* ou *puriforme.* Son caractère le plus remarquable est la différence de couleur qu'elle présente, suivant que le malade est debout ou couché. Dans le premier cas, sa coloration est d'un brun assez foncé, parce que le noyau du cristallin se porte vers la pupille; mais, dès que le malade se couche, elle devient blanche, parce que le noyau retombe en arrière vers l'humeur vitrée. La désorganisation du cristallin peut être portée au point qu'il n'en reste plus qu'un petit noyau, ordinairement d'une teinte d'ambre foncé. Lorsqu'on perfore la capsule dans l'opération par division ou dans celle par déplacement, la partie liquide de la cataracte s'échappe et se mêle immédiatement à l'humeur aqueuse. On voit souvent des vomissements opiniâtres et l'inflammation succéder aux opérations qu'on pratique sur les cataractes de cette espèce (1).

GENRE IV. — CATARACTE CAPSULO-LENTICULAIRE.

Elle est constituée par la réunion des deux genres et même des trois espèces de cataracte que nous venons de décrire. Non-seulement l'opacité de la capsule peut varier sous le rapport du degré et de l'étendue, mais, de plus, les cataractes capsulo-lenticulaires peuvent présenter tant de différences sous des rapports plus essentiels, qu'il devient indispensable de distinguer plusieurs espèces dans ce genre. Les circonstances dont nous voulons parler peuvent influer sur le choix de l'opération et sur la manière d'y procéder. L'opacité siége souvent sur la surface externe de la membrane, de sorte qu'elle s'en sépare sous la forme d'une mince écaille, lorsqu'on vient à la toucher avec l'aiguille.

Espèce 1. — Cataracte capsulo-lenticulaire centrale.

Fig. Wardrop, pl. XII, fig. 4, 6. Von Ammon, thl. I, taf. IX, fig. 1-5, taf. XI, fig. 10, thl. III, taf. XIV, fig. 18 Dalrymple, pl. XXVI, fig. 3.

Cette espèce consiste ordinairement dans un point blanc très limité qui se montre au centre du cristallin et de la capsule antérieure; il peut persister toute la vie sans subir de changement. On l'observe assez souvent sur les enfants, chez qui elle paraît produire la myopie et affaiblir la vue au point de les empêcher d'apprendre à lire. Dans

(1) Consultez sur la cataracte de Morgagni : WILDE, Medical Times and Gazette, October 2, 1852, p. 527; DIXON, Lancet, February 26, 1853, p. 198.

quelques cas, l'opacité lenticulaire est beaucoup plus large que celle de la capsule et moins prononcée.

Cette affection est quelquefois congéniale. Elle succède fréquemment à l'ophthalmie des nouveau-nés. (*V.* tome I, page 763.) Dans un cas que j'ai rencontré, on l'aperçut après une fièvre scarlatine, avant laquelle on n'en avait jamais soupçonné l'existence, et à laquelle on crut devoir l'attribuer.

Quand elle est assez peu étendue pour permettre au malade de lire en se servant de la belladone, il ne faut point y toucher (1).

Espèce 2. — Cataracte capsulo-lenticulaire ordinaire.

Fig. Saunders, pl. IV, fig. 3, 5, 4, 6, pl. VII, fig. 1. Von Ammon, thl. I, taf. IX, fig. 16-19, 23, 21, taf. X, fig. 1, 5, 7, 9 Dairymple, pl. XXVI, fig. 4, 5, pl. XXVII. fig. 5, pl. XXVIII, fig. 4. Sichel, pl. XVIII, fig. 2, 5, pl. XXIV.

La cataracte capsulo-lenticulaire ordinaire peut commencer par la capsule, par le cristallin, ou par un épanchement de liquide dit *de Morgagni.* Les blessures de la capsule et du cristallin amènent cette espèce de cataracte. L'inflammation insidieuse de la capsule en est probablement une cause assez fréquente. L'opacité peut avoir atteint le cristallin depuis longtemps avant d'envahir la capsule.

L'opacité occupe une partie ou la totalité de l'une ou de l'autre des moitiés de la capsule ou de toutes deux à la fois. Le cristallin peut aussi être atteint partiellement ou en totalité. L'opacité a, en partie, l'aspect perlé de la cataracte capsulaire antérieure; en partie, l'aspect laiteux ou nébuleux de la cataracte de Morgagni. Quelquefois la couleur du cristallin est aussi foncée que celle de l'acajou. Les taches de la capsule revêtent les formes les plus diverses, et c'est sur cette diversité qu'étaient basées les vieilles dénominations de *cataracta marmoracea, fenestrata, stellata, punctata, dimidiata,* etc.

Quelquefois l'opacité du cristallin et de la capsule est si limitée, qu'il suffit de dilater la pupille avec la belladone pour améliorer notablement la vue du malade. Dans ces sortes de cas, avant de pratiquer une opération, il importe de bien peser ce qu'elle peut faire gagner et ce qu'elle peut faire perdre au malade. L'opération enlevera probablement l'opacité qui occupait le centre de la pupille, et, dans ce sens, elle agira favorablement; mais elle amènera la destruction de la portion du cristallin qui était restée transparente, et il pourra se faire que le malade voie moins bien qu'avant l'opération, à moins qu'il ne fasse usage de verres convexes.

Le cristallin, dans la cataracte capsulo-lenticulaire, présente plusieurs degrés de consistance : quelquefois il est dur; d'autres fois

(1) Consultez BECH; de Cataracta centrali, Lipsiae, 1830.

converti, en partie ou en totalité, en un fluide opaque. Quand il offre
ce dernier état, la capsule est quelquefois tellement distendue, que
la chambre postérieure se trouve oblitérée et que l'iris ne peut plus
se mouvoir librement. La belladone ne dilate la pupille que lentement, et la dilatation produite ne s'efface aussi que peu à peu. On
voit même quelquefois l'étendue de la chambre antérieure diminuée
par la compression de la capsule, et la saillie en avant de l'iris, qui en
est la conséquence.

La sensibilité à la lumière peut être très peu prononcée dans la cataracte capsulo-lenticulaire, ce qui est dû quelquefois à la densité de
l'opacité, mais beaucoup plus souvent à l'existence d'une amaurose.
La cataracte qui se développe dans les cas d'amaurose, et surtout dans
ceux d'amaurose traumatique, est souvent capsulo-lenticulaire. Le développement de la cataracte, dans ces cas, suit une marche lente : à la
fin, l'humeur vitrée se dissout et l'iris et la cataracte deviennent ballot-
tants. On trouve, au reste, la rétine souvent malade, et l'humeur vitrée
liquide, même dans des cas de cataracte capsulo-lenticulaire qui n'ont
pas été précédés d'amaurose. Le pronostic doit donc être fâcheux dans
la plupart de ces cas; le résultat de l'opération sera souvent décevant
pour le malade et pour le chirurgien.

On a remarqué, dans quelques cas de cataracte capsulo-lenticulaire
avancée, alors que le cristallin est dissous, que, si l'on dilate la pupille
à l'aide de la belladone et que le malade reste au repos pendant un
quart d'heure dans la position assise, les portions les plus blanches et
les plus épaisses de la lentille en dissolution se précipitent au fond de
la cavité de la capsule ; alors l'hémisphère antérieure de celle-ci n'étant
point complétement opaque, mais simplement parsemée de taches, la
lumière vient traverser plus facilement la moitié supérieure de la cataracte, et la vision devient plus claire ; mais, au moindre mouvement de
l'œil, les parties contenues dans la capsule se mêlent de nouveau, et la
vision devient aussi obscure qu'auparavant.

On voit, en pareil cas, une amélioration bien plus considérable de la
vision survenir après une simple ponction faite à la capsule à l'aide
d'une aiguille à cataracte, ce qui permet au fluide opaque qu'elle contient de s'échapper. Ce fluide est promptement résorbé, et la lumière
qui peut traverser les portions transparentes de la *cataracta fenestrata*
qui reste, suffit souvent pour que la vision s'exerce à un degré très
notable.

La *cataracte congéniale* se voit le plus souvent à l'état de cataracte
capsulo-lenticulaire. Je crois qu'ordinairement, au moment de la naissance, elle n'est que lenticulaire, et qu'elle ne devient capsulo-lenticulaire qu'au bout de quelques mois.

Dans les cas congéniaux, les yeux sont fréquemment affectés d'un
mouvement perpétuel d'oscillation, et la cornée ainsi que l'iris plus

petite qu'à l'état normal, ce qui démontre qu'il existe un arrêt de développement dans d'autres tissus que le cristallin.

Espèce 5. — Cataracte capsulo-lenticulaire siliqueuse.

Fig. Beer, Band II, taf. III, fig. 4. Saunders, pl. IV, fig. 1. Von Ammon, thl. I, taf. XII, fig. 5-11.

La cataracte capsulo-lenticulaire siliqueuse se rencontre chez les adultes, mais on l'observe beaucoup plus souvent chez les enfants, chez qui elle constitue une des variétés de la cataracte congéniale. Les principaux caractères chez les uns comme chez les autres sont un arrêt dans la nutrition du cristallin, qui diminue de volume, ou même disparaît complétement par résorption, et une capsule ridée et revenue sur elle-même. Chez l'adulte, il ne reste qu'une écaille du cristallin, qu'on a comparée à une semence sèche, enveloppée d'une large cosse desséchée. Chez les jeunes sujets, le cristallin est assez souvent complétement résorbé, de sorte que, vers l'âge de 18 à 20 ans, les deux hémisphères de la capsule se trouvent en contact et constituent une double membrane opaque et élastique.

La cataracte siliqueuse est quelquefois, chez l'adulte, le résultat de plaies pénétrantes de la capsule ; l'humeur aqueuse pénètre dans sa cavité ; les couches externes plus molles de la lentille sont dissoutes, et il ne reste que le noyau.

Schmidt n'avait observé cette espèce de cataracte que chez des personnes jeunes et qui, pendant leur enfance, avaient été atteintes de convulsions, pendant lesquelles il supposait que la capsule s'était rompue, ce qui avait permis le contact de l'humeur aqueuse avec la lentille. Beer l'a cependant rencontrée chez des enfants à peine âgés de deux mois et qui n'avaient point souffert de convulsions.

Je suis porté à croire que toute cataracte molle abandonnée à elle-même, est disposée à dégénérer, d'abord en cataracte capsulo-lenticulaire, le centre de l'hémisphère de la capsule devenant opaque et s'épaississant, ou de nombreuses taches opaques se formant sur la capsule ; puis alors survient l'absorption de la lentille, qui peut être poussée à un point tel qu'il n'en reste plus qu'une mince écaille. Tel était l'état des choses sur l'un des yeux d'une dame dont j'ai pu observer les cataractes pendant dix-huit ans. Sur son autre œil, le cristallin avait aussi diminué d'épaisseur, mais la capsule n'était point opaque. La maladie durait depuis vingt-cinq ans, quand cette dame s'est décidée à se soumettre à l'opération.

L'opacité d'une cataracte siliqueuse chez les enfants est ordinairement d'une couleur cendrée claire ; il est rare qu'elle soit très blanche. La capsule paraît évidemment ridée ; la cataracte est d'un petit volume et située à une distance considérable derrière l'iris. Quelquefois la pupille est évidemment rétractée. Chez les adultes, au contraire, cette

cataracte est souvent très blanche, surtout dans les points où la capsule
a été blessée; partout ailleurs elle est de couleur foncée ou jaunâtre.
Elle ne forme point une saillie convexe, mais paraît aplatie.

Chez les enfants comme chez les adultes, l'iris a conservé ses mouvements, à moins qu'il n'ait contracté des adhérences avec la capsule
par suite d'inflammation.

Dans quelques cas de cataracte congéniale, le cristallin et sa capsule
n'ayant pas suivi les progrès de l'accroissement du reste du corps, et
conservant à peu près les dimensions qu'ils avaient au moment de la
naissance, on aperçoit autour du cristallin, lorsqu'on dilate la pupille,
une zone noire formée extérieurement par les procès ciliaires, et inté-
rieurement par l'espace qui existe entre eux et la circonférence du
cristallin. C'est ce qu'on a appelé *cataracta cum zonula*. Lorsqu'on
examine la zone en concentrant sur elle la lumière à l'aide d'une
lentille, on voit qu'elle est striée. Les malades dont les yeux offrent
cette *cataracta cum zonula*, peuvent souvent compter les doigts,
distinguer les couleurs, et même quelquefois lire. Un médecin qui se
trouve dans ce cas, et qui m'a consulté, lit, écrit et continue d'exercer
la chirurgie. Il est myope, mais ne fait point usage de verres concaves;
il voit plus mal avec des verres convexes.

Dans la cataracte siliqueuse, la cause qui l'a produite a quelquefois
complétement détruit la vision en agissant sur la rétine; d'autres fois,
il existe une sensibilité marquée à la lumière, de sorte qu'on peut
recourir à l'opération avec un espoir fondé de réussite.

Espèce 4. — Cataracte capsulo-lenticulaire cystique.

Fig. Von Ammon, thl. I, taf. X, fig. 4.

La cataracte cystique est ordinairement le résultat d'un coup porté
sur l'œil ou le rebord de l'orbite, avec assez de violence pour que la
secousse qui en résulte détermine la séparation du cristallin, renfermé
dans sa capsule, d'avec les parties auxquelles il s'attache. Cet accident
détermine la destruction de l'humeur vitrée; la capsule et le cristallin
deviennent opaques, et quelquefois la lentille se dissout.

L'opacité est blanche et à peu près uniforme; le corps opaque a
une forme presque sphérique et comprime la circonférence de la
pupille. Au bout d'un certain temps, la cataracte tombe et reste couchée derrière le bord inférieur de la pupille, où on la voit ballotter à
chaque mouvement de la tête. Lorsque la maladie est dans cet état, on l'a
appelée *cataracta tremulans vel natalitis*. L'iris devient aussi tremblotant. La cataracte cystique traverse quelquefois la pupille, comme un
cristallin chassé hors de sa capsule par un coup qui le fait passer
dans la chambre antérieure; elle vient se placer entre la cornée et l'iris
et excite de l'inflammation.

La cataracte cystique s'accompagne toujours d'amaurose; de sorte que, lorsqu'on en pratique l'extraction, ce n'est point dans l'espoir de rétablir la vision, mais seulement pour mettre le malade à l'abri de la douleur qui ne manquera pas de survenir si la cataracte passe dans la chambre antérieure, et du danger de voir l'autre œil pris d'une inflammation sympathique. Lorsqu'on pratique l'extraction, on trouve quelquefois la capsule considérablement épaissie.

Espèce 5. — Cataracte capsulo-lenticulaire bursale.

Cette espèce de cataracte, une des plus rares, consiste dans une opacité capsulo-lenticulaire et dans la présence à l'intérieur de la capsule d'un petit kyste rempli de matière purulente; on l'appelle *cataracta cum bursá ichorem continente.* On a généralement trouvé le kyste derrière le cristallin; mais quelquefois il était placé au-devant de lui.

L'opacité est de couleur orangée : l'iris est paresseux, la chambre postérieure effacée par la pression de la capsule distendue outre mesure, la perception de la lumière indistincte, et toute l'habitude du malade cachectique et annonçant la faiblesse.

C'est l'inflammation qui est la cause de cette cataracte, et cette inflammation est probablement traumatique dans la plupart des cas.

Classe II. — Cataractes fausses.

GENRE I. — CATARACTE FIBRINEUSE.

Syn. — Cataracta lymphatica.

L'espèce la plus fréquente de fausse cataracte consiste dans un épanchement de lymphe coagulable, dû à une inflammation de l'iris et de la capsule. Elle est accompagnée dans presque tous les cas d'une opacité partielle, et quelquefois totale, de l'hémisphère antérieure de la capsule (V. p. 188), et même d'une cataracte capsulo-lenticulaire. La lymphe épanchée s'observe sous divers états, c'est ce qui a fait admettre les distinctions suivantes :

Espèce 1. — Cataracte fibrineuse réticulée (flocculent.)

Fig. Beer, Band II, taf. III, fig. 6.

L'opacité qu'on aperçoit derrière ou dans la pupille a la forme d'un réseau délicat, entouré d'une pupille déformée, resserrée et partiellement ou complétement adhérente.

La vision est beaucoup diminuée, mais pas toujours en raison de la quantité de lymphe épanchée, car quelquefois la pupille est petite, la fausse cataracte considérable, et cependant la vue assez bien conservée ; tandis que, dans d'autres cas, la pupille est large et le réseau de lymphe très délié, et cependant le malade est presque aveugle; il est probable alors que l'inflammation qui a déterminé ces altérations morbides s'est étendue jusqu'à la rétine.

Espèce 2. — *Cataracte fibrineuse en caillot (clotted)*.

Fig. Wardrop, pl. VIII, fig. 3.

Un caillot de lymphe, sans organisation apparente, occupe l'ouverture pupillaire à travers laquelle il se projette quelquefois en saillie, formant ainsi une *cataracta pyramidata spuria*. L'opacité est blanche, la pupille anguleuse et fixe; la sensibilité à la lumière manque ou est peu distincte. Dans la plupart des cas, la lymphe est adhérente à la capsule opaque et épaissie; mais quelquefois elle n'a point contracté d'adhérences, et la capsule reste transparente, excepté dans l'aire de la pupille.

Espèce 3. — *Cataracte fibrineuse trabéculaire*.

Dans cette espèce de fausse cataracte, *la cataracte barrée* des auteurs français, la pupille est anguleuse et rétrécie; derrière elle il y a une cataracte capsulo-lenticulaire au-devant de laquelle existe une bande ou barre de lymphe qui se porte tantôt dans une direction, tantôt dans une autre. Cette bande de lymphe est unie de chaque côté au bord de la pupille, mais ne s'arrête point là. Elle se porte derrière l'iris et s'attache à cette membrane ou aux procès ciliaires. La consistance de cette barre varie; elle atteint quelquefois celle du cartilage, ou même celle du tissu osseux.

L'iris est privé de mouvement; la perception de la lumière n'existe plus ou est très imparfaite; le globe de l'œil est assez souvent dans un état d'atrophie.

Genre II. — Cataracte purulente.

Il est beaucoup plus rare de voir un épanchement de matière purulente au lieu d'un épanchement de lymphe déterminer une fausse cataracte. Dans les cas d'hypopion non traités, le pus s'absorbe après un certain temps, et la pupille redevient visible. Il arrive cependant quelquefois que la pupille reste occupée par une fausse cataracte de couleur jaune, et qui n'est autre chose que du pus emprisonné dans les mailles d'un réseau fibrineux. La vision, dans ces cas, est généralement détruite pour toujours.

Genre III. — Cataracte sanguine.

Comme la précédente, cette espèce de cataracte a pour base un épanchement fibrineux; de petits caillots de sang se sont logés dans ses interstices, ils proviennent de la rupture des vaisseaux de l'iris ou de la choroïde, amenée par une blessure ou par une inflammation intense. D'après ce que nous avons remarqué dans l'*Observation* 446, p. 257, on pourrait s'attendre à voir la cataracte sanguine revêtir la couleur noire. Je l'ai vue rester rouge pendant des années.

La pupille n'est point aussi fortement resserrée dans ce cas que dans quelques-unes des autres espèces de fausse cataracte, à moins qu'il n'ait existé un hypopion.

GENRE IV. — CATARACTE PIGMENTAIRE.

Fig. Von Ammon, thl. 1, taf. X, fig. 2, taf XI, fig. 51, taf. XII, fig. 12.

Elle est constituée par l'adhérence à la capsule de portions du pigment noir de la face postérieure de l'iris. Cette fausse cataracte est quelquefois le résultat d'une iritis, pendant laquelle on a employé la belladone en négligeant l'usage des autres remèdes; le tissu propre de l'iris s'est contracté, mais il a laissé derrière lui l'uvée soudée à la capsule par de la lymphe épanchée. D'autres fois c'est un coup qui a pour effet de détacher ainsi le pigment de l'iris. Il tombe sur la capsule à laquelle il adhère, et comme la capsule devient consécutivement opaque, probablement par l'effet de la même cause qui a détaché le pigment, il s'établit un contraste frappant entre cette substance noire et la surface blanche sur laquelle elle se trouve placée. Les parcelles de pigment ont dans ces cas une disposition qui ressemble à celle des feuilles d'un arbre: de là le nom de *cataracta arborescens* que Richter lui avait donné.

La vision est généralement fort diminuée, que la cause en ait été une blessure ou une iritis.

SECTION V.

ADDITIONS SUR LES CLASSIFICATIONS ET LES DISTINCTIONS DES DIVERSES VARIÉTÉS DE CATARACTE.

On a quelquefois classé ou au moins distingué les cataractes, suivant leur consistance, leur dimension, leur couleur, leur durée et leur curabilité. Ceux qui ont soigneusement étudié la classification des genres de cataracte fondée sur la partie ou sur les parties altérées, n'éprouveront aucune difficulté à se prononcer sur ces différentes particularités; il nous suffira donc de les passer en revue en peu de mots.

§ I. — Consistance.

1. *Dure.* — Il n'y a que les cataractes lenticulaires qui puissent être dures; mais toutes les cataractes lenticulaires, même celles qui surviennent chez des personnes avancées en âge, ne sont pas douées de

cette propriété. Il est rare d'observer la cataracte dure chez des personnes ayant moins de quarante-cinq ans. Chez les personnes âgées, la cataracte lenticulaire est d'autant plus dure que la coloration en est plus foncée et le volume plus petit. Un cristallin dur n'est jamais blanc; le centre en est plus foncé que la circonférence; la face antérieure en est aplatie, et le volume n'en est jamais assez considérable pour empêcher les mouvements de la pupille; toujours on y voit l'ombre portée de l'iris.

2. *Coriace.* — Cette propriété se rencontre dans la capsule, ou dans la substance qui a pu s'épancher dans la chambre postérieure; les cataractes cystique, siliqueuse et trabéculaire sont ainsi. Elles sont toujours plus ou moins blanches.

3. *Molle.* — La mollesse est une propriété qui appartient au cristallin. Chez les sujets de 25 ans environ, on trouve la cataracte lenticulaire molle, quoique douée de cohésion, de sorte que, bien que l'aiguille la traverse facilement dans tous les sens, ces fragments ne s'en séparent pas aisément, au moins à une première opération. Après que l'humeur aqueuse a été mise en contact avec une cataracte de cette espèce, celle-ci devient plus friable. Une cataracte molle est couleur de perle, d'un gris cendré clair, ou blanche. Elle est assez souvent étoilée, parce que le cristallin se divise en portions triangulaires. Lorsqu'on pratique l'extraction, cette espèce de cataracte est sujette à tomber en morceaux.

4. *Liquide.* — La capsule est généralement opaque lorsqu'elle renferme un cristallin liquide ou en voie de dissolution. Tantôt c'est l'opacité et la liquéfaction de la lentille qui précèdent l'opacité de la capsule, tandis que d'autres fois c'est l'altération de la capsule qui amène la désorganisation du cristallin. Cette dernière circonstance est probablement la règle dans les cas de cataracte capsulo-lenticulaire ordinaire, tandis que, dans les cas congéniaux, c'est certainement l'opacité du cristallin qui précède celle de sa capsule. La cataracte liquide est toujours blanche.

5. *Mixte.* — La cataracte de Morgagni est un exemple de cataracte mixte; la capsule est coriace, le noyau du cristallin mou ou dur suivant l'âge du malade et la portion désorganisée du cristallin liquide. La cataracte bursale et la capsulo-lenticulaire sont généralement des cataractes mixtes.

Ces distinctions, fondées sur la différence de consistance des cataractes, ont de l'importance sous le rapport du choix de l'opération (1).

(1) Il y a des auteurs qui attachent beaucoup plus d'importance que je ne l'ai fait à l'état de dureté ou de mollesse du cristallin dans la cataracte. Voyez HASNER, Entwurf einer anatomischen Begründung der Augenkrankheiten, p. 199; Prague, 1847 et [GRAEFE. Remarques sur le diagnostic de la consistance des cataractes et sur le choix des diverses méthodes opératoires. (Archiv für Ophthalmologie, t. I, 2ᵉ p., p. 219-286, et Annales d'Oculistique, t. XXXVI, p. 113.)]

[Classification des différentes espèces de la cataracte lenticulaire :

Cataractes lenticulaires.

DURES. *Début.* L'opacité semble commencer par le centre du noyau, d'où elle s'étend vers la circonférence. Cette tache foncée et terne est traversée vers son pourtour par quelques rayons lumineux. Elle est grise, jaune-verdâtre, brune ou noire. Toujours plus opaque au centre qu'à la circonférence. — *Volume* du cristallin diminué. — Chambre postérieure conservée. — Ombre *portée* très grande. — *Iris* libre, son *cercle uvéen* peu visible.

Car. physiol. — Les malades conservent toujours un certain degré de vision, surtout à un demi-jour où la pupille se dilate.

Marche lente. *Pronostic* réservé.

MOLLES. Débute par la substance corticale pour de là gagner le centre, sous la forme d'une ou de plusieurs stries opaques à la surface du cristallin, soit dans les couches corticales *antérieures* ou *postérieures.* Avec le temps, les couches, divisées en lambeaux triangulaires, se confondent et prennent peu à peu une teinte semblable. La couleur générale est d'un blanc bleuâtre, laiteux, quelquefois un peu grisâtre. Quand le ramollissement n'est pas encore complet, la cataracte paraît nacrée et brillante. *Volume* très grand, capsule poussée en avant et convexe, chambre postérieure détruite. — *Pas d'ombre portée.* — *Cercle uvéen* très apparent et large. — *Iris* bombé en avant, peu mobile.

Car. physiol. Au début, la vision est parfois parfaitement conservée. Quelquefois mouches volantes. Quand la cataracte est complète, les malades sont entièrement aveugles aussi bien à une lumière modérée qu'au grand jour.

Marche plus rapide que celle de la cataracte dure, quelquefois subite.

1° VERTE. Cette coloration ne semble être que le plus haut degré de la couleur normale jaune-orangé du cristallin chez les individus âgés de plus de quarante ans. Elle se distingue du glaucome qui attaque plus ou moins toutes les membranes de l'œil, en ce qu'elle est bornée à la seule opacité verdâtre de la lentille (1).

2° NOIRE. Paraît due à la présence de la matière colorante du sang qui a pénétré dans le système cristallinien. Se distingue de l'amaurose par la présence ordinaire de stries blanchâtres au pourtour de la lentille, la mobilité de l'iris et la conservation relative de la vision à un demi-jour (2).

3° PIERREUSES OU PLÂTREUSES. La lentille est pétrifiée ; les diverses membranes de l'œil y sont presque toujours atteintes. Se rencontre particulièrement chez les personnes âgées. Le globe est ordinairement atrophié.

1° STRIÉES, ÉTOILÉES, FENÊTRÉES, BARRÉES, DÉHISCENTES, A TROIS BRANCHES, etc. Les stries, toujours régulières au début, se brisent de bonne heure et prennent, à la face antérieure ou postérieure du cristallin, des formes diverses. Des lignes opaques convergeant vers le centre du cristallin, partagent le corps en morceaux triangulaires qui finissent par se dissoudre.

2° DISSÉMINÉES OU POINTILLÉES. On ne voit aucune strie à la surface du cristallin dans l'épaisseur duquel des points blancs très petits apparaissent sans ordre et sur tous les plans du noyau et des couches corticales. Marche très lente.

3° CONGÉNIALES. Opacité d'un blanc-bleuâtre semblable à de l'amidon préparé, sans stries opaques ni tranches triangulaires. Rien de jaune ni de blanc mat. Tout le cristallin a la même teinte et la même densité, aussi bien au centre qu'à la surface, et n'est pas plus volumineux qu'à l'état sain. — *Iris normal.* — On aperçoit l'ombre *portée.* — L'uvée bien dessinée sur l'opacité bleuâtre.

4° TRAUMATIQUES. Opacité d'un blanc-bleuâtre à peu près uniforme ; la couleur bleue augmente à mesure qu'approche le moment où la cataracte devient complète. On ne voit ni strie, ni ligne opaque allant de la circonférence au centre. — *L'ombre portée* existe. — *Iris* mobile.

5° GLAUCOMATEUSE. Cataracte molle très volumineuse et d'un blanc mat, consécutive au glaucome. Altérations notables dans presque toutes les membranes oculaires. — *Pupille* immobile, irrégulière. — *Iris* décoloré retiré vers le corps ciliaire et d'un gris-ardoise. — *Vision* nulle.

[(1) Consultez sur la cataracte verte : SICHEL. De l'ophthalmie, de la cataracte et de l'amaurose, p. 302. CARRON DU VILLARDS, Guide pratique, t. II, p. 274. CUNIER, Ann. d'Ocul., t. IV, p. 249.]
[(2) Consultez : MAGNE, Note sur la cat. noire, Ann. d'Ocul., t. IX, p. 244. BEAUCLAIN, *Id.*, t. XXIII, p. 150, 172. HERVIEZ, *Id.*, t. XXX, p. 260 GRAEFFE, *Id.*, t. XXXII, p 268. BLOT, *Id.*, t. XXXIV, p. 188. — MAITREJEAN, p. 209; MORGAGNI, de sed. etc , lettre 65, JANIN, Mém. et Obs., p 259 et 261. M. A. PETIT, Obs. cliniq., p. 26. CHASSAIGNAC, Bull. de la Soc. Anat., p. 208. TRINCHINETTI, Gaz. méd., 1844, etc. — WENZEL, Manuel de l'oculiste, t. I, p. 109. BEER, Lehre, etc., vol. II, p. 309. WARNATZ, Ammon's Zeitschrift, t. II, th. 2. PÉTREQUIN, Revue médicale, fév. 1850. VIDAL DE CASSIS, Méd. opérat. t. III.]

Cataractes lenticulaires.

LIQUIDES. Ne sont que le plus haut degré du ramollissement du cristallin. Se présentent sous deux formes : dans la première, le cristallin, en partie opaque et d'une teinte à peu près uniforme, semble séparé de la capsule par un liquide transparent ; dans la seconde, de nombreuses stries existent dans la substance corticale, et la plupart sont brisées et déjà à moitié dissoutes. Dans les deux cas, toute la surface du cristallin est presque liquéfiée. — Opacité générale de la lentille, dont la couleur blanc-sale prend une teinte d'autant plus jaune que la dissolution est plus avancée. Le liquide intra-capsulaire se dépose par couches de densité différente quand l'œil est au repos. — Volume souvent considérable. *Iris* — poussé dans la chambre antérieure. — *Pas d'ombre portée.* — Présente quelquefois un noyau flottant visible. — *Marche* très lente.

1° INTERSTITIELLE OU LAITEUSE. L'opacité commence par les couches superficielles et s'étend de là progressivement aux couches plus profondes, de la surface au centre. Couleur de lait uniforme. On voit souvent dans la masse quelques petits débris flottants, quelques lignes onduleuses mobiles qui font reconnaître aussitôt la cataracte laiteuse. Si l'on pique la capsule, un jet blanchâtre s'en échappe.

2° CYSTIQUE. Cristallin complètement liquéfié. La capsule peut être comparée à un kyste renfermant un liquide. Les cataractes *purulentes et fétides* rentrent dans cette variété.

T.W.]

§ II. — Volume.

La cataracte lenticulaire dure est petite, ainsi que la cataracte siliqueuse ; les cataractes molles, fluides et mixtes sont généralement volumineuses. On juge du volume de la cataracte par la présence ou l'absence de l'humeur aqueuse dans la chambre postérieure, et celle-ci se reconnaît à la largeur de l'ombre que l'iris projette sur la cataracte, ou à son absence.

§ III. — Couleur.

La couleur d'un cristallin affecté de cataracte est bleu-blanchâtre, cendrée, claire, ambrée ou brune, suivant l'âge du sujet ou la nature de son affection. La couleur verte annonce la combinaison d'une cataracte lenticulaire avec un glaucome. Dans la *cataracte lenticulaire verte opérable* de M. Sichel, le cristallin est dur et dichromatique, comme dans le glaucome ; toute sa substance est légèrement trouble, et ses lamelles superficielles ont subi une légère coagulation, mais il n'y a point de complication d'amaurose. La cataracte bursale est orangée. La cataracte capsulaire est toujours d'un blanc de perle ou de craie. La cataracte cholestérique ne présente pas seulement une couleur blanche, mais un reflet métallique brillant (*V*. p. 190) et, quand elle vient à se briser, soit spontanément, soit par l'action de l'aiguille, ses parcelles brillent si fort qu'on les a prises pour des globules mercuriels répandus dans l'humeur aqueuse (1).

§ IV. — Durée et développement.

Anciennement, on attachait beaucoup d'importance à la distinction des cataractes mûres et non mûres. On croyait que la cataracte

(1) BEER's Repertorium, vol. II, p. 97 ; Wien, 1799.

était due à la coagulation d'un liquide et, tant qu'on ne jugeait pas ce travail assez avancé pour qu'il pût permettre de déplacer la cataracte avec l'aiguille, on pensait qu'elle n'était pas mûre (1). Si l'on veut conserver ces expressions de mûres et de non mûres, il faut en changer la signification. Quelque petite ou molle que soit une cataracte, on peut l'appeler mûre quand elle est complétement développée et qu'elle n'a plus de période nouvelle à parcourir, ou quand elle a ôté au malade la faculté de distinguer les objets ; de même qu'on peut l'appeler non mûre, quand elle n'est pas complétement formée, qu'on soupçonne que l'opacité peut encore s'étendre beaucoup, comme dans la cataracte capsulaire postérieure ou la cataracte centrale, ou quand le malade voit encore assez pour distinguer les yeux d'une personne assise en face de lui ou les différents meubles d'un appartement. Des cas de cette nature peuvent persister pendant des années avant d'être mûrs pour l'opération.

Les distinctions de la cataracte en soudaine et lente, en celles qui existent à partir de la naissance, ou surviennent à différentes époques de l'existence, ne méritent pas de fixer l'attention. Il est bon de faire remarquer, néanmoins, que la cataracte congéniale n'est pas toujours de la même sorte : elle peut être capsulaire, lenticulaire ou capsulo-lenticulaire ; la dénomination de *cataracte congénitale* est donc tout à fait impropre, puisqu'elle n'indique que la date de la maladie.

§ V. — Curabilité.

Pellier (2) a formulé une division pratique ou empirique des cataractes, en vraies ou curables, mixtes ou douteuses, et fausses ou incurables. La *vraie* ou *curable*, se reconnaissait à ce que la pupille avait parfaitement conservé la faculté de se dilater et de se contracter à ce que le malade apercevait la lueur d'une bougie, ou de tout autre corps lumineux, et même certaines couleurs éclatantes, telles que le rouge, le vert, etc. La *mixte* ou *douteuse* se distinguait à ce que la pupille ne se dilatait et ne se contractait que faiblement, le sujet pouvant à peine reconnaître la lumière de l'obscurité. Il supposait que dans ce cas, outre l'opacité du cristallin, il existait quelque affection de la rétine ou d'une autre partie de l'œil. Dans la *fausse* ou *incurable*, outre l'opacité du cristallin, on observait l'immobilité complète de la pupille, quel que fût le degré d'intensité de la lumière à laquelle on exposât les yeux, et, de plus, le malade ne percevait aucune différence entre la lumière la plus vive et l'obscurité la plus complète.

---

(1) « Expectandum igitur est donec jam non fluere, sed duritie quâdam concrevisse videntur. » — CELSUS. De re medicâ, lib. VII, pars II, cap. I, sect. 2.
(2) Cours d'opérations sur la chirurgie des yeux, t. I, p. 172 ; Paris, 1789.

SECTION VI.

COMPLICATIONS DE LA CATARACTE.

La cataracte se rencontre souvent avec d'autres affections de l'œil qui sont, ou purement locales, ou sous la dépendance d'une cause constitutionnelle ; d'autres fois elle se trouve compliquée d'affections constitutionnelles qui, soit qu'elles aient agi ou non sur sa production, peuvent néanmoins très vraisemblablement influer sur le résultat des opérations entreprises pour en amener la guérison. On rencontre rarement un cas parfaitement exempt de toute complication. Il importe au plus haut point d'examiner chaque fois les questions suivantes : — L'organe de la vision est-il dans une condition telle qu'il puisse reprendre ses fonctions, au moins à un degré utile, lorsque la cataracte aura été écartée? N'y a t-il rien dans la santé générale qui puisse faire échouer l'opération? N'y a-t-il aucune affection locale dans aucun autre organe qui puisse réagir sur l'œil par sympathie et en déterminer l'inflammation?

1. Quant aux complications purement locales, j'indiquerai celles qui sont la suite des inflammations de la cornée et de l'iris, telles que les taches de la cornée, les adhérences de l'iris à cette membrane ou à la capsule. Ces complications se reconnaissent facilement ; elles influeront sur le choix de la méthode opératoire et sur la manière d'exécuter celle que l'on aura choisie. L'ophthalmie tarsienne, ou ophthalmie catarrhale chronique, contre-indique l'opération, surtout l'extraction. On doit aussi guérir le trichiasis ou le distichiasis, ainsi que le renversement en dedans ou en dehors des paupières, avant de rien entreprendre contre la cataracte. Les complications locales font souvent reconnaître un état de la constitution peu favorable pour l'opération, surtout pour l'extraction. Une tache de la cornée, par exemple, résultant d'une ophthalmie scrofuleuse, et existant soit sur l'œil qu'on doit opérer, soit sur l'autre, diminue les chances de succès.

2. Il y a certaines complications locales qu'on ne peut guère reconnaître qu'au moment où l'on pratique l'opération : telles sont l'adhérence contre nature du cristallin à sa capsule, portée au point de s'opposer à sa sortie qui est au moins très difficile ; l'état de dissolution du corps vitré, qui n'est guère moins embarrassant. Cette dernière complication accompagne fréquemment le glaucome, et si l'on sait qu'avant d'être atteint de cataracte, le sujet a présenté des symptômes de glaucome, il faut être sur ses gardes et s'attendre à la liquéfaction de l'humeur vitrée ; mais souvent on ne sait rien sur l'état antérieur de l'œil, et il n'existe aucun signe actuel bien manifeste qui puisse nous éclairer. La dureté anormale de l'œil, néanmoins,

ainsi qu'une teinte verte de la cataracte, doivent nous porter à soupçonner la dissolution de l'humeur vitrée.

3. Les complications suivantes, quoique très défavorables, ne
contre-indiquent pas absolument l'opération; ce sont : le myosis, le
tremblement de l'iris, l'état variqueux des vaisseaux externes, un léger
amincissement de la sclérotique, un léger état de ramollissement ou
une dureté de l'œil plus considérable qu'à l'état normal. Dans tous ces
cas, on doit soupçonner qu'il existe, conjointement avec les autres
changements morbides de l'intérieur de l'œil, un affaiblissement de la
sensibilité de la rétine, et que, bien qu'à la suite de l'enlèvement de
la cataracte le malade puisse recouvrer un certain degré de vision,
l'amélioration sera peu marquée et temporaire.

4. Quand il y a complication de myopie, le cristallin opaque paraît
situé plus loin derrière la pupille, et la chambre postérieure se montre
plus grande qu'à l'ordinaire. Le malade conserve plus longtemps une
vision utile, la cataracte arrive plus lentement au point que réclame
l'opération. J'ai vu un malade rester pendant plusieurs mois dans cet
état stationnaire; il pouvait encore reconnaître les personnes, écrire
son nom et même lire les caractères grands et bien noirs.

5. Si la pupille est largement dilatée et immobile, et que le malade
ne peut distinguer le jour de la nuit, il n'y a pas à douter qu'il existe
un degré d'amaurose qui rend toute opération inutile. Mais nous
n'opérons pas volontiers, même dans des cas où l'amaurose est moins
prononcée, si nous pouvons la constater. La simple perception de la
main qui s'interpose entre l'œil et la lumière, n'est nullement un indice
suffisant de l'état d'intégrité de la rétine. Sans doute, l'amaurose est
incomplète quand ce degré de sensibilité persiste; mais si, d'après le
commémoratif et l'aspect de l'œil, il y a quelque raison de craindre
que la rétine n'ait conservé que la faculté de distinguer la lumière de
l'obscurité, comme cela se rencontre quelquefois dans l'amaurose incomplète, il vaut beaucoup mieux laisser le malade tel qu'il est, que
de soulever dans son esprit le faux espoir de récupérer la vue, de
l'exposer aux anxiétés qui accompagnent une opération, et aux incom-
modités qui peuvent en être la suite, et qui sont quelquefois sérieuses
et longues. Si, par exemple, un malade avancé en âge distingue simplement le jour de la nuit, et s'il a perdu tout pouvoir sur l'action
volontaire des muscles de ses yeux, de sorte que lorsqu'on lui prescrit
de regarder dans une certaine direction, il le fait en tournant la tête
de ce côté, mais sans bouger les yeux, il est inutile de l'opérer.

6. J'ai quelquefois opéré de la cataracte un œil affecté de strabisme; mais chaque fois que je l'ai fait, même chez les enfants, dans
l'espoir que le retour de la vision, après la disparition de la cataracte,
corrigerait le strabisme, j'ai été trompé dans mon espoir. (V. t. I,
pages 525, 542, 570.) Quand donc la cataracte se complique de stra-

bisme, il faut que celui-ci ait été guéri par l'opération avant qu'on
agisse sur l'autre affection. Le docteur Franz a cependant suivi avec
succès la marche opposée dans un cas de cataracte congéniale (1).

7. Le glaucome, à toutes ses périodes, peut se compliquer de cataracte ; une opacité, plus ou moins blanchâtre, vient se développer sur
la surface du cristallin, qui était auparavant d'une couleur ambrée,
mais paraissant verte à la lumière réfléchie, ainsi que je l'expliquerai
plus au long dans un prochain chapitre.

Lorsqu'un glaucome, complétement développé, se complique de cataracte, ce qui se fait souvent brusquement, il survient autre chose que
l'addition d'une teinte blanchâtre venant s'étendre au-devant de la
coloration vert de mer terne ou vert olive du cristallin ; il s'opère
toujours dans l'œil d'autres changements remarquables qui dénotent
une altération de presque tous les autres tissus de cet organe. Le
cristallin opaque est volumineux ; quelquefois même il paraît encore
plus volumineux qu'il ne l'est réellement, parce qu'il est refoulé en
avant par le liquide surabondant qui a remplacé l'humeur vitrée. Il
finit par être poussé jusqu'à un certain point à travers la pupille. L'iris
est pâle, décoloré et complétement privé de mouvements. La pupille
dilatée est irrégulière, l'iris se trouvant tiré surtout dans une ou deux
directions. La circonférence de la pupille paraît s'être enroulée en
arrière, du côté de la chambre postérieure. Le globe de l'œil semble, à
la pression, aussi dur qu'une pierre, et il est recouvert de vaisseaux
variqueux. Le malade, qui n'a plus la moindre sensation de la lumière
externe, voit souvent des éclairs lumineux à l'intérieur de son œil.
Cet état désespéré de l'œil a souvent été précédé de choroïdite chronique ou d'iritis arthritique et de céphalalgie intense et opiniâtre.
(V. pp. 47, 65.)

8. Quant aux complications générales et éloignées de la cataracte,
elles sont sans nombre. Parmi les plus fréquentes, nous signalerons
le rhumatisme, la scrofule, la goutte et la syphilis comme des complications générales, et les ulcères invétérés aux extrémités inférieures
parmi les complications éloignées. Il est très important d'être instruit
de l'existence de ces complications, comme aussi de l'histoire complète
de la santé du malade qui vient nous consulter pour une cataracte. Si,
par exemple, une personne affectée de cataracte a une tendance aux
inflammations, est sujette à des attaques de pneumonie ou de pleurésie,
il faudra, avant et après l'opération, éviter soigneusement toute cause
de pléthore ou d'excitation du système artériel. Ce n'est probablement
qu'à l'aide de saignées répétées, de purgatifs et de la diète, employés
avant et après l'enlèvement de la cataracte, que l'œil échappera à une
inflammation destructive.

(1) Philosophical Transactions; vol. CXXXI, p. 59 ; London, 1841.

Toute personne atteinte de quelque affection organique sérieuse, telle qu'une affection du cœur, par exemple, se trouve dans de mauvaises conditions pour subir l'opération de la cataracte. L'abstinence qui doit précéder et le traitement déplétif auquel on peut se voir obligé de recourir après l'opération, peuvent déterminer l'hydropisie et une débilité irrémédiable.

Quand le sujet est sain et l'œil aussi, à part la cataracte, le résultat de l'opération sera favorable. Si l'œil et la constitution sont en bon état, on peut, par exemple, inciser la moitié de la cornée et extraire le cristallin sans beaucoup de risque. Mais il n'en sera plus de même si l'œil ou la constitution sont en souffrance. La plaie est alors disposée à suppurer, et l'œil à se détruire par l'inflammation.

L'âge seul n'est point une objection contre l'extraction. Il y a généralement chez les vieillards bien portants assez de force de réparation pour suffire à la guérison de la plaie; mais, si les progrès de l'âge se sont accompagnés d'altérations sérieuses de l'économie, et que les forces générales soient affaiblies, ce seront autant de circonstances défavorables.

SECTION VII.

TRAITEMENT PALLIATIF DE LA CATARACTE.

Le traitement palliatif de la cataracte consiste dans l'emploi d'un protecteur pour les yeux, et dans la dilatation de la pupille, à l'aide d'une solution d'atropine dont on introduit une goutte tous les deux jours entre les paupières. Ces moyens si simples améliorent tellement la vision, non-seulement au début, mais même lorsque la cataracte est déjà avancée, que les malades qui en font usage retardent pendant des mois et même des années le moment de se soumettre à une opération. Tous, cependant, n'en retirent pas le même bénéfice; quelques-uns se trouvent si éblouis lors de la dilatation de leur pupille, qu'ils ne peuvent supporter cet état. Les cataractes partielles, qu'elles soient capsulaires ou capsulo-lenticulaires, sont celles dans lesquelles ce moyen réussit le mieux (1).

[(1) On emploiera aussi avec avantage des coques percées d'un petit trou à leur partie antérieure, comme les *lunettes sténopaeiques* recommandées par Donders, dans les cas d'opacités partielles de la cornée, comme pouvant remplacer l'opération de la pupille artificielle. (Archiv für Ophthalmologie, Band I, 1. p 481. Mackenzie's Physiology of Vision, p. 155; sur la vision à travers un trou d'épingle). (*Note de M. Mackenzie.*)]

SECTION VIII.

TRAITEMENT MÉDICAL DE LA CATARACTE.

On a proposé trois méthodes différentes pour guérir la cataracte sans opération, savoir : la méthode *antiphlogistique*, la *stimulante* et la *révulsive*. On peut demander si réellement ces moyens ont jamais réussi, dans un cas de cataracte vraie, à rétablir la transparence des parties. Beaucoup des cas de guérison qu'on a mis en avant n'étaient que des cas où de la lymphe plastique s'était épanchée au-devant de la capsule (1), ou bien des cas de rupture de cette membrane et d'absorption du cristallin opaque produite par l'action dissolvante de l'humeur aqueuse. Il est certain que, dans quelques autres, il n'y avait aucune trace d'affection du cristallin ni de sa capsule ; il s'agissait de cas de glaucome avec amaurose commençante pris à tort pour des cataractes, et soumis à divers modes de traitement, qui réussissent assez souvent à rendre à la rétine un certain degré de sensibilité.

1. La saignée et le mercure doivent vraisemblablement produire de bons effets, si l'inflammation est la cause de l'opacité du cristallin et de sa capsule. L'efficacité de ces remèdes au début des fausses cataractes, surtout des fibrineuses, est parfaitement démontrée, mais dans les vraies cataractes on ne les a jamais ou que rarement essayés. Il y a cependant des cas où l'on en retirerait peut-être des avantages, par exemple, tout à fait au début de la cataracte de Morgagni, affection qui, suivant Beer, doit surtout son origine à une irritation extérieure.

2. M. Ware, dans une des notes qu'il a ajoutées au traité de Wenzel sur la cataracte, déclare : « qu'il espère qu'on finira par découvrir quelque remède à l'aide duquel on pourra rendre au cristallin opaque sa transparence sans recourir à une opération ; » il ajoute que « les remèdes qui, en pareil cas, lui ont paru produire plus d'effet que les autres, consistent dans l'application sur l'œil d'une ou deux gouttes d'éther, une ou deux fois par jour, et dans des frictions pratiquées sur l'œil par-dessus la paupière, avec le bout du doigt trempé dans un liniment légèrement volatil ou mercuriel. »

M. Gondret, que j'aurai occasion de citer à propos du traitement révulsif de la cataracte, applique aussi des stimulants sur l'œil, et particulièrement l'électricité et le galvanisme, et les collyres ammoniacaux. Magendie (2), qui a publié un mémoire de M. Gondret sur ce sujet, considère les observations de ce praticien comme venant à l'ap-

_____

(1) Benvenuto Cellini raconte à Clément VII que deux cataractes lui étaient tombées sur les yeux. Il semblerait qu'il s'agissait de deux iritis syphilitiques, dont Benvenuto se guérit lui-même par l'usage du *lignum vitæ*. — Memoirs of Benvenuto Cellini ; vol. I, chap. II.
(2) Journal de Physiologie, t. V, p. 41 ; Paris, 1825.

pui de ses idées sur l'influence que le nerf de la cinquième paire exerce
sur la nutrition de l'œil. Après la section de ce nerf, la nutrition de
l'œil s'arrête, la cornée devient opaque, et les humeurs sont transfor-
mées en une substance qui ressemble à du lait caillé. Comme il survient des changements semblables lorsqu'une maladie rend le nerf impropre à remplir ses fonctions, l'hypothèse qui fait dépendre la
cataracte d'un défaut de l'action du nerf qui préside à la nutrition de
l'œil, est loin d'être invraisemblable, d'autant qu'on admet généralement qu'elle est due à quelque maladie affectant les points où le cristallin puise sa nourriture. Si ces vues sont exactes, il est probable
qu'en stimulant ou en modifiant de quelque autre façon l'action du
nerf de la cinquième paire, on pourra agir sur la nutrition du cristallin ; ainsi, si le manque d'influx nerveux produit l'opacité, une excitation pourra éloigner la tendance à la formation d'une cataracte, ou
même, dans quelques cas, rétablir la transparence naturelle.

3. Le mémoire de M. Gondret que nous venons de citer, sur le traitement de la cataracte, contient un nombre suffisant d'observations pour
mériter de fixer l'attention ; aucune d'elles cependant ne démontre
d'une manière irréfragable qu'on puisse guérir une cataracte vraie par
les moyens qu'il préconise. Le remède auquel il ajoute le plus de confiance est la cautérisation syncipitale, pratiquée soit avec le cautère
actuel, soit avec un onguent préparé avec de l'ammoniaque liquide
fortement concentré. Je ne saurais nier, d'une façon absolue, l'efficacité
des révulsifs énergiques à détourner l'action morbide qui produit la
cataracte vraie ; mais, dans la plupart des cas de M. Gondret, surtout
dans ceux où l'opacité qu'on apercevait derrière la pupille avait été
précédée d'inflammation, il y a de fortes raisons de penser qu'il s'a-
gissait de cataractes fausses (1).

[(1) Voyez pour les cas de cataracte guérie sans opération : G. M. Lopez. Traitement médical
de la cataracte par l'iodure de potassium et l'ammoniaque liquide, El Porvenir medico
10 nov. 1855. Van Benchem. Cataracte guérie par un traitement médical, Ann. de la Soc. de méd.
d'Anvers, 1855, p. 268. Peruzzi, Cataracte guérie par le traitement mercuriel ; Gaz. méd. de
Paris, 1856.

Nous pensons que la question de la curabilité de la cataracte, sans l'intervention d'une
opération chirurgicale, doit être, en général, résolue d'une manière négative. Si, dans des
circonstances exceptionnelles, la vue a été rendue par le seul secours des soins médicaux à
des personnes qui étaient aveugles depuis longtemps, c'est que vraisemblablement ces
personnes n'étaient point atteintes de cataractes vraies. Nous ne dénierons pas cependant,
et c'est la plus large concession que nous puissions faire à l'opinion contraire, que, dans
certains cas de cataracte accidentelle au début, surtout de cataracte traumatique, un traitement
médical peut faire disparaître l'opacité, bien que nous n'en possédions personnellement
aucun exemple. Cette part faite aux partisans de la curabilité médicale de la cataracte,
hâtons-nous d'ajouter que, dans notre pensée, les tentatives que l'on fait chaque jour pour
arriver à ce but sont, en général, le fait de l'ignorance ou du charlatanisme. Le chirurgien
qui annonce qu'il guérit la cataracte sans opération, exploite honteusement la crédulité
publique et ne fait guère que des dupes. Heureux encore les malades qui sortent de leurs
mains sans avoir eu à subir d'autres atteintes que celles portées à leur bourse. On cite un
vieux chirurgien qui, après avoir couru le monde pour opérer les cataractes, atteint aujourd'hui
lui-même de la cataracte et incapable d'opérer encore, annonce qu'il guérit cette affection sans
opération. Quand il voit qu'il n'y réussit pas, et l'on sait si les occasions doivent en être rares, il
prétexte le besoin d'enlever un cil dévié, plonge une aiguille à travers la cornée, dilacère la

SECTION IX.

QUESTIONS PRÉLIMINAIRES SUR LE TRAITEMENT DE LA CATARACTE PAR UNE
OPÉRATION.

Avant d'exposer les méthodes d'opérer la cataracte, il y a quelques questions générales qui demandent à être examinées.

1. Quand un seul œil est malade, doit-on opérer de suite, ou attendre que l'autre le soit devenu aussi? Quelques chirurgiens disent qu'il faut s'abstenir à cause de la différence du pouvoir visuel qui existera entre les deux yeux si l'opération réussit; différence qu'on peut certainement faire en partie disparaître par l'usage de verres convexes, mais qui sans ce moyen rend la vue si confuse que, pour être capable de bien voir, l'opéré est obligé de fermer l'un ou l'autre de ses yeux. La pratique la plus générale en semblable circonstance consiste donc à attendre. Mais d'autres praticiens recommandent l'opération immédiate; ils affirment qu'en éloignant la cataracte d'un œil, on peut l'empêcher de se former à l'autre, et que, si elle a déjà commencé à se montrer, on peut espérer la guérir à l'aide de remèdes externes et internes, lorsqu'on a, par une opération, rétabli la vision de l'œil complétement cataracté. La sympathie qui existe entre les deux yeux est incontestablement très forte, et l'on peut aisément concevoir qu'elle agisse en provoquant des affections analogues dans les cristallins, de même qu'elle détermine fréquemment des altérations semblables des rétines, et d'une façon encore moins équivoque des ophthalmies identiques. S'il était bien établi que la cataracte pût ainsi se développer sympathiquement, il n'y a pas le moindre doute qu'il faudrait enlever la cataracte déjà formée, quand même il n'existerait pas encore de trace d'altération sur le cristallin du côté opposé; mais le fait n'est pas démontré. Chez les sujets âgés, la cataracte attaque ordinairement les deux yeux dans l'espace de quelques mois; mais dans l'âge moyen on la rencontre souvent sur un seul œil, l'autre restant sain pendant des années.

2. Quand les deux yeux sont également affectés, doit-on les opérer tous deux en même temps? Mon expérience personnelle me porte à répondre à cette question de la manière suivante: Si l'on a recours à l'opération par division, il faut opérer des deux côtés à la fois; mais s'il s'agit de l'extraction, il vaut mieux n'opérer qu'un seul œil et attendre le résultat avant de toucher à l'autre. L'extraction pratiquée des deux côtés à la fois expose davantage à l'inflammation. Si l'on n'opère que

capsule ou renverse le cristallin, et promet la guérison *sans opération !* On conçoit combien de semblables manœuvres, pratiquées sans discernement et sur des malades abandonnés ensuite à eux-mêmes, doivent amener de désordres. T.W.]

d'un seul côté, peut-être remarquera-t-on dans le cours de la guérison
de la première opération quelques particularités qui seront grandement
utiles pour la conduite à tenir lors de la seconde, et qui conduiront
même à recourir pour le second œil à une autre méthode opératoire
mieux appropriée au cas présent. Il faut dire cependant que le malade qui a déjà subi une opération, qu'elle ait réussi complétement ou à
moitié, ou pas du tout, refuse souvent de se soumettre à une seconde.

La séquestration, l'abstinence et les déplétions auxquelles on a eu
recours lors de la première opération, sont quelquefois cause que l'œil
qu'on n'a pas touché s'enfonce tellement dans l'orbite, qu'il devient
difficile d'y pratiquer l'extraction.

5. Doit-on faire subir quelque préparation au malade avant de le
soumettre à l'opération de la cataracte? On croyait autrefois qu'il fallait recourir à un traitement préparatoire long et sévère, consistan
dans la saignée, les ventouses scarifiées, les purgatifs et un régime
léger. De nos jours, nous sommes peut-être tombés dans un excès contraire, en ne tenant aucun compte des précautions à prendre pour pré
venir l'inflammation. Comme il est de la plus haute importance que la
guérison puisse s'effectuer sans qu'il se développe d'inflammation, i
peut y avoir avantage à saigner le malade avant l'opération, pour modérer la force de la circulation et afin de pouvoir découvrir par l'as
pect du sang s'il n'existe pas actuellement dans l'économie quelque tra
vail inflammatoire. Si le sang est couenneux, il y aura de l'imprudence
à procéder de suite à l'opération. Il vaut mieux ne pas opérer les
femmes enceintes, l'agitation occasionnée par la crainte pouvant dé
terminer l'avortement.

Si les fonctions des intestins sont troublées, que la langue est sale e
qu'il y a de l'inappétence et de la céphalalgie, il faut prescrire tous les
deux ou trois jours une dose de calomel à prendre le soir, suivie le lendemain matin d'un purgatif salin additionné de séné, jusqu'à ce que
tous ces symptômes aient disparu. On doit, même lorsque le malade
semble en parfaite santé, lui administrer à intervalles convenables
quelques légers purgatifs salins, et lui prescrire un régime antiphlogistique pendant huit ou dix jours avant l'opération. Les affections catarrhales et la toux contre-indiquent l'opération, surtout l'extraction.

Le malade doit manger peu immédiatement avant l'opération et
éviter soigneusement tout aliment de digestion difficile.

Quand on a fixé le moment d'une opération, il ne faut point le changer sans de bonnes raisons; car l'anxiété du malade s'accroît d'heure
en heure et il s'exagère considérablement les dangers qu'il redoute.

Y a-t-il une saison de l'année plus convenable qu'une autre pour
pratiquer l'opération (1)? On choisissait autrefois le printemps; néan-

(1) Consultez HAMILTON, London and Edinburgh Monthly Journal of Medical Science,
March. 1843, p. 201.

moins c'est peut-être la plus mauvaise saison de l'année, à cause de la prédominance à cette époque des affections catarrhales, rhumatismales et inflammatoires. Les malades qui sont sujets à ces sortes d'affections ne doivent être opérés que pendant les jours secs de l'été ; mais une cataracte qui dépend d'une cause purement locale, chez une personne d'ailleurs saine, peut être opérée en toute saison, pourvu que le malade puisse être bien abrité et bien soigné.

5. Dans les cas de cataracte congéniale, doit-on attendre que le malade soit arrivé à un âge qui lui permette de comprendre l'importance de la vue qu'on veut essayer de lui rendre, ou pratiquer immédiatement l'opération? Il faut très certainement opérer pendant l'enfance, et autant que possible avant le commencement du travail de la dentition. Si l'on retarde l'opération, la capsule devient opaque et coriace, et par conséquent plus difficile à écarter, et de plus les yeux, qui n'ont aucune perception distincte des objets, contractent l'habitude invétérée de rouler çà et là ; de sorte que, longtemps après que la pupille a été éclaircie par l'opération, les efforts volontaires ne peuvent encore suffire pour arrêter ce mouvement irrégulier (1). Le docteur Farre, en parlant des résultats des opérations de M. Saunders, établit que la sensibilité de l'œil sur plusieurs enfants guéris à l'âge de quatre ans et au-dessous, était égale à celle des yeux d'enfants qui auraient joui de la vision depuis leur naissance, mais qu'à partir de huit ans, et même au-dessous, la sensibilité était déjà évidemment diminuée : elle était encore moindre à douze ans ; mais, à partir de l'âge de 15 ans et au-dessus, elle était généralement très imparfaite et ne consistait plus quelquefois que dans la *simple perception de la lumière* (2).

SECTION X.

POSITION DU MALADE PENDANT LES DIVERSES OPÉRATIONS DE LA CATARACTE.— MOYENS DE FIXER L'ŒIL. — EMPLOI DU CHLOROFORME.

Dans les opérations qui se pratiquent sur les yeux, la position du malade, celle de l'aide et de l'opérateur ont beaucoup d'importance. Il faut surtout que les deux premiers comprennent bien ce qu'ils ont à faire. Trop de hâte de la part d'un aide ignorant, ou un manque de patience de la part du malade, peuvent en un instant neutraliser l'adresse la plus consommée d'un habile opérateur.

Un jour ou deux avant l'opération, le chirurgien doit essayer si le

---

(1) Ce mouvement n'est pas toujours dû à ce que les yeux sont affectés de cataracte; il constitue souvent une maladie concomitante, l'oscillation, et elle est alors loin de disparaître même après la destruction de la cataracte.

(2) Saunder's Treatise on some Practical Points relating to the Diseases of the Eye, p. 154 , London, 1811.

malade laisse bien relever et maintenir ses paupières avec le doigt,
comme il faudra qu'elles le soient pendant l'opération. Quelques personnes le supportent facilement, d'autres avec beaucoup de peine.
Celles-ci ne peuvent pas porter facilement leur œil dans la direction que
le chirurgien leur indique ; cet organe est pris de spasme musculaire,
et, au moment de compléter la section, le cristallin et l'humeur vitrée
peuvent jaillir ensemble au dehors. Cette excitation produite par la
pression nécessaire pour maintenir la paupière peut être portée au
point de détourner le chirurgien de recourir à l'extraction.

Il faut choisir une lumière bien claire et fixe, pénétrant dans l'appartement par la fenêtre seule près de laquelle on doit opérer le malade,
et non par les autres.

Quelques opérateurs placent le malade sur une chaise, tandis qu'un
aide se tient derrière lui ; d'autres le mettent sur une table, couché sur
le dos et la tête appuyée sur un oreiller : un aide est chargé de maintenir l'une ou l'autre paupière ; enfin il en est qui n'emploient pas
d'aide du tout.

1. On fait asseoir le malade sur un tabouret peu élevé, ou sur une
chaise sans dossier, la tête appuyée sur la poitrine d'un aide placé
derrière lui. S'il s'agit, je suppose, d'opérer l'œil gauche, le malade se
placera, le côté gauche légèrement tourné du côté de la fenêtre. Il
peut saisir avec la main les bords de son siège, mais il doit être bien
prévenu que, dans aucun cas, il ne doit les porter vers les yeux. S'il ne
peut se rendre assez maître de lui pour cela, un aide placé de chaque
côté doit lui tenir les mains.

L'aide est chargé d'empêcher la tête de s'incliner brusquement en
arrière et de maintenir la paupière supérieure relevée. Il saisit de la
main gauche le menton du malade, tandis qu'avec l'extrémité de l'index,
ou de l'index et du médius de la main droite appliqués sur le bord de
la paupière supérieure, il la soulève aussi complétement que possible,
l'applique sur le contour de l'orbite, et met à découvert la partie supérieure du globe de l'œil. Il dispose ses doigts de façon à ce qu'ils
dépassent suffisamment le bord de la paupière pour que, si l'œil du
malade se tourne en haut, il les rencontre, et que la crainte qu'il ressent en quelque sorte de ce contact le fasse retourner dans une position convenable. En général, l'aide non-seulement n'a pas à exercer
de pression sur l'œil dans aucun temps de l'opération, mais il doit au
contraire éviter de le faire.

L'opérateur s'assied devant le malade, et près de lui, sur un siége
d'une hauteur telle que la tête de l'opéré se trouve de niveau avec la
poitrine de l'opérateur, qui peut ainsi observer facilement tout ce qui
se passe dans l'œil, et n'est pas obligé de trop élever ses bras pendant
l'opération. L'opérateur doit alors essayer la pointe de son aiguille ou
de son couteau, en lui faisant traverser un morceau de peau très

mince et bien tendue. Si la peau est traversée sans qu'il se produise aucun son, la pointe est bonne. En supposant toujours qu'il s'agisse d'opérer l'œil gauche, il saisit l'instrument de la main droite, tandis qu'avec l'index de la main gauche il attire en bas la paupière inférieure, en disposant l'extrémité de ce doigt sur le bord de la paupière de façon à toucher légèrement le globe de l'œil. Il place le doigt médius sur la caroncule lacrymale et lui fait toucher le côté nasal de l'œil pour le fixer et l'empêcher de se porter, comme il n'a que trop de tendance à le faire, vers le nez ; position qui peut déterminer des accidents sérieux, si l'œil la prend après que l'opération est commencée.

L'œil se trouve ainsi fixé sans pression par la disposition, que nous venons d'expliquer, des doigts de l'aide et de l'opérateur. De quelque côté qu'il se tourne, il rencontre la pointe d'un doigt, excepté vers la tempe, par où le couteau ou l'aiguille doivent être introduits.

On a inventé pour fixer l'œil diverses sortes de spéculum, de pointes et de crochets ; mais on les a tous abandonnés, à l'exception du spéculum en fil d'argent replié. (Fig. 71, t. I, p. 543.) On emploie quelquefois celui-ci, surtout chez les enfants, pour maintenir la paupière supérieure relevée ; on l'applique quelquefois à sa surface externe, mais le plus souvent en le plaçant sous le bord de la paupière.

[Il est cependant encore bon nombre de chirurgiens, et des plus habiles, qui ne dédaignent pas de recourir à l'emploi de ces fixateurs pour le premier temps de l'extraction, la section du lambeau cornéen. Dire que l'application de ces instruments n'offre jamais d'inconvénient et que, pour être le plus souvent inutile entre des mains habiles, il est néanmoins telles circonstances où elle peut être du plus grand secours, c'est en justifier suffisamment l'usage. En effet, l'on voit souvent, chez certains malades qui paraissaient d'abord promettre l'immobilité la plus absolue et la plus parfaite docilité, l'œil, à peine attaqué, fuir dans le grand angle et s'y cacher de façon à apporter le plus grand obstacle à la contre-ponction. Les instruments fixateurs préviennent cette difficulté.

Celui qui est le plus en usage, sans doute parce qu'il est le plus simple, est la pique de Pamard. Elle consiste en une sorte d'aiguille dont la pointe est limitée à un millimètre environ par deux arrêts perpendiculaires qui l'empêchent de pénétrer à une profondeur plus grande dans la sclérotique sur laquelle on l'applique. Cette aiguille, montée sur un manche, a une courbure qui lui permet d'être facilement passée au-dessus du nez pour aller se fixer au côté interne de la sclérotique, où elle est maintenue par la main qui ne tient pas le couteau. Il faut avoir soin de l'appliquer à trois ou quatre millimètres de la cornée, un peu au-dessus du diamètre transversal que doit traverser le kératotôme, autrement les deux instruments courraient risque de se rencontrer. Dès que la contre-ponction est faite, la pique devient inutile.

Le dé imaginé par M. Desmarres, et dont il donne la description, ne semble pas avoir de grands avantages sur ce dernier instrument que son auteur semble même lui préférer.

Le fixateur imaginé par M. Luër, et représenté ci-contre, est une sorte de fourche à deux branches dont les deux extrémités finement acérées sont recourbées à angle droit, dans une direction opposée, et perpendiculairement au plan passant par l'origine des branches.

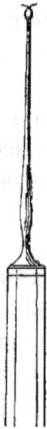

Porté sur le globe de l'œil de façon à ce que le manche lui soit perpendiculaire, le fixateur offre ses pointes parallèles à la conjonctive ; pour que celle-ci soit appréhendée, il faut appuyer légèrement sur le globe, puis faire exécuter à l'instrument un demi-cercle de gauche à droite : la conjonctive se trouve alors saisie par les deux pointes qui dans ce mouvement sont dirigées dans le même sens. Pour le retirer, il suffit de faire faire à l'instrument un mouvement en sens contraire à celui d'introduction.

[Fig. 75.]   Cet ophthalmostat, dont la figure ci-contre ne donne qu'une idée imparfaite, offre sur la pique de Pamard cet avantage de ne pas pénétrer dans la sclérotique, et, ne prenant pas d'appui sur elle, de ne point exercer sur le globe cette compression qu'il est si important d'éviter, surtout dans l'opération de la cataracte par extraction. T. W.]

Si c'est l'œil droit qu'il s'agit d'opérer, le malade se place le côté droit dirigé un peu vers la fenêtre ; l'aide met sa main droite sous son menton, et relève la paupière supérieure de la gauche, tandis que l'opérateur saisit son aiguille ou son couteau de la main gauche.

2. Certains chirurgiens préfèrent que le malade soit couché sur une table ; ils font valoir que la tête est ainsi maintenue plus immobile et que la position est beaucoup plus convenable pour le cas où le malade tomberait en syncope. Quand l'opérateur choisit la position horizontale, s'il est ambidextre, il s'assied, ou se tient debout à l'extrémité de la table, derrière la tête du malade, maintient la paupière supérieure droite relevée à l'aide de l'index de la main gauche, place le médius de cette main sur la caroncule lacrymale, et tient son instrument de la main droite, tandis qu'un aide placé à côté du malade abaisse la paupière inférieure. Quand il opère l'œil gauche, le chirurgien tient son instrument de la main gauche, et relève de la droite la paupière supérieure. Le malade doit être disposé de façon que l'œil qui doit être opéré se trouve du côté de la fenêtre. Si l'opérateur préfère opérer l'œil gauche de la main droite, il se place au côté gauche du malade, et abaisse la paupière inférieure de la main gauche, tandis que l'aide se place derrière le malade et relève la paupière supérieure.

3. Quelques opérateurs n'emploient pas d'aide. Le malade est assis

sur une chaise basse, dont le dos est garni d'un coussin creux sur lequel repose la tête, qui se trouve assez fortement inclinée en arrière; le chirurgien se place derrière lui. A l'aide de l'index et du médius de la main qui ne tient pas le couteau, placés sur l'extrémité nasale des paupières supérieure et inférieure, il les applique sur le contour supérieur de l'orbite, et maintient l'œil ouvert et fixé. S'il n'est pas ambidextre, il n'opère ainsi que sur l'œil droit; quand il s'agit du gauche, il se place à la gauche du malade et maintient les paupières écartées à l'aide de l'index et du pouce de la main gauche. Un opérateur distingué de Londres, qui n'emploie pas d'aides, se place également derrière le malade pour opérer l'œil gauche; il fait la section de la main droite et maintient les paupières avec les doigts de la main gauche.

On peut fixer les paupières de la même façon quand on opère le malade couché sur une table. Il n'y a que les opérateurs habiles et exercés qui puissent se passer d'aide, et encore ne s'en trouvent-ils pas toujours bien (1). Si les doigts de la main qui n'opère pas sont occupés à maintenir les paupières écartées, il peut devenir impossible à l'opérateur qui n'a point d'aide, d'empêcher l'œil de fuir du côté du nez.

Quand l'œil sur lequel je n'opère pas voit encore assez bien, j'ai l'habitude de le recouvrir d'un monocle, afin que les deux yeux restent mieux en repos pendant l'opération. La meilleure manière cependant d'obtenir que les yeux se fixent dans une position convenable est d'engager le malade à regarder l'opérateur, qui saisit ce moment pour introduire son instrument dans l'œil à opérer. On est en partie privé de cet avantage quand on recouvre l'œil qu'on n'opère pas.

Lorsqu'on opère sur des enfants, il est très avantageux de les mettre sous l'influence du chloroforme. Si l'on n'a pas recours à ce moyen, il faut envelopper complétement l'enfant dans un châle qu'on attache avec des épingles, afin de maintenir les bras et les jambes en repos. Il faut prendre garde de provoquer le renversement des paupières de l'enfant, parce qu'alors la conjonctive vient faire saillie en avant, et qu'on éprouve souvent dans ce cas de grandes difficultés à faire pénétrer l'aiguille.

Chez les adultes timorés, on peut aussi avoir recours au chloroforme pour pratiquer les opérations à l'aiguille. Je n'ai pas osé y recourir dans l'extraction, dans la crainte de voir les vomissements, que cet anesthésique provoque souvent, déterminer la déchirure des parties internes de l'œil. D'autres praticiens qui s'en sont servis dans ce cas, m'ont donné les assurances les plus favorables sur l'immobilité complète de l'œil qu'il détermine. On prévient son action vomitive en ne l'employant que cinq ou six heures après le dernier repas (2). Chez les

---

(1) Voyez la description d'une opération pratiquée par BARTH, qui ne se servait point d'aide, dans Santerelli, Delle Cataratte, p. 61, Forli, 1811.

(2) Voyez WHITE COOPER. Association Medical Journal, January 7, 1855, p. 6.

personnes âgées, ou chez qui l'on peut soupçonner quelque affection organique des cavités splanchniques, il faut s'en abstenir.

[M. A. Quadri conseille un procédé mixte qui consiste à ne faire usage de l'anesthésie que pour le premier temps de l'extraction, l'incision de la cornée. Craignant, à juste titre, la propulsion en avant de l'humeur vitrée quand, le cristallin étant extrait, rien n'y forme obstacle, M. Quadri ne procède à l'extraction proprement dite que lorsque le malade est revenu à lui. De cette façon le temps le plus difficile de l'opération s'est passé dans les conditions d'anesthésie souvent indispensables chez certains sujets, et si, au réveil, il se manifeste des mouvements désordonnés ou convulsifs, ils sont peu dangereux, parce que le cristallin, qui est demeuré à sa place, maintient aussi à la sienne le corps vitré. Il n'est pas besoin d'ajouter que, pour recourir à ce procédé, il faut y être forcé par l'indocilité volontaire ou involontaire du sujet. T. W. (1).]

SECTION XI.

DESCRIPTION GÉNÉRALE DES OPÉRATIONS QU'ON PRATIQUE POUR LA CATARACTE.

Il existe trois méthodes pour opérer la cataracte. Toutes trois ont subi de nombreuses modifications; mais chacune d'elles est basée sur un principe tout à fait différent.

1. Dans la première, on écarte simplement la cataracte de l'axe de la vision, mais on la laisse dans l'œil : elle s'appelait autrefois *levée de la cataracte*; on la nomme actuellement *déplacement*.

2. La seconde consiste dans l'*extraction* complète de la cataracte.

3. La troisième, dans la *division* de la cataracte en fragments qui se dissolvent dans l'humeur aqueuse et disparaissent par un travail d'absorption (2).

Bien qu'on puisse exécuter chacune de ces trois méthodes, soit à travers la cornée, soit à travers la sclérotique, nous devons dire que le déplacement s'effectue plus avantageusement à travers la scléroti-

[(1) Gazetta medica delle due Sicilie, n° 21, anno 1°.]

[(2) A ces trois méthodes d'opérer la cataracte pourrait s'ajouter l'opération dite par *succion*, ou par *aspiration*, qui consiste à introduire dans la cataracte *liquide* une aiguille creuse dans laquelle on fait le vide par le moyen d'un appareil aspirateur qui y est adapté. Mais, outre que cette méthode ne peut s'appliquer qu'aux cas de cataractes liquides, ou au moins très molles, que l'on fait disparaître très bien par la simple discision ou par le broiement, il est presque toujours impossible, quelque perfection que l'on ait donnée aux instruments imaginés en vue de son exécution, d'entraîner toutes les parties qui constituent l'opacité. Nous n'en avons parlé qu'au point de vue historique. Au point de vue pratique, la succion de la cataracte est jugée. Le lecteur trouvera d'ailleurs tout ce qui concerne cette méthode, plus ingénieuse que pratique, dans les Annales d'Oculistique, t. XVII, pp. 29, 79, 80, 83, 104; t. XVIII, p. 38; t. XX. p. 28; t. XXIV, p. 190. T.W.]

que, et l'extraction à travers la cornée ; quant à la division, elle s'opère à peu près aussi avantageusement à travers l'un qu'à travers l'autre de ces tissus.

Les instruments inventés pour pratiquer ces opérations varient à l'infini ; presque chaque opérateur, et souvent même ceux qui n'ont pas ou n'ont que peu opéré, ont modifié les anciens ou en ont imaginé de nouveaux. Les plus simples et les moins nombreux sont les meilleurs. Le jeune oculiste qui se sera attaché aux modes opératoires les plus simples, et se sera exercé à les exécuter avec adresse et habileté, n'attachera guère d'importance à toutes ces inventions qui ont pour but de suppléer à l'ignorance ou au manque d'adresse de ceux qui les ont imaginées.

I. Dans le *déplacement*, qui comprend deux variétés, savoir l'*abaissement* et la *réclinaison*, on assigne à la cataracte une nouvelle situation aux dépens de l'humeur vitrée, qui, comme nous le savons, n'est point une simple masse gélatineuse, mais une partie organisée en connexion intime avec des tissus de l'œil qui sont de la plus haute importance et les plus susceptibles de réaction. Nous devons donc conclure qu'on ne peut ainsi déchirer largement la membrane hyaloïde, comme il faut le faire pour déplacer et entraîner au milieu de l'humeur vitrée un corps comme le cristallin, sans s'exposer à déterminer des lésions graves des tissus internes de l'œil, à provoquer l'inflammation du corps ciliaire et de l'iris, à désorganiser l'humeur vitrée, et à amener directement ou indirectement l'insensibilité de la rétine. Le cristallin déplacé peut aussi venir se mettre en contact avec les procès ciliaires, déterminer une iritis suivie de l'obstruction de la pupille, ou venir comprimer la rétine, ce qui doit nécessairement amener l'amaurose. Ces effets peuvent succéder plus ou moins promptement à l'opération. Si le cristallin déplacé est dur et entier, ou renfermé dans sa capsule, il ne se dissout pas dans l'humeur aqueuse, mais contracte des adhérences avec les parties voisines et reste comme une cause permanente d'irritation et d'inflammation chronique.

Dans l'*abaissement*, le cristallin est refoulé aussi loin que possible, directement au-dessous du niveau de la pupille. Il suit naturellement la courbure de l'œil, glisse sur le corps ciliaire vers le bord antérieur de la rétine, et se place de telle sorte que sa face antérieure continue de regarder en avant et un peu plus en bas (fig. 76). Si le cristallin est dur et que l'abaissement soit pratiqué grossièrement, la rétine et même la choroïde peuvent être déchirées pendant l'opé-

Fig. 76.

ration, et l'œil privé à l'instant même de toute chance de récupérer la vue. Si le cristallin reste appuyé sur la rétine, on doit naturellement ment s'attendre à ce qu'il forme lui-même obstacle au retour de la

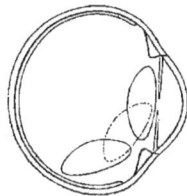

vision. S'il devient mobile et qu'il s'éloigne un peu de la rétine, la
sensibilité de cette membrane peut se rétablir ; mais dans d'autres cas
l'amaurose peut persister, bien que la pression ait cessé.

Après l'abaissement, le cristallin n'est que très imparfaitement
recouvert par l'humeur vitrée, et lorsque cette humeur est saine, elle
peut par son élasticité le chasser en haut et lui faire reprendre sa position première, où il forme de nouveau obstacle à la vision et nécessite
une nouvelle opération. Si l'humeur vitrée est dissoute, la pesanteur
entraînera le cristallin au fond de l'œil.

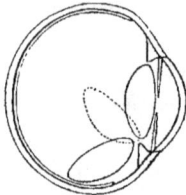

La réascension de la cataracte ne s'observe pas
aussi souvent après la *réclinaison*. Dans cette opération, on fait pénétrer le cristallin au milieu de
l'humeur vitrée en lui imprimant un mouvement
de rotation par suite duquel sa face antérieure devient supérieure, et son bord supérieur regarde en
arrière (fig. **77**). Quand on déplace le cristallin
par ce procédé, l'humeur vitrée vient le recouvrir

Fig. 77.

beaucoup plus complétement, et la réascension en est beaucoup moins
facile.

Un autre avantage de la réclinaison, c'est que la rétine court moins
de risque d'être comprimée qu'à la suite de l'abaissement. Dans la réclinaison, en effet, on se borne à porter le cristallin au-dessous du niveau
de la pupille et à l'abandonner dans l'humeur vitrée ; mais on ne vient
pas l'appliquer contre le plancher de l'œil.

D'un autre côté, la réclinaison déchire et détruit encore l'humeur
vitrée dans une plus grande proportion que l'abaissement ; et après
toutes deux la cataracte reste souvent comme un corps étranger qui
provoque à l'intérieur de l'œil une irritation constante et finit par
y déterminer l'insensibilité complète à la lumière.

II. L'*extraction* consiste dans l'avulsion complète de la cataracte
hors de l'œil : si l'exécution en était facile et ne faisait point courir
de graves dangers à l'œil, nous n'hésiterions pas à dire que c'est la méthode qu'on doit préférer. Mais l'exécution de cette opération, qu'on
la pratique à travers la cornée ou à travers la sclérotique, exige une
grande dextérité et fait courir à l'œil les plus grands dangers.

Si c'est par la cornée qu'on pratique l'extraction, l'incision doit
avoir la forme d'un segment de cercle, être régulière, unie, et à une
distance fixe de la sclérotique, afin de pouvoir se réunir sans inflammation, sans la formation d'une cicatrice qui s'opposerait au passage
de la lumière, et afin que son étendue soit suffisante pour livrer une
issue facile à la cataracte. Il faut bien prendre garde de blesser
l'iris soit dans le premier temps lorsqu'on ouvre la cornée, soit plus
tard lorsqu'on incise la capsule. Un des principaux avantages de l'extraction, lorsqu'elle réussit, c'est de laisser intacte la capsule posté-

rieure et tout ce qui est situé derrière elle ; un de ses principaux dangers est l'issue du corps vitré. Lorsque la membrane hyaloïde n'est point parfaitement saine, elle est sujette à se rompre, et alors l'humeur vitrée s'échappe de l'œil, avant, après ou avec le cristallin opaque. Après l'extraction la plus heureuse. il reste une incision étendue de la cornée, dont il faut s'attacher à obtenir la réunion par première intention afin d'empêcher la hernie de l'iris. Ce dernier accident, l'un des plus fâcheux qui puissent arriver, est quelquefois produit par l'inflammation, mais toujours il aggrave l'intensité de celle-ci ou la provoque. Quelquefois, après l'extraction, on voit une violente inflammation suppurative attaquer l'œil entier et en altérer profondément la structure. Dans certains cas moins graves, l'iris se prend, la pupille se ferme ou la cornée devient opaque.

C'est un problème de mécanique difficile à résoudre, que celui de diviser circulairement avec un couteau une membrane qui renferme un liquide, sans que celui-ci parvienne à s'échapper avant que la section ait l'étendue d'un demi-cercle, et sans qu'une membrane mobile, qui se trouve suspendue au milieu de ce liquide, se déplace et soit blessée pendant la section. C'est une opération chirurgicale qu'on ne doit confier qu'à des mains exercées et qui ont déjà acquis et prouvé quelque adresse dans les opérations qui se pratiquent sur les yeux. Elle est trop dangereuse pour qu'on l'entreprenne sans les plus grandes précautions et sans être sûr de sa présence d'esprit et de sa fermeté.

L'extraction pratiquée à travers la sclérotique n'est ni moins difficile ni moins dangereuse. Cette méthode paraît, au reste, universellement abandonnée, comme exposant aux hémorrhagies oculaires, à la perte presque certaine d'une grande quantité de l'humeur vitrée, et par conséquent à la destruction de l'organe. Des dangers aussi grands doivent faire renoncer à cette méthode, bien qu'elle ait l'avantage de laisser la cornée intacte.

III. L'opération par *division* est basée sur ce fait, que l'humeur aqueuse agissant comme une menstrue continuellement sécrétée et reprise par l'absorption, a le pouvoir de dissoudre complètement le cristallin et de le faire disparaître. En partant de ce fait et de la connaissance anatomique des parties, on comprend qu'il est facile d'introduire une aiguille à travers la sclérotique ou la cornée, et d'aller ouvrir l'hémisphère antérieur de la capsule de façon à permettre à l'humeur aqueuse d'arriver jusqu'à la cataracte et de la dissoudre. On considère donc la division comme la méthode la moins dangereuse d'opérer la cataracte. Elle n'est cependant pas exempte d'inconvénients; mais ils sont peu de chose quand on les compare aux dangers que font courir le déplacement et l'extraction. La capsule déchirée a de la tendance à se cicatriser, de sorte que, l'humeur aqueuse ne pouvant plus arriver jusqu'à la cataracte, la dissolution de celle-ci s'arrête. Il faut en pareil cas renouveler l'opération, diviser le cristallin lui-même et en amener les fragments dans la chambre antérieure. L'iritis est une suite assez fréquente de l'opération par division, et l'inflammation peut entrainer l'opacité de la capsule. Cela peut arriver même lorsque l'iritis n'a été que peu marquée, et comme la capsule est insoluble, il faut, pour en faire disparaître les fragments opaques, recourir au déplacement ou à l'extraction. La division, lorsqu'on l'exécute grossièrement, peut, en lésant les vaisseaux qui nourrissent les parties internes de l'œil, provoquer la dissolution de la membrane hyaloïde, et les effets de ce travail, se propageant jusqu'à la rétine, peuvent déterminer l'amaurose. Si le cristallin est dur, il ne se dissoudra pas, ou que très lentement, malgré l'ouverture de la capsule. Il ne faut donc pas diviser le cristallin opaque dur des personnes âgées; mais chez les personnes d'un âge moyen, et à plus forte raison chez les personnes jeunes et chez les enfants, non-seulement la division suffit pour amener la cure, mais c'est certainement la méthode que l'on doit préférer (1).

La conclusion à tirer de cet exposé général des opérations que l'on pratique pour la cataracte, c'est que chacune d'elles a ses avantages et ses inconvénients, et entraîne des dangers spéciaux; qu'une méthode opératoire conviendra dans un cas de cataracte, et une autre dans un cas différent. Il n'y a rien qui prouve mieux combien l'on est ignorant à cet égard, que de demander à quelqu'un quelle est sa méthode d'opérer; de même que rien n'annonce plus le charlatanisme que la prétention de guérir toutes les cataractes à l'aide d'un seul mode opératoire dont on aura modifié d'une façon insignifiante les temps ou les instruments. Chacune de ces méthodes peut, dans certaines circonstances, mériter la préférence; mais aucune ne doit être adoptée ou rejetée d'une manière générale (2).

[(1) Bien que ce précepte soit très juste et universellement adopté, rien n'est moins exact que le fait anatomo-pathologique sur lequel il est basé. L'altération, quelle qu'elle soit, qui constitue la cataracte, a dans l'immense majorité des cas pour résultat, aussi bien chez les jeunes gens que chez les vieillards, d'augmenter la dureté du cristallin, ou tout au moins de son noyau. Mais, en même temps que la dureté, on voit augmenter aussi la friabilité de cet organe, qui se laisse plus facilement réduire en fragments par l'aiguille que lorsqu'il a toute sa mollesse normale. Mais chez les vieillards, la sécrétion de l'humeur aqueuse se ralentit comme toutes les autres; il en est de même de l'absorption; aussi faut-il un temps excessivement long pour que le cristallin disparaisse, première contre-indication de la division. Il y a plus: tout cristallin privé en partie ou en totalité de la protection de sa capsule, et qui reste longtemps plongé dans l'humeur aqueuse, tend à devenir le centre d'un dépôt de sels calcaires et à constituer un corps étranger dont nous n'avons pas besoin de faire ressortir les inconvénients. T. W.]

[(2) M. Desmarres classe, comme on le verra ci-après, les diverses opérations applicables à la cataracte:

I. **Opérations des cataractes lenticulaires simples par le moyen du kératotôme.**

1° Extraction cornéenne ou ordinaire.
2° Extraction sous-conjonctivale.
3° Extraction linéaire.
4° Extraction scléroticale.

SECTION XII.

ABAISSEMENT ET RÉCLINAISON.

L'abaissement consiste à pousser la cataracte, à l'aide d'une aiguille, au-dessous du niveau de la pupille, dans l'humeur vitrée, et à une profondeur telle qu'elle ne fasse plus obstacle à la vision. Cette opération est loin d'être la meilleure, mais elle est une des plus simples, et comme elle est la plus ancienne, c'est par elle que nous croyons devoir commencer.

Quand on considère la forme d'un œil et les dimensions des diverses parties qui le constituent, on constate tout d'abord qu'il n'existe pas d'espace suffisant pour permettre à un cristallin de dimension normale de se tenir droit au-dessous de la pupille. Si l'on se borne à l'abaisser (fig. 76, p. 405) sans le récliner ou le renverser vers le haut, le cristallin n'est pas suffisamment recouvert par l'humeur vitrée et a beaucoup de tendance à reprendre sa position première. Si on le pousse trop en bas, il vient appuyer sur les procès ciliaires et la rétine; il peut pénétrer entre la rétine et la choroïde, ou même passer à travers ces membranes, déterminer une violente douleur au moment

II. **Opérations des cataractes lenticulaires simples par le moyen de l'aiguille.**

1° Scléroticonyxis . . . . . { Abaissement. / Broiement. / Discision.

2° Kératonyxis . . . . { Abaissement. / Broiement. / Discision.

3° Succion.

III. **Opérations des cataractes capsulo-lenticulaires adhérentes.**

1° Extraction.
    a. Opération simultanée de la cataracte et de la pupille artificielle.
    b. Opération séparée de la cataracte et de la pupille artificielle.
2° Abaissement simple.
3° Discision de la capsule.
    a. Discision simple.
    b. Discision suivie de la formation d'une pupille artificielle.

IV. **Opérations des cataractes secondaires adhérentes et libres.**

1° Cataractes lenticulaires. } Procédés divers pour { l'extraction.
2° Cataractes capsulaires. . } { l'abaissement.

V. **Opérations des cataractes traumatiques.**

VI. **Opérations applicables aux fausses membranes pupillaires.**

VII. **Opérations applicables à l'irido-choroïdite chronique des opérés de la cataracte.**

1° Après l'extraction. . . . { Procédés divers. Excision d'un lambeau de l'iris avec ou sans fausse membrane.

2° Après l'abaissement.. . . { *a.* Extraction d'un noyau abaissé. / *b.* Extraction du cristallin gonflé : 1° par extraction linéaire ; 2° par ponction simultanée de la cornée et de l'iris en haut et en dehors. / *c.* Extraction du cristallin avec excision de l'iris et d'une fausse membrane fermant la pupille.

du déplacement, douleur qu'on a quelquefois vue persister pendar
toute la vie ; puis amener, quelques heures après l'opération, de
vomissements presque incoërcibles, et enfin l'inflammation et l'amat
rose (1). Tels sont les effets presque inévitables de l'abaissement impru
dent d'un cristallin volumineux. Il faut les distinguer soigneusemer
d'autres effets fâcheux qui peuvent accompagner cette opération, ma
qu'on peut éviter quand on y met de l'attention.

Les reproches nombreux adressés à l'abaissement déterminèrer
Willburg (2) à proposer la méthode par déplacement qu'on a appelé
réclinaison. Dans ce procédé, on applique l'aiguille, non sur le bor
supérieur, mais sur la face antérieure du cristallin, ou plutôt de s
capsule ; puis on pousse la cataracte en arrière et en bas dans la part
inférieure de l'humeur vitrée, en face de l'intervalle qui sépare le
muscles droits externe et inférieur, et on l'y abandonne, la face ant
rieure dirigée en haut et le bord supérieur regardant en arrière
(Fig. 77, p. 406.) Cette opération s'accompagne naturellement d
grands désordres dans l'humeur vitrée ; mais elle est, en grande partie
exempte des principaux reproches qu'on fait à l'abaissement. Un
cataracte, même volumineuse, ainsi réclinée, peut rester enfouie dan
l'humeur vitrée sans toucher aucune autre partie de l'œil, et, pa
conséquent, sans comprimer la rétine ou le corps ciliaire. Elle s
trouve aussi tellement retenue dans l'humeur vitrée, que la réascensio
n'en est point probable.

§ 1. Abaissement ou réclinaison à travers la cornée.

Dans l'abaissement et la réclinaison, on fait généralement pénétre
l'aiguille à travers la sclérotique et la choroïde. Quelques chirurgien
ont préféré l'introduire par la cornée ; mais cette façon de procéder n
permet d'exécuter aucune de ces deux opérations d'une manière satis
faisante. Comme il est impossible, lorsqu'on pénètre à travers la cornée
d'ouvrir la capsule postérieure, le déplacement de la cataracte ne peu
s'effectuer que par la déchirure de cette membrane, manœuvre violent
qui ne réussit pas toujours. Il est difficile aussi, même lorsque l
pupille a été largement dilatée à l'aide de la belladone, de séparer ains
toute la circonférence de la cataracte de ses attaches naturelles, et
par conséquent, de porter complétement celle-ci hors du champ d
la vision ; elle aura donc beaucoup de tendance à remonter. Si, s'aper
cevant que l'opération est incomplète, le chirurgien fait de nouveau
efforts pour déplacer la cataracte, il s'expose à contondre et même à

---

(1) En parlant de la situation qu'occupait le cristallin chez ceux qui avaient été opérés par
abaissement, et dont il examinait les yeux après la mort, Daviel dit : « Enfin il m'est arrivé de
le rencontrer placé entre la rétine et la choroïde, et ces deux membranes déchirées en plusieur
endroits. « Mémoires de l'Académie Royale de Chirurgie ; 12 mo., t. V, p. 577 ; Paris, 1787.
(2) Betrachtung über die bisher gewöhnlichen Operationen des Staars ; Nürnberg, 1785.

déchirer l'iris. Enfin, lorsqu'il existe entre l'iris et la capsule des adhérences particlles qu'il faut rompre avant de procéder au déplacement de la cataracte, on n'y arrive qu'avec difficulté si l'on a introduit l'aiguille à travers la cornée.

§ II. — Abaissement et réclinaison à travers la sclérotique.

La veille de l'opération, on étend sur le sourcil et les paupières de l'extrait de belladone amené à la consistance crémeuse par l'addition d'un peu d'eau, et on l'y laisse jusqu'à une demi-heure avant l'opération : on l'enlève alors à l'aide d'une éponge imbibée d'eau tiède. Si la pupille n'est point suffisamment dilatée, on fait tomber sur la conjonctive quelques gouttes d'une solution d'atropine ou d'extrait de belladone.

L'instrument qu'on emploie pour l'abaissement et la réclinaison est une aiguille courbe que la figure 78 représente de profil, et la figure 79 par sa face convexe. La portion recourbée n'a qu'un cinquième de pouce an

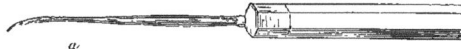
Fig. 78.

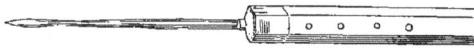
Fig. 79.

glais de long, et un vingtième dans sa partie la plus large. La tige qui y succède est arrondie, afin qu'une fois introduit dans l'œil, l'instrument puisse être tourné dans toutes les directions sans qu'on soit obligé d'agrandir l'ouverture par laquelle il a traversé la sclérotique et la choroïde.

L'abaissement et la réclinaison ont été divisés en quatre temps, que le chirurgien doit non-seulement bien comprendre, mais qu'il doit exécuter minutieusement dans la pratique. Dans *le premier temps*, l'aiguille est introduite, à travers les tuniques de l'œil, dans l'humeur vitrée. Dans *le second*, elle divise l'hémisphère postérieure de la capsule. Dans *le troisième*, elle ouvre l'hémisphère antérieure de la même capsule. Dans *le quatrième*, elle opère le déplacement. C'est seulement pour ce quatrième temps que la réclinaison diffère de l'abaissement.

Premier temps. — L'aiguille doit pénétrer dans l'œil en ne blessant que les parties qu'on ne peut absolument pas éviter ; on pourrait, sans cela, se trouver dans l'impossibilité d'achever l'opération, ou déterminer des lésions graves et irréparables.

Les parties qu'on ne peut s'empêcher de blesser sont : la conjonctive, la sclérotique, la choroïde et l'humeur vitrée ; les parties qu'on doit éviter : les procès ciliaires, les branches de l'artère iridienne ou ciliaire longue et le cristallin. On doit épargner, autant que possible, les vaisseaux de la choroïde. Si on lèse les procès ciliaires, les bran

ches de l'artère iridienne ou plusieurs des artères de la choroïde, un
hémorrhagie se produira dans l'œil. On nous a enseigné que la rétin
reste insensible aux irritations mécaniques, de sorte que sa blessur
par l'aiguille ne doit déterminer aucune douleur ; mais, comme nou
ignorons si les vomissements violents qui succèdent quelquefois a
déplacement ne sont pas dus à cette cause, ou si la sensibilité spécial
pour la lumière ne peut pas être altérée par une semblable lésion ,
faut toujours éviter d'intéresser une partie de l'œil dont l'intégrité
une si grande importance. Dans le premier temps, lorsqu'on dirig
l'aiguille vers la cataracte, elle peut pénétrer dans le cristallin ; alors
quand on veut continuer l'opération, toute la cataracte est entraîné
vers la pupille. Cette circonstance est gênante, annonce un défau
d'adresse, et oblige à retirer un peu l'aiguille pour la débarrasser d
cristallin avant de pouvoir continuer.

On évitera tous ces accidents en observant les préceptes su
vants :

1. L'opérateur saisit l'aiguille de la main droite s'il opère sur l'œ
gauche, et *vice versâ* ; il la tient de façon que sa face convexe regard
en haut et sa face concave en bas, afin qu'elle intéresse le moins d'ai
tères choroïdiennes possible en traversant la partie non plissée d
corps ciliaire.

2. Les paupières étant fixées par l'aide de l'opérateur de la faço
que nous avons indiquée p. 400, celui-ci appuie son petit doigt sur l
joue du malade pour y prendre un point d'appui, afin d'empêche
l'aiguille de s'enfoncer trop brusquement et à une trop grande profon
deur dans l'œil.

3. Il dirige la pointe de son instrument vers le centre de l'humeu
vitrée, afin d'éviter complétement le cristallin.

4. Il fait pénétrer l'aiguille à un sixième de pouce anglais derrièr
le bord temporal de la cornée. Si l'on néglige cette règle et qu'o
enfonce l'aiguille beaucoup plus près ou beaucoup plus loin de l
cornée, on évite difficilement de blesser, dans le premier cas, les procè
ciliaires, dans l'autre, la rétine.

5. Comme l'artère iridienne se divise en deux branches à la dis
tance d'environ trois lignes du bord de la cornée, il suffit, pour évite
ces branches, de faire pénétrer l'aiguille au niveau de l'équateu
de l'œil.

6. Dès que l'aiguille a pénétré à la profondeur d'un cinquième d
pouce, ou, en d'autres termes, aussitôt que sa portion en fer de lanc
a pénétré à l'intérieur de la choroïde, le premier temps de l'opératio
est terminé.

Deuxième temps. — Le second temps commence par un doubl
mouvement imprimé à l'aiguille : dans le premier, on lui fait accom
plir sur son axe un quart de révolution, par suite duquel sa face con-

cave regarde en avant et sa face convexe en arrière ; dans le second, on porte un peu le manche de l'instrument vers la tempe, et sa pointe en avant et en dedans vers la face postérieure du cristallin. On a indiqué fig. 78, *a*, la profondeur à laquelle il faut enfoncer l'aiguille pour qu'elle puisse atteindre la face postérieure du cristallin ; elle est d'environ sept vingtièmes de pouce ; il est bon d'indiquer cette longueur sur l'aiguille, en en dorant la tige à partir de ce point jusqu'au manche, afin que l'opérateur sache quand il l'aura suffisamment enfoncée dans l'œil. On doit alors élever la pointe de l'aiguille vers le bord supérieur de l'hémisphère postérieure de la capsule, puis, par un mouvement vertical de la pointe, répété plusieurs fois, diviser cette hémisphère postérieure, surtout en bas, afin de préparer une ouverture pour le passage du cristallin. On peut même prolonger cette incision un peu en bas à travers l'humeur vitrée.

Troisième temps. — Dès que le chirurgien croit avoir accompli la division de l'hémisphère postérieure de la capsule, il fait passer lentement l'aiguille au-dessus du bord supérieur du cristallin, ou au-dessous de son bord inférieur, et l'amène dans la chambre postérieure. L'aiguille se montre alors dans la pupille au-devant de la cataracte, comme on l'a représenté dans la fig. 96, p. 467. Le chirurgien en dirige alors la pointe vers l'hémisphère antérieure de la capsule et, par des mouvements alternatifs d'élévation et d'abaissement, divise cette membrane dans toute l'étendue de son diamètre.

Quatrième temps. — Le reste de l'opération diffère suivant qu'on abaisse ou qu'on récline la cataracte.

Si l'opérateur veut exécuter l'abaissement, il élève la pointe de l'aiguille en en abaissant le manche, jusqu'à ce que la pointe de l'instrument ait gagné le bord supérieur du cristallin. Puis, appliquant la face concave de l'aiguille sur le sommet de la cataracte, il en élève de nouveau graduellement le manche, ce qui en abaisse la pointe ; la cataracte quitte alors le derrière de la pupille pour se porter en bas et un peu en dehors et en arrière : on doit l'abaisser jusqu'à ce qu'on ne la voie plus. Si, en exécutant ce mouvement, le manche dépasse de beaucoup la ligne horizontale, on s'expose à faire passer la cataracte à travers la rétine et à détruire la vision par la manœuvre même que l'on exécute pour la rétablir.

On doit maintenir l'aiguille pendant une minute ou deux en contact avec la cataracte abaissée (1). On lui imprime alors un mouvement de rotation entre le pouce et l'index pour la dégager du cristallin ; puis on en relève doucement la pointe, en observant si la cataracte remonte

---

(1) Guy de Chauliac, qui a composé son traité de chirurgie en 1363, indique à l'opérateur, de la manière suivante, le temps qu'il doit maintenir l'aiguille en contact avec le cristallin abaissé :
— « Il la tiendra logée avec l'éguille pendant le temps qu'il faut mettre à dire trois fois le *Pater*, ou une fois le *Miserere*. »

ou reste abaissée. Si elle remonte, il faut renouveler l'abaiss
ment.

Dans cette opération, ainsi que dans la réclinaison, il serait peu
être à désirer qu'on pût déplacer la capsule en même temps que

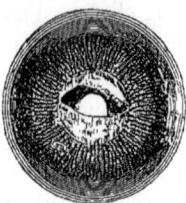

Fig. 80.

cristallin opaque; mais, comme cela ne peut se fai
ni aisément ni avec sécurité, on se contente de l'i
ciser et de laisser les lambeaux attachés aux proc
ciliaires par l'intermédiaire de la zonule de Zin
Ces débris, qui sont très élastiques, se contracten
s'enroulent sur eux-mêmes, et ne forment auc
obstacle à la vision, à moins que l'inflammation
survienne et ne les rende opaques; auquel cas i

ont beaucoup de tendance à se réunir, et à former une cataracte seco
daire. La fig. 80 fait voir l'intérieur d'un œil disséqué par le docte
W. Soemmering (1) huit ans et demi après une réclinaison. Le cri
tallin avait entièrement disparu, et l'on voyait la portion centrale
la capsule, qui avait été déplacée avec le cristallin, enroulée et couch
sur la partie inférieure et externe du corps ciliaire, tandis que le res
de la capsule formait deux lambeaux semi-lunaires transparents, aya
conservé leur position normale, l'un derrière le bord supérieur de l'iri
l'autre derrière son bord inférieur. Il est probable que, dans ce ca
l'on ne s'était point attaché à diviser la capsule avant de procéder a
déplacement du cristallin (2).

Après que le déplacement est effectué, et avant de retirer l'aiguil
de l'œil, on recommande d'en diriger la pointe vers la cornée et de
mouvoir trois ou quatre fois autour de la pupille afin de déchirer
capsule, si elle a échappé à la division pendant le troisième temps. O
préviendra ainsi le développement d'une cataracte secondaire, et, si
cristallin vient à remonter, on est sûr qu'il sera soumis à l'action di

(1) Beobachtungen über die organischen Veränderungen im Auge nach Staaroperatione
p. 17; Frankfurt am Main, 1828.
(2) Les opinions ont beaucoup varié sur la conduite à tenir relativement à la capsule
1° Quelques auteurs n'en parlent pas, ce qui laisse à penser qu'ils supposent que la capsule
déplace avec le cristallin, ou qu'elle se déchire et que les lambeaux en restent attachés à
zonule de Zinn. 2° D'autres recommandent formellement de déplacer la capsule avec le cri
tallin. Cette tentative échouera le plus souvent, ou, si elle réussit, la séparation de la zonule
Zinn d'avec le corps ciliaire déterminera probablement une lésion grave de l'œil. Le cristalli
séjournera dans l'humeur vitrée sans presque subir aucun travail d'absorption et sera sujet
remonter. 3° Parmi ceux qui conseillent de déplacer le cristallin sans sa capsule, il en est qui n'
ouvrent que l'hémisphère postérieure, et laissent l'antérieure intacte. De cette façon, l'humeu
aqueuse ne vient pas s'infiltrer dans l'humeur vitrée, et la capsule antérieure forme une enve
loppe convexe à l'humeur vitrée qui forme une sorte de cristallin. Si cette capsule devie
opaque, on peut l'enlever par une opération consécutive. 4° D'autres, craignant qu'en devenar
opaque, la capsule antérieure ne donne lieu à la formation d'une cataracte secondaire, n
s'occupent pas de la capsule postérieure, la laissent se rompre sous l'action de la pressio
nécessaire pour le déplacement du cristallin, et s'attachent exclusivement à déchirer la capsul
antérieure avant de déplacer le cristallin; puis, le déplacement opéré, ils reportent l'aiguill
vers la pupille, et, dans la crainte que la capsule antérieure ne soit encore intacte, répètent
bien que sa transparence empêche de la voir, les mouvements propres à la déchirer. 5° Enfin
quelques chirurgiens déchirent les deux capsules.

solvante de l'humeur aqueuse. On retire alors l'aiguille de l'œil en donnant à ses faces la même position que lors de l'introduction de l'instrument.

Si le chirurgien donne la préférence à la réclinaison, il commence le quatrième temps en portant la pointe de l'aiguille à un dixième de pouce au-dessus du diamètre transverse du cristallin; puis il appuie la face concave de l'aiguille contre la cataracte, et procède à la réclinaison en portant le manche de l'instrument en haut et en avant, ce qui en dirige la pointe en bas et en arrière. Par cette manœuvre, on fait tomber la cataracte dans l'humeur vitrée, et on la pousse en bas, en arrière et un peu en dehors. La position de l'aiguille à la fin de la réclinaison diffère beaucoup de celle qu'elle occupe à la fin de l'abaissement. Dans celle-ci, elle est presque horizontale; dans l'autre, le manche en est dirigé en haut, en dehors et en avant, sur le même plan à peu près que la tempe de l'opérateur.

Manière de se servir de l'aiguille. — 1. L'instrument doit être tenu légèrement dans la main, de façon à ce qu'on puisse le mouvoir facilement dans toutes les directions. Si l'opérateur le serre fortement dans les doigts, il n'en est pas bien le maître et ne peut lui faire exécuter les mouvements délicats qu'exige l'opération du déplacement.

2. Quand l'aiguille est introduite dans l'œil, aucun temps de l'opération ne doit plus s'exécuter par un mouvement de totalité de l'instrument dans une seule direction; mais la pointe doit toujours se porter dans un sens quand le manche se porte dans un autre; de sorte que l'aiguille forme un levier du premier genre dont le point d'appui est à la sclérotique. C'est sur ce point d'appui que l'instrument doit se mouvoir en pressant le moins possible et sans tirailler l'œil.

Modifications de l'abaissement et de la réclinaison suivant les variétés de la cataracte. — 1. Quand on trouve le cristallin cataracté friable, qu'il se brise en fragments sous la pression de l'aiguille, ou quand il est mou et que l'aiguille le traverse, il faut renoncer au déplacement et y substituer la division. On doit alors déchirer soigneusement la capsule antérieure et en détruire autant que possible la partie centrale; les fragments du cristallin friable passent souvent presque d'eux-mêmes à travers la déchirure, puis arrivent par la pupille dans la chambre antérieure où ils se dissolvent rapidement. Si le noyau du cristallin est dur, on a le choix ou de le déplacer, ou de le laisser *in situ*, livré à l'action de l'humeur aqueuse. Les fragments dans lesquels on réduit un cristallin mou ne sont pas toujours si facilement éparpillés à l'aide de l'aiguille; il vaut mieux alors ne pas faire trop de tentatives et se borner à bien déchirer la capsule, réservant pour une autre opération la division du cristallin et la dispersion de ses fragments. Si, bien que la cataracte soit molle, le

chirurgien persiste à continuer le déplacement, il ne devra pas être
surpris s'il se déclare une inflammation intense de l'œil, car elle sera
la conséquence du gonflement que le cristallin mou subit le plus souvent quand on le plonge dans l'humeur vitrée.

2. Si l'on essaie le déplacement dans les cas avancés de cataracte
de Morgagni (*cataracta fluido-dura*), la partie liquide de la cataracte
s'échappe dès que la capsule est ouverte et se mêle à l'humeur aqueuse
qu'elle trouble complétement. L'opérateur doit alors déplacer le noyau
dur, et, comme le liquide opaque, si on le laisse dans l'œil, occasionne
presque toujours de la douleur et des vomissements, il faut ponctionner
immédiatement la cornée pour évacuer le contenu liquide des deux
chambres.

3. Dans beaucoup de cas de cataracte capsulo-lenticulaire, le cristallin désorganisé s'échappe de même dans l'humeur aqueuse. Si l'on
ne ponctionne pas immédiatement la cornée pour permettre au mélange
d'humeur aqueuse et de substance cristalline de s'échapper, ce qui
est la conduite à recommander, au bout de quelques jours la substance
cristalline pourra être absorbée, et l'humeur aqueuse reprendre sa
transparence ; mais, à moins qu'au moment de l'opération on ait fait
plus qu'une simple ponction à la capsule, cette membrane, qui constitue la seconde partie de la cataracte, continuera de faire obstacle à
la vision. Quand donc on s'aperçoit que le cristallin dissous s'échappe
ainsi dans l'humeur aqueuse, il faut s'efforcer de déchirer et de détruire
la capsule antérieure, autant que l'état des choses le permet. Si, après
que l'absorption du cristallin a eu lieu, on s'aperçoit que l'ouverture
pratiquée au centre de la capsule n'est pas suffisante, on doit, ou faire
une nouvelle tentative avec l'aiguille pour éloigner une portion suffisante de cette membrane opaque, ou extraire la capsule par une petite
incision pratiquée à la cornée ou à la sclérotique.

4. On a quelquefois affaire à des cas de cataracte où, par suite
d'iritis antécédente, le bord de la pupille se trouve en partie ou en
totalité adhérent à la capsule. Quand l'adhérence occupe la presque
totalité de la pupille, il est à peu près impossible de la séparer de la
capsule (1), de sorte que tout ce que l'on peut faire, quant à elle, c'est
de pratiquer une ouverture à son centre. Quant au cristallin, on le
déplace ou on le divise, suivant l'estimation que l'on pourra faire de sa
consistance. Quand la pupille, au contraire, n'adhère que dans un ou
deux points, ce dont on peut s'assurer en la dilatant avec la belladone,
il faut d'abord s'efforcer de déchirer ou de couper ces adhérences avec
le tranchant de l'aiguille, puis ouvrir la capsule et terminer par le
déplacement du cristallin opaque. On peut, avant de retirer l'aiguille,

---

(1) M. HEY (Practical Observations in Surgery, p. 82, London, 1805) rapporte un cas de cette
nature, dans lequel, après douze tentatives faites avec l'aiguille, il parvint à détacher la capsule
et à rétablir la vision.

élargir ou compléter l'ouverture centrale de la capsule, à moins qu'on ne pense avoir assez fait, et qu'on juge devoir renvoyer le reste à une autre opération, après un intervalle de quelques semaines ou de quelques mois. La section des adhérences de l'iris à la capsule donne quelquefois lieu à une effusion de sang.

Quelquefois le cristallin remonte aussitôt qu'on relève l'aiguille pour la faire sortir de l'œil. On a attribué ce fait à ce qu'il existe une adhérence plus intime que de coutume entre le cristallin et sa capsule, ou entre celle-ci et la membrane hyaloïde, et l'on a désigné cette particularité sous le nom de *cataracte élastique*. En pareil cas, si l'on est sûr d'avoir bien exécuté le second et le troisième temps, il faut laisser remonter le cristallin à sa place, porter l'aiguille au-dessus de son bord supérieur, et l'amener en bas derrière l'hémisphère postérieure de la capsule; on la fait alors mouvoir de haut en bas, comme pour détruire l'adhérence de la capsule à l'hyaloïde; puis on ramène pardessous lui l'aiguille dans la chambre postérieure, et l'on déplace le cristallin renfermé dans sa capsule.

Traitement consécutif. — 1. On ne doit point faire d'expériences pour s'assurer jusqu'à quel point la vue a été rétablie par l'opération qu'on vient d'exécuter, car, dans les efforts que le malade fait pour distinguer les objets qu'on lui présente, il contracte nécessairement les muscles de l'œil, ce qui peut chasser la cataracte de la position qu'on lui a fait prendre.

2. On recouvrira les yeux d'une mince compresse qu'on maintiendra à l'aide d'une bande roulée autour de la tête, ou que l'on fixera au bonnet de nuit à l'aide d'une épingle.

3. Le malade doit garder pendant quelques jours le repos des yeux et de l'esprit, et rester au lit ou assis dans un fauteuil. On entretiendra dans sa chambre une obscurité modérée. Les aliments devront être de digestion facile, pas trop nourrissants, et de nature à n'avoir pas besoin d'être mâchés.

4. Au bout de trois ou quatre jours, on peut se borner à protéger les yeux à l'aide d'une visière verte; mais il ne faut pas essayer avant huit ou dix jours d'examiner les objets. Au bout de ce temps, le malade doit commencer à se servir graduellement de ses yeux, en évitant tout ce qui peut produire de la douleur ou la rougeur de ces organes, et l'épiphora.

Accidents qui surviennent pendant l'opération par déplacement ou à sa suite. — 1. L'un des accidents les moins sérieux consiste dans la formation d'un petit trombus sous la conjonctive, dépendant de ce que l'aiguille a lésé un des vaisseaux visibles de cette membrane, et qu'on peut, par conséquent, éviter facilement. Ce trombus doit être abandonné à lui-même; le sang qu'il contient sera promptement résorbé.

2. Il s'élève quelquefois de la plaie produite par l'entrée de l'ai-

guille, une petite excroissance fongueuse. On peut la toucher une fois par jour avec une solution de nitrate d'argent ou avec le caustique solide, si la solution n'agit pas suffisamment.

3. Il s'opère rarement, à la suite du déplacement, un épanchement de sang dans l'œil. Même, quand l'artère iridienne a été ouverte, le sang a plus de tendance à s'échapper au dehors par la plaie, qu'à s'épancher dans l'œil. Néanmoins, il survient quelquefois en même temps, au milieu de l'humeur vitrée, une hémorrhagie qui obscurcit brusquement le champ de l'opération. On peut, le plus souvent, abandonner à l'absorption le soin de faire disparaître ce sang ; il est rare que la quantité en soit assez considérable pour déterminer de la douleur et de la distension, ou nécessiter, pour son évacuation, l'incision du bord de la cornée avec le couteau à extraction.

4. Lorsque l'opérateur a enfoncé son aiguille dans une fausse direction, et qu'il l'a plongée profondément dans l'œil, sa pointe peut s'être enfouie dans la substance du cristallin, de sorte que, lorsqu'il veut continuer l'opération, toute la cataracte se meut en bloc vers la cornée. Il faut, dans ce cas, faire tourner plusieurs fois l'aiguille sur son axe et la retirer un peu pour la dégager et procéder, comme à l'ordinaire, au second temps de l'opération.

5. Ce n'est que par une négligence ou une maladresse graves dans l'exécution du manuel opératoire qu'on peut, en introduisant l'aiguille dans la chambre postérieure, séparer l'iris de la choroïde : cet accident s'accompagne d'un épanchement de sang considérable dans l'humeur aqueuse. Il faudrait, en pareil cas, retirer l'aiguille et surseoir à l'opération. Si l'iris est sain, il n'est pas probable qu'il se remette en place, et une fausse pupille persistera.

6. Il peut arriver qu'en essayant d'abaisser ou de récliner le cristallin, on le fasse passer brusquement en avant à travers la pupille. On peut quelquefois alors, quoique avec difficulté, le harponner, le ramener en arrière et achever de le déplacer, suivant le procédé que l'on s'était proposé de suivre. Je pense cependant qu'il est d'une meilleure pratique, dans ces cas, de procéder immédiatement à son extraction. Pour cela, l'opérateur maintiendra, à l'aide de son aiguille, le cristallin fixé dans la chambre antérieure ; puis, avec le couteau à extraction, il pratiquera à la circonférence de la cornée une incision occupant un peu moins de la moitié de son étendue : cela fait, il poussera le cristallin au dehors avec l'aiguille, en le saisissant avec un crochet, et l'extraira de l'œil.

[C'est pour prévenir l'accident dont il vient d'être parlé, que Gerdy a imaginé une aiguille spéciale représentée fig. 83 (1). « On sait que ce qui compromet surtout le succès de l'opération, c'est le peu de

[(1) Peter et Vauverts. De l'opération de la cataracte par abaissement, au moyen d'une aiguille double ou bifurquée. Gazette hebdomadaire de médecine et de chirurgie, 1855, p. 731.]

prise que l'on a sur la lentille avec l'aiguille ordinaire, qui empêche de l'abaisser en totalité, parce qu'elle la déchire, si la cataracte est molle ; parce qu'elle la fait tourner autour de sa tige, si la cataracte est dure. On sait qu'il est difficile et même presque impossible d'enfoncer un bouchon dans un vase rempli d'eau quand on appuie sur sa surface avec un seul doigt. En effet, dès que la pression ne passe plus par le centre de gravité, le corps dévie et remonte : c'est ce qui arrive au cristallin. Si au contraire on appuie sur le liége par deux doigts écartés, quelques oscillations qui se fassent dans ce corps, l'abaissement pourra être facile.

Obligé de s'y prendre à plusieurs fois pour abaisser un cristallin qui tournait ainsi autour de l'aiguille, Gerdy inventa, vers 1834, une aiguille bifide pouvant presser par une large surface. Elle était formée (fig. 81) de deux lames parallèles, dont l'une, plus longue, lancéolée, formait toute la pointe, tandis que l'autre venait se placer exactement sur le côté de la première, dans une échancrure pratiquée un peu en arrière. On les faisait pénétrer dans l'œil, rapprochées et formant une aiguille simple (fig. 82) : alors, en poussant en arrière le disque de la gaîne qui les enfermait, les deux lames s'écartaient par leur ressort et pouvaient ainsi appuyer largement sur le cristallin. Depuis, Gerdy a changé la forme de son instrument, en en conservant entièrement le principe. Sa nouvelle aiguille (fig. 83) est conique, courbe

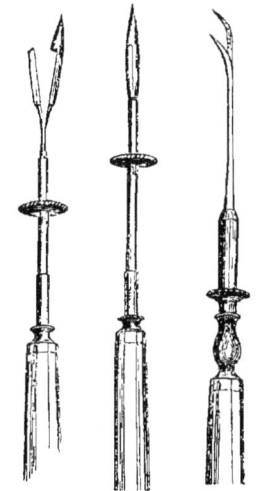

[Fig 81.] [Fig. 82.] [Fig. 83.]

à son extrémité, formée de deux lames glissant à frottement l'une sur l'autre. Quand on l'introduit dans l'œil, elle paraît simple ; elle déchire la capsule, et, en en poussant la gaîne en arrière, on voit l'une des deux pointes se porter en arrière de l'autre, qui reste immobile, et intercepter un espace large dans lequel le cristallin doit se placer. Il est ainsi saisi par les deux pointes écartées : on l'abaisse ; l'aiguille redevient simple, et on la retire en lui faisant suivre le trajet indiqué. Avec la courbure modérée que présente maintenant le dos de cet instrument, et à la condition, obtenue par M. Charrière, que les deux lames se recouvrent exactement, il pénètre facilement, et la plaie est aussi petite qu'avec l'aiguille ordinaire. » T. W.]

7. Une ou deux heures après les opérations faites par l'aiguille, on voit quelquefois survenir dans l'œil d'atroces douleurs nerveuses qui s'étendent à toutes les branches de la cinquième paire du même côté de la tête. Le pouls n'en est point influencé, et les douleurs cèdent à l'administration de quarante à cinquante gouttes de laudanum répétées

toutes les trois ou quatre heures. Les personnes qui ont eu l'habitude
de se traiter elles-mêmes avec l'opium sont les plus sujettes à ce genre
d'accident.

8. On voit souvent, quelques heures après l'opération ou dans le
courant de la première nuit, survenir de violents vomissements bilieux,
à la suite de l'abaissement ou de la réclinaison. Ce symptôme, qui s'accompagne ordinairement d'une violente douleur dans l'œil et dans la
tête, a été attribué à diverses causes, telles que la blessure des nerfs
ciliaires, celle de la rétine, au moment de l'entrée de l'aiguille, ou sa
compression et sa déchirure quand le déplacement a été exécuté par
une main ignorante et pesante. Le mélange de la matière liquide de la
cataracte avec l'humeur aqueuse est une cause qui a été constatée avec
certitude. Il faut avoir recours, pour arrêter ces vomissements, aux
moyens habituellement mis en usage contre ce symptôme, tels que l'ingestion fréquemment répétée de petits morceaux de glace, les potions
effervescentes et les lavements laudanisés. On doit aussi recourir à la
saignée, car l'inflammation est toujours imminente en pareil cas. Si les
accidents sont dus à la présence de la matière liquide de la cataracte
dans les chambres de l'œil, il faut les vider à l'aide de la ponction.
(*V.* t. I, p. 637.)

9. Les paupières sont ordinairement agglutinées le matin, ce qui
est sans importance et de beaucoup préférable à un écoulement de
larmes âcres ou à une sécheresse brûlante.

10 L'inflammation de la rétine et de l'iris est à craindre après les
opérations par déplacement, surtout quand les manœuvres ont été exé-
cutées d'une façon malhabile, que le ligament suspenseur du cristallin
a été arraché des procès ciliaires, et que l'aiguille est restée longtemps
dans l'œil. Le premier symptôme qui indique, après toute opération
sur l'œil, le développement d'une inflammation interne, est une violente douleur qui se fait sentir dans l'œil et autour de l'orbite (1). La
sclérotique et la conjonctive rougissent, l'iris change de couleur, la
pupille se contracte, il s'épanche de la lymphe plastique ; les restes de
la capsule se réunissent, deviennent opaques et adhérents à la circonférence de la pupille ; la vision devient très confuse, et, à moins qu'on
n'adopte un traitement convenable, on peut voir survenir l'onyx, l'hypopion et la destruction complète de l'œil. Les saignées abondantes,
tant générales que locales, l'opium à l'intérieur et à l'extérieur, le calomel donné de façon à affecter promptement la bouche, et la belladone pour dilater la pupille, sont les moyens sur lesquels on doit le
plus compter.

[(1) M. Van Roosbroeck a l'habitude de signaler dans ses leçons le gonflement avec rougeur
de la paupière supérieure, comme le signe le plus certain de l'inflammation survenue à la suite
des opérations pratiquées sur l'œil. Ce symptôme se borne souvent à un simple liséré rouge
siégeant immédiatement au-dessus de la racine des cils et suffisant pour donner l'éveil. T.W.]

On voit souvent aussi survenir l'inflammation chronique des tissus internes de l'œil ; elle n'occasionne pas beaucoup de douleur, mais l'empêche de jamais revenir à un état assez sain pour pouvoir encore rendre des services. Pendant les quelques semaines qui suivent l'opération, le malade conserve une bonne partie de la vue qu'elle lui a rendue ; mais bientôt il survient de l'épiphora, une dilatation variqueuse des vaisseaux sanguins externes de l'œil, le plus souvent la contraction de la pupille, quelquefois sa dilatation, l'affaiblissement et, au bout de quelques mois, la perte complète de la vision. Le seul remède qui puisse être efficace contre un pareil état de choses, est l'extraction complète du cristallin dont la présence dans l'humeur vitrée agit comme un véritable corps étranger.

11. L'amaurose avec dissolution du corps vitré, la dilatation irrégulière de la pupille, l'obscurcissement de la cornée et la dilatation variqueuse des vaisseaux externes de l'œil, sont d'autres suites fréquentes des opérations de cataracte par déplacement. Si la rétine se trouve comprimée par un cristallin dur, qu'il ait été abaissé ou récliné, elle devient nécessairement insensible à la lumière. Il peut se faire, néanmoins, qu'au bout de quelques jours ou de quelques semaines, le cristallin se soulevant un peu dans l'humeur vitrée, la rétine se trouve alors délivrée de la pression qu'il exerçait sur elle et que la faculté visuelle se rétablisse. Le cristallin peut cependant remonter sans que cet heureux résultat survienne. Quand le praticien qui a exécuté l'abaissement ou la réclinaison a quelque raison de croire que le moyen même auquel il a recours pour rétablir la vision menace de la détruire, il ne doit pas hésiter à extraire complétement de l'œil le cristallin déplacé. Il introduira pour cela à travers la sclérotique une aiguille courbe à l'aide de laquelle il replacera le cristallin dans sa position première, puis lui fera traverser la pupille, et le maintiendra en contact avec la cornée jusqu'à ce qu'il ait eu le temps d'inciser celle-ci et d'introduire un crochet à l'aide duquel il le saisira et l'amènera au dehors.

12. Si l'on abaisse ou qu'on récline un cristallin de consistance moyenne, dépouillé de sa capsule, il pourra se dissoudre partiellement ou en totalité dans l'humeur vitrée (1). Mais si sa capsule est restée intacte, il ne se dissoudra pas ; un cristallin dur, même dépouillé de sa capsule, peut rester un temps très long sans éprouver de changement. La fig. 84 fait voir l'intérieur de l'œil d'une femme, âgée de 75 ans, chez qui le cristallin avait été récliné, enveloppé de sa capsule, par le docteur Emden. La cataracte remonta et, trois mois après la première opération, on pratiqua de nou-

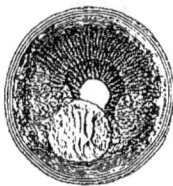

Fig. 84.

Empruntée à Soemmering.

(1) SCARPA. Trattato delle principali Malattie degli Occhi ; vol. II, p. 50, Pavia, 1816 : SOEMMERING, op cit, pp. 17, 22, 51.

veau la réclinaison. On continua d'apercevoir derrière la pupille un segment de la cataracte; néanmoins la malade vit bien pendant les trois années qu'elle vécut encore. Après sa mort, on trouva le cristalli renfermé dans sa capsule et entier, occupant la position indiquée dan la figure. On apercevait deux vaisseaux sanguins se portant du corp ciliaire dans la capsule (1).

Beer a vu un cristallin qui avait été abaissé trente ans auparavan par Hilmer, remonter à la suite d'une chute sur la tête; il lui est arriv plusieurs fois de trouver, à la dissection, des cataractes logées dan l'humeur vitrée; elles étaient restées fermes et paraissaient seulemen un peu contractées; la partie lenticulaire n'offrait aucune trace d'ab sorption, ni la capsulaire aucune apparence de macération (2).

La réascension d'une cataracte abaissée ou réclinée est un acciden si fréquent que quelques auteurs ont parlé longtemps du déplacemen comme n'étant qu'un moyen de cure palliative (3). Cette réascensio peut survenir à toutes les époques, mais elle a lieu le plus souvent pen dant les quinze jours qui suivent l'opération. La méthode adoptée dan ces cas par les chirurgiens qui opéraient par déplacement consistait répéter l'opération chaque fois que le cristallin remontait; c'est ains que M. Hey a opéré jusqu'à six fois certains de ses malades (4). Je n prétends pas dire qu'il faille recourir immédiatement à l'extraction pa la cornée dans tous les cas de réascension; mais ce qui est certain c'est qu'il est convenable, en pareil cas, lorsqu'on n'a pas immédiate ment recours à l'extraction, d'attendre quelques semaines et d'observe quelle sera l'action de l'humeur aqueuse sur la cataracte. Il me parai de toute évidence que beaucoup de cas dans lesquels on avait pratiqu le déplacement, et qui ont été cités pour prouver que cette méthod mérite la préférence sur l'extraction, ne sont que des cas de dissolutio après réascension de la cataracte. Ainsi M. Hey nous dit que, sur u de ses malades, « la cataracte reparut à l'œil gauche, mais qu'au bout d quelques semaines elle s'était sensiblement fondue (5). » Dans un ca opéré par M. Lisfranc, la cataracte remonta le lendemain de l'opéra tion; au bout de six mois, pendant lesquels il ne s'était manifesté au cun changement, l'absorption commença à se faire et, en six semaines, plus du tiers du cristallin avait disparu et la vision était bien ré tablie (6). Si donc, au bout de quelques semaines, aucune trace d dissolution ne se manifeste, on aura à examiner s'il faut renouvele l'opération par déplacement ou tenter l'extraction. Si l'on se décide pour l'extraction, il ne faut point la pratiquer par la méthode ordinaire

(1) SOEMMERING, op. cit, p. 55.
(2) Lehre von den Augenkrankheiten; vol. II, p. 365; Wien, 1817.
(3) Ibid.
(4) Op. cit., pp. 79 et 81; London, 1805.
(5) Ibid., p. 77.
(6) Lancette Française; 2 mars 1857.

qui exige l'incision de la moitié de la circonférence de la cornée, car après ce que l'humeur vitrée a déjà souffert on s'exposerait à la voir s'échapper complétement, mais introduire une aiguille à travers la sclérotique, et s'en servir pour appliquer la cataracte contre la cornée, inciser alors le tiers environ de la circonférence de cette membrane et pousser par là avec l'aiguille la cataracte au dehors si l'on ne préfère aller la saisir avec un crochet.

[Le professeur Pancoast(1), de Philadelphie, a proposé d'écarter les cataractes dures du champ de la vision, en les attirant horizontalement en arrière à l'aide d'une aiguille introduite à travers la sclérotique.

« Pour exécuter son procédé, il fait usage d'une aiguille semblable à celle de Scarpa, mais offrant une courbure plus brusque et plus étendue, et une dimension aussi peu considérable que peut le permettre la nécessité de traverser la sclérotique. Une courbure égalant presque l'angle droit est celle qui lui paraît la plus convenable. Il ponctionne la sclérotique à une distance en arrière de la circonférence de la cornée, presque égale au diamètre du cristallin ; dès que l'aiguille a pénétré dans l'humeur vitrée, il la pousse en avant de la manière accoutumée, de façon à la faire arriver dans les chambres de l'humeur aqueuse, entre le cristallin et le corps ciliaire. Puis, après avoir divisé la capsule comme à l'ordinaire, il enfonce la portion recourbée de son aiguille dans le centre du cristallin, qu'il attire graduellement et horizontalement en arrière, en lui faisant suivre le même chemin que celui parcouru par l'aiguille, jusqu'au point où la sclérotique a été ponctionnée. Il abaisse alors le manche de son instrument qu'il retire de l'œil. »

Nous avouons ne pas saisir les avantages de ce procédé auquel, en revanche, nous trouvons tous les inconvénients qui ont fait si justement proscrire le déplacement comme méthode générale. T. W.]

SECTION XIII.

EXTRACTION.

§ I. Extraction à travers une incision demi-circulaire pratiquée à la cornée.

L'extraction à travers une incision pratiquée à la cornée parait avoir été exécutée pour la première fois d'une façon méthodique par Daviel, chirurgien de marine fixé à Marseille vers le milieu du XVIIIe siècle. Il avoue en avoir emprunté l'idée à Petit (2) qui, en 1708, avait ouvert la cornée pour extraire un cristallin opaque,

[(1) Transactions of American Med. Association; vol. III, p. 365 et seq. for 1850, et édition Américaine de Mackenzie, p. 744, Philadelphie, 1855.]
(2) Mémoires de l'Académie Royale des Sciences, année 1708, p. 341 ; Amsterdam, 1750.

remonté après l'abaissement et tombé dans la chambre antérieure, e
qu'il fut poussé à chercher une nouvelle méthode opératoire par les in
succès que lui avait donnés l'abaissement et par les désordres que lu
avait révélés l'examen des yeux de personnes qui avaient été opérée
par ce procédé (1).

Daviel commençait son opération par l'introduction d'une petit
lancette dans la chambre antérieure, tout contre le bord inférieur d
la cornée. Il agrandissait alors l'incision ainsi faite à l'aide d'un autr
instrument assez semblable au premier, mais qui, étant mousse à s
pointe et tranchant seulement sur ses bords, pouvait s'introduire dan
la chambre antérieure avec moins de danger que lui pour l'iris. Il com
plétait de chaque côté l'incision demi-circulaire avec des ciseaux courbe
à pointes boutonnées. Palucci, La Faye, Sharp et autres firent dis
paraître les inconvénients d'un arsenal aussi compliqué en y substi
tuant un simple couteau qui, entrant par le bord temporal, traverse l
chambre antérieure, vient sortir au côté nasal de la cornée, et, soit pa
un mouvement progressif horizontal, soit par une pression en bas
complète une incision en croissant, parallèle au bord inférieur de l
cornée.

L'opération par extraction se divise en trois temps : Dans le *premier*
on ouvre la cornée à l'aide du couteau ; dans le *second*, on incise l'hé
misphère antérieure de la capsule ; dans le *troisième*, on fait sortir d
l'œil la cataracte. Quelques opérateurs habiles et expérimentés ont es
sayé de confondre ces trois temps en un seul ; mais il est indispensabl
de les étudier à part, et dans la pratique il est beaucoup plus sûr d
les exécuter séparément.

Je n'ai pas l'habitude de dilater préalablement la pupille à l'aide d
la belladone, bien que ce soit une pratique fortement recommandée pa
quelques chirurgiens, qui lui attribuent de diminuer les chances d
blesser l'iris pendant la section de la cornée, de rendre la capsule plu
accessible quand il s'agit de l'ouvrir, de favoriser l'issue du cristallin
enfin d'exposer moins à léser l'iris dans les trois temps de l'opération
et de diminuer les chances d'iritis consécutive. Je crois, qu'aussitôt l
section de la cornée pratiquée et l'humeur aqueuse évacuée, la pupill
se contracte immédiatement.

Premier temps.—En ouvrant la cornée, il faut s'attacher à pratique
une section d'une étendue suffisante, d'une forme convenable et situé
à une distance fixe et régulière de la sclérotique. L'étendue doit en êtr

(1) Mémoires de l'Académie Royale de Chirurgie ; 12 mo., t. V, p. 569 ; Paris, 1787.
Méry avait vu en 1707 Saint-Yves exécuter l'extraction pour un cas semblable à celui que
Petit opéra de la même façon l'année suivante. et auquel Daviel renvoie. Le succès de Saint-Yves
avait porté Méry à recommander l'extraction à travers la cornée comme une méthode méritant
d'être généralement adoptée ; il fait remarquer : « qu'on risque moins à tirer la cataracte en
dehors qu'à l'abattre au dedans de l'œil. » Mémoires de l'Académie Royale des Sciences,
année 1707, p. 666 ; Amsterdam, 1746.

suffisante pour permettre la sortie facile du cristallin sans qu'il soit nécessaire d'exercer beaucoup de pression sur l'œil ; pour cela, elle doit s'étendre au moins à la moitié de la circonférence de la cornée. M. Ware, divisant par la pensée toute la circonférence de la cornée en seize parties égales, dit que l'incision doit comprendre neuf de ces parties. Pour que la forme en soit convenable, elle ne doit point être anguleuse, ni dentelée, mais régulière, unie, et parallèle au bord de la sclérotique, afin de pouvoir se réunir par première intention sans laisser de cicatrice qui puisse empêcher l'entrée de la lumière dans l'œil. Elle ne doit pas être trop rapprochée de la sclérotique, de peur que l'iris, n'étant plus suffisamment soutenu, vienne faire hernie ; d'un autre côté, si elle en est trop éloignée, elle n'est plus assez grande (fig. 85) et si la cicatrice reste opaque, le passage de la lumière vers la pupille en est empêché. On laissera un bord d'un vingtième de pouce

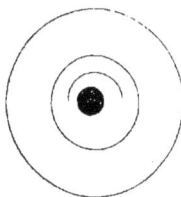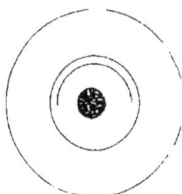

Fig. 85.　　　Fig. 86.

de largeur environ (fig. 86) entre la sclérotique et l'incision. Comme elle porte alors exclusivement sur la cornée, elle se réunit plus facilement que si elle portait sur l'union de celle-ci avec la sclérotique.

On a pendant longtemps choisi le bord inférieur de la cornée pour y pratiquer l'incision. Wenzel, cependant, introduisant son couteau du côté temporal de la cornée, à 45° au-dessus de son diamètre horizontal, le faisait sortir du côté nasal également au-dessous du diamètre horizontal ; il pratiquait ainsi une incision demi-circulaire dont un quart était au-dessus et les trois autres quarts au-dessous de la ligne horizontale. On préfère maintenant généralement attaquer la moitié supérieure de la circonférence de la cornée. L'incision par en bas est plus aisée à exécuter, et celle de la capsule de même que la sortie du cristallin sont aussi plus faciles. Mais si la plaie ne guérit pas par première intention, si surtout elle en est empêchée par la hernie de l'iris, il se forme une large cicatrice difforme qui empêche la vision quand le malade regarde en bas, et qui peut même s'opposer à ce qu'il voie dans aucune direction. D'un autre côté, à supposer même que l'incision supérieure ne se guérisse qu'après suppuration, et que, par suite d'une hernie de l'iris, la pupille se trouve attirée fortement en haut, ou même complétement cachée par la cicatrice, la partie inférieure de la cornée, qui est la plus utile, restera intacte. Si l'on établit derrière ce point une pupille artificielle, le malade y verra le plus souvent aussi bien qu'à travers sa pupille naturelle. Il est un peu plus difficile, par l'incision supérieure, de diviser la capsule et d'exécuter l'extraction du cristallin.

(1) Voyez BALEIGH. Transactions of the Medical and Physical Society of Calcutta, vol. IV, p. 585; Calcutta, 1829.

Néanmoins, la raison que nous venons d'exposer doit lui faire donner la préférence d'une manière générale; mais si le malade éprouve quelque difficulté particulière à diriger l'œil en bas, ou si cet organe est plus irritable que de coutume, il faut préférer l'incision inférieure (1).

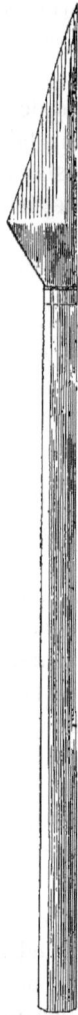

On a donné des formes très diverses au couteau à cataracte; mais le meilleur est celui qu'on appelle généralement le couteau de Beer (fig. 87). Le bord tranchant forme un angle d'environ 15° avec le dos qui se continue en ligne droite avec le manche. La pointe est tranchante des deux côtés dans l'étendue d'une ligne, et d'une solidité et d'une trempe telles qu'elle ne puisse plier. Afin de remplir exactement la plaie qu'il détermine, l'épaisseur doit en aller graduellement en augmentant, comme la largeur; mais cette épaisseur ne doit pas être trop considérable, dans la crainte qu'agissant trop fortement par l'intermédiaire de l'humeur aqueuse sur le cristallin, elle ne détermine la déchirure de la membrane hyaloïde, ce qui expose à ce que, aussitôt la section terminée, le cristallin s'échappe au dehors avec une portion de l'humeur vitrée. La largeur de l'instrument ne doit pas dépasser 15°; celle d'un angle plus considérable expose, à raison de la difficulté avec laquelle il traverse la cornée, à laisser échapper l'humeur aqueuse qui entraîne l'iris sous le tranchant de l'instrument.

Le chirurgien, au moment d'agir, essaie la pointe du couteau de la façon que nous avons déjà indiquée, (p. 400) et

Fig. 87.

(1) On a écrit dans certains livres que Wenzel, Richter et B. Bell pratiquaient, ou tout au moins recommandaient la section supérieure. Wenzel pratiquait d'ordinaire une section semi-latérale, parallèle au bord temporal et inférieur de la cornée; mais, dans certains cas, lorsque la partie inférieure de la cornée était leucomateuse, il faisait une incision parallèle au bord nasal et supérieur. C'est de cette façon qu'il opéra, ainsi que le rapporte son fils (Traité de la cataracte, pp. 132, 133; Paris, 1786), le duc de Bedford et le célèbre Léonard Euler. Tout ce que Richter dit sur ce sujet (Treatise on the Extraction of the Cataract, p. 59; London, 1791), c'est que l'incision supérieure est praticable. B. Bell n'avait pratiqué l'incision supérieure que sur des animaux; mais il indique (System of Surgery, vol. IV, p. 238; Edinburgh, 1801) plusieurs motifs qui doivent la faire préférer à la méthode ordinaire de l'incision inférieure.

Santerelli est le premier, à ma connaissance (Delle Cateratte, p. 79; Forli, 1811), qui ait pratiqué, non pas la section semi-latérale comme Wenzel, mais l'incision du bord supérieur de la cornée. Il exécuta ce procédé à Berlin, en 1795, avec un couteau à double tranchant, ou sorte de large lancette, dont il introduisit directement la pointe dans la chambre antérieure, en l'enfonçant à la partie moyenne du bord supérieur; il espérait, en poussant ainsi l'instrument vers le bord inférieur, obtenir par simple pression une ouverture suffisante. Il est impossible d'obtenir ainsi une section qui s'étende à plus du quart ou du tiers de la circonférence de la cornée. La méthode de Santerelli est défectueuse et complétement abandonnée.

Les meilleurs opérateurs de ce pays et de l'Europe continentale suivent exactement les préceptes recommandés par Bell, qui dit : « On peut inciser la partie supérieure de la cornée aussi facilement que l'inférieure; les instruments, la position du malade, celle du chirurgien et des aides restent les mêmes : on introduit seulement le couteau avec son bord tranchant dirigé vers la partie supérieure de l'œil. »

s'assure ainsi de la perfection du tranchant. S'il n'est point parfait, il ne peut servir pour inciser la cornée, ou, s'il le fait, la plaie qui en résulte ne se guérit pas aussi facilement que celle qu'aurait faite un instrument bien affilé.

Dans la description que nous allons donner de l'opération, nous supposerons qu'on agisse sur l'œil gauche et qu'on attaque la moitié supérieure de la cornée. L'œil droit étant recouvert par un monocle ou une compresse maintenue par une bande, l'aide et l'opérateur placent leurs doigts comme nous l'avons indiqué.

Le chirurgien s'attachera tout spécialement à placer son doigt médius sur la caroncule lacrymale et à l'appuyer entre le globe de l'œil et sur l'angle interne, afin de bien fixer l'organe et de l'empêcher de fuir vers le nez ; si, faute de ce soin, il lui laissait prendre cette position, la section commencée serait fort difficile à achever. C'est là un des points les plus importants de l'opération.

Le malade doit être prévenu que l'opération n'est pas douloureuse, mais qu'elle exige de sa part une tranquillité parfaite et un silence absolu ; qu'il doit surtout ne pas fermer les yeux, ni les comprimer avec ses paupières, mais les laisser aller absolument comme s'ils n'étaient plus sous l'empire de la volonté.

Le chloroforme détermine parfaitement cet état passif, à tel point même que l'œil, par suite de la paralysie de ses muscles, cède devant le couteau.

Si l'on n'a pas employé le chloroforme, le chirurgien prescrit au malade de le regarder ; ce qui amène ordinairement l'œil dans une position centrale. Il ne doit pas commencer l'opération tant que l'œil reste dirigé en haut, en bas, en dedans ou en dehors. Il faut quelquefois, pour l'amener à une bonne direction, que le chirurgien fasse découvrir l'œil resté sain, et prie le malade de le regarder. Il place alors son couteau en travers de la cornée, comme pour mesurer l'espace qu'il va parcourir, et touche l'œil du plat de l'instrument, pour l'accoutumer au contact d'un corps étranger, de façon qu'il ne soit pas comme surpris quand commencera la section.

En pratiquant celle-ci, on doit observer les préceptes suivants :

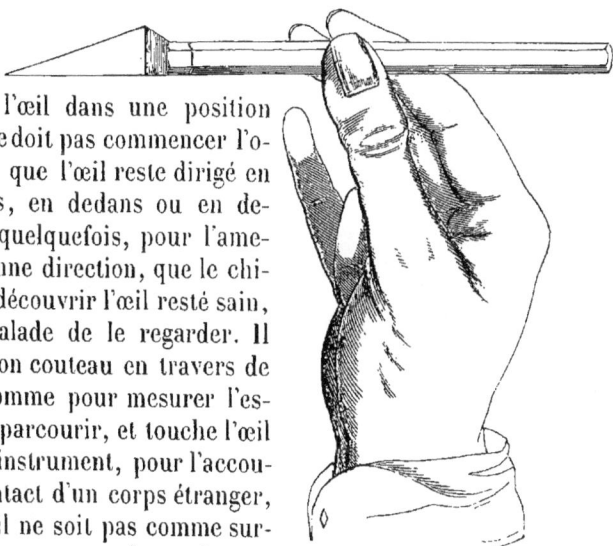

[Fig. 88.]

1. On fait pénétrer la pointe du couteau (fig. 87) par le côté temporal, à la distance d'un vingtième de pouce de la sclérotique, en
ayant soin de n'en incliner le tranchant ni en avant ni en arrière. Si on
l'incline en avant, la partie moyenne de l'incision est à une trop grande
distance de la sclérotique; si on l'incline en arrière, elle ira, au delà
de la cornée, entamer l'iris et la sclérotique. [La figure 88 indique la
façon dont il faut tenir le couteau. T.W.]

2. Il faut appliquer l'instrument presque perpendiculairement aux
lamelles de la cornée, comme si on voulait atteindre l'iris, afin que ces
lamelles soient nettement traversées et que la pointe du couteau arrive
de suite dans la chambre antérieure. Si l'on néglige ce précepte, et
qu'on introduise l'instrument parallèlement au plan de l'iris, il peut
glisser entre les lamelles de la cornée et ne pas pénétrer du tout dans
la chambre antérieure (1).

3. Aussitôt que la pointe de l'instrument a pénétré dans la chambre
antérieure, ou, en d'autres termes, aussitôt que la *ponction* de la cornée
est accomplie, il faut reporter le manche de l'instrument en arrière, de
façon à ce que le plat du couteau devienne parallèle au plan de l'iris
et à ce que la pointe en soit dirigée vers l'endroit du côté nasal de la
cornée par où elle doit sortir. L'opérateur fixant de l'œil ce point, qui
doit être à la même distance de la sclérotique que celui d'entrée, pousse
l'instrument avec précaution, mais avec fermeté et sans hésitation, ni
trop vite ni trop doucement, sans incliner le tranchant d'aucun côté,
mais dans une direction com-
plétement parallèle à l'iris.
Pourvu que l'opérateur en
traversant la chambre antérieure ait l'œil fixé sur l'endroit de la *contre-ponction*,
la pointe du couteau y arrivera sûrement; tandis que,
s'il laisse détourner son attention par autre chose, s'il
s'occupe, par exemple, de ce
que fait le tranchant, il peut
manquer le but et faire sortir
l'instrument à un endroit défavorable. Lorsqu'il est parvenu
à ce point, il continue à pousser l'instrument en dedans
jusqu'à ce que la contre-ponction soit complète (fig. 89).

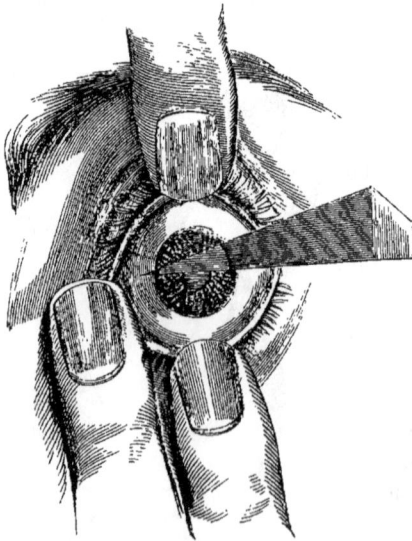

Fig. 89.

(1) Voyez une observation de PAGET, Edinburgh Medical and Surgical Journal, vol. IX, p. 280 ;
Edinburgh, 1813.

Il est dès lors tout à fait maître de l'œil. Le doigt médius qu'il avait été jusqu'alors si important de maintenir sur la caroncule lacrymale pour empêcher l'œil de se porter en dedans, peut être glissé sur la paupière inférieure; et si, sur l'injonction de l'opérateur, l'aide avait exercé une pression sur la partie supérieure de l'œil, il doit la discontinuer.

4. La contre-ponction terminée, la section de la cornée doit être achevée par le simple mouvement de progression du couteau. Pendant cette partie de l'opération, on se gardera de tout mouvement de pression du tranchant en haut, et l'on évitera encore plus soigneusement de le faire agir en sciant, ou en tiraillant l'œil vers soi. Il faut tenir le manche de l'instrument un peu en arrière, afin que l'extrémité de la lame en s'avançant puisse passer au-dessus du nez. L'opérateur ne saurait prendre trop de précautions lorsque l'incision est près d'être terminée. Si l'humeur aqueuse a été complétement retenue jusqu'alors, il lui permettra de s'échapper en inclinant légèrement le couteau sur son axe. Si l'on néglige cette précaution, la pression du couteau sur ce liquide, réagissant par l'intermédiaire du cristallin, peut déterminer la déchirure de la membrane hyaloïde, surtout si elle est peu résistante, comme cela se voit souvent dans un âge avancé, et donner lieu ainsi à l'évacuation de l'humeur vitrée. Dès que la section est finie, on laisse retomber la paupière supérieure, on diminue la quantité de lumière qui arrive dans l'appartement, on informe le malade que le plus difficile de l'opération est terminé, et on lui recommande le calme.

On suit les mêmes préceptes lorsqu'on veut pratiquer l'incision en bas ou la semi-latérale.

Lorsque, d'après le commémoratif ou quelque symptôme particulier, on a lieu de supposer que la membrane hyaloïde est peu résistante ou dissoute, il est bon de s'arrêter un peu, avant que la cornée soit complétement sectionnée, et de retirer le couteau : on procède alors au second temps de l'opération. Lorsque la capsule a été ouverte, on achève l'incision de la cornée à l'aide d'un bistouri boutonné ou de ciseaux.

Deuxième temps. — On a mis en usage divers instruments pour exécuter ce temps qui consiste dans l'ouverture ou la destruction de l'hémisphère antérieure de la capsule. Quelques praticiens font usage d'une simple aiguille, semblable à l'aiguille à coudre ordinaire, fixée sur un manche et dont la pointe est courbée à angle droit; ils s'en servent pour pratiquer une simple déchirure à la capsule, ce qui suffit en général parfaitement pour permettre la sortie du cristallin. D'autres se servent d'une aiguille droite terminée par un fer de lance plus large et plus court que celui de l'aiguille droite que l'on emploie quelquefois dans l'abaissement. L'un des bords tranchants de cet instrument est dirigé contre la capsule, dans laquelle il pratique plusieurs incisions obliques se croisant mutuellement, de façon à réduire la capsule en un certain nombre de fragments losangiques dont quelques-uns peuvent sortir avec le cristallin, tandis que ceux qui restent ne peuvent se réunir pour donner lieu à une cataracte secondaire. La première méthode d'ouvrir la capsule est la plus aisée; la seconde paraîtrait la plus satisfaisante si l'on ne savait pas qu'il est impossible, même avec les instruments les plus acérés, de diviser ainsi la capsule en losanges (1).

Après avoir recommandé au malade de regarder son nez, et fait relever la paupière supérieure, le chirurgien introduit derrière le lambeau flottant de la cornée, le kystotôme dont l'angle est dirigé en haut, jusqu'à l'ouverture pupillaire; il en tourne alors la pointe vers la surface de la capsule, puis, comprimant légèrement l'œil, de façon à donner un léger degré de tension à son contenu, il divise la capsule à l'aide d'une ou plusieurs incisions. Si l'on ne pratique qu'une seule incision, elle doit s'étendre à tout le diamètre de la capsule sans le dépasser, de peur de déchirer la membrane hyaloïde au delà de la circonférence du cristallin et de donner lieu ainsi à l'écoulement de l'humeur vitrée. On retire alors l'instrument avec précaution, sa partie courbée dirigée en bas pour éviter d'accrocher l'iris ou la cornée, et on laisse les paupières se fermer de nouveau. Il faut recommander au patient de ne pas serrer ces voiles l'un contre l'autre, mais de les maintenir simplement fermés, comme s'il dormait.

[Bien que l'incision de la capsule semble, au premier aperçu, n'offrir aucune difficulté, elle n'en est pas moins une source fréquente d'embarras et même d'insuccès. Il ne faut pas oublier que la capsule jouit d'une assez grande élasticité et qu'elle peut facilement céder, sans se rompre, sous la pression d'un instrument mal affilé. Il faut non seulement que le kystotôme soit bien pointu, mais il faut s'en servir d'une certaine façon, en râclant la capsule plutôt qu'en appuyant sur elle. Faute des précautions convenables, il arrive souvent que l'on retire l'instrument sans qu'il ait pratiqué ses incisions; ou bien, si l'on a appuyé trop fort pour vaincre une résistance parfois assez grande, tout le système cristallinien peut être enfoncé dans l'humeur vitrée. Dans le premier cas, après bien des tentatives, la lentille ne sortant pas, il faut réintroduire le kystotôme; dans le second, toute l'opération est définitivement manquée. L'instrument représenté (fig. 90 A), est le meilleur modèle à conseiller. T. W.]

Troisième temps. — Si l'on continue d'exercer sur l'œil la douce pression que nous avons conseillée pendant le second temps, après qu'on a

(1) « Quand une ouverture est faite dans cette membrane, l'aiguille entraîne avec elle, sous la pression qu'elle exerce, la lèvre correspondante de la solution de continuité, mais ne fait pas de nouvelle incision. Je me suis assuré de ce fait sur les lapins, en introduisant une aiguille à travers la cornée, et en disséquant l'œil après avoir sacrifié l'animal. » DESMARRES, Traité des maladies des yeux, 1re édition, p. 607 ; Paris, 1847.

retiré l'instrument qui a ouvert la capsule, le cristallin peut sortir sur-
le-champ. Un opérateur habile peut ainsi confondre en un seul les deux
derniers temps ; mais ceux qui n'ont pas une grande habitude
d'opérer feront bien de s'arrêter quelques minutes avant d'exécuter le troisième. On se sert d'ordinaire d'une curette ou,
comme on l'appelle quelquefois, de la cuiller de Daviel
(fig. 90, B), qui est fixée à l'extrémité du manche de l'aiguille
qui sert à diviser la capsule. On tient cette curette avec la
main qui a déjà tenu le couteau et l'aiguille ; on relève la paupière supérieure avec le pouce de l'autre main, puis on recommande au malade de regarder en bas vers son nez, en même
temps qu'on comprime doucement, mais d'une manière continue, avec la curette, la partie supérieure et antérieure du
globe de l'œil. On voit la pupille se dilater, le bord supérieur
du cristallin s'avancer à travers cette ouverture, toute la lentille
pénétrer dans la chambre antérieure et sortir à travers l'incision
pratiquée à la cornée ; le tout sans qu'il faille en général
employer d'autre moyens d'extraction qu'une pression, continue mais modérée, et qu'il ne faut jamais exagérer. La curette
ne sert dans l'extraction qu'autant que le cristallin se trouve
arrêté entre les lèvres de l'incision de la cornée, ou lorsqu'il
tombe en morceaux.

On recommande au malade de fermer de nouveau les yeux
comme s'il était endormi, pendant que l'opérateur, qui a reçu
le cristallin sur son ongle, examine s'il est entier. Quand
l'opéré est un peu remis du trouble occasionné par l'entrée
de la lumière dans son œil, le chirurgien, plaçant sa main à
dix-huit pouces de la face du malade, l'engage à entr'ouvrir
les paupières de l'œil opéré, l'autre restant toujours couvert,
et le prie de lui dire s'il voit quelque chose. Il vaudrait mieux,
à certains égards, ne pas faire cette épreuve ; mais le malade
qui se soumet à l'extraction sait qu'on la fait quelquefois : il
s'attend donc à ce qu'on la lui fasse subir, et si on le remet au
lit sans lui avoir permis de s'assurer jusqu'à quel point l'opération a
réussi, il s'inquiète et il est à craindre qu'il se livre de lui-même à
des essais plus dangereux encore.

L'opérateur exerce ensuite à diverses reprises avec le pouce de
douces frictions sur la paupière supérieure appliquée contre le globe
de l'œil, puis la soulève et examine rapidement l'aspect de la pupille
et du lambeau. Si la pupille est circulaire et claire, et si les bords de
l'incision de la cornée sont dans un contact exact, il prie le malade de
regarder en haut et de fermer immédiatement ses yeux, en lui recommandant de ne plus les ouvrir avant qu'on le lui demande, mais de les
tenir fermés sans contracter violemment les paupières, de les tenir enfin

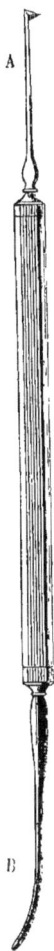

Fig. 90.

comme lorsqu'il est endormi. On place ensuite sur l'œil qui a été opéré
une bandelette de taffetas gommé, longue d'un pouce et large d'un
quart de pouce, s'étendant du milieu de la paupière supérieure au
milieu de l'inférieure. On en fait autant sur l'autre œil. On garanti
ainsi l'organe contre l'introduction des matières étrangères. On em
pêche le malade de s'en servir, et les paupières maintiennent doucemen
le lambeau de la cornée. On attache ensuite autour de la tête, au bon
net de nuit du malade, un ruban auquel on a fixé une compresse de
linge qui vient pendre au-devant des yeux.

*Modifications de l'extraction suivant les diverses variétés de cata
racte et l'état particulier des yeux.* — 1. Dans les cas de cataract
capsulo-lenticulaire, il est bon d'essayer d'enlever la capsule aussi bien
que le cristallin. Les uns le tentent avant, les autres après que le cris
tallin a été enlevé.

La pupille ayant été dilatée à l'aide de la belladone et la cornée ou
verte comme à l'ordinaire, on essaie, avec une aiguille, de détacher cir
culairement la capsule, aussi près de sa circonférence qu'on peut
porter l'instrument sans crainte de blesser l'iris. On peut quelquefoi
ramener sur la pointe de l'aiguille toute la portion de capsule ainsi cir
culairement détachée. Si l'on ne réussit point de cette façon, on pra
tique l'extraction de la capsule à l'aide d'une petite pince à dent
(fig. 42, t. I, p. 305), et l'on enlève ensuite le cristallin comme à l'or
dinaire. Tel est le procédé recommandé par M. Ware.

Beer, au contraire, commençait par faire sortir le cristallin et s'ef
forçait ensuite d'extraire, à l'aide d'une pince, les lambeaux de la cap
sule opaque. On introduit l'instrument fermé à travers la section de la
cornée et la pupille, puis on l'ouvre de façon à faire pénétrer un des
lambeaux entre ses mors; on le ferme alors de manière à ce qu'il ne
puisse pas s'échapper, et à l'aide d'une petite secousse on l'entraîne au
dehors : on recommence jusqu'à ce que l'on ait extrait tous les
lambeaux. Quelques. chirurgiens pensent qu'il est plus sûr de
s'abstenir d'enlever la capsule opaque à la suite de l'extraction du
cristallin (1).

[M. Alessi a proposé de faire en même temps l'ouverture et l'extrac
tion de la capsule avant l'extraction du cristallin, dont la présence
s'opposera à la propulsion en avant de l'humeur vitrée. Il est arrivé à
ce résultat au moyen d'un instrument nouveau qu'il a fait confectionner
par M. Charrière, fils, et dont voici la description. Il se compose
de deux pièces glissant l'une sur l'autre. La branche inférieure, et la
plus longue, se termine à son extrémité comme une lame large d'aiguille
à cataracte, piquante et coupante sur les côtés. A son extrémité supérieure est fixé, rivé solidement, un petit tenon qui rentre dans une

(1) TYRRELL. On Diseases of the Eye, vol. II, p. 416; London, 1840.

petite gouttière pratiquée dans la branche supérieure, munie à son extrémité d'une petite griffe qui sert à accrocher la capsule cristalline.

Pour se servir de l'instrument, que l'on introduit par l'ouverture faite à la cornée, on incise la capsule avec la lame de la branche inférieure; on appuie ensuite sur la bascule qui est sur le manche (V. fig. 91); alors la branche supérieure glisse sur le petit tenon qui lui fait faire saillie et la soulève pour aller en même temps accrocher la capsule et retomber aussitôt, saisie par un mouvement inaperçu opéré par la gouttière et le tenon qui fait échappement. A l'aide de cet instrument, en sortant le kystitôme du globe oculaire, on entraîne avec la griffe adaptée à la branche supérieure les lambeaux de capsule qu'il est si difficile de saisir lorsque le cristallin a été extrait (1) T. W.]

2. L'histoire du développement de la maladie nous indique quelquefois que l'hémisphère postérieure de la capsule est malade; ou bien, immédiatement après l'enlèvement du cristallin, nous voyons qu'il reste encore une opacité qui fait obstacle à la vision. Si l'on a pu s'assurer que cette opacité n'est

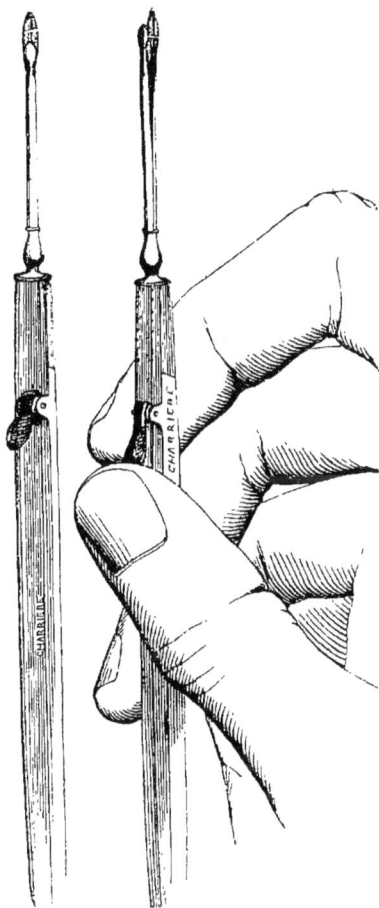

[Fig. 91.]

constituée ni par des lambeaux de la capsule antérieure opaque, ni par quelque portion, restée dans l'œil, de la substance molle qui entoure le cristallin, nous pouvons conclure qu'il s'agit de la capsule postérieure opacifiée. Peut-être la meilleure conduite à tenir serait-elle de laisser l'œil se remettre de ce qu'on a déjà fait, et, dans une opération consécutive, de tenter d'entraîner hors de l'axe de la vision et même hors de l'œil la membrane opaque. Quelques auteurs veulent, néanmoins, qu'on s'efforce de détruire ou d'enlever immédiatement cette capsule postérieure. Ils emploient pour cela une aiguille dont l'un des bords est barbelé ou entaillé en forme de crochet, de façon à pou-

voir facilement traverser la membrane; ils impriment alors à l'in
strument un mouvement de rotation d'un quart de cercle sur so
axe et amènent au dehors par une traction brusque une portio
de la capsule malade. On doit répéter cette manœuvre jusqu'
ce qu'on ait obtenu une ouverture assez considérable pour per
mettre l'arrivée de la lumière au fond de l'œil, résultat qu'on n
peut guère atteindre sans perdre une certaine portion de l'humeu
vitrée.

Accidents pendant ou après l'extraction. — 1. L'accident le plu
commun pendant le premier temps est l'évacuation brusque de l'hu
meur aqueuse, avant l'achèvement de la contre-ponction. Le malade
surpris par le couteau, tourne brusquement son œil en dedans, e
l'humeur aqueuse s'échappe. J'ai vu cet accident arriver parce que l
malade causait et faisait mouvoir son œil en parlant. L'iris, perdan
son point d'appui ordinaire, tombe en avant et se replie sur ou sou
le tranchant du couteau, qui le coupe alors en travers si l'on continu
la section.

La conduite à tenir diffère suivant la dimension de l'ouverture pra
tiquée à la cornée. Quand le couteau n'a fait que la traverser, on retir
ordinairement le couteau, et l'on remet l'opération à plus tard. J'ai v
une fois la légère plaie ainsi faite à l'œil suivie d'une inflammatio
violente et destructive. Suivant M. Desmarres, il suffit d'attendr
quelques minutes, le malade tenant les yeux fermés, pour que l'humeu
aqueuse se régénère assez pour voir l'iris reprendre sa position, e
pouvoir continuer l'opération (1).

Quand le couteau a déjà à moitié traversé la chambre antérieure e
produit une large plaie avant que l'accident arrive, on cherche ordi
nairement à obtenir par la pression le retrait de l'iris et à achever alor
la contre-ponction; on applique fortement le bout du doigt indicateu
sur la cornée, au niveau du point où l'iris est déplacé, et l'on refoul
celui-ci en haut et en arrière loin du couteau, dans sa position nor
male. Puis, maintenant le doigt sur la cornée de façon à appliquer celle
ci contre la lame, pour empêcher l'iris de se porter de nouveau en avant
on pousse rapidement l'instrument à travers la chambre antérieure
et l'on exécute la contre-ponction. Cela fait, il n'y a plus guère d
danger que l'iris tombe sur le tranchant de l'instrument, et l'on com
plète la section comme à l'ordinaire.

Si la pression ne suffit pas pour faire retirer l'iris, il faut recouri
à l'un des procédés suivants : Après avoir retiré le couteau ordinaire
on introduit le couteau étroit à pointe mousse représenté fig. 92
en l'insinuant le long de la face postérieure de la cornée et en évitan
l'iris. Puis, portant son bord tranchant contre la terminaison de l'in

(1) Op. cit., p. 618.

cision, on l'agrandit en retirant un peu l'instrument ; on recommence ainsi jusqu'à ce que l'on ait divisé la moitié de la circonférence de la cornée. Un autre procédé consiste à introduire par la plaie déjà faite un double couteau, semblable à celui de M. Guthrie, seulement un peu plus petit et plus mince, dont une des lames est mousse, et l'autre très aiguë, et qu'on pousse avec précaution à travers la chambre antérieure jusqu'au bord nasal de la cornée. On fait alors agir la lame aiguë qui pratique la contre-ponction, et l'on achève la section comme à l'ordinaire. Si l'on n'a pas sous la main ce double couteau, on peut porter un couteau mousse jusqu'au côté nasal de la cornée, puis pratiquer à l'aide d'un autre couteau une ouverture sur l'extrémité du premier ; on fait alors saillir celui-ci et l'on termine l'incision exactement comme si l'on avait fait usage du couteau aigu.

Il en est enfin qui dédaignent tous ces procédés, et qui conseillent de continuer à faire marcher le couteau, et si la pression ne suffit pas pour écarter l'iris, d'en inciser plutôt une portion que de recourir à tous ces moyens plus dangereux que l'accident contre lequel ils ont été inventés. Une plaie simple de l'iris, même avec une légère perte de substance, ne paraît pas éloigner le terme de la guérison, ni exposer à l'iritis ; le seul inconvénient qui en résulte est une pupille agrandie et déformée.

Fig. 92.

2. Lorsque la pointe du couteau a atteint le bord nasal de la cornée, l'opérateur éprouve quelquefois de la difficulté à la lui faire traverser ; il facilite en ce cas la ponction en appuyant la cornée contre le couteau à l'aide de l'ongle. On voit d'autres fois la pointe du couteau incliner d'un côté, de façon qu'il devient impossible d'exécuter la contre-ponction comme à l'ordinaire. Il faut alors ouvrir le côté nasal de la cornée à l'aide d'un autre couteau, puis faire sortir par l'ouverture celui qui a déjà traversé la chambre antérieure, et achever la section. Le double couteau peut aussi être utile dans ces circonstances.

3. Si l'on s'aperçoit que la pointe du couteau est près de traverser la sclérotique, il faut la retirer avec précaution, et venir la pousser à travers la cornée à la distance d'un vingtième de pouce de son bord nasal.

4. L'incision se trouve souvent trop petite, parce que l'opérateur a fait sortir le couteau à une trop grande distance du bord nasal ou trop au-dessus du diamètre moyen de la cornée. Il faut alors agrandir l'incision jusqu'à lui donner la forme d'un demi-cercle. Il n'y a rien de plus fatal au succès de l'opération que d'employer la violence pour faire sortir le cristallin à travers une ouverture trop petite. On a alors à redouter la perte de l'humeur vitrée, la contusion de l'iris et une inflammation destructive. On peut agrandir l'ouverture avec le cou-

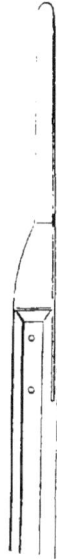

teau ou des ciseaux qui peuvent être droits ou doublement courbés.
L'incision faite avec des ciseaux se guérit difficilement par première
intention; les bords en sont sujets
à se gonfler, à s'enflammer, à rester
béants, et à laisser saillir l'iris au dehors. L'emploi du couteau détermine le
tiraillement de l'œil, et par suite souvent l'issue brusque du cristallin et de
l'humeur vitrée. Le couteau représente
fig. 92 est étroit, droit et arrondi à la
pointe; on s'en sert pour agrandir l'ouverture comme dans les cas d'écoulement prématuré de l'humeur aqueuse.
Richter préconise les ciseaux droits
comme coupant mieux que les courbes.
On préfère cependant généralement les
ciseaux de Daviel parce qu'ils coupent
suivant une courbe concentrique à la
circonférence de la cornée. On en a
deux paires courbées en sens différent :
l'une destinée à inciser le côté temporal
de la cornée droite et le côté nasal de
la cornée gauche, la seconde paire à
couper le côté temporal de la cornée
gauche et le côté nasal de la droite, à
supposer que l'incision porte sur le bord
supérieur de la cornée. La fig. 93 représente cette dernière paire. Il est rare
qu'il faille agrandir les deux côtés de la
section ; mais, quoi qu'il faille faire,
l'opérateur ne doit pas procéder à l'exé-

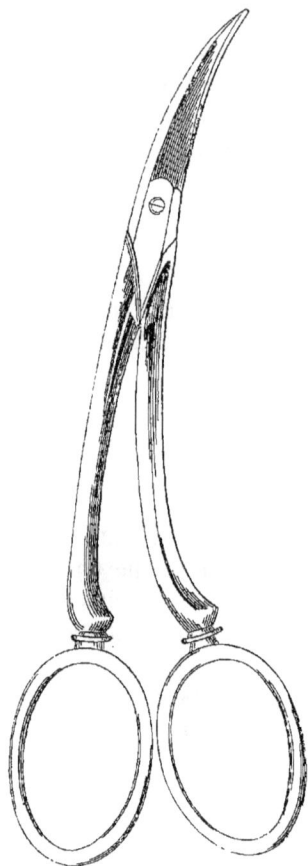

Fig. 93.

cution du second et du troisième temps, lorsque l'incision de la cornée n'a
pas l'étendue d'un demi-cercle. L'opérateur placé derrière le malade,
et appuyant les ciseaux sur le dos du doigt qui maintient la paupière
supérieure relevée, les ouvre un peu et introduit l'une des branches
derrière la partie moyenne du lambeau de la cornée dans la chambre
antérieure, tandis que l'autre reste au dehors. Il porte alors l'instrument vers le côté nasal ou vers le côté temporal de la cornée, suivant
les cas, et élargit d'un seul coup l'incision au degré convenable.

5. Quand la section arrive tout contre la sclérotique, la conjonctive forme souvent obstacle à sa terminaison, le couteau ne la divisant
pas, mais la décollant de la sclérotique. Lorsque cela arrive, il faut
retirer le couteau et diviser la conjonctive avec des ciseaux. Cette
section trop rapprochée de la sclérotique expose à la hernie de

l'iris, à l'évacuation de l'humeur vitrée et à l'inflammation de l'œil (1).

6. Quelques opérateurs posent comme règle générale de ne jamais compléter la section de la cornée avec le couteau ordinaire ; ils retirent cet instrument quand l'incision est près d'être terminée, et achèvent de diviser la cornée, avec des ciseaux ou un petit couteau boutonné. Au couteau à tranchant droit quelques-uns préfèrent un instrument à tranchant convexe, d'autres à tranchant concave. Ce procédé est tout à fait convenable quand l'opérateur s'aperçoit qu'il a malheureusement trop incliné le premier couteau introduit, et que, s'il continue à le faire cheminer, son incision dépassera les limites de la cornée et intéressera la sclérotique et l'iris. Quand il prévoit ce résultat, il doit retirer de suite son couteau et achever l'incision comme nous venons de l'indiquer.

Quelques opérateurs ont recours à ce procédé dans un autre but qui a une importance incontestable. C'est au moment de la terminaison

[(1) Au lieu de voir dans ce décollement de la conjonctive un accident fâcheux de l'extraction. M. Desmarres a cherché à en tirer parti, et c'est sur lui qu'est fondé le procédé que cet ingénieux opérateur a appelé *extraction sous-conjonctivale*. Il a pour objet d'empêcher le soulèvement du lambeau et son infiltration, ainsi qu'une foule d'autres accidents. Dans ce procédé, le chirurgien pratique à la cornée un lambeau comme dans l'opération d'extraction ordinaire ; puis, sans abandonner la plaie, passe son couteau sous la conjonctive du bulbe, et allonge ainsi la plaie kératique de manière à avoir au côté interne de l'œil et au côté externe une double boutonnière réunie loin de la cornée par un pont de la conjonctive.

Voici comment ce procédé a été décrit par l'auteur dans un mémoire présenté à l'Institut Médical de Valence, et couronné par cette Société savante :

Les paupières sont écartées par un aide ; le chirurgien fixe l'œil avec la pique de Pamard tenue de la main gauche (on suppose que l'on opère l'œil droit). La ponction et la contre-ponction sont faites comme dans le procédé ordinaire. Le couteau traverse rapidement la chambre antérieure, et, au lieu de le tenir parallèle à l'iris, lorsque le lambeau est fait environ aux deux tiers et qu'il n'y a plus qu'une bride large d'environ 4 millimètres à diviser, le chirurgien, après un temps d'arrêt de quelques secondes, incline le tranchant de l'instrument en arrière, en surveillant avec une grande attention la marche de l'incision et de façon à la pousser sous les limites de la cornée. En manœuvrant ainsi, et en pesant un peu sur l'instrument, on sent tout à coup une petite secousse qui indique que la cornée est complétement incisée et que le couteau se trouve, dès ce moment, sous la conjonctive bulbaire. On pousse énergiquement le couteau vers le grand angle, de manière à diviser la conjonctive dans la plus grande étendue possible ; puis on le ramène à soi en en cachant la pointe sous le pont conjonctival, et on agrandit l'ouverture conjonctivale dans l'étendue, si l'on peut, d'un centimètre. Le lambeau étant achevé, on fait repasser la pointe du couteau dans la pupille, en ayant soin de laisser toujours l'instrument dans la plaie, et la capsule est incisée comme à l'ordinaire, c'est-à-dire en plongeant la pointe du kératotome dans la capsule. L'incision de cette dernière peut aussi être faite dans un temps spécial.

Le deuxième temps consiste à extraire le cristallin. Le chirurgien soulève la paupière, recommande au malade de regarder droit devant lui pour que le lambeau ne presse pas trop sur l'iris, et le cristallin ne traverse pas spontanément la pupille, il presse doucement sur la partie supérieure du globe, puis sur l'inférieure. Bientôt la lentille, chassée par ces mouvements et par sa capsule, glisse peu à peu, moitié sous le lambeau conjonctival, moitié sous le lambeau kératique, d'où on l'extrait par une légère pression du doigt ou de la curette. Ce procédé est applicable à la kératotomie supérieure comme à l'inférieure.

Nous tenons de M. Desmarres, qui dans ces derniers mois a pratiqué un grand nombre de fois cette opération (vingt au moins), que dans les cas ordinaires elle a toujours eu une issue heureuse, sauf dans l'un d'eux où l'iris a fait hernie. Il en conclut néanmoins :

1° Que le procédé d'*opération sous-conjonctivale*, dont l'habile exécution est difficile et exige une grande habitude des opérations délicates qu'on pratique sur l'œil, doit être réservé aux cas dans lesquels les yeux sont excessivement saillants.

2° Que cependant le procédé d'extraction par *lambeau kérato-conjonctival* avec division du pont, est en général préférable à celui par lambeau kératique ordinaire. T.W.]

37.

de la section, alors que le couteau se meut presque parallèlement aux lamelles de la cornée, que la résistance est la plus grande et la pression sur l'œil la plus considérable, que la membrane hyaloïde se rompt et laisse échapper l'humeur vitrée. Pour éviter cet accident, ces chirurgiens recommandent de retirer le couteau, de laisser reposer l'œil une minute ou deux, puis d'exécuter le second temps de l'opération, que l'on termine par la section, avec des ciseaux ou le bistouri boutonné, du pont que l'on a laissé subsister.

7. Quelques malades ne peuvent pas assez abaisser l'œil pour permettre de pratiquer la section supérieure ; il faut alors la pratiquer en bas. Il peut arriver cependant que cette impossibilité pour le malade de diriger l'œil en bas ne survienne que lorsqu'on a déjà fait la section supérieure et qu'on est sur le point d'ouvrir la capsule. Dans un cas que j'ai rencontré dans ma pratique, j'ai été obligé de comprimer l'œil et d'évacuer le cristallin sans avoir pu ouvrir la capsule. Le résultat fut heureusement satisfaisant. Dans d'autres cas, j'ai été forcé de saisir la conjonctive avec un crochet ou des pinces et d'attirer l'œil en bas pour pouvoir exécuter le second temps de l'opération. Cette manœuvre, exécutée pendant que la cornée est ouverte, expose beaucoup à la sortie de l'humeur vitrée ou à une hémorrhagie provenant de l'intérieur de l'œil.

8. On est exposé à léser l'iris à toutes les périodes de l'opération.

Il peut être piqué, lorsqu'on fait la ponction, tomber au-devant du tranchant du couteau quand celui-ci traverse la chambre antérieure, ou enfin être transpercé au moment de la contre-ponction. Il s'y pratique ainsi des incisions, et quelquefois un morceau en est complétement détaché, surtout quand l'iris tombe sous le tranchant et que l'opérateur, continuant son incision, tout en essayant de refouler l'iris par la pression du doigt, n'a pas réussi dans cette manœuvre. Une section de l'iris donne ordinairement lieu à la formation d'une fausse pupille permanente. Si la section a porté sur le bord de la pupille naturelle ou que le morceau détaché comprend le bord de cette ouverture, il reste une pupille agrandie et déformée qui, bien qu'elle fasse mauvais effet, n'altère en rien la vision.

Si la plaie de l'iris ne communique pas avec la pupille, lorsqu'on exerce des pressions pour chasser le cristallin, la pupille peut ne pas se dilater, ou la lentille se présenter à l'ouverture accidentelle. Dans l'un et l'autre cas, ce qu'il y a de mieux à faire, c'est de diviser avec les ciseaux de Maunoir les fibres de l'iris qui se trouvent entre l'ouverture accidentelle et la pupille, ce qui permettra la sortie de la cataracte.

L'iris est quelquefois déchiré pendant qu'on divise la capsule ou qu'on retire l'aiguille qui a servi à cette manœuvre. Il faut pendant ce second temps de l'opération maintenir l'œil immobile et terminer aussi rapidement que possible l'ouverture de la capsule. Si l'on n'y

prend garde, le malade tournera brusquement l'œil en haut, l'iris sera
déchiré, et les chambres de l'œil se rempliront de sang. Quelquefois ce
sang se résorbe en peu de jours, et n'agit pas comme corps étranger en
excitant de l'inflammation, de sorte qu'il ne s'oppose pas à la guérison
de la plaie. Si cependant on s'aperçoit, avant d'avoir fermé l'œil, lorsqu'on extrait le cristallin, que les chambres sont remplies de sang,
on doit enlever celui-ci avec la curette. Je me rappelle un cas dans
lequel, l'iris ayant été touché avec l'aiguille, il ne s'écoula que très
peu de sang au moment de l'opération ; mais celui-ci ne cessa de suinter
de l'œil pendant une semaine, teignant la compresse, et venant se sécher sur la joue et le nez. La vision ne se rétablit que très imparfaitement.

Dans toutes mes lectures, je n'ai pas rencontré un cas semblable au
suivant :

Obs. 491. — Le 4 juin 1851, en pratiquant l'extraction sur une femme non mariée,
maigre, âgée d'environ 50 ans, j'eus l'occasion d'introduire un crochet à travers la pupille pour saisir le cristallin ; en extrayant ce corps, j'accrochai accidentellement l'iris et
l'emportai tout entier. Il vint si facilement, que la malade n'en ressentit aucune douleur
et que je n'éprouvai moi-même aucune résistance, comme si rien d'extraordinaire n'était
arrivé. Le cristallin étant sorti, j'aperçus quelque chose de noir qui pendait à l'entour et
que je reconnus être l'iris entier. L'œil se remplit sur-le-champ de sang, qui s'absorba
lentement, et contre toute attente le cas marcha bien. Le 26 juillet, quand la malade vint me
voir, elle avait l'œil fort, lisait les enseignes des boutiques sur sa route, sans lunettes, et
n'éprouvait pas la moindre photophobie ; l'humeur aqueuse était transparente. Le 9 août,
on apercevait encore un caillot sanguin jaunâtre derrière le bord inférieur de la cornée.
L'espace central était clair et, avec des verres à cataracte, elle apercevait distinctement
les objets éloignés et lisait les gros caractères. Le 11 octobre, l'espace central derrière la
cornée se maintenait clair ; il avait pris une forme un peu triangulaire, tandis que la circonférence en était garnie de filaments blanchâtres et de particules rougeâtres. Le
3 avril 1852, la vue était si bonne qu'elle pouvait lire le petit texte. L'espace central se
maintenait clair, tandis que tout le tour de la lymphe épanchée constituait une sorte
d'iris de remplacement.

9. Lorsque, dans le troisième temps, une pression suffisante a été
exercée sur la partie supérieure du globe de l'œil, et que néanmoins la
cataracte ne s'avance pas à travers la pupille qui se dilate, l'opérateur
doit s'arrêter et se demander d'abord si l'ouverture de la cornée est
suffisante, ensuite s'il est bien sûr d'avoir déchiré la capsule. Si tout cela
a été bien exécuté, il suffit le plus souvent d'attendre quelques minutes,
de frictionner légèrement l'œil par l'intermédiaire de la paupière, de
diminuer la quantité de lumière qui arrive dans l'appartement, et de
renouveler la pression sur la partie supérieure de l'œil, pour voir le
cristallin s'avancer et sortir comme à l'ordinaire. Mais si c'est la petitesse de l'incision qui forme obstacle, il faut l'agrandir ; si l'on pense
que la capsule n'a pas été suffisamment ouverte, il faut recommencer
le second temps de l'opération, ainsi que la pression qui fera alors
avancer la cataracte. Cette pression doit être modérée, mais suffisante ;
si elle est trop forte, elle peut déchirer la membrane hyaloïde et chasser l'humeur vitrée au dehors avant le cristallin. Si l'on n'ose pas, par

timidité, la faire assez forte ni assez prolongée, le cristallin n'avancera pas, et le chirurgien s'inquiétera, arrêté par une difficulté imaginaire. Néanmoins, il est des cas où la section de la cornée et l'ouverture de la capsule sont suffisantes, la pression convenable, et où cependant le cristallin ne sort pas, bien que la pupille se dilate. Cela dépend d'une adhérence anormale du cristallin à sa capsule, à laquelle on remédie de la manière suivante : L'opérateur continue la pression jusqu'à ce que le bord supérieur du cristallin vienne se montrer; il introduit alors une curette mince et tranchante, ou une petite spatule en argent (fig. 47 t. I, p. 327) à travers la pupille, derrière le cristallin, et, en faisant mouvoir l'instrument de droite à gauche, il détache de l'hyaloïde la capsule et le cristallin qu'elle renferme. Il introduit ensuite le crochet à cataracte (fig. 94) et extrait le cristallin enveloppé de sa capsule. Tout ceci ne peut guère s'exécuter sans qu'il s'échappe une certaine portion de l'humeur vitrée; mais il en résulte certainement moins de danger que n'en entraînerait la sortie du cristallin obtenue par une pression forte et prolongée.

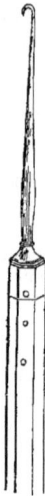

10. Le cristallin peut tomber en morceaux au moment de l'extraction et quelques-uns de ses fragments rester derrière la pupille. Il suffit ordinairement, en pareil cas, de frictionner légèrement l'œil à travers la paupière supérieure pour les voir passer dans la chambre antérieure. S'ils ne s'échappent pas, on soulève avec la curette le lambeau de la cornée; on peut les enlever avec le crochet (fig. 94). Quant aux portions les plus petites, on peut les laisser se dissoudre dans l'humeur aqueuse.

Fig. 94.

On constate quelquefois, quand on examine l'œil quatre à cinq jours après l'opération, que le malade ne voit pas aussi bien qu'au moment où elle vient d'être achevée, et que la pupille, qui avait paru claire et libre, est devenue obscure. S'il n'existe ni douleur ni aucun autre signe d'inflammation, cette opacité est ordinairement due à quelque portion du cristallin restée cachée vers la circonférence de la capsule, ou à l'épanchement de substance lenticulaire non organisée, semblable à ce que les expérimentateurs sur les animaux ont nommé régénération du cristallin. La pupille s'en débarrasse ordinairement dans l'espace d'une semaine (1).

11. Quelquefois, en ouvrant l'œil pour exécuter le troisième temps, l'opérateur s'aperçoit qu'une portion ou la totalité de la pupille est devenue transparente. C'est que le cristallin a glissé en tout ou en partie dans l'humeur vitrée dissoute. Cet accident peut arriver avant l'exécution du second temps; mais, en général, il y succède. Il faut n'exercer

(1) Bibliothèque Universelle, octobre 1829, ou Journal of the Royal Institution for November, 1830, p. 191.

aucune pression, mais introduire rapidement le crochet derrière le cristallin, afin de le saisir et de l'amener au dehors. Il s'échappe presque toujours alors une portion de l'humeur vitrée. Ayant éprouvé une fois quelque difficulté à saisir le cristallin ainsi enfoncé, je remplis l'œil d'eau, ce qui amena en vue le cristallin, que je saisis avec le crochet.

12. L'humeur vitrée peut s'échapper avant, pendant ou après la sortie du cristallin. Cet accident peut être la conséquence des causes suivantes : une pression trop considérable exercée à l'intérieur de l'œil par l'usage d'un couteau trop épais, ou par la rétention de l'humeur aqueuse pendant toute la durée du premier temps de l'opération ; une pression exagérée ou mal dirigée exercée sur l'œil à l'extérieur ; une pression exercée alors que la section de la cornée est trop petite, et la déchirure de la capsule incomplète ; un mouvement trop brusque de l'œil pendant qu'on est occupé à ouvrir la capsule, ou bien après ou avant la sortie du cristallin, avec ou sans clignement des paupières ; le spasme des muscles droits ou de l'orbiculaire des paupières. La cause, de beaucoup la plus fréquente, est un état de faiblesse de la membrane hyaloïde, due à l'âge ou à toute autre cause. Quand l'œil a été glaucomateux avant d'être affecté de cataracte, que l'iris ou la cataracte sont tremblotants, que le sujet est âgé ou rhumatisant, comme on l'entend en ophthalmologie, on peut s'attendre à trouver l'humeur vitrée diffluente. Si en pareil cas on opère par extraction et qu'on donne du premier coup à son incision l'étendue d'un demi-cercle, on peut s'attendre à une évacuation d'humeur vitrée.

Il en sera encore de même si l'on opère un œil sur lequel on aura déjà tenté une opération à travers la sclérotique, comme le déplacement ou l'ouverture de la capsule faite dans l'espoir de ramollir une cataracte dure pour procéder ensuite à sa division. L'extraction, en pareil cas, amènera presque inévitablement l'évacuation de l'humeur vitrée.

Si cette évacuation commence avant l'extraction du cristallin, il faut cesser toute pression sur l'œil, introduire le crochet et enlever la cataracte aussi rapidement que possible, puis fermer l'œil et le frictionner légèrement à travers la paupière supérieure, afin de replacer l'iris, qui a beaucoup de tendance à faire hernie à travers la plaie de la cornée, quand il s'est échappé une certaine quantité d'humeur vitrée.

Il n'est pas rare, au moment où l'on termine la section de la cornée, de voir le cristallin s'échapper violemment au dehors avec une certaine quantité d'humeur vitrée. Cela arrive surtout quand, la fente palpébrale étant étroite, il a fallu, afin de découvrir suffisamment la cornée, tirailler les paupières, ce qui comprime naturellement l'œil. Il faut, en pareil cas, replacer l'iris et amener au contact les deux lèvres de la plaie de la cornée, ce qu'on obtient par de douces frictions pratiquées sur l'œil par l'intermédiaire de la paupière supérieure.

On agira de même si l'évacuation de l'humeur vitrée suit la sortie
du cristallin, ou se manifeste brusquement, comme cela arrive quelquefois lorsque, après l'extraction de la cataracte, on fait regarder
quelque chose au malade. L'action des muscles de l'œil sur cet organe
est ici la cause de l'accident.

Ordinairement, quand il y a eu issue de l'humeur vitrée, la cornée
se réunit plus lentement; la cicatrice est plus large, la pupille ovalaire
est tiraillée vers la cicatrice, et la vision est moins parfaite. L'inconvénient qui résulte de cet accident tient moins à la perte de l'humeur
vitrée en elle-même qu'à l'écartement dans lequel restent les lèvres de
la plaie cornéenne, entretenu vraisemblablement par l'interposition de
la membrane hyaloïde qui les empêche de se réunir et provoque l'inflammation de l'œil. S'il ne s'est échappé qu'un cinquième ou même
un quart de l'humeur vitrée, la vision peut n'en être pas matérielle-
ment affectée. Si la perte s'en élève à un tiers, on ne peut espérer une
vision distincte; si elle dépasse cette quantité, la pupille se ferme en
général, et l'œil se réduit à un petit volume. Quelquefois, à la suite
d'une perte même peu considérable d'humeur vitrée, la pupille se
dilate, et l'œil, qui auparavant distinguait la lumière de l'obscurité,
finit par devenir complétement amaurotique (1).

13. Quand le malade ferme l'œil après la sortie de la cataracte, le
lambeau de la cornée se trouve quelquefois renversé de telle sorte que
la face interne s'en trouve en contact avec la paupière. Il faut immédiatement le relever à l'aide de la spatule et le réajuster soigneusement
à l'aide de frictions sur la paupière.

14. La cornée, immédiatement après la sortie du cristallin, peut
s'affaisser en arrière de façon à présenter en avant une surface concave au lieu d'une surface convexe. Il est indispensable de remédier à
cette mauvaise position, car il n'est nullement démontré qu'elle doive
disparaître lorsque l'humeur aqueuse se sera reproduite. Si cet état
persistait, l'iris ferait hernie, et il s'en suivrait très probablement une
inflammation destructive. Il est ordinairement facile de remédier à
cette disposition anormale de la cornée en passant derrière elle la
petite spatule et en en poussant doucement le centre en avant.

M. Maunoir, dans un cas de cette espèce, fut conduit à adopter une
pratique différente.

Obs. 492. Ayant pratiqué l'extraction sur un homme, âgé de 82 ans, il s'aperçut que,
bien que la pupille fût parfaitement noire et l'iris intact, les chambres de l'œil ne se rempli-

[(1) Il ne faut pas perdre de vue que le corps vitré est non-seulement un des milieux réfringents de l'œil, mais qu'il a de plus la fonction de maintenir étalée la rétine qu'il soutient de
toutes parts. Lorsqu'une trop grande quantité de cette substance s'échappe, la coque oculaire
s'affaisse et la rétine qui la tapisse revient sur elle-même et se plisse forcément. On conçoit le
trouble qu'un pareil état de choses apporte aux fonctions visuelles, et comme, malheureusement,
l'humeur vitrée ne se reproduit que rarement, ou même jamais, lorsque la quantité perdue est
un peu considérable, ce trouble reste permanent. T.W.]

rent pas, la cornée affaissée se rida, quelques bulles d'air pénétrèrent dans la chambre antérieure, et la vision ne se trouva point rétablie. M. Maunoir prit de l'eau distillée tiède, fit coucher le malade sur le dos, lui en versa autour de l'œil, puis ouvrit les paupières et souleva le lambeau de la cornée. L'eau pénétra dans les chambres de l'œil ; les rides de la cornée disparurent et sa convexité se rétablit. Ayant maintenu l'œil fermé pendant quelques minutes, puis l'ayant fait ouvrir par le malade, il trouva l'organe dans l'état le plus satisfaisant. Le malade distingua tous les objets qu'on lui présentait comme après l'opération la plus heureuse. L'introduction de l'eau ne produisit qu'une légère douleur qui disparut promptement. L'œil guérit facilement et quand on l'ouvrit une semaine après l'opération, il n'y existait ni gonflement ni rougeur ; la cornée était parfaitement réunie, mais la pupille était un peu obscure et le malade se plaignait de ne pas voir aussi bien qu'immédiatement après l'opération. Néanmoins, six jours plus tard, l'obscurcissement de la pupille diminuait, la vue augmentait de force de jour en jour, et l'on ne doutait pas que le malade ne fût bientôt en état de lire le texte ordinaire (1).

J'ai rapporté cette observation comme un fait propre à montrer ce que l'œil peut supporter, et non comme un exemple à suivre en pareille circonstance. La bulle d'air qui s'est introduite derrière la cornée, et qui paraît surtout avoir inspiré à M. Maunoir l'idée de remplir les chambres de l'œil, est un accident sans conséquence. Si de douces frictions sur l'œil ne suffisent pas pour l'évacuer, on peut la laisser.

15. Immédiatement après la sortie du cristallin, l'iris peut venir se placer entre les lèvres de la plaie ou même faire hernie au dehors. S'il ne s'est pas échappé d'humeur vitrée, on remédie facilement à cet accident en frictionnant légèrement l'œil à travers la paupière, puis en l'exposant brusquement à la lumière. Si ce moyen ne réussit pas, on place pendant quelques minutes un linge mouillé sur les paupières, ce qui fait contracter la pupille, et l'on recommence les frictions. Si le prolapsus de l'iris persiste encore, on doit essayer de le repousser à l'aide de la curette, [ou à l'aide de la petite spatule de M. Dixon, représentée fig. 95 de face (a) et de profil (b) T. W.] et frictionner.

Enfin, si ce dernier moyen échoue, on pratique une petite incision à la portion d'iris herniée ; l'humeur aqueuse logée derrière elle s'écoule et l'iris rentre de lui-même dans l'œil.

Les choses ne se passent pas de la même manière quand la hernie de l'iris survient vers le quatrième jour ou plus tard ; cet accident qu'on attribue souvent à quelque coup reçu sur l'œil, à l'agitation du malade, à ses efforts pour se servir de ses yeux, me semble devoir être bien plutôt rapporté à une inflammation de la cornée ou des parties internes de l'œil, qu'à une cause mécanique. Bien qu'elle puisse être le résultat d'une incision pratiquée trop près de la sclérotique, on la voit plus souvent succéder à une incision trop petite qui a nécessité une trop forte pression sur l'œil pour déterminer la sortie du cristallin ; à l'emploi d'un couteau mal affilé, qui

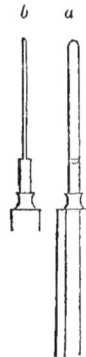

Fig. 95.

(1) Extrait du numéro d'octobre de la Bibliothèque Universelle de 1829, par le Journal of the Royal Institution for November, 1830, p. 191.

a nécessité des tiraillements pour terminer la section, ou occasionné le froissement de la cornée entre l'ongle de l'opérateur et le couteau.

La hernie de l'iris ne se produit pas brusquement. On commence par apercevoir les lèvres de la plaie légèrement entr'ouvertes, blanches, gonflées et renversées. Bientôt l'iris commence lui-même à se montrer entre elles, et à mesure que l'humeur aqueuse s'accumule derrière lui, ce *staphyloma iridis* va croissant. En même temps la portion herniée de l'iris s'enflamme et s'unit par de la lymphe plastique aux bords de l'ouverture de la cornée. La conjonctive et la sclérotique rougissent, un écoulement abondant de larmes irritantes s'établit, le malade a la sensation d'un corps étranger volumineux logé entre les paupières, l'œil et la région sus-orbitaire deviennent douloureux, la peau sèche et chaude, et le pouls fréquent. Si le malade est atteint de toux, la hernie s'accroît.

On doit s'abstenir de toute tentative directe pour réduire la hernie de l'iris qui s'est développée dans ces conditions, et prendre des mesures pour l'empêcher de s'accroître et pour faire tomber l'inflammation dont elle dépend. On touchera de temps en temps la portion herniée avec une solution de dix grains de nitrate d'argent par once d'eau, ou un crayon de la même subtance taillé en pointe ; ces moyens diminueront la saillie et exciteront une inflammation locale qui déterminera l'adhérence de la portion herniée avec les lèvres de la plaie. Si le prolapsus va en augmentant, il faut le ponctionner ou le retrancher d'un coup de ciseaux. A moins que la constitution du malade ne le contre-indique, on pratiquera une saignée du bras, et on appliquera des sangsues à la tempe et un vésicatoire derrière l'oreille. On agira sur les intestins à l'aide de purgatifs, et l'on fera prendre le calomel et l'opium jusqu'à ce que la bouche soit affectée. Ce sont là les moyens les plus propres à faire tomber l'action inflammatoire qui a probablement provoqué la hernie. Si l'on n'a pas retranché la portion d'iris herniée, il faut se garder d'employer la belladone ; elle agirait plutôt en augmentant le prolapsus ; mais, après qu'elle est devenue adhérente aux lèvres de l'incision, la belladone est utile parce qu'en forçant l'iris à se contracter, elle tend à amener au contact les deux lèvres de la plaie de la cornée.

Les conséquences de cet accident, même lorsqu'il a été combattu par les moyens les plus convenables, sont une cicatrice large et une pupille déformée et attirée vers la cicatrice. La pupille peut être tellement tiraillée qu'elle se trouve complétement cachée derrière la cicatrice, avec la moitié inférieure de l'iris fort tendue, et la moitié correspondante de la cornée transparente ; cet état de choses laisse encore la ressource de rétablir la vision à l'aide d'une pupille artificielle. Toutefois dans quelques cas plus malheureux, l'inflammation est si intense et si étendue, et la durée en est si longue, avant que la portion herniée de l'iris se soit affaissée et la plaie de la cornée cicatrisée, que les vaisseaux de l'œil deviennent variqueux et la rétine insensible. Quelquefois la portion avoisinante de la sclérotique devient saillante, staphylomateuse, et l'œil reste pour toujours déformé et irritable.

16. Bien que la réunion immédiate d'une plaie de la cornée, telle que l'exige l'extraction, doive dépendre de l'exacte coaptation de ses lèvres et de l'absence de toute inflammation, on rencontre cependant des individus, âgés ou affaiblis, chez lesquels, bien que ces deux conditions soient remplies, la plaie reste un temps considérable sans se fermer. Le lambeau de la cornée est, en pareil cas, disposé à devenir opaque, et les chambres de l'œil restent vides, ou laissent de temps en temps leur contenu s'échapper brusquement. Chez une femme d'environ 50 ans que j'ai opérée au *Glasgow Eye Infirmary*, la cornée fut plusieurs semaines sans se réunir. Cette malade avait depuis longtemps l'habitude de prendre du tabac et des liqueurs spiritueuses à petites doses, mais fréquemment répétées, et tenait sa chambre à l'infirmerie extrêmement chaude sans jamais en renouveler l'air. Chez une femme âgée, faible et émaciée, que j'opérai dans ma pratique privée, les lèvres de la plaie restèrent parfaitement unies pendant quatorze jours. Au bout de ce temps, elles s'écartèrent; toute l'humeur aqueuse s'échappa et la cornée s'affaissa. Dans l'après-dinée du même jour, l'œil s'était de nouveau rempli; la réunion définitive s'opéra et la vue devint bonne.

Lorsque la réunion n'a pas lieu par première intention, elle doit s'effectuer à l'aide du processus qu'on a appelé réunion par inflammation adhésive, par seconde intention, ou par granulation. Un défaut de vitalité, une mauvaise disposition locale ou un état général de la constitution, paraît quelquefois entraver la marche de ces processus, surtout du premier. M. Raleigh a publié trois cas d'extraction sur des natifs de l'Hindostan, chez lesquels une cause de cette nature apporta des obstacles formidables au succès de l'opération.

Obs. 493. — Le premier cas, rapporté par M. Raleigh, est celui d'une personne, âgée de 55 ans, presque infirme, et des yeux de laquelle on avait extrait sans violence deux cataractes lenticulaires dures. Il ne s'échappa point d'humeur vitrée; la pupille, qui avait été dilatée par la belladone, reprit sa forme circulaire, et les lèvres de la plaie de la cornée s'unirent intimement. L'œil sembla se perdre par manque d'action vitale; la plaie de la cornée resta fermée; il n'y eut point de hernie de l'humeur vitrée : néanmoins, les chambres de l'œil ne se remplirent point; la cornée s'affaissa, s'obscurcit et finit par devenir opaque. Au bout de quelque temps apparut un léger chémosis que quelques sangsues firent disparaître. L'atrophie complète du globe de l'œil finit par survenir.

Dans son second et son troisième cas, M. Raleigh, observant un pareil manque d'action vitale dans les yeux qu'il avait opérés, se servit avec avantage, pour y exciter de l'inflammation, de stimulants, tels que du poivre moulu appliqué sur l'œil, un cataplasme de poivre sur le sourcil et la tempe, une solution de nitrate d'argent dans l'œil, en même temps qu'il administra le sulfate de quinine à l'intérieur (1).

17. Il arrive quelquefois, probablement par suite du peu de soin avec lequel on ajuste le lambeau de la cornée, que les lèvres de la plaie s'unissent si imparfaitement, qu'elles ne peuvent résister à la pression de l'humeur aqueuse. On voit alors une membrane mince et demi-transparente, ayant la forme d'une vésicule distendue par l'humeur aqueuse, saillir entre les lèvres de la plaie et donner lieu à la sensation d'un corps étranger dans l'œil. Cette vésicule se montre ordinairement dans les premières semaines qui suivent l'opération, mais je l'ai vue survenir des années après. Si l'on ponctionne la membrane qui la forme, et qui n'est autre que la lame tapissant la face interne de la cornée, la tumeur s'affaisse ; mais la réunion s'opère promptement et la tumeur reparaît comme auparavant, de sorte qu'il est préférable de la retrancher d'un coup de ciseaux et de toucher la partie avec un crayon pointu de nitrate d'argent, puis de s'efforcer, en maintenant les yeux fermés pendant plusieurs jours, d'obtenir une réunion plus parfaite. Dans les cas ordinaires d'extraction, la cicatrice disparaît lentement, et, au bout de quelques mois, elle est quelquefois tout à fait invisible ; mais dans les cas que nous venons de décrire, la cicatrice est toujours étendue et reste indélébile.

18. L'hémorrhagie interne de l'œil, due aux vaisseaux de la choroïde ou à ceux du centre de la rétine, détruit à jamais la vision. Elle survient ordinairement la nuit qui suit l'opération. Le malade accuse une vive douleur dans l'œil, et quand on examine cet organe, on voit du sang suinter d'entre les paupières et un caillot soulever le lambeau de la cornée. L'écoulement sanguin peut être facilement arrêté à l'aide d'applications froides ; mais le mal est fait, et l'œil suppurera.

Cet accident arrive surtout lorsqu'une portion de l'humeur vitrée s'est échappée pendant l'opération ; mais la cause principale en doit probablement consister dans un état de faiblesse des vaisseaux internes et comme il est à présumer que cet état existe dans les deux yeux, il faut bien se garder d'opérer le second œil par extraction, lorsque cet accident sera survenu en opérant le premier.

19. L'inflammation est l'accident le plus grave qu'on ait à redouter après l'extraction. Elle attaque un ou plusieurs des divers tissus de l'œil, se montre à des degrés variables d'intensité, à des époques indéterminées après l'opération. 1. La conjonctive en est souvent le siége et alors elle présente les symptômes de l'ophthalmie puro-muqueuse (catarrhale) ; il y a sensation de graviers dans l'œil, chémosis plus ou moins considérable, écoulement puriforme et adhésion des paupières. 2. La cornée s'enflamme quelquefois plus qu'il n'est nécessaire pour

(1) Transactions of the Medical and Physical Society of Calcutta; vol. IV, p. 550 ; Calcutta, 1829.

que la plaie se guérisse; les lèvres de l'incision blanchissent, se gonflent et restent béantes; l'iris a beaucoup de tendance à sortir, et il en résulte une large cicatrice difforme avec synéchie antérieure. Une portion de la cornée et de l'iris, assez considérable pour permettre après quelques mois l'établissement d'une pupille artificielle, peut avoir été épargnée. 3. Dans beaucoup de cas, la sclérotique et l'iris s'enflamment; parfois six à sept heures tout au plus après l'opération, le malade est pris, dans l'œil et ses alentours, d'une douleur intense et pulsative qui s'aggrave pendant la nuit, et à laquelle succède un épanchement de lymphe plastique fournie par l'iris, l'opacité des débris de la capsule, des adhérences de l'iris, et quelquefois l'occlusion de la pupille. Quinze jours peuvent s'écouler avant que l'iritis survienne; la plaie peut être parfaitement guérie, l'espoir d'une bonne vision bien établi, lorsque, par suite de quelque imprudente exposition au froid, de quelque excès d'exercice de l'œil ou d'une erreur de régime, on voit éclater cette inflammation (1). 4. D'autres fois, et surtout quand le lambeau de la cornée a été fréquemment soulevé, et que de nombreux instruments ont été introduits dans l'œil, l'inflammation, quoique intense, au lieu d'être adhésive, est de nature suppurative; de sorte qu'il y a encore plus de chances pour que l'organe soit détruit. Du pus se dépose dans la chambre antérieure et dans la substance de la cornée, le globe de l'œil se gonfle fortement et fait une saillie effrayante hors de l'orbite. La douleur est intense, prive complétement le malade de sommeil et peut à peine être modérée par le traitement. La cornée se fond sous l'influence d'un travail d'ulcération, au point qu'il en subsiste à peine quelque vestige. Quelquefois elle se mortifie: j'ai vu du moins les lamelles extérieures s'en détacher sous la forme d'une escharre. L'œil diminue progressivement et toute la partie antérieure en reste opaque. 5. L'espèce d'inflammation que les Allemands appellent arthritique, et qui, quelle qu'en soit la nature, est certainement spécifique, se montre souvent à la suite de l'extraction.

Ces cinq variétés d'affections inflammatoires qui succèdent à l'extraction, sont grandement modifiées par l'âge, la constitution et les habitudes antérieures du sujet.

Quand la maladie se borne à une inflammation de la conjonctive avec un certain degré d'écoulement puro-muqueux, le danger en est relativement fort léger et le traitement ordinaire de l'ophthalmie catarrhale suffit généralement pour la faire disparaître. On fera sur l'œil des fomentations avec de l'eau tiède, ou avec le collyre au deuto-chlorure de mercure; on enduira le bord des paupières d'une préparation adoucissante, ou de l'onguent au précipité rouge; si les symptômes ne

[(1) Nous l'avons vue survenir et entraîner la perte de la vue chez une de nos opérées, qui avait pris du punch dans une fête de famille, dont l'objet était de célébrer l'heureux résultat de l'opération. T.W.]

cèdent pas à ces moyens simples, on fera tomber une ou deux fois par jour quelques gouttes de solution de nitrate d'argent sur la face interne de la paupière inférieure.

Quand la maladie se présente sous la forme d'une iritis, les principaux moyens auxquels il faut avoir recours sont les évacuations sanguines générales et locales, mais surtout la saignée du bras, le calomel avec l'opium et l'usage externe de la belladone.

La variété arthritique de l'inflammation demande l'emploi des déplétions sanguines modérées, surtout des sangsues, les purgatifs, l'opium pour calmer les douleurs, la belladone et les révulsifs, et quand, ce qui arrive fréquemment, l'affection prend une forme chronique, les toniques à l'intérieur.

C'est surtout lorsque l'inflammation attaque la cornée et se produit sous la forme d'une ophthalmitis phlegmoneuse, que le danger est grand et qu'on éprouve des difficultés pour le choix des moyens de traitement. Faut-il dans ces cas revenir aux déplétifs ou aux stimulants ?

Chez les sujets sains, qu'on peut supposer pléthoriques, qui ne sont pas avancés en âge, et dont les yeux, à part la cataracte, étaient en bon état, il arrive souvent que, dans le cours de la première nuit, ou même quelques heures après l'opération, il se développe une inflammation phlegmoneuse qui s'accompagne d'une douleur vive et lancinante dans l'œil et dans la tête. Les paupières, surtout la supérieure, se gonflent, deviennent d'un rouge vif et très sensibles au toucher. Des larmes brûlantes s'échappent d'entre les paupières et sont bientôt suivies d'une sécrétion épaisse jaunâtre qui adhère aux cils. La conjonctive est rouge et chémosiée. Une fièvre symptomatique violente se développe, avec excitation générale, pouls vif, fort, dur, rougeur de la face et chaleur à la peau.

Chez les sujets vieux et débilités, la maladie ne débute pas aussitôt; elle se montre rarement dans les trente ou quarante premières heures qui suivent l'opération, c'est le plus souvent vers le troisième ou quatrième jour qu'elle fait invasion ; jusque-là, bien que les malades ne se soient peut-être pas plaints, ils ont été souvent privés de sommeil. L'attaque s'annonce par une douleur intense dans l'œil et la tête ; les paupières se gonflent, mais ce gonflement est livide ou œdémateux ; il s'échappe de l'œil une matière muco-purulente ténue, la conjonctive est le siége d'un chémosis considérable, mais la rougeur est légère. Le pouls est ordinairement rapide, faible et irrégulier, quelquefois lent; les extrémités sont sèches et froides et il existe un grand sentiment de faiblesse.

Ce n'est pas la douleur qui doit servir de guide chez ces deux espèces de malades, car elle est intense chez les uns comme chez les autres. La plaie de la cornée y est également béante ; cette membrane devient sombre et à demi opaque, et il y a beaucoup de chances pour que l'œil se détruise par suppuration et ulcération. L'expérience a démontré qu'il faut employer un traitement tout opposé sur les malades appartenant à ces deux catégories.

Dans la première, il faut recourir à la saignée du bras, aux ventouses et aux sangsues, sans pousser la saignée du bras jusqu'à la syncope, dans la crainte de déterminer des vomissements. Les applications de sangsues à la tempe, au côté du nez, et même sur les paupières, doivent être fréquentes. La diète doit être sévère, et le ventre tenu libre à l'aide de purgatifs. On administre le calomel avec l'opium jusqu'à ce que les gencives s'affectent, des révulsifs et des fomentations sur l'œil avec de l'eau chaude.

Dans la seconde classe, les moyens mêmes qui aggraveraient la première forme, procurent souvent un soulagement immédiat; tels sont le laudanum avec addition de carbonate d'ammoniaque ou d'éther; le bon bouillon, ou tout autre substance nutritive liquide; l'usage modéré de la bière, du vin ou des spiritueux. Peu de temps après l'emploi de ces moyens, le malade se sent mieux, s'endort, et se trouve rafraîchi en s'éveillant. On a vu le gonflement des paupières disparaître et la plaie se fermer en quarante-huit heures. Chaque fois que la douleur reparaît, on a recours aux fomentations chaudes. On appliquera aussi la chaleur aux extrémités et à la surface inférieure du corps.

M. Tyrrell a parfaitement démontré les effets presque magiques du traitement stimulant dans ces sortes de cas (1). On ne doit cependant pas s'attendre à ce que les moyens déplétifs chez les pléthoriques, ou les stimulants chez les gens affaiblis, empêchent souvent la destruction d'un œil dont l'inflammation s'est emparée à la suite de la plaie étendue qu'exige l'extraction. Des accidents inévitables, l'emploi d'une violence que ne comporte pas l'opération, un état fâcheux de la constitution produit par l'usage longtemps continué des spiritueux, de l'opium et du tabac, et une foule d'autres causes entoureront toujours cette opération de plus de dangers que n'en peut conjurer la prudence humaine.

20. Le renversement en dedans de la paupière inférieure est un accident assez fréquent à la suite de l'extraction. Il s'accompagne d'un degré considérable d'œdème des paupières, état qui est probablement la cause du renversement. Celui-ci provoque l'inflammation de l'œil et empêche souvent la réunion de la plaie de la cornée. On peut y remédier en peignant la surface externe de la paupière avec du collodion, ou, si ce moyen échoue, en excisant un pli de la peau (*V. t.* I, p. 511.)

(1) Practical Work on the Diseases of the Eye ; vol. II, p. 427 ; London, 1840.

38.

[L'application d'une ou plusieurs serres-fines comprenant un pli de la peau, est un moyen que M. Chassaignac a employé dans ces cas avec succès. (*V. t. I, p. 311.*) T. W.]

Traitement consécutif. — La chambre à coucher de l'opéré doit être spacieuse et bien aérée, maintenue à une température de 50° à 55° Fahr., et à l'abri des courants d'air froid. L'opéré ne doit être ni surchargé de couvertures inutiles, ni trop peu couvert. Il peut rester couché sur le dos ou sur le côté opposé à celui de l'œil qui a été opéré. On doit le mettre au lit en imprimant à sa tête et à son corps le moins de mouvement possible. La chambre ne doit pas être trop obscure, mais située dans un lieu tranquille, afin d'éviter toute cause de frayeur soudaine ou de tressaillement. Toute conversation inutile entre le malade et ceux qui l'entourent doit être interdite. Un aide attentif ou une garde expérimentée doit surveiller le malade lorsqu'il s'éveille, pour l'empêcher de se tourner brusquement sur l'œil qui a été opéré, ou d'y porter la main pour le frotter. Si l'on a quelque sujet de craindre ce dernier accident, il sera bon d'envelopper les mains du malade et de les attacher ensemble ou de les lui fixer le long du corps.

Il est rare que l'opéré accuse beaucoup de douleur dans les premières heures qui suivent l'opération ; s'il en manifestait, on lui administrerait un grain d'opium. Le sommeil est utile en ce qu'il détermine la contraction de la pupille.

Les praticiens diffèrent beaucoup d'opinion sur la durée du temps pendant lequel on doit maintenir les malades au lit. Wenzel tenait d'abord ses malades couchés sur le dos, sans leur permettre de changer de position, pendant quinze jours à trois semaines ; plus tard, il borna ce temps à huit ou dix jours. M. Phipps, au contraire, examinait l'œil le lendemain matin, le couvrait d'un écran, et permettait à l'opéré de se lever (1). Un juste milieu est de tous points préférable. On doit permettre, le second jour, au malade de se tenir pendant quelque temps assis sur son lit, afin de diminuer l'ennui de la position couchée. On peut examiner la plaie le troisième ou le quatrième jour (2), le cinquième ou le sixième permettre au malade de quitter

---

(1) On the Treatment of Patients after the Operation for the Cataract : by JONATHAN WATHEN PHIPPS ; publié comme appendice au Wathen on Fistula Lachrymalis ; London, 1792.

[(2) M. HAYNES WALTON (a) est d'avis « qu'on ne saurait trop s'élever contre la pernicieuse habitude d'ouvrir les yeux à une période trop rapprochée de l'opération. Cet examen est inutile si tout marche bien ; dans le cas contraire, il est presque sûr qu'il aggravera le mal, et jamais il ne révélera de symptômes d'une valeur plus certaine et plus propre à guider le praticien, que ne le sont les sensations éprouvées par le malade et l'état dans lequel se trouvent les paupières, et notamment la supérieure. On éprouve souvent le désir, sans raison suffisante, d'examiner l'état de la cornée; mais comme le malade ne peut découvrir celle-ci volontairement, le chirurgien soulève la paupière supérieure qui est presque toujours très sensible : il en résulte de la douleur et une résistance involontaire qui s'accompagne d'une contraction spasmodique des muscles de l'œil. J'ai vu plusieurs fois des symptômes fâcheux succéder immédiatement à cet examen malencontreux Quand il ne survient rien de pis, il se déclare au moins une douleur qui peut durer

(a) Ophthalmic Operative Surgery, p. 158, London, 1853.

un peu le lit, et le septième jour examiner l'œil tout à son aise, mais en ayant soin de le couvrir immédiatement après l'examen. Le dixième ou douzième jour, on peut permettre au malade d'examiner les gros objets. Pendant la première quinzaine, il ne doit faire usage de son œil ni même l'ouvrir qu'en présence du chirurgien. Quelques jours plus tard, il lui sera permis de se promener dans sa chambre.

Il est à désirer que le malade n'aille pas à la selle pendant les deux premiers jours, car le mouvement qu'il se donne pour quitter le lit et les efforts qu'il est obligé de faire peuvent être très nuisibles à l'œil. On lui administrera, le troisième jour, un lavement laxatif s'il y a lieu. Les sujets sains et robustes doivent être tenus à un régime antiphlogistique pendant huit jours ou plus, suivant les circonstances; après quoi, on peut leur permettre de la soupe, et quinze jours après l'opération, un peu de nourriture animale solide. Chez les personnes avancées en âge et chez qui il importe d'exciter les forces réparatrices, on donnera, dès le premier jour, du bon thé de bœuf, dès le lendemain de la viande pour dîner, et au bout de cinq à six jours un peu de porter.

L'humeur aqueuse continue à s'échapper de l'œil pendant quarante-huit heures, quelquefois moins, mais souvent aussi pendant une période beaucoup plus longue, pendant des semaines. On ne doit pas couvrir l'œil trop hermétiquement, ni le surcharger d'appareils de pansement et de bandages qui pourraient s'opposer à la libre sortie des larmes et de l'humeur aqueuse. Il est cependant de la dernière importance de maintenir les paupières immobiles et d'empêcher le malade de se servir de ses yeux. Ces indications sont parfaitement remplies par les bandelettes de taffetas gommé que je n'ai jamais vues amener de conséquence fâcheuse. Je laisse ordinairement en place pendant deux ou trois jours celles qui ont été appliquées immédiatement après l'opération; mais si les yeux sont à l'aise, je les y laisse quatre ou cinq jours. Au bout de ce temps je les enlève, et après avoir fomenté les paupières avec de l'eau et du lait tièdes, je place de nouvelles bandelettes sans ouvrir l'œil. Je recommence ce pansement tous les jours, jusqu'à ce que je suppose la plaie consolidée.

§ II. — Extraction à travers une petite incision de la cornée.

En traitant des accidents qui peuvent être la suite des opérations par déplacement, j'ai indiqué que le cristallin passe quelquefois à travers la pupille et vient se loger entre la cornée et l'iris. Il n'est pas tout à fait exact de dire qu'en pareil cas il se trouve dans la chambre

des heures ou des jours. Si la cornée n'est point encore cicatrisée, on doit craindre que l'humeur aqueuse, en se précipitant au dehors, ne détermine une hernie de l'iris, et si cet accident existe déjà, il en sera certainement augmenté ; mais ce que l'on a le plus à craindre, c'est le développement d'une inflammation aiguë » T.W.)

antérieure ; car, comme le diamètre des chambres de l'humeur aqueuse
est à celui du cristallin comme 3 est à 4, cette lentille occupe alors
non-seulement la chambre antérieure, mais aussi la postérieure, plus
une portion de l'espace dans lequel elle est habituellement logée.
L'iris étant donc dans ces cas refoulé en arrière par le cristallin, il
sera très facile d'inciser la circonférence de la cornée sans crainte
d'intéresser l'iris. Cela fait, on introduit un crochet qui saisit le cristallin et l'entraîne. Si, en pareil cas, le cristallin a conservé sa dimension et sa consistance normales, l'incision devra dépasser de beaucoup
le tiers de la circonférence de la cornée.

Cette manière d'extraire le cristallin tombé au-devant de l'iris a
conduit, dans nombre d'autres cas où le cristallin est assez mou pour
pouvoir se mouler sur une petite ouverture, ou considérablement
diminué de volume, à n'inciser qu'un tiers ou même moins de la circonférence de la cornée. La plaie moins étendue se guérit en général
alors plus facilement ; et quand même elle s'enflamme et se guérit plus
lentement, elle laisse moins de difformité et constitue un obstacle
moins grand au passage de la lumière, que la large cicatrice semi-
lunaire qui succède quelquefois au procédé ordinaire d'extraction.
Quand on n'a ouvert qu'un tiers de la circonférence de la cornée, les
lèvres de la plaie se réunissent plus complétement par première intention ; de sorte que l'on n'a pas à craindre la hernie de l'iris et qu'on
peut, sans hésitation, recourir à la dilatation de la pupille par la belladone avant de commencer l'opération, ce qui permet d'amener plus
facilement le cristallin au-devant de l'iris et expose moins à léser cette
membrane. Il y a aussi moins de chances, avec une petite ouverture, de
déterminer l'évacuation de l'humeur vitrée, surtout lorsque celle-ci
est ramollie.

Je puis affirmer, par expérience, la réalité de quelques-uns de ces
avantages, car j'ai employé cette méthode dans un certain nombre de
cas divers : c'est celle que je préfère dans ceux de cataracte siliqueuse
ou de cataracte secondaire.

1. *Cataractes siliqueuse et capsulaire secondaire.*—Dans les cas de
cataracte *siliqueuse* ou de *cataracte capsulaire secondaire*, alors que
le cristallin a été absorbé soit spontanément, soit à la suite d'une plaie
de la cornée, ou qu'il a été enlevé par une opération, j'ai adopté le
procédé suivant dont j'ai beaucoup à me louer : Je fais placer le malade
dans la position horizontale, et j'introduis à travers la sclérotique une
aiguille courbe avec laquelle je rassemble toute la capsule opaque en
une seule masse que je pousse à travers la pupille. J'ouvre alors avec
le couteau à extraction le bord supérieur ou le bord temporal de la
cornée, dans l'étendue du tiers de la circonférence de cette membrane
s'il s'agit d'une cataracte siliqueuse, dans une étendue un peu moindre
pour une cataracte capsulaire secondaire. J'introduis ou de petites

pinces, comme la pince à canule ou le crochet de Schlagintweit ; je
saisis la capsule et je l'entraîne immédiatement ; ou bien, s'il existe
quelque adhérence, je fais tourner l'instrument sur son axe jusqu'à
ce qu'elle cède. Dans un cas où la capsule était si adhérente à l'iris
que j'avais à craindre d'obtenir plutôt la séparation de l'iris de la
choroïde que la rupture de l'adhérence, je me contentai de faire saillir
la capsule à travers la plaie de la cornée ; ce qui dégagea assez la
pupille pour que la vision se rétablît à un degré utile. On pourrait en
pareil cas employer avec avantage, pour diviser la capsule à moitié
détachée, les ciseaux ordinaires à iris ou ceux qui sont maintenus dans
une canule.

2. *Cataractes molles.* — M. Gibson, de Manchester, est le premier
qui ait pratiqué l'extraction des cataractes molles à travers une petite
incision de la cornée. Il fut conduit à adopter cette pratique par la
longueur de temps que les cataractes molles mettent à se dissoudre
dans l'humeur aqueuse, ce qui provoque l'inquiétude du malade et
peut nuire à sa santé, et surtout parce que ce mode si lent de guérison
peut déterminer dans l'œil une irritation ou une inflammation chronique. M. Gibson commence par ouvrir largement avec l'aiguille l'hémisphère antérieure de la capsule ; puis, deux ou trois semaines plus
tard, il procède à l'extraction du cristallin ramolli. Dans ce but, il
ponctionne la cornée près de son bord temporal avec un large couteau
à cataracte, et s'il conserve quelque doute sur le point de savoir si
la capsule a été largement ouverte lors de la première opération, il
dirige obliquement en arrière la pointe de son instrument à travers la
pupille, afin d'ouvrir grandement la capsule. En retirant le couteau,
l'humeur aqueuse s'échappe en entraînant quelques portions de la
cataracte. Il introduit alors la curette, la dirige vers la pupille, et
enlève ordinairement progressivement la totalité de la cataracte et
rend la pupille complétement claire. Il facilitait ordinairement beaucoup la sortie de la cataracte par une douce pression exercée sur
l'humeur vitrée, au moyen de la surface convexe de la curette, pendant
que la pointe de l'instrument était engagée à travers la pupille.

M. Gibson fait remarquer qu'on s'aperçoit quelquefois, en introduisant la curette, qu'une portion considérable de la cataracte est trop
dure pour pouvoir être enlevée, et qu'il ne s'en échappe que quelques
portions pulpeuses. Le noyau du cristallin est quelquefois plus dur que
le reste, et ne peut pas être extrait facilement par ce procédé ; mais la
difficulté provient le plus souvent de ce que l'ouverture de la capsule
est trop petite et ne laisse passer qu'une petite portion du cristallin
à la fois ; il est probable que la capsule offre dans certains cas une
résistance plus grande qu'à l'ordinaire et ne se laisse pas facilement
déchirer lors de l'opération préparatoire avec l'aiguille. On peut, en
pareil cas, agrandir l'ouverture de la capsule avec la curette ou avec

l'aiguille à cataracte ordinaire, ou bien enfin, si elle paraît plus résistante qu'à l'ordinaire, l'inciser avec les ciseaux à iris.

M. Gibson prétend qu'on peut ainsi sûrement s'exempter de l'introduction réitérée de l'aiguille, et qu'on risque moins de léser l'œil et de provoquer l'inflammation. Il ajoute que, dans beaucoup de cas, on n'apercevait dès le lendemain sur l'œil aucune trace d'inflammation ni même de l'opération pratiquée ; l'iris n'a jamais été lésé ni irrité par l'action de la curette (1).

Cette méthode d'extraire les cataractes molles a été adoptée par M. Travers, avec cette différence qu'au lieu d'ouvrir la capsule à l'aide d'une aiguille introduite par la sclérotique et d'attendre deux ou trois semaines, il commence par dilater la pupille, puis incise le quart de la circonférence de la cornée, et plongeant la pointe de son couteau dans la pupille, ouvre largement la capsule. La cataracte liquide s'écoule, dit-il, sur-le-champ avec l'humeur aqueuse ; la cataracte fibrineuse, de forme oblongue, s'échappe quelquefois tout entière ; et la cataracte caséeuse s'enlève par morceaux à la curette, quand on abaisse légèrement le bord de la pupille (2).

3. *Cataractes dures.* — M. Travers (3), Sir William Adams (4) et quelques autres ont aussi pratiqué l'extraction des *cataractes dures* par une section de la cornée moins grande qu'un demi-cercle.

Voici comme on exécute l'opération : Après avoir dilaté la pupille avec la belladone, on ouvre la capsule antérieure à l'aide d'une petite aiguille courbe introduite par la sclérotique ; on pousse le cristallin en avant à travers l'ouverture pupillaire, et on l'y maintient à l'aide de l'aiguille que l'on confie alors à un aide ; on ouvre la cornée dans un grand tiers de sa circonférence ; on retire l'aiguille ; on introduit un crochet à l'aide duquel on saisit et l'on entraîne la cataracte.

La déchirure de la capsule doit s'étendre à tout son diamètre ; sans cela, il n'est pas facile de déplacer le cristallin. Le déplacement doit s'effectuer en pressant avec l'aiguille près du bord inférieur du cristallin, afin que le bord opposé à celui sur lequel s'exerce la pression puisse basculer en avant à travers la pupille ; il est bon même que le cristallin se retourne de façon à ce que sa face postérieure vienne s'appliquer contre la cornée. Si l'opérateur est sûr que la capsule est suffisamment ouverte, et qu'il ne puisse cependant pas réussir à déplacer le cristallin en avant en poussant en arrière l'un ou l'autre de ses bords, il peut retirer l'aiguille de la chambre postérieure, et la portant

(1) Practical Observations on the Formation of an Artificial Pupil ; to which are annexed Remarks on the Extraction of Soft Cataracts, etc., p. 103 ; London, 1811.
(2) Further Observations on the Cataract ; Medico-Chirurgical Transactions, vol. V, p. 406 ; London, 1814.
(3) Ibidem.
(4) Practical Inquiry into the Causes of the Frequent Failure of the Operations of Depression and Extraction ; pp. 158, 283 ; London, 1817.

au-dessous du cristallin, puis derrière lui, pousser celui-ci en avant à
travers la pupille. Il est sans doute utile de maintenir l'aiguille en
contact avec le cristallin jusqu'à ce que la section soit terminée, ou
même de la laisser dans l'œil jusqu'après l'extraction de la cataracte,
afin d'empêcher le cristallin de retomber en arrière et de reprendre sa
situation première, ce qui peut facilement arriver lorsque l'humeur
vitrée est fluide. D'un autre côté, à moins que le malade ne reste parfaitement tranquille, l'aiguille peut déchirer l'iris et donner lieu à un
écoulement de sang dans l'œil. En conséquence, quelques opérateurs
retirent l'aiguille aussitôt que le déplacement du cristallin a été opéré.
L'incision de la cornée s'exécute exactement comme l'incision demi-
circulaire, c'est-à-dire en portant le couteau à travers la chambre
antérieure, à moins qu'on ait lieu de croire que l'humeur vitrée est
diffluente : il vaut mieux alors pratiquer une ouverture au bord temporal de la cornée et l'agrandir en haut et en bas avec le couteau
boutonné. Si l'on n'emploie pas ce procédé, et qu'on porte le couteau
d'extraction à travers la chambre antérieure, la cataracte est très
sujette à être refoulée en arrière à travers la pupille dans l'humeur
vitrée, au fond de laquelle elle se précipite. L'incision terminée, on
introduit le crochet à plat, entre le cristallin et l'iris, jusqu'au centre
de la pupille ; puis on tourne en avant la pointe de l'instrument, et l'on
saisit la cataracte par la surface qui regarde l'humeur vitrée. On
accomplit alors l'extraction sans exercer la moindre pression sur l'œil,
ce qui rend cette opération très avantageuse pour les cas où l'on soupçonne que la membrane hyaloïde n'est pas saine.

[*De l'extraction linéaire.* (1) « Cette opération n'est, à proprement
parler, qu'une variété du procédé dont il vient d'être question. Palucci
paraît avoir le premier recommandé de faire à la cornée une incision
linéaire pour éloigner les opacités membraneuses situées derrière la
pupille et les cataractes lenticulaires ratatinées. Wardrop a conseillé
pour les cataractes en général une incision en ligne droite de la cornée,
se portant du côté temporal au côté nasal. Ce procédé qui, dans l'extraction de la cataracte, froisse l'iris et la cornée, ne pouvait rivaliser
avec les méthodes usuelles à lambeau.

« Mais si l'opération de Wardrop doit être rejetée comme méthode
générale, il n'en est pas moins vrai que les avantages d'une plaie
linéaire sur une plaie à lambeau étaient trop évidents pour qu'on
n'essayât pas d'y avoir recours dans certains cas. En effet, la formation d'un lambeau présente du danger pour l'œil, puisque des circonstances extérieures défavorables ou un manque de forces médicatrices
naturelles peuvent amener la suppuration de la cornée ou même la
perte complète de l'œil. L'incision linéaire, au contraire, est par elle-

[(1) Graefe. Archiv für Ophthalmologie, t. 1, 2, et Ann. d'Ocul., t. XXXVI.]

même sans danger; et quand il s'y produit une exsudation, même suppurative, elle y a infiniment moins d'inconvénient que dans l'incision à lambeau. Les chirurgiens sont d'accord sur ce point, que l'on ne peut extraire convenablement par ce procédé un système cristallinien entier, à moins qu'il ne soit complétement liquéfié; aussi resta-t-il restreint à des cas de cataractes secondaires, d'exsudations pupillaires et de cristallins cataractés ratatinés. Frédéric Jaeger, qui s'en était occupé avec ardeur, lui donna le nom d'*extraction partielle*; plus tard ce professeur et son fils changèrent ce nom contre celui d'*extraction linéaire*, comme indiquant non le but, mais le mode de l'opération, et c'est celui qui a été conservé, sans que ce procédé ait été d'ailleurs généralisé en Allemagne.

« Gibson de Manchester (1) a été le premier à le proposer comme méthode générale pour les cataractes molles, après dilacération préalable de la capsule. Travers (2) adopta cette idée; mais, voulant éviter cette opération préalable, il remplaça de fait l'incision linéaire par une incision circulaire occupant le quart seulement du bord de la cornée.

« *Quelles sont les cataractes qu'on peut extraire par une incision linéaire?* ou plutôt *quelles sont les cataractes qu'on peut extraire facilement et sans le moindre dommage pour l'œil par une incision linéaire de deux lignes et demie à trois lignes au plus?*

« Quand une cataracte a la même consistance que le cristallin normal pendant la jeunesse, elle ne doit pas être extraite par l'incision linéaire, à cause de la nécessité d'exercer une trop forte pression avec la curette, de la facilité avec laquelle on détermine, dans ces circonstances, la rupture de la fosse antérieure du corps vitré, de la consistance visqueuse de la cataracte, qui met aussi obstacle à la facile extraction, et de l'élasticité particulière du noyau de la cataracte.

« La non-maturité d'une cataracte est aussi une contre-indication de ce procédé. En effet, dans ces circonstances, on favoriserait la formation de cataractes secondaires ou de synéchies antérieures. Quand on doit opérer une telle cataracte, par trop lente dans sa marche ou stationnaire, on doit recourir à d'autres procédés : on commence par rendre opaques les parties du cristallin qui ne le sont pas encore, au moyen de la dilacération de la capsule par kératonyxis.

« Toutes les cataractes à noyau dur se prêtent nullement non plus à l'extraction linéaire; c'est-à-dire que ce procédé n'est jamais indiqué à un âge avancé. Toutefois, cette opération pourrait être relativement indiquée après la dilacération préalable de la capsule, quand le ramollissement cortical est avancé et que le petit noyau a perdu de sa consistance en s'imbibant d'humeur aqueuse.

(1) Loc. cit.
(2) Loc. cit.

« En revanche, l'incision linéaire est indiquée toutes les fois que le ramollissement du cristallin s'étend de la capsule jusque dans le noyau même et que tout le système cristallinien s'est transformé en une masse molle et sans résistance. Dans ces cas, ce procédé l'emporte sur tous les autres : sur l'incision à lambeau par de moindres risques et une guérison plus rapide. Quant à l'abaissement, il ne peut se faire dans ces cas, et la dilacération exige une très petite ouverture à la capsule, de peur d'accidents, ce qui ne permet qu'une résorption très lente. Si l'on déchire largement la capsule, et qu'on broie le cristallin, ce sont justement ces cataractes qui se boursouflent facilement, tombent en totalité ou en partie dans la chambre antérieure, et occasionnent toutes sortes d'irritations fâcheuses.

« Quand le cristallin est complétement liquéfié, l'extraction linéaire est particulièrement indiquée ; car, si la dilacération peut souvent en provoquer l'absorption rapide, la masse liquéfiée du cristallin peut aussi, en tombant dans la chambre antérieure, causer une réaction dangereuse. Qu'on n'oublie pas non plus que c'est dans les cataractes liquides ou demi-liquides qu'on observe parfois des mélanges de chaux d'une consistance molle, qui résistent complétement à la résorption. Ce n'est que chez les nouveau-nés et les enfants qui ont au plus de 6 à 10 ans, que la dilacération par kératonyxis me paraît préférable pour les cataractes liquides, parce que ce procédé cause le moins de lésions et qu'il est prouvé qu'à cet âge la résorption du cristallin est plus facile et plus rapide.

« Dans les cataractes traumatiques, l'extraction linéaire n'est indiquée que dans certaines conditions. Si, à la suite d'une lésion, il y a un déchirement étendu de la capsule et un fort boursouflement du cristallin, ce procédé est le meilleur à employer. Il en est de même des cataractes qui se gonflent et s'avancent dans la chambre antérieure, à la suite d'incisions ou de dilacérations maladroites de la capsule. Au reste, ces deux cas ne s'observent guère que chez des individus jeunes ; plus tard, les mêmes causes occasionnent bien un peu de boursouflement de la substance corticale, mais non la saillie du cristallin dans la chambre antérieure ; ce qui paraît nécessiter un fort degré d'imbibition du noyau du cristallin. Quand, dans les mêmes circonstances, il n'y a pas de gonflement du cristallin, on peut laisser faire la résorption spontanée. Si celle-ci s'arrête, et qu'il faille avoir recours à une opération, on ne pratiquera l'incision linéaire que si l'on est sûr de la mollesse de la cataracte ; et encore vaut-il mieux avoir de nouveau recours à la dilacération de la capsule, car une partie du cristallin étant déjà résorbée, la résorption de ce qui en reste n'en est que plus facile. D'ailleurs, l'action traumatique a fréquemment déchiré la fosse antérieure du corps vitré, et, dans ces circonstances, si l'on fait l'extraction linéaire, cet organe, faisant saillie, refoule en arrière et sur les côtés les débris du cristallin, qu'on a alors la plus grande difficulté à saisir. On doit aussi penser à l'état congestif que présente généralement l'iris, qui rend cette membrane plus sensible et la prédispose à l'exsudation, d'où naît facilement, quand cet état congestif est augmenté par l'incision linéaire, un léger dépôt qui obscurcit les restes de la capsule et trouble la pureté de la pupille. Aussi, ne saurions-nous adopter l'idée de Gibson, et si l'on n'a pas dû recourir de suite à l'extraction linéaire, qu'on répète plutôt la dilacération de la capsule à des intervalles de deux à six semaines. —Quand, dans les circonstances en question, le cristallin est réduit à un très petit volume, l'incision linéaire est absolument contre-indiquée, parce qu'elle n'a aucun avantage sur la dilacération et qu'elle échoue fréquemment. En effet, la rupture de la fosse antérieure du corps vitré se produisant très facilement, vu la faible distance qu'il y a entre elle et la capsule antérieure, les restes du cristallin sont repoussés sur les côtés; ce qui arrive parfois aussi sans cette rupture, sans doute à la suite d'une convexité que forme la fosse antérieure du corps vitré pendant l'écoulement de l'humeur aqueuse.

« La cataracte adhérente est rarement assez molle pour sortir par une incision linéaire, sauf certains cas de légères synéchies postérieures isolées. Quand, en effet, la plus grande partie de la capsule antérieure est adhérente à l'iris, et que cette membrane a par suite été le siège d'un travail exsudatoire intense, la cataracte a toujours une cohésion assez considérable, même déduction faite du noyau dur, que l'âge du malade peut avoir occasionné. Les couches corticales sont alors généralement visqueuses, difficiles à séparer de la capsule, et le noyau ordinairement plus dur que ne semble comporter l'âge du malade. Or, une extraction imparfaite est surtout fâcheuse, dans la cataracte adhérente, à cause de la tendance à la répétition de l'iritis avec exsudations. Aussi l'extraction linéaire n'est-elle que rarement indiquée, et faut-il lui préférer généralement la dilacération répétée de la capsule par kératonyxis, ou, en cas de consistance plus dure, l'extraction par incision à lambeau, unie, dans certains cas, à l'iridectomie.

« Si nous résumons les indications de l'extraction linéaire, nous voyons qu'elles se restreignent presque exclusivement aux cataractes molles, spécialement à la cataracte corticale des individus jeunes. Cette méthode nous donne en outre une ressource inappréciable pour éloigner de l'œil le cristallin boursouflé à la suite de blessures ou d'opérations, quand il cause du danger à cet organe. »

Le côté technique de l'opération ne présente aucune difficulté. Voici la description qu'en donne M. Graefe à qui nous avons emprunté les détails qui précèdent (1) : «Après dilatation préalable de la pupille, le

[(1) GRAEFE. Archiv für ophthalmologie, t. I, 2e partie, p. 219-286, et Annales d'Oculistique, t. XXXVI, p. 154.]

malade est couché, et ses deux paupières sont fixées par un aide au moyen des doigts. Pour la fixation du globe oculaire, l'opérateur saisit immédiatement au bord interne de la cornée un pli conjonctival au moyen de pinces, et pratique l'opération aux deux yeux de la main droite, s'asseyant, pour le gauche, sur le lit à côté de la poitrine du malade, et pour le droit, derrière la tête du lit, sur un siége élevé.

« *Premier temps*. — Pour la ponction, on emploie une lance de Jaeger, appliquée au côté temporal de la cornée, précisément dans le diamètre horizontal, à un millimètre de distance du bord sclérotical, de telle sorte que l'axe de l'instrument soit dans le plan horizontal du globe oculaire, la lame perpendiculairement à cet axe. L'instrument est introduit *presque* perpendiculairement au travers de la cornée, afin que l'incision ne soit pas trop oblique ; puis, dès que la pointe est arrivée dans la chambre antérieure, on lui donne une direction plus horizontale, afin de ne pas blesser la capsule du cristallin. L'incision extérieure doit avoir en moyenne deux millimètres et demi, l'intérieure deux millimètres. Toutes deux doivent avoir leur angle supérieur et inférieur également éloignés du bord de la cornée ; la dernière doit être précisément vis-à-vis du bord d'une pupille légèrement dilatée. En retirant l'instrument, on en rapprochera le manche de plus en plus de la tempe du malade, pour éviter simultanément que, pendant l'écoulement de l'humeur aqueuse et la diminution consécutive de la chambre antérieure, l'iris ne vienne s'appliquer contre le tranchant de la lame et que la capsule antérieure ne soit intéressée. On doit aussi conseiller, surtout quand l'incision intérieure est trop petite, d'élever la pointe du couteau vers le front, de telle sorte que le tranchant prenne une direction horizontale sans agrandir inutilement l'incision extérieure.

« Après avoir retiré le couteau lancéolaire, on quitte les pinces, parce qu'il est inutile de fixer les paupières pendant le second temps de l'opération, et l'on fait fermer les paupières au malade.

« *Second temps*. — Après qu'on a laissé le malade se reposer pendant quelques instants, on passe dans la plaie linéaire une fine érigne ou un kystotôme : On introduit l'un ou l'autre de ces instruments dans la même direction que le couteau lancéolaire, mais en ayant soin de le tenir immédiatement derrière la cornée, à cause de l'abolition de la chambre antérieure, jusqu'à la partie la plus interne de la pupille. La pointe en est ensuite enfoncée perpendiculairement dans la capsule, puis on exerce sur l'instrument, dans le sens de la tempe, une traction avec pression. On dégage ensuite l'instrument, puis on le tient de nouveau à plat pour le retirer par l'incision. On voit, pendant qu'on incise la capsule, la pupille se dilater et la substance corticale antérieure faire déjà un peu saillie à travers l'ouverture pratiquée.

« *Troisième temps*. — Une curette de Daviel est ensuite appliquée sur le bord de la cornée de telle sorte que, sans pénétrer dans l'inci-

sion, elle la fasse s'entr'ouvrir. La légère pression nécessaire ne doit
être exercée ni par le bord latéral, ni par l'extrémité antérieure de la
curette; mais la convexité appliquée horizontalement doit presser
doucement contre le centre du globe oculaire, de préférence immédiatement au-dessus de la périphérie externe du cristallin. Dès que l'incision s'entr'ouvre, le cristallin ramolli, dont des parties isolées
s'attachent déjà à l'érigne, sort de la capsule au-devant de l'iris, et se
dirige vers la plaie de la cornée pour se répandre au dehors, en grande
partie dans la concavité de la curette. Il est, au reste, utile d'appliquer à plat un doigt précisément vis-à-vis de la curette de Daviel, sur
le bord de la cornée, et d'exercer une pression analogue à celle de
l'instrument; ce qui sert à aider à la sortie du cristallin, à mieux
sentir le degré de force qu'on emploie et enfin à fixer le globe oculaire.
Le cristallin ramolli s'écoule ainsi facilement, laissant après lui une
pupille complétement noire. Si pourtant quelques parties corticales
restaient, peut-être à cause d'une augmentation d'adhérence avec la
capsule, on devrait attendre quelques minutes, qu'une mince couche
d'humeur aqueuse se soit accumulée; puis, par de douces frictions
pratiquées avec le doigt posé à plat sur les paupières fermées, tendre
à concentrer ces débris contre le centre de la pupille; enfin, réappli-
quer la curette de Daviel et le doigt, comme auparavant : alors les
fragments de masse corticale en retard sortent généralement avec l'humeur aqueuse qui s'était reformée. En cas de nécessité, mais seulement alors, on peut introduire la curette dans la plaie pour éloigner
les masses corticales de la paroi postérieure de la cornée; mais on
devra toujours penser à tenir la curette exactement dans le sens horizontal, la concavité tournée en avant, afin de ne pas irriter les bords
de la plaie de la cornée en tournant inutilement cet instrument. Une
introduction répétée ou imprévoyante de la curette occasionne ordinairement des exsudations dans la plaie, ou laisse à sa suite une
synéchie antérieure.

« Il ne peut pas y avoir d'accidents proprement dits pendant l'opération, en cas d'indication juste et d'exécution convenable. En cas
d'erreur de diagnostic quant à la consistance de la cataracte, on s'en
doute dès le second temps de l'opération, en ce que la substance corticale ne sort pas par la plaie, mais reste en lieu et place. Dans ce
cas, on se bornera à s'arrêter au second temps, comme après une
dilacération de la capsule, attendant les résultats de la résorption : le
traitement consécutif mérite alors la plus grande attention. — Si la
capsule n'est pas suffisamment ouverte, on répètera l'incision, ou l'on
réintroduira même le kystotôme, s'il était déjà retiré de l'œil. On
n'éprouve de difficulté à ouvrir la capsule qu'en cas de coexistence
d'une cataracte capsulaire ou d'exsudations de l'iris. Dans ce dernier
cas, l'extraction linéaire est rarement indiquée, et, dans le premier,

au lieu de se borner à simplement ouvrir la capsule, on en extraira la partie opaque au moyen d'une pince capsulaire introduite par la plaie linéaire. — Le prolapsus du corps vitré ne saurait se produire que par une introduction mal faite des instruments, ou, en cas de faux diagnostic de la cataracte, par une pression forte. Les cataractes molles se laissent facilement extraire par ce procédé ; mais quand elles sont déjà très liquéfiées, le succès de l'opération peut être compromis par la fuite centrifuge du cristallin ramolli : aussi, dans ce cas, je préfère la dilacération par kératonyxis. Si cet accident était arrivé pendant l'opération, il faudrait en rester là, et abandonner les fragments du cristallin à la résorption, qui alors va ordinairement très vite.

« Quand le cristallin a été complétement extrait, il n'est jamais nécessaire d'avoir recours à un traitement consécutif énergique. On fermera, pour plus de précaution, l'œil pendant un jour ou deux avec des bandelettes agglutinatives, et l'on tiendra pendant ce temps l'opéré au lit, puis, suivant les circonstances, de quatre à sept jours dans une chambre sombre. L'incision se guérit sans laisser de cicatrice ; du moins est-elle si légère qu'on ne la peut voir qu'avec beaucoup d'attention. Je n'ai jamais vu de synéchie antérieure après une opération bien faite. Quand au contraire, en cas de faux diagnostic, le cristallin n'est pas entièrement extrait, on doit s'attendre à des accidents inflammatoires, surtout quand on a encore fait les essais d'extraction déconseillés plus haut. La réaction traumatique de l'opération se montre ordinairement dans l'espace de 24 heures, et exige un traitement antiphlogistique énergique, tel que fomentations de glace, sangsues, et même saignée. Le noyau resté dans l'œil se gonfle généralement pendant les deux premiers jours, puis va en augmentant, pour atteindre son summum du quatrième au septième. Au début de ces accidents inflammatoires, les mydriatiques, spécialement le sulfate d'atropine (4 grains sur une once d'eau) en applications fréquemment répétées, sont souvent utiles. Si l'inflammation de l'iris est forte, on pratique la paracentèse de la chambre antérieure, et éventuellement l'extraction du noyau gonflé par une nouvelle incision linéaire, vu que, quand le gonflement produit par l'imbibition a duré quelques jours, le noyau, auparavant dur, sort sans peine par la plaie linéaire, et, dans ces circonstances, il vaut beaucoup mieux rouvrir l'ancienne incision qu'en pratiquer une nouvelle. — Toutefois, il est évident que les accidents fâcheux deviendront toujours plus rares à mesure qu'augmentera notre connaissance des indications et de l'exécution de cette opération chirurgicale. T. W.]

§ III. — Extraction à travers la sclérotique (1).

Le docteur Butter a décrit à la fin de son ouvrage, intitulé : « *Improved Method of opening the Temporal Artery*, » publié en 1783, une nouvelle méthode d'extraire la cataracte à travers la sclérotique, à l'aide d'un instrument semblable à celui qui a été plus tard employé dans le même but par Sir James Earle. Le docteur Butter n'avait employé la méthode qu'il décrit que sur le cadavre.

O'Halloran a proposé (2) d'enfoncer la pointe d'un couteau à double tranchant, à travers la sclérotique, à un cinquième de ligne de la cornée, et de le faire pénétrer par là à travers le ligament ciliaire dans la chambre antérieure. On devait ensuite agrandir l'incision en haut et en bas jusqu'à ce qu'elle occupât la moitié de la circonférence de la sclérotique ; on ouvrait alors la capsule antérieure et l'on extrayait le cristallin.

M. B. Bell (3) indique l'extraction à travers la sclérotique comme une opération non-seulement praticable, mais qui aurait l'avantage de laisser la cornée et l'iris exempts de toute lésion directe. Ses expériences sur les animaux l'avaient amené à croire que l'inflammation provoquée par une incision de la sclérotique n'était ni plus considérable, ni plus difficile à guérir, sous aucun rapport, que celle déterminée par l'opération ordinaire de l'extraction. Il recommandait de faire l'ouverture à la partie supérieure de l'œil, d'introduire le couteau à un dixième de pouce derrière la cornée, et de donner à l'incision une dimension suffisante pour qu'elle pût livrer passage à la cataracte. On devait ensuite introduire une sonde courbe aiguë, dont la pointe, s'enfonçant dans le cristallin, permettait de l'extraire sans comprimer le globe de l'œil.

Un cas remarquable de plaie de l'œil, accompagnée de l'évacuation du cristallin, conduisit le docteur Löbenstein-Löbel (4) à se former une opinion favorable de l'extraction à travers la sclérotique, mais il ne paraît pas l'avoir jamais mise en usage.

J'ai déjà rapporté (t. I, p. 604) l'observation d'un cas dans lequel j'ai extrait le cristallin de dessous la conjonctive, où il avait été chassé à travers la choroïde et la sclérotique par un coup violent appliqué sur l'œil. La déchirure de ces tuniques était déjà guérie, la pupille claire, et la rétine parfaitement sensible. De tels faits doivent nous engager à

---

(1) LÖBENSTEIN-LÖBEL a conjecturé que l'extraction par la sclérotique était la méthode employée par Kerkringius, Burrhus, Taylor et Woolhouse, qui se vantaient d'avoir rendu à des personnes âgées une vue jeune et perçante, en enlevant les humeurs corrompues et troubles de l'œil, et en les remplaçant par de nouvelles humeurs ; mais il est très invraisemblable que l'extraction à travers la sclérotique ait été mise en usage par aucun de ces opérateurs.
(2) *Transactions of the Royal Irish Academy*, 1788, p. 139.
(3) *System of Surgery*, vol. IV, p. 246; Edinburgh, 1796.
(4) *Edinburgh Medical and Surgical Journal*, vol. XIII, p. 56 ; Edinburgh, 1817.

ne pas rejeter d'une manière absolue l'extraction à travers la sclérotique.

Je ne puis décrire d'une façon bien précise une opération que je n'ai pratiquée qu'une seule fois sur l'œil humain. Je pense, néanmoins, qu'il serait bon d'ouvrir d'abord la capsule avec une aiguille, avant d'inciser la sclérotique et la choroïde à l'aide d'un couteau à double tranchant ; de choisir la partie supérieure de l'œil ou son côté temporal pour y pratiquer l'incision ; de donner à celle-ci une direction parallèle et non perpendiculaire à la circonférence de la cornée ; d'introduire le couteau à une ligne de celle-ci, de façon à respecter le ligament ciliaire et à passer à travers le muscle ciliaire et les procès ciliaires jusqu'au cristallin, mais sans léser, autant que possible, le ligament suspenseur du cristallin, ni le canal de Petit ; enfin d'extraire le cristallin avec le crochet. Assurément il ne saurait être question d'exercer, dans cette opération, la moindre pression sur l'œil.

Il paraît, si l'on en croit le témoignage de Wenzel (1) qui, à vrai dire, est loin d'être animé de beaucoup de bienveillance, que Janin essaya l'extraction à travers la sclérotique sur sept malades à l'*Hôtel des Invalides* de Paris, et qu'il échoua sur tous.

Sir James Earle se servait, pour l'extraction par la sclérotique, d'une petite lancette qui se mouvait en arrière et en avant entre les branches d'une pince. L'instrument ayant été introduit à travers la sclérotique et la choroïde, on retirait la lancette au moyen d'un ressort contenu dans le manche, et la pince restait. On en ouvrait alors les branches, on saisissait la cataracte et on l'entraînait au dehors. Sir James faisait pénétrer son instrument juste derrière l'iris. Dans les trois premiers cas qu'il a rapportés, il l'avait introduit de façon à ce que l'incision se trouvât parallèle au bord de la cornée ; un très grand nombre de vaisseaux choroïdiens se trouvaient naturellement divisés ; mais dans le quatrième il paraît qu'il le disposa de façon à inciser perpendiculairement au bord de la cornée, ou, en d'autres termes, parallèlement à la direction des artères choroïdiennes. Ayant retiré la lancette, il imprima à la pince un mouvement de rotation, afin de saisir la cataracte ; manœuvre par laquelle il croit qu'il y a moins de chance de provoquer l'évacuation de l'humeur vitrée. Il établit de plus que la plaie perpendiculaire à la cornée guérit aussi facilement que l'autre (2).

Voici quelques-uns des avantages que Sir James attribue à l'extraction par la sclérotique : La plaie n'a pas plus du quart de l'étendue de celle exigée pour l'extraction par la cornée ; le passage de la pince à

(1) Traité de la cataracte, p. 33 ; Paris, 1786.
(2) Quelques expériences que j'ai faites sur les animaux m'ont convaincu qu'une incision de la sclérotique perpendiculaire à la cornée, reste moins béante, et conséquemment guérit plus facilement que celle qui est parallèle à son bord. Mais aussi, il est de toute évidence qu'une incision de cinq lignes de longueur, nécessaire pour l'extraction du cristallin dont le diamètre mesure quatre lignes, doit intéresser la rétine si on la fait perpendiculaire à la cornée.

travers l'humeur vitrée et la manière dont on s'en sert ensuite n'occasionnent pas dans l'œil autant de dégâts que l'aiguille employée comme
on le faisait dans l'ancienne opération de l'abaissement. Comme le point
dans lequel on exécute l'incision n'accomplit aucun mouvement, les
bords se maintiennent en contact et se guérissent avec une facilité relative (1).

Quadri (2), de Naples, est de tous les chirurgiens celui qui a le plus
expérimenté l'extraction à travers la sclérotique. Il a opéré sur vingt-
cinq yeux, avec succès sur onze, proportion trop faible pour qu'on
puisse songer à la préférer à l'extraction par la cornée.

Les dangers qu'on a le plus à redouter dans l'extraction à travers
la sclérotique sont : un écoulement de sang provenant de la choroïde,
assez abondant pour dérober la cataracte à la vue, l'atrophie de l'œil
par suite d'une perte trop abondante de l'humeur vitrée, et l'amaurose
par suite de la lésion que doit inévitablement éprouver la rétine.

J'ai vu extraire des cataractes siliqueuses et capsulaires secondaires
par une incision de la sclérotique longue de deux lignes et demie. Il
s'est écoulé dans ces cas une grande quantité d'humeur vitrée, et l'œil
est resté dans un état d'amaurose incomplète, ce que je suis disposé à
attribuer à l'étendue de l'incision. Il vaut mieux extraire ces sortes de
cataractes par une plaie plus petite ; une simple piqûre pourra souvent
suffire. On introduit d'abord, à un sixième de pouce de la cornée, à travers la sclérotique, une aiguille courbe à l'aide de laquelle on détache
soigneusement de l'humeur vitrée et de la zonule de Zinn, toute la capsule opaque. S'il existe quelques adhérences entre l'iris et la capsule,
on doit autant que possible les diviser. L'aiguille ayant été retirée, on
pousse par la plaie qu'elle a faite, un couteau à iris assez large, ou la
pointe du couteau à extraction, de façon à agrandir la plaie dans l'é-
tendue d'une ligne. On introduit alors le crochet de Schlagintweit, ou
la pince à canule ; on saisit la capsule et on l'extrait. Toutes les pinces
ordinaires, ou les pinces à ressort décrites et figurées par Albinus, ne
conviennent pas pour cette opération, parce qu'elles exigent une incision beaucoup trop large.

Il s'échappe ordinairement pendant cette opération quelques gouttes
de sang provenant de la choroïde. L'opérateur doit plonger dans l'eau
la capsule extraite et s'assurer qu'elle est entière. S'il en aperçoit
quelque lambeau resté dans l'œil, il doit réintroduire le crochet ou la
pince, afin de l'extraire ; mais, bien qu'on ait au préalable dilaté la pupille à l'aide de la belladone, elle se contracte ordinairement tant au
moment où l'on saisit la première portion de la capsule, que ce qu'il
en reste peut échapper et n'apparaître que le lendemain, quand la pupille s'est de nouveau dilatée. J'ai quelquefois vu l'amaurose succéder

(1) Account of a New Mode of Operation for the Removal of Cataract ; London, 1801.
(2) Annotazioni Pratiche sulle Malattie degli Occhi ; lib. III, p. 167 ; Napoli, 1827.

aussi à cette opération ; le plus souvent néanmoins il y avait lieu de croire que la rétine n'était pas saine auparavant (1).

SECTION XIV.

DIVISION.

§ 1. Division à travers la sclérotique (2).

Syn. — Opération postérieure pour l'absorption. Hyalonyxis, de ὑαλοειδής, *vitreux* et νύττω. *Je ponctionne.*

Du temps de Celse (3), on considérait comme une méthode supplémentaire de l'abaissement qu'on n'avait pu accomplir, la fragmentation de la cataracte à l'aide de l'aiguille à abaissement. Barbette, Read et Maître-Jan mirent à profit la connaissance qu'ils avaient de ce fait, qu'une cataracte simplement coupée par morceaux et laissée en place disparaît au bout d'un certain temps. Barbette (4) affirme qu'en pareil cas, la vision se rétablit en sept ou huit semaines. Read (5) fait usage des expressions *usés* et *dispersés* pour exprimer la disparition des fragments de la cataracte divisée. Maître-Jan (6) fait remarquer que cette disparition qu'il appelle une *précipitation*, s'opère dans la chambre antérieure et dans la postérieure, et note les rapports de ce phénomène avec la déchirure de la capsule. Pott (7) paraît être le premier qui se soit non seulement servi du mot dissolution, que nous employons aujourd'hui, pour désigner la disparition de la cataracte, mais qui ait fait de la déchirure de la capsule une méthode opératoire particulière, indépendante de l'abaissement.

(1) Sur l'extraction des cataractes membraneuses à travers la sclérotique, consultez : ALBINUS, De Catarrhactâ (1695), HALLERI Disputationes Chirurgicæ, t. II, p 61, Lausannæ, 1755 : FREYTAG, De Cataractâ (1721), Ib., p. 65 : EARLE, Op. cit.; BRETT, Medical Gazette, vol. XX, p. 415, London, 1837 : MIDDLEMORE, Ib. vol. XXII, pp. 56, 158 ; London, 1838 : Ib., May 5, 1838, p. 255.

(2) Les Allemands, désireux de ne pas priver M. Pott de ses justes droits, appellent cette opération : Die Potts'che Operationsmethode.

(3) « Si subinde redit, eadem acu magis concidenda, et in plures partes dissipanda est. » CELSUS, de re medicâ ; lib. VII, Pars II, Cap. I, Sect. II.

(4) « Etiamsi sufficienter depressa haud erit cataracta, visum tamen sæpè post septimanas septem vel octo rediisse, in variis observavi, modo in partes varias divisa fuerit. » PAULI BARBETTE. Opera Chirurgico-Anatomica, p, 66 ; Lugd. Batav. 1672.

(5) Short but Exact Account of all the Diseases incident to the Eyes ; London, 1706. [M. Mackenzie n'aurait pas cité Read comme une autorité en ophthalmologie, s'il avait connu le vrai caractère du livre et de son auteur. Celui-ci n'est qu'un impudent plagiaire qui a copié pour ainsi dire mot pour mot l'ouvrage de Banister : Diseases of the Eye (1662) et Banister, fréquemment cité comme un auteur original par M. Middlemore, a tiré presque tout ce qui compose son traité, d'une traduction anglaise du Traité des maladies de l'œil de Guillemeau (Paris 1585). J.D.]

(6) Traité des maladies de l'œil, p. 186 ; Troyes, 1711.

(7) Quelquefois, quand j'ai trouvé que la cataracte était de l'espèce mixte, je n'ai point essayé l'abaissement ; mais je me suis contenté de déchirer largement la capsule ; puis, ayant fait tourner plusieurs fois entre mon index et mon pouce l'aiguille enfoncée dans le cristallin, j'ai laissé les parties dans leur position naturelle : je ne les ai presque jamais vues manquer alors de se dissoudre si complétement qu'il ne reste pas le moindre vestige de cataracte. » POTT's Chirurgical Works ; vol. III, p. 156 ; London, 1808. M. Pott publia ses premières observations sur la cataracte en 1775.

Il est évident que, dans ce mode, on ne se propose pas de faire disparaître sur-le-champ la cataracte, mais bien de provoquer une cure naturelle en exposant celle-ci à l'action dissolvante de l'humeur aqueuse. On peut obtenir ce résultat de deux façons : *premièrement*, en détruisant la partie antérieure de la capsule, de sorte que l'humeur aqueuse puisse arriver jusqu'au cristallin ; *deuxièmement*, en divisant le cristallin en fragments et en poussant ceux-ci dans l'humeur aqueuse. On peut certainement accomplir en même temps l'une et l'autre de ces deux manœuvres, mais il vaut mieux y revenir deux fois et plus que de compromettre l'œil en voulant trop faire d'un seul coup. Il y a longtemps que je me suis fait une règle de me borner presque exclusivement, lors de la première opération, à déchirer soigneusement l'hémisphère antérieure de la capsule. La précaution que recommande M. Hey est surtout applicable à l'opération par division. « La chose principale, dit-il, que l'opérateur ne doit pas perdre de vue, c'est de ne pas faire de mal. S'il observe ce précepte, il fera presque certainement du bien, beaucoup plus même qu'il ne s'y attend (1). »

La division à travers la sclérotique comprend quatre temps : dans le *premier*, on introduit l'aiguille à travers les tuniques de l'œil, dans l'humeur vitrée ; dans le *second*, l'instrument pénètre dans la chambre postérieure ; dans le *troisième*, on divise l'hémisphère antérieure de la capsule ; dans le *quatrième*, on racle le cristallin ou on le coupe en fragments qu'on pousse dans la chambre antérieure.

On dilate la pupille à l'aide de la belladone comme nous l'avons indiqué page 410. On doit préférer une aiguille courbe, s'il s'agit de déchirer la capsule et la substance du cristallin, une droite si l'on veut couper la lentille en fragments. Il faut distinguer soigneusement ces deux méthodes l'une de l'autre, ainsi que d'une troisième qui consiste à perforer la cataracte à l'aide d'une aiguille à laquelle on imprime un mouvement de rotation sur son axe. La *première* de ces méthodes peut s'appeler *lacération* ; la *seconde discision* ; et la *troisième*, qu'on ne pratique que rarement, si ce n'est à travers la cornée, *térébration*. Nous allons d'abord nous occuper de la méthode par *lacération*.

L'aiguille courbe dont on se sert doit être de moitié moins grande que celle employée pour le déplacement, et dont nous avons indiqué les dimensions et représenté la forme page 411. Le collet doit en être rond et les bords aussi tranchants que le permettra la forme de l'instrument.

Premier temps. Il est exactement le même que le premier temps de l'abaissement et de la réclinaison (*voy.* page 411).

Deuxième temps. Le second temps commence par un double mouvement de l'aiguille, à laquelle on fait décrire un quart de révolution sur son axe, dans le but d'en tourner la face convexe en avant et en

_____

(1) Practical Observations on Surgery, p. 72 ; London, 1805.

arrière la face concave. On en porte en même temps le manche en arrière vers la tempe, et la pointe en avant dans l'intervalle qui existe entre le bord circulaire des procès ciliaires et la circonférence du cristallin. L'opérateur pousse alors doucement entre ces parties son aiguille dans la chambre postérieure. Il en aperçoit la pointe sortir de derrière le bord temporal de la pupille (fig. 96) et la fait avancer à

travers la chambre postérieure jusqu'à ce que cette pointe atteigne le centre de l'hémisphère antérieure de la capsule.

Troisième temps. L'opérateur procède alors par de nombreux coups d'aiguille à la déchirure de la capsule en fragments, dans une étendue qui doit plutôt dépasser les dimensions normales de la pupille que res-

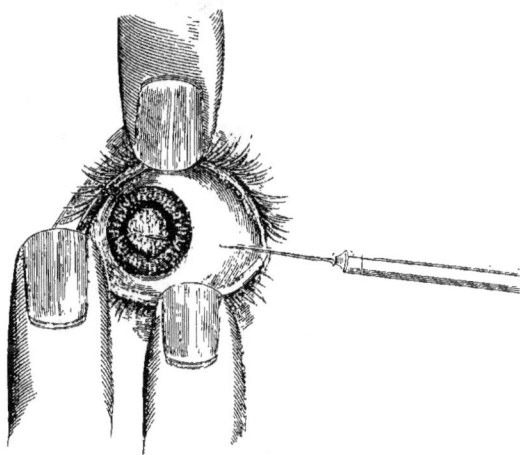

Fig. 96.

ter en deçà. Son but est de détruire complétement la portion centrale de la capsule et de permettre à l'humeur aqueuse de venir librement baigner le cristallin. Il ne suffirait probablement pas de perforer la capsule, de la fendre ou de l'enlever de dessus la partie antérieure du cristallin, parce que les portions de capsule se réuniraient promptement et que l'absorption du cristallin se trouverait ainsi arrêtée. Il ne faut pas non plus ouvrir la capsule dans toute l'étendue de son diamètre, de peur de donner lieu au déplacement du cristallin qui viendrait comprimer l'iris ou passer en entier dans la chambre antérieure.

On doit diviser la capsule sans exercer sur le cristallin une forte pression qui pourrait rompre l'insertion des procès ciliaires à la zonule de Zinn. Si le cristallin est mou et friable, on verra le plus souvent s'en détacher, vers la fin de l'opération, des fragments qui viendront flotter dans la pupille. S'il est en partie ou complétement dissous, le fluide, aussitôt la capsule ouverte, s'en échappe et vient se mélanger à l'humeur aqueuse qu'il trouble.

Lors de la première introduction de l'aiguille, on doit retirer l'instrument aussitôt que la capsule a été divisée. Il importe beaucoup, cependant, d'exécuter complétement cette première partie de l'opération, pour éviter d'y devoir revenir plusieurs fois sans nécessité, et parce que c'est lors de la première opération, surtout quand il s'agit de cata-

ractes congéniales, que la capsule est le moins résistante et qu'il est,
par conséquent, le plus facile de la diviser. Si dans une première opération on s'est borné à la ponctionner et qu'on l'a laissée exposée presque entière à l'action de l'humeur aqueuse qui la traverse par la
piqûre, on la trouve, à une seconde tentative, beaucoup plus résistante et parfois même opaque, bien qu'elle fût restée jusqu'alors transparente. C'est surtout chez les enfants que j'ai fait cette remarque ;
de là la nécessité de bien diviser en fragments l'hémisphère antérieure
de la capsule lors de la première opération.

Quatrième temps. Quelquefois la division de la capsule, pratiquée
de la façon et dans l'étendue que nous venons d'indiquer, suffit pour
déterminer l'absorption du cristallin et le rétablissement de la vision,
sans qu'il soit nécessaire d'y revenir. Mais le plus souvent au bout de
deux ou trois mois il faut recommencer et, dans cette seconde opération, apporter la plus grande attention à diviser le cristallin en fragments et à disperser ceux-ci.

Après avoir introduit l'aiguille comme ci-dessus, l'opérateur commence la division exactement comme lors de la première opération,
dans la crainte que les lambeaux de la capsule ne se soient réunis et
n'aient besoin d'être de nouveau rompus. Après s'être assuré qu'il
existe au centre de la capsule une ouverture suffisante, il divise, à
l'aide de petits mouvements de l'aiguille dirigés en haut et en bas, le
cristallin en fragments, et pousse ceux-ci à travers la pupille dans la
chambre antérieure. Il est quelquefois nécessaire, pour rompre le cristallin, de porter le tranchant de l'aiguille en arrière vers l'humeur vitrée ; mais il faut éviter autant que possible d'y donner cette direction,
afin de laisser intacte la capsule postérieure, dont la blessure, en y
donnant lieu à de l'opacité, nécessiterait de nouvelles opérations capables de compromettre l'organisation de l'humeur vitrée.

[M. Hays (1) se prononce très fortement en faveur de la méthode
par solution, que lui et ses collègues de *l'Hôpital de Wills* ont pratiquée avec beaucoup d'avantage. Il la croit applicable même aux cataractes dures. Cette opération a sur l'extraction et le déplacement le
grand avantage d'exposer beaucoup moins à une inflammation destructive, et l'on peut dire que, chez les sujets sains, bien préparés et que
l'on soumet aux précautions convenables à la suite de l'opération, il n'y
a que très peu de risque de voir l'inflammation se déclarer.

M. Hays préfère à l'aiguille droite ordinaire un instrument qui
réunit les avantages de l'aiguille à ceux du bistouri. Cet instrument
ressemble beaucoup au couteau à iris. Son dos offre un biseau qui s'é-
tend au quart de sa largeur ; les autres trois quarts ont la forme du tranchant d'un couteau. La pointe est très acérée et coupe des deux côtés ;

[(1) Édition américaine de LAWRENCE. Diseases of the Eye, p. 726 et suiv. ; Philadelphie, 1854.]

le tranchant se prolonge jusqu'à un peu plus de quatre lignes de la pointe; puis il se termine en s'arrondissant comme la tige d'une aiguille. La longueur totale de l'instrument, moins le manche sur lequel il est fixé, est d'environ sept lignes. On peut avec lui inciser les cristallins les plus durs.

Voici la manière de procéder du chirurgien américain :

Le malade dont on a dilaté la pupille est étendu sur le dos, couché sur une table ou sur un autre meuble, la tête supportée par un oreiller arrondi; les paupières sont écartées et l'œil maintenu par les moyens ordinaires.

On ponctionne la sclérotique à une ligne et demie ou deux lignes du bord temporal de la cornée, au niveau de son diamètre transverse. L'aiguille droite est introduite perpendiculairement à la surface du globe de l'œil, l'un des bords dirigé en haut, l'autre en bas. Cette ponction doit s'opérer rapidement, et l'aiguille ne pénétrer qu'à une petite profondeur. Cela fait, le chirurgien maintient l'œil avec l'instrument et attend que le malade se soit un peu remis. Puis il change la direction de l'aiguille, afin d'en amener la pointe entre l'iris et le cristallin; il la pousse alors jusqu'à ce que la pointe parvienne au côté opposé de l'ouverture pupillaire. Il faut prendre garde pendant cette manœuvre de blesser le corps ciliaire ou l'iris, ou d'embrocher le cristallin. Dans le premier cas on a l'inflammation à redouter, et dans le second le déplacement du cristallin, surtout s'il est dur; auquel cas il ne reste plus qu'à l'abaisser ou à l'extraire, et c'est ce dernier parti que l'on doit prendre.

Ce premier temps accompli, on fait exécuter à l'aiguille un quart de cercle sur son axe, afin que son bord tranchant regarde exactement le diamètre transverse du cristallin. Cette direction importe beaucoup, car c'est celle dans laquelle le cristallin résiste le mieux et a le moins de tendance à se déplacer et à passer au-dessus de l'instrument lorsqu'on l'attaque. On l'incise alors largement en appuyant fortement sur lui le tranchant de l'aiguille que l'on retire dans une petite étendue. Si le cristallin est dur, on pratiquera plusieurs incisions à la capsule antérieure, et on la déchirera en travers avec la pointe de l'instrument que l'on n'aura plus ensuite qu'à faire sortir. T. W.]

Il n'est pas indispensable, même pour obtenir une dissolution prompte, que les fragments du cristallin soient amenés dans la chambre antérieure. Quelques auteurs pensent que cette dissolution s'accomplit aussi complétement et aussi promptement quand le cristallin, dépouillé de sa capsule, est laissé en place. Il n'est pas douteux que la plus grande partie du liquide qui doit le dissoudre se trouve dans la chambre antérieure, et que par conséquent les fragments du cristallin y sont là mieux en contact avec l'humeur aqueuse; mais on répond, d'un autre côté, que c'est probablement dans la chambre postérieure que ce liquide se sécrète principalement, et qu'il possède vraisemblablement un

pouvoir dissolvant plus grand lorsqu'il vient de sortir des capillaires
qui y donnent naissance, que lorsqu'il a traversé la pupille et qu'il es
sur le point d'être résorbé (1).

La facilité avec laquelle on disperse, à l'aide de l'aiguille, les fragments du cristallin divisé, ne dépend pas tant de sa consistance que
d'une sorte de coagulation qu'il a subie. On trouve assez souvent, sur
des malades de vingt-cinq ans, le cristallin si mou que l'aiguille le traverse dans toutes les directions, mais si tenace en même temps, qu'elle
ne le sépare que très difficilement en fragments; tandis que, sur des
malades de trente-cinq ans, le cristallin est généralement plus friable
et se rompt sous l'aiguille en écailles et en flocons. L'exposition, pendant quelques semaines, d'un cristallin glutineux à l'action de l'humeur
aqueuse en détermine la coagulation, et les fragments en présentent alors moins de cohésion. Le cristallin dur d'une personne âgée , exposé pendant quelque temps à l'action de l'humeur aqueuse, devient cassant, de sorte qu'à la seconde
opération (la première ayant été consacrée à la division de la
capsule antérieure) l'aiguille en divise facilement en fragments au moins les lamelles superficielles. Cela n'arrive pourtant pas assez souvent pour qu'on puisse se décider à adopter
la division comme méthode générale d'opérer les cataractes
dures des personnes âgées.

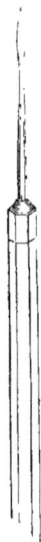

Quand, au lieu de se borner à broyer simplement l'hémisphère
antérieure de la capsule, on a égratigné la surface de la lentille, on doit, lorsqu'on veut couper le cristallin en morceaux,
opération qu'on appelle *discision*, employer une aiguille droite
telle que celle qui est représentée fig. 97, la largeur en est
d'un vingtième de pouce anglais, la longueur de la pointe au
col qui doit être rond, d'un tiers de pouce. Les bords doivent
en être aussi tranchants que possible.

Premier temps. La pupille étant dilatée par la belladone,

Fig. 97.

(1) DE LA GARDE. Treatise on Cataract, p. 51 ; London, 1821. [Il n'est pas contestable que l'absorption du cristallin, resté à sa place, puisse se faire dans la chambre postérieure ; mais, ce qui
ne l'est pas plus, c'est que l'absorption est sans comparaison plus rapide dans la chambre antérieure. Nous avons plusieurs fois observé à la loupe, et jour par jour, des cataractes qui avaient
été attaquées suivant le procédé antérieur de Saunders, et nous avons constaté que, tant que le
cristallin broyé restait en place, l'absorption en marchait si lentement qu'il fallait des semaines
pour y apercevoir quelque changement. Lorsque au contraire, quelque fragment venait à s'en
détacher et à tomber dans la chambre antérieure, on le voyait presque aussitôt se gonfler et augmenter d'abord de volume ; puis commençait le travail d'absorption qui marchait avec une rapidité
telle qu'en quelques jours le fragment avait disparu. On ne saurait néanmoins conseiller d'insister
beaucoup, lorsque l'on exécute le broiement, pour faire tomber avec l'aiguille les fragments du
cristallin dans la chambre antérieure ; car, ainsi que l'a signalé le docteur Jacob (a), pour peu
que les fragments dépassent le volume d'une tête d'épingle, il survient de la douleur et de l'irritation qui ne disparaissent qu'après l'absorption du fragment. Chez certains individus mal disposés, cela peut aller jusqu'à provoquer un commencement d'iritis. T.W.]

[(a) De l'opération de la cataracte, etc., traduit par A. Testelin, Annales d'Oculistique, t. XXIX, p. 179 ;
Bruxelles, 1853.]

on introduit l'aiguille à travers la sclérotique, à la distance d'un sixième de pouce du bord de la cornée, au niveau du diamètre moyen de l'œil, une des faces planes de l'aiguille dirigée en haut, l'autre en bas.

Deuxième temps. On débute dans ce second temps en faisant exécuter à l'instrument un quart de tour sur son axe, en même temps qu'on en dirige la pointe vers l'intervalle qui existe entre les procès ciliaires et la circonférence du cristallin, une de ses faces planes regardant en avant et l'autre en arrière. On le fait avancer à travers la chambre postérieure, jusqu'à ce que la pointe en soit cachée derrière la portion nasale de l'iris et soit parvenue jusqu'au bord interne du cristallin.

Troisième temps. Dans le troisième temps, on dirige vers la cataracte un des bords tranchants de l'aiguille, et, par une forte pression en arrière, accompagnée d'un léger mouvement de retrait de l'instrument, on coupe en travers le cristallin, enveloppé de sa capsule, et on le divise en deux moitiés. Si la capsule n'est ni trop épaissie ni trop opaque, et que le noyau du cristallin n'est pas trop dur, il suffit d'une pression modérée pour que l'aiguille traverse ces parties; si, au contraire, la capsule est épaissie ou le noyau dur, la pression ne les divise pas et n'a d'autre effet que de les porter en arrière vers l'humeur vitrée. Il faut donc toujours, pour accomplir cette division, combiner avec la pression en arrière un mouvement qui ait pour résultat de tirer l'aiguille en travers de la cataracte.

A supposer que la cataracte ait été divisée en deux moitiés, on introduit alors l'aiguille dans la plaie qu'elle a faite, afin d'inciser successivement de la même façon les moitiés supérieure et inférieure du cristallin et de sa capsule. Après l'avoir divisé en autant de fragments que l'on a pu, on en pousse les plus petits morceaux du plat de l'aiguille, à travers la pupille dans la chambre antérieure.

Quelle est la durée ordinaire de la guérison de la cataracte par absorption? Je suis porté à répondre à cette question, d'abord qu'il n'existe aucune preuve que la capsule, soit opaque, soit transparente, ait jamais été absorbée, et quant au cristallin, que la rapidité avec laquelle il se dissout dépend en grande partie de sa consistance et de la façon plus ou moins complète dont il est exposé à l'action de l'humeur aqueuse. Sur une personne de trente-cinq ans, chez laquelle la portion centrale de l'hémisphère antérieur de la capsule a été complétement broyée, s'il ne survient pas d'inflammation, le cristallin peut être complétement dissous en six ou huit semaines. Le cristallin mou d'un enfant sera certainement absorbé plus rapidement, tandis que le cristallin dur d'une personne de cinquante-cinq à soixante ans peut rester des mois entiers sans éprouver de changements. Chez un individu d'environ trente ans, chez lequel j'ouvris largement la capsule antérieure, l'absorption parut pendant les six premières semaines avoir à peine commencé. Deux semaines plus tard, le cristallin était complé-

tement absorbé. Le docteur W. Sœmmering pratiqua une simple incision à la capsule opaque d'un garçon de quatre ans, affecté de cataracte congéniale. Le cristallin resta six mois sans subir aucun
changement apparent ; puis l'absorption commença, et marcha rapidement (1).

On observe constamment que la dissolution et l'absorption marchent
beaucoup plus rapidement quand l'œil reste exempt d'inflammation
et d'irritation. Chaque fois, en effet, qu'il survient une attaque de douleur, avec rougeur et épiphora, la dissolution et l'absorption paraissent
s'arrêter, mais pour reparaître aussitôt que l'irritation s'apaise ou
que l'inflammation disparaît. Ceci s'explique en partie par ce fait bien
connu, qu'un excès de distension des vaisseaux sanguins est incompatible avec l'action libre des vaisseaux absorbants, en partie par cette
autre circonstance que, bien qu'il ne s'effectue pas toujours un épanchement visible de lymphe derrière la pupille, néanmoins il existe
constamment dans toute ophthalmie interne une grande tendance à la
formation d'un semblable épanchement, et surtout une disposition très-
marquée au rapprochement et à la réparation de la plaie de la capsule. Quelque admirable dans son but que soit cet effort de la nature,
nous devons le combattre dans cette circonstance, d'abord en divisant
la capsule aussi complétement que possible, ensuite par un traitement
antiphlogistique complet, après l'opération.

L'opinion que j'ai émise ci-dessus, que la capsule, autant que nous
puissions le savoir, est insoluble, se trouve, je le sais, en contradiction avec ce que l'on a généralement enseigné sur ce point. Nous n'a-
percevons jamais la capsule à l'état transparent, et cette transparence
en rend également invisibles les lambeaux. Cette membrane est aussi
très-élastique, et lorsqu'on la divise, elle s'enroule sur elle-même comme
un morceau mouillé de feuille de batteur d'or. Mais lorsque l'inflammation se déclare, la capsule devient opaque et reste telle pour toujours, à moins que l'inflammation ne soit promptement arrêtée. Les
lambeaux que l'inflammation a rendus opaques ont aussi beaucoup de
tendance à se réunir, ce qui donne lieu à la cataracte capsulaire secondaire. Qu'on parvienne à dompter l'inflammation par la saignée, le mercure et les autres remèdes appropriés, et l'on verra l'opacité de la capsule diminuer ou disparaître ; qu'on la néglige, et non-seulement
l'opacité persistera, mais avec quelque soin qu'on divise ensuite la capsule, les lambeaux n'en disparaîtront pas, à moins qu'on ne les déplace. On peut les pousser de côté, pratiquer une ouverture centrale et
rétablir la vision ; mais les lambeaux de capsule opaque resteront visibles pendant toute la vie derrière le bord de la pupille, quand on la
dilatera à l'aide de la belladone, et, quant aux petites parcelles qui

(1) Beobachtungen über die Organischen Veränderungen im Auge nach Staaroperationen,
p. 58 ; Frankfurt am Main, 1828.

tombent dans la chambre antérieure, elles y demeurent sans y subir
aucun changement. Il est probable que c'est le retour de la transparence de la capsule, lorsque l'inflammation s'est dissipée, qui a donné
naissance à l'opinion erronée que cette membrane est susceptible de se
dissoudre dans l'humeur aqueuse.

*Modifications de l'opération par division à travers la sclérotique,
suivant les variétés de cataracte.* — 1. Quand le cristallin est liquide,
il s'écoule naturellement dans l'humeur aqueuse à travers la plaie de
la capsule : cette circonstance ne permet guère d'exécuter avec précision le broiement de la capsule. Il est cependant fort à désirer que la
partie centrale en soit largement déchirée. L'humeur aqueuse trouble
est généralement absorbée en quelques jours, et assez souvent dans
l'espace d'un seul. Ainsi que nous l'avons déjà mentionné (page 420),
l'épanchement du cristallin liquide dans les chambres de l'œil est susceptible de provoquer le vomissement et l'inflammation.

2. L'aspect que présente l'opacité, joint à l'âge du malade, suffit
en général pour indiquer si la cataracte est dure : on ne doit point alors
recourir à la division ni à la discision. Si néanmoins l'opérateur s'est
trompé en croyant avoir affaire à un cristallin mou, tandis qu'en le
touchant avec l'aiguille il reconnait qu'il est dur, il a le choix ou d'exécuter l'opération par déplacement, ou de porter le cristallin à travers
la pupille, d'ouvrir un tiers de la circonférence de la cornée et de
l'extraire.

3. Dans la cataracte capsulo-lenticulaire, la portion opaque de la
capsule, qui ordinairement occupe le centre, est parfois si épaisse et si
résistante, qu'on ne peut la diviser. On doit alors couper le cristallin
en morceaux et diviser la portion transparente de la capsule. Lorsque
le cristallin s'est dissous, on extrait la portion de capsule opaque à travers une ponction faite à la cornée.

4. Lorsque le bord pupillaire de l'iris est en partie adhérent à la capsule, (qui dans ce cas est toujours plus ou moins opaque), on peut
essayer avec précaution de rompre ces adhérences à l'aide de la pointe
ou du tranchant de l'aiguille, surtout si elles ne sont pas nombreuses;
cela fait, on procède comme à l'ordinaire à la division de la capsule.
Si toute la circonférence de la pupille est adhérente, il est difficile de
la dégager. Il n'y a plus guère alors qu'à pratiquer la perforation ou à
établir une pupille artificielle.

Traitement consécutif. — A part l'obligation de maintenir la pupille
dilatée, le traitement consécutif ne diffère pas de celui que nous avons
déjà recommandé à la suite des opérations par déplacement. En maintenant la pupille sous l'influence de la belladone, on empêche en grande
partie les fragments du cristallin d'irriter l'iris, ce qui met à l'abri de
l'iritis. Il est dangereux de laisser l'iris se contracter avant que la
cataracte se soit dissoute. Il faut donc, tant que durent la rougeur et l'ir-

40.

ritation consécutives à l'opération, enduire le sourcil et les paupières matin et soir, avec de l'extrait de belladone. Après cette époque, on peut y substituer la solution d'atropine, dont on fait tomber quelques gouttes dans l'angle interne de l'œil, le malade ayant soin d'ouvrir les paupières pour que le liquide puisse se répandre sur la conjonctive. On renouvelle tous les jours cette manœuvre jusqu'à ce que la cataracte ait disparu; pendant ce temps, le malade se couvre les yeux pour que la lumière ne le blesse point.

Accidents pendant et après la division à travers la sclérotique. — Plusieurs de ces accidents ressemblent de tous points à ceux qui se développent dans les opérations par déplacement, et nous n'avons pas à y insister de nouveau : un petit nombre sont spéciaux.

1. L'aiguille, au lieu de pénétrer dans la chambre postérieure, glisse quelquefois entre le cristallin et sa capsule. La transparence de cette membrane est cause que cet incident peut échapper à l'opérateur, ce n'est qu'après avoir fait beaucoup de mouvements dans le cristallin avec l'aiguille, sans en voir aucun flocon tomber dans l'humeur aqueuse qu'il s'en aperçoit. Il peut alors pousser la pointe de l'aiguille en avant à travers la pupille; mais il s'expose ainsi à emporter au-devant de son instrument la capsule restée entière. Comme il est impossible, tant que l'aiguille reste dans cette position, de diviser convenablement la capsule, l'opérateur doit retirer un peu l'instrument, et recommencer le second temps de l'opération, en ayant soin de porter plus en avant la pointe de l'aiguille. C'est une mauvaise pratique que celle qui consiste à broyer le cristallin en laissant la capsule presque intacte.

2. Si, par un mouvement mal combiné de l'aiguille, on chassait le cristallin hors de la capsule à travers la pupille dans la chambre antérieure, il faudrait ouvrir immédiatement la cornée et extraire le cristallin. Cet accident arrive surtout lorsque, dans l'opération par discission, le bord tranchant de l'aiguille n'a pas été dirigé exactement suivant le diamètre transversal du cristallin. Si on la porte au-dessus ou en dessous, il est chassé dans la chambre antérieure dès qu'on appuie sur lui pour le couper.

3. Lorsqu'on a divisé la capsule, dans un cas de cataracte dure, la surface du cristallin peut se dissoudre, laissant un noyau dur. Celui-ci diminue graduellement de volume, et quelques opérateurs ont pour habitude, dans les cataractes de consistance moyenne, de commencer par réduire les dimensions du cristallin en l'exposant à l'action de l'humeur aqueuse, puis de déplacer le noyau (1). J'ai vu un noyau dur qui n'était pas encore dissous un an après l'opération par division. S'il vient à tomber dans la chambre antérieure, il peut déterminer beaucoup d'irritation, une névralgie ou de l'inflammation.

(1) Return of Operations in the Calcutta Eye Infirmary, by W. Martin; Calcutta, 1853.

Celle-ci peut amener des adhérences avec l'iris, de telle façon que, si l'on tarde à ouvrir la cornée pour extraire le cristallin, on n'y peut plus parvenir quand enfin on l'essaie, parce qu'il est devenu comme organisé et incorporé à l'iris.

4. Si la membrane hyaloïde est en état de dissolution, le cristallin et sa capsule, qui étaient maintenus en place par l'adhérence de la zonule de Zinn aux procès ciliaires, sont susceptibles de s'enfoncer brusquement dans l'humeur vitrée dès qu'on les touche avec l'aiguille. On doit, en pareil cas, saisir sur-le-champ la cataracte avec l'aiguille, la ramener dans sa première position, la pousser à travers la pupille, et l'extraire par une petite incision faite à la cornée.

5. On doit toujours s'attendre à un certain degré d'inflammation à la suite de la division par la sclérotique. Un cristallin mou, mis en contact avec l'humeur aqueuse, l'absorbe, se gonfle, et comprime quelquefois l'iris au point de déterminer de la douleur, des vomissements, et une inflammation interne qui peut se terminer par l'occlusion de la pupille. L'inflammation réparatrice de la capsule se montre toujours, et s'étend jusqu'à un certain point à l'iris ; si on ne l'arrête pas à temps, elle détermine l'opacité des lambeaux capsulaires, ferme l'ouverture que l'on a pratiquée par l'opération, interrompt de diverses façons le travail de dissolution du cristallin, et peut aller jusqu'à provoquer la coarctation de la pupille avec adhérence de l'iris. Sur deux sujets que j'ai opérés, il s'est formé, à l'intérieur de la capsule, du pus qui s'est échappé en partie dans la chambre antérieure. C'est à la belladone, à la saignée, et au calomel associé à l'opium, qu'il faut avoir recours pour conjurer ces dangers. Dans l'un des cas que je viens de citer, j'ai ouvert la cornée pour laisser le pus s'échapper au dehors. Dans l'autre, il est survenu une grande amélioration dès que la bouche a été affectée par le mercure.

6. Le travail de dissolution et d'absorption du cristallin n'exerce-t-il aucune action affaiblissante sur les parties internes de l'œil ? Ces parties restent-elles aussi saines à la suite de ce travail qu'après l'extraction, en supposant que dans l'un et l'autre cas il ne soit pas survenu d'inflammation ? Je dois répondre à ces questions qu'après l'achèvement du travail de dissolution et d'absorption, on rencontre fréquemment des signes qui indiquent d'une manière incontestable que les tissus internes de l'œil ont souffert, non pas d'une irritation ou inflammation apparente, mais plutôt par épuisement. La puissance nutritive ou régénératrice de l'œil paraît affaiblie. L'iris devient plus pâle et plus lâche qu'à l'ordinaire, la pupille plus petite, et ses mouvements moins vifs. Suivant le témoignage d'un observateur (1), l'humeur aqueuse est sécrétée d'une manière insuffisante ; quelquefois même l'atrophie de

_____

(1) Bouisson. Archives générales de médecine, mai 1847, p. 1.

l'œil va plus loin; l'humeur vitrée s'affaisse et la rétine perd sa sensibilité.

§ II. — Division à travers la cornée.

Syn. — Opération antérieure pour l'absorption. Kératonyxis, de κέρας *cornu*, d'où *cornea*, et νύττω, *je ponctionne*.

On a souvent dit que cette méthode est très ancienne. Il est cependant probable que la ponction de l'œil, dont les Grecs parlaient familièrement comme d'un moyen de rétablir la vue (1), aussi bien que l'opération de la cataracte dont Galien prétend que l'homme est redevable à la chèvre, était l'abaissement par la sclérotique et non la division par la cornée (2).

Albucasis raconte avoir entendu dire que l'on pompait la cataracte à l'aide d'une aiguille creuse. Il n'est pas douteux que, dans les cas de cataractes fluides, la *gutta opaca*, que les Arabes croyaient constituer la cataracte, ne puisse s'écouler par une petite canule introduite, par exemple, à travers la cornée; de plus, quand la cataracte n'est pas liquide et que l'humeur aqueuse seule s'échappe, une très petite ouverture pratiquée à l'hémisphère antérieure de la capsule par la pointe de la canule, peut accidentellement, en donnant admission à l'humeur aqueuse, amener la guérison. Nous allons voir que l'opération proposée par Conradi ne consistait guère que dans une simple perforation de la capsule.

Mayerne a rapporté un cas isolé dans lequel une femme oculiste guérit une jeune personne de la cataracte en lui introduisant une aiguille à travers la cornée (3). On considère généralement ce cas comme le premier exemple d'une tentative faite pour provoquer la dissolution du cristallin en ponctionnant la capsule à travers la cornée. Il n'est cependant pas facile de découvrir quelle a été l'intention de l'opérateur, et si cette observation ne se trouvait pas dans un chapitre intitulé *de suffusione*, nous ne saurions pas qu'il s'agissait d'un cas de cataracte.

Gleize mérite d'être cité dans l'histoire de l'opération de la division par la cornée, bien que ses titres y aient été singulièrement exagérés. Une malade qu'il opérait par extraction, fit un mouvement brusque de la tête juste au moment où le couteau perforait la cornée; l'instrument s'échappa de la plaie et l'humeur aqueuse s'écoula immédiatement.

(1) Καὶ τὶ παραδοξότερόν ἐστιν, ἢ κεντεῖν τινι τὸν ὀφθαλμὸν, ἵνα ἴδῃ; Epicteti Dissertationes ab Arriano collectæ : l. 23

(2) Τίνα δὲ ἐκ περιπτώσεως φασὶ ἐπινενοῆσθαι ὡς τὸ παραχεντεῖν τοὺς ὑποχεχυμένους ἐκ τοῦ περιπεσεῖν αἶγα, ἥτις περιχυθεῖσα ἀνέβλεψεν, ὀξυσχοίνου ἐμπαγείσης εἰς τὸν ὀφθαλμόν. Galeni Εἰσαγωγὴ ἢ Ἰατρὸς. Opera, Vol. IV. p. 571 ; Basileæ, 1538.

(3) Methodus medendi, auctore ALBUCASE, p. 68; Basileæ, 1538.

(4) Praxeos Mayernianae Syntagma, p. 84; Londini, 1690.

L'opérateur songea qu'il pourrait bien abaisser la cataracte à travers la plaie de la cornée, ce qu'il exécuta sur-le-champ. Il ne dit rien relativement à la division de la cataracte, ou à son exposition à l'action de l'humeur aqueuse (1). Le succès qui suivit la dépression ainsi pratiquée le porta à recommander le même mode opératoire dans d'autres cas; il conseillait de dilater la pupille avec de la belladone, de pratiquer une incision au bord de la cornée, d'introduire une aiguille et de diviser la capsule circulairement, d'abaisser le cristallin s'il est dur, de l'extraire s'il est mou, mais d'abandonner tous les fragments qui peuvent s'en détacher, ou même la totalité du cristallin, si on ne peut ni l'abaisser, ni l'extraire, pour être dissous par l'humeur aqueuse, travail qui, suivant lui, dure de vingt à trente jours ou plus.

Le mérite d'avoir le premier proposé, comme méthode distincte, la division par la cornée, appartient à Conradi, chirurgien à Nordheim (Hanovre). Il enfonçait une aiguille ou une très petite lancette en forme de couteau, à travers la cornée, ouvrait l'hémisphère antérieure de la capsule, et retirait l'instrument, laissant la cataracte se dissoudre. Cette opération est certainement une des plus simples qu'on ait jamais proposées pour la guérison de cette affection, puisqu'on peut l'exécuter avec un seul instrument, et qu'on n'intéresse que la cornée et la capsule (2).

L'opération de Conradi fut essayée dans différentes parties de l'Allemagne. Elle réussit dans plusieurs cas; dans d'autres, on remarqua que la ponction pratiquée à la capsule guérissait, et qu'alors la dissolution de la cataracte s'arrêtait. Cela conduisit Buchhorn, de Magdebourg, à faire à l'opération deux additions importantes, qui consistent à diviser le cristallin aussi bien que sa capsule, et à amener avec le plat de l'aiguille les fragments de la cataracte dans la chambre antérieure (3). On supposait que la division du cristallin et l'introduction de ses fragments dans la chambre antérieure accéléraient la dissolution du cristallin et par conséquent le rétablissement de la vision. Cependant, la réussite de cette méthode dépend principalement du degré auquel l'hémisphère antérieure de la capsule a été attaquée. Si l'on accomplit bien cette partie de l'opération, on peut être sûr que le

(1) Nouvelles observations pratiques sur les maladies de l'œil, p. 118; Orléans, 1812. — L'édition originale de 1786 contient un récit différent de celui qui se trouve dans le texte de 1812, où Buchhorn se trompe en disant que Gleize, à travers la plaie, divisa le cristallin et sa capsule, que le cristallin fut dissous en vingt jours, et que Gleize adopta ce mode opératoire qui lui avait si bien réussi. Gleize, tout au contraire, pratiqua l'abaissement, dans le cas dont il s'agit; et il préfère, quand la cataracte est molle, l'extraire si cela est possible, « pour éviter la longueur de sa dissolution. »

(2) Conradi a publié la description de sa méthode opératoire, en 1797, dans le premier volume de Arnemann's Magazin für die Wundarzeneykunst.

(3) Buchhorn. De keratonyxide; Halæ, 1806. Die Keratonyxis, eine neue gefahrlosere Methode den grauen Staar zu operiren; Von W.H.J. Buchhorn; Madgeburg, 1811. C'est Buchhorn qui le premier a donné à cette opération le nom de *keratonyxis* ou *punctio corneæ*.

cristallin se dissoudra complétement, même si on le laisse entier en place.

L'opération de la division à travers la cornée, qui est plutôt une lacération qu'une discision, se partage en trois temps : *le premier* consiste dans l'introduction de l'aiguille ; *le second*, dans la division de la capsule; *le troisième*, dans celle du cristallin et la dispersion de ses fragments.

Quelque forme que l'on donne à l'aiguille, elle doit être plus petite que celle que l'on emploie dans la division à travers la sclérotique, car elle doit ici être introduite à travers la pupille, et quelquefois dans les yeux des enfants. Le col doit en être rond et d'une épaisseur suffisante pour remplir la plaie faite par la portion recourbée.

Je considère comme la meilleure la modification de l'aiguille proposée par le docteur Jacob (1). Elle réunit une grande force et une excellente trempe aux avantages d'une lame étroite, ne fait à la cornée qu'une plaie si petite qu'elle ne laisse aucune trace, et permet de broyer facilement le cristallin en même temps qu'elle empêche l'humeur aqueuse de s'échapper.

L'aiguille du docteur Jacob (fig. 98) est fabriquée avec une aiguille à coudre ordinaire, de la grosseur connue sous le nom de n° 7, environ 1/44 de pouce. On en courbe la pointe au degré convenable au moyen d'une pince ou de la fente d'une petite clef, sans faire chauffer, bien entendu, afin de n'en pas détruire la trempe. Toutes les aiguilles ne peuvent pas être ainsi pliées à froid ; à peine s'en rencontre-t-il une sur dix qui y résiste, mais, une fois qu'une pareille aiguille a pu être courbée, elle conserve sa courbe et il n'y a plus à craindre qu'elle vienne à plier ou à se rompre : elle possède une perfection de trempe et une solidité qu'on rencontre rarement dans les aiguilles forgées par le coutelier. Après que la pointe en a été courbée au degré convenable, on l'aplatit de chaque côté, sur une bonne pierre, et l'on s'assure de son état de perfection à l'aide d'un verre grossissant. (*V.* fig. 99.) On saisit alors l'aiguille à l'aide d'une pince, et on l'enfonce dans un manche de cèdre, de façon à n'y laisser qu'un demi-pouce de lame. Plus longue, elle pourrait céder et agir à la manière d'un ressort, à la moindre résistance. Une aiguille ainsi disposée n'est autre chose qu'une alène carrée en miniature, et, de même que cet outil, manié habilement, passe facilement à travers un morceau de cuir épais, il n'est pas douteux que cette aiguille, convenablement dirigée, c'est-à-dire, présentée l'un ou l'autre des angles de son tranchant en avant, ne pénètre aisément à travers la cornée.

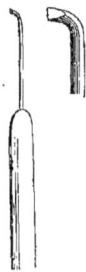

Néanmoins, pour rendre cette introduction plus facile, même pour

F. 98. F. 99.

_____

(1) Dublin Hospital Reports, vol. IV, p. 214 ; Dublin, 1827 ; [et Annales d'Oculistique, t. XXIX, p. 185.]

ceux qui n'ont pas l'habitude de cette manœuvre, on peut transformer le tranchant carré en une pointe unique, ainsi qu'elle est
représentée amplifiée (fig. 100). Il faut moins d'adresse et
de force pour faire pénétrer à travers la cornée cette aiguille
ainsi modifiée, et elle entame plus facilement le tissu de la
capsule du cristallin (1).

Fig. 100.

Premier temps.—La pupille dilatée par la belladone et le malade assis sur un siége bas, ou couché sur une table, le chirurgien se place derrière lui, relève la paupière supérieure et amène la
pointe de l'aiguille à une petite distance de l'œil. Quand la cornée est
dans une position avantageuse et complétement fixée par les doigts, il y
enfonce brusquement l'aiguille à une distance de la sclérotique qui ne
doit pas être moindre d'un dixième de pouce, et en dirige la pointe
vers le centre de la pupille et son côté aplati vers l'iris (fig. 101). La
forme conique de l'aiguille et la résistance du
tissu de la cornée rendent nécessaire l'emploi
d'une pression assez considérable pour faire
pénétrer l'instrument.

Deuxième temps. — L'aiguille étant dans
la chambre antérieure de façon que la pointe
s'en montre de l'autre côté de la pupille,
l'opérateur en porte la pointe directement en
arrière et procède au broiement de la capsule,
piquant en même temps et égratignant la surface du cristallin à l'aide d'un mouvement de
rotation imprimé à l'instrument. Il doit exé-

Fig. 101.

cuter ce temps en portant d'abord l'aiguille dans une direction, puis
dans une autre, de façon à réduire, dans une étendue égale à la dimension ordinaire de la pupille, la partie centrale de la capsule en
aussi petits fragments que possible. Il prendra garde en même temps
de soulever la capsule sur la pointe de l'aiguille, de peur de la
déchirer en travers et d'amener le déplacement du cristallin, ou tout
au moins d'empêcher que la division s'accomplisse d'une manière
satisfaisante.

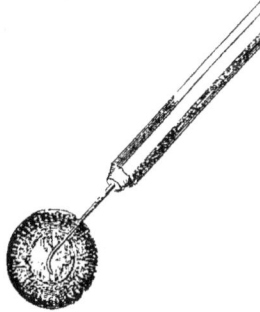

[(1) Tous ces avantages peuvent être réels; mais, ainsi qu'on peut s'en assurer en lisant le
mémoire du docteur Jacob, cet instrument pénètre difficilement et exige l'emploi d'une pression
considérable pour perforer la cornée : il faut également employer une certaine force pour
l'extraire de l'œil. Nous avons pratiqué et vu pratiquer la kératonyxis avec toute espèce
d'aiguilles, et, pourvu qu'elles ne soient pas larges au point de permettre la sortie de toute
l'humeur aqueuse, toutes nous paraissent convenir, car jamais nous n'en avons vu laisser de
traces sur la cornée. Celle que nous employons de préférence a une tige légèrement conique
longue de deux centimètres; son plus petit diamètre est d'un tiers de millimètre, et elle se termine par un fer de lance légèrement recourbé et dont la partie la plus large a deux tiers de
millimètre environ. Cette aiguille, fabriquée par M. Lüer qui sait y donner une trempe incom-
parable, pénètre avec une extrême facilité et ne donne lieu à aucune des difficultés signalées
par M. Jacob ; immédiatement après qu'on l'a retirée, la meilleure loupe ne peut faire reconnaître sur la cornée l'endroit où elle a été introduite. T.W.]

Troisième temps. — Si le cristallin est mou et friable, des fragments en tombent comme de la neige dans la chambre antérieure à mesure que le chirurgien dilacère la capsule. Quand il en est ainsi, il n'importe pas de ménager le cristallin, et l'on peut imprimer un mouvement de vrille à son instrument pour en creuser la substance. Certains cristallins cataractés sont si friables, qu'ils tombent presque complétement en poudre sous l'action de l'aiguille; ils se portent nécessairement alors dans la chambre antérieure, et la remplissent dans la moitié de sa hauteur, où ils sont rapidement absorbés sans y produire d'inflammation. Telles sont, dit le docteur Jacob, certaines cataractes lenticulaires d'une teinte bleuâtre, qu'on ne rencontre que rarement chez les personnes âgées.

Comme cette opération demande à être renouvelée, on s'attachera principalement, la seconde et la troisième fois, à broyer le cristallin, à moins qu'on n'ait pas complétement réussi la première fois à pratiquer à la capsule une ouverture centrale suffisante. Quand il en est ainsi, on doit recommencer le broiement de la capsule, puis procéder à celui du cristallin, comme nous venons de l'indiquer, et en amener les fragments dans la chambre antérieure. Si ces fragments sont plus gros qu'une tête d'épingle ordinaire, ils peuvent produire de l'inflammation en comprimant l'iris, ce à quoi l'on remédie, en maintenant la pupille dilatée par la belladone. On ne peut indiquer aucune règle quant aux époques auxquelles il faut renouveler les opérations. Le docteur Jacob fait observer que, tant que le cristallin divisé reste bien placé dans la chambre postérieure sans comprimer l'iris, l'opérateur a tout sujet de se féliciter, et ce n'est que lorsqu'il a acquis la certitude que la cataracte ne subit plus de changement, qu'il doit se décider à la troubler de nouveau. Il doit surtout bien se garder de renouveler l'opération tant qu'il subsiste la moindre trace d'irritation.

Il faut, comme dans la division à travers la sclérotique, épargner autant que possible le feuillet postérieur de la capsule et l'humeur vitrée, ce qui est plus facile lorsqu'on opère à travers la cornée.

Le chirurgien éprouve, pour retirer l'aiguille, les mêmes difficultés que pour l'introduire. Elle est étroitement retenue par la cornée, et exige qu'on la tourne sur son axe, comme une alène qu'on veut retirer du cuir.

Le traitement consécutif est le même que lorsque la division a été pratiquée à travers la sclérotique.

Modifications de la division par la cornée, suivant les variétés de cataracte. — 1. On doit traiter la cataracte liquide comme nous l'avons déjà indiqué (pag. 415, 475), à l'occasion d'autres procédés opératoires; mais on ne peut pas détruire aussi facilement une cataracte dure que lorsque l'aiguille a été introduite à travers la sclérotique. Quelques opérateurs allemands recommandent de pratiquer immédiatement la réclinaison lorsqu'on trouve un cristallin dur ; mais je crois qu'il vaut mieux, après avoir soigneusement divisé la capsule, retirer l'aiguille et laisser l'humeur aqueuse agir sur le cristallin. Au bout de six à huit semaines, on trouvera probablement la lentille friable et facile à briser. Si ce changement ne se manifeste pas, on peut la déplacer à travers la sclérotique ou l'extraire par une petite ouverture de la cornée.

2. Quelquefois, pendant que le chirurgien est occupé à diviser la capsule ou le cristallin, celui-ci se brise en gros fragments qui tombent dans la chambre antérieure. On peut alors reprendre ces fragments avec la pointe de l'aiguille, et les reporter en arrière de façon à ce qu'ils ne compriment plus l'iris, ou, s'ils sont suffisamment mous, les écraser contre la face postérieure de la cornée avec le bord convexe de l'aiguille.

5. On trouve quelquefois la pupille presque complétement fermée et adhérente à une petite cataracte dure. Le docteur Jacob, en pareil cas, a parfois introduit son aiguille et détruit les adhérences qui unissaient le bord de la pupille à cette masse dure qu'il a ensuite fait passer dans la chambre antérieure, d'où il l'a enlevée en ouvrant la cornée.

4. L'opération par *taraudage*, dont nous avons déjà parlé (p. 466), est une variété de kératonyxis que nous devons décrire brièvement, bien qu'il faille en général y préférer l'établissement d'une pupille artificielle.

C'est pour les cas de cataractes capsulaires ou capsulo-lenticulaires dans lesquels la pupille est réduite à une très petite dimension et a son bord adhérent à la capsule, que M. Tyrrell a imaginé l'opération du taraudage (1). Après avoir introduit une très-fine aiguille droite à travers le bord temporal de la cornée, il en dirigeait la pointe vers la capsule, tout contre le bord nasal de la pupille. Après avoir traversé la capsule et pénétré dans la substance du cristallin à la profondeur d'environ un sixième de pouce, il imprimait à l'aiguille un mouvement de rotation pour la faire agir comme une vrille. Il faisait ainsi une ouverture plus grande qu'une simple ponction et retirait ensuite l'aiguille.

Suivant la rapidité avec laquelle s'accomplissait l'absorption, il renouvelait l'opération toutes les trois, quatre ou cinq semaines, ayant soin de ponctionner la capsule chaque fois à un autre endroit, de façon à affaiblir ou à détacher suffisamment la portion de cette membrane occupant la pupille et à pouvoir la déplacer aisément après l'absorption du cristallin. Il reconnaissait la diminution de l'épaisseur

(1) Practical Work on the Diseases of the Eye ; vol. II, p. 464 ; London, 1840.

du cristallin à l'agrandissement de la chambre antérieure et à la résistance moindre ressentie par la pointe de l'aiguille. Il devait ordinairement répéter l'opération sept ou huit fois avant que le cristallin fût détruit. Dans la plupart des cas, il réussissait à nettoyer la pupille et à rétablir la vision, en renouvelant simplement le taraudage; mais il fut obligé, dans un petit nombre de cas, de pratiquer une pupille artificielle avec les ciseaux de Maunoir.

Ce fait, que nous avons déjà mentionné (p. 188), et que M. Tyrrell n'ignorait pas, que généralement le cristallin n'est pas opaque dans les cas dont il s'agit, que la capsule elle-même est restée transparente, excepté dans l'aire de la pupille, a conduit à abandonner, jusqu'à un certain point, cette méthode de traitement pour y substituer la formation d'une pupille artificielle en enlevant une portion de l'iris; procédé qui a pour avantage de permettre l'arrivée des rayons lumineux sur la rétine, tout en conservant le cristallin.

5. L'aiguille courbe pour la division à travers la cornée, à cause de la solidité de sa pointe et de la facilité avec laquelle elle peut être portée dans toutes les directions, permet au chirurgien d'attaquer efficacement la capsule opaque, même lorsque le cristallin a déjà disparu. Il peut avec la pointe de l'instrument réussir à la détacher de l'iris, ou, si elle est flottante, l'entortiller et la détacher soit en tirant, soit en la tordant.

Accidents pendant et après la division par la cornée. — 1. Quelquefois, précisément au moment où l'aiguille traverse la cornée, la pupille dilatée se contracte brusquement, ce qui résulte parfois de ce que l'aiguille a touché la face antérieure de l'iris, mais ce qui peut aussi arriver avant que la pointe de l'instrument ait pénétré dans la chambre antérieure. Au bout d'une minute ou deux, la pupille se dilate généralement de nouveau, et l'on peut continuer l'opération. Si la contraction persiste, il faut retirer l'aiguille; quand on recommence l'opération un autre jour, il faut, pour avoir toute chance que la pupille reste dilatée, après avoir fait usage de la belladone la veille, introduire quelques gouttes d'une solution d'atropine sur la conjonctive une heure avant l'opération.

2. Si l'œil est trop pressé par les doigts, ou si l'aiguille ne remplit pas complétement la plaie de la cornée, l'humeur aqueuse s'échappe; l'iris tombe alors en avant, et vient se plisser autour de l'aiguille, ce qui rend difficile sinon impossible l'achèvement de l'opération. Le chirurgien doit dans ces cas retirer l'instrument, ou se borner à ouvrir la partie antérieure de la capsule d'un seul coup d'aiguille, puis retirer celle-ci, en prenant soin de s'assurer, pour l'opération suivante, d'un aide plus soigneux ou d'une meilleure aiguille. L'humeur aqueuse peut s'échapper même lorsqu'on a l'aide le plus habile et l'aiguille la mieux fabriquée, et c'est là, à cause des conséquences sérieuses qui

peuvent en être la suite, une objection grave contre l'opération à travers la cornée.

La chute de l'iris en avant n'est pas la seule conséquence fâcheuse de la perte de l'humeur aqueuse. Le cristallin a aussi de la tendance à se porter en avant, et quelquefois même il s'échappe de la capsule. Lorsque cela arrive, il faut immédiatement, soit déplacer le cristallin par la sclérotique, soit l'extraire par une petite incision de la cornée; quand on le laisse, il presse contre la pupille et, s'il est dur, peut donner naissance à une inflammation intense de l'iris et même de la cornée.

J'ai vu, chez une jeune personne, un cristallin mou laissé dans une position où il comprimait l'iris d'une part et la cornée de l'autre, provoquer une inflammation grave qui détermina la contraction et l'occlusion de la pupille. Il faut, en pareil cas, des semaines à l'iris pour reprendre sa position normale, et à l'humeur aqueuse pour remplir la chambre antérieure.

3. Le déplacement du cristallin arrive dans diverses circonstances pendant ou après l'opération. Si un cristallin dur est entraîné hors de la capsule parce que l'aiguille est restée enfoncée dans sa substance, on peut l'amener dans la chambre antérieure et l'extraire immédiatement. Si, au lieu de s'être borné à pratiquer une ouverture centrale à la capsule, on l'a fendue dans toute l'étendue de son diamètre, le déplacement du cristallin peut survenir quelques jours après l'opération. Le cristallin dénudé s'imbibe de l'humeur aqueuse, se gonfle, vient non-seulement comprimer l'iris, mais le déplacer en partie, l'un de ses bords sortant de la capsule et venant faire saillie à travers la pupille. J'ai vu cette sorte de déplacement déterminer l'ulcération de la cornée. On doit extraire alors le cristallin et combattre l'inflammation par la saignée, les sangsues, le calomel avec l'opium.

4. La division par la cornée, indépendamment de tout déplacement, est quelquefois suivie d'une kératite qui s'accompagne de l'inflammation de l'iris. La cornée perd son lustre, la face interne en devient parfois jaunâtre, probablement par suite d'épanchement de lymphe plastique; l'humeur aqueuse se trouble aussi, de sorte qu'on ne peut plus distinguer qu'avec difficulté l'état de l'iris. Quand l'inflammation s'apaise, et que la cornée et la chambre antérieure redeviennent claires, on voit l'iris rétracté et la pupille irrégulière adhérente par son bord aux restes de la capsule devenus blanchâtres, et constituant une cataracte secondaire. Il est très commun, à la suite de la division, qu'on l'exécute à travers la sclérotique ou à travers la cornée, de voir la capsule, transparente au moment de l'opération, devenir opaque et exiger une opération consécutive pour l'enlever de l'axe de la vision. L'inflammation de la cornée, de l'iris et de la capsule, doit être traitée par la saignée, le calomel avec l'opium, les révulsifs et la belladone.

Cette inflammation est quelquefois assez intense pour exiger des saignées répétées. Dans d'autres cas, elle est comparativement légère, et se continue pendant des mois, attirant à peine l'attention, si ce n'est de la part de ceux qui ont appris à se tenir en garde contre cette forme chronique de kératite et d'iritis (1). L'iritis scrofuleuse chez les jeunes personnes est quelquefois très opiniâtre, après la division à travers la cornée, et est sujette à se terminer par l'occlusion de la pupille.

Si l'on pratique l'opération de la division chez les personnes âgées, on voit souvent se développer une ophthalmie arthritique qui résistera à presque toute espèce de traitement. La douleur dans l'œil et la tête persiste malgré les déplétions sanguines, les révulsifs et l'opium. Le malade ne repose pas ou dort à peine. La rougeur est intense; la cornée offre à son pourtour un cercle bleuâtre très distinct; le cristallin devient de couleur verte et paraît gonflé, et bientôt la rétine est frappée d'insensibilité complète. Il faut, en pareil cas, ne fût-ce que pour calmer la douleur, extraire le cristallin.

5. Le docteur Von Ammon (2) a décrit une particularité très singulière qui peut survenir après la division par la cornée : c'est une infiltration de la matière fluide de la cataracte dans le tissu de cette membrane qui devient blanchâtre et gonflée, et le siége d'une ulcération qui la détruit complétement. Lorsque cette infiltration a lieu, ce qui, dans le cas qu'il cite, arriva le jour même de l'opération, il recommande d'ouvrir la cornée comme dans l'extraction.

SECTION XV.

CHOIX DE L'OPÉRATION POUR LA CATARACTE ; INDICATIONS ET CONTRE-INDICATIONS DES DIFFÉRENTES MÉTHODES OPÉRATOIRES.

Quand un cas de cataracte se présente à lui, le praticien honnête et intelligent se demandera tout d'abord s'il doit l'opérer par division, s'aventurer à en pratiquer l'extraction, ou se contenter d'en exécuter le déplacement. Il prendra pour guides de sa détermination, l'espèce de cataracte qui se trouve devant lui, l'état de l'œil affecté, l'âge et la constitution du malade, et enfin le degré de confiance qu'il peut avoir dans son habileté opératoire.

Après ce que j'ai dit dans les autres sections, je crois inutile de discuter minutieusement ici le mérite de chacun des modes opératoires; mais les remarques générales suivantes me paraissent mériter l'attention :

(1) Voyez Schindler, de Iritide chronicâ ex keratonyxide : Vratislaviæ, 1819.
(2) Zeitschrift für die Ophthalmologie, vol. 1, p. 127 ; Dresden, 1830.

I. Comme le succès de la *division* dépend de la dissolution des fragments du cristallin dans un espace de temps modéré et sans qu'il survienne d'irritation dans l'œil, cette méthode se trouve contre-indiquée lorsque le cristallin est dur ou que la capsule est fort épaisse ou très résistante. Les cataractes de cette nature se divisent difficilement sans faire courir de risque aux parties voisines, et quand on y est jusqu'à un certain point parvenu, elles ne se dissolvent pas.

Ce n'est que lorsque le cristallin est mou dans toute son épaisseur, et la capsule transparente, ou du moins peu épaisse, qu'il convient d'avoir recours à la division. C'est ce qui fait que c'est l'opération qu'on doit presque toujours préférer pour les enfants et les personnes jeunes, tandis qu'elle convient rarement pour les personnes âgées.

La division convient surtout dans les cas suivants :

1. Quand un œil est privé de la vue par suite de cataracte, et que la même maladie ne fait que débuter à l'autre. Pendant le temps que la cataracte met à se compléter sur le second œil, le cristallin qu'on aura divisé sur le premier peut déjà être résorbé.

2. Chez les personnes faibles, timides ou irritables, et chez celles qui sont sujettes aux affections nerveuses ou convulsives, il faut rejeter l'extraction et le déplacement qui sont plus graves, pour s'en tenir à la division.

3. Quand le chirurgien est timide et n'a pas l'habitude des opérations sur les yeux. Les fautes qu'un chirurgien placé dans ces conditions peut commettre, peuvent, dans l'extraction ou l'abaissement, entraîner la perte de la vue du malade, tandis que dans la division, s'il ne réussit pas du premier coup, il ne produira que peu de mal, et l'opération pourra être renouvelée.

La division est une méthode excellente pour guérir les variétés de cataractes susceptibles de se dissoudre; mais si l'opérateur y a recours pour des cas qu'elle ne comporte pas, il éprouvera du désappointement, et se formera une fausse idée du mérite que cette opération possède réellement. Si l'on veut recourir à la division pour les cataractes dures des personnes âgées, non-seulement on leur fera perdre du temps, mais on les exposera de plus à des conséquences fâcheuses qui pourront les mettre hors d'état de profiter des avantages des autres modes opératoires. Il ne faut pas non plus perdre de vue que la cure de la cataracte par la division est quelquefois suivie, même chez les sujets jeunes, d'un état atrophique de l'œil, peu favorable au rétablissement complet de la vision, résultat qui s'observe très rarement après l'extraction. Le travail de résorption, indispensable pour faire disparaître le cristallin, paraît souvent nuisible à l'œil. L'humeur vitrée déchirée, probablement pendant l'opération, s'affaisse; l'iris devient tremblotant, et la pupille se contracte sans qu'il se forme d'adhérences; enfin la rétine perd plus ou moins sa sensibilité. On voit souvent, après l'extraction, des yeux presque parfaits, si ce n'est qu'ils n'ont plus de cristallin : il en est rarement ainsi après la division.

Quant aux avantages comparatifs de la division par la cornée ou par la sclérotique, on a supposé que, la cornée étant presque insensible, la première méthode devait être moins douloureuse. Il faut cependant employer une plus grande force pour traverser la cornée que pour passer à travers la sclérotique et la choroïde; et ces derniers tissus, malgré leur vascularité, supportent beaucoup plus facilement que la cornée la plaie nécessitée par la division. On court certainement beaucoup moins de risque de léser les procès ciliaires et la rétine quand on introduit l'aiguille à travers la cornée; on est aussi certain de diviser ainsi plus ou moins complétement l'hémisphère antérieure de la capsule, tandis qu'on a moins de chance de détruire la capsule postérieure; la membrane hyaloïde reste intacte, et la sensibilité de la rétine court moins de risques d'être altérée par les violences exercées sur les tissus qui l'avoisinent. Ces avantages sont, jusqu'à un certain point, contre-balancés par le danger de léser l'iris au moment où l'aiguille traverse la cornée, par la tendance à la kératite qui se manifeste à la suite de l'opération, par le danger de voir survenir l'iritis lorsque, après la perte de l'humeur aqueuse, l'iris vient se mettre en contact avec la cornée, enfin par les difficultés qu'on éprouve, si l'on reconnaît, étant à l'œuvre, que le cristallin est dur, à le déplacer ou à lui faire franchir la pupille pour l'extraire.

II. *L'extraction* est la meilleure méthode de faire disparaître une cataracte dure. Tout chirurgien qui a acquis une grande expérience des maladies des yeux est fermement convaincu de la vérité de cette assertion, de même qu'il sait qu'une cataracte molle peut être guérie d'une manière sûre et satisfaisante par la division. Si l'on veut tenter cette dernière méthode dans le cas de cataracte dure, outre que le malade devra subir des opérations répétées qui prolongeront la cure pendant des mois, il se verra encore exposé à ce que le noyau dur, insoluble, tombe à travers la pupille dans la chambre antérieure, d'où il faudra l'extraire. Quand donc il n'existe aucune contre-indication spéciale, c'est à l'extraction que nous avons recours; nous n'avons, en conséquence, qu'à examiner quelles sont les circonstances qui doivent faire renoncer à l'extraction, même pour les cataractes dures, et quels sont les avantages comparatifs d'une grande ou d'une petite ouverture.

Voici quelles sont les principales contre-indications à l'extraction par une incision demi-circulaire de la cornée; on peut naturellement les considérer comme des indications pour l'extraction à travers une petite ouverture, ou pour le déplacement.

1. Quand la cornée est aplatie, l'iris convexe, le globe de l'œil petit et profondément enfoncé dans l'orbite, le contour de cette cavité saillant, les paupières courtes, ne pouvant point s'écarter largement, il

devient difficile, sinon tout à fait impossible, de pratiquer l'incision semi-circulaire de la cornée suivant le procédé ordinaire.

2. J'ai déjà signalé (page 506) la contre-indication tirée de la présence d'un arc sénile. Je ne la considère pas comme ayant grande valeur.

3. L'existence d'adhérences, soit entre la cornée et l'iris, soit entre l'iris et la capsule du cristallin, doit généralement faire repousser l'extraction; dans le premier cas, il me paraît difficile d'inciser la cornée sans diviser en même temps l'iris; tandis que, dans le second, la division de la capsule et la sortie du cristallin sont empêchées.

4. Si la pupille est très petite (*myosis*) et ne se dilate pas largement sous l'influence de la belladone, l'extraction doit encore être repoussée pour la même raison que ci-dessus.

5. L'état de diffluence de l'humeur vitrée est un motif péremptoire de rejeter l'extraction telle qu'on la pratique ordinairement; il ne faut donc jamais y procéder quand l'œil ne présente pas au toucher sa fermeté normale ou presque normale. S'il est mou et flasque, l'humeur vitrée est en quantité insuffisante, et la rétine malade; mais le plus souvent quand la membrane hyaloïde est dissoute, l'humeur vitrée liquéfiée est surabondante, et le globe de l'œil offre un degré de dureté extraordinaire. Dans ce cas, la cataracte, unie aux procès ciliaires par l'intermédiaire de la zonule de Zinn, peut facilement être déplacée à l'aide de l'aiguille. Le moindre attouchement suffit quelquefois pour la faire s'enfoncer au fond de l'œil; il s'effectue même dans certains cas, sans opération, un déplacement spontané ou sorte de guérison naturelle de la cataracte, qui excite chez le malade autant d'étonnement que de joie (1).

Il est rare, en pareil cas, que le retour de la vision, qu'il soit dû à l'action de l'aiguille ou à la rupture spontanée des moyens d'union qui existent entre la cataracte et les procès ciliaires, soit de longue durée. En regardant dans l'œil, on voit la cataracte flotter çà et là dans l'humeur vitrée; l'iris, s'il ne l'était déjà, devient tremblotant, et, au bout de quelques semaines ou de quelques mois, la rétine perd sa sen-

---

(1) « Dominus Packer passus est in oculo sinistro cataractam confirmatissimam ad minus per annos 25, quam albissimam, satis compactam et maturam acu deturbandam sæpius suasi; unâ nocte, sine ulla causa externa, evanuit suffusio, et, licet confusè, manè cœpit et lucem aspicere et colores agnoscere. Venit ad me, et oculum ostendit purum, lucidum sine ulla humorum perturbatione, obscuritate aut confusione. Pupilla minor tantum fuit, quæ tamen clauso altero oculo dilatabatur. Non credo fuisse dissipatum istud coagulum, sed pondere forsan ab uvea divulsam fundum petiisse aquei humoris eo loco ubi ab acu separata cataracta deprimitur et subsidit. Forsan ascendet denuô, ut sæpe contingit in cataractis malè depressis et locatis ab operatore, nisi forsan substantia crassior et gravis elevationem impediat.

« Elapsis diebus 15, ad me rediit, ostendit oculum clariorem, et facilè de omnibus objectis visibilibus potuit pronunciare. Dixit tamen uxorem aliquoties vidisse partem cataractæ denuô ascendentem ad pupillam, quæ valida narium emunctione illico ima iterum petiit. Procul dubio recurret, neque enim absumi potest. » Praxeos Mayernianæ syntagma, p. 83; Londini, 1690.

Voyez les observations de Boyer, Traité des maladies chirurgicales, t. V, p. 509; Paris, 1816.

sibilité. En touchant une fois avec l'aiguille une cataracte de cette espèce, je m'aperçus qu'elle se séparait du cercle ciliaire, excepté vers le nez, où elle continuait de rester suspendue comme sur un gond. Quand le malade regardait en haut, il voyait assez bien, et pouvait lire les enseignes des boutiques ; en effet, dans cette position de la tête, la cataracte flottait en arrière dans l'humeur vitrée et laissait la pupille libre ; mais, dès qu'il voulait examiner un objet qui exigeait qu'il se penchât en avant, lire, par exemple, un livre placé devant lui sur une table, il n'apercevait plus rien ; la cataracte se portant en avant venait fermer la pupille comme aurait pu le faire une porte ou un couvercle. Ce malade continua à venir se montrer pendant quelque temps au *Eye Infirmary* de Glascow ; mais lors de sa dernière visite il était complétement aveugle : le cristallin s'était détaché de son espèce de gond, la pupille était claire et la cataracte flottait derrière son bord inférieur, l'iris était tremblotant, le globe de l'œil très dur et la rétine insensible. Dans tous les cas de cette nature, la cataracte est précédée d'un état glaucomateux du cristallin, dans lequel cette lentille réfléchit les rayons verts de la lumière incidente. Quand donc on apprend qu'on a observé cet état avant l'apparition de la cataracte, et que l'œil est plus dur que d'habitude, on ne peut pratiquer avec confiance l'extraction suivant le procédé ordinaire. Peut-être l'extraction à l'aide d'une petite incision est-elle le seul mode opératoire qui présente quelque sûreté et qui convienne en pareil cas.

6. Quand les yeux sont sans cesse agités, affectés de mouvements involontaires ou convulsifs, ou quand le malade est en proie à une crainte extrême, ou tout à fait indocile, il ne saurait être question de l'extraction. Avant la découverte des agents anesthésiques (éther et chloroforme), ce n'était même qu'avec difficulté qu'on pouvait, en pareil cas, recourir au déplacement. Ainsi, lors de la première tentative que fit M. Wardrop pour opérer James Mitchell, garçon aveugle et sourd, âgé alors d'environ 15 ans, le malade fut d'abord docile et se laissa coucher et tenir sur la table. Néanmoins, le malaise que lui occasionna la pression indispensable pour maintenir l'œil fixé et les paupières ouvertes, parut triompher de sa résolution, et ses efforts devinrent si violents qu'il fut même impossible de contenir sa tête. On fit le lendemain une seconde tentative en prenant plus de précautions pour s'assurer de lui ; mais ses efforts et ses cris devinrent si violents, et sa colère si vive, que tous les aides furent bien aises d'abandonner leur poste. Quelques jours après, on le plaça dans une boîte en bois dont les côtés se mouvaient sur des charnières, on lui en enveloppa le corps et on le fixa avec des cordes disposées à l'entour. De cette façon, malgré une grande résistance, on parvint à le mettre sur la table et à l'y maintenir tranquille. M. Wardrop avait renoncé à l'espoir de pratiquer l'extraction et s'était résolu à essayer

l'abaissement. On éprouva beaucoup de difficultés à tenir les paupières ouvertes et le globe de l'œil fixé. Néanmoins, aussitôt que l'aiguille eut touché l'œil, le malade resta complétement tranquille et ses cris effrayants cessèrent. M. Wardrop, avec le bord tranchant de l'instrument, divisa la portion antérieure de la capsule, et avec sa pointe arracha le cristallin de derrière la pupille. Lorsqu'on abaissa la pointe de l'aiguille, le cristallin resta hors de la vue, excepté une petite portion de son bord inférieur. Le quatrième jour après l'opération, le cristallin avait changé de place, et on pouvait de nouveau l'apercevoir, couvrant environ un quart du bord supérieur de la pupille (1). Un pareil malade serait maintenant bien facile à maîtriser, grâce à l'éther ou au chloroforme. Plus les efforts des enfants sont violents, plus vite ces agents exercent leur action.

III. Quant aux avantages comparatifs *d'une grande ou d'une petite incision* faite à la cornée, il est bon de reconnaître que, bien qu'il n'y ait pas d'opération qui dérange moins les parties internes de l'œil, au moment de son exécution, que l'extraction adroitement exécutée à travers une incision demi-circulaire de la cornée, néanmoins les dangers auxquels l'œil est exposé consécutivement sont des plus sérieux. De son côté, l'extraction par une petite ouverture trouble davantage les parties internes de l'œil au moment de l'opération ; mais on suppose qu'une fois la cataracte extraite, l'organe court moins de danger. Bien que l'extraction à travers une petite ouverture réclame autant de précautions que celle pratiquée à travers une incision demi-circulaire, elle exige cependant moins d'adresse, fait courir moins de danger a l'iris, est rarement suivie d'une évacuation considérable de l'humeur vitrée ou d'une hernie de l'iris, et ne détermine pas une cicatrice aussi difforme ni aussi nuisible, à moins qu'il ne survienne une inflammation violente et désorganisatrice. On laisse souvent dans l'œil des fragments du cristallin, et la membrane qui tapisse la face interne de la cornée peut s'enflammer, surtout quand l'opération a été exécutée maladroitement ; mais on ne saurait nier qu'après l'extraction par une petite ouverture, le chirurgien n'envoie son malade au lit avec beaucoup moins de crainte sur les suites probables de l'opération, que lorsqu'il a pratiqué l'extraction à travers une incision demi-circulaire.

IV. Le principe sur lequel reposent les opérations par déplacement est essentiellement mauvais. On pourrait tout aussi bien compter qu'en introduisant un corps étranger dans l'œil, il y restera sans déterminer d'irritation continue, sans désorganiser les tissus délicats avec lesquels il se trouve en contact, et sans que les fonctions de

_____

(1) WARDROP's Hist. of James Mitchell, pp. 27, 32 ; London, 1813. D'après les expressions employées par M. Wardrop, on est porté à croire que, dans cette opération, la cataracte fut poussée en haut et non en bas.

l'organe viennent à cesser, que de croire que le cristallin peut être plongé dans l'humeur vitrée et y rester appliqué contre la rétine sans que l'œil en souffre et sans que la vision en soit troublée. On ne doit songer à la réclinaison et à l'abaissement que lorsqu'il existe des obstacles insurmontables à l'extraction et à la division. Si je le place ainsi au bas de l'échelle, ce n'est pas parce que le cristallin peut remonter après avoir été déplacé, je considère, au contraire, cette circonstance comme heureuse, puisqu'elle donne des chances de voir la cataracte se dissoudre après sa réascension, mais c'est parce que l'inflammation interne chronique de l'œil, la dissolution de la membrane hyaloïde et l'amaurose sont, je crois, les résultats presque inévitables du déplacement de toute cataracte un peu volumineuse qui ne parvient pas à se dissoudre. Quant au choix à faire entre l'abaissement et la réclinaison, il faut abaisser les cataractes petites, et récliner celles qui sont volumineuses.

SECTION XVI.

CATARACTE CONGÉNIALE.

Fig. Wardrop, pl. XI, fig. 1, 2. Von Ammon, thl. III, taf. XIV, fig, 1–17. Dalrymple, pl. XXVIII, fig. 1. Sichel, pl. XVIII, fig. 1, 2, 4.

Je dois renvoyer le lecteur à ce que j'ai déjà dit sur l'origine de cette affection par arrêt de développement ; sur ce qu'elle est souvent lenticulaire d'abord, puis capsulo-lenticulaire ; sur la position centrale qu'elle affecte quelquefois ; sur sa forme qui est parfois siliqueuse, le cristallin étant presque entièrement absorbé ; sur sa complication avec l'oscillation, l'amaurose et autres affections, et sur les avantages qu'il y a à opérer de bonne heure, aux pages 366, 382, 585, 599 (1).

Diagnostic. — Quant au diagnostic, je mentionnerai que la cataracte congéniale passe souvent inaperçue jusque vers l'âge de dix à douze ans ou même plus, et qu'on attribue à la myopie la faiblesse de la vision qui existe en pareil cas. Cela arrive surtout quand la cataracte est d'une teinte claire blanc-bleuâtre, que le cristallin est petit et entouré d'une zone noire (page 583), ou que la circonférence en est en partie ou complétement transparente (page 382). La vision est en pareil cas assez bien conservée, surtout pour les objets rapprochés, et quand le malade tourne le dos à la lumière ; ce n'est quelquefois qu'après avoir dilaté artificiellement la pupille à l'aide de la belladone, que la nature de l'affection devient manifeste pour les parents, et même pour le praticien.

(1) Consultez sur la cataracte congéniale, Ammon's Darstellungen, theil III, p. 65; Berlin, 1841.

[M. White Cooper a rencontré trois cas dans lesquels la cataracte
congéniale avait été prise pour la myopie, et deux qui avaient fait
croire à une imperfection de la sensibilité de la rétine. Voici les remarques qu'il présente à ce sujet sur les signes distinctifs de ces diverses
affections (1) :

« Le trouble de la transparence du cristallin, dans la cataracte congéniale, peut varier, sous les rapports de l'intensité, de la couleur du
lait mélangé d'eau jusqu'à la teinte la plus faible. Dans ce dernier cas,
la capsule est transparente, mais l'opacité envahit la totalité de la substance du cristallin et de petites taches sont souvent éparpillées à sa
surface. Il est très difficile, lorsqu'on ne dilate point la pupille, de reconnaître la véritable nature de ces sortes de cas ; mais, après l'action
de la belladone, les cataractes semi-transparentes paraissent comme
suspendues dans la pupille. Cet aspect est dû à ce que, la cataracte ayant
une dimension moindre que le cristallin normal, il existe entre sa circonférence et celle de la pupille un espace transparent dans lequel on
aperçoit la couleur noir de jais de la choroïde. Lorsqu'une personne
jeune a la vue faible, qu'elle ne peut apercevoir les objets éloignés,
qu'elle lit lentement lettre par lettre ou mot par mot, qu'elle ne peut
lire que pendant un court espace de temps, qu'elle tient son livre rapproché de ses yeux et tourne le dos à la lumière, on peut soupçonner
un trouble du cristallin. L'habitude de tourner la tête d'un côté à
l'autre et l'incertitude de la démarche sont des particularités qui
caractérisent très bien ces sortes de cas. Ces malades éprouvent de la
difficulté à dépeindre l'imperfection de leur vue. La netteté de la vision
ne pouvant, en effet, s'apprécier que comparativement, une personne
qui a toujours eu la vue trouble, ne peut juger de l'état de ce sens chez
les autres ; elle ne peut parler que d'après le résultat de ses propres
impressions et l'idée que celles-ci lui ont permis de se faire de la perfection de ce sens. Ainsi, lorsqu'il s'agit d'apprécier les couleurs, ces
malades ne peuvent distinguer les nuances délicates des ombres, et elles
manifestent leur étonnement lorsque, après la dilatation de la pupille
ou l'absorption de leurs cristallins malades, elles aperçoivent ces particularités. C'est avec la myopie que l'on est le plus exposé à confondre
cet état du cristallin ; mais on évitera l'erreur en faisant essayer aux malades des verres concaves qui rendent la vision plus confuse au lieu de
l'améliorer dans les cas de cataracte. Lorsque la myopie est excessive,
les pupilles sont ordinairement dilatées ; tandis que, dans tous les cas
de cataracte congéniale que j'ai vus, les pupilles étaient extrêmement
mobiles et se contractaient fortement. En cas de doute, la dilatation
par l'atropine les fera disparaître sur-le-champ. T. W.]

Opération.—Il est fort avantageux de mettre l'enfant sous l'influence

[(1) Congenital Cataract mistaken for Myopia and Amblyopia, in London Journal of Medicine,
June 1849.]

du chloroforme, quand on veut opérer une cataracte congéniale. L'absence de toute résistance permet de procéder résolûment à l'opération, tandis que le repos de l'œil est produit bien plus complétement et plus sûrement qu'on ne pourrait l'obtenir à l'aide des doigts ou du spéculum. On peut alors exécuter la division par la cornée avec moins de risque de voir l'humeur aqueuse s'échapper ; on évitera ainsi les difficultés que la division par la sclérotique présente chez les enfants, difficultés qui résultent du peu d'espace qui existe chez eux entre le bord de la cornée et la commissure externe des paupières, et de la résistance qu'offre à l'aiguille la conjonctive lâche et rendue saillante par suite du renversement des paupières, produit par les efforts que l'on fait pour maintenir l'œil ouvert.

SECTION XVII.

CATARACTE SECONDAIRE.

Fig. Saunders, pl. VI, fig. 1-4, pl. VII, fig. 2-6, Wardrop, pl. XIII, fig. 5. Soemmering's Beobachtungen. Von Ammon, tbl. I, taf. XII, fig. 50-55, taf. XI-I. Dalrymple, pl. XXVII, fi,. 4. Sichel, pl. XXI, XXII.

La cataracte secondaire consiste dans quelque portion d'une cataracte imparfaitement détruite par l'opération, ou dans un produit nouveau qui n'a commencé à se développer qu'après elle. La cataracte secondaire peut être vraie, fausse ou mixte. Ce peut être un fragment de cristallin, un lambeau de capsule, un épanchement de lymphe, ou une combinaison de ces trois élémens.

§ I. — Cataracte lenticulaire secondaire.

Quand les fragments de cristallin qui restent derrière la pupille, à la suite des opérations de cataracte, quel que soit le procédé qui ait été suivi, ne déterminent aucun symptôme d'irritation, le mieux est de maintenir la pupille dilatée et d'attendre quelque temps avec l'espoir de les voir se dissoudre dans l'humeur aqueuse. Je suis porté à penser qu'il reste quelquefois, après l'extraction, à la face interne de la capsule une couche de substance lenticulaire si mince et si transparente qu'on ne l'aperçoit pas au moment de l'opération, mais qui peut devenir complétement opaque et former obstacle à la vision après que la plaie est cicatrisée ; mais comme elle se dissout graduellement, la pupille ne tarde pas à s'éclaircir (1).

On peut laisser aussi quelquefois à l'absorption le soin de faire dis-

[(1) Nous avons eu, en effet, l'occasion d'examiner des capsules dont l'épaississement et l'opacité prétendus étaient dus à la présence des cellules intrà-capsulaires et d'une couche de fibres cristallines altérées. En râclant, on détachait cette couche ; la capsule reprenait sa transparence, et le microscope permettait de reconnaître dans les débris ainsi recueillis les cellules et les fibres cristallines altérées. T.W.]

paraître un noyau volumineux, ou même un cristallin entier qui est remonté. On doit alors se tenir en garde contre les causes externes d'irritation et maintenir la pupille dilatée à l'aide de la belladone. Si la dissolution ne s'en effectue pas dans un espace de temps raisonnable, on aura à choisir entre l'extraction à travers une petite ouverture et un nouveau déplacement.

Les tentatives pour guérir par absorption les cataractes dures sont souvent suivies de la persistance du noyau, qui devient une source d'ennui et de danger.

1. Il peut rester pendant des années entières derrière la pupille, ballotant de côté et d'autre suivant les mouvements de la tête, et rendant la vision obscure et confuse, mais sans produire beaucoup d'irritation. 2. Il peut s'enfoncer derrière l'iris, aller se mettre en contact avec les procès ciliaires et déterminer de la douleur et de l'inflammation. De la lymphe plastique venant à se sécréter autour de lui, il se trouve fixé dans sa nouvelle situation. L'irritation qu'il détermine peut alors cesser, mais elle peut aussi continuer et déterminer un dépôt de lymphe plastique dans la pupille, et même un abcès dans la cornée. 3. Il peut traverser la pupille et tomber dans l'espace compris entre la cornée et l'iris, déterminer dans quelques cas une névralgie intense, et dans d'autres l'iritis. Si on l'y laisse pendant quelques semaines ou quelques mois, il se pourra, quand on voudra l'extraire, qu'on le trouve uni par des adhérences organiques à l'iris et à la cornée.

Dans le premier de ces trois cas, on doit recourir au déplacement; mais dans les deux derniers il faut essayer l'extraction à travers une petite ouverture. On introduit par la sclérotique une aiguille courbe avec laquelle on fixe le noyau contre la cornée jusqu'à ce que l'incision soit faite; puis on le pousse hors de l'œil à l'aide de cette même aiguille.

§ II. — Cataracte capsulaire secondaire.

Bien que la capsule soit rarement enlevée avec le cristallin de l'axe de la vision, il est cependant rare que l'opération par déplacement soit suivie d'une cataracte capsulaire secondaire; après l'extraction, au contraire, et surtout après la division, cette espèce de cataracte est très commune.

Si l'hémisphère antérieure de la capsule était déjà un peu opaque avant l'extraction, et que l'opérateur ne l'a point enlevée en même temps que le cristallin, ou bien si le second temps de l'opération n'a pas été exécuté avec soin et qu'une inflammation interne assez considérable est survenue, bien que cette membrane fût transparente, il se forme inévitablement une cataracte capsulaire secondaire qui peut être assez complète et assez dense pour faire manquer en grande partie le but de l'opération. On observe fréquemment après l'extraction un léger degré d'opacité de la capsule qu'on a déchirée. Il est même extrêmement rare qu'après la guérison du malade, si l'on vient à concentrer la lumière à l'aide d'une lentille et qu'on en porte le foyer au niveau de la pupille, on n'aperçoive pas quelques lambeaux opaques. J'ai vu cette opacité si peu marquée que, lors même que ces lambeaux occupaient tout le champ de la pupille, ils n'empêchaient pas le malade de voir et de lire à l'aide de verres à cataracte. S'il survient une iritis après l'opération, les fragments de la capsule non seulement deviennent blancs et s'unissent entre eux, mais contractent de plus des adhérences avec l'iris, et la pupille se rétrécit et devient anguleuse; de telle façon que, bien qu'immédiatement après la sortie du cristallin le malade ait pu distinguer assez nettement les objets, il ne lui reste plus guère alors que la faculté de distinguer la lumière de l'obscurité.

Il est difficile, après la division, d'empêcher la formation d'une cataracte capsulaire secondaire. Si l'aiguille n'a fait que déchirer en travers la moitié antérieure de la capsule, ou si celle-ci a été détachée d'une seule pièce de la face antérieure du cristallin, elle est très disposée à se cicatriser et à devenir opaque; de sorte que non-seulement elle met alors obstacle à la dissolution de la cataracte, mais devient elle-même un nouvel obstacle à la vision. Lorsqu'on exécute la division, si le cristallin et sa capsule sont détachés de leurs connexions et tombent dans l'humeur vitrée, le cristallin peut se dissoudre, si la capsule a été suffisamment ouverte, mais non la capsule, qu'on pourra apercevoir flottant çà et là profondément dans l'œil et formant obstacle à la vision.

La capsule à l'état normal, aussi bien qu'après qu'elle est devenue opaque, a une pesanteur spécifique moindre que celle de l'humeur aqueuse ou de l'humeur vitrée, de façon qu'elle tend toujours à flotter au niveau de la pupille : c'est là un fait qu'on doit avoir bien présent à l'esprit, aussi bien lorsqu'on pratique la division que lorsqu'on tente de déplacer une cataracte capsulaire secondaire. Un fragment de capsule fort épaissie qu'on aura complétement isolé, s'enfoncera; mais s'il est resté uni à une portion considérable de cette membrane non épaissie, le tout flottera. De là l'utilité d'inciser la capsule de préférence de bas en haut, afin que, si quelques-uns des lambeaux restent adhérents à sa circonférence, ce soit plutôt en haut qu'en bas, afin qu'ils puissent ainsi flotter hors de l'axe de la vision.

Quand une cataracte capsulaire secondaire occupe une grande partie du champ de la pupille, on doit essayer d'y établir avec l'aiguille une ouverture centrale suffisante. On y réussit souvent, et l'on voit alors les lambeaux de la membrane que l'on a déchirée se retirer derrière l'iris. Mais il y a des cas assez nombreux dans lesquels la capsule résiste à ce mode de traitement.

La capsule à l'état transparent se laisse facilement déchirer; mais il en est tout autrement quand elle a été épaissie et rendue opaque par l'inflammation. Dans cet état, elle est si coriace et si élastique, qu'on ne peut la diviser ; on peut la porter avec la pointe de l'aiguille tout au fond de l'humeur vitrée, et la voir à l'instant même remonter comme poussée par un ressort et venir reprendre sa situation première. On réussit quelquefois à l'enrouler autour de l'aiguille courbe, à la séparer de ses attaches et à l'abaisser ; mais elle reste rarement long-temps dans sa nouvelle position. J'ai quelquefois réussi à enrouler ainsi la capsule autour d'une aiguille courbe, en imprimant à celle-ci un mouvement de rotation, puis à entraîner la capsule par un mouve-ment de traction vers la plaie de la sclérotique, où elle restait fixée après que j'avais retiré l'aiguille. L'iris et le corps ciliaire, auxquels la cataracte adhère souvent, sont sujets à être tiraillés et lésés, et quel-quefois l'iris à se séparer de la choroïde pendant ces tentatives. On voit souvent aussi une inflammation intense succéder à ces sortes d'opérations.

M. Bowman (1) a proposé de nettoyer la pupille, dans les cas de cataracte capsulaire secondaire, en déchirant la membrane à l'aide de deux aiguilles employées simultanément. Il les introduit par les deux bords opposés de la cornée, en fait pénétrer les pointes, l'une à côté de l'autre, dans la membrane qu'elles déchirent en s'écartant, chacune d'elles emportant des fragments vers un point opposé de la pupille. Les parties vasculaires n'éprouvent ainsi aucun tiraillement, les seuls tissus touchés étant la cornée et la membrane opaque elle-même. Une des aiguilles peut servir de point d'appui et faciliter ainsi l'action de l'autre.

[Il n'est que très rarement utile d'introduire une des deux aiguilles à travers la sclérotique ; en tous cas, on n'introduit la seconde que lorsque la première n'a pas suffi pour détruire la capsule. Il n'est jamais nécessaire d'enfoncer l'instrument à plus d'un demi-pouce. M. Bowman a imaginé de limiter la longueur de l'aiguille destinée à pénétrer dans l'œil, en donnant subite-ment à la tige, au point où elle cesse de devoir s'introduire, une épaisseur beaucoup plus considérable. (*V.* fig. 102.) Il en résulte un arrêt suffisant pour l'empêcher d'entrer trop avant ; ce qui pourrait arriver aux opérateurs qui, se servant pour la première fois du procédé, n'auraient pas toute leur attention portée sur l'aiguille tenue par la main gauche. La disposition de l'aiguille de M. Bowman, dite *stop needle*, tout en prévenant ce danger, permet de maintenir aisément l'hu-meur aqueuse en bouchant hermétiquement l'ouverture faite à la cornée. T. W.]

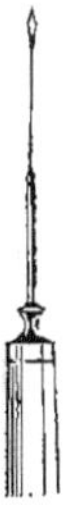

[Fig. 102.]

(1) Medical Times and Gazette, Oct. 30, 1852, p. 438.

La cataracte capsulaire secondaire peut être extraite à travers la sclérotique, suivant la méthode de Freytag, ainsi que je l'ai déjà expliqué, page 464 ; mais la méthode la plus sûre et la plus satisfaisante est celle que j'ai indiquée page 452. J'ai réussi une fois de cette façon à enlever la capsule entière ; elle formait un sac complet : le centre de l'hémisphère de la capsule antérieure était épaissi et presque cartilagineux, tandis que le reste en était transparent. Le cristallin avait été détruit par absorption quelques années auparavant (1).

On peut souvent employer avec avantage, pour détacher et extraire, surtout à travers la cornée, les cataractes capsulaires secondaires, les petits instruments si ingénieux introduits récemment dans la pratique ophthalmologique, et connus sous les noms de pince et de ciseaux à canule.

L'idée de convertir l'extrémité d'un fil d'acier, dont le volume ne dépasse pas celui d'une aiguille à cataracte, en une pince dont les lames s'écartent par leur propre élasticité et se ferment au moyen d'une canule qu'on fait marcher le long de la tige, paraît appartenir à M. Charrière, fabricant bien connu d'instruments de chirurgie, à Paris (2). C'est à M. Wilde, de Dublin, que l'on doit l'adaptation du même mécanisme à une paire de très petits ciseaux. Le même manche et la même canule peuvent servir pour l'un ou l'autre de ces instruments, et le chirurgien peut être muni de pinces et de ciseaux de différentes dimensions, qu'il peut adapter à sa volonté au manche et à la canule. La fig. 103 fait voir les ciseaux à canule complets et ouverts ; la fig. 104, les ciseaux fermés ; la fig. 105, la tige de la pince, sortie de la canule ; la fig. 106, la pince fermée.

Lorsque le chirurgien veut préparer cet instrument pour s'en servir, il introduit la tige de la pince ou des ciseaux dans la canule, jusqu'à ce que les lames commencent à être rapprochées par la pression de la canule ; il fixe ensuite la tige en tournant l'écrou qui est sur le côté du manche. Quel que soit l'instrument qu'on emploie, on le ferme, pour l'introduire dans l'œil, en appuyant sur le ressort du manche : ce ressort fait monter la canule qui rapproche ainsi les lames l'une contre l'autre. Lorsqu'on cesse de presser sur le ressort, la canule s'abaisse et les lames

Fig. 104.

F. 105.

Fig. 103.   Fig. 106.

(1) Voyez GIBSON's Practical Observations on the Formation of an Artificial Pupil, etc., p. 117 ; London, 1811.

[(2) M. Luër a revendiqué à bon droit sa part dans l'invention de cet instrument que l'on peut considérer comme une des plus ingénieuses de la coutellerie chirurgicale. Si l'idée première en revient à M. Charrière, qui l'avait déjà publiée en 1844 dans sa *Notice sur l'exposition*, n° 59, il est également vrai que la pince-tube, reléguée dans l'oubli pendant plusieurs années, n'est définitivement entrée dans l'arsenal pratique des ophthalmologistes, qu'après que M. Luër, (qui a cru de bonne foi pouvoir s'en attribuer l'invention, puisqu'il déclare n'avoir jamais ouï parler de l'idée réalisée plusieurs années auparavant par M. Charrière), en eut remis une de sa fabrication entre les mains de M. Desmarres, qui s'en servit incontinent et pour la première fois sur le vivant. Selon toute vraisemblance, ces deux fabricants, également habiles, avaient eu la même idée, et l'on peut en laisser à chacun sa part de mérite. T.W.]

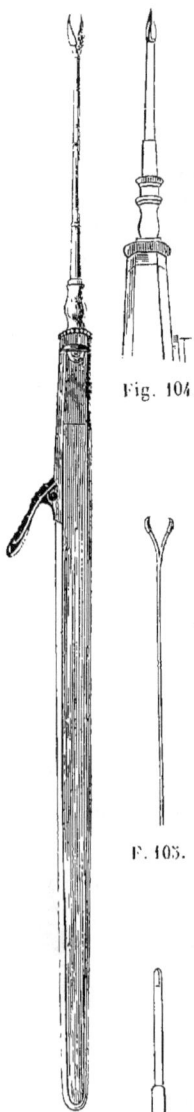

s'écartent. Si c'est de la pince que l'on se sert, on saisit la membrane de l'intérieur de l'œil sur laquelle on veut agir, que ce soit l'iris ou la capsule, en pressant sur le ressort et en fermant les lames. On les maintient ainsi rapprochées, et on attire la membrane au dehors à travers la plaie de la sclérotique ou de la cornée. Si ce sont les ciseaux que l'on met en usage, on divise la membrane en pressant sur le ressort, et si l'incision demande à être prolongée, on recommence plusieurs fois de suite le même mouvement.

On se sert de ces deux instruments pour l'extraction des cataractes capsulaires secondaires, soit à travers la cornée, soit à travers la sclérotique, et pour la formation d'une pupille artificielle, surtout à travers la cornée. Les ciseaux servent, dans le premier cas, à couper en travers des bandes de capsule opaque et coriace ou de fausses membranes, et dans le second à inciser l'iris. Les pinces servent à saisir la capsule et à l'amener hors de l'œil, à saisir l'iris pour le détacher de la choroïde, ou à en attirer le bord pupillaire à travers une incision de la cornée.

La pince à canule ordinaire est construite de façon à ce qu'une de ses branches se termine par une seule dent qui est reçue entre les deux dents de la branche opposée lorsqu'on la ferme ; elles offrent, lorsqu'elle est fermée (fig. 106), une pointe obtuse, de sorte qu'on ne peut l'introduire dans l'œil sans une ponction préalable. Une des branches d'une autre paire, longue et munie d'une pointe affilée, est perforée pour recevoir la dent de l'autre branche plus courte ; elle peut alors être introduite à travers la cornée ou la sclérotique sans incision préalable.

Les lames des ciseaux-canules ordinaires sont aiguës : l'une dépasse l'autre en longueur, et les bords externes en sont tranchants ; de sorte que, lorsqu'ils sont fermés (fig. 104), ils peuvent perforer la sclérotique et la cornée. La canule et les ciseaux ont leurs dimensions calculées de telle sorte que la canule remplit complétement la plaie faite par les lames des ciseaux ; de façon que, si c'est à travers la cornée que l'instrument a été introduit, il peut agir à l'intérieur et diviser l'iris et la capsule par l'ouverture et la fermeture successives de ses branches, sans que l'humeur aqueuse puisse s'échapper.

M. Bowman, afin de pouvoir se servir des ciseaux pour enlever un lambeau du bord de la pupille à un point donné, sans courir le risque d'entamer le cristallin, a fait donner à la lame la plus courte une extrémité mousse, qui lui permet de passer derrière l'iris et même de toucher la capsule sans l'endommager. Dans les cas de cornée conique, au lieu de la méthode de Tyrrell pour agrandir la pupille par prolapsus (V. p. 239), M. Bowman propose comme une opération moins dangereuse, d'introduire les ciseaux ainsi modifiés à travers la cornée, et d'inciser le bord de la pupille pour l'agrandir par la plaie béante qui résulte de l'écartement des bords de l'incision, et la faire correspondre à une portion de la cornée plus propre à réfracter convenablement la lumière que le sommet du cône.

Il est bon d'être pourvu de différentes paires de ciseaux : l'une avec des lames longues, l'autre avec de courtes ; une avec les deux lames à pointes aiguës, une autre avec une lame aiguë et l'autre mousse, une dernière enfin avec les deux lames mousses.

Il faut beaucoup de soin pour fabriquer la pince et les ciseaux à canule, surtout ceux qui doivent pénétrer sans incision. Si les lames ne sont pas bien minces, et la canule bien ajustée, de façon à obstruer complétement la plaie qu'elles ont produite, non-seulement l'instrument ne remplira pas le but, mais il déterminera vraisemblablement quelque lésion grave de l'œil.

Chaque fois que l'on se sert des pinces ou des ciseaux, il faut les démonter et en nettoyer chaque pièce soigneusement; ce qui s'exécute, pour la canule, à l'aide d'un fil de fin enroulé sur un fil de laiton très mince : la moindre humidité fait rouiller la tige dans la canule, et tout le mécanisme se trouve dérangé. Après avoir essuyé les pinces ou les ciseaux, on peut les faire passer à travers du cuir enduit de suif ou d'autre graisse (1).

§ III. — Cataracte fausse secondaire.

La cataracte fausse secondaire, produite par un épanchement de lymphe plastique consécutive à une iritis, est la plus fréquente de

(1) DESMARRES. Annales d'Oculistique : t. XXVI, p. 166 ; Bruxelles, 1851. WILDE. Medical Times, December 7, 1850, p. 592 ; BOWMAN, Medical Times and Gazette, January 10 and 31, 1852, pp. 34, 108.

toutes. Elle peut être très légère, n'être constituée que par une sorte
de frange qui borde la pupille, et déterminer une sensation semblable
à ce que l'on a appelé *musca volitans*, sans gêner autrement la vision
Quelquefois, au contraire, elle est très considérable, et forme un réseau
qui occupe toute la pupille, ainsi que cela est arrivé dans le cas représenté fig. 107, où l'on avait pratiqué l'extraction : la pupille peut aussi

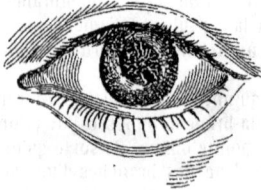

Fig. 107.

Empruntée à Beer.

être fort contractée et même presque
fermée, et adhérer aux restes de la capsule.

La variété réticulée est généralement
d'une texture très délicate, surtout quand
elle doit son origine, comme dans la
fig. 107, à un épanchement sanguin
lorsqu'on veut l'extraire, elle cède dès
qu'on la touche avec le couteau introduit à travers la cornée, ou se rompt par

suite de la perte de l'humeur vitrée (1). Il vaut donc mieux tenter de
la déchirer avec l'aiguille que d'essayer de l'extraire. Quand la pupille
est fortement contractée et remplie par une exsudation lymphatique qui
l'unit solidement à la capsule, la meilleure méthode à suivre pour
réparer la vision est de pratiquer une pupille artificielle par l'un ou
l'autre des procédés que nous décrirons ci-après.

§ IV. — Cataracte secondaire mixte.

Une forte proportion des cataractes secondaires appartient à cette
classe. La capsule opaque est presque toujours accompagnée d'une
fausse membrane qui l'unit plus ou moins à l'iris. On trouve même
souvent, après une ou plusieurs opérations à l'aiguille, un morceau de
cataracte dure intimement adhérent à la capsule, et celle-ci unie à l'i-
ris par une fausse membrane.

Le meilleur moyen sans contredit de dégager en pareil cas la pupille, est l'extraction, soit à travers la sclérotique, soit à travers la
cornée. Avant de la pratiquer, il faut dilater le plus possible la pupille
à l'aide de la belladone, faire coucher le malade et le chloroformer.

Lorsqu'on opère à travers la sclérotique, on commence ordinairement par introduire une aiguille courbe, à l'aide de laquelle on essaie
de pratiquer une large ouverture au centre de la cataracte secondaire.
Si l'on y réussit, les fragments de la capsule se contractent immédiatement et se retirent derrière la pupille, laissant un espace suffisant pour
la vision : on n'a plus alors qu'à retirer l'aiguille. Si le tissu est trop
résistant pour pouvoir être entamé par l'aiguille, on essayera immé-

(1) GIBSON, Op. cit., p. 126.

diatement de rassembler avec celle-ci toute la cataracte en une seule masse et de la détacher du corps vitré et de l'iris. Cela fait, on agrandit l'ouverture de la sclérotique à l'aide du couteau à pupille artificielle ou de la pointe du couteau à cataracte ; puis on introduit le crochet de Schlagintweit ou la pince à canule à pointe mousse ; on saisit la cataracte, et, après avoir tourné une ou deux fois l'instrument sur son axe pour s'assurer que la cataracte est bien détachée, on l'attire lentement au dehors.

Si la cataracte n'apparaît que comme une pellicule mince, on peut l'extraire avec la pince à pointes aiguës introduite à travers la cornée. On fait pénétrer l'instrument, sa petite branche en avant, près de la circonférence de la cornée, et on le pousse vers le bord de la pupille ; on en ouvre les branches, et celle qui est aiguë est passée à travers la cataracte jusque derrière elle, la plus courte en avant ; on ferme alors les branches ; on fait tourner l'instrument sur son axe pour détruire les adhérences, et on extrait. Si la capsule paraît fort épaissie, il est inutile d'essayer de l'extraire par une aussi petite ouverture que celle que produit la pince aiguë. On doit alors pratiquer à la circonférence de la cornée, avec le couteau à pupille artificielle, une incision d'une ligne d'étendue, et faire pénétrer la pointe de la pince à travers la cataracte tout contre l'ouverture de la pupille, puis retirer brusquement l'instrument afin de conserver autant que l'on peut d'humeur aqueuse. On introduit ensuite la pince mousse dans la chambre antérieure, on l'ouvre, on en insinue une des branches derrière la cataracte par l'ouverture qu'on y a pratiquée, tandis que l'autre vient l'embrasser par devant, on ferme l'instrument, on le tourne sur son axe et on le retire en entraînant la cataracte. Si c'est le noyau du cristallin que l'on doit extraire, l'incision de la cornée doit être plus étendue ; l'humeur aqueuse s'échappe alors en plus grande abondance, et à mesure qu'elle s'écoule, la cataracte se rapproche ordinairement de la cornée.

Gibson exécutait l'extraction des cataractes membraneuses par la cornée à l'aide d'un simple crochet ou d'une petite pince qui se fermait par un ressort. Pour fermer la pince à canule, il faut presser sur le ressort, ce qui gêne pour exécuter le mouvement de rotation, les doigts n'étant pas libres.

On peut se servir des ciseaux à canule introduits à travers la sclérotique ou la cornée, pour couper en travers la capsule ou la fausse membrane qui la réunit à l'iris. Si l'on peut réussir à entamer par ce moyen la membrane opaque dans le point où elle est le plus résistante, de façon à ne plus la laisser adhérente que dans un seul point et par un mince filament, on a beaucoup obtenu. Si alors elle ne se contracte pas immédiatement pour abandonner le champ de la vision, on doit la saisir avec la pince à canule et l'extraire.

SECTION XVIII.

VERRES A CATARACTE.

Le cristallin diminue un peu la grandeur de l'image qui vient se peindre sur la rétine, mais si peu, que les personnes qui ont été opérées de la cataracte avec succès ne se plaignent point de voir les objets plus grands, mais seulement un peu plus confus qu'avant leur maladie. Comme, après l'opération, la place qu'occupait le cristallin est remplie par l'humeur aqueuse, le pouvoir réfringent de l'œil n'est que peu diminué, mais ce qui est le plus troublé, c'est la faculté d'accommoder l'œil aux distances. Pour remédier à cette diminution du pouvoir réfringent et de la faculté d'accommodation, on a recours à l'usage de verres bi-convexes ou plano-convexes, de ménisques à foyers différents. Plus l'objet que l'on veut regarder est rapproché, plus le verre doit être convexe; en d'autres termes, plus court doit en être le foyer. Pour que le malade pût voir parfaitement bien à toutes les distances, il faudrait qu'il fît usage d'un nombre infini de lentilles; mais comme cela est tout à fait impraticable, il se contente ordinairement d'en employer deux, l'une pour lire et pour examiner les objets rapprochés, l'autre pour regarder au loin. Les objets qui sont à ses pieds, comme les marches d'un escalier, par exemple, sont ceux qu'il voit le moins bien. Les lentilles les plus fréquemment employées sont celles de deux pouces et demi de foyer pour lire, et celles de quatre pouces et demi pour voir les objets éloignés. J'ai connu des personnes de cinquante ans qui pouvaient lire avec des verres de trois pouces de foyer et voir les objets éloignés avec des verres de cinq pouces. Il faut naturellement préférer les verres à foyer le plus long possible, car en avançant en âge on peut se trouver obligé de recourir à des foyers plus courts. Les ménisques offrent l'avantage d'agrandir le champ de la vision. On doit prendre de préférence de petites lentilles ovales entourées d'un bord noir d'écaille de tortue, comme plus légères et produisant moins de reflet que les grandes lentilles circulaires, fixées directement sur l'encadrement de la lunette.

On fait usage des verres dans le but de rendre la vue de ceux qui ont été opérés de la cataracte *parfaite* aussi bien que *distincte,* car les auteurs qui traitent de l'optique admettent entre la vision *distincte* et la vision *parfaite* une différence qui n'est peut-être pas bien nettement exprimée. Les malades opérés de la cataracte possèdent souvent, sans le secours des verres, la vision distincte, mais jamais la vision parfaite. A cause de l'absence du cristallin, les rayons des faisceaux lumineux qui émanent en divergeant des objets visibles, ne sont plus concentrés sur des points absolus de la rétine, comme dans l'œil intact;

néanmoins ces faisceaux lumineux occupent sur la rétine des espaces
assez petits pour que les personnes privées de cristallin puissent discerner assez nettement les objets placés à une certaine distance. Elles
peuvent encore distinguer les objets qui se trouvent à une distance
autre que celle à laquelle elles voient le mieux ; cela est dû aux changements qui surviennent dans les dimensions de la pupille, suivant que
l'objet qu'on regarde est plus ou moins éloigné ; mais elles sont complétement privées de la faculté d'agir sur la puissance réfractive de
l'œil, faculté qui, à l'état normal, nous permet de voir à toutes les distances, et qui dépend d'un changement survenu soit dans la situation
du cristallin, soit dans sa forme, soit de ces deux causes réunies, soit
enfin de toute autre disposition ajoutée à celles-là, qui peuvent avoir
pour résultat de raccourcir le foyer des milieux réfringents de l'œil
lorsqu'on regarde les objets rapprochés. C'est pour n'avoir point saisi
cette distinction, que quelques auteurs ont commis l'erreur de croire
qu'après la perte du cristallin l'œil conserve encore la faculté d'accommoder ses foyers aux distances.

Non-seulement les malades opérés de la cataracte peuvent voir avec
une netteté plus ou moins grande, et à des distances très différentes,
sans l'aide d'aucun verre, ou avec un seul verre pour toutes les distances, les changements de dimension de la pupille leur venant pour
cela en aide, mais, de plus, leur vue peut, par l'exercice, s'améliorer
considérablement.

Haller (1) mentionne le cas d'un noble qui paraît avoir vu distinctement à des distances variables aussitôt que la cataracte a été enlevée de l'axe de la vision. Miss H.,
jeune dame d'environ 20 ans, dont le docteur Young examina la vision, se servait, pour les objets éloignés, d'un verre de quatre pouces et demi de foyer, et avec ce
même verre elle pouvait lire à une distance de douze à cinq pouces. Hanson, charpentier,
âgé de 63 ans, qui avait été opéré par extraction quelques années auparavant, et qui fut
aussi examiné par le docteur Young, voyait bien pour son travail avec une lentille de deux
pouces et demi de foyer, et avec ce même verre il pouvait lire à une distance de huit et de
quinze pouces, mais la distance la plus convenable était onze pouces. Mʳˢ Maberly, âgée
d'environ 30 ans, qui avait eu les deux cristallins extraits, sortait sans lunettes, et pouvait
lire et travailler avec des verres de quatre pouces de foyer (2). M. Gabriel, guéri de la
cataracte par Maunoir, à l'aide de la division, pouvait lire des caractères très petits avec le
même verre à l'aide duquel il voyait les peintures suspendues aux murs de l'appartement ;
il allait à la chasse, et remporta un prix au tir au fusil, la distance étant de deux cents
pas (3). Un garçon, âgé de 12 ans, opéré par le docteur Rainy au Eye Infirmary de
Glascow, voyait distinctement les objets éloignés et lisait facilement avec des verres de
quatre pouces et demi de foyer. M. W. J., âgé de 60 ans, que j'ai opéré par extraction,
écrivait sans lunettes et lisait ce qu'il avait écrit, mais il lui fallait des verres de deux
pouces et demi de foyer pour lire les livres imprimés. M. T. S. T., un de mes malades,
chez qui le cristallin avait été absorbé à la suite d'une lésion traumatique, pouvait lire
avec un verre de cinq pouces à la distance de six à dix-sept pouces, mais mieux à celle

(1) Elementa physiologiæ ; t. V. lib. XVI, sect. IV, § 25, p 514 ; Lausannæ. 1765.
(2) On the Mechanism of the Eye, by Thomas Young, M.D., Philosophical Transactions
for 1801, p. 65.
(3) Annales des sciences naturelles, seconde série, t. V, p. 190 ; Paris, 1836.

de dix-sept à vingt, et il lisait avec un verre de quatre pouces à la distance de huit à dix-huit pouces, mais mieux à celle de douze à quatorze.

L'observation suivante est un excellent exemple de la possibilité qu'a l'œil d'acquérir par l'exercice une vue meilleure après l'ablation du cristallin :

Obs. 494. — Sir W. Adams opéra un postillon qui avait perdu la vue d'un œil depuis 9 ans et depuis 3 ans celle du second. Les deux cataractes furent détruites par la division. Quand le malade reprit ses fonctions de postillon, il fut obligé de porter des lunettes, car il ne pouvait même aller et venir sans elles; mais, s'apercevant que les personnes qu'il conduisait manifestaient souvent des craintes pour leur sûreté en se voyant menées par un homme en lunettes, il essaya petit à petit de s'en passer pendant le jour; au bout d'un an, il pouvait mener sa voiture sans lunettes aussi bien qu'avec leur secours (1).

Dans tous les cas où la vision devient distincte et va en s'améliorant après l'ablation du cristallin, le docteur Young a démontré, au moyen de l'*optomètre*, que la vision parfaite manque, ou, en d'autres termes, que l'œil a perdu la faculté d'agir sur ses puissances réfractives internes (2).

L'usage prématuré des verres à cataracte peut, même à la suite des opérations les plus heureuses, amener dans l'œil un état de faiblesse qui le rende impropre même aux occupations qui n'exigent qu'une vue médiocre.

Tant que sa vue paraît s'améliorer, on ne doit point laisser le malade faire usage de verres à cataracte. Cette amélioration va ordinairement en s'accroissant pendant plusieurs mois après l'opération. Si nous permettons à notre malade de se servir de suite de verres à cataracte, il sera sans doute enchanté de pouvoir reprendre ses occupations ordinaires; mais il s'apercevra bientôt qu'il n'y voit plus aussi bien qu'au commencement, et cherchera probablement à y remédier en ayant recours à des verres plus convexes et grossissant, par conséquent, davantage. Il continuera d'aller ainsi en augmentant la puissance de ses verres, jusqu'à ce qu'enfin il n'en pourra plus trouver qui lui fassent voir aussi bien qu'au début. Si, au contraire, il ne commence à faire usage de lunettes que lorsque l'œil s'est bien remis de l'opération et a pu s'habituer à la perte du cristallin, s'il en choisit alors de convenables et ne commence à s'en servir qu'un peu à la fois, sa vue continuera à s'améliorer, et, s'il est âgé, il est probable qu'il ne devra plus changer de verres; s'il a de 30 à 40 ans, il ne sera pas obligé de les changer avant l'âge de 50 à 60. Il pourra reprendre ses occupations les plus délicates, telles que dessiner, ou, si c'est une femme, coudre, broder, etc.

L'opération peut avoir réussi parfaitement sans que le malade, par suite du manque de verres convenables, en retire un grand avantage.

(1) Journal of Science and the Arts; vol. II, p. 409; London, 1817.
(2) PORTERFIELD's Treatise on the Eye, vol. I, p. 454; Edinburgh, 1759; YOUNG, Op. cit.

Ainsi, la veuve de Drelincourt, qui avait été opérée par abaissement par Rau, n'en avait éprouvé pendant quinze ou seize ans qu'un assez faible avantage, lorsqu'un jour Haller l'ayant fait regarder à travers un petit globe de verre ou lentille très épaisse, elle s'aperçut qu'elle pouvait lire (1).

Le meilleur signe auquel on puisse reconnaître qu'un verre à cataracte convient, c'est lorsque, placé contre l'œil, il permet à la personne qui l'essaie de voir parfaitement les objets à la même distance qu'elle pouvait le faire avant d'être atteinte de cataracte. S'il a choisi des verres d'un foyer trop long, de cinq pouces, par exemple, au lieu de quatre qu'il aurait fallu, il s'apercevra de temps en temps qu'il voit mal avec ces verres, à moins qu'il ne les écarte de ses yeux d'un pouce ou deux, ce qui lui permet de voir distinctement. Il faut, en pareil cas, qu'il prenne des verres d'un foyer plus court, afin que l'image des objets vienne se former exactement sur la rétine. Si les verres choisis ont, au contraire, un foyer trop court, ils feront paraître les objets trop rapprochés ; de sorte que le malade se méprendra sur leur distance et que, lorsqu'il voudra les saisir, sa main n'arrivera pas jusqu'à eux. Il faut alors choisir des verres d'un foyer plus long. Si le malade essaie les verres pendant qu'il a encore la pupille dilatée par la belladone, il commettra l'erreur de choisir des verres d'un foyer plus court que celui qui lui sera nécessaire lorsque la pupille sera resserrée et revenue à ses dimensions normales.

On a dit que les personnes qui étaient myopes avant la formation de la cataracte pouvaient, après l'opération, laisser de côté leurs verres concaves et n'avaient pas besoin de verres convexes ; que quelques-uns avaient encore besoin de verres concaves, mais d'un degré beaucoup moindre qu'avant l'opération. Ces données sont probablement inexactes. Ayant opéré un homme qui avait été myope pendant toute sa vie, j'ai trouvé qu'il lui fallait, comme c'est l'ordinaire, des verres de quatre pouces à quatre pouces et demi de foyer pour apercevoir distinctement les objets éloignés. Mrs N..., que j'ai guérie d'une cataracte par division, et qui était auparavant myope, avait besoin pour lire de verres de deux pouces et demi, mais elle apercevait les objets éloignés avec des verres de dix pouces.

Si un malade, qui était auparavant légèrement myope, mais qui n'avait jamais fait usage de verres concaves, est opéré avec succès de la cataracte, et qu'on lui fournisse alors un verre convexe, il pourra se faire qu'il voie les objets beaucoup mieux qu'il ne l'avait jamais fait avant d'être atteint de cataracte. En réalité, il n'avait jamais aperçu jusqu'alors les objets avec la même netteté et le même brillant qu'avec un œil sain, ou avec un œil myope muni d'un verre concave.

---

(1) BOERHAAVE, Prælectiones Academicæ ; t. VI, p. 145 ; Venetiis, 1751.

Les personnes myopes qui pouvaient lire à la distance de dix-huit pouces à l'aide de verres concaves avant d'être affectées de cataracte, s'attendent, lorsqu'elles ont été opérées avec succès, à pouvoir lire encore à la même distance, qui est si convenable dans la profession ecclésiastique et dans quelques autres; mais cela est impossible. Leurs verres convexes ne pourront les mettre à même de lire qu'à la distance à laquelle elles pouvaient le faire sans verres concaves avant d'être affectées de la cataracte, c'est-à-dire à celle de six pouces.

CHAPITRE XXI.

ABNORMITÉS CONGÉNIALES DU GLOBE OCULAIRE ET DES DIVERSES PARTIES QUI ENTRENT DANS SA COMPOSITION.

(Note additionnelle par les traducteurs) (1).

SECTION Ire.

GÉNÉRALITÉS.

Après avoir traité des vices de naissance des annexes de l'œil, en tête des divers chapitres consacrés aux maladies des parties accessoires de l'organe de la vision, nous réunissons les abnormités congéniales du globe oculaire en un ensemble, en tête duquel on nous permettra de placer quelques mots d'introduction avant d'arriver à l'étude spéciale de chacune d'elles.

Nous désignons sous le nom d'*abnormités congéniales* tous les états anormaux qu'un organe quelconque peut présenter au moment de la naissance, sans avoir égard au degré de l'altération, sans distinguer s'il s'agit d'un arrêt de développement, d'un développement anormal, ou même d'une des maladies analogues à celles que l'organe peut présenter pendant la vie.

Nous ne pouvons nous étendre ici sur les divers ouvrages et mémoires plus particulièrement consacrés à cette partie spéciale de nos connaissances; nous nous bornerons à renvoyer à la page 1 du premier volume de cet ouvrage, où nous avons indiqué les principales sources à consulter, en ajoutant deux auteurs omis dans cette nomenclature : KIESER, de anamorphosi oculi, in-4°, Gottingæ, 1804. BEER, das Auge, Wien, 1813, p. 55-63.

Il est malheureusement à peu près impossible de fournir des données générales sur l'ensemble des vices de naissance des yeux. Voici quelques questions qu'il serait intéressant de résoudre, mais dont la solution n'est guère abordable, pour la plupart, dans l'état

(1) Ce chapitre a été rédigé tout entier sur des documents fournis par le D^r ED. CORNAZ de Neuchâtel.

actuel de la science. Quelle est, en considérant les vices de naissance en général, la fréquence comparative des abnormités congéniales des yeux? — Quelle en est la fréquence sur un nombre donné de naissances? — Sont-elles plus fréquentes dans un sexe que dans l'autre? — En est-il de spéciales à l'espèce humaine? — Occupent-elles d'ordinaire les deux yeux ou un seul de ces organes isolément, et dans ce cas est-ce à droite ou à gauche qu'en est le siége le plus fréquent? — Sont-elles plus répandues chez les individus à iris bruns, ou chez ceux qui ont les yeux gris ou bleus? — L'hérédité est-elle pour quelque chose dans leur production, et, s'il en est ainsi, dans quelle proportion? — On trouvera dans le premier et le dernier des opuscules de M. Cornaz, déjà cités, quelques éléments pour répondre à ces questions; mais jusqu'ici ces réponses sont bien plutôt partielles et spéciales à tel ou tel vice de naissance que vraies pour l'ensemble.

Nous n'avons pas à insister sur l'utilité pratique de ce genre d'étude; si elle pouvait être méconnue, il suffirait de rappeler que plusieurs fois des médecins ont pris ces abnormités pour des maladies acquises, et les ont soumises à des traitements irrationnels et pour le moins inutiles.

SECTION II.

MEMBRANES EXTERNES DE L'OEIL.

Comme nous avons déjà parlé précédemment des vices congéniaux de la conjonctive oculaire, il ne nous reste à signaler qu'un petit nombre d'abnormités congéniales intéressant la coque externe de l'œil.

§ I. — Cornée.

1. *Opacités congéniales de la cornée.* Elles ont été étudiées en dernier lieu dans leur ensemble par M. Fronmüller (de Fürth) (1), au travail de qui nous emprunterons la plupart des détails qui vont suivre : — On sait qu'il est un moment de la vie intrà-utérine pendant lequel la cornée ne se distingue point de la sclérotique : si cet état persiste, l'enfant vient au monde avec une cornée opaque dans toute son étendue; si l'arrêt de développement a lieu plus tard, l'opacité n'est que partielle.

1. *Opacité leucomateuse congéniale de la cornée (sclérophthalmos)* (2). Elle est toujours totale; la cornée opaque, blanche ou nacrée, présente la même courbure que la sclérotique, dont elle se rapproche aussi par la structure, car elle n'est point, comme d'ordinaire, lamelliforme : cet état, qui correspond à celui que l'on trouve dans le troisième mois de la vie fœtale, s'accompagne de microphthalmie et est toujours incurable.

2. *Opacité nébuleuse congéniale de la cornée.* Ici cette membrane n'offre plus le même degré de courbure que la sclérotique; le siége de l'affection est dans l'épithélium externe de la cornée, dont les parties profondes sont normales; la teinte de la membrane est généralement bleuâtre. L'arrêt de développement remonte à une époque plus avancée de la vie intrà-utérine. A cette forme appartiennent les variétés suivantes :

a. Opacité nébuleuse totale (3), dans laquelle on a quelquefois vu l'opacité disparaître spontanément, en partie ou même en totalité.

(1) Prager Vierteljahrschrift, t. XLV, p. 57-70 et pl. I, 1855. — Voy. aussi WILDE, op. cit., p. 48-59. — F. MAYOR, thèse, p. 14-15.

(2) Les faits connus se trouvent dans : HIMLY, Ophth. Beob. — FRANCK, 1801, 1er cab., p. 113. — BEER, das Auge, Wien, 1815, p. 57-58, (cas cité ailleurs comme suite d'ophthalmie et compliqué d'ankyloblepharon). GESCHEIDT, Ammon's Zeitschrift, t. II, 1re livr. 1832, p. 264, et dans KLINKOSCH, Programma, 1766, et ALLAN BURNS, cité par WARDROP, Op. cit., London, 1739.

(3) SAMUEL FARAR, Med. Communications, vol. II, p 463, London, 1790. Il s'agit de trois enfants provenant des mêmes parents. TAVIGNOT, Annales d'Oculistique, t. XVIII, p. 21-25. — WALKER, the Lancet, Juillet 8, 1840, p. 715. — JAMES WARE, Trans. of the London Med. Society,

b. Opacité nébuleuse centrale (1). C'est la forme dont le pronostic est le plus favorable; la guérison spontanée s'en effectue souvent avec une rapidité surprenante. La forme de l'opacité est ronde, ovale, lozangique, etc. Les contours en sont tantôt nettement marqués, tantôt irréguliers.

c. Opacité périphérique large (2). (*Klérophthalmos* de Kieser). Forme très rare et dans laquelle le centre seul de la cornée est transparent.

d. Opacité périphérique en anneau (3). (*Embryotoxon*, de Walther ; *arc fœtal*, de Von Ammon; *annulus juvenilis* de Wilde ; *macula arcuata ; gerontoxon congénital* de quelques auteurs.) L'anneau opaque est toujours contigu à la sclérotique, et la teinte en est d'un blanc-bleuâtre, caractères qui distinguent ce vice de naissance de l'arc sénile ou gérontoxon. L'arc fœtal peut être complet et alors il est parfois plus prononcé en haut et en bas que sur les côtés; d'autres fois il ne constitue qu'un demi-cercle qui occupe tantôt la partie supérieure, tantôt la partie inférieure de la cornée; on l'a vu double, et alors le plus interne, tout naturellement, n'est point contigu à la sclérotique; l'altération occupe plus souvent les deux yeux qu'un seul : on l'a rencontrée chez les animaux (4). Il paraîtrait que ce vice de naissance, si peu frappant et si peu gênant que bien des personnes en sont affectées sans s'en douter, peut disparaître avec l'âge (5). Wardrop l'a vu héréditaire dans une famille, et Kieser rapporte le cas d'une mère qui en était affectée et qui mit au monde un enfant atteint de la forme de cette affection pour laquelle il a proposé le nom de *klérophthalmos*.

e. Simple tache périphérique. Cette altération que l'on observe dans certains cas de coloboma de l'iris, mérite encore d'être citée ici, comme la forme rudimentaire de l'arc fœtal et le degré le moins prononcé des opacités congéniales de la cornée (6).

Les diverses formes d'opacité congéniale de la cornée ont été observées avec certaines complications, entre autres le microphthalmos (habituel dans la première forme), le coloboma de l'iris, la blépharoptose (7).

La thérapeutique est impuissante contre ce vice de naissance; néanmoins, ainsi que nous l'avons déjà dit, la guérison en survient parfois spontanément, ainsi que le démontre une observation de Maclagan (8).

II. *Cornée hémisphérique et cornée conique.* Dans certains cas, la cornée est plus fortement voûtée qu'à l'état normal, état que l'on s'obstine à tort à appeler staphylôme transparent de la cornée. Nous conservons à l'une des deux formes sous lesquelles cette anomalie peut se présenter le nom plus convenable qu'y a donné Von Ammon (9), de *cornée hémisphérique congénitale* (*cornea globosa congenita; megalocornea* de Wilde; *hypertrophie de la cornée* de Vigouroux). La cornée, tout en restant transparente, présente

---

1810, et dans le Tracts on the Eye, de son fils, 1818. — Von Ammon, Monatschrift, t. III, 1840, p. 333, et Klin. Darstell., 3e partie, pl. 7, fig. 1-7. Lawrence, a Treatise on the Diseases of the Eye, London, 1841, p. 361.

(1) Les cas connus se trouvent dans : Beer, loc. cit., p. 58. — P.W. Maclagan, Monthly Journal of Medical Science, n° 55, juillet 1845 ;—F. Battersby, dans Wilde, Op. cit., p. 55 ; — Tavignot, Comptes rendus de l'Académie des Sciences de Paris, 12 juillet 1847 ; — Arlt, die Krankheiten des Binde-und Hornhaut, Prag., 1851, p. 252. — Fronmüller, loc cit., p. 57-58 et fig. 1.

(2) Kieser, Ophthal. Bibliothek v. Himly u. Schmidt, t. III, 3e livr. ; Jena, 1807, p. 79 ; — Poenitz, Dresden Zeitschrift für Nat. u. Heilk, t. II, 1re livr., p. 60.

(3) Sybel, Dissert. dans Reil's Archiv, 5e partie. p. 41 ; — Mohrenheim, Beobachtungen, 1re partie, p. 9 ; — Withusen. — Wardrop's Essays, vol. I, p. 85, London, 1808 ; — Von Ammon, Op. cit. passim ; — Kieser, chez la mère du sujet de l'observation rappelée dans le texte ; — Stellwag von Carion, Zeitschrift der Aerzte zu Wien 1854, 1er cahier ; — Wilde, Op. cit., p. 50-51, etc.

(4) Par exemple chez un agneau, Von Ammon, Op. cit., pl. 6, fig. 14.

(5) Withusen dit l'avoir vu disparaître à 4 ans chez plusieurs individus.

(6) Von Ammon, Monatschrift, t. III, p. 313, et Klin. Darst. III, pl. 7, fig. 11.

(7) Tavignot. Opacité cong. de la cornée coïncidant avec un arrêt de développement de l'iris, Annales d'Oculistique, t. XVIII, p. 21.

(8) Archives générales de médecine, 4e série, t. XIII, février 1847, p. 233-234.

(9) Von Ammon, Op. cit., pl. 7, fig. 13-15. Wilde, Op. cit., p. 61-65.

une forme hémisphérique très-remarquable, qui paraît être, dans le plus grand nombre des cas, le symptôme le plus marquant de l'hydropisie antérieure de l'œil, ou hydrophthalmos antérieur. Il rappelle un peu celui qui existe dans la vie utérine, où la cornée est beaucoup plus étendue qu'elle ne doit l'être par la suite : on sait que cette membrane forme un segment d'un cercle plus petit que n'est celui de la sclérotique. La cornée hémisphérique fait partie d'un cercle encore plus petit, et peut, à cause de cela, représenter plus ou moins exactement la moitié d'une sphère ; au surplus, il n'est pas bien prouvé que ce soit l'hydropisie antérieure de l'œil qui se forme la première, et il faudrait peut-être retourner la proposition et dire que, lorsque la cornée est trop voûtée, l'humeur aqueuse augmente en quantité, ainsi que cela a lieu dans bien des cas analogues dans notre organisme. L'iris a parfois, comme complication de cette anomalie, la forme d'un entonnoir ; ce qui a très probablement une influence heureuse sur la vision, la pupille se trouvant souvent, par suite de ce déplacement du voile irien, un peu au-dessus de sa place habituelle (*corectopie symptomatique*); Von Ammon a aussi observé une iridodonèse (*oscillations d'avant en arrière de l'iris*).

La seconde forme de cornée conique (1) paraît être plus souvent encore de nature congénitale : la cornée, bien transparente et ne ressemblant nullement par sa couleur à la sclérotique, s'avance sous la forme d'un pain de sucre, ou mieux, d'un cône, dont le sommet, parfois plus ou moins aplati, correspond ordinairement au centre de la cornée. Au bout de quelques années (souvent 9 à 10 ans), par suite du frottement continuel qu'il éprouve, le sommet de ce cône, plus pointu qu'à la naissance, s'obscurcit peu à peu. L'iris est en général normal, parfois légèrement concave ; l'œil, vu de côté, offre ordinairement un reflet opalin, qui parfois tire sur le jaune ou le rouge : cette abnormité présente, du reste, assez souvent des complications, telles que l'amaurose congéniale, la cataracte, le nystagme, la myopie, qui est consécutive, et le strabisme. Heuzschel l'a observée chez un individu affecté d'aniridie : il affirme qu'on trouve parfois en pareil cas de la diplopie et même de la polyopie : cependant, cela a probablement lieu pour les individus chez lesquels cette anomalie s'est formée depuis la naissance, et dont la cornée a par là changé soudain de forme à un degré très considérable ; mais, dans les cas congéniaux, il paraît peu probable qu'il en soit ainsi et il serait difficile de le démontrer. Autant la description de cette forme est simple, autant l'explication de ses causes présente de difficultés ; et ici, comme dans bien d'autres cas, *tot capita, tot sensus ;* aussi la nomenclature s'en ressent-elle et trouvons-nous le grand nombre de synonymes suivants : *conicité de la cornée* (Stœber), *conicité diaphane de la cornée, cristallisation conique de la cornée, conophthalme, cornée conique* (Wardrop et Von Ammon), *hyperkératosis* (Himly), *kératoconus* (Von Ammon), *ochlodes* (Taylor), *procidentia corneæ* (Helling) *prolapsus corneæ* (Benedict), *staphylôme conique pellucide ou transparent de la cornée* (Lyall, Scarpa), *staphylôme diaphane* (Mauchart). Lawrence ne l'a vue que congéniale et accompagnée de cécité complète ; cependant elle a été aussi observée comme maladie acquise, et n'est point nécessairement accompagnée d'amaurose. Cette forme, très rare sur le continent, paraît être assez fréquente en Angleterre ; elle se montre de temps en temps simultanément chez plusieurs enfants d'une même famille, et est plus fréquemment unique que bilatérale. La cornée est ordinairement épaissie dans sa totalité ; cependant, Radius et Adam l'ont vue épaissie au centre, d'où elle s'amincissait à mesure qu'elle approchait de la circonférence, et Jaeger a vu le contraire, c'est-à-dire un épaississement des bords allant en diminuant,

(1) Von Ammon, Op. cit., pl. 7. Berlin, encykl. Wörterbuch, p. 17, t. XVII, 1838 ; et Zeitschrift, t. I, p. 122-124 ; dans Oken's Iris, vol. XXI, p. 548, 1828 ; et Hecker's Annalen, janvier 1829, p. 86 ; — Beer, das Auge ; Wien, 1813, p. 60 ; — Gescheidt, Ammon's Zeitschrift, t. II, p. 439-485-484 ; — Himly, Biblio. ophthalm., p. 548, et Knapik, u. Misbild. des Auges, t. II, p. 74 et suiv. — Carl Schmidt, über die Hyperkeratosis, Dissert., Erlangæ, 1850 ; — Schön, Handbuch der pathol. Anatom. des menschl. Auges, p. 101, Hamburg, 1838 ; et Rust's Magazin, t. XXIV, p. 156. — Seiler, Op. cit., p. 41 et fig. 12-13 ; — Wilde, Op. cit , p. 63-66 ; — Wimmer, dissert. de Hyperkeratosi, Lipsiæ, 1851, cum figuris.

de sorte que le sommet était plus mince que ne l'est habituellement la cornée : Gescheidt, enfin, a trouvé dans les yeux d'un fœtus, qui présentaient cette anomalie, la cornée également épaisse dans toute son étendue. Un phénomène remarquable et sur lequel Von Ammon a appelé l'attention, accompagne souvent la cornée conique : je veux parler d'une forme particulière du crâne qu'il désigne sous le nom de tête pointue (*spitzkopf*), et qui consiste en ce que le crâne est très élevé, comprimé latéralement et a un os frontal trop aplati, pendant que les pariétaux et l'occipital s'avancent plus en arrière et en haut que dans une tête normale. Souvent une amaurose congéniale existe en même temps que la cornée conique, surtout quand le crâne a la forme que je viens de mentionner; enfin on comprend facilement qu'une cornée ainsi conformée entraine, quand il n'y a pas cécité, un haut degré de myopie. Quand le sommet du cône est obscurci, ce qui arrive ordinairement au bout d'un temps relativement court, il se produit peu à peu un strabisme qui a pour effet d'empêcher que le point de la cornée qui se trouve entre la pupille et le champ de la vision, soit la place obscurcie. Il est peu de sujets de l'ophthalmologie qui aient autant occupé que celui-ci les observateurs et les monographes, et, néanmoins, nous ne savons rien de positif sur la production de la cornée conique. Wimmer y voit un arrêt de développement, et s'appuie surtout, dans cette opinion, sur l'autopsie d'un embryon de deux mois faite par Gescheidt; ce à quoi Seiler objecte avec raison que ce cas offrait déjà un état anormal de l'œil. On a tenté d'expliquer cette abnormité en la donnant comme la suite d'une hydrocéphale, opinion que vient appuyer la forme particulière que présente souvent le crâne; mais alors, pourquoi cette inégalité observée souvent dans le degré d'épaisseur de la cornée; pourquoi pas une forme arrondie de la cornée comme dans la forme précédente? Himly y voit un ramollissement de la cornée, surtout à sa partie centrale.

On a proposé divers moyens pour guérir cette affection; mais lorsqu'elle est congéniale, elle paraît incurable : probablement qu'en éloignant une partie de l'humeur aqueuse on ne ferait que hâter l'obscurcissement du sommet du cône, ou que l'on occasionnerait même un affaissement de la cornée d'où pourrait résulter la perte de la vue.

La cornée cylindrique de Wilde (*œil cylindrique* de Wharton Jones) est une affection souvent congéniale, dans laquelle la convexité horizontale de la cornée est moins prononcée que la verticale, ce qui produit une réfraction irrégulière mentionnée pour la première fois par Airy (1), sous le nom d'*astigmatisme*.

M. Sichel (2) a observé, sur un enfant naissant, un staphylôme opaque de la cornée haut d'un demi-pouce, suite d'une ophthalmie qui s'était développée pendant la vie fœtale. Cloquet (3) dit avoir observé quelque chose d'analogue chez un fœtus hydrocéphale. Graefe (4) en a publié un troisième cas.

Au reste, il paraît qu'il n'est pas sans exemple que des ophthalmies survenues pendant la vie intrà-utérine produisent des altérations qui se révèlent à la naissance. Ainsi, Demours (5) a soigné un jeune enfant qui vint au monde avec les paupières gonflées; pendant plus d'un mois, une matière épaisse sortit des yeux et il fut impossible d'examiner l'état des globes oculaires. Quand les paupières s'entr'ouvrirent, cet observateur trouva la cornée droite ulcérée, déformée, formant une protubérance dans laquelle l'iris était entraîné, et la cornée gauche tachée en différents points. Beer a observé sur la cornée d'un œil gauche une tache blanche, couleur de perle, qui était aussi la conséquence d'une ophthalmie fœtale. Il y avait de ce côté un ankyloblépharon, tandis que l'œil droit offrait une espèce de pannus également congénial (6).

M. Rivaud-Landrau a communiqué, au mois de février 1857, aux *Annales d'Oculistique*,

(1) Airy, Trans. of the Cambridge Philosoph. Society : — W. Jones, Cyclop. of Practical Surgery, art. *Cornea*, p 832 ; — Wilde, Op. cit., pp 66-67.
(2) Sonnenmayer, die Augenentz. der Neugeb., 1859, p. 532.
(3) Bulletin de la Faculté de médecine, t. V, p. 476 et suiv.
(4) Archiv für Ophthalmologie, t. I, 1854, p. 531.
(5) Traité des maladies des yeux : Paris 1818, t. II, p. 146-147.
(6) Das Auge ; Wien 1813, p. 57-58.

les deux observations suivantes d'ophthalmie purulente chez le fœtus, ayant déterminé la fonte purulente et l'atrophie des deux globes oculaires (1) :

Obs. 495. — Au mois de décembre 1842, me trouvant à Clermond-Ferrand (Puy-de-Dôme), on me présenta une petite fille du village de Beauregard-Lévêque, àgée de 9 ans, nommée Marie Ousties, qui était venue au monde aveugle. A l'examen, je constatai une atrophie complète des deux yeux. Les paupières se soulevaient avec facilité et cachaient, des deux côtés, un moignon réduit au quart à peu près du volume ordinaire du globe oculaire. Il ne restait aucune trace de cornée ni d'iris. Il n'y avait pas de trace d'inflammation. Au dire des parents, à part une rougeur assez vive de l'intérieur de l'œil, et une sécrétion peu considérable, l'enfant était, en venant au monde, dans l'état que je constate. Ce qu'il y a de certain, c'est que, pour moi, l'apparence de cette atrophie des globes oculaires était tout à fait celle de l'atrophie qu'on observe à la suite des ophthalmies purulentes ordinaires.

Obs. 496. — Appelé, en octobre 1856, à Moulins-sur-Allier, pour y pratiquer quelques opérations de cataracte, je fus conduit, un matin, par le docteur Tallard, ancien médecin des hôpitaux de cette ville, auprès d'un enfant né depuis deux jours seulement et venu au monde aveugle. Les paupières supérieures sont abaissées, légèrement rosées, et tuméfiées dans leur bord tarsien. De plus, elles sont agglutinées par une sanie purulente desséchée. En les relevant avec le doigt, on trouve les conjonctives palpébrale et oculaire rouges, enflammées et recouvertes de granulations nombreuses et rapprochées, baignées par une sérosité purulente bien caractérisée. Les globes oculaires sont atrophiés, réduits au quart de leur volume ordinaire et apparaissent au fond des orbites comme deux petites boules rougeâtres, ayant l'aspect granulé de fraises. Aucune trace de cornée ni d'iris.

La cornée peut avoir des dimensions trop grandes ou trop petites (*microcornea* de Wilde) (2) et, dans ce dernier cas, elle est généralement oblongue et anguleuse: ces altérations ne s'observent guère que comme complication d'autres abnormités congéniales des yeux ; elle peut présenter une voussure trop prononcée sans atteindre encore le développement des soi-disant staphylômes pellucides, ou au contraire une voussure trop peu marquée. Quant à la cornée double, elle n'a été vue que chez des cyclopes, chez lesquels elle a parfois la forme d'un huit renversé; l'absence réelle n'en a jamais été observée.

§ II. — Sclérotique.

Fleischmann (3) a décrit un cas bien remarquable de sclérotique double. L'œil droit d'une femme âgée, dont la cornée était opaque, bleuâtre, et beaucoup trop voûtée, présentait, en-dessous de l'enveloppe extérieure de l'œil (sclérotique et cornée) une membrane non soudée avec celle-ci, conformée comme une sclérotique, et qui soutenait l'iris au moyen de deux lèvres qu'elle formait à son bord. Une mince couche liquide se trouvait entre les deux sclérotiques de cet œil, qui n'avait ni cristallin, ni corps vitré. La rétine était épaissie, la choroïde formait une sorte de prolapsus au travers de la pupille et adhérait à une cicatrice qui se trouvait à peu près au centre de la cornée. L'autre œil était normal.

La sclérotique présente parfois, soit dans son ensemble, soit sur certains points seulement, un amincissement qui lui donne une couleur bleuâtre : dans le second de ces cas, à côté des places amincies se trouvent souvent des épaississements. Un arrêt de développement rend bien compte du premier de ces cas qui accompagne fréquemment divers autres vices de naissance de l'œil. Fronmüller (4) a vu des taches d'un noir-bleuâtre sur

(1) Annales d'Oculistique, t. XXXVII, p. 66, février 1857.
(2) Op. cit., p. 60-61, en cite un cas et Middlemore deux.
(3) Journal für Chirurgie und Augenheilk. ; nouvelle série, t. I, p. 413-414.
(4) Id.; t. XXXVI, cah. 2, p. 279-280.

la sclérotique gauche d'un individu dont l'iris de ce côté était plus foncé que celui de l'autre œil, excepté en un seul petit point (*hétérophthalmos*).

A une certaine époque de la vie intrà-utérine (du 3e au 4e mois), la sclérotique présente à sa partie postérieure un prolongement latéral connu sous le nom de *protuberantia scleroticæ fœtalis*. Quelques cas de microphthalmos et d'hydropisie congénitale des yeux ont présenté ce prolongement dans un point plus ou moins voisin de celui où il est normal à cette époque de l'existence.

<h2 style="text-align:center">SECTION III.</h2>

<h3 style="text-align:center">IRIS, CORPS CILIAIRE ET CHOROÏDE.</h3>

<h4 style="text-align:center">§ I. — Iris.</h4>

C'est dans cette partie intéressante de l'organe de la vue que se rencontrent les vices de naissance les plus curieux et les mieux étudiés (1). Ils portent sur le voile irien lui-même ou sur l'ouverture dont il est percé.

<h4 style="text-align:center">A. VOILE IRIEN.</h4>

1° COLORATION DE L'IRIS. Peu d'auteurs ont considéré dans leur ensemble les anomalies de coloration de l'iris (2): aussi n'y a-t-il guère d'expression destinée à les désigner. Les mots *hétérophthalmos* et *vairons* ont souvent été employés pour désigner quatre des formes que nous avons à considérer; Carron du Villards (3) a employé le terme de *variations des couleurs de l'iris*, le seul qui ait été appliqué à toutes ces anomalies, puisque les expressions de: *iridallochrosia* et de *discoloratio iridis congenita*, proposées par le professeur Rau (4), ne s'appliquent pas à l'état que présente le voile irien chez les albinos.

1. *Albinisme ou leucose* (5). L'albinisme est ce vice de naissance dans lequel il y a diminution ou même absence du pigment noir du système cutané, des poils et des yeux : ce dernier phénomène est, dans notre race du moins, le signe le plus sensible de cette singulière abnormité, qui ne doit nous occuper ici que dans ses rapports avec l'iris.

Dans les cas d'albinisme parfait, le voile irien paraît, pendant la vie, rose ou d'un rouge clair, surtout à son bord externe ou ciliaire, tandis que le bord interne ou pupillaire peut être lilas, d'un violet ou même d'un bleu clair. Cette membrane présente des fibrilles blanches disposées en rayons qui partent de la pupille, tandis que les fibrilles circulaires ne sont que peu développées ou paraissent même manquer complétement. La pupille paraît rouge à cause du défaut du pigment de la choroïde; il en résulte que la

(1) W. RAU, die Krankheiten und Bildungsfehler der Regenbogenhaut; 2te Abth. Bern u. St-Gallen, 1845, p. 247-297.

(2) CORNAZ, des anomalies congéniales de la coloration du voile irien; extr. des Mém. de la Société de méd. de Bruges; 1854.

(3) CARRON DU VILLARDS (Ch. J.-Fr.) Guide pratique pour l'étude et le traitement des maladies des yeux; Paris, 1838. t. II, p. 198.

(4) Rau (Wilh.), die Krankheiten und Bildungsfehler der Regenbogenhaut; t. II, Bern. u. St-Gallen, 1845, p. 295.

(5) Outre les nombreux auteurs que nous avons déjà cités, voyez : GUILL. REY, dissert. sur un nègre blanc; Lyon, 1744. — BUZZI, dissert. storica anatomica sopra una varietà particolare di homini bianchi; Milano, 1784, in-4°. — J.F. BLUMENBACH. de oculis leucæthiopum et iridis motu, commentatio; Gottingæ, 1786, 4°, p. 58, et tab. I. — Med. Bibliotheck, du même auteur, t. II et III. — G F.L. SACHS, historia naturalis duorum leucæthiopum D. J Erlangen, 1812 — D. MANSFELD, ueber des Wese des leukopathie, oder des Albinismus, etc.; Braunschweig, 1825, in-4°. — J.H.G. SCHLEGEL, ein Beitrag des albinos; Meinengen, 1824, p. 149. — E. CORNAZ, de l'albinisme, monographie, extr. des Annal. de la Société de Méd. de Gand, Berne, 1856.

lumière, renvoyée par le fond de l'œil, laisse voir la teinte rouge de la couche vasculaire; dans quelques cas, elle brille même dans l'obscurité. — Dans l'albinisme imparfait, l'iris est d'un gris clair ou bleuâtre, et présente des rayons linéaires moins sensibles que dans la forme précédente; les pupilles sont plutôt violettes que rouges. — Dans la leucose partielle enfin, il paraît que jamais l'iris n'offre de places privées de pigment alors que d'autres sont normales: généralement, il est tout à fait naturel; très rarement affecté d'albinisme seulement. Chez un douanier du midi de la France, qui offrait cette forme de l'albinisme, les iris, bruns, présentaient à leur partie inférieure une teinte verdâtre bien distincte, qui se fondait insensiblement dans celle qu'offrait le reste de cette membrane (1).

Obs. 497. — La femme Pache, de Servion, âgée de 25 ans, a pour mari un agriculteur dont les cheveux sont noirs et les yeux bruns; elle est mère d'un enfant de 2 ans, qui a les yeux d'un brun clair, sans distinction dans la coloration des cercles iriens, et les cheveux d'un blond pâle. Ses iris sont d'un gris extrêmement clair, n'offrent pas de bandes rayonnantes blanches, mais, entre les deux cercles, une ligne irrégulièrement circulaire d'un blanc jaunâtre. Quand on regarde l'iris au grand jour, il paraît plus transparent, ce qui lui donne une nuance rosée caractéristique qu'il serait difficile de décrire : la pupille, d'un noir à reflet rougeâtre à l'ombre, a une teinte rouge assez décidée quand on l'examine à la lumière, sous l'action de laquelle elle se contracte beaucoup. Balancement des yeux dans le sens du plus grand diamètre de la fente palpébrale. Elle doit rapprocher de ses yeux tout ce qu'elle veut lire; elle distingue bien les couleurs. Elle n'a pas la faculté de distinguer mieux ou même aussi bien les objets à la lueur de la lune qu'à celle du jour. Photophobe pendant les premières années de sa vie, et beaucoup plus blanche qu'à présent, elle vit peu à peu son état s'approcher de celui qu'elle offre actuellement; la première apparition des règles eut lieu chez elle à l'âge de 12 ans et demi. — Il paraît que sa cousine germaine S. Devaux offre les mêmes phénomènes qu'elle; mais elle est affectée d'un degré un peu plus élevé d'albinisme. Quoi qu'il en soit, l'arrière-grand'mère ou bisaïeule de ces deux cousines était de la même famille, et doit avoir eu la peau très blanche et sujette à de fréquentes affections morbides, les cheveux blancs et les yeux en proie à des oscillations perpétuelles. Ses deux petits-fils étaient normaux, ainsi que leurs femmes. Chacun d'eux eut deux filles, l'une affectée d'albinisme et l'autre exempte de ce vice de naissance (ces deux dernières mortes en bas âge). La femme Devaux n'a pas d'enfants.

Nous devons encore faire observer qu'il n'est pas rare qu'avec les années, la leucose congénitale se modifie un peu pour se rapprocher de l'état normal; mais il l'est beaucoup de voir ce changement assez complet pour que des iris roses deviennent d'un gris bleuâtre, d'un bleu très clair ou même bruns, faits observés par les docteurs Sybel, Ascherson, Meyer, Herzig, Graves et Wilde (2).

Nous citerons l'observation suivante pour démontrer les heureux effets de l'hygiène sur les albinos (3).

Obs. 498. — Au mois de février 1846, on présenta à M. Sichel une petite fille de sept mois, cinquième enfant de père et mère bien portants, n'ayant jamais eu de leucotiques dans leurs ascendants ni leurs collatéraux, pas plus que dans leurs quatre premiers enfants. Rien de plus curieux que l'aspect de cette enfant aux cheveux, cils et sourcils blancs, à l'iris d'un bleu clair, mais offrant vers la circonférence de son grand cercle un reflet assez prononcé, comme chatoyant, dont l'ouverture pupillaire présentait une coloration rougeâtre et brillante, analogue à celle d'un rubis; nystagme ou balancement des deux yeux, provenant de leur extrême sensibilité. M. Sichel insista beaucoup sur un emploi méthodique de la lumière et de l'air; les bons effets de ces agents, employés dans de justes limites, ne tardèrent pas à se faire sentir. Quatre années après, les cheveux avaient déjà passé au blond clair; le nystagme était peu intense; l'iris, d'un bleu légèrement grisâtre,

(1) Ed. Cornaz. Quelques observations, etc., p. 23.
(2) Sybel (J.-C.). De quibusdam materiæ et formæ oculi aberrationibus e statu normali. Diss. inaug. 4°; Halæ, 1799, p. 56. — Ascherson, dans la Preuss. med. Zeitung, 1834, n° 27.
(3) Cornaz, De l'albinisme, p. 125-129; Gand, 1836.

devenait de plus en plus foncé vers la grande circonférence, où cette couleur finissait par se changer en une sorte de violet, qui devenait rose obscur quand on l'examinait au grand jour ; la pupille était d'un rose intense et offrait, quand on la regardait de côté, un reflet vif, analogue à celui de la braise ardente. L'enfant s'approchait toujours beaucoup des petits objets qu'elle regardait ; cependant sa vue avait une très longue portée, et elle distinguait à une très grande distance la forme et la couleur des différents objets sur lesquels on appelait son attention. Un phénomène assez singulier, c'est que, en général, cette petite fille renversait la tête en arrière, au lieu d'élever la paupière supérieure, lorsqu'elle voulait regarder au loin. C'était à l'âge de 7 mois, après que la malade eut été présentée à M. Sichel, que la vue s'était rétablie, par suite de la diminution du nystagme si développé que cet enfant avait présenté pendant les premiers moments de sa vie.

Parmi les nombreuses complications observées chez des albinos, nous citerons : la persistance de la membrane pupillaire, la corectopie, la dyscorie, l'épicanthus, l'hyperchromatopsie ou perception de trop de couleurs, etc. Voici un cas d'albinisme avec complication, recueilli par M. Cornaz ; nous en donnerons un autre à l'article *Corectopie :*

Obs. 499. — Élise Dutoit, âgée de 5 ans, a les cheveux, les cils et les sourcils d'un blanc tirant sur le blond clair : sa peau n'a pas la teinte blafarde de la plupart des albinos, ses joues sont au contraire d'un beau rose ; ses iris sont d'un bleu des plus clairs, presque lilas, à bord pupillaire blanchâtre ; la pupille a un léger reflet rouge. Cette jeune fille offre de plus un épicanthus congénial double qui recouvre de chaque côté la caroncule lacrymale, mais n'est pas assez développé pour avoir occasionné du strabisme. C'est une belle enfant à figure ronde, dont l'esprit est très éveillé.

L'iris des albinos est réellement incolore, sans trace apparente de l'uvée, si ce n'est dans quelques cas où le bord pupillaire seul est revêtu de pigment ; la couleur rose ou rougeâtre, que cette membrane présente pendant la vie, est une modification du rouge vif qu'on voit briller à travers la pupille, et qui perd nécessairement de son intensité en traversant le voile irien. La membrane uvée ne manque pas en réalité, mais ses cellules ne contiennent point de molécules de pigment, ce qui est le résultat d'un arrêt de développement.

La leucose parfaite des yeux n'a jamais été observée chez des individus normaux ; mais, dans des cas très rares, on observe une leucose partielle du globe oculaire. L'iris offrait dans un cas un mélange de mélanose et de décoloration (1) ; dans un autre, qui présentait un coloboma de l'iris, les procès ciliaires étaient blancs et n'avaient que peu de traces de pigment (2).

2. *Hétérophthalmos.* On a reconnu que les iris sont de diverses couleurs en raison des différences quantitatives de pigment dont ils sont pourvus. Cette substance est généralement développée au même point dans les deux yeux ; chez un petit nombre d'individus, il n'en est cependant pas ainsi, et l'on a alors l'un des états que les anciens nommaient *hétérophthalmos,* qui a reçu d'Aristote (3) le nom d'*hétéroglaucos,* et plus récemment celui fort impropre d'*hétérophthalmia* (4) et celui de *dicorus* (5). Quant au mot *vairon,* on n'a pu l'appliquer à cette anomalie qu'en donnant à cette expression une extension qu'elle n'avait point originairement. Ce singulier vice de naissance défigure souvent plus, d'après Carron du Villards, que ne le ferait la perte d'un œil (6) ; il passe pour être plus fréquent chez les blonds que chez les bruns.

(1) Von AMMON, Klin. Darstell. ; t. III, pl. 8, fig. 8.
(2) Id. Illustr. med. Zeitung ; München, 1852, t. I, cah. 6 et pl.
(3) SICHEL. Annales d'Oculistique, 1842, t. VI, p. 223.
(4) *Heterophthalmia,* d'après Kraus (L.-A.), Nachtrag zu den med. Lexikon. Goettingen u. Wien, 1852.
(5) *Dicorus,* d'après Lenhossèk, Hungarus Budensis : Diss. inaug. anat. physiolog. de Iride Budac, 1841, 8°, p. 39, § 24.
(6) BORELLI. Histor. et observat. medico-physic. ; Francof., 1670, cent. 2, obs. 65. — PALFYN (J.). Anatomie chirurgicale, nouvelle édit. par B. Boudon, t. I, p. 385 ; Paris, 1754. — SYBEL, Op. cit., p. 46. — LE FÉBURE. Hist. anat., physiol. et optique de l'œil ; Paris et Stras-

Obs. 500. — M. Clarke, étudiant en médecine de la Faculté de Montpellier, a un iris d'un beau bleu et l'autre d'un vert de mer; il n'y a absolument pas de trace d'une inflammation de cette membrane qui ait pu produire ce phénomène, que d'ailleurs ce jeune homme assure dater de la naissance.

Obs. 501. — Un jeune garçon du village vaudois de l'Isle (Suisse) a offert l'autre 'orme d'hétérophthalmos. Philippe Bernard, dit Pipiau, a la peau passablement blanche et es cheveux bruns ainsi que les sourcils; les cils de la paupière supérieure sont noirs et eux de l'inférieure bruns; l'iris gauche est brun, et a le cercle ciliaire d'un brun-jaunâtre t l'intérieur d'un brun plus foncé; il a de plus une petite tache d'un brun foncé à l'angle nférieur externe, dans le cercle irien extérieur; la partie supérieure du voile irien droit est brune, tandis que sa moitié inférieure est d'un gris clair bleuâtre, à l'exception de rois petits traits bruns qui sont tracés dans le sens des rayons de l'iris, mais ne dépassent oint le cercle ciliaire : les deux pupilles, régulières et d'un noir décidé, ne présentent pas l'anomalie, non plus que les autres parties des yeux de cet individu. Ni le père, ni la nère, ni aucun de leurs autres enfants ne présentent d'hétérophthalme.

Lenhossèk a souvent observé cette abnormité chez les chiens : elle passe aussi pour n'être pas rare chez les chevaux et les lapins; toutefois, il faut prendre garde s'il ne s'agit pas plutôt de *vairons* proprement dits, que d'hétérophthalmes.—D'après Wardrop, en effet, cette anomalie coïnciderait parfois avec une coloration différente des sourcils et des cils.

On comprend combien il est utile pour le médecin de connaître ce vice de naissance, qui pourrait lui faire soupçonner à tort une iritis. Mais la forme normale de la pupille, la teinte de l'iris suspect, sa coloration plus uniforme, guideront l'observateur attentif.

Un seul et même iris peut présenter deux couleurs différentes, seconde forme de l'*hétérophthalmos* des anciens, qui, dans la grande majorité des cas, ne se montre que sur un œil. Les deux couleurs de l'iris sont alors généralement séparées l'une de l'autre par une ligne droite et verticale, ou plus rarement horizontale, disposition qui rappelle celle qu'on observe fréquemment dans les armoiries (1).

Sur environ 1,400 personnes de Neuchâtel et des environs dont M. Cornaz a examiné la couleur de l'iris, deux seulement étaient affectées de ce vice de naissance. Dans le cas observé par Fronmüller, la sclérotique de l'œil atteint d'hétérophthalmos présentait des taches d'un noir-bleuâtre.

bourg, an XI (1805) 8°, p. 116. — WARDROP. An Essay on the Morbid Anatomy of the Human Eye, . II, p. 27; Edinburgh, 1803. — VOIT. Suevofurtensis; Diss. inaug. med. chir. exhibens oculi humani anat. et pathol., etc, 8°, p. 41, § 56; Norinbergae, 1810. — OTTO. Handb. der patholog. Anatomie, p. 197; Breslau, 1814. — F. V. M., article : « Vairons » du Dict. des sciences méd. en 60 vol., t. LVI, p. 483; Paris, 1821. — LAWRENCE. Traité pratique sur les maladies des yeux, trad. par C. Billard, p. 521; Paris, 1830. — SEILER. Op. cit., p. 52. — PHOEBUS, dans la Preuss. med. Zeitung, t. III, p. 126, n° 27; 1854. — CARRON DU VILLARDS. Op. cit. t. II, p. 199. — BRAUN, dans Henke's Zeitschrift f. Staatsarzneikunde, t. XXXIX, p. 413. — VON AMMON. Op. cit., pl. 8. fig. 3 — LENHOSSÈK. Op. cit., p. 39, § 24. — BEGER. Art. cité, p. 252. — HIMLY. Die Krankheiten u. Missbild. des Auges, u. s. w., t. I, p. 28 et t. II, p. 119; Berlin, 1845. — RAU. Op. cit., t. II, p. 294 et 295. — RUETE. Lehrbuch der Ophthalmologie, p. 723; Braunschweig, 1845-1846. — WILDE. Op. cit., p. 83. — DESMARRES. Traité théorique et pratique des maladies des yeux, p. 17, 18 et 383; Paris, 1847. — TAVIGNOT. Traité clinique des maladies des yeux, p. 15; Paris, 1847. — VON WALTHER. System der Chirurgie, t. IV, p. 250; Freiburg im Breisgau, 1848. — CORNAZ. Des abn. cong., p. 103, et quelques obs., p 21 et 22; et des anomal. congénit. de la color. du voile irien, p. 10. — SPRENGEL. Versuch einer pragmatischen Geschichte der Arzneikunde, t. II, p. 336; Halle; et Breslauer Sammlung u. s. w.; Breslau, 1726, 1er trimestre, p. 364.
(1) CONRING. De habitu corpor. Germanorum, p. 81. - LAWRENCE. Op. cit., p. 521. — SEILER. Op. cit., p. 52. — VON AMMON. Op. cit., pl. 8, fig. 1 et 2. — LENHOSSÈK. Op. cit. p. 39, § 24. — BEGER. Op. cit., p. 152. — HIMLY. Op. cit., t. II, p. 119. — HUSCHKE. Splanchnologie, dans l'Encyclopédie anatomique, trad. par A.J.L. Jourdan, p. 646 et note; Paris, 1845. — RAU Op. cit., t. II, p. 295. — FRONMÜLLER. Dans le Journal für Chirurgie u. Augenheilkunde, nouvelle série, t. VI, 2d cah., p. 279-280, E (en partie), p. 284 et pl. 2 fig. 5. — WILDE. Op. cit., p. 83. — CORNAZ. Des abn. cong., p. 103, et qq obs., p. 21 et 22.

Il est très fréquent de voir les deux zones, anneaux ou cercles de l'iris présenter une teinte différente (1); ainsi des yeux gris ou bleus à bord pupillaire jaunâtre ou d'un brun-clair sont si peu rares, qu'on ne saurait les considérer comme des anomalies: toutefois, il est bien difficile d'établir une règle au sujet des rapports mutuels de coloration de ces deux parties du voile irien. D'après Rigaud, la zone excentrique ou externe serait toujours la plus foncée, et le cercle pupillaire, plus clair, tirerait généralement sur le jaune; d'après Vallée, ce serait précisément la zone pupillaire qui serait la plus foncée, et, d'après Huschke, le petit cercle serait généralement le plus foncé dans les iris bleus ou gris, et ordinairement plus clair et presque orangé quand cette membrane est noire ou, pour s'exprimer plus correctement, brune. Sans avoir fait de recherches statistiques à ce sujet, nous croyons pouvoir dire que l'anneau pupillaire est très souvent brun, orangé ou jaune, et conséquemment, comme le dit très bien Huschke, plus clair que le reste de l'iris quand celui-ci est brun, plus foncé quand il est gris ou bleu. Nous ne savons si l'on rencontre une zone interne bleue ou grise sur les yeux bruns : au reste, la démarcation entre les deux cercles iriens est parfois presque insensible, et c'est pour cela qu'il est souvent difficile de dire si un iris est brun, bleu ou gris : l'anneau ciliaire étant le plus large, c'est ordinairement lui qui décide de la coloration générale de cette membrane. Nous rapprocherons de cette série de faits, le suivant qui en diffère pourtant jusqu'à un certain point : le professeur Rau observa deux personnes chez lesquelles les deux zones en question n'étaient pas concentriques; l'interne était beaucoup plus large dans sa partie supérieure que dans sa portion inférieure.

3. *Mélanisme partiel de l'iris.* Au bord de la pupille, en dedans du petit cercle irien se trouve une ligne noire, formée par une couche épaisse d'un pigment de même nature que celui de l'uvée (2). Cette ligne, plus développée chez les enfants nouveau-nés que chez les adultes, ne se distingue généralement pas du noir de la pupille, mais est bien visible dans les cas de cataracte. Une anomalie de cette bordure noire qui, à ma connaissance, n'a été décrite qu'une seule fois, mérite d'être citée ici dans tous ses détails; on peut y voir, si l'on veut, un mélanisme partiel de l'iris; laissons parler Wilde (3) :

Obs. 502. — M. M., qui a de grands yeux proéminents et des iris extrêmement brillants et d'un gris verdâtre, nous consulta dernièrement pour une amaurose partielle. Quand on examinait ses yeux à environ deux pieds de distance, le bord de chaque pupille paraissait remarquablement frangé et irrégulier, au point de rappeler une synéchie postérieure, consécutive à une iritis, dans laquelle les adhérences de l'iris avec le cristallin auraient été distendues par l'effet de la belladone. Cependant, en regardant de plus près, il se trouva que cela était dû à un cercle irrégulier d'un pigment remarquablement noir qui occupait un cinquième de l'iris à sa partie interne, et paraissait faire une saillie au-dessus de la surface de cette membrane. Il y avait quelque difficulté à distinguer même à la distance de douze pouces, le bord pupillaire qui était parfaitement normal. Quoique très irrégulier, le bord extérieur de ce dépôt de pigment était tout à fait tranché. Ou la membrane pigmentifère faisait prolapsus à travers le bord de la pupille et formait une saillie à la surface antérieure de l'iris, ou la membrane parenchymateuse du voile irien présentait en ce point une interruption de continuité qui datait de la naissance, et permettait de voir l'uvée par devant. Chez cette personne, les cercles et les lignes rayonnantes de l'iris n'étaient pas bien marqués.

Nous avons dit du cas précédent qu'on pourrait le considérer comme un mélanisme

(1) Vallée. Quelques mots sur l'iris et sur la pupille artificielle. Thèse de Montpellier, 1858, nº 84, p. 9-10. — Rigaud. Cours d'étude anatomique, p. 255: Paris, 1859. — Bock. Handbuch der Anatomie (et en allemand dans : Reil's archiv., t. V, p. 56). — Beger. Art. cité, p. 232. — Himly. Op. cit., t. II, p. 119.—Rau. Op. cit., t. II, p. 295.—Cornaz. Quelques observations, etc. p 22 et 25.
(2) Huschke. Op. cit., p. 645-644.
(3) Wilde. Report on the Progress of Ophthalmic Surgery for the Year 1846. Dublin, 1847, 8º, p. 7.) Extrait de Dublin Quarterly Journal of Med. Science, Febr. 1847) — et an Essay, p. 84-85.

partiel de l'iris; on trouve dans les auteurs quelques observations (1) appartenant évidemment au vice de naissance que nous venons de nommer, mais qui diffèrent beaucoup de celle que nous venons de transcrire. Ainsi, Seiler a vu deux fois une bande noire s'étendre horizontalement de la pupille au bord ciliaire du voile irien; Von Ammon nous a donné une figure, grossie, représentant un iris qui offrait une coloration anormale, qu'il regarde comme composée de décoloration et de mélanose partielles; cette membrane ne présentait d'ailleurs aucune trace de ses zones. Quant à la mélanose congénitale (*mélanisme*) de l'iris dans son ensemble, nous ne croyons pas qu'elle existe, à moins qu'on ne veuille considérer comme tels, les iris d'un noir intense que présentent quelques Européens, état qui est normal chez les nègres. — *La mélanose congéniale des yeux* a été observée au Piémont sur des chevaux blancs ou gris, par Brugnone et Carron du Villards. Celui-ci (2) a aussi observé chez l'homme des cas où l'œil est envahi dès la naissance par une matière noire qui commence à se manifester dans les parties externes, ou plus rarement dans l'intérieur du globe de l'œil : il paraîtrait que cette anomalie, en général peu développée, peut parfois dégénérer en une affection cancéreuse, et que l'extirpation ne l'empêche pas de revenir. — Disons encore que Von Ammon a vu assez souvent des taches foncées ou accumulations de pigment, parfois alternant avec des absences de cette substance sur des choroïdes d'ailleurs normales (3). Plus récemment le même auteur a observé la mélanose oculaire chez un fœtus de 6 mois et chez une femme de 28 ans, qui l'avait également depuis la naissance : la conjonctive et la sclérotique étaient les sièges principaux du dépôt de pigment (4).

4. *Taches rouillées de l'iris ou iris tiquetés.* On observe souvent sur l'iris des taches ou des stries plus ou moins nombreuses, plus ou moins grandes, qui varient du brun le plus foncé au brun jaunâtre et au rouge-cannelle clair, et sont généralement connues sous le nom de *taches de rouille*, tandis que les iris qui en présentent sont dits *tiquetés ou tachetés* (et en anglais *mottled*) (5). Cette anomalie est fréquente chez les personnes à yeux clairs, et très rare, si toutefois elle y existe, sur les iris très foncés : elle serait, d'après quelques auteurs, plus commune sur les yeux bleus ou gris que sur les bruns-clairs, tandis que, d'après d'autres observations, ce serait l'inverse; elle existe en tout cas plus souvent sur le grand cercle irien que sur le petit. Il est fort rare que ces taches de naissance soient également développées aux deux yeux; parfois même il n'y en a qu'à l'un d'eux. Elles ne gênent aucunement les fonctions de l'organe de la vue.

Feu le professeur Walther (6) pense qu'on doit considérer la tache de rouille comme un vrai *nævus maternus*, puisque l'un et l'autre sont dus à la même cause, à un développement trop considérable des vaisseaux capillaires. Cette anomalie consiste, dans d'autres cas à ce qu'il paraît, en une accumulation de pigment dans certains points de la portion parenchymateuse de l'iris; il serait fort à désirer qu'on s'occupât de l'étude microscopique d'un vice de naissance si fréquent. — Au reste, il existe d'après Lawrence(7), une altération postérieure à la naissance, qui offrirait la plus grande analogie avec ces iris

(1) SEILER. Op. cit., p. 52 et VON AMMON. Op. cit., pl. 8, fig. 8.
(2) Guide pratique, t. I, p. 486-487.
(3) Klin. Darstell, t. I, pl. 19, fig. 1 ; t III. pl. 15, fig. 5 et 9.
(4) Illustr. med. Zeitung, 1852, 9e livr., p. 152.
(5) LAVATER. Physiognom. fragment, p. 66. — OTTO. Op. cit., p. 197. C. HOHL, Meckel's Archiv für Anat. u. Physiol., 1828. — OSBORNE. Dans the Dublin Journ. of Med. and Chem. Science, t. 7 (1855), n° 19, p. 55, avec une fig. — MANDT. De telangiectascos notione et cura, diss. inaug., 8°, p. 47: Marburgi, 1858.— RICAUD. Op. cit., p. 254 — HIMLY. Die Krankheiten, u. s. w. t. II, p. 118-119.—HUSCHKE. Op. cit., p. 646 note.—RAU Op cit., t. II, p. 294.—WILDE. An Essay, etc., p. 85-84 — DESMARRES. Op. cit , p. 17, 581 et 583-584. — VON WALTHER. Op. cit., t. IV, p. 250. — CORNAZ. Des abn. cong., p. 101-102. — GEOFFROY-SAINT-HILAIRE. Tératologie, p. 531.
(6) VON WALTHER. Uber die angebornen Fetthautgeschwulste u. andere Bildungsfehler, p. 21 ; Landshut, 1841.
(7) LAWRENCE. Op. cit., p. 521-522.

tiquetés; il la décrit en ces termes : « L'iris présente souvent des taches noirâtres à sa partie antérieure et, bien qu'elles ne soient pas le résultat d'une disposition originelle, il est cependant difficile de les rapporter à une cause morbide. Je n'ai jamais vu de ces taches sur de jeunes sujets ; ce n'est ordinairement qu'après la période moyenne de la vie qu'elles se présentent. Il est important de ne pas oublier ce fait, important pour le diagnostic différentiel.

Quelquefois une bigarrure des sourcils et des cils accompagne cette anomalie, et c'est, d'après Blumenbach (1), chez les animaux tachetés qu'on rencontrerait des iris tiquetés : dans un cas, des taches de rouille accompagnaient la seconde forme de l'hétérophthalmos. On ne cite pas d'autres complications de ce vice de naissance, qui est probablement assez souvent héréditaire, fait qui serait sans doute mentionné plus fréquemment, si l'on accordait plus d'attention à ces taches congénitales.

Lavater cite une personne, sur l'iris de laquelle se voyait un as de pique; M. Cornaz, une tache unique d'une certaine étendue, qui, au premier aspect, ne ressemblait pas mal à un colobome de cette membrane, et dans un autre cas deux pupilles desquelles partaient des taches brunes qui allaient en s'élargissant et formaient en quelque sorte de vrais rayons. Les faits suivants présentent plus d'intérêt :

Obs. 503. — Un jeune médecin qui suivait la clinique du docteur Desmarres, avait toujours cru qu'il avait une double pupille ; en lui recouvrant momentanément la pupille véritable au moyen d'une carte, le professeur parisien lui prouva qu'il s'agissait d'une tache congénitale parfaitement ronde, et non d'une prunelle supplémentaire.

Obs. 504. — Le professeur Osborne a vu un homme du comté de Waterford, chez lequel les iris, d'un brun-jaunâtre clair, présentaient une quantité de taches d'un rouge tirant sur le brun, parsemées irrégulièrement sur cette membrane, mais en majorité du côté de l'angle interne de chaque œil : les 15 frères et les 5 sœurs de cet individu avaient tous la même anomalie, qu'ils avaient reçue en héritage de leur mère, dont 3 sœurs et un frère en étaient aussi porteurs et chez lesquels elle provenait déjà de leur famille maternelle.

Le fait suivant, dû au docteur C. Hohl, mérite aussi d'être cité ici :

Obs. 505. — Un homme blond, qui avait au bord extérieur de l'iris droit une tache d'un brun-clair, provenant d'une lésion datant du premier âge, eut 5 enfants de sa femme, qui était robuste ainsi que son mari, mais brune : l'aîné, blond et du sexe masculin, présente sur l'iris une tache analogue à celle de son père ; bien plus, les mouvements de la pupille y sont inertes, comme chez celui-ci ; les deux filles qui le suivent en rang d'âge, n'ont pas de taches sur leurs iris ; l'une est brune, l'autre blonde; toutefois, chez cette dernière, un des iris est plus foncé que l'autre : le second fils, blond comme l'aîné, n'a à l'œil droit qu'une petite tache d'un brun-clair, sans anomalie de la motilité de l'iris ; enfin le troisième fils, quoique blond, ne présente aucune anomalie du voile irien.

Plus d'une fois déjà on a cru voir des lettres tracées sur les iris de diverses personnes (2). Ainsi, d'après Borelli, un ancien chirurgien de Montpellier, nommé Formius, assurait avoir vu un jeune garçon sur les iris duquel se lisaient ces mots français : Love

---

(1) Blumenbach. De oculis leucaethiopum et iridis motu, p. 12; Gotting, 1786, et Handb. der vergleichend. Anatomie 3e édit., p. 409, § 278; Goettingen, 1824. — Heusinger. Dans Meckel's Archiv, t. VII, p. 407.

(2) Borelli. Op. cit., cent. 2, obs. 63 (cas de Formius). — Tenon. Mémoires et obs. sur l'anat., la pathol. et la chirurgie, t. I, pl. 2, fig. 18 et p. 466 ; Paris, 1806. — Fronier's Notizen, 1825, Déc., n° 204, p. 85. — Giraldès. Etudes anatomiques ou recherches sur l'organisation de l'œil, considéré chez l'homme et dans quelques animaux, p. 30 ; Thèse de Paris, 1856. — Rognetta. Traité philosophique et clinique d'ophthalmologie. p. 510 ; Paris, 1844. — Rau. Op. cit., t. II, p. 294 et 295, § 178. — Wilde. An Essay, p. 85-86. — Cornaz. Des abn. cong., p. 101-102 et quelques obs., etc., p. 23.

Soit Dieu; plus tard on prétendit lire sur un autre œil le nom de Charles XII, roi de Suède. Froriep doit aussi avoir vu un iris dont les fibrilles semblaient former des lettres.

Obs. 506. — Dans des temps plus rapprochés de nous, les journaux politiques ont beaucoup parlé d'une personne sur les iris de qui se lisaient les mots de « Napoléon. Empereur; » ce cas a été mentionné par Rognetta, Giraldès et Wilde (de Dublin). Il y a quelques années, dit ce dernier auteur, le seul des trois qui entre dans des détails circonstanciés à ce sujet, qu'on montra un enfant sur les iris duquel on prétendait qu'étaient écrits les mots : « Napoléon, Empereur. » Ce phénomène, qui attira beaucoup l'attention en son temps, paraît avoir été produit par une disposition insolite de ces trous, fibrilles et stries, — les analogues des piliers charnus et des cordes tendineuses du cœur, — qui distinguent la surface du diaphragme oculaire, et dans lesquels un effort d'imagination parvint à faire découvrir les lettres qui composent le nom de l'Empereur.— Je possède, ajoute en note l'oculiste de Dublin, une très-bonne lithographie de *Joséphine-Louis*, l'enfant français né avec les mots de : « Napoléon, Empereur. » dans les yeux. A la moitié inférieure de l'iris droit, les signes ressemblent aux lettres capitales qui forment le mot Empereur, et celui de Napoléon occupe à peu près la même position sur l'iris gauche. » Tenon a fait figurer un cas analogue : « Sur l'iris d'un fond bleu. dit-il, sont des traits blancs, les uns droits comme certains chiffres, un autre de la forme de la lettre T majuscule, une autre encore de celle d'un V. » Au reste, un modèle de cet œil lui avait été fourni par son peintre d'émail, et l'on en trouve au musée Dupuytren la reproduction, confectionnée sans doute par le même artiste, et provenant des collections de l'ancienne Académie de Chirurgie de Paris.

Il est probable que, dans tous ces cas, comme cela paraît évident pour les trois derniers, il s'agissait, non de taches de pigment à formes particulières, mais d'un développement anormal d'autres éléments du parenchyme irien. Nous pensons qu'il faut en rapprocher une autre figure de Ténon (1) qui représente un iris brun, orné de lignes blanches à formes hiéroglyphiques, au sujet desquelles l'auteur ne dit que ces mots : « Sur l'iris sont des formes blanches entrelacées de couleur brune. » — Quant au fait cité par Pline (2), que Philarchus aurait vu dans ses voyages des individus dont un œil offrait une double pupille et l'autre l'image d'un cheval, ou c'est quelque fable qu'il a transcrite avec trop de crédulité, ou il s'agissait d'une traduction du mot grec ἵππος, cheval, qui servait à désigner une affection nerveuse du voile irien, qui a conservé jusqu'à ce jour. du moins chez les oculistes allemands, le nom de *Hippus*. On voit donc qu'on ne doit pas rapprocher ce fait des vices de naissance que nous venons de mentionner.

5. *Taches blanches de l'iris.* — Il n'est pas rare de rencontrer des taches blanches sur le voile irien (3); souvent elles forment un ou plusieurs cercles concentriques, et seraient occasionnées, d'après Walther, par un manque local du pigment. M. Cornaz a eu l'occasion de voir, à l'hôpital Pourtalès, un jeune garçon dont les iris gris présentaient chacun un cercle formé d'environ 16 points blancs et situé vers la limite entre les deux cercles iriens. D'autres fois, comme le mentionne M. Desmarres, l'iris « présente vers sa grande circonférence plusieurs lignes semi-circulaires , d'un jaune-verdâtre , qui semblent gravées en creux dans le tomentum irien. » Enfin, au lieu de points ou de lignes interrompues, on rencontre aussi sur cette membrane une seule ligne d'un blanc nacré. ainsi que l'a figuré le professeur Von Ammon, ou jaunâtre , fait que M. Cornaz a aussi vu, à l'hôpital Pourtalès, chez une jeune fille à yeux gris, chez laquelle cette ligne, un peu sinueuse, formait une délimitation entre la zone pupillaire et la zone ciliaire.

On sait que l'iris présente fréquemment des fibrilles blanchâtres, en rayons, analogues

(1) Ténon. Op. cit., pl. 2. fig. 5. et Cornaz. Quelques observations. etc. p. 25.
(2) Pline. Liv. 7, chap. 2 (fréquemment cité par les auteurs).
(3) Von Ammon. Op cit., pl. 5, fig. 5. — Bleger. Art. cité, p. 252. — Desmarres. Op cit., p. 17. — Walther. System, etc., t IV, p. 250. — Cornaz. Des abn. cong., p. 105.

II. 44

à celles qu'on y voit chez la plupart des albinos de nos régions, état qui se rencontre principalement sur des yeux gris ou bleus chez lesquels les deux cercles iriens ne sont que peu ou point distincts l'un de l'autre. Von Ammon (1) a trouvé une fois cette forme compliquée de taches blanches et de petites élévations jaunâtres. — Le même auteur a représenté, ainsi que Gescheidt, un arrêt de développement consistant en points saillants bleus, de formes très diverses, qui rappellent le premier rudiment du cercle osseux de la sclérotique des oiseaux (2). — Enfin, dans d'autres cas, la surface antérieure de l'iris, au lieu d'être réticulée, reste complétement unie, ou ne présente que quelques petites élévations, de figures variées, ainsi qu'on en remarque dans l'œil du fœtus, lors de la formation des zones iriennes, lesquelles, dans le cas dont nous parlons, ne sont souvent que rudimentaires (3).

Ainsi qu'on le voit, plusieurs de ces états, si ce n'est la plupart, sont de vrais arrêts de développement : aussi trouve-t-on non-seulement des passages d'une forme à une autre, mais souvent la réunion de deux d'entre elles sur un même iris. On comprend que, lorsque cette membrane en reste à un certain degré de son développement, le pigment puisse ne pas se former sur tel ou tel point. Toutefois, nous pensons que, dans les cas dont nous venons de parler, cette absence de pigment est souvent consécutive à une première abnormité et non un simple arrêt de développement, comme l'albinisme; comme nous l'avons d'ailleurs vu, les stries et fibrilles du voile irien sont le siège de plusieurs des formes mentionnées ci-dessus.

On rencontre parfois, dans la variété des colobomes de l'iris que M. Cornaz a proposé de nommer *pseudo-colobomes*, une cicatrice blanche ou d'un jaune-clair qui remplit l'écartement (hiatus) laissé par la substance normale du voile irien ; il est assez fréquent aussi de trouver au bord pupillaire de la fissure du colobome proprement dit des protubérances, qui forment une vraie bride dans la forme qu'on considère généralement comme une polycorie, et à laquelle M. Cornaz a donné le nom de *colobome à brides*. Ces protubérances et ces brides sont aussi formées d'une matière d'un jaune vif ou blanche ; tandis que, dans d'autres cas, ce tissu anormal manque complétement. Il nous semble qu'on doit voir là une sorte de tissu plastique ou cicatriciel, analogue à celui des fausses membranes qu'on voit dans les atrésies de l'iris, qui serait ici un effort de la nature pour remplir la solution de continuité causée par le colobome. La forme de *coresténoma* observée par Szokalski présentait aussi une tache jaune allongée, assez semblable à celle qu'on observe dans les pseudo-colobomes (4). — Il est fort probable que quelques-uns des faits réunis dans les paragraphes précédents sont aussi dus à un tissu cicatriciel et non à une anomalie des fibrilles iriennes ou à une absence locale de pigment, et c'est ce que l'étude microscopique des cas de cette nature pourra démontrer.

6. *Yeux vairons*. — Beger (5) a vu un petit chien chez lequel un iris présentait une tache blanche d'une assez grande étendue : au reste, cet animal avait sur son poil blanc diverses taches noires et grises, ce qui rappellerait assez la leucose partielle.

Dans un autre cas, qui est assez rare, le bord de l'iris des chevaux est entouré d'un cercle blanchâtre qui contraste avec la couleur du reste de ce voile (6); c'est sans doute la zone pupillaire tout entière qui présente cette anomalie, tandis que le grand cercle est normal.

(1) Von Ammon Op. cit., pl. 8. fig. 12.

(2) Gescheidt. Dans le Journal f. Chirurgie u. Augenheilkunde, de Gräefe et Walther, t. XXII (1855) pl. 5, fig. 10, et Von Ammon. Op. cit., pl. 8, fig. 11.

(3) Von Ammon. Op. cit., pl. 8, fig. 7-9 : voyez au sujet de ces diverses formes : Rulte. Op. cit., p. 725, et Connaz, des albi cong , p. 100-101.

(4) Von Ammon. Op. cit., pl. 10, fig. 3 et 4 et Connaz, Op. cit , p. 81-83 et 103-104 pour les colobomes de l'iris : — et Szokalski. Dans Prager Vierteljahrschrift, t. XII, 1846, p. 18-23, avec fig. pour le *coresténoma*.

(5) Beger. Op. cit., p. 236.

(6) F. V. M., article cité, p. 485.

On nomme *mi-vairons* les chevaux et les chiens dont une moitié de l'iris est d'un blanc mat, l'autre présentant sa couleur normale ; ce qui rappelle la seconde forme de l'*hété-rophthalmos*. Rudolphi a vu deux chevaux ayant chacun un iris mi-blanc et mi-noir, et un chien qui présentait la même particularité, ces deux couleurs étant chez lui disposées en deux moitiés latérales, et Rau nous cite un chien tigré, dont chacun des iris était mi-blanc et mi-brun. On voit par ce petit nombre de faits que cette anomalie peut exister dans un œil ou dans les deux (1).

Les vétérinaires désignent sous les noms de *vairons*, *veirons* ou *verrons* (en allemand *Glasaugen*, c'est-à-dire, yeux de verre) les chevaux qui présentent un iris blanc et l'autre d'une couleur naturelle ; il y a des auteurs qui font venir ces expressions de « varius » (divers, différent), d'autres du mot « verre, » à cause de la couleur particulière de l'iris anormal. Ce vice de naissance se trouve assez fréquemment aussi chez les chiens. Il ne gêne point la vision, et, dans quelques cas, il paraît que le voile irien de chaque œil présente cette couleur blanche. Cette forme et la précédente se rencontreraient parfois dans l'espèce humaine, d'après M. Desmarres ; mais, en tout cas, ce serait fort rare. Beger a vu un chien qui avait un iris blanc et l'autre brun, fait qu'a également observé M. Cornaz (2).

L'anatomie pathologique de ces états est bien peu connue. Le professeur Rau nous apprend que, dans les yeux vairons, la membrane uvée est normale ; il pense qu'il peut y avoir dans de tels iris un dépôt anormal de pigment : en tout cas, il ne saurait être question d'une leucose de l'iris, puisque nous avons vu, par l'étude des albinos, quel est l'état de cette membrane affectée d'absence du pigment. Des recherches microscopiques jetteraient sans doute du jour sur la nature de ces anomalies, qui en tout cas présentent entre elles la plus grande analogie, puisqu'elles ne diffèrent que par plus ou moins d'étendue.

2º MOUVEMENTS DE L'IRIS. On nomme *iridodonèse*, *oscillations ou tremblement de l'iris*, une maladie où cette membrane se meut d'avant en arrière, et vice-versâ, dès que l'œil se met en mouvement ; Becquel l'a observée compliquée d'oscillation du cristallin due sans doute à un état de diffluence du corps vitré ; Carron du Villards dit qu'elle existe toujours quand il y a dislocation ou absence du cristallin. Nous avons déjà dit précédemment que Von Ammon a observé un cas d'iridodonèse compliquant une cornée hémisphérique congéniale. Quelquefois les mouvements de l'iris obéissent à la volonté de l'homme, cas très rares, probablement toujours congéniaux, dont le fameux Fontane est l'exemple le plus connu (3), et que Gerson doit avoir aussi observé ; Himly fils pense que, dans des cas de cette nature, des rameaux du nerf moteur des yeux se rendent directement à l'iris sans communiquer avec le ganglion ophthalmique.

3º ATTACHES ET SITUATION DE L'IRIS. Von Ammon a donné le nom d'*iridodiastasis* au fait suivant, qu'il croit unique dans la science (4) :

Obs. 507. — Un garçon, âgé de 10 ans et affecté de phymosis, fut amené au professeur de Dresde qui, de prime abord, fut frappé de l'aspect qu'offrait son œil gauche. L'iris, brun et réticulé, avait une pupille centrale et ronde, et, de plus, présentait à sa partie inférieure et interne deux ouvertures marginales plus petites, séparées l'une de l'autre par une languette du tissu de l'iris, et dues à l'absence de l'insertion de ce dernier au cercle ciliaire. Les mouvements de la pupille normale étaient lents, et ceux des deux

---

(1) OTTO. Op. cit., p. 197, note 34. — RUDOLPHI. Dans le Berliner Encyklop. Woerterbuch, t. I, p. 19 (1828). — CARRON DU VILLARDS. Op. cit., t. II, p 199. — BEGER. Article cité, p. 252. — RAU. Op. cit., t. II, p. 295-296. — CORNAZ. Des abn. cong., p. 105.

(2) RUDOLPHI. Bemerkungen aus dem Gebiete der Naturg., Medecin u. Thierheilkunde, u. s. w., 1re partie, p. 85 ; Berlin, 1804. — OTTO. Op. cit., p. 197 et notes 52 et 55. — F. V. M., article cité, p. 185. — BEGER. Op. cit., p. 252. — RAU. Op. cit., t. II, p. 296. — DESMARRES. Op. cit., p. 594. — CORNAZ. Des abn. cong., p. 102-103.

(3) BELLINGERI. Annali univers. di medic., 1854, Mai et Juin.

(4) Illustr. med. Zeitung, t. I, cah. 6, 1852.

pupilles marginales complètement nuls. Cet état existait depuis la naissance; l'enfant avait dû être amené par le forceps.

D'après Von Ammon, l'iridodiastasis (de ἰρις et διαστασθαι, être séparé) serait un arrêt de développement. En effet, quand l'iris commence à se montrer sous la forme d'un anneau bleuâtre, on voit à la loupe qu'il adhère à la choroïde non dans toute son étendue, mais bien au moyen de petites fibrilles isolées. S'il eût été bien convaincu qu'il s'agissait d'un arrêt de développement, il aurait proposé pour cet état le nom de *coloboma congénital* du bord ciliaire.

4° IRIDECTOPIES OU DISLOCATIONS DU VOILE IRIEN. A. Schmidt (1) a observé un cas où l'œil droit présentait un iris passé derrière le cristallin; mais, comme le sujet était mort des suites d'une fracture du crâne, on ne put savoir si cette ectopie était réellement congéniale. Ce qui donne pourtant une grande vraisemblance à cette hypothèse, c'est que cette personne avait passé pour n'avoir pas de voile irien. Nous mentionnerons à ce propos une observation de F. Praël (2), dont voici l'abrégé : L'œil gauche d'une jeune personne de la campagne présentait une fine membrane d'un brun clair, très transparente, sans ouverture centrale, qui passait derrière le cristallin. Cet observateur pense que c'était une membrane uvée privée de la portion antérieure de l'iris, et probablement accompagnée de la membrane pupillaire. — Dans les cas de cornée hémisphérique ou staphylome transparent hémisphérique des auteurs, l'iris offre ordinairement la forme d'un entonnoir, ainsi que je l'ai déjà dit à propos de cette curieuse anomalie.

La synéchie antérieure ou adhérence de l'iris avec la paroi postérieure de la cornée a été observée quelquefois par Himly comme vice congénial. Peut-être est-ce un arrêt de développement, puisque l'œil de l'embryon n'offre d'abord nulle trace de la chambre antérieure; cependant il paraît, d'après le même auteur, que cet état peut aussi être la suite d'une ophthalmie fœtale. Si l'adhérence n'était que partielle, on pourrait essayer de la détruire. — Quant à la synéchie postérieure ou adhérence de l'iris avec le cristallin, il ne paraît pas qu'elle ait été observée à l'état congénial; cependant Ruete (3) rapporte qu'on l'a trouvée dans un cas où l'uvée seule se montrait à la place du voile irien : je penche à croire qu'il est ici question du cas de Praël, que j'ai cité comme iridectopie. Au reste, cette anomalie, si elle se présentait, pourrait être la suite d'une ophthalmie antérieure à la naissance.

5° SOLUTIONS DE CONTINUITÉ DE L'IRIS. Le *coloboma de l'iris* (4) ou *iridoschisma* (nom

(1) Himly's ophthalm. Beobacht. Bremen, 1801, n° 1.
(2) Journ. für Chir. u. Augenheilk., t. XIV, p. 82 : et Ammon's Klin. Darst., t. III, pl. 12, fig. 5.
(5) Lehrb. des Ophth. Braunschweig, 1845-1846, p. 724.
(4) Von Ammon, Ammon's Zeitschrift, t. I, p. 55-64; Klin. Darst. III; et dans Illustr. med. Zeitung, I, 6, 1852; Th. Bartholinus, Acta medica et philosoph. Hafnensia, a. 1671 et 1672, Hafn., 1673, p. 62. R. Behr, Hecker's litt. Annalen der Heilk., t. XIII, p. 575 : Dressel, Journ für Chirurg. u. Augenheilkunde, t. XXV; Fr. Dubois, Troisième compte rendu; Bordeaux, 1856, p. 2-5; Escher, Dissert. inaug. p. 5 et suiv., fig. 2-7, Erlangen, 1850; E. Fichte, Zeitschrift für ratio. Med., nouv. série, t. II, 1re hv., 1852, p. 140-192 et planches; Fronmüller. Journal für Chirurg. u. Augenheil., nouv. série, t. II, p. 184 et pl. I, fig. 6; Ant. Gescheidt, de colobomate iridis, Lips., 1831. acced. tab. lith. dans Journ für Chir. u. Augenh., et dans Ammon's Zeitschrift, t. IV, p. 436-440; A. Hannover, dans J. Müller's Archiv für Anat. u. Physiol., 1845, 5e cahier; et das Auge, Leipzig, 1852 p. 94 et 113; Heyfelder, nova acta Leopoldina; et dans med. Corresp. Bl. 1834, n° 5, et dans ses Studien im Geb. des Heilwissen. I. Stuttgart, 1838, p. 276-295; Jaeger, Ammon's Zeitschrift, t. I, p. 17-20; F. Wharton Jones, art. *Coloboma*, dans Cyclop. of Pract. Surgery, Part. 8, et dans Manual of Ophthal. Med. and Surg. p. 519; P.M. Mess, Annales d'Oculistique, t. VII, p. 179, et pl. I, fig. 6-8; Middlemore, Treatise on the Diseases of the Eye, vol. II, p. 761; Andreae, Med. Zeitung Preussen's, 1856, n° 58; Stilling, dans Hannov. Annalen f. die ges. Heilk., 1, 107, III; Chelius, trad. franç. de son Ophth., t. II, p. 16-19; Rau, Op. cit., p. 261 et suiv.; Schön, Op. cit , p. 70-75; Seiler, Op. cit., p. 55 et fig. 9; R. Wagner, Horn's archiv, Berlin, 1821, Jul. Aug , p. 259; Ph. Von Walther, Abh. aus d. Geb. d. prakt. med., p. 72, et dans Journ. f. Chir. u. Augenheil., t. II, p. 598 et suiv.; Von Walther, System der Chirurgie,

par lequel Gescheidt essaya de remplacer le premier, dû à Walther), a été aussi appelé *pupille en comète* (Helling), *échancrure de l'iris, fente de l'iris, division congéniale de l'iris* (Stœber), *défaut de l'iris par perte de substance congéniale* (Carron), *défaut partiel de l'iris* (Beger), *fissura seu hiatus iridis*. On désigne ainsi une fissure plus ou moins large qui, partant de la pupille, divise plus ou moins complétement une portion du voile irien. On en a distingué quatre formes, suivant que les bords vont en se rapprochant l'un de l'autre contre la pupille, (*pupille en poire* d'autres observateurs, *colobome rayonnant*), qu'ils sont parallèles, qu'ils offrent la tendance à converger vers le bord ciliaire, ou, enfin, qu'ils ont cette dernière tendance tout en formant, par leur contour, une sorte de demi-lune (*pupille de chat* d'auteurs allemands, *colobome arrondi* ou *en demi-lune*): ces deux dernières variétés sont souvent réunies par les auteurs. Au surplus, le colobome de l'iris est dit *incomplet* ou *imparfait* quand il ne s'étend pas au delà du milieu de l'espace compris entre la pupille et le bord ciliaire de l'iris; *complet* ou *parfait* quand il s'étend tout au travers ou au moins au delà du milieu de cet espace; enfin, dans la plupart des cas, l'uvée prend part à la perte de substance (*colobome pénétrant*), tandis que parfois elle est intacte (*colobome superficiel*). Très souvent on sépare du colobome de l'iris les cas où un léger filament, ordinairement jaunâtre ou blanchâtre, sépare la pupille du colobome, ou vient traverser cette fissure un peu au-dessous de la prunelle. Il est bien vrai qu'on a alors deux ouvertures qui laissent pénétrer la lumière dans l'œil, mais vouloir confondre pour cela de tels cas avec la vraie polycorie, nous paraît d'autant moins logique, qu'on observe souvent un petit prolongement jaune ou blanchâtre à chacun des bords du colobome à l'endroit où il communique avec l'iris; ce qui est, sans aucun doute, un rudiment ou peut-être même, parfois, une rupture de la division, dont nous venons de parler. Aussi désignerons-nous la forme en question sous le nom de *colobome à bride.*

Le docteur Tourtual (1) a publié le seul cas connu d'un colobome existant simultanément aux deux côtés de l'iris.

Quant à leur siége, les colobomes sont le plus souvent au milieu du bord inférieur de la pupille, d'où ils dévient quelquefois légèrement contre le bord interne, plus rarement contre le bord externe. Il est plus rare encore de voir un colobome interne, et le colobome externe ainsi que le supérieur n'ont encore été observés qu'un petit nombre de fois. On a aussi vu un double colobome, par exemple, inférieur et externe-inférieur; nous avons cité plus haut le seul cas de colobome diagonal que nous ayons pu découvrir: il était horizontal. Des quatre variétés que nous avons mentionnées, la plus fréquente est celle où l'espace le plus grand qui sépare les deux bords du colobome se trouve à son bord pupillaire; puis vient le colobome en demi-lune. Behr doute de la possibilité du colobome rayonnant, c'est-à-dire de celui où la plus courte séparation que présentent les deux bords du colobome est à leur départ de la pupille; mais on en a des cas authentiques: toutefois, cette forme est rare, ainsi que celle à bords parallèles. On prétend que presque toujours le côté du voile irien qui offre une division congéniale est plus étroit que le côté opposé; toutefois cette observation repose, très fréquemment du moins, sur une illusion d'optique bien facile à comprendre. Les bords de la division congéniale de l'iris sont souvent légèrement recourbés vers l'intérieur de l'œil et présentent par là une surface convexe; ils sont souvent aussi plats que le reste du voile irien, parfois même frangés. Dans les colobomes pénétrants, la fissure est aussi noire que la prunelle (à moins de complication) et ne présente pas de procès ciliaires.

On n'a observé que peu de colobomes superficiels (2), ce qui est probablement dû à ce qu'on n'a pas assez fait attention à la possibilité de cette forme, qui est souvent assez

t. IV, 1848, p. 186-193 ; G. Warnatz, Ammon's Zeitschrift, t. V, p. 460-462 ; Wilde, Op. cit., p. 95-105.

(1) Müller's Archiv, t. IV, 1846.

(2) Dalrymple, dans Wilde, Op. cit., p. 99-100. — Helling, Prakt. Handb. d. Augenkrankh., t. I, p. 283. et pl. I, fig. 4. — Gescheidt. Dans Ammon's Zeitschrift, t. IV, p. 459. — Rau. Dans Ammon's Monatschrift, t. III, p. 59 et 64, — et plusieurs figures dans Von Ammon, Op. cit., pl. 10.

difficile à distinguer des colobomes pénétrants, quoique l'espace entre les deux bords de la perte de substance soit plutôt brun que noir. Rau recommande, pour le diagnostic, d'employer, dans les cas douteux, une solution mydriatique qui, dans les cas de colobomes pénétrants, élargit aussi bien la division de l'iris que la pupille; ce qui, naturellement, ne peut avoir lieu quand la membrane uvée est intacte. Le même observateur a vu un cas où un coloboma superficiel était compliqué de deux légères fentes de la surface antérieure de l'iris, à travers lesquelles on voyait percer la teinte particulière à la membrane uvée.

M. Cornaz propose de nommer *pseudo-colobomes* les cas où l'iris offre une décoloration blanche ou jaune ayant la forme d'un coloboma (1). Il est assez probable que, dans cette variété, l'iris, d'abord divisé, est peu à peu rempli par une cicatrice anormale et sans pigment noir : il serait intéressant de savoir si, dans cette forme, les procès ciliaires offrent aussi une réunion par cicatrice. Le coloboma à bride semble un acheminement vers ce type, et paraîtrait indiquer que la soudure du coloboma a pour point de départ le bord pupillaire.

Nous avons parlé de l'effet des mydriatiques sur les colobomes pénétrants; par contre, ces fissures congéniales n'offrent pas la même réaction contre la lumière, et tantôt l'iris est lent à se mouvoir, tantôt il présente des changements brusques, pendant lesquels le bord pupillaire offre seul des oscillations. Quant aux colobomes superficiels, ils ne présentent nulle réaction à la lumière ni aux narcotiques qui produisent une mydriase momentanée, et ne se comportent pas autrement, pendant les changements de forme de la pupille, que le voile irien en général. La vision est, ordinairement du moins, normale, parfois affaiblie ou même augmentée; la myopie est assez fréquente. Souvent l'œil présente une assez grande sensibilité à une lumière intense; souvent, en suite d'une photophobie, les yeux sont habituellement tournés en bas et en dehors, et les muscles du front et des paupières se trouvent dans un état de contraction : la conjonctivite catarrhale, le clignotement des paupières et un roulement continuel des yeux, en sont souvent aussi la suite. Von Ammon cite un cas où la malade ne voyait que lorsqu'elle roulait les yeux en bas. On cite aussi un enfant affecté de coloboma qui dormait les yeux ouverts.

Le coloboma de l'iris affecte plus souvent les deux yeux qu'un seul; il paraît être un peu plus fréquent chez les hommes que chez les femmes : il est souvent héréditaire, et s'est toujours alors transmis du père au fils, excepté dans le cas de Conradi, dans lequel le père le légua à sa fille et à la fille de celle-ci. Parfois aussi la cataracte congéniale, qui est une de ses complications les plus fréquentes, se perpétue avec le coloboma d'une génération à l'autre; d'autres fois on voit deux ou plusieurs enfants d'une famille présenter cette affection de l'iris, sans qu'un de leurs parents ou de leurs ancêtres l'ait montrée. Quant à sa fréquence en général, elle est assez grande: c'est l'abnormité la moins rare de l'iris et peut-être de l'œil. Le docteur Riecke nous apprend que sur 34,000 Prussiens, de l'âge de 20 ans, qu'il dut examiner médicalement, quatre présentaient le coloboma de l'iris. Il ne paraît pas plus fréquent sur les iris bleus que sur les bruns, le rapport de 38 à 21 indiqué par Fichte étant à peu près celui qu'on observe dans nos climats entre ces deux nuances de coloration de l'iris.

Au nombre des complications du coloboma de l'iris, on a vu le coloboma de la choroïde et du corps vitré, la cataracte lenticulaire ou capsulaire, congéniale ou acquise, le glaucome et la cataracte glaucomateuse, le microphthalmos, le raccourcissement et le ptosis de la paupière, le manque plus ou moins complet du pigment noir, l'albinisme, la corectopie, l'aplatissement ou une forme ovale de la cornée, l'embryotoxon, le coloboma de la choroïde et de la rétine, celui de la paupière supérieure, le bec de lièvre, un certain degré d'hypospadias, l'hypertrophie congéniale de la langue, l'hydrocéphale, l'encéphalocèle, etc.

(1) Von Ammon. Op. cit., pl. X, fig. 3 et 4.

L'observation suivante, communiquée à M. Cornaz par le docteur C. Martin, est intéressante par les complications qu'offrait le colobome :

Obs. 508. — Le 31 mars 1849 se présenta à la polyclinique du professeur Langenbeck,
à Berlin, un jeune garçon de Fürstenwald, robuste et bien nourri, qui présentait les phénomènes suivants : la tête est grosse et les fontanelles sont encore ouvertes ; au travers de
l'antérieure, dont les bords sont durs et calleux, s'élève une tumeur conique, haute d'un
demi-pouce, recouverte par le cuir chevelu distendu : l'encéphalocèle est congéniale.
L'œil droit louche légèrement en dedans ; la cornée et l'iris de cet œil ont une forme
ova'e : cette dernière membrane présente un colobome dirigé en bas et un peu en dedans,
dont les bords sont parallèles (à en juger par un dessin que M. Marcel en a donné) ;
les iris sont bleus. L'œil droit jouit de la vision ; cependant l'enfant a coutume de le couvrir de la main, et voit alors mieux avec le gauche que sans cette précaution. Le nez est
bien conformé, mais au-dessous de cet organe il y a un bec de lièvre double ; l'os inter-
maxillaire existe encore d'une manière évidente, s'avançant plus encore que le nez, et à
un pouce au-dessous de celui-ci sont deux dents qui ont une direction irrégulière en avant
et chacune de son côté respectif : les autres dents sont situées sur les os maxillaires supérieurs, qui présentent à leur bord alvéolaire une forme légèrement arquée. Il y a de plus
une fissure congéniale du palais, un peu à gauche de la ligne médiane.

Au reste, cette abnormité n'est point particulière à l'espèce humaine ; Heyfelder l'a vue
sur un chien et Warnatz sur une poule.

Les recherches anatomiques sur cette abnormité ne sont pas encore très nombreuses.
La partie de la sclérotique qui correspond au coloboma est quelquefois moins voûtée que
d'ordinaire ; on peut en revanche observer à la partie postérieure de l'œil une protubérance scléroticale d'où part une dépression qui s'étend jusqu'à la cornée. Les bords du
coloboma sont parfois légèrement frangés, le corps ciliaire ovale, les procès ciliaires ab-
sents dans le point qui correspond au coloboma de l'iris et ceux qui restent offrent une diminution de leur pigment. Le cristallin est aplati ou allongé dans la même direction ; la rétine
et la choroïde peuvent présenter dans le même sens une scissure qui se suit sur la sclérotique sous la forme d'une ligne bleuâtre : quelquefois il n'y a que cette ligne à la sclérotique
sans colobome des deux autres membranes ; d'autres fois la sclérotique ne présente aucune
altération : on a vu le cristallin reposer sur l'uvée, etc. En tout cas, les résultats obtenus
montrent que les altérations que présente l'œil dans l'abnormité congéniale qui nous occupe, sont très différentes les unes des autres ; il serait des plus intéressant de savoir comment s'y comportent la membrane pupillaire ou de Wachendorf et la membrane capsulo-
pupillaire pendant la vie intra-utérine, et si, comme il est très possible, elles présentent
aussi une fissure.

L'étiologie du colobome de l'iris a donné lieu à plusieurs hypothèses dont aucune n'est
complétement satisfaisante ; celle de Von Ammon, qui l'attribue à la persistance de l'hiatus
que la choroïde présente au début de sa formation, et celle de Huchke qui pense que l'iris,
en voie de formation, présente toujours une semblable fente, ne peuvent expliquer que les
cas où le colobome est dirigé en bas : Walther, Behr, Arnold et Carron du Villards ont
donné d'autres explications sur lesquelles il ne nous paraît pas utile d'insister ici, vu l'incertitude de leurs hypothèses.

6° IRIDÉRÉMIE OU ABSENCE DE L'IRIS. C'est une des affections congénitales de l'iris les
plus intéressantes. Jüngken et Sichel la regardent comme une mydriase congéniale. Elle
présente trois formes distinctes : la *platycorie congénitale*, l'*iridérémie partielle* et
l'*iridérémie totale* ou *aniridie*.

1. La *platycorie* renferme les cas où la pupille est beaucoup trop grande, par le défaut des
cercles internes de l'iris ; et c'est ici que l'on doit sans doute classer ce qu'Escher nomme
mydriase, et voudrait séparer de l'iridérémie proprement dite : un simple rudiment en
forme d'anneau représente ici le voile irien. On ne connaît guère que le cas d'un jeune enfant de six ans, chez lequel l'iris ne formait qu'une étroite bande, sans que l'œil eût perdu

en rien la faculté de s'accommoder aux distances (1). Plusieurs des exemples analogues, décrits sous le nom de mydriase, étaient vraisemblablement des iridérémies complètes compliquées de gérontoxon. L'origine de cette anomalie est sans doute un arrêt de développement de l'iris, et il ne serait point étonnant que le cercle qui la représente n'eût pas partout la même largeur et formât ainsi une sorte de demi-lune dont les deux extrémités seraient pourtant réunies.

2. *L'iridérémie partielle*, est beaucoup plus rare que l'aniridie. Le rudiment de voile irien y présente une forme très variable : l'iris peut être normal dans sa partie supérieure, tandis que son tiers ou sa moitié inférieure fait défaut ; l'iris peut être représenté par un ou deux faibles segments, être frangé tout autour de la pupille, etc. La plupart des données pathologiques et physiologiques que nous indiquerons à propos de l'aniridie complète se rapportent à la forme qui nous occupe. La plus ou moins grande sensibilité de l'œil se règle d'après l'étendue plus ou moins considérable de la partie défaillante ; néanmoins, Eisenach a vu un cas de cette nature qui présentait une vraie amblyopie. Les complications observées sont des cataractes congéniales ou consécutives, la blépharoptose, le manque des procès ciliaires (qui probablement n'était que partiel), le manque de pupille(2) normale, la corectopie (Eisenach), l'iridérémie totale de l'autre œil, qui n'a jamais présenté de colobome de l'iris. Il ne paraît pas qu'on ait observé jusqu'ici l'iridérémie partielle comme affection héréditaire ; par contre, Gutbier a vu le fils d'un homme sans iris présenter cette forme, tandis que le père Schallert, qui avait l'affection qui nous occupe, eut trois filles qui ne présentaient nulle trace d'iris. L'iridérémie partielle est plus souvent unilatérale que bilatérale, tandis que c'est le contraire dans l'aniridie. — Ici aussi on a vu l'uvée restée entière (iridérémie partielle incomplète), état dont Schön donne la description (3).

3. *L'aniridie* (4) ou *iridérémie totale* est le manque complet de l'iris. Elle existe ordinairement aux deux yeux et est plus fréquente chez les hommes que chez les femmes. Elle est souvent héréditaire, passe facilement du père aux enfants, surtout aux fils ; toutefois Von Ammon a observé un cas où elle avait passé d'une mère à sa fille. Henzschel cite un père qui avait une iridérémie partielle et ses trois filles affectées d'aniridie, tandis que Selmar Gutbier a vu le fils d'un homme sans iris ne présenter qu'une iridérémie partielle. Le fond de l'œil est rarement d'un noir foncé, plus souvent il est d'un noir grisâtre, glauque, brunâtre, rougeâtre, et ordinairement terne. Il n'est pas rare qu'il jette, dans certaines directions, un reflet d'un rouge de rubis, ce qui n'a jamais lieu dans l'obscurité et paraît être une simple réflexion de la lumière : ce phénomène est, au reste, plus facile à observer quand l'œil est à moitié fermé. Presque tous les observateurs s'accordent à dire qu'ils n'ont point vu de procès ciliaires ; cependant Cazenave et Stillesen assurent les avoir distingués. Quant à la portée de la vue, rarement elle est normale, plus rarement encore

(1) Stoeber. Institut, 1857, n° 594, 422.

(2) Demours. Op. cit., pl. LI, fig. 5.

(3) Ammon's Monatschrift, t. I, p. 501.

(4) Von Ammon. Op. cit., vol. XIX, 1859, p. 54 ; Berlin med. Encyklop., pl. 12, f. 1, 11 et 15 ; Baratta, Observ. prat. sulle princ. malattie degli occhi, Milano, 1818, t. II, obs. 95 ; K. Benn, dans Hecker's litterar Annalen, t. XIII, Avril, 1829, p. 37 ; Bulletin de la Société Anatomique, 1855, p. 100, et 1842, p. 337 ; H. Von Escher, über den Mangel der Iris, u. s. w. Erlangen, 1830 ; Eisenach, D. J. sist. obs. Iridereniae partialis, etc., 1856 ; A. Foachon, de l'abs. congén. et compl. de l'iris, thèse de Strasbourg, 1840 ; A. Gescheidt, Journ. f. Chirur. u. Augenheilk., t. XXII, p. 267 et suiv., p. 598 et suiv. et pl. III, fig. 4 ; Selmar Gutbier, D.J. de iridereniia, Gothæ, 1854, cum tabulis ; Herm Heise, die Irideremie od. der Angeborene Mangel der Iris, Würzburg, 1844 ; M. Jalger, Ammon's Zeitschrift, t. V, p. 10-16 ; Lusardi, mem. sur la cat. cong., 5e éd., Paris, 1827, p 25 ; Rau. Op. cit., p. 250 et suiv. ; Schön, Op. cit., p. 70 et 250 ; Seiler, Op. cit., p. 58 ; Stillesen, Norsk. Magazin for Loegvidenkaben, t. III, p. 55 ; Texton fils, dans Journ. f. Chir. u. Augenheilk., nouv. série, t. VII, cah. 1, p. 204, 1841 ; Tilanus, Verhandelingen von het Genootschap ter Bevordering der Genees en Heelkunde te Amsterdam, 1844, t. I, 2. D'après Textor fils, on connaissait, en 1844, 34 cas d'aniridie ou iridérémie totale, auxquels il faut ajouter les deux de Focachon.

on y a observé la presbytie, tandis que la myopie accompagne ordinairement cette anomalie. Les individus qui en sont atteints n'ont souvent qu'une vue faible ; elle est ordinairement meilleure au crépuscule qu'en plein midi, et beaucoup plus développée la nuit, que celle des autres hommes : il y a parfois, à la naissance, une photophobie qui se perd souvent par la suite. Les yeux sont, dans la plupart des cas, continuellement en mouvement, regardent généralement en bas, et ne se tournent que rarement vers le ciel, tandis qu'ils ont souvent une tendance à se tourner en bas, en dedans ou en dehors : de là ordinairement un strabisme, qui est le plus souvent convergent. La paupière supérieure présente, dans la plupart des cas, un léger degré de prolapsus et des cils épais, anomalies qui viennent protéger l'œil contre une lumière trop intense. Une autre complication qui est également un bienfait de la nature et qui se présente fréquemment, est une cataracte centrale, parfois congéniale, mais plus souvent formée plus ou moins longtemps après la naissance : peut-être que la cataracte congéniale est due alors à un défaut des vaisseaux antérieurs du cristallin. La forme acquise paraît être la suite de l'irritation que causent les agents extérieurs, et surtout une lumière trop vive, sur un œil de cette nature ; quoi qu'il en soit, elle modère l'intensité de la lumière et est par là en quelque sorte un remplaçant de l'iris. Les autres complications observées sont les suivantes : cornée petite et trop voûtée, allongée, trop petite, présentant de petites taches leucomateuses (Otto), conique (Henzschel); souvent un embryotoxon ou une mince couronne vasculaire ; sclérotique trop blanche, ou même d'un bleu foncé ; synophris : le défaut de la rétine et de la choroïde (Klinkosch) et celui du cristallin, du corps vitré et du corps ciliaire (Otto) concernaient des yeux de monstres. Le manque congénial d'un œil et le microphthalmos n'excluent point l'iridérémie qui, chose bien remarquable, ne paraît jamais avoir été vue sur un œil dont le congénère présentait un colobome de l'iris, tandis qu'on a des cas où l'un des yeux était affecté d'aniridie et l'autre d'iridérémie partielle. Les yeux sans iris sont sujets à souffrir d'ophthalmies habituelles.

Une variété de l'iridérémie totale, qu'on peut facilement confondre avec la forme ordinaire, est l'aniridie incomplète ou *iris uvealis* (Praël), c'est-à-dire les cas où la membrane antérieure du voile irien, ou iris proprement dit, manque dans sa totalité, mais où l'on voit, par un examen attentif, que la membrane uvée, ou surface postérieure de l'iris, existe encore.

Obs. 509. — F. Braël a observé un fait de cette nature chez une jeune paysanne : l'œil gauche qui, au premier abord, paraissait complétement privé d'iris, offrait une fine membrane d'un brun clair, très transparente, qui n'empêchait point l'œil de présenter un reflet rouge quand il était éclairé d'en haut. Cette uvée n'avait pas de pupille, mais était fermée (probablement par une membrane pupillaire persistante), et passait, ainsi que celle-ci, derrière un cristallin cataracté ; l'œil droit offrait une iridérémie totale complète et une cataracte.

L'étiologie de l'iridérémie n'est pas la même dans tous les cas. Beer voit dans cette anomalie la suite d'une résorption du voile irien, qui aurait eu lieu lors de la disparition de la membrane pupillaire, hypothèse qui ne me paraît admissible que pour les cas d'iridérémie partielle, où le bord pupillaire est frangé ; Seiler pense que si l'iris ne se forme pas, c'est à cause d'une oblitération des vaisseaux qui lui sont destinés, ce qui paraît d'autant plus probable que ces vaisseaux et les procès ciliaires manquent généralement alors. Au reste, comme l'iris se forme très tard, on comprend qu'il n'atteigne pas son parfait développement (*platycorie*), ou même ne se forme pas du tout (*aniridie*). La plupart des formes de l'iridérémie partielle sont dues à une production maladive de l'iris, tenant probablement à une oblitération ou à un manque d'une partie des vaisseaux sanguins chargés de la formation de ce voile. Les formes incomplètes sont encore moins compréhensibles, puisque l'iris, ayant pu se former, on ne voit pas pourquoi la portion antérieure de l'iris resterait en arrière dans son développement, à moins que cela ne tienne à une duplicité des vaisseaux formateurs du voile irien, dont la rangée antérieure serait dans un état anormal ou manquerait. Nous avons dit quelques mots, dans le paragraphe sur l'aniridie, des causes probables de la formation d'une cataracte comme complication de l'iridérémie. Comme on n'a pas encore eu l'occasion de faire l'autopsie d'un cas de cette dernière affection, on comprend que l'on soit encore à se demander si ce n'est pas une simple mydriase.

Nous n'avons contre l'aniridie qu'un traitement palliatif déjà indiqué par la nature, qui protége souvent l'œil privé de son iris, contre une lumière trop intense, par une cataracte centrale, une blépharoptose, ou des cils épais : des lunettes à verres arrondis, bleus et ordinairement convexes (puisque les individus sont généralement myopes), montées de telle manière que la lumière ne puisse guère pénétrer dans l'œil que par les verres : le repos habituel des yeux et le soin d'éviter l'action d'une lumière trop vive, sont les premiers soins à recommander. Quant à la cataracte, dans bien des cas elle ne gêne que peu ou point, et alors il faut bien se garder d'y toucher, à moins qu'elle ne soit assez développée pour troubler considérablement la vue.

Citons ici quelques cas d'iridérémie :

Obs. 510. — Chrétien, de Thuringe, fils de parents à iris normaux, qui avaient eu sept autres enfants à yeux très réguliers, était privé des deux iris; des huit enfants qu'il eut, trois fils avaient une iridérémie totale. Deux d'entre ces derniers eurent des enfants : des quatre fils de l'aîné, un seul eut une iridérémie partielle. Les trois autres offraient la même aniridie que leur père et leur aïeul; par contre, la descendance du second fils de Chrétien eut des yeux réguliers. Des quatre fils du fils aîné de ce Thuringien, l'aîné eut un fils dont les iris étaient normaux; le second, affecté d'iridérémie partielle, eut une fille sans trace d'iris et un fils où ce voile existait, comme chez le fils du quatrième; quant au troisième, il épousa une épileptique et en eut un fils dont les yeux non-seulement n'avaient pas plus que ceux du père, de traces de l'iris, mais encore étaient continuellement en mouvement; ce dont il hérita sans doute de sa mère, fort peu saine, qui donna aussi le jour à un monstre, sur la nature des yeux duquel Gutbier ne put rien apprendre.

Obs. 511 (1). — Victor Lantôme, âgé d'environ 50 ans, en 1849, naquit à Bourdeau, de parents dont les yeux étaient bien conformés. L'aspect de cet individu offre quelque chose de frappant, que le docteur Focachon a comparé à l'aspect d'un myope ôtant ses lunettes; ses paupières sont affectées d'un clignotement continuel, il marche toujours la tête baissée. Un examen plus attentif montre une aniridie ou absence complète de l'iris dans les deux yeux. La pupille offre une lueur rougeâtre, toutes les fois qu'une lumière un peu vive vient frapper obliquement le fond de l'œil. La sclérotique est d'un bleu plus foncé qu'à l'état normal, à l'œil droit surtout : l'œil gauche présente une cataracte qui ne laisse passer les rayons lumineux que par la partie inférieure de la pupille; cet œil n'aperçoit que très confusément les objets, surtout quand ils sont éloignés: quand Lantôme est suffisamment rapproché d'eux, il est obligé de baisser la tête et de regarder en dehors pour les apercevoir. Cette cataracte existant depuis plusieurs années est remplacée à l'œil droit par de petits corps tremblotants, qui ressemblent assez bien à des gouttelettes de mercure, dont ils ont l'éclat; ils sont continuellement en mouvement. Ces gouttelettes sont placées à l'extrémité supérieure de l'ouverture irido-pupillaire et obturent à peu près la moitié du champ de la vision; le fond de l'œil est parfaitement noir dans la partie inférieure. Les lunettes bi-concaves diminuent la vision de Lantôme: les verres concavo-convexes ne lui occasionnent aucune différence favorable ou défavorable; mais sa vue augmente d'étendue, en même temps que les couleurs deviennent plus vives pour lui, quand on lui met des lunettes de presbyte (bi-convexes). Aussi porte-t-il actuellement des verres de cette catégorie, d'une ouverture assez petite, ce qui diminue beaucoup sa photophobie et lui permet de voir à une distance de 25 pieds environ des objets qu'il ne

---

(1) Focachon (Alex.). De l'absence congéniale et complète de l'iris. Thèse de Strasbourg, 1840. M. Pétrequin a aussi examiné plusieurs fois cet individu et son fils. (Traité d'anat. médico-chirur. et topographique, Paris et Lyon, 1844, in-8°, p. 115.)

voit pas sans cela à celle de 3 pieds. Il a eu 9 enfants, et l'un d'eux, qui est mort noyé, présentait la même anomalie que son père. Né à Lyon en 1835, Jean Lantôme avait, en effet, une aniridie bi-latérale, une pupille d'un noir mat, qui offrait un reflet d'un rouge de sang plus évident que chez son père ; au bout d'un quart d'heure d'application, il distinguait d'un troisième étage les passants : la lumière le fatiguait. Il avait les globes oculaires un peu trop petits, ce qui semble exister aussi à un léger degré chez son père ; cependant, quoique l'iridérémie soit assez fréquente dans le microphthalmos de naissance, il ne faut pas oublier à quel point on est induit en erreur dans de telles appréciations par la grandeur démesurée de la pupille. Il est extrêmement fâcheux pour la science que l'autopsie cadavérique de ce jeune garçon n'ait pas eu lieu ; elle eût fourni une donnée qui manque encore complétement dans l'histoire de l'iridérémie.

Il ne paraît pas qu'on ait jamais observé l'iridérémie chez des animaux, sans autre complication grave. C. Ed. Miram (1) décrit un poulain chez lequel l'œil droit n'avait pas d'iris, tandis que dans l'œil gauche, non-seulement ce voile manquait, mais encore la choroïde formait un sac complétement fermé qui en occupait ainsi la place. On peut encore citer les observations publiées par France (2), Tilanus (3), V. Stoeber (4) et Boeck (5).

B. Pupille.

1° *Microcorie* (6). — La pupille peut être trop petite, quoique d'ailleurs parfaitement régulière : dans ces cas, la vue serait, d'après Walther, très forte mais courte.

2° *Myosis.* — On a parlé de myosis congénial (rétrécissement de la pupille), mais la plupart des cas appartenaient à quelque autre forme, à une *microcorie*, par exemple, peut être au *coresténoma*, à une persistance partielle de la membrane pupillaire ou à quelque autre vice organique voisin. Cependant Schön (7) en parle et Radius (8) cite un cordonnier qu'il connaissait depuis des années, et chez lequel la prunelle était, à l'ordinaire, à peine aussi large qu'une tête d'épingle ; néanmoins cet homme travaillait sans lunettes et voyait très distinctement à distance.

3° *Mydriase.* — Elle n'a peut-être jamais été observée à l'état congénital, ou au moins les exemples en sont-ils fort rares. C'est ainsi que Schön la mentionne, que Jäger (9) la cite comme un phénomène rare, et que d'Escher, dans sa thèse inaugurale, parle d'une mydriase congéniale distincte de l'iridérémie, et caractérisée par la présence d'un mince cercle irien ; Himly, par contre, ne l'a jamais vue, et Michel Jäger nie qu'elle soit jamais congéniale. Quant au caractère que lui attribue d'Escher, il n'est point suffisant, et l'on ne voit pas pourquoi l'iris ne pourrait pas être représenté par un cercle étroit, et la pupille se trouver par là beaucoup trop grande, sans qu'on doive appeler cette disposition une mydriase. Les premiers cas d'aniridie totale furent pris pour cette maladie, et Jüngken a nommé l'iridérémie *mydriase congéniale*. Ph. de Walther (10) pense que tous les cas de soi-disant myosis congénial appartenaient à la microcorie et ceux de mydriase congén.ale à l'iridérémie.

4° *Corectopie* (11). — C'est le nom que Von Ammon a donné à l'excentricité de la

(1) Dans Ammon's Monatschrift, t. III, p. 116-134, et pl. II.
(2) Guy's Hospital Reports, 1842, et Annales d'Oculistique, t. III, suppl., p. 19.
(3) Annales d'Ocul., t. XII, p. 43.
(4) Id. t. XV, p. 230.
(5) Id. t. XXXII, p. 286, et t. XXXIII, p. 93.
(6) Von Ammon. Klin. Darstell., pl. IX, fig. 1. — Walther. System der Chirurgie, t. IV. p. 251. — Wilde. Op. cit., p. 87-88 ; dans l'observation de Wilde, il y avait, en outre, corectopie.
(7) Handb. der Path., p. 77.
(8) Hand. der ges. Chir. und Augenheil., t. IV, 1839, p. 627 et suiv.
(9) Berliner Encyklop. Wörterbuch der med, Wissensch., t. IV ; Berlin, 1830.
(10) Op. cit., p. 250-251.
(11) Von Ammon. Klin. Darst., t. III, pl. VII, fig. 2 ; pl. IX, fig. 14-21 et pl. X, fig. 20. — Beer, das Auge Wien, 1813, p. 62-65. — Eisenach. Op. cit. — A. Gescheidt. Journ. f. Chir. und

pupille (*panastrophe*). Il ne faut cependant pas oublier que la prunelle n'est pas, dans l'état normal, tout à fait au centre du voile irien, mais un peu en dedans de ce point, de sorte qu'un cas de pupille parfaitement centrale rentrerait déjà dans cette forme. Plusieurs auteurs l'ont appelée *pupille excentrique, pupille abnorme marginale congénitale* (Schwartz), *pupille abnorme excentrique* (Himly). La pupille peut occuper les points les plus divers de l'œil, être normale à un œil et excentrique à l'autre, ou excentrique à tous deux. Gescheidt y distingue trois degrés qui passent insensiblement de l'un à l'autre; le premier présente un iris dont le bord inférieur est plus étroit que le supérieur, et dont la pupille est éloignée de 1/6 à 1/4 de ligne du centre du voile irien; dans le second, la prunelle est tellement excentrique qu'un des bords de l'iris est à peine aussi grand que la cinquième partie de celui qui lui est opposé: Gescheidt ne cite qu'un seul cas de cette seconde forme, qu'il avait observé chez un certain Liebmann; enfin, la troisième variété offre un passage au colobome arrondi: l'iris y a la forme d'un fer à cheval, de sorte qu'à son bord inférieur il ne présente plus qu'une mince bande, forme dont Gescheidt ne cite non plus qu'un exemple. Plusieurs anciennes observations de pupille excentrique doivent rentrer dans les colobomes et dans l'iridérémie partielle. Quant à la place qu'occupe la pupille, c'est le plus souvent, d'après Von Ammon, le segment supérieur, plus rarement le segment inférieur ou le côté interne de la pupille. Dans quelques cas, la corectopie s'est montrée libre de toute complication, quoique le cas contraire soit plus fréquent peut-être: on l'a vue accompagnée de microphthalmos, d'albinisme, d'aplatissement du segment antérieur de l'œil, de clignotement, de cataracte congéniale, de dyscorie, de colobome de l'iris, d'albinisme, etc. Le cas de colobome diamétral observé par Tourtual offrait un léger degré de corectopie.

Obs. 512. — Joséphine Chassot, de Bussy, âgée de 25 ans, est l'aînée de deux sœurs, dont l'une est blonde et l'autre brune: elle a eu, à l'âge de 2 à 3 ans, une ophthalmie qui a laissé une opacité de la partie inférieure de la cornée gauche (ce qui rend imparfaite la vision de cet œil), mais dont l'autre œil n'a pas gardé de traces: les pupilles paraissent rouges et sont situées en haut et en dedans de la place qu'elles devraient occuper; les iris sont d'un lilas particulier, que j'ai observé chez plusieurs autres albinos, et ont le bord pupillaire blanchâtre. Cette jeune personne est myope et offre des balancements continuels des globes oculaires, qui donnent quelque chose de désagréable à son expression: sa peau est très blanche, mais ses joues sont roses. Elle assure voir aussi bien à la clarté de la lune qu'à celle du jour.

La corectopie est assez rare et ordinairement simple; cependant Schwartz l'a observée chez deux sœurs et leur frère. Quand elle n'offre pas de complication, la corectopie n'a pas de suites fâcheuses, si ce n'est une déviation de l'axe visuel, qui occasionne parfois un degré léger de strabisme: dans plus d'un cas, la pupille n'offrait qu'une faible réaction contre la lumière. Von Ammon nous a communiqué des observations anatomiques sur une vraie corectopie: il trouva la cornée oblongue et sans anneau fœtal, la sclérotique amincie, le corps vitré et le cristallin normaux; toutefois, la paroi antérieure de la capsule de ce dernier très rapprochée de l'uvée et présentant quelques places obscurcies; la rétine était fortement rendoublée au dedans de l'œil et sans foramen central; la tache jaune était allongée; l'uvée très foncée et le voile irien brun; la pupille très petite, dirigée en dedans et en bas, à bords unis; enfin, la région des procès ciliaires était plutôt oblongue que circulaire. Ici, du moins, on ne s'est pas perdu en hypothèses au sujet des causes de cette anomalie, qui sont totalement inconnues. Il va sans dire que la corectopie ne requiert nul traitement médical.

Augenheilk., t. XXII, p. 430-432, et pl. III, fig. 8. — C. Noeggerath. Ann. d'Oculist., t. XV, p. 27-52. — Rau. Op. cit., p. 277. — B. Ritter. Journ. f. Chir. u. Augenh., nouv. série, t. II, p. 402 et suiv., et pl. III, fig. 4. — Romberg. Ammon's Zeitschrift, t. IV, p. 206. — Schoen. Ibid., t. IV, p. 75-77, et pl. I, fig. 9. — Schwarz. Schmidt's Jahrbücher, t. XXXVII, livr. 3, p. 527. — Wilde. Op. cit., p. 88-90.

Kœnig (1) a étudié, au point de vue médico-légal, et sous ce titre : *le coloboma de l'iris occasionne-t-il la myopie?* la question de savoir si la myopie est la conséquence de la corectopie. Cet auteur résout la question par la négative.

5° *Dyscorie* (Von Ammon) ou *pupille difforme, corémétamorphose, pupille abnorme irrégulière* (Himly). Cette abnormité est moins rare qu'on ne se l'imagine ordinairement, du moins si l'on veut tenir compte des cas où elle n'est que peu prononcée. Le colobome arrondi nous offre un passage à cette forme ; on a observé des pupilles ovales à grand diamètre transversal comme chez les chats, ce dont se rapproche le colobome diamétral observé par Tourtual ; chez d'autres, le grand diamètre est perpendiculaire, ainsi que nous le voyons chez les ruminants ; d'autres fois encore la pupille est anguleuse, offre des bords dentelés, est trop grande, trop petite, cordiforme, oblique, etc. La dyscorie a été vue compliquée de colobome de l'iris, de corectopie, de microphthalmos, de cataracte congéniale, d'albinisme, d'abnormités dans la coloration du voile irien, d'épicanthus, de manque de parallélisme des yeux, etc. Beer rappelle avec raison que, par suite d'une inflammation de l'iris chez le fœtus, la pupille peut être anguleuse dès la naissance, ce qu'on a peut-être déjà pris pour une dyscorie congéniale. La mobilité de la pupille est en général normale aussi bien que la vue qui, cependant, présente parfois une grande faiblesse quand la pupille est trop grande, ce qui se rapproche beaucoup de la platycorie, où pourtant cette anomalie est beaucoup plus développée et où les cercles internes de l'iris passent pour manquer, ce qui serait réellement caractéristique. Au reste, on pourrait, dans des cas de grande pupille, employer les mêmes moyens que nous avons mentionnés au sujet de l'iridérémie. Seiler cite deux frères, déjà observés par Pœnitz, chez lesquels les yeux, trop petits, présentaient un obscurcissement congénial de la cornée et une pupille irrégulière et trop petite.

Voici un résumé des résultats anatomo-pathologiques observés par Von Ammon (2) dans trois cas de dyscorie : l'œil saillant hors de l'orbite n'avait pas l'expression qu'il offre généralement dans l'espèce humaine ; le cercle pupillaire manquait dans les trois cas ; le corps ciliaire, ou du moins les procès ciliaires présentaient quelque anomalie, de sorte que l'on peut conclure que cet organe influe sur la formation de la dyscorie : les rapports entre les fibres longitudinales et les fibres circulaires sont normaux, d'où sans doute la régularité des mouvements de l'iris que l'on observe dans ce vice de naissance.

6° *Polycorie.* Sous les noms de *polycorie* (3) (*diplocorie* et *triplocorie*) *pluralité de pupilles, polloplasis pupillæ,* on a désigné divers états congéniaux qui n'ont entre eux de commun que la présence de plusieurs ouvertures au voile irien ; nous avons déjà séparé, sous le nom de colobome à bride, une forme qui offre parfois l'aspect d'une polycorie. Mais, en outre, nous trouvons trois formes décrites à tort sous ces noms. En effet, les cyclopes présentent souvent une soudure telle des deux yeux, que l'iris, en forme de 8 couché horizontalement, offre deux pupilles ; quelquefois, même dans les cas où deux têtes étaient réunies, et compliquées de cyclopie, un iris a présenté trois pupilles. Cet état mérite le nom de soudure cyclopique de deux iris, et ne présente, dans beaucoup de cas, qu'une seule pupille centrale, mais oblongue, plus large que haute, qu'on pourrait à aussi juste titre classer dans la dyscorie que la forme qui nous occupe, dans la polycorie. Les deux autres variétés sont assez distinctes l'une de l'autre ; cependant, il est très possible qu'elles offrent des transitions : elles paraissent n'avoir jamais été vues qu'à un seul œil. On peut

(1) Journ. f. Chir. u Augenheil., nouv. série, t. VI, cah. 2, p. 295-296, et pl. II, fig. 10.
(2) Illustr. med. Zeitung, t. I. cah. 6, 1852
(3) Von Ammon. Zeitschrift, t. I, p. 258. et Klin. Darst., t. III, pl. IX, fig. 23 et 24. — W. Arnold. Lehrb. der path. Anat. des Menschen. Zürich, 1839, t. II, 2, p. 714.—Carron du Villards Guide pratique, t. II, p. 196. — M. Jaeger, dans Ammon's Zeitschr., t. V, p. 16-17. — W. Lerche, dans Petersburg. vermischte Abhandlungen, t. III, 1823, p. 250. — Radius, dans Handw. der ges. Chir. u. Augenh., t. V, Leipz., 1859, p. 545. — Rau. Op. cit. — Schön, Op. cit., p. 77. — Sybel. Op. cit. (chez un veau). — Wilde. Op. cit , p. 92-94. Cet auteur nous apprend que, d'après d'anciens manuscrits, un chef irlandais célèbre, nommé Chucullan, avait un œil affecté de polycorie.

avoir une pupille centrale plus ou moins régulière, et, à côté d'elle, une ou plusieurs autres ouvertures plus ou moins arrondies dans le voile irien, forme qui se rapproche beaucoup des fentes congéniales de l'iris, dont j'ai parlé dans le précédent paragraphe, et à laquelle on pourrait appliquer exclusivement les noms de *perforation pupilliforme de l'iris, iris perforata*, ou mieux : *pupille accessoire, paracorie*. Fichte réunit, non sans quelque raison, cette forme au colobome; l'autre type présente deux ou trois ouvertures plus ou moins en forme de pupille, dont aucune n'occupe le centre du voile irien. Dans un cas de ce genre, observé par **Wilde**, l'autre œil avait une pupille affectée tout à la fois de dyscorie et de corectopie. Quoi qu'il en soit de la classification de ces deux formes, toutes deux ont plusieurs points communs. C'est ainsi que l'effet de la belladone s'étend également sur toutes les ouvertures de l'iris, qui toutes réagissent également bien contre la lumière; que la vision n'est jamais double ou triple, mais que la myopie paraît être une suite fréquente de ces deux anomalies, si voisines l'une de l'autre. Ces formes sont toutes deux assez rares; les cas de Fritzsch, Haller, Heuermann, Vallisnieri, qu'on trouve souvent cités, appartenaient à des cyclopes. Pline parle de personnes dont un œil offrait deux pupilles, et l'autre l'image d'un cheval, ou plus probablement le phénomène désigné sous le nom de *hippus*.

Quant à l'origine de la polycorie, Billard pense qu'elle tient à la formation et à la persistance de plusieurs membranes pupillaires; on ne trouve, au reste, aucune explication satisfaisante au sujet de la cause de cette anomalie. Escher recommande de s'abstenir des narcotiques qui dilatent la pupille, de peur que la séparation des pupilles ne se détruise; observation peut-être importante pour certains cas de paracorie, et qui est due probablement à ce que le dessin que cet auteur a publié sous ce nom dans sa dissertation inaugurale, était un colobome à bride.

7° *Corestènoma congénial.* — Von Ammon a désigné sous ce nom le fait extrêmement rare d'une pupille rétrécie par une substance autre que le tissu de l'iris, mais qui n'est cependant point une membrane pupillaire perforée, comme on pourrait le croire. Le nombre des observations qui se rapportent à cette altération est petit, et celles-ci sont loin de se ressembler; c'est ce qui nous engage à en donner le résumé :

Obs. 513. —Chez un jeune taureau affecté de cette anomalie, Von Ammon (1) a observé, au dedans des bords de la pupille, une sorte de prolongement de l'iris qui, quoique percé à son centre d'une pupille ovale dont le grand diamètre était horizontal, présentait, lorsqu'il se contractait, tantôt l'apparence de deux pupilles latérales, mais non-réellement séparées l'une de l'autre, tantôt une occlusion de la pupille.

Obs. 514. — Mayer et Von Ammon (2) ont vu, sur une femme dont les yeux étaient bleus, une forme voisine de celle décrite dans l'observation ci-dessus. L'ouverture de la pupille, d'ailleurs irrégulière, était presque totalement fermée par une membrane grise assez semblable à l'iris, et présentant à son centre une petite ouverture avec un léger prolongement rappelant un peu le colobome de l'iris : cette pupille n'offrait aucune mobilité. L'autopsie du sujet put être pratiquée plus tard par Von Ammon. Le corps ciliaire proprement dit existait à l'état rudimentaire et, au lieu de former des procès ciliaires, se terminait par une espèce de couronne plissée, qui s'étendait jusqu'à la pupille, offrant du pigment sur toute la partie située derrière l'iris, tandis que le corps ciliaire en était dépourvu. La partie postérieure de l'iris ne présentait pas la délimitation circulaire si tranchée qu'on voyait à sa face antérieure, et le pigment de la membrane uvée était brun au lieu d'être noir. La pupille était irrégulière et plus petite qu'à l'état normal; ajoutons que le péristoma de Döllinger n'avait pas de pigment. L'auteur se demande si l'origine de ce vice de naissance ne serait pas une union anormale de l'iris et du corps ciliaire, d'où résulterait un trop grand développement du premier aux dépens du second (3).

(1) Monatschrift, t. II, p. 574-576, et pl. I, fig. 5-6, et Klin. Darstell. t. III, pl. II, fig. 21-22.
(2) Illustr. med. Zeitung, t. I, cah. 6, 1852.
(3) Bertwick a décrit un cas analogue dans Edinburgh Med. and Phys. Commentaries, 1er v.

est alors bien diminuée. Seiler doit l'avoir observée chez des hydrocéphales qui présentaient une sclérotique épaissie. Von Ammon dit l'avoir vue à l'œil droit d'un enfant de cinq semaines, dont l'œil gauche n'avait ni couronne ciliaire, ni corps vitré. Cette forme paraît rare; peut-être même n'a-t-elle jamais été vue sans des complications, dont la plus commune est peut-être l'hydrophthalmie antérieure.

2. Une simple liquéfaction du corps vitré, sans augmentation de volume du globe oculaire, se présente par le fait de maladies contractées pendant la vie intrà-utérine, et produit ce qu'on nomme *synchysis congénial du corps vitré*, forme qu'on rencontre surtout chez les hydrocéphales.

A la naissance, le corps vitré contient parfois un liquide sanguinolent ou puriforme; dans les trois premiers mois de la vie fœtale, l'œil n'est jamais rouge; mais, dès le quatrième, il n'est point rare de voir le corps vitré prendre cette couleur, tandis que le cristallin est généralement normal et la choroïde rouge; ces phénomènes sont d'autant plus fréquents que l'embryon est plus âgé: la couche de pigment au dedans de la choroïde est alors trop forte. Von Ammon (1) ne voit dans cette forme qu'une espèce de « nutrition rouge » de ces parties, et assure que cette forme prédispose à l'ictère des nouveau-nés, à l'induration du tissu cellulaire, mais plus particulièrement encore à l'ophthalmie des nouveau-nés (2). Ribes déjà avait disséqué deux embryons, l'un de six mois, l'autre de huit, dont la tête avait été déformée au passage, et chez lesquels tout le corps vitré était coloré en rouge, tandis que le reste de l'intérieur de l'œil était normal. Le corps vitré offre plus rarement encore une teinte d'un jaune pâle ou d'un vert sale: celui d'un veau était jaune-clair, épais et visqueux, et ne contenait pas de cellules (Von Ammon); on l'a aussi observé épaissi, sans transparence et tacheté.

3. *L'absence du corps vitré* a parfois été observée sur des yeux très monstrueux (Von Ammon, Fleischmann, Otto); elle est d'ailleurs assez rare. Von Ammon en a observé deux cas (3); cette absence de l'humeur vitrée est peut-être le résultat de quelque anomalie de l'artère ciliaire. Otto assure que le corps vitré est parfois trop petit (4).

4. *Coloboma du corps vitré*. On a rarement observé cette altération, qu'on ne peut regarder comme un arrêt de développement, cet état n'existant à aucun moment de la vie fœtale. Von Ammon l'a vu comme complication du colobome de l'iris; Arnold (5) en a décrit un cas, compliqué d'ectopie du cristallin qui était engagé dans cet hiatus congénial.

§ III. — Couronne ciliaire.

Elle peut présenter diverses anomalies (6) sans intérêt pratique; être, par exemple, allongée, offrir des sinuosités, des cicatrices, avoir la forme d'une roue. Von Ammon l'a vue manquer complétement dans un œil; fait très rare sans complications.

§ IV. — Cristallin.

Il a présenté dans certains cas des ectopies: Praël, avons-nous dit, a vu le cristallin séparé du corps vitré par l'iris, etc. Sa luxation dans la chambre antérieure avec complication d'oscillation de l'iris (*iridodonèse*) a été observée à l'état héréditaire dans certaines familles. En voici deux observations dont la première appartient à Graefe (7):

Obs. 517. — M. N*** est un malade, âgé de 22 ans, chez lequel le cristallin était resté transparent, quoique dès la naissance luxé et dévié en dedans, il agit comme un prisme

(1) Zeitschrift, etc, t. II, p. 447, et pl. III, fig. 1-13.
(2) Mém. de la Soc. Méd. d'Émulation, 8e année, p. 643, et Demours, Op. cit., t. I, p. 589.
(3) Klin. Darstell., t. I, pl. XIX, fig. 16, et pl. XV, fig. 5.
(4) Handb. der path. Anat. des Menschen u. der Thiere. Breslau, 1814, p. 200.
(5) Anmerkungen über den Bau, etc. Zurich, 1838, p. 253.
(6) Von Ammon. Klin. Darstell., t. III, pl. II, fig. 14 et 28, pl. XV, fig. 10.
(7) Deutsche Klinik, 1854, no 45, p. 311.

observé quelquefois comme complication de celui de l'iris. Arnold a observé des embryons de veaux qui offraient encore cette fissure choroïdale, tandis que l'iris était d'ailleurs normal; mais il ne paraît pas que cet état ait jamais été observé après la naissance.

Quant à un cas d'hydropisie de la choroïde, observé par Von Ammon chez un aveugle-né, il reste à savoir s'il était réellement congénial. On trouve aussi mentionné un état gélatineux de cette membrane et de la sclérotique chez un cyclope (Otto), et une choroïde formant un sac fermé par devant, chez un poulain aveugle-né (Miram).

SECTION IV.

HUMEUR AQUEUSE, CORPS VITRÉ, COURONNE CILIAIRE ET CRISTALLIN.

§ I. — Humeur aqueuse.

Si l'on fait abstraction des cas où l'humeur aqueuse est transformée, à l'époque de la naissance, en un liquide sanguinolent ou puriforme, ou présente une consistance plus dense qu'à l'ordinaire, états probablement dus à des maladies du fœtus, on n'a guère à signaler ici que deux anomalies congéniales relatives à ce liquide :

1. *L'absence de l'humeur aqueuse.* Elle n'a été observée, paraît-il, que par France (1).

Obs. 516. — Il s'agit d'une petite fille, âgée de 2 ans et trois mois, qui avait toujours joui de la meilleure santé. La position des globes oculaires était normale; les conjonctives et les sclérotiques ne présentaient rien de particulier; sans être conique, la cornée était un peu plus convexe qu'à l'ordinaire; les iris bleuâtres et d'apparence normale, au lieu d'avoir une position horizontale, venaient s'appliquer contre les cornées et paraissaient aussi convexes que celles-ci, tout en ayant leur mobilité ordinaire; les pupilles étaient claires, noires, circulaires et sans trace de membrane pupillaire. L'auteur ne put faire d'essais catoptriques sur cette enfant qui était myope, bien qu'ayant d'ailleurs une bonne vue.

2. *L'hydrophthalmie antérieure* ou hydropisie antérieure de l'œil. Elle provient d'une trop grande quantité d'humeur aqueuse. Himly l'a observée à l'état congénial chez un homme qui fut opéré avec succès de la cataracte; Benedict et Demours l'ont vue aussi; Jüngken parle de sept sœurs suédoises qui lui présentèrent cette affection; Walker a vu, peu de jours après la naissance, une hydrophthalmie antérieure d'une telle dimension, qu'on ne voyait presque que la cornée, considérablement tendue et un peu trouble; mais la maladie disparut néanmoins d'elle-même : d'après Grellois, cette forme est épidémique et congéniale sur les côtes de Barbarie, surtout chez les Européens et les Juifs. L'œil est parfaitement brillant et très tendu, la pupille très grande : comme complication fréquente de cette anomalie, on trouve les soi-disant staphylômes transparents ou pellucides, dont il a déjà été parlé. Carron du Villards a vu un cas de cette nature aux Néothermes de Paris, et l'on se demande s'il est possible d'avoir un cas congénial d'hydrophthalmie antérieure, sans que la cornée soit hémisphérique ou conique. Une humeur aqueuse trop abondante et parfois trouble paraît être la cause de cette anomalie qui, du reste, accompagne souvent l'obscurcissement total de la cornée.

§ II. — Humeur vitrée.

1. *L'hydrophthalmie postérieure* ou hydropisie du corps vitré, consiste dans un développement trop considérable et une liquéfaction générale de cette substance, dont la consistance

(1) London Medical Gazette, January, 1850, et Annales d'Oculistique, t. XXXII, p. 288.

la formation d'une pupille d'après le procédé nommé *corépalinoïxis* ou rétablissement de l'ancienne pupille. Un des titres de gloire de cette anomalie est d'avoir fait inventer à Cheselden l'opération de la formation d'une nouvelle pupille; mais les individus chez qui il fit cette opération étaient des adultes dont la pupille s'était close à la suite d'une dépression de la cataracte. Von Ammon, Beer, Paul Bernard, Chandler, Cheselden, Heister, Henle, Jacob, Lancisi, Lawrence, Littre, Mansfeld, Mauchart, Mead, Portal, Romer, Seiler, Siebold, Sommering, Tiedemann, Wardorp, Winslov, Wrisberg, Zeller, etc., passent pour avoir observé cette anomalie chez l'homme, bien que certaines de ces observations aient plutôt trait à une *synizésis congéniale*, ou atrésie pupillaire consécutive à une iritis de la vie intrà-utérine, forme dont nous n'avons rien à dire, et qu'il suffira d'avoir mentionnée. Prinz l'a observée chez un chien d'un certain âge, Wrisberg chez un chat de deux jours, Rudolphi chez un cerf âgé de 7 ans, Perault chez un aigle, Cortesius chez un autre oiseau. Gurlt en a vu des restes chez un cheval vairon.

Nous ignorons si l'on a jamais observé un véritable cas d'*acorie*, ou absence congéniale de la pupille, sans complications. Le seul que nous ayons trouvé appartient à Demours (1) : il s'agit d'un homme à iris bruns, chez qui le segment inférieur manquait (*iridérémie partielle*); le tissu de l'iris remplissait la place qu'aurait dû occuper normalement la pupille. L'arrangement des fibres de l'iris et la forme de l'iridérémie partielle ne permettent pas de prendre ce cas pour une corectopie.

Himly (2) a observé un cas bien curieux dans lequel la pupille formait sept petits arcs de cercle qui ne diminuaient point la mobilité de l'iris : il a attribué cette anomalie à une contraction inégale des vaisseaux sanguins lors de la résorption de la membrane pupillaire; quoi qu'il en soit, ce phénomène est trop intéressant pour pouvoir être passé sous silence. Wilde (3) a fait dessiner un cas de pupille étoilée due, dit-il, à la persistance de portions de la membrane pupillaire; son observation se rapproche de celle de Himly. Geward (4) devait déjà avoir observé un cas de déchirure incomplète de la membrane pupillaire.

§ II. — Corps ciliaire.

Les anomalies du corps ciliaire ont été relativement peu observées : il est ordinairement oblong ou ovale dans les cas de colobome de l'iris (5); parfois cependant, outre une cicatrice, il offre un colobome qui correspond par sa position à celui de cette membrane (6). Lorsqu'il en est ainsi, on pense qu'il s'agit de la persistance d'un état fœtal. On a aussi rencontré le corps ciliaire ovale ou excentrique, indépendamment de toute autre anomalie de l'œil.

Tous les procès ciliaires, ou quelques-uns d'entre eux seulement, peuvent être trop longs ou trop courts, trop rapprochés ou trop distants les uns des autres.

L'absence de corps ciliaire s'observe dans l'iridérémie. Celle de la choroïde y est très rare, et n'a été observée que sur des yeux présentant beaucoup d'autres abnormités. Von Ammon (7) parle d'une absence partielle de cette membrane qui était constituée par un réseau de mailles unies entre elles.

§ III. — Choroïde.

On sait que, pendant la vie intrà-utérine, la choroïde présente, comme la rétine, une fissure normale qui paraît pouvoir persister et forme alors le colobome de la choroïde,

(1) Demours. Op. cit., t. XI, obs. 277, et pl. LI, fig. 3.
(2) Ophthalm. Beobach., Bremen, 1801, n° 1.
(3) Op. cit., p. 90
(4) Journan, art. *Iris* du Dict. des sciences méd. t. XXVI, p. 69, 1818.
(5) Von Ammon. Klin. Darst., t. III, pl. XI, fig. 13, 15 et 16.
(6) Ibid., pl. XI, fig. 11, 13, 15, 17, 19, et pl. XV, fig. 5.
(7) Ibid., pl. XV, fig. 7.

Obs. 513. — Victor Szokalski (1) fut appelé à donner des soins à une petite fille de 8 ans, d'origine polonaise, mais habitant les environs d'Orléans : elle avait une affection de l'iris, qui avait été traitée pour une iritis syphilitique, mais que Szokalski reconnut pour une forme nouvelle de coresténoma. Les iris, bleus, présentaient tous deux une sorte de bande jaune, large d'une demi-ligne, qui s'étendait du bord libre de la pupille en bas et un peu en dedans ; mais, tandis que la pupille gauche était ronde, la droite présentait un prolongement jaunâtre et pointu de la bande décrite ci-dessus, ayant en longueur la moitié de la pupille, quand celle-ci était fortement contractée. D'après une communication du docteur Kolb à M. Szokalski, le professeur Walther aurait eu à sa clinique et fait dessiner un cas analogue. Nous croyons que le coresténoma de Szokalski n'est autre chose qu'un pseudo-coloboma de l'iris, dans lequel, à l'un des yeux du moins, le tissu cicatriciel chargé d'un travail réparateur avait dépassé les limites normales du voile irien.

Enfin, Von Ammon (2) a vu un prolongement anguleux, tout à fait de la même nature que l'iris, diminuer l'étendue de la pupille.

8° *Acorie, synizésis congéniale* (3). — Des animaux naissent aveugles, du fait d'une obstruction de la pupille par une membrane qui disparaît au bout de quelques jours. Quoique l'homme ait aussi, pendant sa vie fœtale, cette membrane pupillaire, il n'en a plus de traces à la naissance. Le petit nombre de cas dans lesquels elle était conservée doivent être considérés comme des abnormités congéniales : on les a désignés sous les noms d'*atrésie* ou *imperforation congéniale de la pupille*, *membrane pupillaire persévérante*, *synizésis congéniale*, *acorie* et *imperforation de l'iris* (STOEBER).

La membrane pupillaire est mince, blanche ou grisâtre, offre quelque ressemblance avec une toile d'araignée et a de nombreux vaisseaux : tantôt elle est entière, tantôt elle a déjà disparu en partie, au point de ne plus se montrer que sous la forme de petits lambeaux qui, adhérents au bord pupillaire de l'iris, flottent dans l'humeur aqueuse. Jacob dit avoir vu la membrane de Wachendorf percée de petits trous. Il paraît qu'on l'a observée chez des albinos et qu'elle est souvent accompagnée d'oscillations des yeux : la cataracte est aussi une de ses complications. Dans un cas rapporté par F. Praël, une ectopie de l'uvée dépourvue de son iris paraissait être accompagnée d'occlusion membraneuse de la pupille. Von Ammon a vu une fois, avec une membrane pupillaire partiellement persévérante un manque du petit cercle irien et une forme particulière d'atrésie de l'iris. Quand la pupille tout entière est obstruée, la vue est, d'ordinaire, complétement abolie : les uns pensent que l'enfant est alors totalement aveugle ; d'autres qu'il a une certaine perception de la lumière, à peu près comme celle qu'on peut ressentir à travers les paupières fermées. Quand il n'y a que de simples appendices de cette membrane, la vue en est d'autant moins gênée qu'ils disparaissent rapidement ; toutefois, leurs vaisseaux non oblitérés se continuent sur la paroi antérieure du cristallin et peuvent y former une cataracte. Lors même que la membrane de Wachendorf est encore entière, l'arta rarement à intervenir, car cette anomalie disparaît d'ordinaire en peu de temps ; elle a pourtant persisté 5 semaines, 3 mois, 6 mois, 3 ans (Wrisberg). Les cas de cette nature exigeraient

(1) Prager Vierteljahrschrift, t. XII, 1846, p 18 et suiv.
(2) VON AMMON. Klin. Darstell., t. III, pl. IX, fig 9.
(3) CHESELDEN. Kortum's Handb. d. Augenkrankh., t. II, p. 95. — VON AMMON. Klin. Darst., t. III, pl. XIII, fig. 2-5 et 15-15. - PAOLO BERNARD. Gaz. med. di Milano, 26 décem. 1846. — JULES CLOQUET. Mém. sur la membrane pupil., Paris, 1818.—CORVESIUS. Aldrovandi, Ornithol., t. I, p. 226. — HENLE. Comment. de membr. pupill., Bonnæ, 1832, p. 9. — J.M. KAPFER, de utilitate belladonæ, quæ adj. historiam cat. congen. quæ in membr. pupill.Wachendorf, sedem babuit. Erlangen, 1805, p. 21-29. — LAWRENCE. Mém. du Muséum, t. IV, p. 466. — LITTRE. Mém. de l'Acad. des Sciences, Paris, 1707, p. 659. — MARCHART, de pupillæ synizesi, Tubingæ, 1745, 4°. —MORAND, éloge de M. Cheselden, Mém. de l'Acad. roy. de Chirurgie, t. II;—PERAULT, Mém. de l'Acad. des Sciences, 1666-69, t. p. 299. — PORTAL, Mém. du Muséum, t. IV, p. 457 et suiv. — RAU. Op. cit., p. 283 et suiv. — REICH, de membr. pupill., Berolini, 1835, p. 26. — SCHÖN. Path. anat. des Auges, p. 75-77. — SEILER Op. cit., fig. 8. — W. SPRENGEL. Meckel's Archiv für Physiol., t. III, p. 359-562, 1819. — WRISBERG. Opuscula anatomica, t. I, Gottingæ.

déviant la lumière. Quand ce malade regardait une bougie, il avait la perception autoptique de son cristallin, qu'il voyait sous la forme de cercles concentriques retournés, c'est-à-dire ayant leur convexité tournée en dedans.

Obs. 518. — Le docteur Berkund (1) a aussi décrit le cas d'un jeune garçon chez lequel on aperçut dès la naissance le cristallin droit dans la chambre antérieure. À l'âge de quatre ans, cet organe avait une couleur d'ambre et sa forme était arrondie, sauf une fissure triangulaire qu'il présentait à son bord inférieur; il remplissait la chambre antérieure.

La *duplicité* du cristallin n'a été rencontrée que chez des cyclopes, et *son absence,* exempte de complications, est pour le moins extrêmement rare.

L'anomalie la plus intéressante que nous ayons à mentionner dans cette section est la *cataracte congéniale* (2) dont l'étude, au point de vue de l'anatomie pathologique, serait bien plus avancée si l'on n'avait souvent confondu les cas dans lesquels la maladie s'est développée dans la première enfance avec ceux dans lesquels la cataracte est réellement congéniale. Aussi est-elle moins fréquente qu'on ne le croit ordinairement. C'est une des abnormités congéniales où l'hérédité se montre le plus souvent (Adams, Pellier, Carron du Villards, Dupuytren, Lusardi, Maunoir, Saunders, Schindler, Weller, etc.). Les complications que l'on observe conjointement avec elle sont : l'iridérémie, le colobome de l'iris, la décoloration de cette membrane, la dyscorie, le microphthalmos, l'enophthalmos (œil enfoncé dans l'orbite), l'omphalocèle, le bec de lièvre, la fissure congéniale du palais, le pied-bot, etc.

Walther (3) prétend qu'il n'y a que trois formes de cataractes réellement congéniales, qui ne seraient toutes trois que des arrêts de développement du cristallin : la cataracte lactée, état primitif du cristallin sans cellules; la cataracte visqueuse à noyau dur, période de développement du cristallin succédant à l'état primitif; enfin la cataracte centrale qui, comme preuve de son origine, est généralement accompagnée de microphthalmos. Arnold, Ullmann, Werneck, etc., sont partisans de cette opinion. D'autres auteurs, tels que Von Ammon, Barens, Danz, Emmert, Haller, Petit, Seiler et Zinn, affirment que le cristallin est transparent dès l'origine, et le premier d'entre eux attribue à des maladies de l'artère centrale la plupart des cas de cataracte congéniale. Nous n'en dirons pas davantage sur cette étiologie qui repose encore sur bien des hypothèses; ajoutons cependant que Von Ammon (4) a trouvé deux entozoaires, le *distoma* et le *filaria oculi humani,* dans des cristallins cataractés de naissance, et c'est aussi sur un enfant affecté du même vice de naissance que Gescheidt (5) a trouvé, entre la rétine et la choroïde, l'*echinococcus hominis.*

Sans nous livrer ici à une revue critique, qui n'est guère possible dans l'état actuel de la science, nous nous bornerons à dire que divers auteurs prétendent avoir observé les formes suivantes de cataracte congéniale :

Cataracte centrale; (capsulaire, capsulo-lenticulaire et lenticulaire); *C. lactée* (lenticulaire ou capsulo-lenticulaire); *C. visqueuse* à noyau dur; *C. pyramidale* (capsulaire et capsulo-lenticulaire); *C. totale de la capsule antérieure; C. totale de la capsule*

(1) Nordamerik Monatsbericht, t. IV, 6e cah.
(2) VON AMMON. Klin. Darstellungen, t. III, pl. XIV, et Zeitschrift, t. III, p. 70-99. — BEER, das Auge ; Wien, 1813, p. 59-60. — GIOVANNI BERTALOZZI. Dissertatione sopra una cieca nata guarita in cui trattati di una rara specie di cataratta connata. Verona, 1781. — CASTELAIN (de Lille) Dissert. sur la cataracte congéniale ; Paris, 1836. — WHITE COOPER. London Journal of Medicine, June, 1849. — JACOB DAVIEL, dans k. Sw. Wett. Acad., 1759. — C. M. LUSARDI, mém. sur la catar. cong., 3e édit. ; Paris, 1827. — MIDDLEMORE. London Med. and Physical Journ., June, 1833. SEILER. Op. cit., fig. 11.—ULLMANN, Berlin. med. Encyklop., t. XVII, 1831, p. 129 et suiv., et la plupart des traités d'ophthalmologie et des mémoires étendus sur la cataracte.
(3) Cataractologie, Journ. f. Chir. u. Augenh., nouv. série, t. V, p. 204 et suiv. et 228.
(4) VON AMMON. Klin. Darstel., t. III, pl. XIV, fig. 19, 21.
(5) GESCHEIDT. Ammon's Zeitschrift, t. III, pp. 434, 435 et 445.

postérieure; C. dure (capsulo-lenticulaire, lenticulaire); *C. lenticulaire caséeuse;
C. lenticulaire molle; C. stratifiée.*

Renvoyant le lecteur à d'autres parties de ce traité (*V.* p. 490) pour la plupart des questions relatives au diagnostic différentiel, au moment à choisir pour l'opération, et aux indications opératoires des diverses formes de cataracte congéniale, nous nous bornerons aux remarques suivantes :—*La cataracte centrale* est presque toujours unie à un degré plus ou moins développé de microphthalmos, et s'accompagne souvent d'une forme particulière du crâne et d'autres anomalies. En général, elle gêne peu la vue, reste centrale pendant toute la durée de la vie, et se présente sous l'aspect d'une tache blanche, à bords nettement limités, du volume d'une tête d'épingle; toutefois, lorsque l'œil est peu développé, la vue s'en ressent considérablement, et les yeux sont le siège de mouvements involontaires continuels. *La cataracte tachée* gêne davantage la vue, et paraît être bien plus fréquente. Dans la cataracte visqueuse à noyau dur, le cristallin est très mou, visqueux et ductile; aussi, pendant l'opération, s'attache-t-il à l'aiguille dont il ne se laisse alors presque plus détacher.

La cataracte congéniale occasionne souvent une cécité complète; d'autres fois le sujet est en état de lire ou de distinguer les couleurs vives, telles que le rouge et le vert.

SECTION V.

RÉTINE, NERF OPTIQUE ET FONCTIONS VISUELLES.

§ I. — Rétine.

1° *Le coloboma de la rétine*, observé comme complication de ceux de l'iris et de la choroïde (1) dépend d'un arrêt de développement; Himly pense que si le foramen central de Soemmering est jamais autre chose que la conséquence d'une déchirure, ce doit être un coloboma de la rétine.

2° *Absence complète des vaisseaux de la rétine.* Le docteur A. de Graëfe a observé un cas de ce genre dont voici les détails (2) :

Obs. 519. — Un enfant de dix ans, pour lequel l'auteur fut consulté, présentait à l'œil droit un strabisme convergent, qui devait exister depuis sa naissance. Cet œil, examiné avec soin, parut complétement privé de la faculté de voir. Les milieux réfringents ainsi que la choroïde, peu riche en pigment, étaient sains; l'insertion du nerf optique, au contraire, plus blanche qu'à l'ordinaire, semblait formée d'une substance tendineuse entièrement opaque. A son grand étonnement, l'auteur ne put rencontrer aucun vestige de vaisseaux, soit à cet endroit, soit dans toute l'étendue de la rétine.

Bien que l'absence complète des vaisseaux de la rétine doive être considérée comme une chose rare, leur *développement incomplet* ne semble pas l'être au même degré dans l'amblyopie amaurotique.

3° *Absence congéniale de la rétine.* Elle paraît n'avoir jamais été observée que sur des yeux très anormaux (Acharius, Arnold, Klinkosch, Malacarne). Cette membrane peut être amincie, offrir une consistance presque liquide, ou être épaissie et ridée (3). Dans un cas d'absence du corps vitré, Von Ammon (4) trouva une rétine qui, au lieu de s'épanouir pour tapisser la paroi interne de l'œil, s'étendait directement, sous la forme d'un sac, du

(1) Von Ammon. Klin. Darstell., t. III, pl. II, fig. 15.
(2) Archiv für Ophthalm., t. I, 1854, p. 403-404, et Annales d'Oculistique, t. XXXIII, p. 144.
(3) Von Ammon. Klin. Darstell., t. III, pl. XV, fig. 10-11.
(4) Ibid., pl. XV, fig. 5.

fond de l'œil vers le centre du cristallin cataracté; il s'agissait là d'un détachement ou décollement de la rétine.

§ II. — Nerfs optiques.

Le *non-entrecroisement des nerfs optiques*, ou l'absence de leur chiasma, a été observé indépendamment de toute complication (1). Nicolaus de Janua en montra un exemple à Padoue, en 1521; Vésale rencontra la même particularité à l'autopsie d'un individu qui avait toujours joui d'une vue bonne et parfaitement normale; Fabricius d'Aquapendente, Klein, Otto, Prochaska, Valverde, ont aussi rencontré cette anomalie, avec ou sans complications, chez l'homme et chez divers animaux.

Quant à l'anomalie inverse, c'est-à-dire l'union des nerfs optiques dans tout leur trajet, elle n'a jamais été observée sans de graves complications, telles que la cyclopie, l'anophthalmos, etc.

Les nerfs optiques peuvent présenter divers autres vices de naissance sans grand intérêt pratique, tels que leur atrophie (Allan Burns, Panizza), une inégalité de longueur et d'épaisseur (Sömmering), l'épaississement de l'un d'eux (id.), un aplatissement congénial (Morgagni), leur réduction au simple névrilême (Crutti, Seiler), leur absence totale (Haller, Klinkosch, Magendie, Malacarne, Seiler). On a observé leur présence partielle ou totale dans des cas très graves de monstruosités oculaires, même dans des cas d'absence complète de l'œil. Haller rapporte un cas dans lequel les deux nerfs optiques, réunis en un seul tronc, venaient s'insérer à la partie externe de la sclérotique (2).

§ III. — Fonctions visuelles.

1° L'*amaurose congéniale*, assez souvent héréditaire, peut être accompagnée d'hyperkératosis (cornée conique) et d'une forme particulière du crâne, dont il a été parlé à propos de la cornée conique : Von Ammon, qui a appelé l'attention sur ces deux complications, les fait dériver d'un développement anormal du cerveau. L'amaurose congéniale est aussi parfois compliquée de cataracte. A un degré moins prononcé, elle constitue l'*amblyopie congéniale* (3). Les altérations observées dans ces amauroses occupaient la rétine, le nerf optique ou le cerveau; parfois on n'a rien pu constater de particulier. Les causes de cette affection paraissent être une trop grande accumulation de liquide dans le cerveau pendant les premiers temps de sa formation. On cite quelques familles chez lesquelles l'amaurose se développe à un certain âge sur plusieurs de leurs membres, ce qui pourrait faire supposer une prédisposition congéniale (4). C'est ici que l'on peut mentionner l'affection que Prinz a décrite sous le nom de glaucome congénial des agneaux, et dans laquelle les principaux désordres siégeaient dans la rétine (5). Miram a aussi observé une cécité remarquable chez un poulain : la rétine, à gauche, formait un sac complètement clos; à droite, elle paraissait normale, mais la cornée était opaque et conique. Il s'agissait, on le voit, d'un état très compliqué (6).

Obs. 520. — Cécité congéniale chez neuf enfants d'une même famille; par M. Pauli. Rodolphe Médian et sa femme, tous deux âgés de 50 et quelques années, ayant

(1) Von Ammon. Berl. encykl. Wörterb., t. VII, 1851, p. 446. — Otto. Monstror. 600 descrip. anato. Vratislaviæ, 1842, f. n° 45, 46, 47, 102 et 104. — C. Fred. Wondt, de chiasma nerv. opt. diss. inaug., Rostock, 1838.
(2) Haller, Opera minora, t. III, p. 59.
(3) J. Bellivier. Considér. génér. sur la cécité, Thèse, Paris, an XII (1803) n° 86, p. 16.
(4) Consult. sur l'amaurose congéniale : Von Ammon, op. cit., t. III, pl. XVI, XVII et XVIII, fig. 4-5.— Lusardi, mémoire sur la cataracte congéniale, 3e édit., Paris, 1827, passim.— Seiler, dans Ammon's Zeitschrift, p. 207, 212.
(5) Prinz, dans Ammon's Zeitschrift, t. III, p. 378, 586.
(6) Miram, dans Ammon's Monatschrift, t. III, p. 116-134 et pl. II.

joui d'une excellente santé, ont eu neuf enfants qui sont nés aveugles. Les aïeux de ces malheureux avaient tous une bonne vue, autant qu'on peut se le rappeler, si ce n'est que le grand'père maternel était devenu aveugle à un âge avancé: il a été impossible d'apprendre quelque chose de positif sur la nature et la cause de la cécité de ce dernier. Le père Médian a des cheveux noirs; la mère est blonde. Cinq enfants, qui ont les cheveux foncés et les iris bruns, sont affectés d'amaurose; les quatre autres, qui ont les cheveux blonds et les iris bleus, également amaurotiques à un faible degré, ont une cataracte lactescente. Trois de ces aveugles sont des filles, dont deux blondes et une brune: des six garçons, deux sont blonds; les autres ont des cheveux presque noirs. Tous les neuf sont bien portants et de bonne constitution (1).

2° La *cécité diurne, nyctalopie, amblyopie diurne*, doit avoir été parfois observée à l'état congénial; toutefois nous ne pourrions en citer d'exemple authentique. Ceux relatés précédemment, d'après Ruete, appartiennent à la cécité nocturne; la confusion survenue, dès les temps anciens, entre les deux appellations *héméralopie* et *nyctalopie*, amène facilement de semblables erreurs qui ne disparaîtront que lorsqu'on aura renoncé à ces dénominations. Les albinos ont généralement un certain degré de cécité diurne, symptomatique de leur état.

3° La *cécité nocturne* (2), *héméralopie amblyopique crépusculaire, torpeur de la rétine* (Donders), *amblyopie congéniale* (Szokalski), a été observée par Ris (sur deux enfants de la même famille), par Sam-Rye, II. D. E. Richter (sur le 3ᵉ, le 5ᵉ et le 7ᵉ enfants de parents sains), Vogel, Florent Cunier, Froriep (chez les sept enfants d'époux devenus héméralopes), Sichel, Szokalski, Donders et Cornaz.

Obs. 521. — Une famille de Vendémian, près Montpellier, présenta à Cunier une cécité crépusculaire héréditaire, qui s'était propagée depuis deux siècles chez les descendants d'un même individu; 85 sur 629 l'avaient offerte à leur naissance. Elle passait particulièrement de la mère à la fille, et n'omettait jamais un degré de filiation pour reparaître ensuite. Voici les détails numériques de cette remarquable généalogie :

1ʳᵉ génération,	3	enfants	tous	3	héméralopes	=	1	:	1
2ᵉ »	16	»	dont	10	»	=	1	:	2/3
3ᵉ »	81	»	»	14	»	=	1	:	1/6
4ᵉ »	208	»	»	23	»	=	1	:	1/9
5ᵉ »	218	»	»	24	»	=	1	:	1/9
6ᵉ »	103	»	»	11	»	=	1	:	1/9

Obs. 522. — Sur quinze enfants qu'ont eus les époux Grand, qui habitent Ecublens (Suisse), et dont neuf vivent encore, trois sont héméralopes. Louis Grand, l'aîné des neuf enfants, âgé de 25 ans, a les cheveux d'un châtain foncé, les iris gris et l'ouïe très-dure; pendant le jour, ses pupilles sont un peu plus dilatées qu'à l'état normal. Ce n'est qu'à l'âge de 6 ans qu'on se douta qu'il ne voyait point pendant la nuit : sa vue, pendant le jour, [est assez étendue; en tout cas, il est loin d'être myope. Il est d'ailleurs grand et maigre et a une intelligence un peu obtuse. — Séparée de Louis par un second frère et par l'aînée des filles, qui ont une vue normale, Isoline Grand, jeune fille d'un habitus scrofuleux, offre des iris bruns à bords ciliaires gris, et des pupilles plus grandes encore que celles de Louis; ses cheveux sont bruns : elle parait être moins aveugle que son frère pendant la nuit. D'après le docteur Recordon, qui l'a observée, ses pupilles aug-

(1) Annales d'Oculistique, t. XIX, p. 58, emprunté à la chirurgie de Montpellier.
(2) H.C.E. Richter, commentatio enarrans 5 hemeralopiæ congenitæ casus; Ienæ, 1828. — Fl. Cunier, histoire d'une héméralopie héréditaire depuis deux siècles dans une famille de la commune de Vendémian près Montpellier; Gand, 1858 (extr. des Annales de la Socié. méd. de cette ville) avec des tables généalogiques. — Froriep, neue Notizen, t. V, n° 3 ; Act. acad. cur. nat. VII, p 76, obs. 18; Cyclop. of Practical Medi., art. *Nyctalopia* — Samuel Pye, Med. Observ. and Inquiries, t. I, p. 122. — Szokalski, dans l'Esculape, n° 12 et Annales d'oculistique, t. III, p. 115-122. — Sichel, Ann. d'Ocul., t. III, p. 118. — Vogel, Loder's Journal für Chirurgie, t. I, p. 93 — Stiévenart, Annales d'Oculistique, t. XVIII, p. 163-164. Donders, Annal. d'Oculist., t. XXXIV, p. 270-275.

menteraient beaucoup de volume pendant le crépuscule, moment où elle verrait mieux que pendant le jour, pour tomber ensuite dans un degré assez développé de cécité pendant la nuit. Ce fait paraît tenir à de la myopie qui complique son état. — Louise Grand, qui est, si je ne me trompe, l'avant-dernier des neuf enfants vivants, a la chevelure brune ainsi que les iris. Par sa vue longue et par le degré de cécité dont elle est affectée pendant la nuit, elle se rapproche de son frère Louis, mais elle entend bien et jouit d'un caractère enjoué et d'une intelligence normale. La mobilité de ses iris est régulière. — Aucun des parents de ces trois enfants ne paraît avoir présenté ce vice de naissance. Il existe dans le canton de Vaud (Suisse) une famille Simon qui offre des caractères analogues : le docteur Recordon connaît l'existence de quelques-uns de ses membres à Aubonne, à Yens et à Morges. — Un individu du sexe masculin, habitant Boudry (canton de Neuchâtel), passe aussi pour perdre la vue à la tombée de la nuit.

M. Stiévenart (1) a recueilli l'observation suivante d'héméralopie héréditaire :

Obs. 523. — L'aïeule maternelle de M. X..., morte à l'âge de 74 ans, était atteinte d'héméralopie. Elle a eu dix enfants, dont cinq sont nés avec cette affection. Un de ces cinq héméralopes, la mère de M. X..., s'est marié, et a vécu jusqu'à 74 ans. De ses trois enfants, le premier et le dernier, qui existent encore, cessent de voir à l'arrivée du crépuscule. L'un d'eux, M. S..., n'a pas eu d'enfants; sa sœur, qui était la seconde née, avait la vue très bonne.

M. X... s'est marié deux fois. Sa première femme, morte en couche, lui a donné un garçon affecté comme lui d'héméralopie. Il a eu de sa seconde femme quatre enfants : les deux premiers sont morts d'angine couenneuse à peu de jours d'intervalle ; le troisième enfant, âgé aujourd'hui de 4 ans, est atteint de l'infirmité de son père; le quatrième, né il y a deux ans, n'a aucun défaut de la vue. J'ai constaté que l'héméralopie des quatre membres encore vivants de ces deux familles existe au même degré. Ils cessent de voir à la chute du jour ; mais la vision se rétablit au moment où ils entrent dans un appartement bien éclairé. Au spectacle, ils voient comme tout le monde ; leur vue est toutefois un peu courte. Leurs yeux ne présentent rien d'anormal, ni dans leur volume, ni dans leur forme, ni dans le diamètre ou la mobilité des pupilles. Je dois ajouter que l'aïeule de M. X... n'a jamais mis au monde, de suite, deux enfants atteints d'héméralopie. Cette particularité s'est aussi représentée pour les enfants de son petits-fils. L'héméralopie ne s'est point montrée parmi les enfants issus des garçons et des filles de cette dame, qui n'en n'étaient pas affectés.

Voici un autre cas qui appartient à M. Donders (2) :

Obs. 524. Il y a quelque temps, un jeune homme, âgé de 16 ans, s'est présenté chez moi, se plaignant de nyctalopie à un degré peu prononcé. Il pouvait sortir seul par un beau clair de lune ou à la faveur d'une lumière assez vive. Mais il ne voyait plus rien dès que l'obscurité était profonde ou qu'il régnait une brume légère, alors que les autres pouvaient encore aisément se reconnaître. L'état torpide était surtout prononcé près de l'axe visuel et peut-être seulement en ce point. Ainsi, quand notre jeune homme marchait vers un arbre ou un poteau, il lui arrivait de s'y cogner faute de les apercevoir; mais du moment où il les dépassait, leur image tombait sur un des côtés de la rétine et y était perçue. Le même état existe chez son père et deux de ses frères. Les trois autres enfants n'en sont pas affectés, pas plus que ne l'ont été les grands-parents. La maladie s'est donc déclarée spontanément chez le père, mais chez les trois enfants aînés elle est positivement innée et héréditaire.

M. Donders a cherché à s'assurer s'il y a dans cette affection une périodicité réelle, c'est-à-dire une torpeur de l'appareil nerveux de la vue se manifestant seulement le soir et la nuit. Il s'est convaincu du contraire, et il résulte de ses expériences que, dès que la lumière était peu prononcée, à quelle heure du jour que ce fût, la vision s'exerçait mal. Son observation concorde avec celle de Cunier: «La maladie, dit-il, offre ceci de particulier à Vendémian,

(1) Annales d'Oculistique, t. XVIII, p 163-164.
(2) Nederland. Lancet, mai et juin, 1854 ; et Annales d'Oculistique, t. XXXIV, p. 270 et suiv.

que ceux qui en sont affectés y voient pendant la nuit lorsque des flambeaux sont allumés, et parfois à la lueur de la lune quand elle brille très vivement. Descendent-ils dans une cave pendant la journée, ils perdent instantanément la faculté de voir. »

4° Le daltonisme (dyschromatopsie et achromatopsie, chromatopseudopsie, chromatodysopie, chromatometablepsie, chrupsis, acyanoblepsie, acyanopsie, anérytropsie acritochromacy) (Dixon) est presque toujours congénital. Dans certains cas extrêmement rares, les personnes affectées de daltonisme ne peuvent distinguer que la lumière (le blanc), les ténèbres (le noir) et divers degrés intermédiaires (le gris) : c'est l'achromatopsie proprement dite. Dans d'autres cas, les malades perçoivent diverses couleurs et en confondent d'autres. La dyschromatopsie est souvent héréditaire; elle est extrêmement rare chez les femmes. Ce n'est pas ici le lieu de s'étendre sur cette singulière anomalie qui est incurable lorsqu'elle est congéniale; nous nous bornerons à en donner une observation et à renvoyer aux sources indiquées ci-dessous ceux qui voudraient approfondir le sujet (1).

Obs. 525. — M. M*** est âgé de 42 ans : il a les cheveux et la barbe d'un brun roux, les iris d'un bleu grisâtre avec leurs cercles pupillaires un peu plus jaunâtres du l'extérieur. Dans son enfance, il prenait des leçons de peinture, sans que son maître parût aussi satisfait de lui que son zèle l'eût mérité : devant un jour peindre une rose, dont le modèle lui était commun avec un de ses camarades, il ne comprit pas trop pourquoi celui-ci délayait du bleu sur sa palette; il en fit néanmoins de même, et ayant, comme son condisciple, usé de cette couleur pour rendre les ombres de sa rose, il fut très-étonné des louanges que son maître lui prodigua pour la première fois : c'est à dater de ce jour qu'il eut une idée de son état, qu'il masque généralement assez bien, en s'abstenant de se prononcer sur les couleurs qu'il confond.

Les erreurs les plus saillantes que commette M. M***, c'est de confondre entre eux le vert clair, les bruns très-clairs (café au lait, tourterelle), le rose, le gris clair; puis, d'un autre côté, les verts et les bruns plus foncés, le rouge sale et divers rouges faux, les gris plus foncés. Voici, au reste, les données fournies par les essais auxquels il a été soumis; le premier nom de couleur est le nom réel, ceux qui suivent et en sont séparés par un trait sont ceux qu'il a indiqués :

Blanc. — Blanc (excepté un blanc sale, qu'il prit pour la couleur du nankin).

Jaune. — Jaune. (Il l'a reconnu dans toutes ses nuances.)

Bleu. — Bleu. (Il l'a reconnu également dans toutes ses nuances, sauf un bleu faux, pris à du papier d'emballage; il ne pouvait affirmer si c'était du violet ou du bleu; il reconnaît également l'indigo.)

Rouge. — Généralement bien nommé quand il est bien franc; dès qu'il tire sur le rose, sur la couleur lie de vin, M. M*** le confond avec les diverses teintes qu'il prend pour le vert clair ou pour le vert foncé.

Orangé. — Il est toujours resté indécis s'il voyait du rouge ou du jaune.

Brun clair et vert clair. — Café au lait, tourterelle, vert, rose, lilas, gris.

Rose. — Gris, lilas, rose.

Brun foncé et vert foncé. — Gris, vert, rouge sale, bois, brun cuivré.

Vert très-foncé. — Ardoise, noir.

(1) Diction. des scien. médic., t. XXXIX, p. 152, art. *Rétine.* — Autenrieth, Handb. der Physiolog., t III, Tübingen, 1802, § 971. — Dalton, Memoirs of the Littera. Societ. of Manchester, t. V, I, 1798. — Colquhoun. Glasgow Med. Journ., Mars, 1829. — Gall. Anato. et physiol. du syst. nerveux en gén. et du cerveau en particul.; Paris, 1819, t. IV, p. 98. — Göthe. Farbenlehre, t. II, p. 150. — Huddard. Philos. Transactions, 1777, p. 260. — D'Hombres Firmas. Comptes rendus de l'Acad. des Sciences, t. XXX, n° 15, Paris, 1850. — Jüngken. Rust's Handb. der Chirurg., t. I,(1850) p. 252-254.—Meckel. Archiv f. Physiol.,t.V, p. 260.—Withlock Nicholl Med. Chirur. Trans. of London, t. VII, 2e part. de 1816, n° 14, et t. IX, p. 559. — Perkinje. Berlin. medi. encykl. Wörterb., t. I, p. 259, 1828. — Rognetta. Traité philos., etc., p. 654-655. — Sommer. Journ. f. Chirur. u. Augenheilk., t. V, 1er livr., p. 35. — James Wardrop, an Essay on Morb. Anat. of the Eye, t. II, p. 197; London, 1818. — Elie Wartmann. Mém. de la Société de physiq. et d'hist. nat. de Genève, 1843 et 1849. — Cunier. Annales d'Oculistique, t. J, p. 417-420. — Szokalski. Ibid., t. III, p. 20, 97 et 115. — D'Hombres Firmas. Ibid., t. XXII, p. 70-74, et t. XXIII. p. 127-129. — W.H. Tyndall et Wilson. Ibid., t. XXX, p. 143-146. — G. Wilson. Monthly Journal of the Medical Science, 1853-1854.

Lilas. — Je lui en ai montré trois échantillons, un lilas type, le second bleuâtre et le dernier tirant sur le rose : il a toujours indiqué avec précision la couleur lilas.

Violet. — Violet, teinte de rouge, bleu ou noir : ces deux derniers seulement quand le violet est foncé.

Gris. — Gris, vert, brun.

Noir. — Noir bleuâtre, noir.

Ces diverses indications montrent combien il est difficile d'arriver à préciser les erreurs que commet un daltonien. Ce que le cas de M. M*** présente de très intéressant. c'est que le lilas a été reconnu, ce qui est en désaccord avec tous les autres faits observés (1). On peut indiquer comme généralement ou toujours reconnues les couleurs suivantes : blanc, jaune, rouge franc, bleu franc; on pourrait peut-être y ajouter l'orangé, qui est la seule couleur où M. M*** ait été indécis entre le rouge et le jaune, ce qui a eu lieu à chaque essai avec des échantillons divers. Il paraît que les couleurs très foncées, du moins le vert, le violet et le noir, sont peu distinctes les unes des autres pour lui. Je regrette de n'avoir pas eu le temps de faire une seconde série d'essais à la lumière artificielle, d'autant plus que M. M*** y a mis une complaisance remarquable. M. M*** n'avait que 10 ans quand il perdit son père; il sait cependant que celui-ci avait de bons yeux, tandis que de ses deux frères, l'un était myope et l'autre louche; quant à sa mère, elle voyait bien les couleurs. M. M*** n'a eu que des sœurs, au nombre de quatre, et une d'entre elles, qui n'habite pas Montpellier, est aussi affectée de daltonisme, sans que son frère ait pu me donner de renseignements précis à son sujet. Dans la parenté de M. M*** se trouve un haut fonctionnaire public, qui paraît présenter des mouvements continuels des yeux (nystagme?). Les deux fils et les deux filles de M. M*** voient bien les couleurs, ainsi que leur mère : souvent même ils doivent redresser les erreurs que commet leur père, qui s'occupe de sciences naturelles et est souvent embarrassé quand il trouve certaines couleurs mentionnées dans la caractéristique des objets de ses collections.

5° Le singulier phénomène d'unir l'idée de couleurs à des classes d'objets auxquels cette idée ne se rattache pas à l'état normal, mérite de trouver place ici : M. Cornaz a proposé de l'appeler *hyperchromatopsie*; il a été observé par un albinos instruit.

Obs. 526. — Le docteur Sachs (2) offrait le singulier phénomène de lier habituellement l'idée de couleur à un grand nombre de classes de choses, principalement à celles qui forment des séries, comme les nombres, les lettres de l'alphabet, les notes de musique, les jours de la semaine, les époques de la vie : il en était de même d'autres objets, par exemple, des diverses villes. Dans cette vision anormale, les couleurs claires étaient le plus distinctes, et les foncées l'étaient le moins; le noir ne se rattachait pour lui qu'aux lettres *i* et *u*. Les exemples suivants sont tirés de son ouvrage : *a* et *e* sont rouges pour lui, mais le premier tire plus sur le vermillon, le second sur le rose; *i* est noir, *o* orangé, *u* (*ou* des Français) noir, *ü* ou *ue* (*u* des Français) blanc; *c* d'un gris-cendré pâle, *d* jaune, *f* d'un blanc sombre (« obscure canum »), *h* d'un gris-cendré tirant sur le bleu; *k* a une teinte verte, obscure et incertaine; *m* et *n* sont blancs, *s* d'un bleu sombre, *w* brun. Chacun des dix chiffres arabes lui présentait une couleur : les nombres composés de plus d'un chiffre avaient surtout celle du chiffre supérieur; cependant, plus un nombre avait de chiffres, plus sa couleur était indistincte, à moins qu'un d'entre eux ne se répétât, ce qui en rehaussait l'éclat; quelques nombres de plus d'un chiffre avaient une couleur particulièrement vive, par exemple, 1000, qui, au lieu d'être blanc comme 1, est jaune, excepté dans la chronologie, où il reprend la première de ces couleurs. Les époques de la vie se rapprochaient beaucoup, par leurs couleurs, des chiffres en général, etc.

6° La *photophobie congéniale.* — Nous n'avons trouvé qu'un seul cas de cette nature, indépendant de l'albinisme, de l'iridérémie, ou de tout autre abnormité congéniale des

_____

(1) « Le lilas peut servir, dit le professeur Élie Wartmann, à l'exclusion de toute autre « couleur, à décider de l'état de la vision d'une personne quelconque. »

(2) Hist. natur. duor. leucœthiop. particul. duce, Erlangen, 1812, p. 81 et suiv. — Cornaz. De l'hyperchromatopsie, Annales d'Oculistique, t. XXV, p 5-9.

yeux. Aussi croyons-nous devoir rapporter textuellement la description qu'en donne M. A. Guépin (1).

Obs. 527. — Mme P. m'a consulté dernièrement pour sa petite fille qui, sans être le moins du monde albinos, a une photophobie congéniale. Mme P. a eu un autre enfant qui présentait le même phénomène à un degré plus élevé. Cet enfant est mort du croup. La petite fille en question est âgée de quatre ans, délicate, très lymphatique; ses cheveux sont bruns: elle était vouée au blanc par sa mère, et comme cette couleur paraissait la fatiguer, j'ai demandé un changement en bleu, *le vert ne pouvant être proposé.* Il n'y a jamais eu chez la petite P., qui voit, du reste, parfaitement bien, la moindre maladie de la cornée ou de l'iris. L'œil est très sain, mais la photophobie est plus prononcée que chez les albinos que j'ai eu l'occasion de voir jusqu'à ce jour.

Qu'il nous soit permis de mentionner simplement ici trois vices fonctionnels que l'on doit avoir observés à l'état congénial : la *myodésopsie* (mouches volantes), la *myopie* et la *presbyopie.*

SECTION VI.

ENSEMBLE DU GLOBE OCULAIRE.

1° Le *mégalophthalmos* ou *buphthalmos* (*hypertrophie congéniale du globe de l'œil,* en allemand *Ochsenauge, Elephantenauge*), n'est pas fréquent. Toutes les parties de l'œil sont augmentées de volume, et cet organe ne trouve plus, par conséquent, dans l'orbite la place qui lui est nécessaire ; la cornée est généralement trop bombée. C'est ici qu'on doit rattacher les cas d'hydrophthalmos général, d'où le nom d'*hydromégaloph-thalmos* aussi employé : toutefois, il paraît qu'il y a des cas de mégalophthalmos sans hydropisie. Ce vice de naissance est plus souvent double qu'unilatéral.

Huschke et Seiler admettent qu'il existe primitivement dans l'œil un canal qui communique avec les ventricules du cerveau; ils considèrent le mégalophthalmos comme dû en partie à un arrêt de développement en rapport avec cette particularité embryogénique.

Obs. 528. — Himly (2) a observé un homme qui n'avait qu'un œil trop volumineux, et qui en voyait distinctement ainsi que de son autre œil : une des mains de cet homme avait dix doigts, et un de ses pieds six orteils. Von Ammon (3) a représenté l'œil droit d'un enfant de 10 ans, dont l'œil gauche était normal; ce mégalophthalmos offrait une cornée très bombée, une sclérotique bleuâtre, une pupille immobile et un iris dont la surface antérieure s'avançait en forme de cône dans la chambre antérieure: l'individu ne voyait point de cet œil. Benedict a aussi observé un cas de mégalophthalmos. Demours a décrit et fait dessiner un des yeux d'une dame, âgée de 30 ans, affectée de cette anomalie; ses yeux, bleus, avaient environ deux pouces de trop en diamètre et une cornée très considérable (4).

Obs. 529. — Von Ammon (5) a fait également dessiner un cas analogue: c'est celui d'une jeune fille qui paraissait en avoir hérité de sa mère, atteinte de la même affection ; la cornée présentait un léger degré d'opacité. M. Cornaz a vu, à l'hospice des aveugles à Berne, une jeune fille d'une dixaine d'années dont les yeux, à iris bruns, présentaient ce vice de naissance avec complication d'amaurose complète (6).

L'hydrophthalmos est souvent héréditaire d'après Grellois : Carron du Villards dit con-

(1) Annales d'Oculistique, t. VII, p. 185.
(2) Ophthalm. Beobacht. und Untersuchungen, p. 110.
(3) Klin. Darstell., t. III, pl. III, fig. 6.
(4) Demours. Op. cit., pl. LXII, fig. 2.
(5) Op. cit., t. III, pl. III, fig. 7.
(6) Cornaz. Des abnormités congéniales des yeux, p. 156, 1848.

naître plusieurs cas de ce vice de naissance qui serait fréquent chez les veaux et les moutons. On trouve aussi parfois les yeux trop grands chez des cyclopes, des hémicéphales et des hydrocéphales. Seiler a pu disséquer un cas de cette nature. Les yeux étaient un peu trop grands, la choroïde brunâtre dans sa partie postérieure, noire dans sa portion ciliaire, ainsi que la zone ciliaire ; la rétine manquait et le corps vitré était remplacé par un liquide tout à fait clair.

Carron du Villards a prétendu que dans l'hydrophthalmos acquis, la cornée était toujours transparente, tandis qu'elle serait ordinairement opaque dans les cas congéniaux. Il est douteux qu'on puisse établir ainsi un diagnostic différentiel qui, surtout lorsque le vice de naissance n'occupe qu'un seul œil, peut être fort embarrassant (1).

2° Le *microphthalmos* (2) (*atrophie congéniale* du globe oculaire, *micrommatos, micropsie*), beaucoup plus fréquent, est presque toujours accompagné de cécité et de diverses anomalies congéniales. Dans quelques cas, il y a décidément disposition héréditaire ; dans d'autres, l'anomalie se montre simultanément chez deux frères ou sœurs ; enfin, souvent elle est sporadique. L'affection existe beaucoup plus fréquemment aux deux yeux qu'à un seul, et même alors le second œil est ordinairement un peu trop petit. Le microphthalmos n'est que très rarement libre de toute complication : d'après Radius, il est plus fréquent chez les femmes que chez les hommes (dans le rapport de 8 à 6), à l'œil droit qu'au gauche (comme 7 est à 2).

Le microphthalmos paraît être beaucoup plus fréquent chez les animaux que chez l'homme, et il paraît que souvent alors chez eux l'orbite n'est point séparé du cerveau par une paroi osseuse.

Gescheidt a proposé la classification suivante : 1° avec iridérémie (jamais vu par Von Ammon) ; 2° avec colobome de l'iris ; 3° sans ces complications, mais souvent avec une corectopie, des abnormités dans la structure ou la couleur du voile irien, et ordinairement un développement trop peu considérable du segment postérieur de l'œil.

La première et la seconde de ces classes seraient, d'après Von Ammon, de simples arrêts de développement, et la troisième, une suite d'ophthalmie ; de là sans doute la fréquence des cataractes et le synizésis observé par Himly.

Les mouvements de l'œil ne sont pas gênés, ils sont parfois même très vifs. Il est malheureux qu'une cécité congéniale accompagne souvent le microphthalmos, surtout dans les cas où l'intérieur de l'œil présente un haut degré de désorganisation. D'autres individus ne voyaient que peu, quelques-uns assez bien. Quelquefois l'œil présente un développement rapide après la naissance (Weller, Gescheidt et Ponitz). Assez ordinairement, quand il n'y a pas cécité, il survient avec les années un changement quelconque, fâcheux ou avantageux; ainsi, le premier exemple de Gescheidt a présenté une diminution sensible de la vue (3).

(1) Voyez, outre les sources déjà cités : BENEDICT. Berlin, encykl. med. Wörterbuch, t. V., p. 194. — OTTO. Monstr. sexcent. descript. anat. Vratislav., 1842, n°s 48 et 51. — WILDE. Op. cit., p. 52, 55 et 56. — GRELLOIS. Thèse, Paris, 1856. — J. BELLIVIER. Consid. génér. sur la cécité, thèse ; Paris, an XII, p. 19-20.

(2) Journ. der Chirurg. u. Augenheilk.; t. IV, p. 620.

(3) BEER. Das Auge ; 1813, p. 56. — CHÉLIUS. Traité de chirurg. (trad. française), t. II, p. 516-518. — ESCHER, l. A. üb. d. angeb. u. gänzl. u. theilw. Mangel der Iris; Erlangen, 1850. — C.E FISCHER. Hufeland's Journ., 1827, suppl. Heft., p. 27. — GESCHEIDT. Ammon's Zeitschrift, t II, p. 257 et suiv. et Ammon's Monatschrift, t. I, p. 531. — GRAEFE, dans Cornaz quelques observ., etc., p. 31-33. — GURLT Lehrb. d. path. Anat., t. II, p. 103 ; et dans Magaz. f. d. ges. Thierheilk., t. I, p. 17. — HIMLY. Krank. u. Misb. des Auges, t. I, p. 328 et suiv. — M. JAEGER. Ammon's Zeitschrift, t. V, p. 8-10 et 529-350. — OTTO. Op. cit., n°s 140, 459, 461, 497 et 560. — PÖNITZ. Zeitsch. f. Nat. u. Heilk., herausg. v. d. Prof. zu Dresden, 1822, t. II. p. 60. — SCHÖN. Ammon's Zeitschrift, t. I, p. 513-518. — SEILER. Beobach. urspr. Fehler, etc., p. 307 et suiv. — HILLING. Hannov. Annal., t. I, p. 489. — WELLER. Die Krankh. des menschl. Auges; Berlin, 1850, p. 255. — WUTZER. Müller's Archiv f. Anat. u. Physiol., 1850, p. 179-181. — WALTHER. System der Chirurgie, t. IV, p. 239-240. — WILDE. Op. cit., p. 29-52 et 61-71. — Voir

3° *L'enophthalmos* (œil trop enfoncé dans l'orbite) et *l'exophthalmos*, vice opposé, paraissent avoir été observés tous deux à l'état congénial, mais très rarement et probablement jamais sans complications; dans le premier cas il y a généralement microphthalmos, et dans le second mégalophthalmos.

4° La *position respective des yeux* (1) offre parfois des abnormités congéniales : ils peuvent être trop éloignés ou trop rapprochés l'un de l'autre; l'un d'eux peut se trouver plus haut que l'autre : parfois, au lieu de former une seule ligne droite, les axes horizontaux de leurs orbites forment un angle dont le sommet est plus souvent en bas (physionomie chinoise) qu'en haut. Une des principales causes du rapprochement des yeux est le manque d'un ou de plusieurs os, et cet état passe insensiblement à la cyclopie qui nous occupera bientôt. Les deux yeux peuvent aussi être placés trop haut ou trop bas.

Il faut compter comme de vraies monstruosités diverses *ectopies des yeux*, qui du reste n'ont été observées que très rarement et seulement chez des individus non viables : le front, le sommet de la tête, l'occiput, les épaules, les aisselles, la poitrine et les cuisses sont les endroits où l'on dit avoir observé des yeux (Bartholinus, Denys, Fincelius, Isenflamm, Lampagnenus, Licetus, Ambr. Paré, Pline, Rosenmüller, Schenk, Spielenberg, Sybel); toutefois, presque toutes ces observations datent des temps anciens, où l'on transcrivait souvent assez à la légère les contes les plus absurdes et où l'anatomie pathologique n'était que peu ou point cultivée.

Il en est évidemment ainsi de l'observation adressée au *Messager de la Haute-Vienne* et signée *Bavot, d. m. p.*, dans laquelle ce médecin prétend avoir vu naître d'une fermière des environs de Langres, un enfant du sexe féminin, portant à l'extrémité inférieure de la colonne vertébrale une sorte d'appendice charnu d'environ 15 centimètres et terminé par un œil véritable recouvert d'une épaisse paupière et avec pupille contractile (2).

5° La *polyopie*, ou augmentation du nombre des yeux, appartient également en partie au domaine des fables, mais en partie aussi à des monstres doubles à têtes réunies, nommés souvent Janus. Hoffmann, par exemple, cite le cas d'une paire d'yeux surnuméraires placée au-dessus de la paire normale; Home, une tumeur ou seconde tête à deux yeux au-dessus de la vraie tête; enfin, Guérin dit avoir vu une petite fille qui avait trois yeux. On peut, avec Schön (3), diviser les cas de polyopie comme suit : 1° une tête, trois yeux (Conradi, Guérin, Heyland, Hoffmann, Lycosthenes, Rowley, Schelhafen, Schenk, Sommering, Vallisnieri) : un des yeux est ordinairement alors cyclopique; 2° une tête, quatre yeux (Cassebohm, P. Lampagnenus, Pigné, Plancus, Zacutus Lusitanicus); 3° deux têtes, trois ou quatre yeux, vrais Janus (Geoffroy-St-Hilaire, Home, Monro, Otto, Prochaska). Les deux corps sont ordinairement plus ou moins séparés dans ces trois classes; le cas de Guérin n'en présentait qu'un.

Obs. 530. — M. Danyau a communiqué à la Société de Chirurgie (1840) le portrait d'une femme de 22 ans dont le crâne était bien conformé. Elle avait cependant trois yeux, un au milieu, là où se trouve ordinairement la jonction des sourcils, et un de chaque côté. Cette femme avait deux rangées de dents à chaque mâchoire et deux nez; mais chaque nez n'avait qu'une narine et était situé sous un des yeux latéraux. Les trois yeux fonctionnaient parfaitement; mais, voulant se débarrasser de celui du milieu, cette femme chargea de cette extirpation un charlatan qui passait un jour à Sarcelles, son pays natal. Quand M. Danyau la visita, elle était venue à la *Maternité* enceinte et pour y faire ses couches. Mais ne voulant pas se soumettre à tous les règlements de cet établissement, elle le quitta bientôt. M. Danyau a vu la cicatrice de l'œil extirpé (4).

trois observations de microphthalmos : Annales d'Oculistique, t. V, p. 185; t. XIII, p. 51; t. XXIII, p. 21.

   (1) Schön. Handb. d. path. Anat. des Auges, p. 9-10.
   (2) Annales d'Oculistique, t. XXII, p. 168. 1849.
   (3) Schön. Op. cit., p. 8 et 9. — Voyez aussi Otto. Op. cit., n° 299-305, 525-528 et 559.
   (4) Vidal (de Cassis), Traité de pathol. et de méd. opérat., 4e éd., Paris, 1851, p. 7-8.

6° La réunion plus ou moins complète des deux yeux en un seul a reçu les noms de *cyclopie* (1) *synophthalmos* (HEDINGER), *monophthalmie imparfaite* (SEILER), *monopsie* (BILLARD), *rhinophthalmie* (HIMLY), *rhinencéphalie* (GEOFFROY-ST-HILAIRE). Cette anomalie, observée plusieurs fois chez l'homme, est bien plus fréquente encore chez certains animaux, surtout chez les porcs, les veaux, les agneaux et les chiens, plus rare chez les oiseaux.

Quoiqu'ils vivent ordinairement lors de la naissance, presque tous les cyclopes, surtout dans l'espèce humaine, meurent au bout de peu de temps : Schön n'a pu citer qu'un seul cas d'un cyclope âgé de 10 ans.

Obs. 531. — Le docteur Pugin a décrit à la Société Médicale du canton de Fribourg un fœtus monstrueux, affecté d'une hydropisie générale chez lequel une simple dépression, représentant un orbite, renfermait deux petits globes oculaires brillants et grisâtres, contenant chacun une masse analogue au cristallin, mais chez lesquels on ne pouvait distinguer la rétine ni la choroïde; d'ailleurs ces yeux si imparfaits n'avaient aucun nerf optique et n'étaient unis à l'orbite que par du tissu cellulaire (2).

7° Le *monophthalmos* (3) (*monopsie*, *monophthalmie* de SEILER) se distingue de la cyclopie, qui présente aussi un seul œil, en ce que, dans cette dernière, l'œil est situé sur la ligne médiane, tandis que, dans le monophthalmos, l'organe unique occupe sa position normale, celui du côté opposé manquant. Cette anomalie est très rare, mais elle n'est point spéciale à l'homme; ainsi, Otto l'a vue chez un poulet et sur un porc (4). L'œil existant peut être normal ou le siége d'abnormités plus ou moins marquées. Celui qui manque est parfois remplacé par une masse rougeâtre, charnue, spongieuse ; tantôt l'orbite existe, tantôt il manque. Quand il n'y a aucune trace du second œil, on voit également manquer le trou et le nerf optiques, ainsi que les autres nerfs de l'œil. Cette anomalie permet souvent à l'individu qui en est affecté de vivre, d'autres fois elle s'accompagne de complications trop graves pour qu'il en soit ainsi. Elle a été observée par Dressel, Fischer, J. F. Francis, Henerus, Klinkosch, Otto, Piringer, Retzius, Rudolphi, Ruete (dans le cas observé par lui, il y avait ankyloblépharon du même côté), et L. Walther.

8° L'*anophthalmos* (5) (*anopsie* ou *absence congéniale des yeux, defectus oculorum*,

(1) On peut consulter avec fruit, à ce sujet, les ouvrages suivants : ANDRAL. Précis d'anat. path., t. I, p. 129. — BILLARD, trad. de Lawrence, p. 437. — GURLT. Berlin, med. encykl. Wörterb., p. 21-23. — VON AMMON. Op. cit., t. III, pl. XIX et XX. — HIMLY, t. I, p. 595. — LAROCHE. Op. cit., p. 58-44. — RADDATZ. Diss. inaug. de Cyclopia, Berolini, 1829. — OTTO. Op. cit., p. 5-7. — VROLIK. Over den Aard en vorsprong der Cyclopie ; Amsterdam, 1854. — SCHÖN. Op. cit. — SEILER. Op. cit. — L. WALTHER, üb. Monopsie u. Cyclopie, Leipz., 1845, et dans Journ. f. Chirur. u. Augenh, nouvelle série —WALTHER. System der Chirurgie, t. IV, p 241-242. — J. CRUVEILHIER. Anat. path. du corps humain, liv. 53 ; Paris, 1839. — HUSCHKE, Meckel's Archiv f. Anat. u. Physiol., t. VI, nos 1 et 2, p. 1-47. 1842. — CARUS, Verhandl. des Kaiserl. Leop. Karol. Akad. der Natur., t. XIX, div. 2 (1842) p. 436-468. et dans Burdach's Physiologie, t. VI ; Leipzig, 1840. — J. F. MECKEL. Archiv f. Anat. u. Physiol., 1826, p. 258 ; et Handb. der pathol. anat., t. I, et descript. monstr. nonnull., Lipsiæ, 1826, cum tab. — ROSENSTEIN, de cyclopia inter animalia observata, et dans Virchow's Archiv f. pathol. Anat., t. VII, 1852, p. 531-540.—J. F. TIEDEMANN, Zeitschrift f. Physiol., t. I, 1824.
(2) Annales d'Oculistique, t. XXXII, p. 140.
(3) Op. cit., n° 77 (poulet) et 187 (porc.)
(4) SCHÖN. Op. cit., p. 228. — RUETE. Klin. Bei raege, Braunschweig, 1843, p. 161. — L. WALTHER, über Monopsie u. Cyklopie, Leipz., 1845, et Journal f. Chirur. u. Augenheilk., nouvelle série. — WALTHER. Syst. der Chirurg., t. IV, p. 240-241.
(5) Le nombre des auteurs qui ont rencontré cette anomalie étant de plus de cinquante, nous ne pouvons tous les citer ici ; nous nous bornerons à indiquer : BENEDICT. Berlin. med. encykl. Wörterb., t. IV, p. 52.— BILLARD. Loc. cit., p. 455. — CARRON DU VILLARDS. Op. cit., t. I, p. 488. —CHÉLIUS. Traité de chir., trad. franç., t. II, p. 515-516.— GURLT, art. *Monstrum*, Berlin, med. encykl. Worterb.— HIMLY. Op. cit., t. I.—LAROCHE. Op. cit., p. 44-46.—HUBERT DORMANGEN, de anophthalmia congenita, Coloniæ Agrippinæ, 1834.—RUDOLPHI. Berlin. med. encykl. Wörterb., t. IV, p. 285. — SCHÖN. Op. cit., p. 2-5. — WILDE. Op. cit., p. 53-56. — WEITEMVEBER. Oesterr. Jahrb., Août, 1847.

anommalos) est beaucoup plus commun que le monophthalmos. On peut classer les cas observés comme suit : 1° pas d'yeux ; les orbites manquent complétement ; cas très rare ; 2° un seul orbite, point d'yeux (monophthalmos cyclopique) ; quand cet orbite renferme un œil rudimentaire recouvert par la peau, on a la cyclopie anophthalmique ; 3° deux orbites, point d'yeux, mais des glandes lacrymales ; c'est de beaucoup le cas le plus fréquent ; 4° yeux présents, mais très imparfaitement développés ; 5° orbites manquant plus ou moins complétement ; une masse de tissu cellulaire à la place de chacun des yeux.

Tantôt on a ici un défaut de conformation primitive ou arrêt de développement, et alors il n'y a nulle trace de l'œil ; tantôt celui-ci a existé, mais a été détruit, probablement à la suite d'une ophthalmie ou d'une hydatide, et alors les nerfs, les vaisseaux sanguins sont encore là, et une masse amorphe remplace l'œil. Le système lacrymal et les paupières ne participent point nécessairement à l'absence des yeux, ce qu'explique suffisamment la formation indépendante de ces annexes de l'œil. Il est curieux que néanmoins la caroncule lacrymale manque souvent ; nous avons aussi vu que la plupart du temps les orbites sont formés : souvent cependant ils sont trop petits. Les paupières sont parfois réunies : les nerfs optiques sont ordinairement présents, du moins jusqu'à leur commissure, mais en général très minces ; par contre, la 3e, la 4e et la 5e paires des nerfs cérébraux manquent assez ordinairement ; tantôt le trou optique existe, tantôt il manque. L'absence du front, du nez, de sa fissure, de la bouche, du palais, le bec-de-lièvre, le manque de doigts du pied ou de la main, l'augmentation ou la diminution de leur nombre, l'absence ou les difformités des extrémités, et surtout des membres thoraciques, appartiennent aux complications observées.

Dans quelques cas de la quatrième classe, les individus avaient la sensation de la lumière ; quelques-uns y voyaient, quoique très imparfaitement, car, dans cette classe, tantôt l'œil est simplement représenté par du tissu cellulaire ou par une masse charnue, tantôt il présente une sorte d'hygrome où ne se montre que comme un rudiment, etc.

Cette anomalie a été observée un certain nombre de fois simultanément chez des frères et des sœurs, mais on ne trouve pas d'exemple où des enfants aient hérité de cette abnormité de leur père ou de leur mère, d'autant plus que les anophthalmos adultes sont très rares, quoique ce vice de naissance soit parfaitement compatible avec la vie. On a observé le manque congénial des yeux chez divers animaux, tels que les chiens, les chats, les veaux, les poulains, etc. Carlisle a vu l'anophthalmos cyclopique chez un mouton, et Meckel chez un fœtus de porc. Miram (1) cite le fait intéressant d'un âne dont l'œil gauche, masse noire, ne présentait que la sclérotique, la choroïde, la rétine, le corps vitré, tandis que le droit avait, en outre, la cornée et la zonule ciliaire. Aldrovandi, Otto, Rudolphi, ont aussi observé divers animaux anophthalmiques.

Obs. 532. — *Absence congéniale des deux yeux.* — Le petit Boinières, âgé de 15 à 18 mois, me fut amené en 1834. Les parents pensaient qu'il avait « les paupières soudées, » et qu'une opération lui rendre la vue. Je l'ai vu de nouveau en 1839 ou 1840. Cet enfant vient de mourir en 1842. Au premier aspect, on était frappé de la facilité avec laquelle on aurait pu faire sa charge, à la manière de Granville, au moyen d'une tête de porc un peu modifiée ou humanisée, qu'on veuille bien me passer cette expression. Il n'y avait pas ankyloblépharon, mais absence des yeux. En 1834, l'ouverture palpébrale était à peine large de huit millimètres ; la cavité orbitaire était considérablement réduite et extrêmement sensible à l'impression de l'air extérieur, et l'on pouvait y voir à plus de 7 ou 8 millimètres de profondeur. A ma dernière visite, je trouvai l'enfant bien développé et très intelligent ; les organes de l'ouïe, du toucher, du goût et de l'odorat avaient tous acquis, le dernier surtout, une très grande subtilité. L'intérieur des paupières était muqueux, mais bien moins humide que cinq années auparavant, ce qui me fit présumer que la glande lacrymale s'était atrophiée, si, toutefois, elle avait jamais existé (2).

(1) Ammon's Monatschrift, t. III, p. 113 et suiv.
(2) Guérin. Annales d'Oculistique, t. VII, p. 182-185.

Obs. 5)3. — On présenta dernièrement à M. Williman une petite fille, âgée de 9 ans. C'était le dernier enfant d'une négresse qui avait élevé une famille remarquablement saine et bien portante.

On n'aperçut d'abord rien d'extraordinaire dans la figure de l'enfant, si ce n'est une ferme adhérence qu'on reconnut des deux côtés entre les paupières, lorsqu'on fit pour la première fois un effort pour les ouvrir. Au bout de huit à dix jours, les paupières s'écartèrent spontanément de quelques lignes. Au moyen d'une légère traction, on en compléta la séparation, et l'on reconnut alors l'absence des globes oculaires.

Les paupières demeurèrent dès lors écartées; on put donc s'assurer par l'inspection que la conformation en était parfaite, et que, pourvues de points lacrymaux et de cils, elles étaient, comme à l'ordinaire, couvertes par une conjonctive normale. Cette membrane s'étend sur la totalité de la surface interne de l'orbite et se réfléchit, intimement appliquée sur un tissu plus résistant, profondément situé, constitué peut-être par les rudiments de la sclérotique; mais aucune saillie n'apparaît sous lui, et un stylet parcourant sa surface n'y découvre aucune ouverture.

Le muscle orbiculaire existe évidemment; mais sa contraction renverse les paupières plutôt qu'elle ne les élève, à cause du manque du point d'appui qui, à l'état normal, leur est fourni par les globes oculaires. L'auteur, après un examen, renouvelé à plusieurs reprises, pensa qu'il y avait dans chaque cavité un liquide ressemblant aux larmes; la glande lacrymale occupait d'ailleurs sa position normale et pouvait y être reconnue par une légère pression. Les bords de l'orbite sont bien développés à la partie inférieure; mais à la supérieure, il y a un léger vide qui donne à l'arcade sourcilière une forme un peu déprimée, et à tout le front un caractère *contracté*, qu'on observe souvent chez des personnes dénuées d'intelligence. Cependant la jeune enfant, malgré la privation du plus important des organes des sens, manifeste pour tout le reste un singulier degré d'intelligence. Elle est d'une humeur gaie; son ouïe est très fine, et elle a, à un degré remarquable, la propriété de distinguer les corps par le toucher (1).

CHAPITRE XXIII.

PUPILLE ARTIFICIELLE.

—

SECTION Iʳᵉ.

1. APERÇU GÉNÉRAL DES MÉTHODES EMPLOYÉES POUR LA FORMATION DE LA
PUPILLE ARTIFICIELLE.

I. La première tentative faite pour rétablir la vision dans les cas d'occlusion de la pupille naturelle, ou du moins la première qui fut suivie de succès (*V.* p. 189), fut exécutée par Cheselden, quelque temps avant 1728. Dans le cours de cette année, ce chirurgien publia une courte description de deux cas dans lesquels, la pupille naturelle s'étant fermée à la suite de l'opération de l'abaissement, il pratiqua une pupille artificielle. Il exécuta cette opération à l'aide d'un petit couteau ou aiguille à un seul tranchant, introduit au côté temporal de la sclé-

(1) Annales d'Oculistique, t. XXI, p. 91.

rotique, et poussé à travers l'iris dans la chambre antérieure; il tourna alors le tranchant de l'instrument vers l'iris, et, en retirant le couteau, divisa transversalement cette membrane (fig. 108), de façon à y produire une incision ou pupille ar-

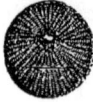

Fig. 108.

tificielle s'étendant aux deux tiers du diamètre de l'iris (Fig.109.) (1). Dans le premier de ces deux cas, il établit la pupille au-dessus de la partie centrale de l'iris ou de la place occupée par la pupille naturelle, parce qu'il ignorait à quel niveau s'était logée la cataracte qu'il avait abaissée, dans l'opération à la suite de laquelle était survenue l'occlusion de la pupille normale. Sur son second malade, il pratiqua la pupille artificielle au-dessous de la partie moyenne de l'iris; mais il n'indique pas pour quel motif. Ce qu'il dit sur le tout est si bref, qu'on reste dans le doute sur le point de savoir si son premier opéré

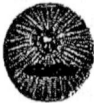

Fig. 109.

récupéra la vue. Quant au second, il dit qu'il voyait d'abord les objets plus éloignés qu'ils ne l'étaient en réalité, mais qu'il apprit bientôt à juger des distances (2).

Telle fut la première méthode mise en usage pour pratiquer la pupille artificielle; comme on en a inventé bien d'autres depuis, on peut appeler celle-ci *méthode par incision*.

II. L'opération de Cheselden échoua entre les mains du premier Wenzel, ce qui le conduisit à inventer une nouvelle méthode de frayer

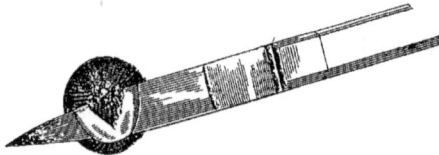

Fig. 110.

un passage aux rayons lumineux à travers l'iris, dans des cas, analogues à ceux de Cheselden, d'occlusion de la pupille à la suite d'une opération de cataracte. Après avoir tra-

versé la cornée avec le couteau à cataracte, comme dans l'opération par extraction, il plongeait l'instrument à travers l'iris, entre son bord temporal et la pupille oblitérée; dirigeant ensuite son manche en arrière, il faisait ressortir la pointe à travers l'iris au côté nasal de la pupille obturée, puis à travers la cornée, comme dans l'extraction. Continuant alors de pousser le couteau en dedans, il divisait d'un seul coup l'iris et la cornée; seulement, l'incision semi-circulaire de la première de ces membranes s'achevait avant celle de la seconde. (Fig. 110.) Il introduisait ensuite de petits ciseaux à travers l'incision de la cornée et retranchait un lambeau de l'iris (5). C'est la *méthode par excision*.

[(1) Les fig.108 et 109 sont des figures de fantaisie et non la reproduction des dessins originaux de Cheselden, insérés dans les Philosophical Transactions. J. D]
(2) Philosophical Transactions for 1728 ; vol. XXXV, p. 451
(3) WENZEL, fils Traité de la cataracte, pp. 190, 198 ; Paris, 1786.

III. Ce fait que parfois un coup même léger sur l'œil sépare une portion de la circonférence de l'iris d'avec la choroïde, et que, dans l'opération de la cataracte, l'aiguille détermine quelquefois une semblable séparation, et que les *fausses pupilles*, ainsi qu'on peut les appeler, qui sont formées de cette manière, restent souvent ouvertes d'une manière permanente, a suggéré à divers opérateurs l'idée d'une troisième méthode. Ainsi Scarpa, après avoir introduit une aiguille à travers le côté temporal de la sclérotique, faisait parvenir la pointe de l'instrument jusqu'à la partie supérieure du bord nasal de l'iris, qu'il traversait de façon à ce que la pointe de l'aiguille se montrât dans la chambre antérieure, tout contre la circonférence de la cornée. Il appuyait alors avec l'aiguille sur l'iris de haut en bas et de dedans en dehors, de façon qu'une portion de la circonférence de cette membrane se détachât de la choroïde. Plaçant ensuite la pointe de l'aiguille sur l'angle inférieur de la fissure ainsi commencée, et attirant l'iris vers la tempe, il continuait la pression jusqu'à ce que le décollement eût une étendue suffisante. (Fig. 111.) Scarpa fit d'abord usage d'une aiguille droite ; mais par la suite il recommanda l'aiguille courbe comme étant

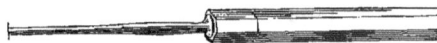

Fig. 111.

mieux appropriée à cette opération qui constitue la méthode par décollement (1). Il y a donc trois méthodes primitives pour la pupille artificielle : *l'incision*, *l'excision*, et le *décollement*. Toutes trois ont été imaginées pour rétablir la vision dans des cas où la pupille naturelle s'était oblitérée à la suite d'une opération de cataracte.

IV. D'autres indications, comme l'opacité de la portion centrale de la cornée, rendent nécessaire la formation d'une pupille artificielle. Supposons que le centre de la cornée soit occupé par un leucôme épais, ayant un diamètre d'un cinquième de pouce : si même alors la pupille normale est libre et mobile, et l'iris parfaitement sain, le malade n'en sera pas moins relativement privé de la vision. Il est vrai que, au moment du crépuscule, s'il tourne le dos à la lumière, il pourra voir un peu au delà des limites de la tache, alors que, par la diminution de l'intensité de la lumière, la pupille se sera dilatée; mais la vision est alors confuse, et elle est nulle lorsque la lumière est brillante. La dilatation artificielle de la pupille au moyen de la belladone suffit parfois, en pareil cas, pour rétablir la vision à un assez haut degré. J'ai vu des malades continuer pendant des années l'application sur la conjonctive d'une solution filtrée de belladone, dans le but de dilater la pupille, afin de permettre à la lumière de pénétrer dans l'œil entre

(1) Saggio di Osservazioni e d'Esperienze sulle principali Malattie degli Occhi ; Pavia, 1801.

la tache et le bord pupillaire de l'iris. Toutefois, dans beaucoup de cas d'opacité partielle de la cornée, l'étendue de la tache est telle que la plus grande dilatation que la belladone ou l'atropine puisse donner à la pupille ne saurait suffire pour permettre l'exercice utile de la vision. Dans ces cas donc, et aussi lorsque l'application fréquente de la belladone est devenue pénible au malade, on est naturellement conduit à retrancher de l'iris une portion située derrière la partie de la cornée restée transparente. Mais il est évident qu'on ne saurait opérer par incision, excision, ou décollement en suivant la manière de faire adoptée par Cheselden, Wenzel et Scarpa, sans léser le cristallin et sans déterminer par suite la formation d'une cataracte, accident qu'il faut éviter. C'est pour cela qu'on a introduit dans les diverses méthodes primitives des changements en rapport avec l'état de la cornée et du cristallin. Dans les cas opérés par Cheselden, Wenzel et Scarpa, toute la cornée étant transparente et le cristallin n'occupant plus sa position normale, on avait surtout en vue d'établir une ouverture pour le passage de la lumière ; or, pourvu qu'une pupille fût établie, la façon dont elle l'était et sa situation importaient peu. Mais il n'en est pas de même, lorsque l'ouverture artificielle doit être forcément établie devant un point particulier de la cornée et qu'il importe de ne point toucher le cristallin qui a conservé sa transparence. L'excision d'une portion *centrale* de l'iris, suivant la méthode de Wenzel, avait d'abord été proposée pour des cas d'occlusion de la pupille à la suite d'opérations de cataracte, bien que son auteur l'eût ensuite étendue aux cas d'occlusion pupillaire dans lesquels le cristallin n'avait pas été enlevé ; mais elle ne peut être d'aucune utilité lorsque la pupille normale existe et que l'entrée de la lumière dans l'œil n'est empêchée que par l'opacité du centre de la cornée. Dans un cas de cette espèce, on doit se proposer pour but d'agrandir la pupille d'un côté, de façon à ce qu'elle vienne correspondre à une portion transparente de la cornée. On peut obtenir ce résultat en pratiquant une ouverture près de la circonférence de la cornée, en amenant simplement au dehors une portion de l'iris à travers l'ouverture, et en la laissant s'unir aux lèvres de la plaie, opération que l'on appelle *agrandissement de la pupille par déplacement ;* ou en retranchant d'un coup de ciseaux la portion d'iris déplacée, ce que l'on appelle *formation d'une pupille artificielle par excision latérale.* La portion d'iris qui doit rester fixée dans la plaie, ou retranchée, est entraînée au dehors par le flot d'humeur aqueuse qui s'échappe au moment où l'on pratique l'incision de la cornée, ou bien elle doit être attirée au dehors au moyen d'un petit crochet ou d'une pince. Quel que soit le moyen que l'on adopte, que l'agrandissement de la pupille s'effectue par déplacement ou par excision latérale, l'aspect de l'œil après la guérison ressemblera toujours à celui représenté fig. 112.

Bien que toutes les opérations pour la formation d'une pupille artificielle reposent sur les trois modes qui consistent dans *l'incision de l'iris*, *l'excision* d'une portion de cette membrane, ou le *décollement* d'une partie de sa circonférence d'avec la choroïde, elles ont subi, comme les opérations pratiquées pour la cataracte, des modifications infinies, suggérées en partie par la grande diversité des états morbides de l'œil qui en nécessitent l'application, en partie aussi par les idées spéciales que les opérateurs se sont formées à ce sujet. On s'est même

Fig. 112.

parfois bien trouvé de combiner ensemble plusieurs des opérations dont nous venons de parler.

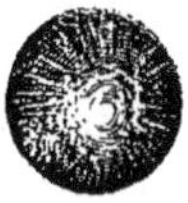

Je dois signaler ici brièvement deux de ces modifications.

L'incision que Cheselden pratiquait à travers la sclérotique a été remplacée par l'incision faite avec des ciseaux à travers la cornée, méthode opératoire que nous devons à Janin, mais que M. Maunoir, de Genève, a beaucoup perfectionnée.

On a presque entièrement abandonné le décollement de l'iris d'avec la choroïde, pratiqué au moyen d'une aiguille courbe introduite à travers la cornée. Ce décollement s'effectue actuellement à l'aide d'un crochet courbe introduit à travers une incision de cette membrane, et afin d'empêcher que la portion d'iris décollée ne retourne à sa place et n'oblitère la pupille artificielle, on attire à travers la plaie la portion détachée et on l'y laisse contracter des adhérences.

SECTION II.

ÉTATS MORBIDES DE L'OEIL QUI RÉCLAMENT LA FORMATION D'UNE PUPILLE ARTIFICIELLE.

Ces états sont presque toujours des suites de quelque ophthalmie ou d'une inflammation consécutive à une lésion traumatique ou à une opération. On peut les classer, suivant les différentes parties affectées, dans les sept groupes qui suivent.

1. *Opacité partielle de la cornée.*—Dans ce groupe rentrent les cas dans lesquels l'opacité centrale de la cornée est assez étendue pour couvrir la pupille, tandis que la totalité ou du moins une portion considérable de la circonférence en est restée transparente. La pupille est libre ; l'iris n'est point adhérent ; toutes les parties en un mot sont saines, à l'exception de la cornée. La lumière pénètre à travers la partie transparente de cette dernière ; mais elle est arrêtée par l'iris. Qu'on attire de côté ou que l'on retranche alors une portion de cette membrane, et la lumière pourra se faire jour et parvenir à la rétine. Si l'opacité était assez limitée pour que la dilatation de la pupille au moyen de la belladone suffit à procurer une vue passable, on aurait tort de

hasarder une opération ; mais si cette dilatation artificielle n'ajoutait que peu de chose à la faculté de percevoir les objets, il serait indispensable d'agrandir latéralement la pupille, soit par déplacement en attirant son bord pupillaire vers sa circonférence, soit en enlevant par excision une portion latérale de l'iris, ou en pratiquant le décollement. Lorsque la portion transparente de la cornée est considérable, la méthode la plus usitée consiste à en ouvrir la circonférence tout contre la sclérotique, à laisser l'iris faire hernie, ou, s'il ne sort point spontanément, à en attirer au dehors une portion que l'on retranche d'un coup de ciseaux et suffisante pour laisser une ouverture qui constitue la pupille artificielle. Si, au contraire, la portion transparente de la cornée a peu d'étendue (pas plus ou même moins d'une ligne de largeur), il y aura danger à inciser dans ce point pour pratiquer l'excision d'une portion de la cornée, car si la plaie venait à s'enflammer, toute la portion transparente de la cornée pourrait devenir opaque, et l'on perdrait ainsi toute chance de rétablir la vision. Il faut en pareil cas recourir au décollement, non point suivant le procédé de Scarpa, que nous avons brièvement décrit dans la section précédente, mais à l'aide d'un crochet introduit par une incision pratiquée à la cornée à une certaine distance du segment qui en est resté transparent.

2. *Opacité partielle de la cornée avec adhérence partielle de l'iris.* — Les cas de ce genre sont généralement la suite d'une plaie pénétrante ou d'un ulcère perforant de la cornée. De même que ceux où l'opacité est exempte de toute complication, les cas qui nous occupent présentent beaucoup de variétés sous le rapport de l'étendue de l'opacité. Le centre de la cornée peut être seul opaque, ou bien un petit segment de la cornée est seul resté transparent tout contre la sclérotique. L'adhérence de l'iris peut être aussi plus ou moins étendue. Tantôt le bord pupillaire de l'iris ne fait qu'adhérer en un seul point à la cornée, et il n'y a pas de distension de la pupille. D'autres fois, bien que le bord de la pupille n'ait point été directement compris dans l'ulcère qui s'est terminé par l'opacité de la cornée, la pupille est néanmoins déformée, contractée et, bien qu'en partie ouverte, tellement cachée derrière le leucome, que la vision est complétement empêchée. Dans une troisième série de cas, presque tout le bord pupillaire de l'iris est compris dans l'ulcère et adhère par conséquent à la cicatrice, et la chambre antérieure est presque complétement oblitérée par le rapprochement de l'iris avec la cornée. Dans une quatrième série, la cicatrice et l'iris soudés ensemble peuvent s'être portés en avant, de façon à constituer un staphylôme partiel, tandis qu'une portion de la cornée et de l'iris est restée intacte.

Il faut dans cette classe de faits se laisser guider, pour le choix de la méthode, par les mêmes règles que dans la précédente ; c'est-à-dire que, s'il ne reste qu'une petite portion transparente de la cornée, elle est trop précieuse pour qu'on y touche, et il faut bien se garder d'y pratiquer une incision ; on agira à une certaine distance d'elle, et l'on attirera par l'incision ainsi pratiquée la portion d'iris que l'on séparera d'avec la choroïde en regard de la partie transparente. Lorsqu'au contraire une étendue considérable de la cornée est encore transparente, on aura recours au déplacement de la pupille ou à la formation d'une pupille artificielle par excision latérale. Il est vrai que cela ne s'exécute pas aussi facilement que s'il n'existait aucune adhérence entre l'iris et la cornée, mais on n'y rencontre néanmoins aucune difficulté insurmontable. L'iris ne sera probablement pas amené au dehors par le flot d'humeur aqueuse s'échappant par l'incision de la cornée, mais le crochet ou la pince iront facilement chercher la portion de cette membrane que l'on doit amener au dehors ou retrancher avec les ciseaux.

III. *Occlusion de la pupille, le cristallin et sa capsule étant présumés transparents.* — L'occlusion de la pupille par suite d'inflammation de l'iris, sans opacité de la capsule ou sans adhérence entre elle et l'iris, constitue une affection très rare (si toutefois elle se rencontre jamais) et, dans tous les cas, fort difficile à constater d'une façon certaine. Comme c'est une règle sans exception, lorsqu'il s'agit de pratiquer une pupille artificielle, de laisser intacts le cristallin et sa capsule, demeurés transparents, on commettrait une faute si, dans les cas où l'on a lieu de supposer que l'occlusion de la pupille constitue tout le mal, et que la capsule n'est opaque que dans le point correspondant à l'occlusion pupillaire, on avait recours à l'incision, ou si l'on exécutait tout autre opération sans prendre les plus grandes précautions. Le déplacement de la pupille ou son agrandissement par excision latérale sont indiqués en pareil cas. Lorsqu'on a saisi et extrait, à travers une incision de la cornée, une portion de l'iris, on trouve quelquefois, dans la chambre postérieure, un caillot de lymphe non organisée qui n'adhère point à la capsule et qu'on doit également enlever. Le plus souvent, on trouve la pupille fermée, adhérente au centre opaque de la capsule dont la circonférence est restée transparente ; dans certains cas même, on s'aperçoit que les précautions prises lors de l'exécution de l'opération étaient inutiles, et que toute la face antérieure de la capsule ou même la totalité du cristallin est opaque ; ou bien encore, lorsqu'on essaie d'attirer une portion de l'iris, on trouve cette membrane si solidement unie à la capsule, qu'il est impossible de l'entraîner. Ce cas demande à être traité comme ceux de la classe suivante. Si l'opacité de la capsule ne dépasse pas l'aire de la pupille contractée, l'opération la plus propre à rétablir la vision est le déplacement ou l'excision latérale. Si, à travers la pupille formée, on aperçoit que la capsule ou le cristallin sont entièrement opaques, on peut introduire immédiatement une aiguille et exécuter la division de la cataracte. On réussit parfois à extraire le cristallin par fragments, et peut-être aussi la capsule ; d'autres fois le

plus sûr est d'attendre que l'œil se soit rétabli de la première opération, et d'éloigner plus tard le cristallin du champ de la nouvelle pupille.

IV. *Occlusion de la pupille, compliquée d'adhérence étendue de l'iris
à la capsule, ou d'opacité du cristallin et de son enveloppe.* — Dans les
cas de cette espèce, il faut nécessairement faire disparaître le cristallin,
soit au moment où l'on pratique la pupille artificielle, soit consécutivement. On choisit quelquefois alors l'incision, à l'aide de ciseaux, que
l'on exécute à travers une ouverture de la cornée assez étendue pour permettre l'extraction du cristallin. On a aussi employé en pareil cas la méthode de Cheselden, la division, à l'aide du couteau à iris, du cristallin
dont on pousse les fragments dans la chambre antérieure à travers la
nouvelle pupille, afin de les faire dissoudre. Quelques chirurgiens préfèrent pratiquer d'abord une pupille artificielle par excision latérale ou
par décollement, puis diviser ou broyer le cristallin. D'autres enfin
exécutent l'excision centrale et procèdent sur-le-champ à l'extraction
de la cataracte à travers la nouvelle pupille.

V. *Occlusion de la pupille après une opération de cataracte.* —
Comme c'est dans les cas de cette nature que Cheselden a eu recours
avec un succès signalé à la simple incision de l'iris, il peut paraître
étrange que, lorsque Wenzel essaya la même opération, il éprouva tant
de désappointement, qu'il dut l'abandonner pour adopter l'excision centrale. Il est probable toutefois que les cas dans lesquels Cheselden
réussit à établir une pupille artificielle permanente à l'aide de l'incision, différaient de ceux dans lesquels Wenzel échoua, par cette circonstance très importante que l'iris était sain dans un cas et malade dans
l'autre. En effet, ainsi que j'aurai occasion de l'expliquer plus complétement dans une prochaine section, une incision qui porte sur un iris
dont la texture n'a été que peu endommagée par l'inflammation, déterminera le plus souvent une ouverture permanente ; tandis que, lorsque
l'incision porte sur un iris épaissi ou ayant subi quelque autre altération de texture, elle se ferme presque inévitablement par la réunion de
ses lèvres. On doit donc, dans les cas qui nous occupent, établir
comme générale la règle suivante : Si l'aspect de l'iris et l'histoire de
la maladie portent à penser que l'occlusion de la pupille est survenue
sans que l'iris ait eu à supporter une inflammation trop intense ou de
trop longue durée, on peut recourir à l'incision simple, exécutée suivant
la méthode de Cheselden ou toute autre ; mais si l'iris paraît fort altéré
et qu'il résulte des renseignements obtenus qu'il a subi une inflammation
grave et prolongée, on doit recourir à l'excision ou au décollement.

VI. *Occlusion de la pupille, suite de hernie de l'iris consécutive à
l'opération de la cataracte par extraction.* — Ceci constitue un cas
tout spécial, en ce sens que les fibres de l'iris qui ne sont point soudées à la cornée sont fortement tendues, de sorte qu'on peut facilement

les diviser et que la pupille artificielle formée se dilate instantanément. C'est donc dans ces sortes de cas que l'opération par incision
convient le mieux. Ainsi, si dans la plupart des autres cas on peut
hésiter sur le choix de l'opération, il ne saurait y avoir de doute dans
celui-ci.

VII. *Opacité partielle de la cornée, occlusion de la pupille, adhérence de l'iris à la cornée ou à la capsule et opacité de la capsule ou du
cristallin.*—On pourrait croire, au premier énoncé, que des désordres
aussi profonds ne présentent plus de ressources. Néanmoins, quelques-
uns des cas les plus remarquables de rétablissement de la vision, à la
suite de la formation d'une pupille artificielle, ont été observés sur des
sujets où les circonstances défavorables que nous venons d'énoncer se
présentaient. Il existe un segment de cornée qui a conservé sa transparence; on fait disparaître par excision ou par décollement la portion
d'iris qui correspond à ce point: on s'aperçoit alors que le cristallin et
la capsule sont opaques: quelques jours plus tard on introduit l'aiguille,
on déplace le cristallin et la vision est rétablie.

[VIII. *Maladies des membranes internes de l'œil.* — Le docteur
Graefe, se plaçant à un point de vue absolument inattendu, assigne,
dans un article remarquable dont nous ne saurions trop recommander
la lecture (1), de nouvelles indications à la pupille artificielle.

D'après cet ingénieux praticien, l'excision d'une portion plus ou moins
considérable de l'iris peut être considérée comme un excellent moyen
de diminuer l'inflammation chronique qui s'éveille dans l'œil, sous l'influence de diverses causes déterminées, et souvent même de la faire
cesser complétement. Il la conseille dans les circonstances suivantes:

1° Dans les cas de synéchies postérieures totales ou d'adhérences
larges et inextensibles qu'il considère comme la cause principale des
récidives de l'iritis et la source de complications ultérieures, et en particulier de la choroïdite chronique avec amblyopie croissante et atrophie du globe. Cette opération, en faisant cesser la tension du voile irien,
amène l'écoulement ou la résorption des produits déposés derrière lui
et détermine un écoulement de sang favorable des vaisseaux de l'iris et
de la choroïde; d'autre part, elle améliore les complications choroïdiennes.

2° Dans les cas de choroïdite chronique ayant amené un certain
degré d'atrophie oculaire; mais, dans ces cas, il faut souvent y revenir à
plusieurs reprises.

3° Dans l'irido-choroïdite ayant débuté par une iritis qui a amené
l'occlusion de la pupille.

4° Pour prévenir les récidives d'iritis.

5° Dans l'irido-choroïdite suite du détachement de la rétine.

[(1) De l'opération de la pupille artificielle comme remède contre l'iritis chronique et l'irido-
choroïdite. Archiv für Ophth., t. II, 2. p. 202-237 ; Berlin, 1856.]

6° Dans les affections étendues de la cornée, avec ou sans maladie de l'iris, telles que les abcès centraux larges et très étendus, avec onyx et hypopion, alors que l'on est certain qu'il faudra un jour y recourir, l'opération de la pupille artificielle amène souvent une amélioration immédiate et inespérée.

7° Dans le cas de boursouflement du cristallin à la suite de la discision de la cataracte ou d'une cause traumatique. T. W.]

SECTION III.

RÈGLES GÉNÉRALES CONCERNANT LA FORMATION D'UNE PUPILLE ARTIFICIELLE.

1. Comme tous les états de l'œil qui réclament la formation d'une pupille artificielle doivent, en partie sinon complétement, leur origine à une inflammation dont le retour pourrait devenir fatal au succès de l'opération, on doit admettre, en règle générale, qu'il ne faut jamais opérer, à moins que la santé générale du sujet ne soit bonne et que son œil ne soit depuis longtemps débarrassé de toute trace d'inflammation, excepté de celle à laquelle l'opération est destinée à remédier.

2. Tant qu'un sujet voit bien d'un œil, il ne faut jamais pratiquer de pupille artificielle à l'autre ; car, pour bien voir de l'œil sain, il serait obligé de fermer celui qu'on aurait opéré, et *vice versa*, l'axe de la vision dans les deux yeux ne pouvant que rarement ou même jamais correspondre en pareil cas.

3. On ne doit point tenter la formation d'une pupille artificielle sur un œil qui permet encore au malade de distinguer passablement les objets ordinaires, tels qu'une plume, un canif, des ciseaux, etc., dans la crainte de lui faire perdre la faculté dont il jouit.

4. Il est inutile de pratiquer une pupille artificielle si la portion de cornée, derrière laquelle elle doit se trouver placée, n'est pas suffisamment transparente. Si elle est le siége de nébulosités, elle ne laissera passer que peu ou point de lumière, et la vision n'en sera pas sensiblement améliorée. On rencontre assez souvent des cas de leucome central avec synéchie antérieure, dans lesquels la portion circonférentielle de la cornée est si nébuleuse, que les fibres de l'iris ne sont pas visibles. Il est inutile, en pareil cas, de tenter la formation d'une pupille artificielle. S'il existe quelque doute sur la transparence de la cornée et sur le point de savoir si l'iris y adhère, on peut pratiquer une ponction à la cornée et essayer de faire cheminer une sonde d'Anel entre elle et l'iris : ce moyen éclaircira tous les doutes concernant la transparence et l'adhérence des parties entre elles. Si l'on aperçoit distinctement la sonde à travers la cornée, on peut hardiment procéder à l'opération.

5. Cet état de l'œil dans lequel l'humeur aqueuse est remplacée par un fluide jaunâtre coagulable, ressemblant au sérum du sang, est une complication fâcheuse qui indique l'existence d'une inflammation long-temps prolongée de l'iris et des parties voisines. Lorsqu'on ponc-tionne la cornée, le fluide inflammatoire dont nous venons de parler s'échappe, et l'iris, qui auparavant était jaunâtre ou verdâtre, reprend un peu de sa coloration normale ; mais lorsqu'on essaie de le saisir ou de l'inciser, on le trouve, d'ordinaire, si ramolli que l'on ne peut y réussir. D'un autre côté, il est presque certain qu'une réaction inflam-matoire succédera à l'opération.

6. On ne doit point pratiquer de pupille artificielle lorsqu'il existe des granulations sur la conjonctive, des vascularisations de la cornée avec nébulosité, une dilatation variqueuse des vaisseaux sanguins ex-ternes, un amincissement de la sclérotique, un ramollissement ou, au contraire, un endurcissement de l'œil, une hydropisie, une atrophie de l'organe, une microphthalmie, du strabisme ou d'autres accidents semblables.

7. Nous n'opérons pas non plus lorsque la rétine n'est pas suffi-samment sensible. S'il s'agit d'une tache de la cornée, on dilate la pu-pille avec la belladone, et si le malade ne voit pas mieux qu'aupa-ravant, il est probable que l'humeur vitrée et la rétine ne sont pas saines, et que, lorsque l'on tentera de pratiquer une pupille artificielle, l'humeur vitrée fera irruption au dehors, ou qu'alors même que l'opé-ration aura le mieux réussi, l'état amaurotique s'opposera à tout exer-cice de la vision. Si la pupille est close et que l'iris altéré dans sa colo-ration a revêtu une teinte sombre et fait saillie en avant vers la cornée, surtout lorsque cet état est la conséquence d'une iritis syphili-tique, il est probable que la rétine n'est pas saine. L'iris, en pareil cas, est généralement fort épaissi et saigne plus qu'à l'ordinaire lors-qu'on l'incise.

8. Il arrive parfois, mais à cet égard il faut s'en rapporter au hasard, que la formation d'une pupille artificielle rétablisse la vision sur un œil qui paraissait incapable de distinguer la lumière de l'obscurité. On considère généralement comme une condition indis-pensable au succès de l'opération, que l'œil ait conservé la faculté de percevoir les gradations de la lumière. On peut néanmoins concevoir que, lorsque la pupille est complétement oblitérée, l'iris épaissi, qu'il y a de la lymphe accumulée dans la chambre postérieure, et que le cris-tallin et sa capsule sont opaques, le malade puisse ne distinguer que d'une façon incertaine la lumière de l'obscurité, bien que la rétine soit susceptible de reprendre ses fonctions. Pönitz, le traducteur alle-mand de l'ouvrage d'Assalini sur la pupille artificielle, dit qu'il a opéré deux fois avec succès des malades qui ne pouvaient distinguer la lumière la plus éclatante. Comme un pareil résultat est contraire à ce

qu'enseigne l'expérience générale, on ne peut s'empêcher de penser que les épreuves destinées à constater la sensibilité de l'œil, n'ont pas été conduites avec tout le soin désirable; car, alors même que la cornée est complétement staphylomateuse et doublée par l'iris qui y adhère, la lumière peut être perçue à travers la sclérotique lorsque la rétine est saine.

9. On rencontre parfois des malades dont les deux yeux réclament la formation d'une pupille artificielle; mais l'un d'eux présente à l'extérieur moins d'altération que l'autre, et c'est celui que l'on se trouvera vraisemblablement porté à choisir pour l'opération. Un examen attentif m'a néanmoins quelquefois révélé que l'œil qui paraissait le plus mauvais distinguait la lumière de l'obscurité, tandis que le meilleur en apparence était complétement amaurotique.

10. On ne doit que rarement, ou même jamais, tenter la formation d'une pupille artificielle sur un sujet scrofuleux avant l'âge de la puberté, surtout si l'état morbide de l'œil, qui rend l'opération nécessaire, doit son origine à une ophthalmie scrofuleuse qui s'est développée indépendamment de toute cause traumatique. Lorsqu'on opère sur de pareils sujets, il se développe presque inévitablement une ophthalmie scrofuleuse, qui souvent entraîne la destruction de l'organe. On peut agir avec beaucoup plus de sécurité quelques années après la puberté.

11. L'opération de la pupille artificielle échoue plus souvent par le mauvais choix des sujets qu'on opère que par toute autre cause. Lorsqu'on y a recours pour des altérations morbides survenues dans la cornée ou l'iris, à la suite d'affections spécifiques, comme la scrofule, la syphilis ou la goutte, elle échoue généralement. Il y a plus de chances lorsque les altérations sont dues à quelqu'une des ophthalmies puro-muqueuses, et encore davantage lorsqu'elles ont une origine traumatique. Si c'est l'ophthalmitis sympathique qui a déterminé dans l'œil un état tel qu'il n'y ait d'autre espoir de rétablir la vision que l'établissement d'une pupille artificielle, les chances du succès sont très douteuses.

12. On doit établir la pupille artificielle aussi près que possible du centre de la cornée, ou, en d'autres termes, dans le lieu le plus rapproché de celui occupé par la pupille normale. « Je regarde la position centrale comme si importante, dit M. Bowman, que j'établirai plutôt une pupille, dans cette situation, derrière une portion de la cornée *un peu nébuleuse*, que sur un point de la circonférence où la cornée serait parfaitement transparente (1). »

13. Si la pupille ne peut être pratiquée au centre ou près du centre de l'iris, et que l'opérateur a le choix entre le côté temporal et le

_____

(1) Medical Times and Gazette, January 3, 1853, p. 12.

côté nasal de la cornée, c'est à ce dernier qu'il doit donner la préférence, parce que la vision s'y exerce mieux et que l'opération y est plus facile. Mais souvent l'opérateur n'a pas le choix, et il faut qu'il pratique la pupille là où la cornée est le plus transparente. Il est plus facile, en général, de la former au côté temporal qu'au côté nasal, et M. Gibson prétend que le champ de la vision y est plus étendu. Cela me paraît douteux, et, dans tous les cas, l'existence d'une pupille au côté temporal donne beaucoup plus d'étrangeté à la physionomie du malade, qui éprouve une grande difficulté à amener son œil dans une direction qui lui permette d'embrasser le champ ordinaire de la vision.

14. Lorsque l'on doit pratiquer une pupille artificielle à chaque œil, quelques auteurs conseillent d'en établir une au côté temporal d'un œil, la seconde au côté nasal de l'autre. Ils prétendent qu'on obtient ainsi plus de correspondance entre ces organes que lorsque les pupilles sont situées en tout autre endroit, excepté au centre de l'iris.

Si les deux pupilles sont au côté temporal, comme sur le malade de Maunoir, le marquis de Beaumanoir (1), l'aspect qui en résulte n'est ni naturel ni agréable.

[L'expérience démontre l'inutilité, pour ne pas dire plus, de l'établissement d'une pupille aux deux yeux.

« Dans les cas où les deux yeux, dit M. Gibson, se trouvaient semblablement affectés d'opacité de la cornée, j'ai trouvé qu'il y avait peu d'utilité à pratiquer une pupille de chaque côté. En effet, lorsqu'après l'opération l'un des yeux jouit d'une meilleure vision que l'autre, le malade (comme dans la plupart des cas où il y a un affaiblissement de la vue) contracte l'habitude de se servir de l'œil le plus parfait et néglige complétement l'autre. Quand donc les deux yeux sont le siége d'une opacité, je choisis le meilleur que j'opère seul (2). »

Une autre cause qui doit détourner d'opérer les deux yeux, c'est que le malade peut ensuite voir double. Dans un cas qui paraissait bien l'indiquer, M. Walton (3) se laissa entraîner à pratiquer une pupille artificielle à chaque œil. Or, bien que les deux ouvertures se correspondissent aussi exactement qu'il est possible, et bien que la distance focale des deux yeux fût la même, le malade fut néanmoins affecté de diplopie. T. W.]

15. Comme une pupille artificielle ne possède point, en général, la faculté de se contracter, il faut prendre garde de la faire trop grande ou trop petite. C'est une chose remarquable que la grande utilité qu'on peut retirer d'une pupille artificielle très petite, ainsi que le démontre un exemple célèbre (fig. 115), celui d'un homme nommé Sauvages,

(1) Medico-Chirurgical Transactions ; vol. VII, pp. 503, 509 ; London, 1816.
[(2) Practical Observations on the Formation of an Artificial Pupil, p. 51.]
[(3) Operative Ophthalmic Surgery, p. 306.]

opéré par excision par Demours (1). Le plus souvent néanmoins, une aussi petite pupille ne rend pas grand service; d'un autre côté, une pupille artificielle dont les dimensions excèdent de beaucoup celles de la pupille normale, expose constamment l'œil à être ébloui et en rend ainsi l'usage moins facile.

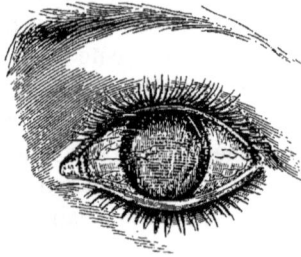

Fig. 115.

16. La forme a moins d'importance que la situation et la dimension. « Une grande ouverture, fait observer M. Bowman, dont la direction est celle d'un rayon partant du centre du cristallin, permet une meilleure vision qu'une pupille circulaire dont l'aire serait égale à celle que nous venons d'indiquer. J'ai constaté qu'une fente longue, étroite, elliptique, s'étendant du centre occupé par la pupille naturelle jusqu'à la circonférence du cristallin, est suffisante pour permettre une vision presque parfaite (2). »

17. Dans tous les cas où le cristallin et sa capsule sont évidemment transparents, ou dans lesquels on a lieu de croire qu'ils le sont, on doit faire en sorte de ne point toucher à ces parties.

18. On doit en général opérer à travers la cornée et non à travers la sclérotique; on préférera à une incision étendue une simple ponction, celle-ci endommageant moins la structure de l'œil et exposant moins à l'hémorrhagie et à l'inflammation consécutive.

SECTION IV.

PARALLÈLE ENTRE L'INCISION, L'EXCISION ET LE DÉCOLLEMENT.——CONDITIONS NÉCESSAIRES POUR QUE L'ON AIT RECOURS A CES OPÉRATIONS.

1. La méthode la moins compliquée, mais qui n'est pas toujours la plus aisée, consiste à pratiquer une ou plusieurs *incisions* comprenant toute l'épaisseur de l'iris, avec l'espoir que l'ouverture ainsi formée restera béante et persistante. Si l'on ne pratique qu'une incision, elle peut être dirigée horizontalement de façon à produire une pupille ressemblant à celle des animaux ruminants, ou perpendiculairement, et alors la pupille a la forme de celle des animaux appartenant au genre *felis*. La direction de la pupille artificielle peut être oblique, et celle-ci occuper le côté supérieur, inférieur, nasal ou temporal de l'iris: elle peut décrire non une ligne droite, mais une courbe, comme le voulait Janin; elle peut, comme le voulait Maunoir, résulter de la ren-

(1) Traité des maladies des yeux, t. III, p. 426, pl. XLVI, fig. 1 ; Paris, 1818.
(2) Op. cit., p. 15.

contre à angle aigu de deux incisions. L'opération de la pupille artificielle par incision peut s'exécuter par l'introduction d'une aiguille ou
d'un couteau à travers la cornée, et en attaquant l'iris par sa face antérieure ; ou bien l'instrument peut pénétrer par la sclérotique, traverser l'iris et arriver ainsi dans la chambre antérieure. On se déterminera
au choix de l'un de ces procédés suivant les idées spéciales de l'opérateur et en partie suivant l'état dans lequel se trouve l'œil sur lequel on
opère.

Il est de toute évidence qu'une des conditions indispensables pour
la réussite de l'incision, c'est que l'iris se trouve dans un état qui permette que la nouvelle pupille reste béante dès que l'opération aura été
terminée. Si la pupille artificielle ne se dilate point, l'incision de l'iris se
réunira promptement, et le malade se retrouvera dans le même état
qu'avant l'opération. Cette dilatation ne s'effectue qu'alors que le tissu
de l'iris est suffisamment sain. Si cette membrane a subi une inflammation violente, de longue durée, ou qui s'est fréquemment répétée, ses
fibres ont perdu la faculté de se contracter, et si la maladie s'est terminée par l'occlusion de la pupille naturelle, l'opération ne pourra se faire
que par incision. Lors donc que l'aspect de l'iris et les renseignements
recueillis portent à croire qu'il y a eu iritis grave, il faut choisir une
autre méthode. Toutefois, les fibres de l'iris n'ont pas perdu la faculté
de se contracter dans tous les cas où l'inflammation a déterminé l'occlusion de la pupille naturelle ; il n'en est ainsi que lorsqu'elle a été
intense et de longue durée, et qu'elle s'est terminée par l'épaississement de cette membrane avec dépôt sanguin ou lymphatique dans l'é-
paisseur de sa substance ou à sa face postérieure.

Il est intéressant de rechercher la cause de la divergence d'opinion
qui s'est élevée relativement à l'incision, et pourquoi cette opération a
réussi dans certains cas, tandis qu'elle a complétement échoué dans
d'autres. L'explication se trouve dans la différence des cas : les uns
offraient les conditions propres au succès ; les autres en manquaient.
Nous en citerons pour preuve le témoignage de Janin. Le premier malade qu'il opéra par incision offrait une oblitération de la pupille produite par une inflammation, suite d'une opération d'extraction. Chez
le second, l'oblitération était la conséquence d'une ophthalmie intense.
Dans l'un et l'autre cas, il pratiqua une incision horizontale de l'étendue des deux tiers du diamètre de l'iris, et dans tous deux, lorsqu'il
ouvrit l'œil quelques jours après l'opération, il trouva la pupille artificielle complétement fermée, et l'incision cicatrisée (1). Je pense que
l'occlusion de ces deux pupilles artificielles ne se serait point effectuée
si la substance de l'iris avait été à l'état normal, et la preuve en est fournie par Janin lui-même. Il lui arriva plusieurs fois, en pratiquant l'o-

(1) Mémoires et observations sur l'œil, pp. 182, 184 ; Lyon, 1772.

pération de la cataracte par extraction, de léser l'iris. Se fondant sur
les deux cas d'opération de pupille que nous venons de rapporter, il
s'attendait à voir ces blessures se fermer; mais il n'en fut rien. Les incisions avaient porté sur des iris sains; aussi, lorsque, quelques jours
après, il examina les yeux, il trouva les incisions plus écartées qu'au
moment même où il les avait pratiquées (1). Si ces faits remarquables
l'avaient amené à comparer les cas dans lesquels il échoua à ceux dans
lesquels Cheselden avait réussi, il aurait pu découvrir pour cause de
ces différences de résultat la différence qui existait dans la texture de
l'iris au moment de l'opération. Au lieu de cela, Janin fut amené à
penser que ses insuccès dépendaient de quelque vice dans la forme ou
la direction de l'incision. La vraie cause lui échappa, malheureusement,
comme à beaucoup de ses successeurs qui, ne prêtant point une attention suffisante à toutes les particularités offertes par les faits, portè-
rent toute leur attention sur le procédé le plus efficace pour diviser
les deux espèces de fibres musculaires de l'iris. Ce n'est en réalité
qu'après que Sir William Adams (2) eut publié la relation des succès
qu'il avait obtenus de l'opération par incision, que les objections faites
par Scarpa et par quelques autres contre ce procédé opératoire tombè-
rent jusqu'à un certain point. Cependant, Sir William méconnaissait
lui-même la vraie cause de ses succès, qu'il attribuait à la forme de
son couteau et à l'étendue qu'il donnait à son incision. Nous croyons
pouvoir affirmer que, dans tous les cas où la substance de l'iris n'a
pas été fortement altérée par l'inflammation, la pupille pratiquée par
incision reste ouverte, dans quelque direction qu'elle ait été faite et
quelle que soit la partie de l'iris sur laquelle elle ait porté, soit au-dessus, soit au-dessous, soit au niveau du diamètre de la pupille normale.
Il importe également peu que l'on ait divisé le sphincter, les fibres radiées
ou l'un et les autres; que l'incision n'ait que les dimensions d'une piqûre
d'épingle, ou qu'elle occupe les deux tiers du diamètre de l'iris. J'ai,
dans un cas, pratiqué une pupille artificielle au moyen d'une incision
que l'on aurait pu à priori supposer ne devoir produire qu'une simple
fente entre les fibres radiées, car, pendant l'opération, ni elles, ni le
sphincter n'avaient été divisés. La pupille oblitérée occupait sur le
côté temporal de l'œil une position excentrique; je divisai donc l'iris

vers son côté nasal. La pupille prit une forme rhomboïdale,
comme elle est représentée fig. 114, et la vision fut rétablie
d'une manière permanente.

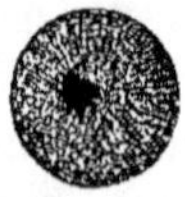

Fig. 114.   Outre l'état de l'iris, dont on peut assez bien juger en en
examinant la couleur à travers la cornée, il y a encore d'autres
conditions nécessaires pour la réussite de l'incision, telles qu'une
transparence étendue de la portion de cornée derrière laquelle l'incision

(1) Ibid. pp. 185, 186, 187.
(2) Practical Observations on Ectropion, etc.; London, 1812.

doit être pratiquée à l'iris. On ne peut songer à l'incision lorsque toute la cornée est opaque à l'exception d'un segment étroit; car, en pareil cas, la pupille formée ne consisterait guère qu'en une fente étroite, tandis qu'on aurait pu établir une pupille beaucoup plus utile en séparant l'iris d'avec la choroïde et en le faisant complétement disparaître de derrière la portion de cornée restée transparente.

Une autre condition qu'on estimait indispensable, au moins avant l'invention des ciseaux à canule, c'est que l'iris possédât un certain degré de tension et fût jusqu'à un certain point fixé, soit par l'occlusion de la pupille naturelle, soit par une adhérence partielle à la cornée; condition qui existe d'une manière très remarquable dans les cas d'occlusion de la pupille et de tiraillement de l'iris, lorsque cette membrane, à la suite d'une opération d'extraction, vient faire hernie au dehors. Non-seulement l'iris est en pareil cas facilement divisé, mais la nouvelle pupille devient immédiatement béante, et il est rare qu'elle se contracte ensuite; ce qui fait que l'incision convient surtout dans cette circonstance. D'un autre côté, lorsque la pupille est parfaitement libre, l'iris glisse au-devant de tout instrument dont la forme est celle d'une aiguille ou d'un couteau, lorsqu'on essaie de l'inciser; et lors même que l'on parviendrait à le transpercer, il serait difficile de donner à l'incision la forme et l'étendue requises. Donc, dans tous les cas où l'on n'a recours à la formation d'une pupille artificielle que pour remédier à une opacité partielle de la cornée, l'incision, pratiquée à l'aide d'un simple instrument tranchant, ne saurait convenir, tant à cause du danger qu'il y a de léser la capsule cristalline, que pour le motif que nous venons d'exprimer. On a proposé pour inciser l'iris de son bord pupillaire à son bord ciliaire, même alors que cette membrane est complétement libre d'adhérences, les ciseaux à canule, que l'on peut faire pénétrer sans incision préalable : la branche mousse est celle que l'on doit faire cheminer entre l'iris et le cristallin.

II. L'*excision* consistant à détacher complétement une portion de l'iris et à l'extraire de l'œil, ne peut être exécutée convenablement et sûrement qu'à travers la cornée. Elle exige aussi l'établissement d'une ouverture considérable, tant pour faciliter la hernie spontanée de la portion d'iris que l'on doit enlever, que pour permettre l'introduction d'instruments à l'aide desquels on puisse amener cette portion au dehors ou la retrancher à l'intérieur de l'œil. Quant à la situation, à la forme et aux dimensions que l'on doit donner à la pupille artificielle formée par excision, cela dépend du caprice de l'opérateur, mais surtout de l'état dans lequel se trouvent l'iris, la cornée et les autres parties sur lesquelles l'opération doit porter. La situation et les dimensions de la nouvelle pupille sont, avant tout, subordonnées à l'étendue de la portion de cornée restée transparente et à la place qu'elle occupe.

Les cas dans lesquels la pupille est ouverte et l'iris exempt d'adhé-

rences, et pour lesquels nous avons déjà dit que l'opération ordinaire
de l'incision ne convient pas, sont ceux, au contraire, qui s'accommodent le mieux de l'excision. Il est, en effet, de toute évidence que c'est
seulement dans ces circonstances que la hernie de l'iris, à travers la
plaie de la cornée, peut s'opérer avec la facilité et l'étendue nécessaire pour que l'on puisse exécuter l'opération, en saisissant simplement avec des pinces la portion d'iris déplacée et en la retranchant
d'un coup de ciseaux. Mais si la pupille naturelle est complétement
fermée, si la face postérieure de l'iris est soudée aux parties situées
derrière elle, l'excision est impraticable, car l'iris ne viendra point
faire spontanément saillie au dehors, et il ne sera pas facile de l'y
attirer à l'aide d'un crochet ou de pinces introduites dans la chambre
antérieure.

Lorsque l'adhérence de l'iris à la cornée n'est que peu étendue,
l'excision s'exécute ordinairement avec facilité ; car, lorsque l'adhérence n'est que très partielle, il est rare qu'elle empêche la saillie
spontanée de l'iris à travers la plaie de la cornée. Au contraire, lorsque l'adhérence entre l'iris et la cornée est étendue, qu'elle comprend,
par exemple, la totalité de la circonférence de la pupille, il est souvent
difficile et quelquefois impossible de déterminer, même avec l'aide du
crochet et de la pince, une saillie suffisante. Ces instruments, toutefois,
déchirent souvent une portion de l'iris et déterminent ainsi une
pupille artificielle par *lacération* (1).

Dans les cas d'adhérences très limitées de l'iris à la cornée (fig. 94,
t. I, p. 791), on peut parfois rétablir la vision en séparant la portion
adhérente, ou, si l'on ne peut réussir à la détacher, en la coupant en
travers : l'iris est ainsi remis en liberté, et la pupille naturelle (qui dans
ce dernier cas est un peu agrandie) peut reprendre ses fonctions (2).
Après avoir pratiqué une incision comprenant le quart de la circonférence de la cornée, on introduit une petite sonde et l'on essaie de
séparer l'adhérence, ce qui réussit parfois si celle-ci n'est que la conséquence de l'inflammation, sans qu'il y ait eu ulcération de la cornée
ou hernie de l'iris. Si l'on ne réussit pas ainsi, on peut, comme le voulait
Beer, introduire le scalpel à iris de Cheselden et couper en travers la
portion d'iris adhérente, ou, comme le recommande Assalini, se servir
de petits ciseaux (comme les ciseaux à canule par exemple), avec lesquels on arrive au même but (3). Si cette *abcision* de l'iris, comme on
peut l'appeler, parait insuffisante pour rétablir les fonctions de la pupille
naturelle, parce que la portion opaque de cornée qui la recouvre est
trop étendue pour permettre à une suffisante quantité de lumière

[(1) Nous donnerons plus loin la description d'une méthode fondée sur le *déchirement* de l'iris
pour la formation des pupilles artificielles. T.W.]
(2) MAUCHART, de Synechia. Halleri Disputationes chirurgiæ selectæ, t. I, p. 447 ; Lausannæ, 1755.
(3) Voyez un cas d'*abcision* par le Dr RYAN, Dublin Hospital Reports ; vol. II, p. 370.

d'entrer dans l'œil, on peut agrandir immédiatement la pupille par l'excision d'une portion de l'iris. On peut néanmoins arriver au même but, simplement en déterminant le *prolapsus* d'une portion de l'iris et en attirant ainsi la pupille loin de l'opacité; méthode opératoire mise en usage avec succès par Himly (1) et fréquemment employée par Tyrrell (2).

III. Le *décollement* est une opération que quelques auteurs ont cru applicable dans presque tous les cas qui exigent la formation d'une pupille artificielle, mais à laquelle je préfère l'incision ou l'excision. On ne saurait nier que cette opération ne soit applicable à tous les cas, qu'il s'agisse d'une simple opacité partielle de la cornée, d'une occlusion de la pupille normale ou de quelqu'une des altérations compliquées qui peuvent être la conséquence d'une lésion traumatique et de l'inflammation; mais ce que l'on ne saurait nier non plus, c'est que, à cause de la déchirure des vaisseaux et des nerfs qu'il nécessite, le décollement ne soit plus grave, plus douloureux, ne s'accompagne de plus de danger pour l'œil, et ne soit suivi d'une guérison beaucoup plus lente que les autres modes opératoires. La pupille artificielle formée par décollement est aussi très disposée à se fermer : à moins que l'état des parties ne soit assez bon et que l'on ne prenne des précautions toutes spéciales, il s'épanche de la lymphe dans la pupille, et la portion d'iris décollée retourne à sa place, et va contracter de nouvelles adhérences avec la choroïde. On doit donc toujours donner la préférence à l'excision et à l'incision, et ne recourir au décollement qu'alors que les deux premiers modes d'opérer sont impraticables.

Le décollement possède sur l'incision un avantage qui fait qu'on doit le préférer dans certains cas, en le pratiquant avec tout le soin convenable : il permet de laisser intacts le cristallin et sa capsule, ce qui est difficile ou impossible par les procédés ordinaires d'incision. Le décollement permet aussi d'obtenir la pupille la plus étendue que le comporte l'état des parties, et c'est un avantage qui n'est pas de peu d'importance lorsque la portion de cornée transparente est fort petite.

Nous avons déjà dit que Scarpa pratiquait le décollement en introduisant simplement à travers la sclérotique une aiguille courbe dont il portait la pointe vers le côté nasal de l'iris, et à l'aide de laquelle il détachait de la choroïde le bord ciliaire de ce voile. Ce procédé n'entraîne aucun danger dans les cas où la pupille naturelle s'est oblitérée à la suite d'une opération de cataracte, mais il est complétement inapplicable lorsque le cristallin et sa capsule sont sains. On a donc eu recours, pour opérer le décollement, à une autre méthode qui consiste à ouvrir la cornée pour introduire un crochet à travers la chambre antérieure, ce qui permet d'éviter le cristallin et sa capsule. Néanmoins l'iris, décollé à l'aide d'un crochet introduit de cette façon, à

(1) WAGNER, de coremorphosi, p. 22; Gottingæ, 1818.
(2) Practical Work on the Diseases of the Eye, vol. II, p. 499; London, 1840.

moins qu'il ne fût parfaitement sain et que les fibres n'en fussent complétement contractiles, retournerait bientôt à sa place, si l'on ne prenait pas quelques précautions pour l'en empêcher. Nous devons à Langenbeck le moyen additionnel d'amener au dehors, à travers l'ouverture de la cornée, une portion de l'iris décollé, et de l'y laisser étrangler par les lèvres de la plaie jusqu'à ce qu'elle y ait contracté des adhérences, ce qui rend impossible l'occlusion de la nouvelle pupille.

L'état de l'œil sur lequel on doit opérer déterminera si la pupille artificielle doit être faite au côté nasal ou au côté temporal, au bord supérieur ou au bord inférieur de la cornée; si elle doit consister en une petite fente longitudinale ou en une ouverture triangulaire dont chaque côté aurait deux lignes. Dans les cas les plus favorables, la pupille artificielle, pratiquée par décollement, revêt la forme d'un triangle dont la base est courbe et correspond aux procès ciliaires, et dont les deux autres côtés représentent des lignes droites. Mais, dans beaucoup de cas, on a recours à ce mode opératoire lorsqu'il ne reste qu'un petit segment de cornée transparent et quand l'iris est partout ailleurs uni à la cornée opaque; la pupille doit alors, de toute nécessité, être petite, et il peut être impossible de déterminer le prolapsus que nous avons recommandé pour empêcher l'iris de retourner vers la choroïde.

SECTION V.

OPÉRATION DE LA PUPILLE ARTIFICIELLE PAR INCISION.

Syn. — Corétomie; de κόρη, pupille, et τεμνω, je coupe.

On se trouve bien, dans toutes les opérations de pupille artificielle, de faire coucher le malade sur le dos et la tête soulevée par un oreiller; l'aide doit se tenir prêt à maintenir l'une ou l'autre paupière, ou toutes deux à la fois, suivant que l'opérateur le lui prescrira. Dans l'excision surtout, il y a un temps où l'opérateur tient un instrument de chaque main, et dans lequel il ne peut par conséquent s'occuper de maintenir les paupières.

Bien qu'en général la belladone n'exerce que peu ou pas d'action sur un iris qui a subi une inflammation portée au point de se terminer par l'occlusion de la pupille, il ne saurait y avoir d'inconvénient à appliquer à l'œil la solution d'atropine une ou deux heures avant l'opération. Dans toutes les autres méthodes, cette application est contre-indiquée.

Il faut administrer le chloroforme à moins que le malade ne paraisse capable de conserver son sang-froid pendant l'opération. Sous l'influence de cet agent, l'œil reste parfaitement immobile, et l'on évite les mouvements de rotation qui, sans son secours, gênent si souvent l'opérateur. Si, lorsque l'on n'a point employé le chloroforme, l'œil s'agite fort, on peut le fixer en implantant un petit crochet dans la cornée, si elle offre une partie opaque, ou dans la tunique tendineuse.

§ 1. Incision à travers la sclérotique.

L'instrument destiné à diviser l'iris à travers la sclérotique est un petit couteau (fig. 115) de deux tiers de pouce de long, d'un vingtième de pouce de large; le dos en est droit, la pointe aiguë, le tranchant convexe et coupant dans l'étendue de trois dixièmes de pouce. Comme cet instrument ne coupe que d'un seul côté, on peut le faire beaucoup plus tranchant qu'aucune espèce d'aiguille à cataracte; d'un autre côté, ses petites dimensions le rendent propre à traverser facilement les tuniques de l'œil et l'iris.

L'opération se divise en trois temps : le *premier* consiste dans l'introduction du scalpel à iris à travers la sclérotique et la partie non plissée du corps ciliaire; le *second*, dans le passage de l'instrument à travers l'iris dans la chambre antérieure; et le *troisième*, dans l'incision de l'iris.

Premier temps. — Le tranchant du couteau à iris étant dirigé en arrière, l'opérateur enfonce l'instrument à travers la sclérotique et la choroïde, juste à la partie moyenne de l'œil, à un sixième de pouce en arrière du bord temporal de la cornée, et en le faisant pénétrer dans l'humeur vitrée jusqu'à la profondeur d'un huitième de pouce.

Deuxième temps. — Il porte alors le manche de l'instrument en arrière vers la tempe, et en même temps en fait avancer la pointe vers l'union du tiers temporal de l'iris avec ses deux tiers nasaux; en pressant en avant, il la voit faire son apparition entre les fibres de l'iris et saillir dans la chambre antérieure. Il porte alors le manche en avant, ce qui a pour résultat de diriger vers le bord nasal de la cornée la pointe de l'instrument, qu'il pousse avec précaution à travers la chambre antérieure, aussi loin qu'il le peut sans lui faire toucher la cornée. (Fig. 110, p. 548.)

Troisième temps. — Il divise alors l'iris transversalement dans les deux tiers de son diamètre, à l'aide d'un double mouvement en arrière et en dehors. Ce résultat s'obtient parfois en pressant simplement sur l'iris que le couteau divise brusquement, formant ainsi une pupille de l'étendue requise; mais le plus souvent, ni la pression seule, ni un mouvement brusque unique ne suffisent : il faut inciser à l'aide de coups répétés, comme si l'on divisait la membrane fibre par fibre, et en imprimant à l'instrument une traction et une pression combinées.

Fig. 115.

Ces manœuvres doivent s'exécuter avec légèreté et prudence, dans la crainte de séparer l'iris d'avec la choroïde.

Si la première tentative n'a pas suffi pour diviser l'iris dans une étendue suffisante, on reporte en avant la pointe du scalpel, jusqu'à ce que l'incision soit d'une longueur convenable. (Fig. 109, p. 548.) Avant de retirer l'instrument, il faut constater, alors que le sang qui s'échappe de la section de l'iris ne s'y oppose pas encore, si la pupille artificielle se dilate; si les lèvres de l'incision ne se séparent pas immédiatement, par suite de la contraction des fibres de l'iris, il faut ouvrir la pupille en en touchant les bords avec les côtés plats de l'instrument. On retire alors le scalpel à iris en lui faisant suivre le même chemin que lors de son introduction.

Ce mode d'opérer avait été adopté par Cheselden pour les cas d'occlusion de la pupille à la suite d'opérations de cataracte; mais il a quelquefois été mis aussi en usage, surtout par Sir W. Adams (1), lorsque, outre l'occlusion pupillaire, un cristallin ou une capsule opaque occupait encore l'axe de la vision. Lorsque cette complication existe, on commence l'opération ainsi que nous venons de la décrire. En incisant l'iris, on coupe aussi en travers la capsule et probablement le cristallin, que l'on doit diviser le plus possible avant de retirer l'instrument. L'humeur aqueuse pourra ainsi venir exercer son action sur les fragments du cristallin; mais si l'absorption en paraissait retardée, si, au bout de deux ou trois mois, ils continuaient à faire obstacle à la vision, on pourrait répéter l'opération de la division comme dans les cas de cataracte ordinaire.

Si l'iris adhère à une capsule fort épaissie, il est difficile d'exécuter l'incision de la façon que nous venons d'indiquer; et si l'on parvenait à traverser ainsi la capsule et l'iris, il est presque certain que la nouvelle pupille ne se dilaterait point et que les bords s'en réuniraient promptement. Lorsque, dans un cas de cette nature, on a tenté l'incision à travers la sclérotique, il est inutile de séparer l'iris d'avec la capsule. Il est préférable de retirer le scalpel, pour tenter plus tard la formation d'une pupille artificielle par quelque autre méthode mieux appropriée aux circonstances.

§ II. — Incision à travers la cornée.

1. *Avec le couteau.* — A une certaine période de sa pratique, Beer avait adopté un mode très simple et assez heureux de pratiquer l'incision à travers la cornée. C'était dans des cas où, par suite de prolapsus de l'iris survenu lors de l'extraction de la cataracte exécutée par l'incision du bord inférieur de la cornée, la pupille naturelle s'était fermée

(1) Practical Observations on Ectropion, etc., p. 58; London, 1812.

ou tout au moins s'était tellement déplacée et cachée derrière la cicatrice de la cornée, qu'elle ne pouvait plus servir à la vision, tandis qu'en même temps la moitié supérieure de l'iris était attirée en bas vers la cicatrice et que les fibres en étaient fort tendues.

En pareil cas, Beer introduisait un couteau à double tranchant, large d'un tiers de pouce, et ayant exactement la forme d'une lancette, à travers la partie supérieure de la cornée. (Fig. 116.) Il le faisait cheminer un certain temps à travers la chambre antérieure, puis lui faisait traverser l'iris. Il pratiquait ainsi, derrière la partie moyenne de la portion de cornée restée transparente, une incision transversale qui, à cause de l'état de tension des fibres de l'iris, devenait immédiatement béante (1). On peut exécuter la même opération à travers le bord inférieur de la cornée, lorsque l'extraction, pratiquée par kératotomie supérieure, a été ainsi suivie de prolapsus de l'iris ; l'incision peut également s'exécuter dans le sens vertical en introduisant le couteau par le bord temporal de la cornée (2).

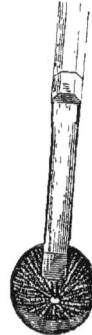

Fig. 116.

Dans les cas de leucome étendu, avec synéchie antérieure, consécutifs à une inflammation traumatique, lorsqu'il existe un segment transparent de la cornée, derrière lequel on aperçoit une portion saine de l'iris, on peut introduire, à travers le bord de la cornée, le couteau à iris ou une large aiguille à cataracte. On les fait cheminer avec précaution entre la cornée et l'iris jusqu'à ce qu'ils soient parvenus en regard de la portion visible de cette dernière membrane ; puis on imprime à l'instrument un mouvement de rotation qui a pour but d'en diriger le tranchant vers l'iris que l'on divise dans une étendue suffisante (3).

M. Estlin rapporte avoir vu, il y a plusieurs années, M. Alexander exécuter cette opération dans des cas où une inflammation chronique de l'iris avait accompagné la formation d'une cataracte ; il n'existait plus qu'une très petite ouverture pupillaire de forme irrégulière, l'iris était aminci, et la face postérieure en était soudée à la capsule opaque. « La cataracte située par derrière, dit-il, est souvent dure et offre un bon point d'appui au couteau qui divise les fibres de l'iris. Le résultat de cette incision brusque est incertain. J'ai quelquefois d'un seul coup divisé les fibres de l'iris et déplacé la cataracte, de sorte qu'il s'établissait sur-le-champ une pupille libre et qu'un flot de lumière venait brusquement frapper la rétine du malade aussi étonné que transporté de satisfaction. D'autres fois, on obtient une ouverture permanente de l'iris, d'une étendue suffisante pour permettre d'apercevoir

(1) Beer's Ansicht der staphylomatosen Metamorphosen des Auges, p. 105 ; Wien, 1806.
(2) Walton's Operative Ophthalmic Surgery, fig. 153, p. 389 ; London, 1853.
(3) Dixon, Lancet, June 25, 1853, p. 578 : Estlin, Provincial Medical Journal, vol. VI, p. 445 ; London, 1843.

les opacités situées derrière la pupille et d'exécuter plus tard avec l'aiguille, introduite par la cornée ou la sclérotique, toutes les opérations nécessaires pour les faire disparaître (1). »

2. *Avec les ciseaux.* — Cette manière d'opérer, inventée par Janin (2), considérablement perfectionnée par Maunoir (3), quoique beaucoup plus compliquée que les procédés de Cheselden et de Beer, rend le résultat beaucoup plus certain, et, si on la compare à l'opération exécutée à travers la sclérotique, elle est d'une exécution plus facile. Il a souvent été très difficile ou même impossible de diviser l'iris avec le scalpel de Cheselden, tandis qu'avec les ciseaux, dans quelque état que soit cette membrane, qu'elle soit amincie, soutenue seulement par l'humeur aqueuse de la chambre postérieure, ou épaissie et même adhérente à la capsule, on la divise facilement et sûrement. Dans les cas même où l'iris se projette en avant au point de toucher presque la cornée, l'opération de M. Maunoir peut comparativement s'exécuter avec facilité. Elle expose aussi beaucoup moins que celle de Cheselden à détacher l'iris de la choroïde.

Premier temps. — On pratique à un vingtième de pouce de la circonférence de la cornée, et généralement du côté temporal, une incision comprenant au moins le quart de la circonférence de cette membrane. S'il s'agit d'un cas dans lequel le cristallin a été extrait, l'incision ne doit pas excéder le quart de la circonférence ; mais si l'on se propose d'extraire une cataracte à travers la pupille formée, il faut que l'incision soit plus étendue. Ceci peut s'exécuter avec le couteau à cataracte, ou avec un petit scalpel de la même forme que le scalpel à iris, mais d'une dimension double. Lorsqu'on emploie ce dernier instrument, on lui fait traverser la cornée au niveau du point où l'on désire avoir l'extrémité supérieure de l'incision, et on le dirige en travers de la chambre antérieure ; puis, en le retirant, on donne à l'incision de la cornée l'étendue convenable. Si l'on se sert du couteau à extraction, l'incision se pratique comme pour l'opération de la cataracte.

Deuxième temps. — Les ciseaux avec lesquels on pratique l'incision de l'iris doivent avoir des lames si minces et si étroites que, lorsqu'elles sont fermées (fig. 117), elles n'excèdent pas l'épaisseur d'une petite sonde ; elles ont environ trois quarts de pouce de long et sont recourbées de façon à former un angle de 160 degrés avec l'axe du manche. La lame qui doit passer entre l'iris et la cornée est boutonnée ; celle destinée à traverser l'iris est aiguë et plus courte d'un vingtième de pouce. (Fig. 118.)

On introduit les ciseaux à plat à travers la cornée, jusqu'à ce qu'ils

(1) Op. cit., p. 444.
(2) Mémoires et observations sur l'œil, p. 191 ; Lyon, 1772.
(3) Mémoires sur l'organisation de l'iris et l'opération de la pupille artificielle ; Paris, 1812 ; SCARPA, Trattato delle principali Malattie degli Occhi, vol. II, p. 118 ; Pavia, 1816.

aient atteint la partie de l'iris où l'incision doit commencer. On imprime alors aux lames un mouvement de rotation d'un quart de cercle,

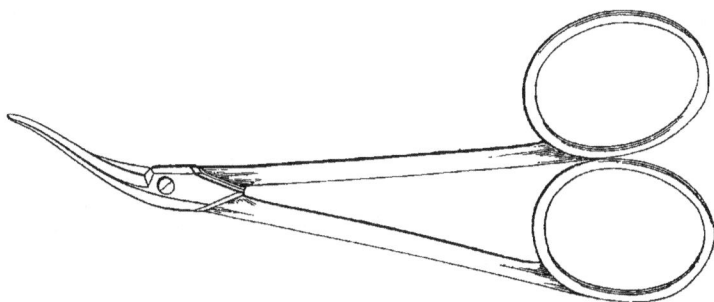

Fig. 117.

on amène les manches un peu en avant, on ouvre les lames, on perfore l'iris avec celle qui est aiguë, et l'on fait agir l'instrument en

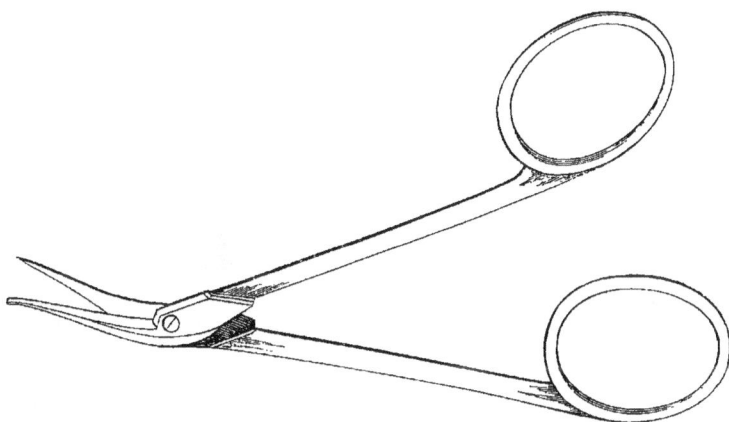

Fig. 118.

travers de l'œil, la branche aiguë située derrière l'iris, la boutonnée en avant, en les portant aussi près du bord nasal de la cornée qu'on y veut faire atteindre l'incision.

Troisième temps. — On ferme alors vivement les ciseaux, et l'iris se trouve divisé. Telle est la manière de se servir des ciseaux lorsque les fibres radiées de l'iris sont tendues, comme dans les cas de prolapsus après l'opération de la cataracte par extraction ; mais dans les autres cas, et surtout lorsqu'on soupçonne que le tissu de l'iris est épaissi ou adhérent à la capsule, il convient de faire deux incisions (fig. 119) commençant au même point et s'écartant à angle aigu. Le lambeau triangulaire ainsi formé se rétracte vers sa base, laissant une pupille permanente qui a, en général, une étendue suffisante (fig. 120); elle con-

Fig. 119.   Fig. 120.

serve quelquefois la forme triangulaire, mais le plus souvent devient quadrilatère.

Lorsque l'occlusion de la pupille est compliquée de cataracte, les incisions que nous venons de décrire ouvrent la capsule et peuvent même diviser le cristallin, dont l'opérateur doit s'efforcer d'amener, à l'aide d'une douce pression, les fragments en avant, et à travers la pupille artificielle, dans la chambre antérieure, d'où on les extrait au moyen de la curette s'ils sont mous, du crochet s'ils sont durs. On peut même quelquefois extraire la capsule; si une portion de celle-ci adhère fortement au lambeau triangulaire de l'iris, elle se rétractera conjointement avec celui-ci et ne formera point obstacle à la vision. Les fragments de cristallin que l'on aurait pu laisser, se dissoudront graduellement dans l'humeur aqueuse.

Il n'est nullement indispensable de faire deux incisions pour permettre l'extraction d'une cataracte à travers une pupille artificielle pratiquée à l'aide des ciseaux, pas plus qu'il n'est nécessaire que l'incision soit transversale. Maunoir rapporte un cas de cataracte capsulo-lenticulaire avec occlusion de la pupille, dans lequel, après avoir ouvert l'extrémité inférieure de la cornée, il fit pénétrer la branche aiguë de ses ciseaux à la distance d'une ligne de la circonférence de l'iris, enfonça cette lame derrière le cristallin, ferma les ciseaux et coupa d'un seul coup le cristallin, sa capsule et l'iris verticalement. La pupille s'agrandit immédiatement. Les deux fragments de la capsule se séparèrent et laissèrent écouler les débris d'un cristallin de couleur gris-bleuâtre, la capsule étant d'un blanc-jaunâtre. On put facilement extraire le cristallin, fragment par fragment, avec la curette. On enleva ensuite avec des pinces le lambeau le plus étendu de la capsule. La pupille, qui avait la forme de celle d'un chat, paraissant d'une étendue suffisante, on abandonna l'autre fragment de la capsule, dans la crainte, en l'enlevant, de trop agrandir la pupille (1).

Dans les cas d'occlusion de la pupille déterminée par l'iritis, suite d'opération de la cataracte, Maunoir (2) ouvrait la cornée à sa partie inférieure, puis, introduisant ses ciseaux dans la chambre antérieure, portait la branche aiguë à travers la pupille fermée derrière l'iris, et

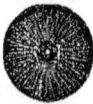 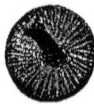

la pointe mousse entre l'iris et la cornée, et divisait alors l'iris à l'aide de deux incisions se joignant à angle aigu ainsi que c'est représenté fig. 121 : il en résultait immédiatement,

Fig. 121.   Fig. 122.

par suite de la contraction du sphincter et des fibres radiées de l'iris, une pupille de forme quadrilatère, comme dans la figure 122.

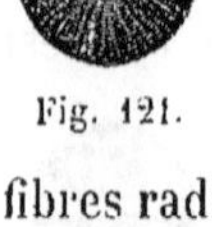

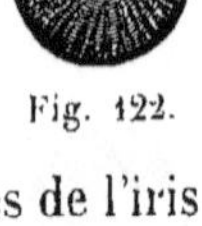

Il a aussi employé le même procédé dans les cas d'occlusion et de

(1) Medico-Chirurgical Transactions, vol. IX, p. 287 ; London, 1818.
(2) Mémoires sur les amputations, etc., p. 155; Genève, 1825.

déplacement de la pupille, consécutifs à des hernies de l'iris, survenues après l'extraction ; il pratiquait l'incision, pour l'introduction des ciseaux, à travers la cicatrice, et enfonçait la branche aiguë de ceux-ci à travers la cataracte secondaire qui obstruait la pupille. Dans un cas, après avoir fait une première incision à travers l'iris, il fit, avec des pinces, l'extraction de la capsule opaque qui était en partie ossifiée ; mais cette incision ne se dilatant point, il en pratiqua une seconde et obtint une large pupille ayant la forme d'un parallélogramme.

On peut aussi pratiquer l'incision avec des ciseaux, quand l'iris adhère partiellement à la cornée par suite d'un prolapsus survenu à travers un ulcère perforant, une portion de la pupille étant restée libre et le cristallin avec capsule ayant conservé sa transparence. Après s'être muni de ciseaux semblables aux précédents, si ce n'est que les deux lames en sont boutonnées et d'égale longueur, on les introduit à travers une petite ouverture de la cornée ; on fait passer une des lames à travers la pupille rétrécie et on la conduit derrière l'iris jusqu'à ce qu'on s'aperçoive que l'autre lame est parvenue jusqu'à l'angle qui existe entre la cornée et l'iris. On divise alors celui-ci, à l'aide d'une ou de deux incisions, de son bord pupillaire vers son bord ciliaire. Si l'on ne pratique qu'une section, elle comprend d'abord le sphincter qu'elle divise en travers, et passe entre les fibres radiées, donnant naissance à une pupille de forme triangulaire, comme dans la figure 124. Si l'on pratique deux incisions, elles déterminent la formation d'un lambeau triangulaire dont le sommet correspond à la pupille naturelle et la base à la partie postérieure de la circonférence de la cornée, et qui, par la rétraction du sphincter et des fibres rayonnées, laissent une large pupille de forme quadrilatère, semblable à celle représentée fig. 122. On doit, pendant cette opération, laisser intacts le cristallin et sa capsule ; néanmoins, il faut avouer qu'en opérant de cette façon, il y a plus de danger de les intéresser que par l'excision latérale : c'est pourquoi l'on préfère généralement, en pareil cas, cette dernière opération.

Toutes les incisions que nous venons de décrire, pratiquées tant à travers la sclérotique qu'à travers la cornée, peuvent s'exécuter à l'aide des ciseaux à canule ; et quand on fait usage de ceux pourvus d'une extrémité en forme d'aiguille, il n'est pas besoin d'incision préalable. M. Bowman fait remarquer que, « comme ils permettent de pratiquer la pupille dans un point aussi central que possible, d'en bien limiter l'étendue et de conserver le cristallin lorsqu'il existe, tout cela au moyen d'une simple ponction de la cornée, ils doivent remplacer avantageusement les ciseaux de Maunoir, qui exigent une incision étendue de la cornée, ne permettent pas au chirurgien de limiter la grandeur de la pupille et exposent beaucoup à léser le cristallin (1). »

(1) Medical Times and Gazette, January 10, 1852, p. 33.

Obs. 534. — M. Bowman rapporte un cas dans lequel un leucome épais occupait la plus grande partie de la cornée droite; le bord inférieur de la pupille adhérait au leucome, et son bord supérieur, qui était libre, se voyait juste au-dessus de l'opacité. Au-dessus de celle-ci, la cornée était légèrement trouble jusqu'auprès de son bord supérieur. Le cristallin paraissait être à sa place et parfaitement transparent.

Après avoir appliqué l'atropine afin de dilater un peu la pupille, M. B. introduisit au côté externe de la cornée les ciseaux à canule, et, les poussant jusqu'à la pupille, fit passer la lame courte, celle dont la pointe est mousse, derrière le bord supérieur de cette dernière, et la longue lame ou celle à pointe aiguë au-devant de l'iris. Puis, pressant sur le ressort, il fit rapprocher les lames qui incisèrent le bord supérieur de la pupille dans l'étendue d'environ un dixième de pouce. La fig. 123 montre l'aspect de l'œil avant l'opéra-

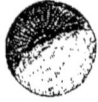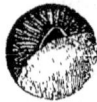

tion; la ligne noire près du bord de la cornée indique le siége de la ponction pratiquée, et celle qui s'étend à partir de la pupille montre l'incision faite par les ciseaux. La fig. 124 représente la pupille agrandie à la suite de l'opération.

Aucun écoulement sanguin ne vint troubler l'humeur aqueuse, et le malade, en se levant, put voir de suite, à travers la fenêtre, les arbres et les maisons éloignées. Il ne survint aucune inflammation.

Fig. 123.　　　Fig. 124.

Un mois après, la vue continuait à être fort améliorée; mais le malade ayant constaté qu'il voyait mieux quand l'œil était abrité, on reconnut que dans cet état la pupille s'agrandissait un peu par en haut; en conséquence, M. B. répéta l'opération, et incisa un peu plus largement l'iris, afin que la pupille se trouvât d'une façon permanente dans l'état où l'on avait constaté qu'elle servait le mieux la vision.

SECTION VI.

AGRANDISSEMENT DE LA PUPILLE PAR DÉPLACEMENT.

Syn. — Corectenia de κωρη, pupille, Εκ, dehors, et τείνω, j'étends.

L'observation que nous venons de rapporter est un exemple d'agrandissement de la pupille par incision, agrandissement qui s'effectue plus fréquemment par déplacement ou prolapsus de l'iris. Cette méthode opératoire repose sur ce fait que, dans les plaies par ponction de la cornée (*V*. t. I, p. 582), l'écoulement instantané d'une partie de l'humeur aqueuse s'accompagne fréquemment d'un prolapsus de l'iris et d'un déplacement permanent de la pupille dans la direction de la plaie.

Lorsque le chirurgien se propose d'amener la pupille naturelle, à l'aide d'un prolapsus de l'iris, derrière quelque portion transparente de la cornée, il ne s'en rapporte pas au hasard du soin de le produire dès que la circonférence de la cornée a été ponctionnée; il s'est pourvu à l'avance d'instruments à l'aide desquels il peut, lorsque c'est nécessaire, amener au dehors une portion de la pupille. Les plus usités sont le crochet mousse de Tyrrell (fig. 125) et la pince à canule (fig. 103 à 106, p. 496).

Lorsque l'on a besoin, à défaut de l'instrument de Tyrrell, d'un autre instrument pour en tenir lieu, on peut recourir à une sonde d'Anel que l'on recourbe en forme de crochet, et à laquelle on peut donner à volonté la forme que l'on désire (1).

[(1) Le mérite du procédé de Tyrrell ne peut être apprécié que pour autant qu'il est

Il ne faut employer ni la belladone, ni le chloroforme, parce que ces deux agents peuvent s'opposer au prolapsus désiré.

Après que l'on a ponctionné la cornée à la distance d'un vingtième de pouce de la sclérotique, et, de préférence, au bord inférieur et interne de la circonférence de la cornée, on tourne un peu sur son axe le couteau à cataracte ou l'aiguille large à l'aide de laquelle on a pratiqué la ponction, afin d'obtenir l'écoulement brusque et abondant d'un flot d'humeur aqueuse et de déterminer ainsi la saillie au dehors d'une portion de l'iris. La pupille agrandie prend en général la forme d'une fente triangulaire dont la base répond à la pupille naturelle et le sommet à la plaie de la cornée.

Une adhérence peu étendue du bord pupillaire à la cornée ne s'oppose point à l'emploi de la méthode par déplacement que nous venons de décrire; mais s'il existe une synéchie antérieure considérable, ou si le bord pupillaire adhère à la capsule du cristallin, il est peu probable que l'iris vienne spontanément faire saillie au dehors, de sorte qu'il faut alors avoir recours au crochet ou aux pinces.

Obs. 535. — La figure 126 représente un œil affecté de leucome; la pupille adhère presque partout à la surface interne de la cornée. Vers la partie moyenne de la petite portion de pupille qui est libre, existe une adhérence filamenteuse. Le malade est admis au *Glasgow Eye Infirmary* et, le 22 juillet 1853, le docteur A. Anderson, après avoir ponctionné la cornée, introduit le crochet de Tyrrell et pratique par déplacement une pupille de forme ovale (fig. 127) à travers laquelle l'opéré voit parfaitement.

Si la pupille naturelle est complétement oblitérée par suite d'adhérence à la cornée, on doit porter en dedans, dans la chambre antérieure, l'aiguille dont on se sert pour faire la ponction, de façon à traverser l'iris tout contre son adhérence à la cornée. On retire alors l'aiguille brusquement et sans lui imprimer aucun mouvement de rotation, afin de conserver autant que possible d'humeur aqueuse, ce qui aide à porter le crochet à travers la chambre antérieure sans qu'il s'embarrasse dans l'iris.

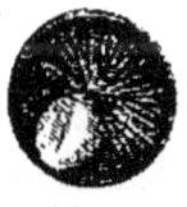

Fig. 125.

Fig. 126.

Dès que le crochet a traversé la plaie de la cornée, et qu'on l'a porté jusqu'au niveau de la pupille, on en dirige la courbure en arrière, et l'on accroche le bord de la pupille en pressant légèrement avec la pointe vers la surface du cristallin; en même temps on le retire avec précaution jusqu'à ce qu'il atteigne la

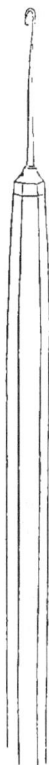

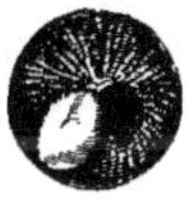

Fig. 127.

appliqué avec beaucoup de soin. Une sonde d'Anel ou tout autre instrument improvisé pour remplacer son crochet n'y saurait convenir. Un stylet d'argent recourbé est exposé à perdre sa courbure du moment où il serait appuyé un peu fortement contre la cornée. D'autre part, il ne faut pas oublier que ce stylet est terminé en bulbe, ce qui ne lui permettrait pas de s'insinuer convenablement dans les parties où il doit être introduit. J. D.]

plaie de la cornée. Il y aurait ici obstacle à sa sortie, si l'on n'y imprimait pas un mouvement de rotation d'un quart de cercle sur son axe;
mais en exécutant ce mouvement il ne faut pas le laisser s'éloigner de
la plaie, dans la crainte que l'iris ne glisse et ne s'échappe. L'instrument est enfin amené à l'extérieur, entraînant avec lui une portion suffisante d'iris pour produire l'agrandissement convenable de la pupille.
On abandonne entre les lèvres de la plaie la portion d'iris herniée,
qui contracte des adhérences et s'affaisse graduellement au point de
devenir imperceptible.

Dans les cas de synéchie antérieure, le crochet doit saisir l'iris dans
le point traversé par l'aiguille dans la première période de l'opération.
Lorsqu'il y a synéchie postérieure, on peut saisir avec le crochet la
partie quelconque de la pupille qui se trouve libre, après qu'on aura
eu soin de pratiquer l'incision de la cornée dans une direction convenable à l'exécution de cette manœuvre.

Si aucune portion de la pupille n'est restée libre, et que celle-ci
adhère complétement à la capsule, on pourra se servir d'un petit
crochet aigu ou de la pince à canule pour saisir l'iris au pourtour de
la pupille contractée et essayer d'en détacher de la capsule une portion
que l'on extrait. Quelquefois on ne réussit qu'en arrachant un lambeau de l'iris.

[M. Guépin, de Nantes, a décrit sous le nom de *distension permanente de la pupille* un procédé qui consiste à attirer vers la circonférence de la cornée la pupille normale, allongée par l'enclavement
d'une partie de l'iris dans une solution de continuité pratiquée à cet
effet à l'un des bords de la cornée. C'est une variété du procédé connu
sous les noms de *corectopie, enclavement, distension forcée de la
pupille*. M. Guépin décrit ainsi son procédé (1) :

« Le malade étant placé comme pour l'opération de la cataracte, le
chirurgien plonge un bistouri ou petit couteau à lame étroite et concave dans la partie transparente de la cornée, à sa jonction à la sclérotique ; puis il le fait sortir à 5 millimètres de son entrée sur un autre
point de la cornée, et pratique par suite une incision qui réunit les
deux ouvertures. Si l'état de l'œil le permet, on pratique de préférence
cette incision à la partie inférieure, afin d'utiliser la pression des
liquides sur l'iris, comme moyen de faciliter le succès de l'opération.
Le chirurgien se placerait alors debout, renverserait la tête du malade,
relèverait d'une main la paupière supérieure et ferait son incision avec
l'autre.

« L'incision seule peut suffire quelquefois, si l'on agit sur la partie
inférieure de la cornée, pour obtenir une hernie de l'iris. Dans tous
les autres cas, il est nécessaire d'y joindre l'excision d'un petit lam-

---

[(1) Mémoire sur la pupille artificielle; Annales d'Oculistique, 2e vol. supplᵉ., 1er fascic., p. 50.]

beau. Cette seconde partie de l'opération peut se pratiquer avec un couteau, des ciseaux ou l'emporte-pièce. Ce dernier doit être préféré. Pour s'en servir, on engage sous la cornée la lame plate de l'instrument que l'on tient dans la main comme des ciseaux avec le pouce et l'index et l'on rapproche les branches. (*V.* fig. 128.)

L'incision de 5 millimètres terminée, une petite portion de la cornée enlevée avec l'emporte-pièce, il se produit une hernie de l'iris dans l'ouverture béante de la cornée; si cette hernie n'a pas lieu, on la détermine en enduisant la paupière supérieure avec l'extrait de belladone. Une fois la hernie effectuée, elle se maintient par les moyens qui l'ont produite. Quelques cautérisations faites adroitement vers le troisième ou quatrième jour, avec le nitrate d'argent, et répétées de temps à autre, suffisent pour amener une inflammation légère qui établit les adhérences nécessaires pour maintenir la pupille dans une distension forcée. »

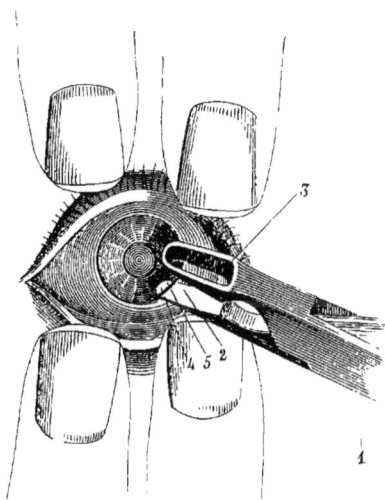

[Fig. 128.]

Empruntée à Desmarres.

1. Branche inférieure que l'auteur nomme *branche plate.*
2. Extrémité de la branche inférieure engagée sous le lambeau fait à la cornée près du bord de la sclérotique.
3. Branche supérieure ou fenêtrée. 4. Portion semi-ovalaire de la cornée, qui sera enlevée par le rapprochement des branches. 5. Incision de la cornée.

M. Desmarres (1) reproche à cet emporte-pièce de ne pas pouvoir être dirigé toujours d'une manière convenable, parce que la branche plate s'engage trop ou trop peu, et que la branche fenêtrée gêne pour mesurer la perte de substance qu'on se propose de faire. C'est pour remédier à ces inconvénients, fort légers d'ailleurs, qu'il a fait confectionner par M. Luër l'instrument représenté fig. 129, et au moyen duquel il pratique ainsi l'opération :

« L'aide relève la paupière supérieure et fixe la tête du malade contre sa poitrine; le chirurgien, armé du *couteau lancéolaire emporte-pièce,* dont la branche supérieure est préalablement fixée sur la crémaillère, en fait pénétrer la lame dans la cornée et la pousse dans la chambre antérieure jusqu'aux arêtes indiquées.

« Lorsque l'instrument est arrivé là, l'opérateur en abaisse le manche vers le nez du malade, s'il pratique la pupille du côté interne, afin de rapprocher la pointe de la face concave de la cornée et d'éviter ainsi

(1) Op. cit., t. II, p. 591.]

II.   49

la blessure de l'iris ; puis, appuyant sur le bouton, il fait sur la circonférence de la cornée une perte de substance semi-ovalaire, qui

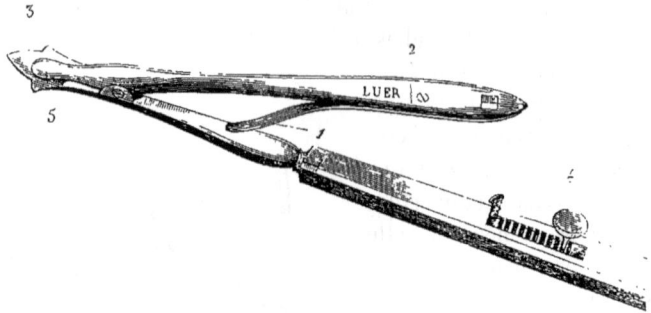

[Fig. 129.]

Empruntée à Desmarres.

3. Lame de l'instrument sur laquelle il y a deux arètes, pour l'empêcher de pénétrer à une
trop grande profondeur. 3. Extrémité de la branche supérieure destinée à s'engager dans une
fenêtre de la lame 5 destinée à être introduite dans la chambre antérieure. 2. Branche supérieure
à l'extrémité droite de laquelle il y a une petite ouverture carrée, dans laquelle doit s'accrocher la
crémaillière placée à la branche inférieure. 4. Bouton sur lequel le chirurgien doit appuyer pour
dégager de la crémaillière la branche supérieure, qui s'éloigne par le jeu du ressort 1 placé entre
les deux branches.

pourrait à peine recevoir un grain de millet et dans laquelle vient tout
à coup s'engager l'iris. La pupille naturelle est alors agrandie, et
tantôt la marge s'en rapproche simplement de la plaie cornéenne, ce
qui est le but ordinaire de l'opération, tantôt elle y disparaît en totalité. S'il arrive que la pupille paraisse encore trop étroite et que l'iris
ne s'engage pas assez, on peut au besoin l'attirer au dehors avec le
crochet à décollement ou avec une paire de pinces, ou bien encore
par la cautérisation de la partie herniée avec un crayon de nitrate
d'argent. Avant de commencer l'opération, on a eu soin de dilater la
pupille par la belladone, dont il est bon de continuer l'instillation pendant quelques jours. »

L'enclavement, exécuté avec l'instrument de M. Guépin ou avec
celui de M. Desmarres, laisse une tache assez large dans l'endroit de
la cornée où la perte de substance a été faite ; il ne doit donc être
appliqué que dans les cas où la cornée présente une transparence fort
étendue. Encore, dans ces cas, dit M. Desmarres qui ne se fait pas illusion sur le mérite de l'opération pour laquelle il s'est donné la peine de
perfectionner l'appareil instrumental, faut-il y préférer l'excision.
Aussi y a-t-il depuis longtemps renoncé, pour s'en tenir à cette derrière, car « méthode, instruments, résultats, ajoute-t-il, tout cela ne
vaut rien (1). »

Malgré ce jugement sévère porté sur la méthode de l'enclavement,

[(1) Op. cit , t. II, p. 586.]

telle que l'a imaginée M. Guépin, nous avons cru devoir à son auteur et à l'histoire de la pupille artificielle d'en donner la description détaillée que l'on vient de lire. T. W.]

SECTION VII.

PUPILLE ARTIFICIELLE PAR EXCISION.

Syn. — Corectomia ; de κόρη, *pupille*, ἐκ *hors de*, et τέμνω, *je coupe*.

L'excision peut être latérale ou centrale. Ce dernier procédé, inventé par Wenzel, est maintenant rarement usité ; le premier, mis en usage pour la première fois par Beer et ensuite par Gibson, est au contraire l'un des plus fréquemment employés.

§ I. — Excision latérale.

Fréquemment on ne se contente pas de laisser au dehors la portion d'iris que l'on y a attirée pour obtenir l'agrandissement de la pupille naturelle, et de lui permettre de contracter des adhérences avec la plaie de la cornée, ainsi que nous l'avons décrit dans la section précédente, mais on la retranche d'un coup de ciseaux, terminant ainsi l'opération par une excision latérale. L'opération de Beer et de Gibson diffère surtout de celle par prolapsus de l'iris avec ablation de la portion d'iris herniée, en ce que ces auteurs ne se sont pas proposé d'obtenir une simple fente étroite (ils auraient eu la crainte de la voir se fermer), mais bien une pupille presque circulaire, d'une étendue considérable, et cela non à travers une simple ponction qui aurait rendu difficiles les autres manœuvres opératoires, mais à l'aide d'une incision assez étendue de la cornée, calculée de manière à faciliter l'achèvement de l'opération. Qu'on obtienne souvent par ce procédé une pupille trop étendue, c'est ce que l'on ne saurait nier ; mais la facilité d'exécution qu'il présente le rendra toujours recommandable, surtout pour ceux qui n'ont pas une grande habitude d'opérer sur les yeux.

Les instruments qu'il réclame sont : un couteau, un crochet ou de petites pinces, et des ciseaux. Le couteau à cataracte est celui que l'on emploie d'habitude ; mais je me suis souvent servi d'un large scalpel à iris pour ouvrir environ le quart de la circonférence de la cornée, tout contre son bord. Si l'on a recours au couteau à cataracte, on ouvre la cornée comme lorsqu'on veut pratiquer l'extraction. On se sert du crochet ou des pinces pour attirer au dehors une portion de l'iris, lorsque la hernie de cette membrane ne s'effectue pas spontanément ; lorsque cette sortie a eu lieu, on saisit avec les pinces la portion saillante, et on la retranche d'un coup de ciseaux. La longueur de la courbure du crochet de Tyrrell fait qu'il saisit une portion trop considérable de l'iris et qu'il ne convient pas pour l'excision. Le crochet à cataracte (fig. 94, p. 440) ou un crochet mousse d'égale courbure (fig. 135, p. 584) y est préférable.

L'opération comprend trois temps :

Premier temps. — L'incision de la cornée demande rarement à être portée au delà du quart de la circonférence de cette membrane. Lorsque l'état des parties le permet, l'opérateur doit donner la préférence au bord nasal et inférieur de la cornée pour y placer la pupille ; mais comme le bord temporal est plus accessible, c'est celui qui a été choisi le plus souvent. Après avoir introduit la pointe du couteau à iris aussi avant dans la chambre antérieure que le permet l'état des parties, l'opérateur, en retirant l'instrument, agrandit l'incision au degré convenable. Si l'on exécute cette manœuvre de façon à permettre à l'humeur aqueuse de s'échapper de l'œil d'un seul coup, le retrait du couteau sera généralement suivi de l'apparition au dehors d'une portion de l'iris, faisant saillie à travers la plaie sous l'aspect d'un petit sac. L'incision doit être aussi rapprochée que possible de la circonférence de la cornée ; autrement, il serait difficile d'obtenir le prolapsus de l'iris.

Deuxième temps. — Si l'iris ne vient pas spontanément saillir au dehors, l'opérateur, à l'aide de la pointe de la curette, écarte un peu les lèvres de la plaie, en même temps qu'il comprime légèrement avec le doigt le côté opposé du globe de l'œil : alors l'iris vient fréquemment apparaître entre les bords de la plaie, où on le saisit avec les pinces. La portion saisie est amenée au dehors avec précaution : on doit avoir le soin d'y comprendre une partie du bord de la pupille naturelle.

Si la pression ne suffit pas pour faire saillir l'iris, ou si le bord de la pupille normale adhère dans une étendue considérable à la cornée, de façon à ce que l'iris ne puisse être entraîné au dehors, il faut introduire le crochet ou les pinces, accrocher l'iris et en attirer lentement au dehors une portion suffisante pour la formation d'une pupille artificielle de dimension moyenne. Il faut bien prendre garde, pendant cette manœuvre, de toucher la capsule du cristallin, qui, dans les cas où l'on a recours à l'excision latérale, est généralement transparente. On doit aussi calculer exactement quelle est la portion d'iris à retrancher, car si elle est trop petite, le peu d'étendue de la pupille rend l'opération presque inutile, et si elle est trop grande, le résultat de l'opération peut encore être compromis par le trouble de la vision, qui est la conséquence d'une pupille trop étendue. Cette dernière faute est celle dans laquelle l'opérateur tombe peut-être le plus souvent. Le retranchement, à l'aide des ciseaux, d'un morceau flasque de l'iris, dont le volume ne paraît pas dépasser celui d'une tête d'épingle ordinaire, donne quelquefois lieu à une ouverture beaucoup plus étendue que celle de la pupille naturelle moyennement dilatée. Trop retrancher constitue assurément le cas le plus fâcheux, car il n'y existe presque point de remède ; tandis que, si l'opérateur s'aperçoit qu'il a d'abord trop peu enlevé, il peut ou attirer au dehors une nouvelle portion pour la retrancher, ou agrandir la pupille à l'aide d'une section avec les ciseaux.

Troisième temps.—L'opérateur, tenant d'une main la portion d'iris saisie entre les branches de la pince, la retranche à l'aide de l'autre main armée de ciseaux. Il est évident que, pendant ce temps de l'opération, les paupières doivent être complétement maintenues par un aide. L'opérateur aura soin d'avoir sous la main les ciseaux avant de saisir l'iris, afin de ne pas être obligé de les chercher et de s'exposer, entretemps, à attirer une portion trop considérable de l'iris, ou même à en séparer une partie d'avec la choroïde. Un des élèves de Beer avait inventé pour cette opération un instrument dans lequel se trouvaient combinés un crochet et une paire de ciseaux ; mais il se trouva trop compliqué pour pouvoir être manié avec facilité.

Si quelque portion de l'iris reste saillante à travers la plaie, il faut la réduire avec la curette ou l'extrémité d'une petite sonde. L'opérateur exerce ensuite de douces frictions sur la face antérieure de l'œil par l'intermédiaire de la paupière supérieure, et expose cet organe à l'action d'une lumière assez vive, afin de s'assurer de la forme et des dimensions de la nouvelle pupille. (Fig. 112, p. 551.)

§ II. — Excision centrale.

Il est inutile de rien ajouter à la description du procédé de Wenzel que nous avons donnée à la page 548. Comme ce procédé, ainsi que les modifications qu'y ont apportées des opérateurs plus modernes, pèchent par l'étendue de l'incision qu'il faut faire à la cornée, on n'y a eu que rarement recours. Toutefois, M. Travers dit qu'il a plusieurs fois, avec un succès complet, ouvert la cornée par une incision semicirculaire, soulevé une partie de l'iris à l'aide de pinces introduites sous le lambeau de la cornée, et retranché de l'iris un lambeau aussi grand que pouvaient en embrasser les ciseaux convexes. Il ajoute que le cristallin peut très bien sortir à travers une pareille ouverture (1).

Le docteur Stromeyer a inventé un couteau-aiguille destiné à pratiquer d'un seul coup la section de la cornée et l'incision de l'iris ; il l'a décrit dans un mémoire intitulé « Das Korektom, » publié à Augsbourg en 1842. Après que l'aiguille a traversé la cornée et a permis à l'humeur aqueuse de s'échapper, on pousse le couteau qui incise la cornée et coupe du même coup une portion de l'iris.

(1) Synopsis of the Diseases of the Eye, p. 559 ; London, 1820.

49.

SECTION VIII.

PUPILLE ARTIFICIELLE PAR DÉCOLLEMENT.

Syn. — Corédialysis ; de κόρη, pupille et διαλύω, je détache.

§ I. — Décollement à travers la sclérotique.

On a à peu près complétement abandonné aujourd'hui la méthode de pratiquer la pupille artificielle par décollement à l'aide d'une aiguille courbe introduite à travers la sclérotique. Lors même qu'il ne reste qu'un petit fragment de cornée transparente, que l'iris adhère à la portion opaque de la cornée, et que la chambre antérieure a presque complétement disparu, état dans lequel il est impossible d'amener au dehors aucune portion de l'iris, on introduit assez souvent l'aiguille, à l'aide de laquelle on tente le décollement, non à travers la sclérotique, mais à travers la partie opaque de la cornée.

§ II. — Décollement à travers la cornée.

Assalini (1) et Buzzi (2) ont exécuté le décollement à travers la cornée, le premier, en 1787, à l'aide d'une petite pince, et le second avec une aiguille, en 1788. En 1801, Schmidt (3) pratiqua le décollement à l'aide d'une pince introduite à travers une ouverture de la cornée; mais plus tard il adopta le décollement à travers la sclérotique, comme ne compromettant pas la transparence de la cornée. Himly (4), à l'aide d'une aiguille courbe, et Bonzel (5), au moyen d'un crochet, pratiquaient tous deux le décollement à travers la cornée. Aucun des opérateurs que nous venons de citer n'employait de moyen spécial pour empêcher l'iris décollé de se reporter vers la choroïde; accident qui a beaucoup de tendance à survenir, si, comme cela se présente fréquemment dans les cas où l'on est obligé de recourir à la formation d'une pupille artificielle, l'iris a antérieurement été le siége d'une inflammation considérable.

Langenbeck (6) est le premier qui ait attiré au dehors, à travers la plaie de la cornée, la portion d'iris décollée d'avec la choroïde, et qui, l'y ayant laissé contracter des adhérences, se soit opposé par ce moyen à la disparition de la nouvelle pupille. Il exécuta d'abord le décolle-

(1) Ricerche sulle Pupille Artificiali, p. 11 ; Milano, 1811.
(2) Ibid., p. 15.
(3) Ophthalmologische Bibliothek von Himly und Schmidt, vol. II, p. 51 ; Iena, 1803.
(4) WAGNER. De Coremorphosi. p. 36 ; Gœttingæ, 1818.
(5) Journal der practischen Heilkunde, von Hufeland und Harles, Januar, 1815, p. 47.
(6) WENZEL, über den Zustand der Augenheilkunde in Frankreich und Deutschland, p. 107 ; Nürnberg, 1815.

ment à l'aide d'un simple crochet; mais, sous prétexte que cet instrument, au lieu de séparer l'iris de ses adhérences avec la choroïde, pouvait en amener la déchirure, ou lâcher prise après un commencement de décollement, on a inventé un grand nombre d'instruments compliqués pour prévenir ces difficultés. L'un d'eux, dû au docteur Reisinger (1), consiste en deux crochets très déliés disposés l'un à côté de l'autre et qui, lorsqu'ils sont fermés (fig. 130), ne sont pas plus épais qu'un crochet simple ordinaire. On les introduit en cet état dans la chambre antérieure; puis on les laisse s'écarter l'un de l'autre par leur propre élasticité (fig. 131): ils permettent ainsi de saisir l'iris en deux points différents; après quoi, on les rapproche l'un de l'autre, et cette membrane se trouve prise comme dans une pince.

En 1817, Langenbeck (2) inventa pour le décollement de l'iris un instrument consistant en un fil d'acier se terminant en forme de petit crochet, glissant dans un petit tube en or, lequel est lui-même fixé à l'extrémité d'un tube d'argent épais dans lequel se trouve un ressort en spirale. On fait saillir le crochet au moyen d'un bouton (fig. 132) de la même façon que l'on pousse un crayon hors d'un porte-crayon. Lorsqu'on cesse la pression sur le bouton, le ressort en spirale sert à faire rentrer le crochet. Après avoir saisi l'iris près de son attache à la choroïde, on laisse agir le ressort en spirale pour effectuer le décollement, jusqu'à ce que le côté concave du crochet applique la portion d'iris qu'il a traversée contre l'extrémité du petit tube en os. L'iris se trouve

Fig. 130.   Fig. 131.   Fig. 132.

ainsi fixé de manière à ne pouvoir s'échapper pendant le reste de l'opération, jusqu'à ce qu'il soit convenablement fixé entre les lèvres

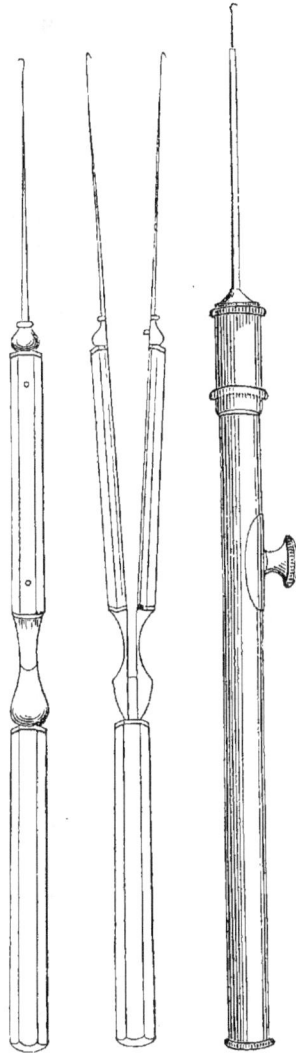

(1) Darstell. einer leichten und sichern Methode künstliche Pupillen zu bilden, p. 29; Augsburg, 1816.
(2) Neue Bibliothek für die Chirurgie und Ophthalmologie; vol. I, p. 454; vol. II, p. 106; Hannover, 1818-1819.

de la plaie de la cornée. Cet instrument n'exige qu'une très petite incision de la cornée, et il n'est point sujet à accrocher cette membrane lorsqu'on le retire.

C'est d'après un principe semblable que Graefe (1) a imaginé son coreoncion, ou crochet à iris qui est représenté ouvert fig. 135, tel que le docteur Schlagintweit (2) l'a perfectionné, et fermé fig. 134. Le crochet est en acier. La branche mobile est en argent; on la pousse en avant à l'aide du pouce appliqué sur le ressort autour du manche de l'instrument: elle vient se mettre en contact avec la concavité du crochet et fixe la portion d'iris saisie de façon à ce qu'elle ne puisse s'échapper.

La pince-crochet de Reisinger exige une plus grande incision pour que l'on puisse agir dans l'œil; elle expose à décoller une portion trop étendue de l'iris, et il est quelquefois difficile de l'extraire, parce qu'elle s'accroche dans la cornée. Sous tous ces rapports, le crochet de Schlagintweit est préférable.

Le docteur Jüngken, qui a pris la peine de publier un travail sur le coréoncion de Graefe, déclare, dans une publication subséquente, renoncer à son usage comme à celui de tous les instruments compliqués destinés au décollement de l'iris; il recommande un simple crochet lorsque le tissu de la membrane est sain, et lorsqu'il a été altéré par la maladie, de petites pinces à dents, telles que celles représentées fig. 42, t. I, p. 305, mais beaucoup plus petites. La pince à canule convient très bien dans les deux cas.

L'opération du décollement se divise en quatre temps : *premièrement*, incision de la cornée; *secondement*, introduction du crochet qui saisit l'iris; *troisièmement*, décollement proprement dit; et *quatrièmement*, enclavement entre les lèvres de la plaie de la cornée, de la portion d'iris décollée.

Premier temps. — Le lieu où l'on pratique l'incision de la cornée doit nécessairement varier

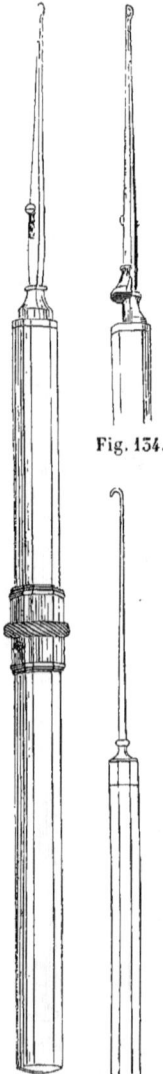

Fig. 134.

Fig. 135. Fig. 135.

(1) Das Coreoncion; ein Beitrag zur künstlichen Pupillenbildung, von Ch. Jüngken, p. 61; Berlin, 1817.

(2) Ueber den gegenwärtigen Zustand der künstlichen Pupillenbildung in Deutschland; München, 1818. Gräefe, au bout de quelque temps, essaya de perfectionner son coreoncion, en fendant le crochet en deux, de sorte qu'il ressemblait jusqu'à un certain point au double crochet de Reisinger. Voyez Langenbeck, Neue Bibliothek; vol. II, p. 58.

suivant les circonstances; mais il faut s'attacher à ne la faire ni trop près ni trop loin du point de la circonférence de la cornée derrière lequel on veut établir la pupille artificielle. Supposons qu'il s'agisse de l'établir derrière le bord nasal d'une cornée dont le diamètre transverse mesure neuf vingtièmes de pouce : l'incision, en pareil cas, devra être verticale et distante de cinq vingtièmes de pouce du bord nasal, sans pouvoir jamais être plus rapprochée de ce bord que le centre de la cornée. Si l'incision était plus rapprochée du bord nasal derrière lequel nous avons supposé que nous voulions former la pupille, le décollement de l'iris serait insuffisant pour que l'ouverture fût d'une étendue convenable; et si l'incision de la cornée était suivie d'une cicatrice opaque, celle-ci s'étendrait probablement au-devant de la nouvelle pupille et rendrait vain le résultat de l'opération. D'un autre côté, si l'incision était plus éloignée du bord nasal, la pupille artificielle serait énorme, parce qu'il faudrait continuer de détacher l'iris jusqu'à ce qu'une portion suffisante de cette membrane pût être amenée au dehors. Mais en pratiquant l'incision à cinq vingtièmes de pouce du point où l'on veut établir la pupille, on obtient pour résultat une pupille triangulaire de dimension moyenne.

L'incision porte tantôt sur une portion transparente, tantôt sur une portion opaque de la cornée. Cela importe peu, si ce n'est cependant que l'on voit mieux à terminer l'opération lorsque la partie de la cornée ouverte est transparente. Si l'on se sert du crochet de Schlagintweit ou d'un crochet simple, l'étendue de l'incision doit être de trois vingtièmes de pouce; plus petite, elle ne permettrait pas une saillie suffisante de l'iris. Si l'on emploie le double crochet de Reisinger, l'incision doit avoir au moins quatre vingtièmes de pouce; autrement, elle ne permettra pas à l'instrument de s'ouvrir suffisamment pour saisir la portion d'iris à décoller. D'un autre côté si l'incision est trop étendue, la portion d'iris déplacée ne sera pas suffisamment serrée, et sera exposée à retomber dans la chambre antérieure et à se reporter vers la choroïde.

On a recommandé, pour faire l'incision, un couteau à double tranchant, qu'on pousse obliquement à travers les lamelles de la cornée et qui parcourt la chambre antérieure jusqu'à ce que la pointe en atteigne le bord de l'iris que l'on doit détacher de la choroïde.

Pour que l'étendue de l'incision soit suffisante, le couteau, que l'on enfonce à un vingtième de pouce du bord de la cornée derrière lequel on veut former la pupille artificielle, doit avoir ses bords tranchants qui s'écartent l'un de l'autre sous un angle de quarante degrés. Obliquement dirigée à travers la cornée, la pointe de l'instrument traverse la chambre antérieure jusqu'au sinus existant entre la cornée et l'iris, du côté de l'œil où l'on veut établir la pupille; puis on retire l'instrument. L'incision doit, en général, être verticale lorsque c'est au côté nasal ou au côté temporal que l'on doit pratiquer la pupille ; horizontale, au contraire, lorsqu'il s'agit de la placer au bord supérieur ou à l'inférieur :

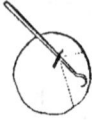

Fig. 156.

néanmoins, cela n'est pas indispensable, pas plus que l'obligation de la rendre parallèle à la base de la future pupille. Elle peut être oblique comme cela est représenté fig. 156, où l'on voit un simple crochet introduit à travers une incision oblique, sur le point de détacher le bord inférieur de l'iris.

L'incision ne doit pas se faire perpendiculairement aux lamelles de la cornée, mais obliquement ; autrement, il deviendrait difficile, sinon impossible, de faire saillir au dehors la portion d'iris décollée.

Deuxième temps. — Il est à désirer que l'obliquité de l'incision et la rapidité avec laquelle on retire l'instrument, préviennent la sortie de l'humeur aqueuse jusqu'à ce que le crochet soit introduit : l'opérateur doit glisser cet instrument à plat, la pointe tournée en bas, le long de la surface de l'œil, jusqu'à ce qu'il entre dans l'incision. Il le porte alors assez rapidement à travers la chambre antérieure jusqu'à l'angle qui existe entre la cornée et l'iris, et répond même un peu à la sclérotique, de façon à pouvoir l'appliquer sur la partie de l'iris qui recouvre les procès ciliaires. L'opérateur, dirigeant alors le côté convexe de l'instrument vers la cornée et la pointe vers l'iris, saisit le bord ciliaire de cette membrane et fait tourner le crochet sur son axe jusqu'à ce que la pointe en soit dirigée en haut.

Si l'on se sert du crochet de Schlagintweit, on l'introduit fermé : lorsqu'il est parvenu au point où l'on veut saisir l'iris, on attire la branche mobile en arrière ; la membrane saisie, on repousse cette branche et l'instrument se trouve de nouveau fermé. L'iris est ainsi fortement saisi en un seul point.

Lorsque l'on emploie le double crochet de Reisinger, on presse l'une contre l'autre les deux branches de l'instrument, de façon qu'il se présente comme un crochet simple. On l'introduit dans cet état jusqu'au bord de l'iris qu'il s'agit de détacher de la choroïde. L'opérateur, après en avoir dirigé la pointe vers l'iris, diminue progressivement la pression qu'il exerçait sur l'instrument, laisse les deux branches s'en écarter, et saisit immédiatement le bord de l'iris avec les deux crochets ainsi séparés l'un de l'autre. Il ferme alors l'instrument de façon à ce que les deux crochets se rapprochent de nouveau, entraînant avec eux l'iris qu'ils maintiennent à la façon d'une pince : il imprime enfin au crochet un mouvement de rotation sur son axe, afin d'en diriger les pointes en haut.

Troisième temps. — L'opérateur attire très lentement le crochet à travers la chambre antérieure vers l'incision de la cornée, entraînant l'iris dont le décollement produit la pupille artificielle. Pendant ce temps de l'opération, on doit maintenir l'instrument aussi rapproché que possible de la cornée, afin d'éviter la lésion de la capsule cristalline ; et comme c'est le moment le plus douloureux, il faut prendre les précautions convenables pour que la tête du malade reste bien fixée et pour qu'il ne porte pas la main à ses yeux. La pupille, à mesure qu'elle se forme, se remplit de sang ; de sorte qu'il est souvent impossible de reconnaître quel est l'état du cristallin et de sa capsule.

Quatrième temps.—L'opérateur doit diriger le manche de l'instrument de façon à ce que le bord convexe du crochet puisse glisser aisément hors de l'incision ; sans cela, s'il rencontre quelque difficulté pour amener l'instrument au dehors, il s'expose, en essayant d'y obvier, à lâcher la portion d'iris qu'il a décollée. Il est rare qu'il faille amener au dehors une portion dont le volume excède celui d'une tête d'épingle (fig. 157). Cependant, cela varie suivant les cas particuliers ; car il peut arriver que, par suite de la grande extensibilité de l'iris, la pupille n'ait pas une dimension suffisante, à

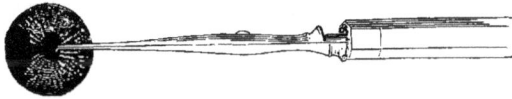

Fig. 157.

moins que l'on ne continue le décollement même après que le crochet est déjà retiré de l'œil. D'un autre côté, lorsque la texture de l'iris est altérée, l'extensibilité en est quelquefois diminuée au point qu'il est difficile d'en amener une portion quelconque au dehors. L'opérateur doit avoir soin de ne pas laisser s'écarter les branches du double crochet, et de ne pas lâcher l'iris avant l'accomplissement de ce temps de l'opération et avant qu'il se soit bien assuré que la portion amenée au dehors sera bien retenue par les lèvres de l'incision. La meilleure manière d'atteindre ce résultat consiste à porter la portion déplacée vers l'une ou l'autre des extrémités de l'incision de la cornée.

On dégage alors l'instrument de la portion d'iris enclavée.

Le crochet de Schlagintweit ou le crochet simple détachent de la choroïde une portion moins étendue d'iris que le crochet double de Reisinger. Lorsqu'on emploie ce dernier instrument, la pupille qu'on obtient a la forme d'un triangle équilatéral ; avec les autres, l'angle qui correspond à l'incision est aigu, ou la pupille ne consiste guère qu'en une fente dont la partie la plus large est dirigée vers la circonférence de la cornée ; forme qui est juste l'opposé de celle de la pupille obtenue par déplacement, et qui n'est point aussi favorable à la vision.

Quand on a dégagé l'instrument, il faut immédiatement fermer l'œil, afin que la pression des paupières aide à maintenir la portion d'iris engagée dans la plaie. Quelques minutes après, on peut ouvrir l'œil de nouveau, afin de s'assurer si le prolapsus se maintient. S'il a disparu et que l'iris s'est rétracté, ce qui n'arrive guère que lorsque l'incision est trop étendue, on introduit immédiatement la pince à canule ; on amène de nouveau au dehors la portion d'iris détachée, et pour assurer le résultat, on la retranche d'un coup de ciseaux, combinant ainsi l'excision avec le décollement.

Si le crochet simple ou double ne détermine point un décollement suffisant, mais déchire l'iris, ce qui n'arrive que lorsque la texture en est altérée, la portion amenée au dehors est, suivant toute probabilité, trop petite pour rester fixée dans la plaie de la cornée; elle a de la tendance à rentrer, et il en résulte une pupille trop petite et qui, le plus souvent, se remplit bientôt de lymphe épanchée. Reisinger recommande en pareil cas l'excision de la portion entraînée au dehors.

Lorsque, avant l'opération, les fibres de l'iris sont fortement tendues, comme quand il existe quelque hernie ancienne de l'iris à travers une plaie ou une altération de la cornée, on peut se dispenser d'entraîner au dehors la portion d'iris décollée, car il n'existe en pareil cas que peu ou pas de danger qu'elle retourne vers la choroïde.

Lorsque, conjointement avec les altérations de la cornée exigeant la formation d'une pupille artificielle, il existe une cataracte, si l'on a recours au décollement, il est inutile et même contre indiqué de rien tenter contre la cataracte lorsqu'on pratique une pupille artificielle. On ne saurait évidemment songer à l'extraction, et quant au déplacement ou à la division, il vaut mieux les différer jusqu'à ce que l'œil soit rétabli d'une opération aussi grave que le décollement de l'iris. La quantité de sang qui s'écoule dans les chambres de l'humeur aqueuse est en général si considérable, qu'il devient impossible de distinguer assez nettement les parties situées derrière l'iris pour pouvoir tenter quelque chose sur le cristallin et sa capsule avant que le sang soit résorbé.

SECTION IX.

[PUPILLE ARTIFICIELLE PAR DÉCHIREMENT.

Comme on l'a vu, pag. 564, il arrive parfois que les instruments manœuvrant dans la chambre antérieure à l'effet d'y déterminer le décollement de l'iris, déchirent cette membrane et y produisent une pupille *par dilacération*. L'observation des suites de cette déchirure qui se distinguent le plus souvent par leur bénignité, a amené M. Desmarres à en faire le principe d'une méthode opératoire à laquelle il a donné le nom qui se trouve en tête de cette section.

Les accidents qui suivent le décollement de l'iris, l'incertitude du chirurgien sur les résultats de l'opération et bien d'autres observations qui s'appliquent à cette méthode, l'ont conduit à lui préférer le déchirement ou *iridorhexis*, qui s'applique à toutes les occlusions complètes de la pupille (1). Il se fonde d'ailleurs sur les considérations suivantes que nous lui empruntons :

1. Il y a théoriquement un avantage incontestable à saisir l'iris le plus près possible de la marge pupillaire, parce que, de cette manière, on respecte le corps ciliaire, et qu'on épargne ainsi au malade la douleur souvent horrible qui accompagne le décollement, ainsi que les névralgies et les inflammations à la suite desquelles la pupille artificielle se ferme. On évite aussi par là de nombreuses chances d'atrophie de l'œil. La pratique a démontré que les parties de l'iris autrefois malades ne s'enflamment pas, et que la petite traction brusque nécessaire pour déchirer l'iris n'y produit aucun changement.

2. Dans les cas de *synéchies postérieures*, les adhérences de l'iris à la capsule résistent énergiquement, et l'iris, que l'on saisit seul et très facilement en deçà de ces adhérences, se déchire sans aucune difficulté. M. Desmarres dit n'avoir pas encore vu d'exemple de cataracte produite par la déchirure de la capsule dans l'application de ce procédé, bien qu'il l'ait déjà exécuté un très grand nombre de fois.

3. La pupille artificielle que l'on fait en saisissant l'iris au centre, et en le déchirant de là vers la circonférence, est et doit être exactement de même grandeur que si l'on agissait en sens inverse, puisque les fibres de la membrane rayonnent toutes de telle sorte que les espaces qu'elles offrent entre elles représentent de petits triangles dont la base repose sur la circonférence de la cornée, tandis que les sommets en sont tous dirigés vers le centre. Quant à la tache que peut produire la plaie de la cornée, on l'évitera plus sûrement en ponctionnant obliquement presque sur la sclérotique.

4. Les accidents inflammatoires sont si insignifiants après le déchirement, que des yeux déjà en voie d'atrophie, et qui certes n'auraient pas résisté à une opération de décollement, n'en ont présenté aucun, et, de plus, ne se sont nullement ramollis, depuis l'opération, à un plus haut degré qu'ils l'étaient avant. Dans aucun cas il n'est survenu de ces terribles névralgies qui suivent si souvent le décollement.

5. Il ne faut, pour obtenir la guérison quand l'opération a été bien faite, que le temps nécessaire à la réunion de la petite plaie de la cornée par première intention, c'est-à-dire trois ou quatre jours ordinairement.

6. Rien n'est plus simple que l'exécution de ce procédé qui, sauf un temps, mais le plus important, est le même que celui d'excision.

Description du procédé par déchirement. — Nous l'empruntons textuellement à son auteur (2) : « Le malade doit être couché sur un lit assez élevé et assez étroit pour que le chirurgien et les aides (il en faut au moins deux) puissent manœuvrer avec facilité. Le chirurgien

[(1) Desmarres. Op. cit., t. II, p. 542.]
[(2) Id., t. II, p. 544.]

se place à la droite, à la gauche du malade, ou derrière la tête du lit, selon qu'il veut faire la pupille artificielle sur l'œil droit, sur l'œil gauche, ou à la partie supérieure de la cornée. Les paupières sont écartées au moyen de mes petits élévateurs pleins, et l'œil est tenu immobile avec une pince fermant à ressort et fixée sur la conjonctive, près de la cornée, dans le point opposé à celui de la ponction, pour empêcher l'œil de fuir quand le couteau pénètre dans la chambre antérieure. Les aides tiennent chacun un élévateur : l'un soulève la paupière supérieure et tient la tête du malade ; l'autre abaisse la paupière inférieure et fixe l'œil avec la pince.

« *Premier temps.* — Le chirurgien, armé d'un couteau lancéolaire ou d'un couteau à cataracte, ponctionne avec précaution la circonférence de la cornée à l'endroit précis de l'insertion de cette membrane sur la sclérotique, et pénètre dans la chambre antérieure, parallèlement à l'iris, jusqu'à ce qu'il ait fait une plaie de 4 millimètres au plus. Il agrandit la plaie en sortant si elle n'a pu être faite assez large en poussant l'instrument. Au moment où le couteau sort de la chambre antérieure, les élévateurs doivent presser un peu moins sur les paupières, afin que l'humeur aqueuse s'échappe avec lenteur et, s'il est possible, qu'elle soit en partie conservée. Ce premier temps achevé, le chirurgien, après avoir déposé le couteau, prend une pince courbe de la main qui a fait la ponction et une paire de ciseaux courbes de l'autre.

« *Deuxième temps.* — La pince, tenue la concavité en avant, est introduite fermée dans la chambre antérieure, et poussée jusqu'à ce que les mors touchent la face concave de la cornée dans le point en regard ou le plus rapproché possible des adhérences. Arrivée là, la pince s'ouvre, et au même instant l'iris vient faire saillie entre les branches de l'instrument.

« *Troisième temps.* — L'opérateur saisit l'iris aussi largement que possible entre les branches et non avec les mors de la pince du côté des adhérences, et le déchire par une *traction brusque* et calculée de telle sorte que la pince ne parcoure, pendant ce mouvement, que le trajet le plus limité possible et qu'elle reste dans la chambre antérieure. Aussitôt qu'il a cédé, on entraîne l'iris au dehors rapidement et sans secousse.

« *Quatrième temps.* — Au même moment, les ciseaux sont approchés, et l'iris, toujours maintenu par la pince, est excisé. S'il arrive que l'iris se brise entre les lèvres de la plaie, on va l'y chercher avec la pince ; si du sang s'est épanché dans la chambre antérieure, on entr'ouvre la plaie avec un stylet fin et on le laisse échapper. On maintient les yeux du malade fermés deux ou trois jours avec du taffetas d'Angleterre. »

M. Desmarres donne à la suite de cette description, dont un certain nombre de figures facilitent l'intelligence, une série d'observations intéressantes auxquelles nous renvoyons (1).

L'emploi de la pince-canule pourrait être substitué avantageusement, nous semble-t-il, à celui de la pince ordinaire pour la pratique de cette opération, en permettant de ne faire qu'une ouverture beaucoup plus petite à la cornée, et de n'être exposé par conséquent qu'à une cicatrice moins étendue de la partie transparente de la cornée dont il faut toujours se montrer peu prodigue.

M. White Cooper (2) pratique cette opération, applicable surtout dans le cas de pupilles closes à la suite d'iritis, de la manière suivante :

Après avoir pratiqué une petite incision sur la circonférence de la cornée, il introduit la pince fermée ; quand elle est arrivée au niveau du siége ordinaire de la pupille, il l'ouvre le plus possible, puis la presse contre l'iris dont, en la fermant, il saisit les fibres comprises entre les deux mors et les attire au dehors (V. fig. 138). Si la pupille lui paraît assez large avant que la déchirure soit parvenue à la grande circonférence de l'iris, il ouvre la pince, en dégage les fibres serrées,

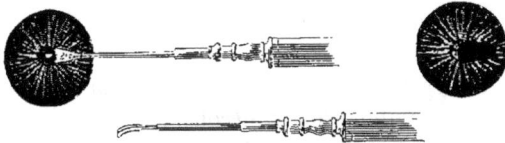

[Fig. 158 et 159]

referme l'instrument à vide et le retire. S'il veut obtenir une ouverture plus considérable, il attire la portion d'iris saisie à travers la plaie de la cornée et l'excise à l'aide de ciseaux. Il pratique de même l'*iridodyalisis*, en allant saisir avec la pince une portion de l'iris près de son bord ciliaire et en la détachant à l'aide de tractions convenables. Le grand avantage de ce procédé, c'est qu'il n'exige qu'une petite ouverture à la cornée, que l'instrument peut être introduit et retiré à différentes reprises sans donner lieu à des accidents, si l'on n'a pas du premier coup obtenu une ouverture suffisante, et enfin qu'il n'expose pas à endommager la capsule du cristallin.

M. White Cooper a fait donner une légère courbure aux mors de

[(1) M. Desmarres résume comme suit ses vues relativement au choix à faire du mode opératoire de la pupille artificielle (a) :

I. Les méthodes d'*incision*, de *décollement* et d'*enclavement*, et tous les procédés au moyen desquels on les pratique, doivent être abandonnés comme inutiles ou dangereux.

II. La pupille artificielle devra être faite désormais par les seules méthodes d'*excision* ou de *déchirement*.

III. Quelles que soient les conditions pathologiques qui exigeront l'opération de la pupille artificielle, on n'aura recours qu'à l'une ou à l'autre de ces méthodes.

IV. Dans tous les cas d'oblitération *incomplète* de la pupille naturelle par adhérence de l'iris à la cornée, ou par adhérence de l'iris à la capsule, on appliquera l'excision.

V. Dans tous les cas d'obstruction *complète* de la pupille naturelle par adhérence de l'iris à la cornée, ou par adhérence de l'iris à la capsule, on appliquera le *déchirement*. T. W.]

[(2) Annales d'Oculistique, t. XXXIV, p. 158.]

[(a) Atlas du Journal des connaissances medico-chirurgicales. — Opérations qui se pratiquent sur les yeux, p. 9, et DESMARRES, Op. cit., t. II, p. 525.]

la pince, de façon à ce que l'extrémité en soit naturellement dirigée perpendiculairement à l'iris et puisse en saisir avec toute facilité les plis à exciser ou à arracher. Cette légère modification est heureuse en ce qu'elle permet d'exécuter toute la manœuvre sans qu'il soit besoin de tourmenter l'ouverture faite à la cornée, ce qui est inévitable avec des instruments droits. T. W.]

SECTION X.

OPÉRATIONS COMPOSÉES POUR LA FORMATION D'UNE PUPILLE ARTIFICIELLE.

1. J'ai déjà mentionné la combinaison du décollement avec l'excision, recommandée lorsque l'iris a de la tendance à se reporter vers la choroïde, ou quand la portion détachée est trop petite pour rester fixée dans la plaie de la cornée. On ne saurait, en pareil cas, élever aucun doute sur la convenance de retrancher avec les ciseaux la portion d'iris entraînée au dehors.

Donegana (1) a proposé une autre opération complexe qui consiste dans la combinaison du décollement avec l'incision ; mais cette manière de faire mérite à peine d'être mentionnée d'une façon spéciale. L'instrument dont il se servait était une aiguille falciforme qu'il introduisait à travers la sclérotique pour détacher une portion de l'iris d'avec la choroïde ; puis il s'efforçait d'inciser l'iris de sa circonférence vers son centre. Cette dernière partie de l'opération devait être très difficile à exécuter. Il est à peine possible, quelque tranchant que soit l'instrument dont on fait usage, d'effectuer par simple pression la section de l'iris, une fois que son décollement a commencé.

3. Il est parfois avantageux d'ajouter l'incision à l'excision. Ainsi, dans un cas d'opacité étendue de la cornée avec adhérence de l'iris, et dans lequel c'était le segment inférieur de la cornée qui avait conservé sa transparence, je pratiquai d'abord, vers l'une des extrémités du segment, une pupille par excision ; puis, la trouvant trop petite, au lieu de renouveler l'excision, j'introduisis les ciseaux de Maunoir et je divisai l'iris transversalement, de façon à donner à la pupille une dimension moyenne.

4. Dans un cas très intéressant rapporté par M. Dixon (2), ce chirurgien commença par pratiquer une pupille artificielle en traversant la cornée avec une large aiguille tranchante, et en attirant au dehors, à l'aide du crochet de Tyrrell, une petite portion d'iris qu'il retrancha. La pupille trop petite ne consistait qu'en une simple fente. Il se détermina à l'agrandir dans une opération subséquente, qui consista à en

(1) Della pupilla artificiali ; Milano, 1809.
(2) Lancet, June 25, 1853, p. 577.

saisir avec le crochet mousse le bord supérieur et à l'amener au dehors, ajoutant ainsi le déplacement à l'excision.

SECTION XI.

ACCIDENTS QUI SURVIENNENT PARFOIS LORS DE LA FORMATION D'UNE PUPILLE
ARTIFICIELLE. — TRAITEMENT CONSÉCUTIF A L'OPÉRATION.

Beaucoup des accidents qui se déclarent lors de la formation d'une pupille artificielle, ressemblent à ceux qui accompagnent ou suivent l'opération de la cataracte : nous n'avons plus besoin d'y insister. Quelques-uns néanmoins sont spéciaux.

· 1. Lorsqu'on exécute l'incision de la cornée dans l'opération de l'excision ou du décollement, la membrane hyaloïde se trouvant affaiblie, une portion de l'humeur vitrée s'échappe parfois brusquement par la plaie. Ceci peut survenir même lorsque le cristallin est transparent. Il n'est pas probable qu'en pareil cas la rétine soit saine. On doit terminer l'opération aussi délicatement et aussi promptement que possible.

2. Quelle que soit la méthode employée pour la formation d'une pupille artificielle, il y a tendance à l'effusion sanguine; elle est plus prononcée, toutefois, dans le décollement que dans les autres procédés, surtout lorsque l'inflammation a altéré la texture de l'iris. Dans le décollement, les troncs des vaisseaux qui nourrissent l'iris sont déchirés en travers, et lorsqu'il a été longtemps le siége d'une inflammation, l'iris est épaissi et gorgé de sang. L'épanchement de ce liquide, après le décollement et même parfois après l'excision, est si considérable, que ce liquide s'échappe pendant plusieurs minutes par la plaie de la cornée. Comme le sang remplit les chambres de l'humeur aqueuse, il s'oppose à ce que l'on puisse faire aucune tentative pour s'assurer jusqu'à quel point la vision sera rétablie par l'opération. En général, la pupille s'éclaircit en vingt-quatre heures. C'est réellement une chose remarquable que la rapidité avec laquelle une quantité considérable de sang est parfois résorbée dans les chambres de l'humeur aqueuse. (V. page 253.)

3. Lorsqu'on essaie l'incision suivant la méthode de Cheselden, l'iris peut se trouver détaché de la choroïde, ou tout à la fois divisé et détaché. Cet accident peut survenir sur tous les points de la circonférence de la choroïde, mais, contrairement à ce que l'on aurait dû supposer, plus souvent, je pense, vers le bord nasal. Lorsque le tissu de l'iris est assez sain, il y a chance que la pupille formée par décollement persistera, et que le malade se trouvera avoir deux pupilles artificielles. J'ai vu celle obtenue par incision se fermer pendant que celle due au

décollement persistait et permettait au malade de voir. Il arrive tout
aussi souvent qu'il ne se forme pas de pupille par incision lorsque l'iris
se détache, ou bien que les deux ouvertures se ferment par suite d'inflammation.

4. L'incision et l'excision n'entraînent que peu ou pas de douleur;
mais il n'en est pas de même du décollement, à cause de la rupture des nerfs ciliaires. La douleur, dans ce cas, est souvent très vive,
et quelquefois assez intense pour exiger l'administration de l'opium,
lorsque le malade retourne à son lit. Il faut, pendant l'opération, que
le chirurgien soit sur ses gardes, pour que le malade ne retire pas
brusquement la tête lorsque la douleur se fait sentir et ne cause pas
ainsi un trop large décollement de l'iris.

5. Il arrive parfois, dans le cours d'une opération, que certains
faits se révèlent, ou que certaines circonstances surviennent, qui déterminent le chirurgien à changer la méthode qu'il se proposait de
suivre. Ainsi, par exemple, il ouvre la cornée dans le but de pratiquer une pupille par incision avec les ciseaux de Maunoir, et la
section de la cornée est immédiatement suivie de la hernie de l'iris, ce
que j'ai vu arriver même lorsque la pupille était fermée et sa circonférence adhérente à la capsule : l'opérateur doit alors renoncer à
l'incision et pratiquer l'excision.

6. Lorsque l'opérateur s'aperçoit que la pupille qu'il a formée est
trop petite, il doit immédiatement l'agrandir, soit à l'aide du procédé
déjà suivi, soit au moyen de quelqu'une des opérations composées,
décrites dans la précédente section. Il est bon de faire observer, néanmoins, qu'une pupille artificielle qui paraît petite au moment où l'on
vient de la faire et alors que l'œil est vide d'humeur aqueuse, se trouvera être d'une étendue moyenne lorsque l'œil sera rempli. Une pupille
formée par déplacement, à l'aide du crochet de Tyrrell, présente souvent une dimension convenable tant que l'iris reste dans la plaie ; mais
si l'on excise la portion herniée et que l'iris, mis en liberté, vienne
flotter dans l'humeur aqueuse, la pupille devient alors trop grande.

7. Lorsque la pupille formée est d'une étendue trop considérable
et que le malade se trouve ébloui, même par une lumière modérée,
il est nécessaire d'abriter l'œil ou de placer au-devant de lui des
lunettes auxquelles se trouve adaptée une plaque de carton, de bois
léger ou de cuivre, concave à l'intérieur, convexe à l'extérieur, noircie
des deux côtés et percée à son centre d'une fente ou d'un trou rond
ayant la dimension d'une pupille normale. Cet appareil permettra de
distinguer les gros objets et souvent même de lire.

8. Le traitement que doivent suivre les opérés de la pupille artificielle a surtout pour but de prévenir l'inflammation, l'interne surtout.
Ils resteront au lit pendant plusieurs jours ; leurs yeux seront garantis
contre une lumière trop intense, et leur régime sera strictement anti-

phlogistique. On pourra employer la belladone lorsque l'on aura eu recours à l'incision ou à l'excision ; mais on s'en abstiendra, du moins immédiatement après le décollement. S'il se déclare de la douleur dans l'œil ou autour de l'orbite, on pratiquera une large saignée, suivie d'une application de sangsues. On administrera sans tarder le calomel avec l'opium à une dose capable d'affecter promptement la bouche, et l'on en continuera l'usage jusqu'à ce que tout danger d'iritis paraisse évanoui. L'inflammation provoquée par une opération de pupille artificielle, revêt quelquefois le caractère scrofuleux, et même assez souvent le caractère catarrho-scrofuleux. Il ne faut point, en pareil cas, user aussi largement des déplétifs que s'il s'agissait d'une inflammation interne, et l'on se trouvera même très bien de l'administration du sulfate de quinine.

9. Le degré de vision restituée par une opération de pupille artificielle varie nécessairement suivant l'état dans lequel se trouvait l'œil avant l'opération, suivant l'espèce de pupille formée, et les effets de l'opération sur les divers tissus de l'œil. Si le cristallin a été enlevé soit avant, soit après la formation de la pupille, on devra se servir de verres à cataracte. Si, bien que le cristallin soit intact, le malade est myope ou presbyte, il sera obligé de faire usage, comme par le passé, de lunettes concaves ou convexes. Si la vision éprouve quelque autre défectuosité, aucun verre ne pourra lui rendre le moindre service.

Il arrive souvent que les malades à qui l'on vient de pratiquer une pupille artificielle n'offrent d'abord que des signes très douteux de sensibilité de la rétine, au point que l'opérateur peut se prendre à désespérer presque complétement du rétablissement de la vision. J'ai vu quinze jours s'écouler après la disparition de tout signe d'inflammation, avant que le malade pût distinguer un doigt ; néanmoins, la vision finit par devenir passablement bonne.

10. Une pupille située derrière le bord supérieur de la cornée étant le plus souvent recouverte par la paupière supérieure, ne rend jamais autant de service que celle qui occupe toute autre situation. Lorsqu'elle siége derrière le bord temporal, elle oblige le malade à diriger ce côté de sa tête en avant ou à tenir de côté l'objet qu'il veut examiner. Pour corriger jusqu'à un certain point ces inconvénients, on pourrait peut-être conseiller, dans le premier cas, la section du droit supérieur, et celle du droit externe dans le second, de manière à provoquer un strabisme artificiel. Ce moyen a été recommandé, d'une façon exagérée (1), comme propre à remplacer l'opération de la pupille artificielle dans les cas d'opacité partielle de la cornée. Lorsque, en pareil cas, l'œil est fortement attiré de côté, soit par effort volontaire, soit par la division de l'un des muscles droits, il existe un passage oblique

(1) Cunier. Annales d'Oculistique, t. V, p. 200 ; Bruxelles, 1841. Serre. Ib.; 1er vol. suppl., p. 122 ; Bruxelles, 1842. Bonnet. Traité des sections tendineuses, pp. 300, 508 ; Lyon, 1841.

à travers lequel les rayons lumineux viennent frapper la partie latérale de la rétine et déterminer un degré de vision confuse, qui n'équivaut point à ce que fait gagner, dans les mêmes circonstances, l'établissement d'une pupille artificielle. Lorsqu'on est contraint à enlever une portion d'iris de derrière le bord supérieur ou le bord inférieur de la cornée, au lieu d'une vision oblique, on arrive presque à la vision directe, en divisant l'un des muscles droits et en produisant ainsi une déviation permanente de l'œil.

11. Une opération de pupille articielle, celle par décollement par exemple, peut avoir réussi parfaitement; mais le cas est compliqué de cataracte, et une nouvelle opération est indispensable pour la faire disparaître. Celle-ci peut paraître également avoir bien réussi; on aura, je suppose, pratiqué la divison à travers la cornée. Néanmoins, chez les sujets scrofuleux surtout, le résultat final pourra être désastreux; l'œil, commençant à donner des signes d'atrophie, devient mou et amaurotique.

SECTION XII.

SCLÉRECTOMIE.

Fig. Von Ammon, tbl. I, taf. IV, fig. 11-16, taf. XVI, fig. 3.

On a donné ce nom à l'essai que l'on a parfois tenté de former une pupille artificielle en enlevant une petite portion de la sclérotique et de la choroïde, dans des cas où toute la cornée est opaque, et dans l'espoir que le vide formé pourrait être comblé par une membrane transparente. Comme toutes ces tentatives ont échoué, je crois qu'il suffira d'indiquer au lecteur les ouvrages où il pourra trouver des détails à ce sujet (1).

(1) Schmid. De pupilla artificiali in sclerotica aperienda : Tubingæ, 1814 ; Von Ammon, Zeitschrift für die Ophthalmologie, vol. 1, p. 109 ; Dresden, 1831 ; Wutzer, Ib., p 486 ; Ullmann, Ib., vol. II, p. 125 : Dresden, 1832 ; Nimmo, Glasgow Medical Journal ; April, 1833. — Comme se rapprochant de la sclérectomie, j'indiquerai la transplantation de la cornée, sur laquelle on peut consulter Bigger, Dublin Journal of Medical Science, vol. XI, p. 408 ; Steinberg, de transplantatione corneæ. Berolini, 1840; Comptes rendus de l'Académie des sciences, 25 septembre 1845, p. 629 ; 16 octobre, p. 817; la traduction de cet ouvrage en français, p. 22, Paris, 1844 [et p. 160 de la présente traduction.]

CHAPITRE XXIII.

ÉTATS ANORMAUX DE L'IRIS INDÉPENDANTS DE L'INFLAMMATION.

—

SECTION Ire.

MYOSIS.

De μύω, je ferme. *Syn.* — Phthisis, Mydriasis, *Arctæus.* Iridoplegia pupillam contrahens.

Symptômes. — La pupille est beaucoup plus petite qu'elle ne l'est en moyenne à l'état normal, parfaitement régulière, lente et extrêmement limitée dans ses mouvements, se dilatant à peine lorsque le malade passe dans un lieu obscur, ou sous l'influence de la belladone. Les deux yeux sont généralement affectés. La vision du malade est confuse, surtout à une lumière peu intense ; quelquefois il ne voit que pendant certaines heures du jour, et lorsque le myosis est complet, la cécité est presque absolue. Cette maladie s'accompagne de douleurs dans la tête, surtout dans le front, et attaque en général des individus débilités ou cachectiques. Dans un cas de myosis bien marqué, en dilatant les pupilles, j'ai trouvé la circonférence des cristallins marquée de stries opaques rayonnantes.

Cause prochaine. — La cause prochaine du myosis est inconnue ; on a supposé qu'elle était de nature spasmodique dans quelques cas, paralytique dans d'autres. Plenck admet un *myosis spasmodique* qui accompagne les affections hystériques et autres maladies nerveuses, et qu'on peut attribuer au spasme des fibres orbiculaires de l'iris, et un myosis *paralytique*, dû à la paralysie des fibres droites, et accompagnant d'autres affections paralytiques (1).

Il est digne de remarque que, pendant le sommeil, la contraction est l'état naturel de la pupille (2). Il se manifeste aussi fortement sous l'influence d'une forte dose d'opium (3).

Il est probable qu'en général le myosis ne dépend pas tant d'une maladie affectant directement la substance de l'iris, que de quelque

(1) De morbis oculorum, p. 120 ; Viennæ, 1777 Mauchart a soutenu la même opinion dans sa dissertation : de pupillæ phthisi.
(2) FONTANA. Dei Moti dell'iride ; Lucca, 1765 ; JANIN, Mémoires et observations sur l'œil, p. 8 ; Lyon, 1772 ; CUVIER, Leçons d'anatomie comparée, t. II, p. 409 ; Paris, 1805.
(3) TAYLOR. On Poisons, pp. 581, 582, 584 ; London, 1848.

changement morbide survenu dans les nerfs qui président au mouvement de cette membrane.

Des expériences faites par Pourfour Du Petit et autres, sur le grand
sympathique et le nerf vague, et desquelles il résulte que la section
de ces nerfs détermine la contraction permanente de la pupille de l'œil
correspondant, ont amené les physiologistes à croire que, tandis que
les filets qui proviennent du nerf moteur oculaire commun président
à la contraction du sphincter de la pupille, d'autres nerfs antagonistes,
envoyés aux fibres radiées de l'iris par la portion cervicale de la
moelle épinière, à travers le grand sympathique et le ganglion lenticulaire, président à la dilatation de la pupille (1). Cette manière de voir
indiquerait comme cause du myosis quelque affection des nerfs spinaux.
Romberg rapporte avoir trouvé dans le *tabes dorsalis* la pupille contractée au point de n'avoir que la dimension d'une tête d'épingle (2).

[M. Gairdner a présenté à la *Société Médico-Chirurgicale d'Edimbourg* un homme adulte, affecté d'un anévrysme du tiers interne de
l'artère sous-clavière gauche, intéressant peut-être aussi la partie
voisine de la crosse de l'aorte, et offrant cette particularité remarquable
que la pupille du côté correspondant à cet anévrysme était contractée (3). Un fait non moins intéressant, démontrant l'influence du
grand sympathique sur les fibres radiées de l'iris, est rapporté par
M. F. Von Willebrand dans l'observation suivante (4) :

Obs. 536. — Un homme de 28 ans souffrait depuis longtemps d'une douleur dans le
bras, qu'on avait considérée comme de nature rhumatismale ; c'était, d'après l'auteur,
une névralgie du nerf cubital. L'examen de l'œil droit (le malade se plaignait d'y voir
moins bien qu'auparavant), ne fit découvrir aucun phénomène morbide dans les parties
externes ou internes de cet organe. La seule chose qui frappa le docteur Willebrand, c'est
que la pupille était, relativement à l'œil sain, contractée à un haut degré. L'iris avait sa
coloration normale et ressemblait à celui de l'autre œil, toutefois il restait immobile, soit
que l'œil fût dans l'ombre ou fortement éclairé. Il résulta de cet examen que l'organe
visuel n'avait pas perdu de sa netteté, mais que la rétine ne pouvait recevoir l'impression
parfaite que du contour des petits objets, et cela alors comme dans l'état naturel. C'était
évidemment l'ouverture peu considérable de la pupille qui nuisait à la vision.

En examinant l'ensemble de la constitution de son malade, l'auteur constata l'existence
de nombreux ganglions cervicaux indurés qui étaient placés sous le muscle sterno-mas-
toïdien. Il crut pouvoir alors établir le diagnostic suivant : 1° La douleur du bras n'était
pas due à un rhumatisme, mais à une névralgie, et elle était produite par la compression
des ganglions indurés du cou sur le plexus brachial. 2° La paralysie des fibres radiées de
l'iris a été déterminée par la compression qu'ont exercée ces ganglions indurés sur la
portion cervicale du nerf sympathique, et la contraction permanente des fibres circulaires de l'iris a été la suite de cette paralysie. Le rétrécissement considérable de la pupille, qui restait insensible à l'action de la lumière, était dû à la même cause. Ce dernier
point du diagnostic semble bien légitimé quand on se rappelle les recherches qui ont été
faites par Waller et Budge sur les mouvements de l'iris, qui démontrent positivement que
la motilité des fibres radiées de l'iris dépend du nerf sympathique.

(1) Valentin, de fonctionibus nervorum, p. 109 ; Bernæ, 1839.
(2) Manual of the Nervous Diseases of Man, vol. II, p. 299 ; London, 1853.
[(3) Monthly Journal of Medical Science ; Edinburgh, Jan., 1855, p. 74.]
[(4) Archiv für Ophthalmologic, t. I, 1, p. 510 ; et Annales d'Oculistique, t. XXXII, p. 207.]

Le traitement par l'iodure de potassium fit disparaître l'engorgement des ganglions cervicaux, et l'iris reprenant sa motilité, la vision se rétablit comme auparavant. T. W.]

Causes excitantes. — L'habitude d'appliquer fréquemment et longtemps les yeux à l'examen de petits objets, de ceux surtout qui réfléchissent fortement la lumière, détermine la contraction habituelle de la pupille, et cet état peut se terminer par l'impossibilité de la dilater, même lorsque les yeux sont soumis à une faible lumière. Les personnes qui lisent ou écrivent beaucoup à la lumière artificielle, les brodeurs, les horlogers, les monteurs de bijoux, etc., sont plus exposées que d'autres au myosis.

Traitement. — Le petit nombre de cas bien marqués de cette affection, qui se sont présentés à mon observation, n'ont éprouvé que peu d'amélioration, quelque traitement que j'aie dirigé contre eux. La dilatation temporaire de la pupille à l'aide de la belladone, contrairement à ce que l'on aurait dû attendre, ne fait qu'accroître la faiblesse de la vue qui accompagne le myosis, ce qui démontre que le désordre qui existe dans l'iris ne constitue pas toute la maladie. On a recommandé les antispasmodiques et les anti-paralytiques dans le traitement de cette affection ; mais on se trouvera beaucoup mieux de l'éloignement des causes qui peuvent produire la maladie que de l'emploi d'aucun médicament. On abritera les yeux ; on évitera la lecture, l'écriture, et toutes les occupations qui peuvent fatiguer la vue ; l'exercice à la campagne sera prescrit, et le malade se couchera de bonne heure.

SECTION II.

MYDRIASIS.

De ἀμυδρός, *obscur*. *Syn*. — Platycoria, *Aretœus*. Iridoplegia pupillam expandens.

La dilatation anormale de la pupille s'appelle *mydriasis* ; l'iris ne se contracte plus, même lorsque l'œil est dirigé vers des objets rapprochés ou exposé à une vive lumière. Très fréquemment ce n'est qu'un des symptômes qui accompagnent certaines espèces d'amauroses, telles que l'hydrocéphalique. Il accompagne d'autres fois la paralysie des muscles animés par le moteur oculaire commun. (*V*. t. 1, p. 516.) Une légère divergence de l'œil affecté et un certain degré de diplopie, alors que les deux yeux sont ouverts, indiquent que le droit interne est entrepris aussi bien que l'iris. Parfois la mydriase survient indépendamment de toute autre affection, et, lorsqu'il en est ainsi, la dilatation est quelquefois portée à un degré tel, qu'on n'aperçoit plus qu'une bande étroite de l'iris. Dans cet état de la pupille, la vision se trouve tellement troublée par l'arrivée sans contrôle de la lumière, que le malade, surtout en plein jour, ne peut diriger fixement l'œil sur aucun objet, ni en apercevoir aucun distinctement. Les objets rapprochés surtout lui paraissent troubles et confus. Cependant, lorsqu'on le fait regarder à travers une carte percée d'un petit trou, on empêche l'éblouissement produit par l'arrivée d'une trop grande quantité de lumière, on corrige l'aberration de sphéricité, et la vue de l'œil affecté se trouve avantageusement modifiée. L'amélioration est souvent si prononcée que le malade peut se remettre à lire. Ce fait constitue un des principaux moyens de diagnostic entre la dilatation sympathique qui accompagne l'amaurose et le mydriasis idiopathique. Un verre convexe remédie aussi à la perte de la faculté de l'accommodation aux distances et permet de voir les objets rapprochés et de lire ; mais il faut parfois employer tout à la fois le verre convexe et la carte perforée pour obtenir ce résultat. Demours n'avait jamais vu la mydriase aux deux yeux, ce qui s'accorde avec l'observation générale ; néanmoins, dans des cas rares, les deux yeux sont affectés. Parfois l'affection passe d'un œil à un autre (1), ou se montre périodiquement.

[Un phénomène auquel M. Donders (2) a donné le nom de *micropie* et sur lequel MM. Van Roosbroeck et Warlomont (3) ont appelé l'attention, accompagne parfois la mydriase. Les malades voient les objets beaucoup plus petits qu'ils ne sont en réalité, ce qui ne laisse pas de les inquiéter souvent beaucoup. Cette particularité s'observe surtout dans les cas de mydriase artificiellement déterminée par la belladone et disparaît avec la cause qui l'a produite. T. W.]

Causes.—Les auteurs ont distingué plusieurs espèces de mydriase idiopathique, telles que *la paralytique*, due à une paralysie du sphincter de l'iris, et une *spasmodique*, dépendant du spasme des fibres rayonnées ou droites (4). La mydriase qui succède à l'application de la belladone et de quelques autres narcotiques, et dont on se sert avec avantage dans le traitement de l'iritis, ainsi que pour faciliter l'exécution de certaines opérations de cataracte, est généralement regardée comme une paralysie des fibres des nerfs ciliaires provenant de la troisième paire. Ce qui rend cette hypothèse bien plus probable que celle qui attribue cette mydriase à une surexcitation du grand sympathique, c'est sa fréquence dans les cas de paralysie occupant toute la troisième paire. Une cause accidentelle de mydriase est le passage à travers la pupille d'un cristallin volumineux, dans l'opération de la cataracte par extraction. On suppose qu'en pareil cas la distension excessive de l'iris en détermine l'atonie, qui se dissipe géné-

---

(1) Bowman. Medical Times and Gazette, June 25, 1853, p. 91.
[(2) Nederlansch Lancet, Avril 1851, p. 607, et Annales d'Oculistique, t. XXX, p. 217.]
[(3) Annales d'Oculistique, t. XXIX, p. 279.]
[(4) Voir sur l'influence respective des différents nerfs sur les mouvements de l'iris, un excellent rapport adressé par M. Hairion à l'Académie de médecine de Belgique. Annales d'Oculistique, t. XXXIII, p. 52.]

ralement en quelque jours et permet à la pupille de reprendre son diamètre normal. Les coups sur l'œil, les coups et les chutes sur la tête (1), les plaies par incision ou par déchirure du sourcil ou de la tempe, déterminent parfois la mydriase sans qu'il y ait lésion du nerf optique. Il est rare que des désordres cérébraux accompagnent la simple dilatation de la pupille. Lorsque celle-ci est due à des excès vénériens, de tels symptômes existent. La mydriase est parfois compliquée de névralgie des branches de la cinquième paire et spécialement de la branche sus-orbitaire (2). M. Ware fait observer que toutes les personnes affectées de mydriase qu'il a vues avaient été affaiblies par la fatigue ou le chagrin avant qu'on découvrit l'affection oculaire ; chez d'autres, elle avait été précédée d'affections de l'estomac et du canal alimentaire. Je l'ai vue survenir chez un sujet affecté de dyspepsie, qui s'était exposé dans une voiture de chemin de fer à un courant d'air froid. Elle paraît assez fréquemment liée à une diathèse rhumatismale et cède à un traitement dirigé contre cette diathèse.

L'amaurose s'ajoute parfois à la mydriase. D'autres fois on voit l'amaurose attaquer un œil qui avait été guéri de la mydriase.

Quelque opinion que l'on se fasse touchant le myosis, il est plus que probable que la mydriase dépend de quelque changement spécial survenu dans le nerf de la troisième paire, et agissant par l'intermédiaire du ganglion ophthalmique et des nerfs ciliaires.

Nous devons au docteur Wells et à M. Ware deux observations intéressantes de mydriase.

Obs. 537. — Le docteur Wells fut consulté par un gentleman, âgé d'environ 35 ans, très grand, et tendant à la corpulence. Un mois environ auparavant, il avait été attaqué d'un catarrhe, et lorsque celui-ci le quitta, il fut pris d'une légère stupeur, avec sensation de pesanteur dans le front. Il commença dès lors à voir moins distinctement de l'œil droit et à perdre la faculté de mouvoir la paupière supérieure. On remarqua aussi que la pupille de cet œil se dilatait beaucoup. En quelques jours, l'œil gauche fut affecté de la même façon que le droit, mais à un moindre degré. Avant cela, la vue du malade était si bonne qu'il n'avait jamais fait usage de lunettes d'aucune espèce. En examinant les yeux, le docteur Wells ne put y découvrir aucun autre symptôme morbide que l'état des pupilles, qui étaient beaucoup trop dilatées, la droite surtout, et sur les dimensions desquelles l'action de la lumière influait peu. Il crut d'abord que cet état était dû à un défaut de sensibilité des rétines ; mais il fut promptement obligé d'abandonner cette opinion, car le malade lui affirma qu'il était aussi sensible qu'il l'avait jamais été à l'action de la lumière. Le docteur Wells s'enquit si des objets placés à des distances diverses lui paraissaient également distincts. Il répondit qu'il voyait plus nettement les objets distants, et comme preuve il lui dit exactement l'heure que marquait une horloge très éloignée ; il ajouta, d'autre part, que les lettres d'un livre lui paraissaient tellement confuses qu'il ne parvenait qu'avec difficulté à en faire des mots. Invité à regarder à travers un verre convexe, une page imprimée, il le fit, et reconnut qu'il pouvait lire facilement. « D'après ces circonstances, fait observer le docteur Wells, il était de toute évidence que ce malade, en même temps que ses pupilles s'étaient dilatées et ses paupières paralysées, avait acquis la vue d'un vieillard, par suite de la perte subite de la faculté d'accommodation à l'aide de laquelle l'œil parvient à voir les objets rapprochés. On sait que l'œil est dans l'état de relâchement pour la vision

(1) BRODIE. Medico-Chirurgical Transactions, vol. XIV, p. 554 ; London, 1828.
(2) London Medical Gazette ; vol. XXII, p. 68.

II. 51

des objets éloignés, et qu'au contraire ses muscles se contractent pour la vision à courte distance (1). »

Obs. 538. — M. Ware a rapporté le cas d'une dame, âgée de 30 à 40 ans, chez laquelle la pupille de l'œil droit se dilatait presque toujours jusqu'au niveau de la circonférence de la cornée, chaque fois qu'elle lisait ou travaillait à l'aiguille; lorsque au contraire elle regardait un petit objet situé à neuf pouces de distance, en moins d'une minute la pupille se contractait au point de devenir aussi petite qu'une tête d'épingle. Celle du côté gauche n'était point affectée comme celle du droit; mais, à toutes les distances et quelle que fût la quantité de lumière, elle restait toujours plus contractée qu'elle ne l'est chez d'autres personnes. La vision n'était pas précisément semblable des deux yeux; à droite, elle était un peu courte, et les verres concaves amélioraient cet état, mais sans agir sur l'œil gauche. La dilatation remarquable de la pupille droite existait depuis vingt ans. Une grande quantité de remèdes avaient été employés en divers temps pour la corriger, mais aucun d'eux n'avait produit d'effet.

M. Ware insiste d'une façon toute particulière sur ce fait, que pour que la contraction de la pupille dilatée survînt, il fallait que l'objet regardé fût situé juste à neuf pouces de distance de l'œil. Plus rapproché ou plus éloigné, il ne produisait plus cet effet. On remarqua aussi que la continuation de la contraction de la pupille dépendait, jusqu'à un certain point, de l'état de la santé de la dame; car, bien qu'elle ne persistât jamais longtemps après que la dame avait cessé de fixer un objet rapproché, néanmoins, lorsqu'elle était en proie à quelque indisposition, la durée de cette contraction était moindre que dans l'état de santé parfaite (2).

Pronostic. — Demours (3), qui paraît avoir écrit sur la mydriase avec beaucoup plus d'expérience personnelle que la plupart des autres auteurs, considère le pronostic de cette affection comme assez favorable. Il dit que, hors les cas où elle avait succédé à une contusion ou à une blessure grave de l'œil, il l'a généralement vue céder en six mois dans la moitié des cas, même chez ceux qui n'employaient aucun traitement. Chez les autres, elle a disparu beaucoup plus lentement. Il a vu la pupille revenir à ses dimensions naturelles, même après une contusion de l'œil, bien que la guérison soit en pareil cas extrêmement rare. Le résultat de ses observations est que sept cas sur neuf marchent vers la guérison, même sans aucun traitement, point qu'il importe de ne pas perdre de vue, lorsque l'on veut apprécier l'efficacité des remèdes, et enfin que l'on ne peut guère qu'accélérer la cure, surtout par l'emploi de stimulants externes.

Traitement. — Lorsque le malade présente des signes de congestion vers la tête, et qu'il est robuste, la saignée, les sangsues, un régime ténu, avec le mercure pris à doses altérantes, constituent le traitement à suivre.

Dans les cas où le rhumatisme est pour quelque chose dans l'affection, de petites doses de calomel et la poudre de Dower se montrent utiles; il en est de même du vin de colchique. La teinture ammoniacale de valériane, à la dose d'un demi-gros à deux gros deux fois par jour,

(1) Philosophical Transactions ; vol. CI, p. 378 ; London, 1811.
(2) Ibid., vol. CIII, p. 36 ; London, 1813.
(3) Traité des maladies des yeux, t. I, p. 444 ; Paris, 1818.

rend des services. Chez les sujets faibles, on prescrira les toniques amers.

On frictionnera matin et soir le sourcil et la tempe avec un liniment stimulant ou la teinture de noix vomique. On appliquera des vésicatoires au front et à la tempe, et parfois il sera bon d'étendre sur leur surface dénudée un dixième à un cinquième de grain de strychnine. M. Guthrie recommande la vératrine comme un remède efficace : on en fait dissoudre six à huit grains dans une once d'alcool et l'on en peint la paupière supérieure et le front (1). On peut tous les jours pendant quelques minutes tirer de l'œil et des parties voisines, ou diriger vers elles alternativement de petites étincelles électriques ou appliquer sur le front l'un des pôles d'une machine électro-magnétique, tandis qu'avec l'autre on touche le globe de l'œil.

On a aussi recommandé l'ergot de seigle pris à la dose de trois à vingt grains trois fois par jour, ou prisé comme du tabac. Les effets paraissent en avoir été très avantageux dans certains cas, nuls dans d'autres (2).

Démours dit que, si l'on fait tomber sur un œil affecté de mydriase quelques gouttes d'un liquide âcre, alors même que la dilatation de la pupille est portée au plus haut degré, cette ouverture se contracte instantanément de près de moitié, et le malade recouvre la faculté pour une minute ou deux de voir les petits objets qu'il n'apercevait auparavant qu'en regardant à travers le trou d'une carte. Il n'existe aucun spécifique possédant une propriété opposée à celle de la belladone, et qui puisse faire contracter la pupille. Il ne paraît donc pas y avoir d'importance à préférer un stimulant à un autre pour produire la contraction temporaire de cette ouverture. L'eau même produit cet effet jusqu'à un certain point. Le vin d'opium, pur ou dilué, est celui qu'on emploie le plus souvent : on en fait tomber dans l'œil une goutte une ou deux fois par jour. La même préparation d'aconit, d'après ce que l'on a observé dans les expériences de toxicologie, doit produire le même effet, mais n'a aucune propriété spécifique (3).

M. Serre d'Uzès a essayé de traiter la mydriase par l'application du nitrate d'argent sur la cornée, près de sa jonction avec la sclérotique. Dans un mémoire qu'il a présenté à l'*Académie Royale de Médecine*, il rapporte quatre cas de succès à l'appui de l'efficacité de sa méthode. La commission académique chargée de l'examen de ce travail a obtenu trois succès par l'application du caustique suivant la méthode de M. Serre. Le caustique ne s'applique que pendant une seconde. Il détermine l'injection des vaisseaux externes de l'œil, suivie d'une abon-

---

(1) Medical Times, March 9, 1844, p. 409.

(2) KOCHANOWSKI. Archives générales de médecine, Novembre, 1838, p. 351; COMPERAT. London Médical Gazette, September 8, 1848, p. 435; MAC EVERS, Dublin Quarterly Journal of Medical Science, November, 1848, p. 484; BOWMAN, Op. cit., p. 92.

(3) FLEMING's Inquiry into the properties of Aconitum Napellus, pp. 21, 52; London, 1845.

dante sécrétion de larmes et de mucus nasal, et une vive douleur dans le front et la joue. Le léger nuage qui se montre sur la cornée à la suite de cette application, se prolonge rarement, dit-on, au delà de quelques jours. Le cylindre de nitrate d'argent doit être taillé en crayon, dans le but, je présume, de ne toucher qu'un seul point de la conjonctive; néanmoins, cette application si peu étendue et d'une si courte durée peut être suivie d'une violente irritation (1).

Un moyen plus sûr d'amener l'iris à se contracter, est celui employé par le docteur Fronmüller, et qui consiste à faire lire, chaque jour, le malade pendant un certain temps, de l'œil affecté, et à travers un verre convexe, en commençant par le foyer le plus éloigné qui permette de voir distinctement les lettres, soit, par exemple, celui de 12 à 14 pouces, et en passant graduellement, à mesure que la pupille récupère la faculté de se contracter, à ceux d'un foyer plus long, jusqu'à ce que la maladie ait complétement disparu. Le stimulant, dans ce mode de traitement, est appliqué à la rétine, transmis au cerveau et réfléchi de là au nerf de la troisième paire et aux nerfs ciliaires (2).

[M. Graefe, partant de ce fait que la pupille se rétrécit dans le mouvement qui produit le rapprochement intense des paupières, conseille comme un moyen qui pourra concourir puissamment à la guérison de la mydriase, l'exercice, souvent renouvelé, qui consiste à ouvrir et à fermer avec force les paupières (5).

M. Desmarres recommande au malade de s'exercer à voir un objet de petit volume, tel que la tête d'une épingle, qu'il a soin de placer à la gauche et près du nez, si l'œil droit est malade, et réciproquement. On obtient ainsi peu à peu des contractions plus énergiques du muscle constricteur de l'iris et un rétablissement plus rapide. Cet exercice orthophthalmique peut être encore plus complet si le malade se place alternativement en face d'une lumière éclatante pendant quelques secondes, puis tout aussitôt dans l'obscurité. M. Desmarres se sert pour cela d'une lampe à réflecteur, placée sur une table et séparée du malade par un écran de carton noir percé de petits trous. Le patient passe rapidement l'œil devant ces petites ouvertures, qui doivent être séparées les unes des autres par une distance de 1 à 2 pouces au plus. La première idée de cet appareil, ou d'un appareil semblable, appartient à M. Gensoul, de Lyon, qui l'a appliqué avec succès à quelques anesthésies de la rétine (4). T. W.]

(1) Archives générales de médecine; t. XVII, p. 507 ; Paris, 1828.
(2) Annales d'Oculistique, t. XXIV, p. 197 ; Bruxelles, 1850.
[(5) Archiv für Ophthalmologie, t. I, 1, p. 515, et Annales d'Oculistique, t. XXXII, p. 206.]
[(4) DESMARRES. Op. cit., t. II, p. 499.]

SECTION III.

Syn. — Iridodonesis. De ίρις, *iris*, et δονέω, je secoue.

Les cas dans lesquels l'iris est affecté, à chaque mouvement de l'œil, d'un tremblement particulier ou d'un mouvement ondulatoire, varient et ne sont pas rares. Quelquefois le mouvement d'ondulation est manifeste ; d'autres fois, on ne l'aperçoit que lorsque l'œil se remue vivement, et même, en pareil cas, il peut être assez léger pour qu'il faille y regarder de près pour s'en apercevoir. La texture de l'iris ne paraît point altérée et la pupille a généralement sa forme naturelle ; mais cette membrane conserve rarement la faculté de se dilater et de se contracter. Je l'ai vue néanmoins suivre sympathiquement les mouvements de la pupille de l'œil sain et se mouvoir vivement et largement.

Le tremblement de l'iris est fréquemment, mais pas toujours, lié à l'amaurose. On le rencontre combiné avec la cataracte et surtout avec la cataracte capsulo-lenticulaire. Il succède fréquemment à l'opération qui a pour but de faire disparaître une cataracte capsulo-lenticulaire. Je l'ai vue succéder à l'extraction la plus heureuse d'une cataracte lenticulaire ordinaire, sans que la vision en fût le moins du monde affectée. Il se montre fréquemment à la suite d'un coup sur l'œil et s'accompagne ordinairement, en pareil cas, d'une insensibilité partielle ou totale de la rétine et d'opacité du cristallin. Je l'ai vue succéder à une petite blessure accidentelle de la sclérotique et de la choroïde, située immédiatement derrière la circonférence de la cornée ; à la ponction pratiquée pour l'extraction à travers la sclérotique, d'une cataracte capsulaire secondaire, le muscle ciliaire et les procès ciliaires ayant probablement été intéressés, l'incision ayant été faite trop près de la cornée. Dans ce dernier cas, la vision ne parut point souffrir. On rencontre souvent le tremblement de l'iris chez les individus qui naissent amaurotiques ou affectés de cataracte congéniale ; elle s'accompagne alors de l'oscillation du globe de l'œil. (*V.* t. I, p. 574.) Lorsque cette affection de l'iris est compliquée de cataracte, celle-ci est aussi assez souvent tremblotante, et, au bout d'un certain temps, il est probable qu'elle s'enfoncera dans l'humeur vitrée dissoute. Ce mouvement ondulatoire se présente fréquemment sur des yeux qui ont subi l'opération de la cataracte, dont l'humeur vitrée était diffluente, ou dont une grande quantité de cette humeur s'est perdue pendant l'opération.

Dans presque tous les cas de tremblement de l'iris, il paraît y avoir dans la chambre postérieure une plus grande quantité d'humeur aqueuse qu'à l'état normal ; dans plusieurs d'entre eux, toute la cavité située derrière l'iris est remplie d'eau par suite de la destruction du tissu hyaloïde. L'iris pend lâchement et se trouve incapable de résister aux ondulations de l'humeur aqueuse, qui surviennent chaque fois que l'œil se porte d'un côté à l'autre. Ce n'est guère qu'alors que le tremblement de l'iris est perceptible. On ne l'aperçoit point tant que le malade fixe son attention sur le même objet; les efforts nécessaires pour accommoder l'œil à la perception d'objets placés à une distance variée, mais, sur une même ligne droite, ne paraissent point déterminer ce mouvement.

Cette affection de l'iris a, jusqu'à présent, été considérée comme incurable; elle indique certainement un état peu favorable de l'humeur vitrée et doit faire suspecter une maladie de la rétine.

CHAPITRE XXIV.

GLAUCOME ET ŒIL DE CHAT.

—

SECTION Ire.

GLAUCOME.

Syn. — Γλαύκωμα et γλαύκωσις. de γλαυκὸς, *bleu, vert* ou *gris*, à cause de l'aspect bleuâtre, verdâtre ou grisâtre de la pupille. Der Grüne Staar, All. Diplochromatisme du cristallin.

Fig. Beer, Band II, taf. IV, fig. 2, taf. III, fig. 5, Band I, taf. III, fig. 1. Weller, tab. II. Von Ammon, thl. I, taf. X, fig. 15, 18, 19, 21, taf. XV, fig. 1. Dalrymple, pl. XXIII. Sichel, pl. XXV, fig. 3, 4.

Caractère distinctif. — Le caractère distinctif du glaucome est la couleur verte ou verdâtre de la pupille.

Définition. — Il n'est pas facile de donner une définition du glaucome par cette raison que, bien que l'aspect verdâtre particulier qui se montre derrière la pupille, et auquel la maladie a emprunté son nom, soit un caractère invariable de la maladie dans sa première période, les symptômes qui suivent comprennent un grand nombre de phénomènes divers, ou peut-être, pour parler plus correctement, ces phénomènes concomitants constituent autant de maladies différentes, avec lesquelles le glaucome proprement dit se trouve combiné. Malheureusement, ces affections concomitantes sont souvent d'une nature obscure; d'où la difficulté de présenter sur ce sujet des opinions nettes et plausibles.

Histoire nosologique. Il est évident qu'Hippocrate comprenait, sous le nom de *glaucome*, toutes les opacités qui se montrent derrière la pupille. Ainsi, lorsqu'il énumère les maladies auxquelles l'homme est exposé aux diverses périodes de son existence, il mentionne parmi celles qui sont propres à l'âge avancé, ὀφθαλμῶν καὶ ῥινῶν ὑγρότητες, ἀμβλυωπίαι, γλαυκώσεες, καὶ βαρυηκοΐαι (1), employant évidemment le mot γλαυκώσεες pour désigner plutôt une classe de maladies qu'une seule affection des parties transparentes de l'œil. L'aspect dû à un épanchement de lymphe dans la pupille, et que nous appelons actuellement *fausse cataracte*, diffère beaucoup sans aucun doute de celui qu'offre l'opacité de la capsule ou du cristallin ; et celles-ci, à leur tour, se distinguent en général aisément des opacités qui semblent situées encore plus profondément dans l'œil. Nous qui possédons l'avantage de connaître par la dissection les différences qui existent entre ces trois sortes d'affections des milieux transparents de l'œil, nous ne devons pas nous étonner qu'elles n'aient point été soigneusement distinguées par le père de la médecine qui, bien qu'il n'eût pas manqué d'observer que les κόραι γλαυκούμεναι offraient des colorations et des formes diverses suivant les cas, et que cette classe de maladies de l'œil devait sa naissance à une grande variété de causes, dont quelques-unes étaient plus destructives de la vision que d'autres (2), n'avait cependant jamais eu l'occasion de s'assurer, après la mort, de la nature des changements qui produisaient les γλαυκώσεες : il n'avait pas non plus l'avantage de savoir que quelques-unes de ces affections peuvent être guéries par une opération, et la vision en même temps rétablie.

On ne sait ni par qui, ni à quelle époque, le mot ὑπόχυμα ou ὑπόχυσις fut d'abord employé pour désigner une espèce particulière d'opacité située derrière la pupille. Qu'il eût en grande partie prévalu sur l'appellation générique employée par Hippocrate, c'est ce que démontre la manière dont Celse présente ce sujet, et l'omission complète qu'il fait des mots γλαύκωμα ou γλαύκωσις. « Suffusio quoque, dit-il, quam Græci ὑπόχυσιν nominant, interdum oculi potentiæ qua cernit, se opponit (3). » Le mot *suffusio* n'est ici qu'une traduction de ὑπόχυσις, et exprime l'opinion conjecturale et mal fondée que les Grecs s'étaient faite de la nature de la cataracte. Ils ignoraient que cette maladie ne consiste, en général, que dans un changement survenu dans la couleur et la transparence d'une partie naturelle de l'œil, la lentille cristalline. Loin de là, ils avait appris (Hérophile probablement) que le cristallin était l'organe immédiat de la vision (4) ; et ils se trouvaient naturellement amenés à conclure que la cause qui s'opposait à la vision, jusqu'à ce qu'elle eût été enlevée par une opération, était une substance nouvelle épanchée entre l'iris et le cristallin.

Bien que les diverses espèces d'opacités qui se rencontrent derrière la pupille n'eussent pas attiré l'attention de Celse, ou qu'il eût jugé qu'il était inutile de les signaler, ou bien enfin que les auteurs Grecs qu'il copiait n'y eussent point insisté d'une manière particulière, les Grecs savaient déjà alors que les opacités situées derrière la cornée pouvaient différer, et que quelques-unes seulement étaient curables par l'opération (5). Celles qui étaient le plus souvent incurables se distinguaient sous le nom de γλαυκώματα, tandis qu'ils distinguaient sous le nom de ὑπόχυματα celles qui permettaient un pronostic plus favorable. Ils étaient aussi arrivés à cette conclusion, que la première espèce d'opacités dépendait d'un changement dans la couleur et la consistance du cristallin, opinion à laquelle les modernes ont renoncé à tort ; mais que la seconde devait être attribuée à une accumulation morbide entre l'iris et le cristallin, opinion que les modernes ont justement redressée. Nous pourrions apporter de nombreuses preuves que c'était là l'opinion de Galien (6),

(1) Aphorismorum, sec. III, 31.

(2) « Αἱ δὲ κόραι γλαυκούμεναι ἢ ἀργυροειδέες γινόμεναι, ἢ κυάνεαι, οὐδὲν χρηστόν. Τούτων δὲ ὀλίγαι ἀμείνους, ὁκόσαι ἢ σμικρότεραι φαίνονται, ἢ εὐρύτεραι, ἢ γωνίας ἔχουσαι, εἴτ᾽ ἐκ προφασίων τοιαύται γινοίατο, εἴτ᾽ αὐτόμαται. » Prædictionum, Lib. ii. 28.

(3) De re medicâ ; lib. VI, cap. III, sec. II.

(4) « Sub his gutta humoris est, ovi albo similis, à quâ videndi facultas proficiscitur : κρυσταλλοειδής à Græcis nominatur. » — Ib., lib. VII, pars II, cap. I, sec. II.

(5) PLINE mentionne et les *glaucomates* et les *suffisiones*; mais il n'établit aucune distinction exacte entre elles — Historia naturalis, lib. XXVIII, § 29; XXIX, § 58; XXXI, § 51.

(6) Καὶ γὰρ καὶ ταῦτ᾽ εἴρηται πρόσθεν, καὶ ὡς αὐτὸ τὸ κρυσταλλοειδὲς ὑγρόν, τὸ πρῶτον ἐστὶν ὄργανον τῆς ὄψεως. Τεκμηριοῖ δὲ ἐναργῶς τὰ καλούμενα, πρὸς τῶν ἰατρῶν ὑποχύματα, μέσα μὲν ἱστάμενα τοῦ κρυσταλλοειδοῦς ὑγροῦ καὶ τοῦ κερατοειδοῦς χιτῶνος.

et même celle de Rufus (1); et, si cela était nécessaire, nous pourrions suivre cette opinion dans les écrits d'Oribase, de Paulus, d'Actuarius, et d'une foule d'autres jusqu'au temps de Brisseau. Maître-Jan lui-même à qui nous sommes en grande partie redevables d'avoir démontré par la dissection que la cataracte consiste en général dans une opacité du cristallin, et non dans le dépôt d'une substance membraneuse entre ce corps et l'iris, soutenait encore que le glaucome est une maladie du cristallin — « une altération toute particulière du cristallin par laquelle il se dessèche, diminue de volume, change de couleur et perd sa transparence, en conservant sa figure naturelle et devenant plus solide qu'il ne doit être naturellement (2). »

Brisseau (3) précédé par Lasnier, Rolfink, Borel, et autres dans la découverte que l'espèce la plus fréquente de cataracte siège dans la lentille cristalline (découverte qu'il confirma néanmoins par beaucoup d'observations précieuses), Brisseau, disons-nous, paraît avoir été le premier qui ait proclamé l'opinion, qui depuis lui jusqu'à nos jours paraît avoir été universellement adoptée, que, tandis que la cataracte ou ὑπόχυμα était une opacité du cristallin, le γλαύκωμα était une affection analogue de l'humeur vitrée, une opacité profondément située dans l'œil, offrant souvent une couleur bleuâtre ou verdâtre, et visible à travers le cristallin transparent. Il fut surtout amené à cette opinion par ce qu'il avait découvert en disséquant les yeux de Bourdelot, médecin de Louis XIV, qui, ayant été atteint d'une maladie que l'on avait déclarée être la cataracte, laissa des ordres pour que ses yeux pussent être examinés après sa mort, afin d'éclaircir, si cela était possible, la question alors fort controversée de savoir si la cataracte était une membrane occupant la chambre postérieure, ou une affection du cristallin. La dissection fut faite par Maréchal. Le cristallin de l'œil droit, qui depuis plusieurs années permettait à peine au malade de distinguer la lumière de l'obscurité, fut trouvé complétement opaque; les lamelles externes en étaient moins fermes que les internes et formaient comme une membrane blanchâtre, d'une demi-ligne d'épaisseur environ, qui renfermait un noyau de consistance plus ferme et de couleur jaunâtre. Immédiatement derrière la fossette où est logé le cristallin, l'humeur vitrée était également opaque jusqu'à la profondeur de plus d'une ligne, et teinte en jaune, mais pas partout au même degré. L'œil gauche, avec lequel Bourdelot avait continué à voir assez distinctement, avait commencé à s'affecter de la même façon; le cristallin avait déjà perdu beaucoup de sa transparence naturelle, et l'humeur vitrée qui se trouvait en contact avec lui, offrait une légère teinte jaune. Brisseau tira de cette dissection la conclusion qu'en pareil cas la complication de cette affection rendrait inutile toute tentative de rétablir la vision par une opération; que, lors même qu'on abaisserait le cristallin, l'opacité de l'humeur vitrée persisterait et suffirait pour empêcher l'arrivée des rayons lumineux jusqu'à la rétine. Il se crut aussi en droit de réclamer pour cette opacité de l'humeur vitrée le nom de *glaucome* (3).

Brisseau, de plus, ayant démontré d'une façon qui lui paraissait pleinement concluante, que la cataracte consistait en une opacité du cristallin, fut naturellement conduit à cette opinion que le corps vitré était susceptible d'une affection semblable, par ce fait bien établi que la perte de la vue occasionnée par le glaucome n'était point curable par une opération; ce qui n'aurait point dû être si elle avait consisté, comme on le prétendait généralement, en une momification et un changement de coloration du cristallin. Voici son raisonnement : Si le glaucome avait eu son siége dans le cristallin, il aurait pu être guéri par l'opération de l'abaissement; mais il était reconnu que cette opération ne guérissait point la cécité qui accompagne le glaucome : donc la maladie dans ce cas devait siéger ail-

Καὶ ὡς τὸ πάθημα, τὸ πρός τῶν ἰατρῶν ὀνομαζόμενον γλαύκωσις, ξηρότης μέν ἐστι, καὶ πῆξις ἄμετρος τοῦ χρυσταλλοειδοῦς ὑγροῦ. Galenus De Usu Partium; Lib. ix. Opera, vol. I, p. 475; Basileæ, 1558.

(1) Oribasius, citant Rufus, dit : « Glaucoma et suffusionem veteres unum eumdemque morbum esse existimarunt : posteriores vero glaucomata humoris glacialis, qui ex proprio colore in glaucum convertatur et mutatur, morbum esse putaverunt : suffusionem verò esse effusionem humorum inter uveam et crystalloïdem tunicam concrescentium : cæterum glaucomata omnia curationem non recipiunt ; suffusiones vero recipiunt, sed non omnes. » — Oribasii Synopseos lib. VIII, cap. XLVII, Rasario interprete; Basileæ, 1557.

(2) Traité des maladies de l'œil. p. 223; Troyes, 1711.

(3) Traité de la cataracte et du glaucome : Paris, 1709,

(4) Heister, de cataracta, glaucomate, et amaurosi, p. 46; Altorfi, 1713.

leurs que dans le cristallin. Il en fixa le siége dans l'humeur vitrée et fut amené sans doute à cette conclusion par la dissection de Maréchal, que nous avons rapportée ci-dessus. Brisseau ne se douta point que la principale cause de la perte de la vision, dans le glaucome, ne siége ni dans le cristallin ni dans le corps vitré, mais dans la rétine.

La doctrine que le glaucome est une affection du corps vitré a été admise sans hésitation par la majorité des auteurs modernes. Ils en parlent comme d'une opacité de la membrane hyaloïde ou du fluide qu'elle contient, et quelques-uns d'entre eux comme d'un épaississement de cette dernière, ainsi que le démontrent les citations suivantes :

« Quando s'intorbida anche l'umor vitreo nel glaucoma, malattia gravissima dell' occhio, spesso l'iride o non si muove più, o appena si muove..... Nel glaucoma, se tutto l'umor vitreo divenne opaco, perchè i raggi non passano più, l'iride non si muove punto, o poco, se pochi raggi vi possano passare. » — *Fontana* (1).

« Sæpenumero nimis spissum, tenax et obscurum est hoc corpus vitreum, et jam parit *glaucoma*. » — *Voit* (2).

« Glaucoma obscurationem humoris vitrei et membranæ hyaloïdæ exhibet. » — *Fabini* (3).

« Dans quelques cas, l'humeur vitrée devient d'un vert sombre, accompagné d'insensibilité de la rétine ; espèce d'amaurose qu'on a généralement appelée *glaucome*. » — Wardrop (4).

Le professeur Jüngken dit (5) que le glaucome est un obscurcissement du corps vitré, occasionné par une exsudation, produit d'une inflammation chronique de la membrane hyaloïde. Il dit que la rétine souffre toujours en même temps que le corps vitré ; d'où l'apparence amaurotique qui se joint constamment au glaucome. Il ajoute que le glaucome est généralement caractérisé par un nuage d'un gris-verdâtre, couleur de mer, situé au fond de l'œil, éloigné de la pupille, et paraissant concave. Il n'indique qu'une seule variété de cette affection, et ne mentionne comme son siége aucune autre partie que le corps vitré.

Le professeur Rosas, dans son dernier ouvrage (6) sur les maladies de l'œil, distingue trois espèces de glaucome : un qui siége dans l'hyaloïde, un autre dans la rétine, et le troisième dans la choroïde. Il ne fait aucune mention du cristallin qui, bien qu'il soit vrai que les autres tissus sont compris dans la maladie, n'en est pas moins toujours le siége de l'altération qui donne lieu à la coloration verdâtre située derrière la pupille.

Distinctions. — J'ai déjà eu occasion (pp. 47, 63, 62) de mentionner l'existence du glaucome dans les cas d'iritis arthritique et de choroïdite aiguë et chronique, tous cas dans lesquels il y a lieu de croire que le cristallin a déjà subi le changement particulier qui constitue le glaucome, avant que l'attention ait été attirée sur l'état des humeurs de l'œil et de la vision, jusqu'à ce que survienne l'une ou l'autre de ces affections. Comme dans la choroïdite aiguë le malade devient brusquement aveugle, et que l'œil présente derrière la pupille une coloration verdâtre, on y a quelquefois appliqué l'appellation de *glaucome aigu*. La maladie dont nous allons traiter a été par opposition désignée sous le nom de *glaucome chronique*. Comme assez fréquemment elle ne s'accompagne au début d'aucun des signes extérieurs de l'inflammation, que les changements qu'elle détermine dans l'aspect des milieux dioptriques de l'œil suivent une marche lente, et

(1) Dei motti dell' Iride, pp. 15, 16 ; Lucca, 1765.
(2) Commentatio exhibens oculi humani anatomiam et pathologiam, p. 40 ; Norimbergæ, 1810.
(3) Doctrina de morbis oculorum, § 460 ; Porthini, 1831.
(4) Essays on the Morbid Anatomy of the Human Eye, vol. II, p. 127 ; London, 1818.
(5) Lehre von den Augenkrankheiten, p. 565 ; Berlin, 1836.
(6) Id., p. 526 ; Wien, 1834.

qu'il en est de même de la diminution de la vision, on la confond souvent avec la cataracte.

Sujets prédisposés. — Le glaucome est une affection qui ne survient qu'après la première moitié de la vie. Les personnes qui ont des yeux noirs y sont plus sujettes que celles dont l'iris est bleu ou gris. Les sujets prédisposés sont souvent affectés de myopie. Ils sont souvent en proie aux symptômes d'une goutte irrégulière, et ont fréquemment éprouvé dans les dents et la tête des douleurs que l'on considère comme rhumatismales.

Périodes. — Le glaucome comprend une série de changements morbides qui mettent en général des années à se dérouler, et finissent par envahir tous les tissus de l'œil.

Première période. — Le premier symptôme du glaucome ne consiste que dans une teinte verdâtre, réfléchie de derrière la pupille, et qui, ainsi que le démontrent la mobilité de l'iris et la sensibilité de la rétine, n'est pas nécessairement en rapport avec une altération matérielle de la vision. Le noyau ou les lamelles centrales du cristallin ont revêtu non seulement la teinte jaunâtre qui envahit toute la substance du cristallin dans un âge avancé, mais de plus une teinte ambrée rougeâtre ou brunâtre.

Deuxième période. — Elle est marquée par la teinte gris-sale du cristallin, accompagnée de paresse de la pupille et de plus ou moins d'obscurcissement de la vision. La pupille n'est ni dilatée ni irrégulière. Si le globe de l'œil présente quelque changement dans sa consistance, c'est une certaine augmentation de dureté. Cette période peut durer cinq ou six ans et plus, la vue allant pendant tout ce temps en déclinant par degrés insensibles, mais sans douleur ou sans rougeur externe de l'œil. La teinte ambrée rougeâtre ou brunâtre, qui, dans la première période, restait bornée au noyau, envahit graduellement toutes les lamelles du cristallin. Cela fait que la vision se trouve entravée presque comme dans la cataracte, mais qu'il n'existe que peu ou pas de coagulation de la substance lenticulaire, peu ou pas d'infiltration blanche entre les fibres du cristallin, comme il en existe dans la cataracte. Un fait des plus importants, c'est qu'à cette période le glaucome peut s'accompagner ou ne pas s'accompagner d'amaurose. Lorsque ce dernier cas se présente, il constitue *la cataracte verte opérable* de M. Sichel.

Troisième période. — Une dureté anormale de l'œil, avec immobilité et irrégularité de la pupille, un état variqueux des vaisseaux externes et probablement aussi des vaisseaux internes, avec un affaiblissement encore plus marqué de la vision, tels sont les signes de la troisième période. Le malade accuse la présence fréquente d'un nuage devant sa vue, sensation qui dure pendant des heures ou des jours, l'apparition de spectres enflammés et prismatiques, alternant avec des mouches fixes, de la photopsie, de la douleur dans l'œil et à son pourtour. La choroïde est enflammée dans cette période ; il s'opère à sa face interne un épanchement qui comprime la rétine ; le corps vitré est désorganisé et une sécrétion aqueuse surabondante vient en occuper la place. Pendant un certain temps, l'œil peut continuer à percevoir des objets placés de l'un ou l'autre côté du malade, tandis que dans toute autre direction il ne distingue rien. A la fin, la rétine devient complétement insensible.

Quatrième période. — Dans la quatrième période, le cristallin devient cataracté aussi bien que glaucomateux. Sa teinte, jusque-là cornée, d'un vert sale, devient lentement ou brusquement d'un blanc opaque. (*Cataracta viridis, vel glaucomatosa*, Beer); le cristallin paraît augmenter d'épaisseur et, pressant en avant à travers la pupille, finit par toucher la cornée. Le bord de la pupille paraît parfois enroulé en arrière vers la chambre postérieure ; d'autres fois, poussé en avant, l'uvée y forme un bord frangé. L'iris est changé de couleur, le tissu en semble aminci ; on n'en distingue plus la texture fibreuse, et certaines parcelles, ainsi que le mentionne M. Wardrop, semblent érodées. On aperçoit des vaisseaux variqueux qui en parcourent la surface, et des taches rouges, comme si du sang s'était extravasé entre l'iris et la cornée. La sclérotique s'amincit, et l'on voit parfois un staphylome de la choroïde former une saillie abrupte à la surface de l'œil. Le malade a complétement perdu la perception de la lumière extérieure, mais il éprouve encore parfois la sensation d'éclairs lumineux dans l'œil, par suite de la compression de la rétine.

Cinquième période. — Dans la cinquième période, la cornée, irritée par la pression du cristallin hypertrophié et déplacé en avant, se trouble, devient inégale et s'infiltre de sang par places ; elle s'enflamme, s'ulcère et se perfore ; le cristallin, ramolli et opaque, s'échappe de l'œil, et les vaisseaux de l'iris et de la choroïde saignent abondamment à travers l'ouverture de la cornée.

Sixième période. — Dans cette sixième période, les symptômes oculaires sont apaisés et l'organe est atrophié. Cet état peut survenir sans même que la cornée se soit rompue ; les symptômes inflammatoires disparaissant d'eux-mêmes et l'absorption s'emparant du contenu de l'œil, celui-ci se rétracte au-dessous de son volume normal, et, au lieu de la dureté contre nature qu'il offrait d'abord, devient mou et s'enfonce dans l'orbite.

Ces différentes périodes du glaucome se fondent insensiblement l'une dans l'autre. Bien qu'à aucune époque le traitement ne paraisse avoir grande influence sur la maladie, il n'est cependant pas rare de la voir s'arrêter spontanément à une période quelconque. Elle reste souvent à la première période pendant une grande partie de la vie ; le cristallin est glaucomateux ou diplochromatique, mais il n'existe aucun obstacle matériel à la vision. Dans la seconde période, il arrive souvent que la coloration ambrée s'étende insensiblement vers la surface du cristallin, et que d'année en année la vision devienne moins parfaite, sans que les autres tissus de l'œil se prennent. On a probablement dit au malade qu'une cataracte est en voie de formation et que bientôt il se trouvera dans des conditions qui permettront de la guérir par une opération ; mais le malade et le chirurgien se trouvent souvent fort surpris, quand au lieu de quelques mois sur lesquels ils comptaient, ils voient s'écouler cinq, six ou même dix ou douze ans, sans qu'il survienne de changement apparent dans l'opacité, la vision continuant de décliner dans une progression presque imperceptible.

Dans la première et la seconde périodes, le glaucome est généralement une maladie du cristallin seul. Je dis *généralement*, car quelquefois l'amaurose accompagne le glaucome dès le début, ou même précède les changements apparents qui surviennent dans les milieux dioptriques de l'œil. J'ai vu la maladie débuter par des accès de vision irisée, suivis d'insensibilité de la rétine, et après un certain temps par le diplochromatisme du cristallin. Dans ses périodes plus avancées, le glaucome présente des symptômes qui dépendent de certaines conditions morbides de presque chaque tissu de l'œil en particulier. Les éléments qui constituent le glaucome, lorsque l'évolution en est fort avancée, résident dans le cristallin, l'humeur vitrée, la rétine, la choroïde, l'iris, la sclérotique, les vaisseaux sanguins de l'œil, et même dans la cornée et la conjonctive. L'ordre dans lequel ces diverses parties s'affectent n'est pas toujours le même, pas plus que la proportion dans laquelle elles prennent part à cette maladie complexe.

Les apparences anormales que l'on rencontre aussi parfois dans le glaucome sont nombreuses. L'une d'elles a rapport à l'état dans lequel se trouve l'épiderme de la cornée devenu semi-opaque ; l'épithélium en est détaché par un fluide et s'élève sous la forme d'une vésicule irrégulière. Ce liquide peut être poussé d'un point à l'autre de la cornée, sous la membrane détachée (*V.* p. 242). Un phénomène très curieux que j'ai aperçu une fois, ce sont des vaisseaux sanguins venant de l'intérieur de la pupille, puis se recourbant en dehors et venant se ramifier sur la face interne de la cornée,

Diagnostic. — Tout dans l'aspect que présente l'œil dans les premières périodes du glaucome semble disposé pour faire croire à l'observateur qu'il aperçoit, à travers le cristallin transparent, l'humeur vitrée opaque. L'œil a un aspect sale ou nuageux, mais le malade éprouve de la difficulté à préciser le siége du mal. L'apparence opaque est plus sensible lorsqu'on regarde la pupille directement ; elle disparaît quand on l'examine obliquement : elle est sous ce rapport l'opposé d'un phénomène optique que j'ai vu embarrasser beaucoup les observateurs : je veux parler de ce qui arrive lorsque la lumière, tombant obliquement sur l'œil, est concentrée par la cornée et réfléchie ensuite de la surface du cristallin derrière l'un ou l'autre bord de la pupille. L'opacité, dans le glaucome, paraît située plus profondément que le cristallin; il en est toutefois beaucoup plus souvent ainsi au début de la maladie que lorsqu'elle s'est prolongée un certain temps. Dans la première période, en effet, le reflet verdâtre semble venir du fond même de l'œil. A mesure que la maladie marche, l'opacité apparente, qui est toujours verdâtre et souvent d'un vert de mer, semble occuper le centre de l'humeur vitrée, et enfin elle paraît située immédiatement derrière le cristallin ou même dans sa moitié postérieure.

Si la pupille d'un œil glaucomateux est petite, les symptômes qu'il présente sont faits pour tromper un praticien inexpérimenté et lui faire croire à une cataracte. Toutefois, la couleur de l'œil glaucomateux suffit pour démontrer qu'en tout cas il ne s'agit pas d'une cataracte lenticulaire simple. La cataracte verte est toujours accompagnée de glaucome. Lorsqu'on dilate la pupille par le moyen de la belladone, l'apparence verdâtre qu'offre le glaucome simple semble se retirer à une plus grande profondeur derrière l'iris et devenir plus circonscrite. Quant aux autres symptômes diagnostiques, je les ai examinés complétement à la page 311. J'ai aussi indiqué là les signes catoptriques du glaucome au début.

Il y a une affection traumatique de l'œil qui ressemble beaucoup au glaucome (1). Les lésions qui la déterminent sont généralement graves; telles, par exemple, une plaie pénétrante de la cornée ou un coup de poing. Il survient une iritis et en quelques jours la pupille devient d'une belle couleur vert-de-mer. Je suppose que cet état dépend d'un dépôt lymphatique ou purulent immédiatement derrière le cristallin.

Anatomie pathologique. — C'est une chose remarquable que le petit nombre et l'imperfection des données fondées sur la dissection d'yeux glaucomateux, recueillies et publiées, soit avant, soit après Brisseau. Le lecteur aura vite reconnu combien la dissection des yeux de Bourdelot, faite par Maréchal, est peu concluante. Un seul fait, quelque remarquable et quelque authentique qu'il soit ne peut suffire pour établir une conclusion générale. Il n'est même pas démontré que les yeux de Bourdelot aient jamais présenté, à aucune période de sa vie, les symptômes du glaucome; de sorte que, si Brisseau n'avait point eu d'autres données, il est probable qu'il n'aurait rien pu conclure d'un fait isolé et incomplet.

Je désirais depuis longtemps m'assurer, par la dissection, des altérations que l'œil éprouve dans le glaucome; ayant eu la chance d'obtenir, il y a quelque temps, plusieurs yeux atteints de cette maladie, je les ai examinés soigneusement et voici les particularités que j'y ai observées dans le plus grand nombre des cas :

(1) Ammon's Zeitschrift für die Ophthalmologie; vol. V, p 62; Heidelberg. 1835.

1. Le cristallin, surtout dans son noyau et derrière lui, est d'une teinte ambrée jaune-brun; la consistance en est ferme, et la transparence parfaite ou presque parfaite. Dans quelques cas, néanmoins, la teinte jaune-brun du noyau et des lamelles situées derrière lui est si profonde, qu'elle diminue considérablement la transparence du cristallin. Celui-ci est aussi plus sec qu'à l'ordinaire.

2. L'humeur vitrée est diffluente, parfaitement transparente, incolore ou légèrement jaunâtre. On n'y retrouve aucune trace de la membrane hyaloïde.

3. La choroïde, surtout la portion qui est en contact avec la rétine, est d'une légère teinte brune, avec peu ou pas de pigment.

4. Il n'y a plus dans la rétine aucune trace de la tache jaune ou du trou central.

C'est à la première de ces altérations, c'est-à-dire à la teinte ambrée jaune-brun du cristallin, et surtout de ses lamelles centrales, que j'attribue l'aspect particulier des parties profondes de l'œil dans le glaucome. Une légère coloration ambrée du cristallin est même le seul changement que m'ait révélé la dissection dans des glaucomes commençants. Le cristallin glaucomateux, vu en place, semble verdâtre ou même parfois d'un vert-de-mer foncé. Lorsqu'il est extrait de l'œil, toute teinte verte a disparu, soit à l'intérieur de l'œil privé de cristallin, soit dans la lentille que l'on examine. Lorsqu'on regarde le cristallin contre le jour, il parait d'une couleur d'ambre foncée. Ainsi, dans le glaucome, le cristallin est devenu, dans un certain sens, diplochromatique. Cette lentille, ainsi que l'humeur vitrée qui est souvent jaunâtre, a le pouvoir de décomposer la lumière incidente, absorbant les rayons violets, bleus et rouges et n'affectant que très peu les rayons jaunes et verts; de sorte que ceux-ci restent dispersés : d'où résulte l'aspect verdâtre des humeurs.

C'est un fait bien connu que diverses substances, tant naturelles qu'artificielles, présentent une couleur différente suivant qu'on les voit par réflexion ou par réfraction. Ainsi, un morceau de feuille d'or, vu à la lumière réfléchie est jaune, tandis qu'il est vert à la lumière transmise. Le contraire a lieu pour le cristallin glaucomateux. Vu dans l'œil, à la lumière réfléchie, il parait vert, tandis qu'au dehors et à la lumière transmise, il est d'une teinte ambrée ou d'un brun-jaunâtre. On pourrait signaler de nombreux exemples de phénomènes analogues (1).

---

(1) L'infusion de *lignum nephriticum*, tenue entre l'œil et la lumière, parait d'un beau rouge doré; mais si on la tient de façon à ce que l'œil se trouve entre la lumière et la fiole qui la contient, elle parait bleue. (Boyle's Experiments and Considerations touching Colours, pp. 199, 216; London, 1670.) Le purpurate d'ammoniaque est d'un rouge foncé à la lumière transmise; tandis qu'à la lumière réfléchie les deux plus larges facettes opposées des cristaux de ce sel paraissent d'un vert brillant. (Philosophical Transactions for 1818, p. 423.) Si l'on fait passer un courant d'acide hydrosulfurique gazeux à travers du sang de bœuf privé de fibrine par le battage, une grande quantité de ce gaz est absorbée, et le sang devient d'un vert olive sale par réflexion, et d'un rouge trouble par réfraction. Une solution de bile dans l'alcool présente

Il n'y a dans l'œil humain aucune surface verte qui puisse réfléchir directement les rayons verts, comme le fait le tapis dans l'œil du mouton. Il me paraît donc que c'est à l'absorption des rayons extrêmes du prisme, lorsque la lumière traverse l'œil, qu'est dû ce reflet verdâtre, et que c'est le cristallin qui, vraisemblablement, produit cet effet. Comme preuve, je dirai que, si l'on extrait le cristallin, ou s'il vient à s'enfoncer dans l'humeur vitrée diffluente, l'aspect glaucomateux ou verdâtre de l'œil disparaît. C'est ce que j'ai vu très nettement chez un malade dont j'ai déjà rapporté l'observation. (*V.* Obs. 548, t. I, p. 601.) Ayant extrait dans ce cas un cristallin glaucomateux, qu'un coup avait fait passer dans la chambre antérieure et qui, à la lumière transmise, paraissait d'un jaune brunâtre, la pupille de l'œil blessé devint parfaitement noire, tandis que celle du côté opposé continuait d'offrir l'aspect ordinaire du glaucome avancé.

L'état de dissolution de l'humeur vitrée, que mes dissections me portent à considérer comme appartenant généralement à la maladie, s'accompagne toujours, au moins dans la période moyenne du glaucome, d'une dureté anormale de l'œil au toucher, évidemment due à un excès de distension de ses tuniques.

Dans un cas de glaucome, j'ai vu le cristallin tremblotant. Il n'était ni opaque ni cataracté. Je découvris sa mobilité par le mouvement évident d'un point lucide situé derrière la pupille et changeant de place à chaque mouvement de l'œil.

Le malade atteint de glaucome au second degré ou au début du troisième, voit mal parce que la rétine n'est pas saine, que le pigment de la choroïde ne peut plus absorber les rayons lumineux, et que la lumière ne traverse plus librement la portion centrale du cristallin qui a revêtu une teinte foncée ; néanmoins il voit encore, et souvent pendant des années parce qu'une quantité de lumière, suffisante pour la perception des objets, est encore transmise à la rétine par la portion circonférentielle du cristallin.

Si, dans la seconde, la troisième ou la quatrième période du glaucome, on essaie de déplacer le cristallin avec l'aiguille, il arrive souvent qu'il s'enfonce tout à coup dans l'humeur vitrée ; si l'on tente

---

aussi ces deux couleurs. (Tiedemann et Gmelin, Recherches sur la digestion, p. 19 ; Paris, 1827.) Une dissolution de sulfate de quinine dans l'acide tartrique, fortement diluée, quoique parfaitement incolore et transparente lorsqu'on la tient entre l'œil et la lumière ou un objet blanc, laisse voir, dans certaines positions et sous certaines incidences de la lumière, une teinte extrêmement vive d'un magnifique bleu céleste. (Herschel, Philosophical Magazine, March, 1845, p. 256.)

Le dernier phénomène que nous venons de rapporter est un exemple de ce que le professeur Stokes (Philosophical Transactions for 1852, p. 463) appelle *fluorescence*, et un examen plus approfondi fera peut-être découvrir que l'aspect dyplochromatique du cristallin glaucomateux est un phénomène qui rentre dans la même catégorie. Le mot *diplochromatisme* peut fort bien être employé pour exprimer les changements de couleur que l'on observe dans le cristallin glaucomateux et dans diverses autres substances, suivant qu'on les regarde à la lumière transmise ou à la lumière réfléchie, les mots *dichromatisme* et *dichroïsme*, étant déjà appliqués à d'autres phénomènes optiques.

l'extraction, la même chose arrive parfois, de façon à rendre l'opération illusoire, si même l'œil n'est pas vidé par l'écoulement de l'humeur vitrée dissoute. Lors même que l'extraction s'exécute avec les plus grands ménagements, et à travers une petite ouverture de la cornée, une grande quantité de ce fluide s'échappe souvent.

Le cristallin simplement glaucomateux, ou à l'état de cataracte glaucomateuse, peut, abandonné à lui-même, rester plusieurs années *in situ*, malgré l'état de dissolution de l'humeur vitrée, maintenu qu'il est par la zonule de Zinn ou ligament suspenseur du cristallin, qui conserve encore son adhérence aux procès ciliaires ; à la fin, toutefois, cette attache cède, et alors le cristallin tombe brusquement au fond de l'œil, comme dans le cas déjà cité de Mayerne, (*V.* p. 487, *note*).

Eble (1), Rosas (2) et Warnatz (3), ont rapporté des dissections d'yeux glaucomateux à une période avancée, et après que l'inflammation de la choroïde était venue compliquer l'affection des milieux dioptriques de l'œil ; ils ont trouvé une extrême variété d'altérations morbides dans les divers tissus de l'œil.

La sclérotique adhérente à la choroïde et celle-ci à la rétine ; les vaisseaux de la choroïde dilatés, ses veines surtout variqueuses ; des ossifications dans la choroïde ; des adhérences de l'iris à la capsule du cristallin et à la cornée ; la rétine tachetée d'exsudations rouges ponctiformes, épaissie, ramollie, atrophiée ; le corps vitré affaissé ; la membrane hyaloïde offrant par places une fermeté anormale ; des épanchements fibrineux ou d'un fluide rougeâtre, contenant des dépôts d'un brun-verdâtre ; le cristallin ramolli et opaque : telles sont les principales altérations trouvées à la dissection.

J'ai maintenant devant moi l'un des yeux du malade dont j'ai rapporté l'observation à la page 359. La maladie qui, ainsi que je l'ai établi, avait été prise pour une cataracte, s'est terminée par la perte complète de la vue par suite de glaucome. A la dissection, on retrouve à peine quelque trace de la structure naturelle de l'intérieur de l'œil. La choroïde, adhérant intimement à la sclérotique en dehors, est tellement confondue en dedans avec le contenu de l'œil, et celui-ci est tellement altéré par des exsudations fibrineuses, que l'on ne peut plus distinguer la rétine. Dans ce cas, ainsi que dans un autre que j'ai eu l'occasion d'examiner après la mort, les nerfs optiques étaient aplatis et atrophiés.

Cause prochaine. — Quant à la cause de l'altération du cristallin, nous ne pouvons rien en dire de satisfaisant. Le cristallin peut être considéré comme le produit d'une sécrétion et les altérations qu'il subit comme dépendant de l'état de l'organe par lequel il est sécrété.

(1) Ammon's Zeitschrift für die Ophthalmologie. vol. I, p. 310 ; Dresden, 1831.
(2) Handbuch der Augenheilkunde, vol. II, p. 726 ; Wien, 1830.
(3) Ueber das Glaukom, pp. 92, 130 ; Leipzig, 1844.

Il puise indubitablement ses matériaux de nutrition, aussi bien que l'humeur vitrée, dans les capillaires du corps ciliaire, et c'est probablement à quelque altération morbide de ces vaisseaux ou du sang qu'ils charrient, que sont dus les changements auxquels nous donnons les noms de cataracte et de glaucome. Une inflammation chronique de la rétine et de la choroïde, d'une nature spécifique mais obscure, est peut-être la cause qui amène la destruction de la membrane hyaloïde, qui, à son tour, détermine vraisemblablement une série d'autres changements locaux, même dans les organes primitivement affectés. Il est probable que le fluide aqueux qui occupe la place de l'humeur vitrée, devenant surabondant, provoque par compression l'absorption du pigment, et rend complète l'insensibilité de la rétine déjà altérée.

Bien que l'on ne puisse douter de la fonction toute subsidiaire que l'épithélium de la choroïde remplit dans l'exercice de la vision, il est évident néanmoins que, sans l'aide du pigment, il est impossible qu'aucune impression correcte se produise sur la rétine. Ce fait, que l'œil de l'albinos, dont les cellules pigmentaires sont dès la naissance privées de matière colorante, ne peut apercevoir distinctement les objets à la lumière d'un jour ordinaire, suffit pour démontrer la nécessité de l'intégrité de l'épithélium choroïdien pour que l'œil accomplisse régulièrement ses fonctions.

Causes excitantes et prédisposantes. — Les Allemands paraissent considérer le glaucome comme toujours lié à la goutte, ou plutôt comme le résultat d'une inflammation arthritique lente de l'œil, et surtout de la choroïde.

Les mêmes causes qui produisent l'iritis arthritique et la choroïdite (*V.* pp. 48, 63, 64), l'inquiétude, le chagrin et la perte de sommeil, paraissent aussi déterminer le glaucome.

L'état cachectique, engendré dans l'économie par l'usage habituel des spiritueux et du tabac, contribue puissamment à la production du glaucome. Cette maladie paraît aussi se développer de préférence chez ceux qui ont été scrofuleux dans leur enfance ou qui ont beaucoup exercé leurs yeux sur de petits objets réfléchissant vivement la lumière.

Il n'est pas aisé d'expliquer la fréquence du glaucome dans certains pays et dans certaines classes de la société, et sa rareté dans d'autres. Ainsi, Bénédict nous dit que la moitié des malades atteints de glaucome qu'il a vus pendant douze ans d'exercice à Breslau, étaient juifs, et que cette affection est extrêmement commune parmi les israélites (1). Scarpa, d'un autre côté, n'a pas jugé à propos de parler du glaucome dans son *Traité des maladies des yeux.* Une chose qui est aussi digne de remarque, c'est que, dans une de ses lettres à Maunoir, il dit que pen-

_____

(1) Handbuch der praktischen Augenheilkunde, vol. V, p. 146; Leipzig, 1825.

dant le long espace de temps qu'il avait occupé la chaire d'anatomie à Pavie, il n'avait jamais rencontré dans ses dissections aucun cas de dissolution de l'humeur vitrée, et qu'après avoir lu l'ouvrage que Sir William Adams publia en 1817, il avait fait examiner quarante yeux au moins de sujets morts entre soixante et quatre-vingt ans, sans avoir rencontré chez aucun d'eux un ramollissement total ou partiel du corps vitré.

Pronostic. — Quand le glaucome a commencé sur un œil, la maladie s'étend généralement à l'autre. On la voit souvent à des périodes diverses dans les deux yeux. Le glaucome complétement établi est tout à fait incurable; mais la médication arrête parfois les progrès de la maladie, et dans certaines circonstances améliore même la vision.

Traitement. — 1. Sur la présomption que le glaucome est dû à une affection inflammatoire de la choroïde et de la rétine, on a employé contre lui la saignée et les purgatifs. Ce traitement a quelquefois été couronné de succès. Les révulsifs se sont aussi montrés utiles et spécialement les frictions entre les deux épaules avec de la pommade stibiée.

2. On a aussi prescrit le calomel avec l'opium, se basant sur ce principe que, dans toutes les inflammations profondes de l'œil, le mercure se montre salutaire. Ainsi que dans l'ophthalmie arthritique, avec laquelle le glaucome a certainement de l'affinité, le mercure, administré à dose altérante, est plus utile qu'alors qu'on le pousse au point d'affecter la bouche. Le fait est que l'âge et la constitution des personnes sujettes au glaucome, prescrivent de ne faire usage qu'avec les plus grands ménagements de la saignée et du mercure.

3. On doit ordonner le repos des yeux, un régime doux, l'entretien des fonctions de la peau, l'abstinence des liqueurs alcooliques et du tabac sous quelque forme que ce soit.

4. Les anti-névralgiques, tels que la teinture de belladone prise à l'intérieur par doses de dix à quinze gouttes, ou la teinture d'aconit de Fleming à la dose de trois à quatre gouttes, trois fois par jour, contribuent beaucoup à diminuer la douleur qui accompagne fréquemment cette maladie.

5. L'inflammation arthritique est souvent combattue très avantageusement par l'emploi des toniques, tels que le carbonate de fer, le sulfate de quinine et autres semblables. Après la déplétion, on doit aussi essayer ces remèdes dans le glaucome.

6. La dilatation de la pupille à l'aide de la belladone améliore la vision de la plupart des yeux glaucomateux dans la seconde période de la maladie; c'est un moyen palliatif auquel on peut recourir journellement. Le meilleur mode d'application consiste dans l'introduction, tous les deux jours, d'une goutte de solution d'atropine entre les paupières.

Quelques malades, néanmoins, se trouvent éblouis par la dilatation de la pupille et leur vue s'en trouve plus troublée ; il faut naturellement renoncer alors à ce moyen.

7. Comme un excès d'humeur vitrée dissoute paraît faire partie essentielle des changements morbides qui surviennent dans la période avancée du glaucome, il est logique de conclure que la ponction de la sclérotique et de la choroïde, pratiquée de temps en temps, peut être utile en faisant cesser la compression que l'accumulation du fluide exerce sur la rétine. La ponction se pratique avec un large couteau à iris qu'on fait pénétrer dans le point où l'on enfonce l'aiguille dans l'opération de la cataracte par abaissement. On pousse l'instrument vers le centre de l'humeur vitrée, on le fait un peu tourner sur son axe, et on le maintient une minute ou deux dans cette position, afin que le fluide puisse s'échapper. Une amélioration momentanée de la vision, aussi bien qu'une diminution de la douleur, est souvent le résultat de cette opération ou même de la ponction de la cornée et de l'évacuation de l'humeur aqueuse.

[*Obs.* 539. — Un homme, âgé de 50 ans, d'aspect un peu boursouflé, d'ailleurs d'une constitution normale, vint me consulter, il y a environ trois mois, se plaignant d'une inflammation de l'œil droit qui l'incommodait depuis quelques jours : il s'agissait d'un glaucome aigu, dans lequel la vision était déjà si diminuée que le malade percevait bien les mouvements d'une main, mais n'en pouvait plus compter les doigts. Je le fis tenir dans une chambre sombre, lui fis suivre un traitement énergique antiphlogistique et dérivatif, et prendre chaque soir de fortes doses d'opium. L'inflammation diminua, les douleurs cessèrent presque entièrement ; mais la vue ne s'améliora que jusqu'à permettre de compter avec peine les doigts à quelques pieds d'éloignement ; le champ visuel avait quelque peu diminué d'étendue ; la pupille apparaissait toujours comme à travers une forte fumée, ce qui était surtout dû à un trouble diffus de l'humeur aqueuse et à un dépôt à la face postérieure de la cornée, symptômes ordinaires du glaucome aigu. Dans une affection qui se joue à ce point des résultats de la thérapeutique, essayer de nouveaux moyens est un devoir absolu. On voit sans doute les accès du glaucome aigu céder, la vue s'améliorer après l'emploi d'antiphlogistiques, de mercuriaux et surtout de fortes doses d'opium ; mais il n'en est pas moins vrai qu'à chaque nouvelle crise inflammatoire, le champ visuel se rapetisse en direction centripète, ou que ce phénomène va en augmentant peu à peu sans nouvel accès inflammatoire. Aussi, me basant sur le fait que l'amaurose qui provient du glaucome aigu résulte, d'après bien des symptômes (dureté du globe oculaire, anesthésie de la cornée, paralysie de l'iris, pouls artériel, diminution de la vue par le rapetissement du champ visuel) de la compression interne, je résolus de recourir avec énergie au traitement qui pourrait la diminuer. Le sulfate d'atropine n'ayant produit aucun effet, je pratiquai la paracentèse de la chambre antérieure. Dès que j'eus laissé écouler l'humeur aqueuse, l'iris et la pupille se montrèrent beaucoup plus clairs, et la vision s'améliora immédiatement, au point que le malade put distinguer les doigts à sept pieds de distance au lieu de quatre. Ces premiers résultats provenaient sans doute de la soustraction de l'humeur aqueuse trouble ; mais il survint ensuite une amélioration croissante de la vue, au point que le malade en put venir à reconnaître, jusqu'à un certain point, de gros caractères d'imprimerie. Cet heureux changement avait sans doute pour cause ceux survenus dans la circulation de l'intérieur de l'œil. L'humeur aqueuse s'étant reproduite trouble, nécessita deux nouvelles paracentèses oculaires. Aujourd'hui, quoique le malade ait encore une pupille presque immobile et dilatée, et un iris décoloré, il jouit d'une vue très-satisfaisante et lit avec facilité, avec des lunettes correspondant à son degré de presbyopie, le caractère d'imprimerie désigné par le n° 3 dans l'ouvrage d'Édouard Jaëger, et ne reste indécis qu'aux mots les plus difficiles du n° 1 (qui est la plus fine impression) : de plus, sa vue est complètement libre de tous les côtés; amélioration que je n'avais encore jamais vue après un accès de glaucome.

Sans vouloir tirer de conclusions d'un seul fait dont la terminaison peut d'ailleurs tromper mes espérances, je crois que les résultats obtenus peuvent encourager à expérimenter, dans des cas analogues, la paracentèse oculaire, importante opération thérapeutique que je compte étudier spécialement dans un des prochains cahiers. Je me bornerai à ajouter que, chez ce malade, le pouls artériel de la rétine non-seulement n'a pas cessé d'exister, mais encore n'a pas du tout diminué (1). T. W.]

8. L'extraction du cristallin d'un œil glaucomateux fait disparaître l'apparence verdâtre des humeurs et améliore parfois la vision du malade. Néanmoins, bien que je sois persuadé que l'absence du cristallin peut être avantageuse dans les premières périodes du mal, et empêcher notablement le développement de l'amaurose qui finit par accompagner le glaucome, l'extraction est une opération que je n'oserais prendre sur moi de recommander comme méthode générale. Le patient, dans la seconde période de la maladie, voit encore trop bien pour qu'on puisse lui faire courir les risques d'une inflammation arthritique qui peut succéder à la moindre opération. J'ai vu opérer des glaucomes pour des cataractes, c'est-à-dire enlever par extraction le cristallin ayant la teinte ambrée, l'opérateur croyant extraire un cristallin opaque et atteint de cataracte; et j'ai vu en pareil cas l'incision se guérir sans inflammation et la vision du malade éprouver une grande amélioration. Mais quelquefois aussi, j'ai vu se déclarer une inflammation si violente que les parties les plus importantes de l'œil se sont trouvées détruites. Il y a tout lieu de croire que l'on a fréquemment opéré avec l'aiguille des glaucomes pris pour des cataractes, et qu'en général le résultat de l'abaissement ou de la division pratiqués dans ces circonstances a été fatal à la vision.

L'observation suivante est une de celles qui m'ont amené à penser que l'extraction pourrait être un moyen de prévenir les altérations du glaucome, non-seulement celles qui ont pour siége la lentille, mais encore celles qui occupent la rétine.

Obs. 540. — R. C., âgé de 48 ans, vint me consulter en mars 1820 pour un affaiblissement de la vue de l'œil gauche qui présentait déjà l'aspect glaucomateux. Il existait dans l'œil droit une cataracte capsulo-lenticulaire, conséquence d'une lésion traumatique remontant à 40 ans de date, et qui avait été suivie de l'absorption du cristallin. Comme la vue de l'œil gauche baissait rapidement et que le droit conservait encore la faculté de distinguer la lumière de l'obscurité, j'ouvris la cornée de cet œil, j'allai saisir la capsule que j'attirai hors de la pupille, et en partie entre les lèvres de l'incision de la cornée, où je la laissai contracter des adhérences, assurant ainsi un passage pour l'arrivée des rayons lumineux dans l'œil. La vision ainsi rendue était aussi bonne que celle qui succède à une opération ordinaire de cataracte, et pendant plusieurs années le malade put, à l'aide d'un verre à cataracte, voir assez de cet œil pour continuer ses occupations. La vision de l'œil gauche continua d'aller en s'affaiblissant, avec développement de symptômes qui me parurent être indubitablement ceux du glaucome et de l'amaurose. Le malade était néanmoins persuadé qu'il avait une cataracte de ce côté et me pressait de

[(1) Graefe. Archiv für Ophthalmologie, t. I, 2, p. 299-307, et Annales d'Oculistique, t. XXXVI, p. 171.]

l'opérer. Je m'y refusai; mais je lui recommandai, puisqu'il conservait encore des doutes, d'aller consulter feu le docteur Monteath. Il se trouva fort désappointé lorsque le docteur Monteath n'eut fait que confirmer ce que je lui avais dit. N'étant néanmoins pas encore satisfait, il se rendit à Édimbourg, où malheureusement on l'entretint dans l'idée qu'il était affecté de cataracte : il se soumit donc à une opération qui n'eut d'autre résultat que de provoquer une inflammation violente et destructive.

En réfléchissant à ce cas, je fus frappé de l'idée que l'absence totale non-seulement de glaucome, mais aussi d'amaurose, dans l'œil droit, dépendait de ce que le cristallin avait été absorbé à une époque peu avancée de l'existence de ce malade; car le glaucome est une affection qui d'ordinaire n'attaque que rarement un œil sans affecter aussi promptement l'autre. L'absence du cristallin peut également avoir agi en prévenant la maladie de la membrane hyaloïde, qui se termine par sa destruction, et à laquelle, autant que nos connaissances actuelles permettent de le faire, je me sens disposé à attribuer en grande partie l'origine de l'affection de la rétine qui survient dans le glaucome.

Ce n'est que dans la seconde période du glaucome qu'il peut être question d'extraire le cristallin. Une opacité pâle, d'un vert sale, située derrière la pupille, mais plus profondément que l'opacité d'une cataracte ordinaire, de sorte que, à cause de la transparence des lamelles superficielles du cristallin, l'iris répand sur l'opacité une ombre plus étendue que lorsque la superficie de la lentille est opaque; la consistance naturelle de l'œil; l'état sain du tissu de l'iris; la dilatation naturelle de la pupille; l'absence de l'image renversée, alors que l'image droite profonde représente une flamme jaune étendue; la vision altérée comme dans une cataracte lenticulaire; la marche de l'affection, qui est beaucoup plus lente que celle d'une cataracte lenticulaire, et met à devenir mûre pour l'opération autant d'années que l'autre met de mois : voilà les particularités qui nous mettent à même de décider que la maladie est un glaucome à sa seconde période, et qu'il y a des chances pour que l'extraction du cristallin rétablisse la vision. Ce dernier fait est important, parce que les praticiens, lorsqu'ils aperçoivent une opacité verte derrière la pupille, sont disposés à conclure qu'il s'agit d'une amaurose aussi bien que d'une altération des milieux réfringents de l'œil. Il en résulte qu'on abandonne comme incurables des malades auxquels l'extraction du cristallin aurait pu rendre la vue. Dans les cas dont il s'agit, un examen attentif démontre que la vision n'est pas éteinte, mais que l'œil conserve encore autant la faculté de voir qu'un œil cataracté; l'organe n'est pas dur au toucher comme une pierre, car cet état ne survient que dans la troisième période, alors qu'à un état glaucomateux du cristallin viennent s'ajouter la dissolution et l'accumulation de l'humeur vitrée; la sclérotique n'est pas amincie au point de laisser transparaître la choroïde, et les vaisseaux de l'œil ne sont pas dilatés et variqueux comme dans la période avancée et irrémédiable de la maladie.

Il arrive néanmoins parfois qu'une amaurose incomplète accompagne la seconde période du glaucome, comme c'était le cas dans l'œil droit du malade dont je vais rapporter l'histoire, et alors l'opération ne produit aucun avantage.

Obs. 541. — Robert Shaw, tisserand, âgé de 56 ans, est admis au *Glasgow Eye Infirmary* le 14 janvier 1841 ; il a dans chaque œil une opacité lenticulaire, d'une teinte pâle, d'un vert sale, et paraissant bornée aux portions centrale et postérieure des cristallins. La vision de l'œil droit, où l'apparence opaque est plus prononcée, est si affaiblie que cet organe ne peut plus distinguer les objets. La vue de l'œil gauche est aussi affaiblie, mais de ce côté il distingue encore le nombre de doigts qu'on lui présente. Pupilles de dimension naturelle, mais paresseuses et à mouvements peu étendus. Globes oculaires de consistance normale, situés profondément dans les orbites. La vue a commencé à baisser il y a quatre ou cinq ans, après une fièvre typhoïde à la suite de laquelle il eut un érysipèle. Il dit n'avoir jamais été myope ni presbyte.

15. On lui a appliqué hier de l'extrait de belladone ; depuis lors il pense que sa vision est plus distincte. — Février 1er. Il distingue de l'œil gauche des caractères d'un pouce de hauteur. L'œil droit n'a plus guère que la faculté de distinguer la lumière de l'ombre. L'opacité des cristallins est si prononcée que l'on n'aperçoit aucune image renversée par l'examen catoptrique des yeux. — Septembre 12. L'opacité, qui a toujours sa même teinte vert-sale, s'est avancée lentement vers l'iris. Le malade a été employé dans ces derniers temps comme commissionnaire, mais il ne voit plus assez pour en faire la besogne. — 28. La pupille droite ayant été dilatée par la belladone, on introduit une aiguille courbe à travers la sclérotique et l'on divise la capsule antérieure. — 29. Il a eu la nuit dernière une attaque de douleur, pour laquelle on l'a saigné et on lui a fait prendre une pilule de calomel avec l'opium. Continuation de la belladone sur les paupières droites. Continuer la pilule matin et soir. — Octobre 1er. Cessation des pilules. — Novembre 6. On introduit de nouveau l'aiguille courbe à travers la sclérotique et l'on divise la capsule et le cristallin. — 7. On le saigne ce matin à cause de la douleur qu'il a ressentie dans l'œil droit, et il prend quatre grains de calomel et un d'opium. — 17. On introduit à travers la sclérotique une très fine aiguille droite, dans le but de déplacer le cristallin, suivant le procédé recommandé par M. Morgan, dans Guy's Hospital Reports, vol. VII, p. 461. Ceci échouant, on divise la capsule antérieure, et l'on retire l'aiguille. Applications de belladone sur les paupières gauches. — Décembre 10. On renouvelle à l'aide de l'aiguille introduite par la sclérotique la division de la capsule gauche et l'on attaque un peu le cristallin. — 2 février 1843. La pupille gauche étant dilatée par la belladone, on divise de nouveau la capsule et le cristallin à l'aide d'une aiguille courbe introduite à travers la sclérotique. — 14. La vision ne s'améliore pas. — Mai 16. La vision s'est beaucoup améliorée. — Août 1er. La pupille gauche est parfaitement claire, et la vision de cet œil bonne : la partie inférieure et externe de la pupille droite est claire ; sa portion supérieure et interne est occupée par un lambeau de capsule opaque. Avec un verre convexe de deux pouces et demi de foyer, il lit de l'œil gauche les caractères d'une bible d'école. De l'œil droit, il voit un peu lorsqu'il regarde vers la droite.

Dans la troisième période du glaucome, il n'y a plus rien à espérer d'une opération, et par suite de l'état de dissolution de l'humeur vitrée et de l'état variqueux des vaisseaux, il y a beaucoup de danger à la tenter.

J'ai déjà dit que les divers éléments du glaucome ne se présentent pas toujours invariablement dans le même ordre. Ainsi, l'élément rétinien ou amaurotique est souvent le premier qui attire l'attention. Weller pense qu'il constitue toujours le premier des changements morbides, car il dit : « Primum hujus morbi symptoma visûs defectio est,

« pupillæ colora subviridis multo serius demum animadvertitur (1). »
Mais je pense qu'il est plus conforme aux faits de dire que, dans les
cas qui ont donné lieu à la remarque de Weller, il s'agissait d'yeux glaucomateux devenus amaurotiques, et non de cas dans lesquels le groupe
de symptômes qui constitue le glaucome avait débuté par la rétine.

L'amaurose accompagne si généralement la période avancée du glaucome, que l'on a présumé qu'il en était toujours ainsi et à toutes les
périodes. M. Wardrop, ainsi que nous l'avons déjà vu, va même jusqu'à appeler le glaucome une espèce d'amaurose. L'observation de
Shaw démontre l'erreur de cette opinion : son œil gauche était affecté
d'un glaucome évident ; néanmoins la rétine avait conservé une sensibilité parfaite.

On doit être prévenu qu'un œil glaucomateux est toujours très susceptible d'éprouver une inflammation qui va jusqu'à la désorganisation,
quelque légère que soit l'opération qu'on y pratique. L'inflammation
arthritique, accompagnée de douleurs intenses et de longue durée ;
l'occlusion de la pupille et l'insensibilité complète de la rétine, sont fréquemment le résultat de l'opération du déplacement exécutée sur un œil
glaucomateux ; d'un autre côté l'extraction expose presque tout autant
au danger d'une suppuration complète. De là vient qu'il faut donner la
préférence au procédé qui consiste à comminuer le centre de la capsule
antérieure à l'aide d'une fine aiguille introduite à travers la sclérotique
ou la cornée, et à répéter avec précaution, toutes les six semaines, la
division du cristallin jusqu'à ce qu'il soit complétement absorbé. Un
œil cataracté est ordinairement parfaitement sain, à l'exception du cristallin surtout dans ses couches superficielles devenues opaques ; mais,
dans chaque tissu d'un œil glaucomateux, il existe une tendance cachée
à la maladie contre laquelle on ne saurait trop se tenir en garde.

SECTION II.

OEIL DE CHAT.

On ne saurait douter que, sous le nom d'*œil de chat*, on n'ait confondu
plusieurs états morbides différant entièrement par la nature et par le
siége, et ne se ressemblant que par un seul point, l'aspect opalescent
de la pupille ou du fond de l'œil, ces parties réfléchissant la lumière
en teintes variées, ou tout au moins avec une intensité diverse, suivant
la direction dans laquelle l'œil est tourné. Beer (2) comparait cet aspect
à celui que donne la réflexion du tapis de l'œil d'un chat.

1. Ce que Beer appelle œil de chat amaurotique, et qui se déclare

---

(1) Icones ophthalmologicæ, p. 22 ; Lipsiæ, 1824.
(2) Lehre von den Augenkrankheiten, vol. II, p. 495 ; Wien, 1817.

chez les enfants à la suite de lésions traumatiques de l'œil, n'est autre
chose que ce que nous avons déjà décrit (page 267) comme un dépôt
non malin occupant la place de l'humeur vitrée. Cet état se rencontre
chez l'adulte aussi bien que chez l'enfant, et, vu la cause qui le produit, devrait s'appeler œil de chat traumatique.

Obs. 542. — Chez un homme qui vint me consulter, une plaie de la cornée produite
par un copeau de fer avait déterminé une inflammation considérable des tuniques externes,
un grand trouble de la chambre antérieure par suite d'un épanchement de lymphe, et une
couleur vert-doré de l'iris. Lorsque la chambre antérieure s'éclaircit, on aperçut sur la
capsule de la lymphe qui s'absorba sous l'influence du traitement ordinaire, et le cristallin
se trouva transparent; mais on remarqua derrière lui une opacité d'apparence concave,
d'un vert jaunâtre, comme si de la lymphe plastique recouvrait la rétine. L'œil dans cet
état ne pouvait plus que distinguer la lumière de l'obscurité.

2. L'affection des vieillards, que Beer comprend dans la description
que nous avons déjà citée, et qui offre un reflet particulier, un aspect
argentin ou nacré du fond de l'œil, est différente (1). J'ai vu cette
espèce d'œil de chat sur des yeux jouissant encore de la faculté de
voir et chez d'autres qui étaient amaurotiques. Le reflet paraissait provenir d'un seul côté de l'œil situé aussi profondément que la rétine.
Tous les malades que j'ai vus étaient d'un âge avancé. La cause de ce
reflet est inconnue, mais ne peut consister en une simple absence du
pigment.

3. Il existe encore un autre état de l'œil dans lequel la lumière diversement réfléchie semble provenir de la face antérieure de la capsule
du cristallin, et présente beaucoup de ressemblance avec une opale,
pierre que le vulgaire appelle œil de chat. Dans ces sortes de cas, lorsqu'on regarde l'œil directement en face, on n'aperçoit qu'une opacité
brunâtre; mais chaque fois que le malade regarde en haut, l'opales-
cence devient très manifeste et présente un reflet luisant et presque ar-
genté. La nature de cette affection, qui diffère évidemment de celles
dont nous avons déjà parlé, n'a jamais été déterminée par la dissection.

Dans un cas où les deux yeux étaient affectés et ne conservaient plus
que la faculté de distinguer la lumière de l'obscurité, je m'aventurai,
sur la demande du malade, à ouvrir l'une des cornées, et je portai une
aiguille à cataracte à travers la pupille. Je ne sentis rien d'analogue à
la résistance qu'aurait dû offrir le cristallin; il se fit un écoulement
abondant de fluide aqueux, la cornée se cicatrisa et l'aspect opalescent reparut presque exactement comme avant l'opération.

Dans un autre cas dans lequel cette espèce d'œil de chat était très
évidente, le malade lisait très facilement au moyen de lunettes et n'offrait aucun signe d'amaurose.

(1) Cette variété d'œil de chat a été représentée par Von Ammon, dans son Darstellungen ;
Theil I, taf. XV, fig. 10, 11.

CHAPITRE XXV.

—

SECTION Iʳᵉ.

MYOPIE.

Syn — Myopie, de μύω, *je ferme,* et ὤψ, *l'œil;* le μύωψ, ou *individu affecté de myopie,* ayant l'habitude de fermer les yeux à demi lorsqu'il essaie d'apercevoir les objets éloignés. Short-sightedness. Near-sightedness. Over-refraction, *Angl.* Vue basse, *Fr.*

Pour voir les objets le mieux possible, il faut qu'ils soient situés à une certaine distance de l'œil, qui est le *point de la vision distincte.* Ce point varie pour les différents individus et parfois même pour les deux yeux de la même personne. Il est en moyenne situé à une distance de quinze à vingt pouces anglais de l'œil, et la limite extrême pour les yeux ordinaires ne descend pas en dessous de sept à huit pouces. Les personnes qui ne peuvent voir distinctement les objets qu'à la condition de les tenir plus près de l'œil qu'à cette dernière distance sont dites *myopes.* Celles, au contraire, qui sont obligées, pour bien les voir, d'éloigner les objets au delà de la distance ordinaire, sont dites *presbytes.* Chez les unes comme chez les autres, on peut dire qu'il y a dérangement du foyer.

On attribue généralement ces deux imperfections de l'œil à quelque particularité des milieux transparents de l'organe. On suppose que, dans l'œil myope, ou bien les rayons lumineux éprouvent une réfraction trop forte, de façon à se réunir en foyer au-devant de la rétine; ou que l'axe de l'œil est plus long qu'à l'ordinaire, de sorte que la rétine, reportée trop en arrière, ne peut recevoir les impressions avec la perfection nécessaire à la vision distincte. On admet que l'œil presbyte offre des conditions opposées. Ainsi, ou l'axe en est trop court, ou le pouvoir réfracteur en est trop faible; de sorte que les rayons qui partent des objets pour pénétrer dans l'œil, tendent à se réunir en foyer, non sur la rétine, comme il le faudrait, mais derrière elle. La vision parfaite ne peut, en effet, s'exercer qu'avec le degré de réfraction ou une forme de l'œil qui permettent aux rayons lumineux, émanant des corps placés à la distance ordinaire de l'observateur, d'être rassemblés en foyer sur des points correspondants ou presque correspondants de la rétine. Que l'image tombe au devant ou au delà de cette membrane, elle sera diffuse dans l'un et l'autre cas, et il n'en résultera qu'une impression imparfaite. Pour obvier à ces inconvénients, la personne affectée de myopie amène l'objet à la distance convenable pour que l'image puisse en être portée jusqu'à la rétine, tandis que

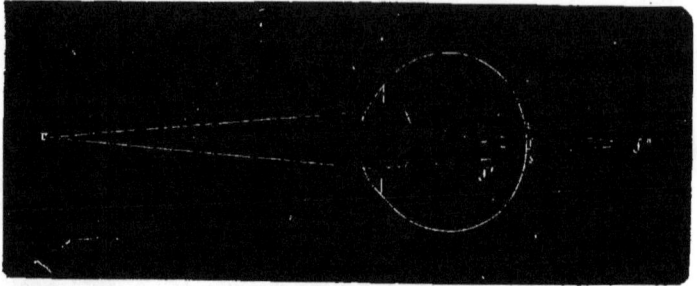

Fig. 140.

Supposons que r dans la fig. 140 représente un point rayonnant : si les rayons qui s'en échappent tombent sur un œil normal, leur foyer sera en f sur la rétine ; s'ils rencontrent au contraire un œil myope, leur foyer sera en f' au devant de la rétine ; et si l'œil est presbyte, le foyer sera en f'' derrière cette membrane ; dans l'un et l'autre de ces deux derniers cas, l'image de r sur la rétine occupera l'espace ss', et sera par conséquent fort diffuse.

le presbyte, en éloignant l'objet à une certaine distance de son œil, en amène l'image au-devant de cette membrane ou sur elle.

Symptômes. — 1. *Symptômes objectifs.* — Les yeux des myopes sont fréquemment proéminents et leurs cornées offrent une convexité exagérée ; il y a en eux quelque chose qui se rapproche de l'hydrophthalmie, la chambre antérieure étant plus profonde que d'ordinaire ; la pupille est généralement large sans être très vive ; le globe de l'œil est résistant, et les paupières souvent douloureuses.

2. *Symptômes subjectifs.* — Comme l'œil myope a, ainsi que l'œil parfait, son point de vision distincte, les personnes atteintes de cette affection au plus haut degré amènent tous les objets qu'elles désirent voir distinctement, à la distance de deux ou trois pouces, ou même d'un pouce de leur œil ; celles qui l'ont à un degré moins prononcé peuvent jouir d'une bonne vision à la distance de six ou même de neuf pouces. On peut considérer comme myope tout œil qui ne voit rien distinctement au delà de dix pouces. Une personne qui se trouve dans ce cas ne peut masquer son infirmité lorsqu'elle essaie de lire ou d'examiner attentivement de petits objets. Lorsqu'elle dirige son attention vers des objets placés à une grande distance, il devient évident ou que ceux-ci ne produisent aucune impression sur la rétine, ou que, s'ils y en produisent une, elle est obscure et mal définie. Elle ne peut distinguer la physionomie des acteurs sur la scène, ni le sujet de tableaux placés à quelques pieds au-dessus de sa tête ; elle ne peut lire ni les avis, ni les enseignes placés sur les portes ou les maisons, ni reconnaître les personnes d'un côté à l'autre de la rue ; si elle entre

dans un grand appartement, où se trouvent plusieurs personnes, elle ne peut facilement distinguer celles qu'elle connaît.

On a remarqué que les myopes ne regardent pas les personnes avec qui ils conversent, parce que, ne pouvant distinguer les mouvements des yeux et de la physionomie, ils se bornent à écouter attentivement ; qu'en lisant, ils tiennent le livre obliquement près de leurs yeux, ce qui les aide à mieux voir, probablement parce que la lumière éclaire alors mieux les pages ; qu'ils voient plus distinctement et un peu plus loin à une forte lumière qu'à une lumière faible, parce que la contraction de la pupille, qui se produit alors, empêche l'entrée des rayons les plus directs, et conséquemment diminue la confusion apparente ; qu'en vertu du même principe, lorsqu'ils essaient de voir distinctement un objet éloigné, ils ferment presque complétement leurs paupières, et qu'à travers une carte percée d'un trou d'épingle, les objets leur paraissent plus clairs et mieux définis qu'à l'œil nu.

Les myopes ont une écriture petite et fine, et préfèrent lire de petits caractères, parce que l'agrandissement de l'angle visuel, dû à la proximité de l'objet, le leur permet.

Lorsque la lumière est peu intense, ils voient communément mieux que les personnes dont la vue est normale ; la cause en est due à la grande dimension de leur pupille. Les myopes voient sans effort les objets rapprochés, tandis que les personnes qui ont une vue ordinaire sont obligées pour cela de contracter les paupières et la pupille, et reçoivent par conséquent moins de lumière lorsque l'éclairage est d'intensité moyenne et que l'objet est rapproché.

Les personnes myopes attribuent d'ordinaire une plus grande dimension aux objets éloignés que celles qui ont une vue ordinaire. La raison en est que, tandis que dans un œil normal les images distinctes se forment à l'intersection des rayons lumineux qui partent de l'objet, dans un œil myope, au contraire, la rétine ne reçoit ces rayons qu'après leur intersection, et conséquemment dans un point qui occupe une plus grande étendue.

La vue d'un myope s'améliore beaucoup lorsqu'il regarde à travers un petit trou, comme celui fait à travers une carte au moyen d'une épingle. Un œil myope aperçoit distinctement les objets rapprochés, parce que les foyers des rayons réfractés sont sur la rétine. Il ne voit qu'indistinctement les objets éloignés, parce que, la rétine étant au delà des foyers, l'image de chaque point s'étale sur elle, sous la forme d'un halo circulaire ; et comme les images des points voisins empiétent les unes sur les autres, il en résulte nécessairement une vision confuse. L'aire du halo formé par chaque point dépend du diamètre de la pupille ; plus le diamètre de celle-ci est grand, plus l'autre est étendue. D'où il suit évidemment qu'en diminuant l'ouverture à travers laquelle la lumière est admise, le halo aura moins d'étendue, et les images des points voisins seront plus distinctes, ou, en d'autres termes, la vision sera plus nette (1).

Lorsqu'un myope regarde la flamme d'une bougie placée à un yard ou deux de distance, elle lui parait trouble et agrandie, et le nombre lui en semble doublé, triplé ou quadruplé. Cette multiplication dans l'œil myope regardant des objets éloignés, doit provenir de ce que chaque surface des milieux dioptriques donne successivement lieu à la formation d'une image. Les yeux ordinaires voient aussi ces images multipliées, lorsqu'en regardant un objet éloigné, ils sont adaptés par un effort volontaire à la vision rapprochée. Ainsi, lorsqu'une personne qui a une vue ordinaire adapte ses yeux pour voir à 10 pouces, et qu'elle regarde la flamme d'une bougie placée à la distance de six pieds, elle aperçoit plusieurs images qui empiétent en partie l'une sur l'autre. Ceci semble indiquer que, dans l'adaptation de l'œil aux distances, il s'effectue un changement dans les courbures relatives des milieux dioptriques. Si l'on admettait la théorie qui ne veut pas que l'œil possède la faculté de s'accommoder aux distances, on ne devrait voir en pareil cas qu'une seule image mal limitée et agrandie.

Une question qui se présente tout naturellement lorsque l'on s'occupe de la myopie, c'est celle de savoir si cette maladie consiste seulement dans un excès de la puissance réfractive, et si elle n'est pas compliquée aussi d'un défaut dans la puissance d'accommodation de l'œil aux distances. Le docteur Smith est d'avis que l'œil myope conserve encore la faculté de faire varier la puissance réfringente. « Si les personnes qui ont la vue courte, dit-il, peuvent lire distinctement un petit caractère à deux distances différentes, dont la plus éloignée est double de l'autre, et je crois que la plupart d'entre elles le peuvent, il s'ensuit qu'il s'opère dans leurs yeux d'aussi grandes altérations de forme qu'il en survient dans les yeux parfaits pour voir à toutes les distances intermédiaires entre l'infini et la plus grande des deux distances que nous avons supposées. Et c'est pour cette raison qu'un myope peut voir distinctement à toutes les distances avec un seul verre concave de forme convenable ; sans quoi il lui aurait fallu des verres différents pour des distances différentes. La cause de la myopie ne dépend donc pas de l'absence de la faculté de faire varier la forme de l'œil et sa puissance réfringente, mais de ce que cette puissance de réfraction est toujours trop grande pour la distance qui existe entre la rétine et la cornée (2). »

Il est rare que deux yeux, alors même qu'ils appartiennent à un seul individu, jouissent d'un égal pouvoir réfringent. Le gauche, peut-

---

(1) On Vision through a pin-hole ; voyez Physiology of Vision par MACKENZIE, p. 155 ; London, 1841.
(2) Complete System of Optics, vol. II, p. 2 ; Cambridge, 1758.

être en vertu de cette propension générale à la faiblesse et à la maladie qu'affecte ce côté du corps, est fréquemment un peu myope. Peu de personnes connaissent l'inégalité qui existe entre leurs yeux, tant qu'une circonstance accidentelle ne les a pas amenés à en faire un essai comparatif, et il n'est pas rare de rencontrer des gens qui, en faisant cette épreuve, s'aperçoivent qu'un de leurs yeux est beaucoup plus faible que l'autre, ou même complétement privé de la vue. M. Wardrop (1), fait remarquer que le plus souvent c'est l'œil droit qui est le meilleur, et que fréquemment aussi une personne semble regarder les objets des deux yeux, alors qu'un seul, le meilleur des deux (ordinairement le droit), est seul dirigé sur l'objet.

Pour s'assurer du fait, l'observateur n'a qu'à couvrir avec le bout d'un de ses doigts un point situé à quelques yards de distance, et essayer de le regarder des deux yeux à la fois. S'il ferme l'œil dont la vue est la plus courte, et que nous pouvons supposer être le gauche, le doigt continuera à couvrir le point donné et conservera la même position par rapport à lui que lorsque les deux yeux étaient ouverts ; mais s'il ferme l'œil droit et qu'il ouvre le gauche, la situation du point par rapport au doigt se trouvera changée : ce point ne sera plus couvert, ce qui prouve qu'en dirigeant le doigt pour couvrir le point, l'œil droit seul avait été employé. M. Wardrop a rencontré plus fréquemment la myopie à gauche qu'à droite ; M. Ware, d'un autre côté, dit que la plupart des personnes myopes avec lesquelles il a eu occasion de s'entretenir de cette question, avaient l'œil droit plus affecté que le gauche, et il pense que l'on peut avec vraisemblance attribuer ce fait à l'habitude que l'on a de se servir d'un seul verre concave monté en lorgnon, que l'on applique d'ordinaire devant l'œil droit, ce qui contribue à le rendre plus myope que l'autre (2).

Causes efficientes. — On a attribué la myopie à diverses causes efficientes dont plusieurs peuvent exister ensemble.

1° *Convexité trop grande de la cornée*. — Comme c'est avant d'atteindre le cristallin que les rayons lumineux éprouvent leur plus grande réfraction, il est évident qu'une cornée plus convexe qu'à l'état normal les réunira en foyer avant qu'ils arrivent à la rétine. Dans quelques cas de myopie grave, la cornée, bien qu'offrant un diamètre normal, forme une saillie plus considérable que de coutume ; mais cette saillie n'est point constante, et elle n'est pas même fréquente dans cette maladie. Lorsqu'elle existe, elle s'accompagne évidemment d'une surabondance de l'humeur aqueuse, et quelquefois l'iris est refoulé en arrière, de façon à présenter une concavité en avant au lieu d'être plane.

2° *L'épaisseur trop considérable de la cornée* tend certainement à

(1) Morbid Anatomy of the Human Eye ; vol. II, p. 229 ; London, 1818.
(2) Philosophical Transactions, vol. CIII, p. 34 ; London, 1813.

faire converger les rayons plus qu'ils ne le devraient ; mais il n'est pas probable que la cornée ait jamais, dans l'œil adulte, une épaisseur assez considérable pour être à elle seule cause de myopie. Il est vrai qu'à la naissance, la cornée est très épaisse proportionnellement au volume de l'œil; et c'est à cette particularité que Petit a attribué en partie la confusion de la vision chez les très jeunes enfants (1).

3° *L'excès de convexité du cristallin* produit incontestablement la myopie, que cet excès de convexité occupe l'une des faces seulement de cette lentille ou toutes les deux. Une semblable conformation a été regardée comme constituant une des causes les plus fréquentes de la myopie; et, malgré le témoignage de Percy et de Réveillé-Parise (2), qui affirment avoir examiné un grand nombre de cristallins provenant d'yeux myopes sans y avoir jamais découvert d'excès de convexité, on doit admettre non-seulement la possibilité de cette cause, mais même la probabilité de sa fréquence.

J'ai déjà mentionné l'inégalité de puissance des yeux chez la plupart des hommes. Je ne puis m'empêcher de croire qu'elle dépend de différences dans la puissance réfringente des cristallins, surtout si l'on tient compte de ce fait, établi par Meckel, que les cristallins provenant des yeux d'une même personne ont quelquefois une forme très différente (3).

4° *L'excès de densité d'un ou de tous les milieux transparents de l'œil* produit infailliblement la myopie, et doit se présenter quelquefois. J'ai observé que les yeux myopes, même chez les jeunes gens, sont beaucoup plus durs au toucher que les yeux normaux. Ceux qui supposent que l'adaptation de l'œil pour la vision rapprochée s'accomplit au moyen d'une pression que subit le cristallin, par suite de laquelle la convexité de ses surfaces varie, sont portés à croire que cette pression fréquemment exercée, par suite de l'habitude d'examiner souvent et longtemps de petits objets, rend le cristallin plus dense que d'ordinaire à son centre, et que la myopie en est la conséquence. Telle est l'opinion de M. Smith (4) qui croit que la capsule est musculaire, ce qui est complètement inexact. Toutefois, le résultat pourrait être le même, si, comme le pense le professeur Forbes, la forme du cristallin se trouvait changée, par suite de l'action que les muscles extérieurs exercent sur la masse entière du globe oculaire, pression transmise au cristallin par l'intermédiaire des humeurs (5).

5. *L'allongement anormal du globe de l'œil*, d'où résulte une plus grande distance entre la cornée et la rétine, détermine la myopie;

(1) Mémoires de l'Académie Royale des Sciences, pour 1727, p. 546 ; Amsterdam, 1752.
(2) Réveillé-Parise. Hygiène oculaire, p. 32 ; Paris, 1816.
(3) Meckel. Manuel d'anatomie générale, descriptive et pathologique, traduit par Jourdan et Breschet, t. III, p. 244 ; Paris, 1825.
(4) Philosophical Magazine, July, 1853, p. 12.
(5) Transactions of the Royal Society of Edinburgh, vol. XVI, p. 6 ; Edinburgh, 1849.

cette cause de la maladie a même été considérée comme la seule admissible. On a supposé que, dans certains cas, cette forme de l'œil était congéniale, que dans d'autres elle était la conséquence du fréquent exercice de la vue sur de petits objets. Lorsqu'elle est congéniale, on l'a attribuée au raccourcissement naturel des muscles droits, et lorsqu'elle est acquise, à la contraction anormale de ces mêmes muscles et des muscles obliques.

[C'est par le fait de cet allongement que les personnes atteintes de sclérotico-choroïdite postérieure sont toujours plus ou moins myopes. Dans cette affection, le diamètre antéro-postérieur du globe de l'œil est allongé, parce que le segment postérieur, cédant à l'action des muscles par la résistance moindre que son état de maladie y oppose, prend une forme plus convexe en arrière, jusqu'à revêtir celle qui constitue le staphylôme postérieur. (*V.* pp. xxxv et 64.) **T. W.**]

6. *L'excès de la puissance inhérente à l'œil de s'accommoder à la vision des objets rapprochés,* peut être considéré comme une cause de myopie. On ne saurait révoquer en doute l'existence de cette faculté dans l'œil; mais par quel mécanisme l'adaptation s'opère-t-elle? c'est là une question sur laquelle règne une grande diversité d'opinion (1). D'après ce qu'a calculé Olbers, si la distance du cristallin à la rétine pouvait varier d'une ligne, cette faculté suffirait pour nous mettre à même d'apercevoir les objets avec la même netteté à la distance de quatre pouces qu'à la distance la plus éloignée à laquelle porte la vue humaine. Il suffirait, pour obtenir le même effet, que la lentille pût se déplacer d'une demi-ligne, pourvu que le rayon de la cornée pût lui-même varier de deux cinquièmes de ligne. Si donc nous supposons qu'il existe une suractivité dans les organes à l'aide desquels ces changements ou d'autres s'opèrent dans les milieux dioptriques, suractivité déterminée par l'application trop fréquente des yeux sur des objets rapprochés, et dégénérant en habitude, nous aurons trouvé une cause possible de myopie, qui est rendue probable par le succès qui accompagne certains essais méthodiques et continus pour corriger et vaincre cette habitude (2).

7. *La grandeur de la pupille,* qui accompagne presque toujours la myopie, a généralement été placée parmi les causes de cette affection, tandis qu'elle n'en est vraisemblablement que l'effet. Lorsque la vue est parfaite, et à plus forte raison lorsqu'elle est presbyte, la pupille a fréquemment l'occasion de se contracter pour aider à voir plus distinctement les objets rapprochés : c'est ainsi que peut se produire un certain degré habituel de myopie. Mais il n'en est point ainsi chez les personnes qui ont la vue courte, car elles voient nettement les objets

---

(1) Sur l'adaptation de l'œil aux distances, *voyez* la physiologie de la vision par Mackenzie, chap. XI.

(2) Berthold. London Medical Gazette, August 28, 1840, p. 867.

rapprochés et ne doivent point pour cela contracter la pupille ; c'est probablement pour cette raison que cette ouverture se maintient dans un état habituel de dilatation.

Lorsqu'on concentre les faisceaux lumineux destinés à aller frapper la rétine, comme on le fait en regardant à travers un trou d'épingle, l'œil myope voit plus distinctement les objets éloignés, parce que ce moyen équivaut à un allongement de son foyer. Le même résultat serait produit par toute cause susceptible de provoquer la contraction de la pupille de l'œil myope, telle que l'introduction d'une goutte de vin d'opium entre les paupières, des frictions sur le sourcil avec la teinture concentrée de gingembre ou de poivre, faits dont se prévalent les charlatans qui ont la prétention de guérir la myopie.

Prédispositions. 1. *Age*. — Les jeunes gens s'aperçoivent rarement avant l'âge de la puberté que leur vue est courte. Lorsque la myopie se déclare tout à coup, on peut la confondre avec quelque affection plus sérieuse.

Obs. 543. — Une jeune personne, âgée de 16 ans, devint tout à coup myope, après s'être appliquée, dans une pension d'Edimbourg, à la peinture des fleurs et à la broderie. L'effort qu'elle faisait pour voir à la distance ordinaire, et même pour lire, provoquait de la douleur dans ses yeux. Les pupilles offraient la lenteur de mouvements qui accompagne fréquemment la myopie. On consulta un médecin distingué, qui diagnostiqua une amaurose. Il fit appliquer des sangsues, administra le mercure, et conseilla un vomitif et des vésicatoires. Lorsque la malade me fut amenée, je reconnus qu'elle voyait parfaitement bien à travers un verre concave de 48 pouces de foyer, et j'appris que plusieurs de ses proches parents étaient affectés de myopie.

Beaucoup de personnes arrivent à l'âge de trente à quarante ans, sans savoir qu'elles ont la vue courte ; elles s'en aperçoivent seulement lorsque, regardant par hasard à travers les verres concaves portés par une autre personne, elles reconnaissent avec autant de plaisir que de surprise qu'elles aperçoivent les objets éloignés avec une netteté et une finesse de contour dont jusque-là elles n'avaient jamais eu l'idée. Elles avaient bien remarqué que, d'un côté à l'autre de la rue, ou bien au théâtre, elles n'y voyaient pas aussi bien que les autres ; mais, comme elles lisaient les petits caractères aussi bien que qui que ce fût, elles ne s'imaginaient point qu'elles eussent quelque imperfection de la vision, ni que celle-ci pût être améliorée à l'aide de verres d'aucune sorte.

Bien qu'en général la myopie suive une marche croissante à partir de la puberté jusqu'à l'âge de vingt à vingt-cinq ans, on observe néanmoins des cas où elle existe chez des enfants, ou survient brusquement chez des adultes qui jusque-là avaient vu distinctement à la distance ordinaire (1). Lorsque des enfants, vers l'époque où on les envoie à l'école, sont supposés myopes, on doit examiner soigneusement l'aspect que présente la pupille, car très souvent alors (*V*. page 491) on

_____

(1) Voyez HENRY, Memoirs of the Literary and Philosophical Society of Manchester, vol. III, p. 182 ; Warrington, 1790.

trouve qu'il existe une cataracte centrale. Le raccourcissement brusque de la vue chez des adultes qui jusque-là avaient joui d'une bonne vue, doit porter à soupçonner la conicité de la cornée, l'hydropisie de l'humeur aqueuse, ou même quelque affection de la rétine ou du cerveau.

Le vulgaire croit généralement à tort que, par l'âge, les yeux myopes deviennent plus susceptibles de distinguer les objets éloignés. Cette erreur paraît dépendre de ce que ceux qui, étant jeunes, avaient une vue ordinaire, deviennent presbytes par les progrès de l'âge qui amène l'aplatissement de la cornée ou d'autres changements dans la structure de l'œil. On en a conclu que la myopie, par suite de changements analogues, devait se corriger avec le temps. Il n'en est rien. La myopie, bien loin de diminuer tend ordinairement à s'accroître par les progrès de l'âge ; et si elle vient à se compliquer d'un état glaucomateux du cristallin, la personne qui en est atteinte se trouve obligée d'amener très près de ses yeux tout ce qu'elle veut voir distinctement.

[Il y a cependant des exceptions. Ainsi, M. Hays (1) cite le cas de feu le colonel Pickering de Boston, qui, ayant été affecté d'une myopie très prononcée pendant la plus grande partie de sa vie, put, quelques années avant sa mort qui survint à un âge avancé, renoncer à l'usage des lunettes ; il voyait et lisait parfaitement sans le secours d'aucuns verres. T. W.]

2. *Position sociale et profession.* — La myopie est beaucoup plus commune dans les rangs élevés de la société que dans les rangs inférieurs et parmi les personnes que leurs occupations obligent à examiner attentivement de petits objets que parmi celles qui n'essaient presque jamais de lire, d'écrire, ou de se livrer à des occupations analogues. M. Ware fait remarquer que les personnes d'un rang inférieur ont rarement recours à des moyens artificiels pour remédier à ce défaut de la vision lorsqu'il est léger et que vraisemblablement chez elles la maladie est assez souvent guérie par l'accroissement des efforts que fait l'œil pour arriver à distinguer les objets éloignés. Les personnes d'un rang élevé, au contraire, lorsqu'elles s'aperçoivent qu'elles distinguent moins promptement et moins correctement que d'autres les objets distants, s'empressent, plutôt par mode que par nécessité, de recourir à l'emploi des verres concaves ; il en résulte qu'en peu de temps leur myopie est tellement confirmée qu'il devient difficile de la faire disparaître.

Quant à la proportion des myopes dans les rangs de la société, M. Ware a réuni à cet égard des renseignements puisés dans des catégories d'individus appartenant à la même position sociale. Ainsi il a pris des informations près des chirurgiens des trois régiments des gardes à pied, dont l'effectif est d'environ dix mille hommes et il a

____

(1) Édition américaine de Lawrence, etc., p. 657.

appris que la myopie est presque inconnue parmi eux et que, dans le cours de près de vingt années, six hommes seulement avaient été réformés et six recrues refusées, à cause de cette affection. A l'Ecole militaire de Chelsea, où se trouvent treize cents enfants, aucun ne s'était jamais plaint de myopie avant que M. Ware eût appelé l'attention sur cette affection ; alors même on ne découvrit que trois enfants qui en étaient atteints, et encore à un degré peu prononcé. Il fit la même enquête dans plusieurs des collèges d'Oxford et de Cambridge, et trouva la myopie très commune dans ces diverses institutions. Dans un collège d'Oxford, sur cent vingt-sept étudiants, trente-deux portaient des lunettes ou faisaient usage d'un lorgnon, quelques-uns sans doute pour se conformer à la mode. M. Ware pense néanmoins que le nombre de ceux-ci n'était pas considérable, comparé à celui des élèves que les lunettes aidaient réellement, bien qu'ils eussent pu s'en passer aisément, sans l'habitude qu'ils en avaient contractée (1).

Causes prédisposantes et excitantes. — 1. Rarement congéniale, mais ayant souvent une tendance héréditaire, la myopie reconnaît pour principale cause prédisposante ou excitante, l'habitude de trop exercer pendant l'enfance, la vue sur des objets petits et rapprochés. Henke attribue la myopie à l'horizon trop étroit que présentent à la vue les salles où l'on élève les enfants (2).

2. L'usage des verres concaves produit ou accroit si notoirement la myopie, qu'en France on les a souvent employés pour se rendre impropre au service militaire et échapper ainsi à la conscription. Il paraît que l'on commençait par se servir de verres un peu concaves, puis qu'on en employait successivement d'autres qui l'étaient de plus en plus, jusqu'à ce qu'enfin la vue devenait assez courte pour n'être plus propre qu'à distinguer les objets rapprochés (3).

Traitement général. — Il est rare que le praticien soit appelé à donner des conseils à des personnes chez qui la myopie n'est point encore confirmée, et puisse par conséquent prescrire le traitement propre à faire disparaître les symptômes commençants de cette très grave imperfection de la vision. S'il est vrai que, dans le plus grand nombre des cas, elle est engendrée par l'application trop prolongée des yeux sur de petits objets, (lecture, écriture, couture, peinture en miniature, gravure et autres occupations semblables), on en obtiendra probablement la guérison en s'abstenant pendant un certain temps de ce genre de travail, en n'employant pas les verres concaves, et en exerçant principalement sa vue sur des objets volumineux et éloignés. Il est probable que la méthode consistant à éloigner graduellement le

---

(1) Philosophical Transactions, vol. CIII, p. 51 ; London, 1815.
(2) Handbuch der Kinderkrankheiten, cité dans Evanson et Maunsell: on the Management and Diseases of Children, p. 62 ; Dublin, 1842.
(3) DUVAL. Traité de l'amaurose, p. 117, Paris, 1851.

livre jusqu'à ce que l'on puisse lire à la distance ordinaire, ou à faire lire à travers des verres convexes, ou d'autres exercices du même genre produiront moins d'effet que l'exercice en plein air, les promenades à pied ou à cheval dans la campagne, et les voyages qui présentent sans cesse à la vue de nouveaux et intéressants tableaux.

Si, au lieu de suivre la conduite que nous venons d'indiquer, on a recours à l'usage des verres concaves; si l'on persiste dans les occupations qui exigent l'application fréquente et longtemps continuée de la vue sur des objets rapprochés, non-seulement la maladie se confirme, mais s'aggrave même parfois sensiblement.

« Les enfants, dit Sir Charles Blagden, nés avec des yeux capables de s'adapter à la vision des objets les plus éloignés, perdent graduellement cette faculté dès qu'ils commencent à lire et à écrire. Les plus studieux sont ceux qui deviennent le plus promptement myopes; et si l'on ne prend aucune précaution pour s'opposer à cette habitude vicieuse, leurs yeux finissent par perdre sans retour la faculté de faire converger les rayons parallèles. J'en suis moi-même un exemple.

» Lorsque j'appris à lire, à l'âge ordinaire de 4 ou 5 ans, je pouvais lire très distinctement, d'un côté à l'autre d'une vaste église, un tableau sur lequel se trouvait peints, en lettres assez grandes, la prière du Seigneur et le *Credo*. Au bout de quelques années, c'est-à-dire, vers l'âge de 9 à 10 ans, après m'être beaucoup adonné à la lecture, je ne pouvais plus lire ce qui était écrit sur ce tableau; mais ma myopie était si peu prononcée qu'un verre de montre qui, ainsi qu'un ménisque, fait peu diverger les rayons, me suffisait pour pouvoir lire le tableau comme auparavant. Un an ou deux après, le verre de montre ne suffisait plus; mais, comme on me dissuada de l'usage des verres concaves, comme propres à me gâter la vue, je continuai à supporter les inconvénients d'un léger degré de myopie, jusque passé l'âge de 30 ans. Ces inconvénients, toutefois, allant en s'accroissant, lentement il est vrai, finirent par devenir assez marqués pour qu'à l'âge de 32 à 33 ans je me décidasse à essayer d'un verre concave. Je trouvai que les nos 2 et 3 me convenaient, d'après les phénomènes si bien décrits par M. Ware; c'est-à-dire que j'apercevais assez bien les objets éloignés avec le premier de ces numéros, et encore mieux avec le second. Après m'être contenté un certain temps du no 2, je l'abandonnai complétement pour le no 3; et, dans l'espace de quelques années, j'en arrivai au no 5, point auquel ma vue est restée stationnaire pendant 15 à 20 ans. Si j'avais eu recours plus tôt aux verres concaves, ma myopie aurait beaucoup augmenté, peut-être ma vue serait-elle descendue beaucoup plus tôt au point où elle en est actuellement. Si mes amis m'avaient persuadé de lire et d'écrire en tenant mon livre ou mon papier aussi loin que possible, ou si j'avais interrompu mes études de temps en temps, et que je fusse allé me distraire à la campagne, ou si je m'étais consacré à des occupations qui m'eussent forcé à examiner des objets éloignés, il est très probable que j'aurais pu ne pas devenir myope du tout (1). »

Exercice méthodique des yeux. — Comme la myopie peut, jusqu'à un certain point, être considérée comme une habitude due à l'application trop fréquente et trop continue des yeux sur des objets rapprochés, et comme le premier venu, en exerçant sa vue de cette façon, peut devenir myope, il est très logique de supposer que l'on peut beaucoup pour corriger ce défaut de la vision, en l'exerçant méthodiquement et avec persévérance d'une façon tout opposée. Le professeur Berthold recommande dans ce but l'emploi d'un pupitre correcteur, qu'il appelle *myopodiorthoticon*, dont le myope doit se servir chaque fois

(1) Philosophical Transactions, vol. CIII, p. 110.

qu'il veut lire ou écrire. De la partie postérieure du pupitre s'élèvent verticalement deux montants, un de chaque côté. Ces montants traversent et supportent une barre transversale, que l'on peut faire monter à l'aide de deux écrous situés au-dessous, et descendre ou maintenir fixe à l'aide de deux écrous placés au-dessus. Vers le milieu de la barre transversale se trouve un appui gradué destiné à supporter le front ; cet appui qui peut se mouvoir horizontalement d'un côté à l'autre, est aussi maintenu par un écrou. Par suite de la mobilité de la barre transversale sur les montants, et de celle de l'appui sur la barre transversale, on peut disposer la tête, relativement au livre que l'on doit lire ou au papier sur lequel on doit écrire, dans la position la mieux appropiée à la puissance visuelle. Parallèlement aux deux montants, se trouvent deux échelles verticales, divisées en dixièmes de pouce, et qui en haut traversent la barre horizontale. A l'aide de ces échelles, on adapte l'appareil à la grandeur des caractères du livre que l'on doit lire, et à l'extension graduelle de la vision à mesure que la cure marche.

Lorsqu'on a recours à cet appareil, il faut le disposer de façon à ce que la personne qui s'en sert puisse lire facilement les grandes lettres lorsqu'elle pose le front à partir de la racine du nez sur l'appui horizontal. Tous les deux, trois, ou quatre jours, on élève la barre verticale en tournant les écrous sur les vis horizontales, de façon à augmenter la distance entre l'appui sur lequel repose le front et le livre, par conséquent celle de la vision distincte, d'un vingtième à un dixième de pouce mesuré aux échelles ; distance qui ne doit jamais dépasser un point qui ne permette plus de lire avec facilité. On doit surtout éviter toute augmentation rapide de la distance, car la faculté d'adapter l'œil à la vision des objets éloignés ne s'acquiert que lentement. Pour lire avec cet appareil, on choisira, autant que possible, un livre dont les caractères soient nets et grands, et partout de même dimension. Comme on doit lire le même caractère pendant longtemps, il faut choisir un ouvrage en plusieurs volumes. Pour écrire, la distance des yeux au papier peut être un peu plus considérable que pour lire, surtout si l'individu a soin d'écrire en grandes lettres.

L'appareil du professeur Berthold est conçu sur un principe simple et exact ; son emploi n'exige, de la part de ceux qui y ont recours, que de la patience et de la persévérance. La durée de son emploi est proportionnée au degré de la myopie : dans le jeune âge, on peut espérer une guérison plus rapide que dans l'âge avancé. La condition principale du succès consiste à ne faire varier que lentement mais progressivement, surtout au début du traitement, la distance à laquelle s'exerce la vision (1).

_____

(1) BERTHOLD. Das Myopodiorthoticon, oder der Apparat, die Kurzsichtigkeit zu heilen ;

Verres concaves. — Si les lunettes à verres convexes n'ont pas été inventées par Roger Bacon, elles étaient du moins bien connues vers l'époque de sa mort, en 1294; mais pas longtemps avant cette époque. Il est probable que l'usage des verres concaves pour les myopes succéda promptement à celui des verres convexes; néanmoins, on ne trouve dans l'histoire de l'optique aucune trace indiquant l'époque de leur apparition. Maurolicus, dans son traité *De lumine et umbra*, écrit en 1554, considère le cristallin comme le principal instrument de la vision et comme transmettant au nerf optique l'image des objets; il explique, par le plus ou moins de convexité des surfaces du cristallin, pourquoi certaines personnes ont la vue longue et d'autres courte; démontrant que, dans le premier cas, les rayons ne sont pas encore rassemblés en foyer lorsqu'ils parviennent à la rétine, tandis que dans le second, ils ont déjà convergé avant d'y arriver. Il explique aussi comment la convergence peut être avancée chez ceux qui ont la vue longue, par l'emploi d'un verre convexe, et retardée, chez ceux qui ont la vue courte, par l'usage d'un verre concave. Ces observations de Maurolicus n'étaient point connues de Kepler lorsque son patron Dietrichstein lui proposa comme question à résoudre, celle de savoir de quelle façon les lunettes favorisaient la vision. La première réponse qu'il fit, ainsi qu'il le dit dans son *Ad Vitellionem Paralipomena*, publié en 1604, c'est que les verres convexes agissent en grandissant les objets. Mais son patron lui fit observer que, si les objets ne paraissaient plus distincts que parce qu'ils étaient grossis, personne n'aurait la vue améliorée par les verres concaves eux, qui diminuent les objets. La ressemblance frappante qui existe entre les expériences de la chambre obscure et la manière dont la vision s'accomplit dans l'œil, avait déjà été signalée par Baptista Porta, dans sa *Magia Naturalis,* publiée en 1560, et dans laquelle il compare la pupille au trou pratiqué dans le volet, mais où il commet l'erreur d'assigner pour office au cristallin la réception des images, comme le fait la muraille ou l'écran dans la chambre obscure. Kepler, dans l'ouvrage que nous venons de citer, fit voir le premier que c'est la rétine qui a pour office de recevoir l'image des objets extérieurs. Il donna alors cette explication claire de l'action des lentilles, tant de celles qui existent dans l'œil que de celles qui lui sont extérieures, qu'elles ont pour effet de faire diverger ou converger les faisceaux lumineux; il expliqua que les verres convexes favorisent la vision chez les presbytes, en changeant la direction des rayons lumineux qui partent en divergeant d'un objet rapproché, de telle sorte qu'ils viennent tomber sur l'œil comme s'ils provenaient d'un objet plus éloigné et que les verres concaves rendent le même service aux yeux myopes, en produisant un effet contraire sur les rayons divergents qui partent

Göttingen, 1840; FRANZ, London Medical Gazette, August 28, 1840, p. 866; December 11, 1840, p. 442.

d'un objet éloigné, et les font arriver à l'œil comme s'ils provenaient d'un objet rapproché.

Les verres employés d'ordinaire pour les myopes sont bi-concaves, offrant de chaque côté une égale courbure. Parfois, néanmoins, il y a inégalité de courbure entre les deux faces. Un verre plano-concave ou concave-convexe pourrait suffire. Le docteur Wollaston a inventé une espèce de lunettes qu'il a appelées *périscopiques*, à cause de la facilité qu'elles donnent d'apercevoir tous les objets environnants sans qu'il soit besoin de tourner la tête. Elles doivent cette propriété à ce que la surface qui se trouve près de l'œil est toujours *concave*, que les verres soient destinés à des myopes ou à des presbytes, la surface externe convexe faisant partie d'un segment de cercle plus grande que la surface interne concave pour les myopes, et d'une sphère plus petite pour les presbytes. Le champ de la vision s'agrandit en proportion de ce que la seconde surface se rapproche de la courbure de la cornée, aux dépens, toutefois, de la netteté de la vision, car ces lentilles accroissent à la fois l'aberration de réfrangibilité et de sphéricité (1).

« Quand nous regardons un objet, dit l'auteur de l'article *Optics*, dans *The Edinburgh Encyclopædia*, de façon à l'apercevoir distinctement, nous n'avons la vision nette que de la petite portion sur laquelle l'axe de la vision est dirigé; tout le reste ne se voit que d'une manière confuse à l'aide de faisceaux obliques ou indirects. Par conséquent, pour lire ou examiner de petits objets, les lunettes périscopiques ne nous paraissent offrir aucun avantage; mais, d'un autre côté, lorsqu'on sort, elles rendent des services essentiels, soit pour voir un paysage, où les portions obliques constituent une partie essentielle du tableau, soit en nous avertissant de l'arrivée des objets qui s'approchent de nous de côté. »

Les personnes myopes sont extrêmement portées à adopter l'usage d'un seul verre; c'est une coutume contre laquelle nous devons les mettre en garde. Les lunettes sont toujours préférables, non-seulement parce qu'elles maintiennent l'action des deux yeux, et qu'ainsi la vue est conservée plus claire et plus facile, mais aussi parce qu'ainsi le travail de chaque œil se trouve diminué.

Les verres bi-concaves sont distingués par les nombres 1, 2, 3, etc., en commençant par le foyer le plus long ou la concavité la plus prononcée (2). Nous recommandons aux personnes qui ont la vue courte

---

(1) Nicholson's Journal of Natural Philosophy, vol. VII, pp. 145, 192, 242, 291 ; vol. VIII. p. 58; London, 1804.

(2) On doit toujours distinguer les verres concaves par la longueur de leur foyer, et jamais par des chiffres, parce que les gradations de la concavité ne sont pas les mêmes pour tous: de sorte que ce qu'un opticien désigne sous le n° 1 constitue pour un autre le n° 2. M. Ramsden établissait le n° 1 de ses verres concaves de façon à ce qu'il fût l'équivalent d'un verre convexe de 24 pouces de foyer, c'est-à-dire, qu'en unissant un verre convexe de ce foyer à un verre

de se contenter du verre le moins creux, ou portant le n° le moins élevé qui leur permettra de voir. Si, par exemple, le n° 1 permet de distinguer nettement les noms placés aux coins des rues et donne des contours nettement dessinés aux objets dont la distance n'excède pas quarante pieds, il ne faut pas recourir au n° 2. On doit apercevoir clairement les objets à travers le verre que l'on a choisi; mais s'il les fait paraître plus petits, ou leur communique un aspect éblouissant ou étincelant, si l'œil se trouve fatigué après s'en être servi un certain temps, c'est que le verre est trop profond, et il faut en choisir un d'un numéro moins élevé.

Lorsqu'une personne myope veut choisir des verres concaves, le moyen le plus sûr et le plus simple est d'aller dans la boutique d'un opticien et d'en essayer une série. Il peut arriver néamoins qu'une personne habitant la campagne ait à écrire à la ville pour se faire adresser des verres d'un foyer convenable. On arrive à désigner ce foyer à l'aide de l'optomètre tel que le docteur Young l'a perfectionné : mais comme on n'a pas toujours cet instrument sous la main, voici quelques règles que l'on peut adopter :

1. Si la personne myope désire des lunettes pour voir les objets éloignés, c'est-à-dire, situés à une distance de plus de 200 à 300 verges, la distance focale des verres qui lui sont nécessaires doit être égale à celle qui lui permet de voir distinctement à l'œil nu un petit objet. Si par exemple elle peut lire le caractère de ce livre à une distance de 12 pouces, il lui faudra, pour voir les objets éloignés, des verres concaves ayant 12 pouces de foyer.

2. Si ce sont des verres pour lire ou examiner des objets rapprochés que l'on désire, il faut multiplier la distance à laquelle on peut lire facilement à l'œil nu, soit 4 pouces, par la distance à laquelle on

concave n° 1, on obtenait l'équivalent d'un verre plan, et que les objets vus à travers ces deux verres réunis ne paraissaient ni plus grands ni plus petits. Son n° 2 correspondait à un verre convexe de 21 pouces ; son n° 3 à un de 18, et ainsi de suite.

Voici quels sont, en pouces, les foyers d'une série de verres concaves que j'ai chez moi pour essayer la puissance des yeux myopes :

N°s 1 — 48	N°s 7 — 9
2 — 36	8 — 7
3 — 24	9 — 5
4 — 18	10 — 4
5 — 14	11 — 3
6 — 12	12 — 2 $\frac{1}{2}$

En Allemagne, le n° 1 a ordinairement un foyer de 2 $\frac{1}{2}$ à 3 pouces, et, dans chaque numéro suivant, le foyer augmente d'un pouce ou d'un certain nombre de lignes.

On peut s'assurer de la longueur du foyer d'un verre concave en faisant réfléchir par sa surface, sur un corps opaque, l'image de quelque corps lumineux très-éloigné, comme le soleil, en remarquant le moment auquel l'image devient la plus petite, et en mesurant la distance qui existe entre le centre de la surface réfléchissante et le corps sur lequel l'image est reçue : le double de cette distance constitue la longueur de la distance focale de la lentille ; elle est égale au rayon de courbure de ses surfaces, celles-ci ayant été polies à l'aide d'un même instrument. Les deux surfaces, toutefois, n'ont pas toujours été polies à l'aide d'un instrument de même rayon; de sorte que l'une est parfois plus profonde que l'autre.

désire pouvoir lire, soit 12 pouces, diviser le produit 48 par la différence qui existe entre les deux nombres qui ont concouru à le produire,
et qui ici est 8 ; le quotient 6 est la longueur en pouces du foyer du
verre concave dont on a besoin.

Une faute souvent commise par les personnes qui commencent à se
servir de verres concaves, c'est de se fatiguer de ceux qu'elles ont
choisis, et d'en prendre bientôt après de plus concaves. Les yeux, au
moins pour un temps, s'accommodent bien à cette pratique; mais,
finalement, celui qui augmente ainsi graduellement la concavité de
ses verres, arrive à n'en plus trouver que difficilement qui puissent
lui rendre service, ou même amène l'organe de la vision à un état qui
ne lui permet plus de se livrer à des occupations sérieuses. La myopie,
ainsi que nous l'avons déjà établi, persiste généralement au même
degré pendant la plus grande partie de l'existence. Le même verre
peut donc continuer de servir pendant des années, et il ne faut pas en
changer inconsidérément pour en prendre de plus concaves.

Le docteur Kitchener nous apprend qu'il avait environ quinze ans
lorsqu'il découvrit pour la première fois qu'il ne distinguait pas les
objets éloignés aussi distinctement que le commun des hommes.

« M'apercevant, dit-il, que je ne pouvais point voir ce que des personnes ayant des
yeux ordinaires m'indiquaient souvent comme méritant de fixer mon attention, je me
rendis chez un opticien, et j'achetai un verre concave n° 2. Après m'en être servi pendant
un certain temps, je regardai par hasard à travers un verre n° 3, et m'apercevant que ma
vue en devenait beaucoup plus nette qu'avec le n° 2, je fis mettre à mes lunettes des verres
du n° 3, qui me parurent alors me rendre tout le service que je pouvais en attendre. Après
m'être servi quelques mois du n° 3, il m'arriva encore par hasard de regarder à travers
un verre n° 4, et je trouvai le même accroissement que précédemment dans la netteté de
ma vision, lorsque, habitué au n° 2, j'avais regardé avec un n° 3. J'en conclus que mes
verres n'étaient pas encore suffisamment concaves, et je me procurai le n° 4 ; bientôt, toutefois, ceux-ci ne stimulèrent plus le nerf optique mieux que ne l'avaient fait les n°ˢ 2 et 3.
Je commençai alors à penser que la vue était soumise aux mêmes lois que celles qui gou-
vernent le reste de l'économie, c'est-à-dire, qu'un accroissement de stimulus cesse
bientôt, par l'habitude, de produire un accroissement d'action. Je me résolus donc à ne
plus me servir que de verres n° 2 ; je les porte depuis 31 ans, et ils me rendent presque
autant de services que lorsque j'y ai eu recours pour la première fois (1). »

Le même auteur recommande aux personnes qui sont très myopes
de faire usage, afin de ne pas être obligées de se pencher pour écrire,
ou pour lire de la musique, etc., de lunettes ayant des verres assez concaves pour leur permettre de voir les objets à la même distance que les
autres personnes, mais de se servir pour les objets éloignés, d'une
petite lunette d'opéra, qui, ayant un foyer mobile, leur sera beaucoup
plus utile, si elle grandit seulement deux fois les objets, qu'un simple
verre concave, quelle qu'en soit la force, parce qu'elle sera susceptible
de s'adapter exactement à toutes les distances.

(1) Economy of the Eyes, Part. I, p. 111 ; London, 1826.

Lorsqu'une personne myope a une fois joui du plaisir de voir les objets éloignés avec la netteté et le brillant que leur donnent comparativement les verres concaves, il n'est pas facile de la déterminer à renoncer à leur usage. On doit néanmoins conseiller aux personnes qui ont la vue courte de ne pas porter constamment leurs lunettes, et d'en réserver l'usage pour les occasions où elles en ont le plus besoin. Lorsqu'on les a portées longtemps, on ne voit d'abord pas aussi bien lorsqu'on les ôte, qu'on ne le faisait avant d'en commencer l'usage : mais cela n'est que temporaire.

Il n'est pas rare de voir des personnes myopes, surtout celles chez qui cette affection se complique de nébulosités de la cornée, suite de cornéite, se servir de verres convexes pour examiner les objets rapprochés. Avec ces verres, elles voient les objets plus rapprochés qu'à l'œil nu ; ils sont par conséquent amplifiés.

Myotomie. — L'opération que l'on pratique contre le strabisme ayant dans quelques cas fait disparaître la myopie concomitante, on a été conduit à proposer la division de certains muscles de l'œil dans des cas où la myopie était la seule affection.

M. Philips ayant remarqué que l'amélioration de la myopie était survenue dans des cas où il avait coupé l'oblique supérieur, a proposé d'essayer de la section de ce muscle. M. Guérin, dans ce qu'il appelle la *myopie mécanique* ou *musculaire*, par opposition à la myopie *optique* ou *oculaire*, attribue l'origine de l'affection à un défaut de longueur ou à une rétraction active des muscles droits, et recommande la section de deux de ces muscles, le droit interne et le droit externe, ou l'oblique supérieur et l'oblique inférieur. M. Bonnet arrive à cette conclusion, que la myopie est due à une élongation du globe de l'œil qui se trouve comprimé entre les deux obliques, ce à quoi il remédie en faisant la section de l'oblique inférieur. Cette opération aurait donné entre les mains de M. Bonnet, ainsi qu'on peut le voir dans son *Traité des sections tendineuses et musculaires*, des résultats très remarquables. Toutefois, ce fait qu'il a trouvé la même opération également utile dans une maladie d'un caractère tout différent de la myopie, c'est-à-dire dans l'asthénopie, qui n'est rien autre que l'impossibilité de maintenir les yeux dans un état convenable d'adaptation pour la vision des objets rapprochés, doit nous faire hésiter à accepter ses conclusions, et nous porter à soupçonner que l'amélioration attribuée, dans la myopie, à la section de l'oblique inférieur, si elle n'est pas une pure illusion, peut bien n'être rapportée qu'à l'excitation temporaire produite tout à la fois sur l'organe opéré et sur l'esprit du malade.

SECTION II.

PRESBYOPIE.

Syn. — Presbyopie, de πρέσβυς, *vieux*, et ὤψ, *œil;* cet état de la vision survenant presque invariablement chez les sujets âgés. Long-sightedness. Far-sightedness. *Angl.* — Vue longue. Diminution de la réfraction *Fr.*

Bien que cette altération de la vue, dont nous avons expliqué la nature générale au commencement de la dernière section, survienne parfois, ainsi que la myopie, brusquement et à tout âge, néanmoins, dans le plus grand nombre des cas, elle constitue simplement l'un des changements que le temps amène dans l'économie de l'homme. Le pouvoir réfringent des humeurs de l'œil devenant trop faible, ou l'axe de cet organe trop court, les rayons lumineux ne convergent plus assez pour être réunis en foyers sur la rétine. L'image est donc diffuse et la perception indistincte ; pour y remédier, l'individu éloigne de son œil l'objet qu'il veut examiner, beaucoup plus que le point où existait auparavant pour lui la vision distincte ; il contre-balance ainsi la tendance qu'ont les rayons lumineux partant de l'objet à voir, à se réunir en foyer non sur la rétine, mais derrière elle. (Fig. 140, p. 626.)

Symptômes. — 1. *Symptômes objectifs.* — Les symptômes objectifs qui accompagnent d'ordinaire la presbyopie sont : une diminution apparente du volume de l'œil, qui est aussi enfoncé dans l'orbite, l'aplatissement de la cornée, le raccourcissement de l'axe de la chambre antérieure et l'étroitesse de la pupille.

2. *Symptômes subjectifs.* — C'est en général vers l'âge de 45 ans qu'on découvre que l'on aperçoit moins nettement les objets rapprochés, surtout à la lumière artificielle, et que l'on se trouve dans l'obligation de les éclairer davantage et de les éloigner de l'œil plus qu'on ne le faisait auparavant. On découvre d'ordinaire que l'œil s'est ainsi affaibli par suite des progrès de l'âge, par la difficulté que l'on éprouve à lire les petits caractères, à tailler une plume, à enfiler une aiguille, etc. Lorsqu'on essaie d'examiner un objet très rapproché, les contours en paraissent obscurs, et il semble qu'on l'aperçoive à travers un brouillard ; les très petits objets, comme les lettres d'un livre imprimé en petits caractères, ne sont point vus, ou ils paraissent obscurs, confondus l'un avec l'autre, ou doubles ; et si l'on persévère à considérer de semblables objets, on ressent promptement de la fatigue dans les yeux et de la céphalalgie. Les objets éloignés sont vus comme auparavant. L'individu peut lire une inscription éloignée, ou dire l'heure à l'horloge d'une église, alors qu'il ne peut lire un livre d'une impression ordinaire, ni distinguer les chiffres et les aiguilles d'une montre qu'il tient à la main.

A mesure que l'âge avance, la presbytie devient en général plus marquée, et l'œil perd de plus en plus la faculté de voir distinctement les objets rapprochés ; de sorte que le presbyte, à moins de recourir à l'emploi des lunettes, se voit forcé de renoncer à toute occupation exigeant l'examen attentif d'objets rapprochés ; ou bien, lorsqu'il fait usage de lunettes, il est obligé d'en changer les verres de temps en temps à mesure que décroît le pouvoir réfringent de ses yeux. La marche de cette affection toutefois, diffère beaucoup chez les différents individus. Quelques yeux ont autant besoin de verres convexes à 30 ans, que d'autres à 50, et chez certains individus la vue est aussi parfaite à 50 ans qu'elle l'était à 30. Des jeunes gens de 20 ans ne peuvent ni lire ni écrire sans verres convexes de six à huit pouces de foyer, tandis que des vieillards de 80 ans et plus lisent sans lunettes et à la distance ordinaire, même de petits caractères. D'autres, après avoir commencé à se servir de lunettes, sont obligés d'en faire changer les verres pour en prendre d'un foyer plus court ; d'autres encore ne les changent qu'une ou deux fois pendant le cours d'une vieillesse prolongée, ou continuent même à voir d'une façon satisfaisante avec les mêmes verres pendant l'espace de 40 ans. Ces différences et d'autres analogues dépendent de l'état primitif des yeux, de la manière dont on s'en sert, de la santé générale et de la constitution de l'individu.

Le petit nombre de personnes qui peuvent lire tout aussi facilement à la lumière artificielle, après l'âge de 40 ans, qu'ils le faisaient auparavant, ont généralement la vue un peu courte de l'un des yeux ou de tous deux, et c'est la cause de l'avantage dont elles jouissent. Si elles essaient successivement de placer devant chacun de leurs yeux un verre légèrement concave, elles reconnaissent que les objets éloignés leur apparaissent avec un contour plus net et plus limité qu'auparavant. Une circonstance qui passe souvent inaperçue, c'est que l'un des yeux peut être presbyte et l'autre myope. En avançant en âge, certaines personnes se sont mises à faire usage de verres convexes, obligées qu'elles y ont été quelquefois par la nécessité de lire à dix-huit ou vingt pouces, comme les prédicateurs, les professeurs, etc. Après s'en être servies pendant quelques années, elles reconnaissent parfois accidentellement qu'elles peuvent s'en passer, et lire sans eux à la distance de six à huit pouces. Elles renoncent à l'usage des lunettes ; mais, bien qu'elles puissent s'en passer, elles continuent aussi à pouvoir s'en servir, ce qui prouve qu'un des yeux au moins est presbyte.

On rencontre parfois des vieillards accoutumés à l'usage de verres convexes puissants, qui recouvrent, à l'âge de 80 à 90 ans, leur vue primitive et la faculté de lire sans lunettes. Le docteur Porterfield attribue ce changement remarquable à la diminution de la substance adipeuse qui se trouve au fond de l'orbite ; d'où résulterait que l'œil, privé de son support habituel, cédant à la pression latérale des muscles prendrait une forme ovale qui aurait pour résultat de porter la rétine à une distance convenable de la cornée aplatie (1). M. Ware objecte à cette explication que l'on n'a jamais vu l'accumulation morbide de tissu adipeux dans l'orbite produire la presbytie, tandis qu'au contraire elle a parfois amené la myopie; il croit plutôt que le changement remarquable qui nous occupe est occasionné par l'absorption d'une partie de l'humeur vitrée, par suite de laquelle les parties latérales de la sclérotique seraient refoulées en dedans et l'axe de l'œil proportionnellement allongé (2). M. White Cooper regarde ce changement de la vision comme un avant-coureur du développement d'une cataracte dure (3).

Bien que l'œil perde, après l'âge moyen de la vie, la faculté de distinguer avec netteté les objets rapprochés, il conserve ordinairement celle d'apercevoir les objets distants. Les presbytes n'ont donc généralement pas besoin de lunettes pour apercevoir distinctement les objets éloignés; au contraire, les rayons parallèles étant rendus suffisamment convergents par les milieux réfringents de l'œil lui-même, pour que leurs foyers respectifs viennent converger sur la rétine, les obligent à renoncer aux verres convexes pour examiner les objets à une certaine distance. Il ne manque cependant point d'exemples de personnes âgées qui ont besoin de l'assistance de verres convexes pour voir les objets éloignés aussi bien que ceux qui sont rapprochés; la surface de leur œil s'est tant aplatie, ou leur pouvoir réfringent a tellement diminué, qu'elles ne peuvent plus faire converger sur la rétine, sans verres convexes, même les rayons parallèles.

Ainsi le docteur Wells nous apprend que, lorsqu'il avait vingt ans de moins, son œil gauche avait la faculté de faire converger en un foyer sur la rétine, les faisceaux lumineux provenant de tout objet éloigné de plus de sept pouces de la cornée; mais, lorsqu'il eut atteint l'âge de 55 ans, il s'opéra un grand changement dans ses yeux, sous le rapport de la facilité à distinguer nettement les objets rapprochés: il fut donc obligé de recourir à l'usage des verres convexes et d'en changer plusieurs fois pour en prendre successivement de plus forts. En examinant soigneusement l'état de la vision, avant de répéter quelques expériences d'optique, il reconnut, à sa grande surprise, qu'il avait complétement perdu la faculté d'adapter ses yeux aux distances des objets à examiner, ou en d'autres termes que l'état de réfringence de ces organes restait le même, soit qu'il regardât des objets rapprochés ou distants. Il trouva qu'il avait besoin, non-seulement d'un verre convexe de six pouces de foyer pour pouvoir faire converger en un point sur la rétine les rayons provenant d'un objet situé à sept pouces de

(1) Treatise on the Eye, vol. II, p. 70; Edinburgh, 1759.
(2) Philosophical Transactions, vol. CIII, p. 42; London, 1813.
(3) Association Medical Journal, November 11, 1855, p. 996.

distance de l'œil, mais aussi d'un verre convexe de trente-six pouces
de foyer pour amener au point les rayons parallèles (1).

Causes. — On ne saurait douter qu'une diminution de la puissance réfringente, en rapport avec les progrès de l'âge, ne soit la cause prochaine
de la presbytie. On a dit aussi qu'elle survenait plus fréquemment chez
ceux qui avaient beaucoup exercé leurs yeux sur des objets éloignés.

Quant aux causes efficientes, l'aplatissement de la cornée, par suite
de la diminution de l'humeur aqueuse et de l'humeur vitrée, est une de
celles qui ont été le plus fréquemment mentionnées ; on a supposé que
cette diminution tenait à la langueur des sécrétions dans la vieillesse.

Toute diminution de densité de quelqu'un des milieux réfringents
de l'œil, ou toute diminution dans la convexité de l'œil, constitue une
cause de presbytie. Pour ce qui est du cristallin, on admet généralement
que la densité s'en accroît avec l'âge, ce qui devrait contrebalancer
la tendance à la presbytie due à l'aplatissement de la cornée ou à la
diminution de l'humeur aqueuse ou de l'humeur vitrée. Toutefois, il
se peut que l'augmentation de densité du cristallin s'accompagne d'un
certain degré de retrait, par suite duquel sa convexité diminuerait, et
partant sa puissance réfringente. Je pense que c'est à l'aplatissement
du cristallin bien plus qu'à celui de la cornée qu'est due la presbytie.

L'opinion générale paraît être que, avec une diminution dans la puissance réfringente, il existe aussi dans la presbytie une diminution de la
puissance d'accommodation pour la perception des objets rapprochés.
Que cette faculté dépende d'un changement dans la forme ou dans la
situation du cristallin, ou de ces deux conditions à la fois, ou de quelque autre changement, il est facile de concevoir que la diminution ou
la perte totale de cette faculté peut être le résultat de l'affaiblissement
qui survient dans l'exercice de toutes les fonctions par les progrès de
l'âge. Il est bien certain qu'à mesure que nous vieillissons la cornée
perd son élasticité, en même temps que le cristallin devient plus dur
et plus résistant.

Prophylaxie et traitement. — Bien qu'on ne puisse s'attendre à ce
qu'un traitement quelconque puisse faire disparaître ou même diminuer la presbytie causée par les progrès de l'âge, il n'en est pas moins
raisonnable de supposer que, en évitant de trop fatiguer la vue et en
prenant toutes les précautions qui ont pour effet de retarder les progrès
de la décrépitude, on empêchera dans une certaine mesure le développement de cette altération visuelle. Ce n'est qu'à de semblables influences, jointes à la force primitive de la constitution que l'on peut
attribuer l'absence de presbytie que l'on remarque parfois chez des
personnes qui n'ont jamais été myopes.

Dans la presbytie, on ne doit recourir ni trop tôt ni trop tard à

(1) Philosophical Transactions, vol. CI, p 580 ; London, 1811.

l'usage des verres bi-convexes. Beaucoup de personnes nuisent à leur vue, en adoptant brusquement l'usage de verres grossissants avant d'en avoir réellement besoin, tandis que d'autres, poussées probablement par le désir de cacher leur âge, s'abstiennent d'y recourir longtemps encore après l'époque où ils leur auraient non-seulement été d'un grand secours, mais auraient même contribué à leur conserver la vue. J'ai vu un professeur, âgé de 70 ans, se refusant, par quelque motif absurde, à l'usage des lunettes, obligé de placer six bougies à côté de son pupitre pour éclairer son manuscrit; et, bien qu'il tînt tout près de celui-ci l'une d'elles dont la flamme venait vaciller sur son papier, contraint de s'arrêter à chaque instant faute de pouvoir déchiffrer l'écriture. Une pareille conduite est aussi dangereuse pour la vision qu'elle est puérile. L'œil presbyte qu'on n'assiste point s'épuise à chaque tentative qu'il fait pour apercevoir les objets rapprochés, et souffre plus pendant quelques mois de ces efforts, qu'il ne souffrirait pendant un nombre égal d'années dans lesquelles il se serait aidé de verres propres à rendre l'exercice de la vision facile et agréable.

Il serait illusoire de vouloir fixer d'une manière absolue la période de la vie à laquelle on doit commencer à se servir de lunettes, et le moment où il faut prendre des verres plus puissants que ceux dont on avait d'abord fait choix; mais on peut poser comme règle générale que lorsqu'une personne, âgée de 45 ans ou plus, est obligée d'éloigner les petits objets pour les apercevoir distinctement; lorsqu'elle se rapproche comme instinctivement de la lumière, pour lire ou travailler; lorsqu'elle tient son livre ou tout autre objet très près de la lumière afin de le voir plus facilement; lorsque les petits objets lui paraissent confus après qu'elle les a regardés attentivement pendant quelque temps; lorsque ses yeux, après un léger exercice, éprouvent une fatigue telle qu'elle est obligée pour les soulager, de les diriger vers d'autres objets; lorsque sa vue est très faible quand elle s'éveille le matin, et ne récupère sa force accoutumée qu'au bout de quelques heures; c'est le moment, si elle n'a point encore fait usage de lunettes, d'y recourir, ou d'augmenter la force réfractive de ses verres si déjà elle en avait fait usage.

Les verres bi-convexes améliorent la vision des presbytes, en diminuant la divergence des rayons lumineux qui émanent des objets rapprochés, et en en assurant la réunion en foyers sur la rétine. Les personnes presbytes se servent parfois de ce qu'on appelle un verre à lecture (*reading glass*): c'est une lentille bi-convexe assez étendue pour permettre aux deux yeux de voir au travers. Les lunettes ont pour but de rendre les objets plus distincts à une distance donnée, mais le verre à lecture grossit les objets.

Comme un ménisque produit le même effet qu'un verre bi-convexe, tout en permettant à l'œil presbyte d'apercevoir avec netteté les objets rapprochés, et en offrant à la vue sans fatigue un champ plus vaste, le docteur Wollaston a recommandé cette forme de verre pour les presbytes dans les lunettes *périscopiques*. Elles prêtent aux mêmes objections que les verres concavo-convexes de même espèce qu'il a recommandés pour les myopes ; elles augmentent l'aberration de sphéricité et de réfrangibilité. (*V*. p. 638.)

On doit, pour le choix des verres convexes, suivre les mêmes indications que lorsqu'il s'agit de choisir des verres concaves ; c'est-à-dire que l'on doit donner la préférence à ceux d'une puissance moindre, ou du foyer le plus long qui permette un exercice convenable de la vision : et, de même que les verres concaves des myopes ne doivent pas leur faire voir les objets plus petits, les verres convexes des presbytes ne doivent pas non plus les leur montrer plus grands qu'à l'ordinaire (1). C'est à la lumière artificielle que l'on doit choisir les verres convexes, car ceux qui suffisent à la lumière naturelle peuvent fort bien le soir ne plus remplir leur objet.

Les personnes qui ne peuvent se rendre chez un opticien, détermineront la longueur du foyer du verre convexe qui leur convient au moyen des indications suivantes :

1. Lorsqu'elles voient distinctement les objets *modérément éloignés*, elles n'ont qu'à multiplier la distance à laquelle elles voient le plus distinctement les petits objets, soit vingt pouces, par celle à laquelle elles désirent pouvoir lire, soit douze pouces, et diviser le produit 240, par la différence qui existe entre les deux facteurs, soit 8 ; le quotient 50 sera la longueur focale du verre cherché.

2. Si la distance à laquelle la personne voit le plus distinctement est *très considérable*, la distance focale des verres dont elle aura besoin sera égale à la distance à laquelle elle désire voir le plus distinctement les objets.

Les personnes ignorantes emploient souvent, sous le nom de *conserves*, et cela avant que leur vue ait atteint le degré de presbytie qui exige l'usage de lunettes, des verres convexes de trente pouces de foyer. Elles croient que les *conserves* ont la propriété d'arrêter la marche de l'affaiblissement de la vue, qui est la conséquence naturelle des progrès de l'âge.

Comme c'est principalement à la lumière artificielle que le presbyte

---

(1) On trouve chez les opticiens des verres convexes de tous les foyers, depuis 48 pouces jusqu'à 6. L'âge de la personne ne saurait fournir de donnée absolument sur la longueur focale du verre à choisir ; toutefois, les approximations suivantes peuvent être considérées comme assez satisfaisantes :

On peut mesurer le foyer d'un verre convexe en le tenant près du mur d'un appartement en face d'une fenêtre ou du soleil, et en le faisant alternativement mouvoir en avant ou en arrière, jusqu'à ce que l'image de la fenêtre ou du soleil sur la muraille devienne aussi petite et aussi distincte que possible ; la distance qui existe alors entre le verre et la muraille indique la longueur du foyer.

Âge	40,	45,	50,	55,	58,	60,	65,	70,	75,	80,	85,	90,	100.
Longueur du foyer en pouces.	36,	30,	24,	20,	18,	16,	14,	12,	10,	9,	8,	7,	6.

s'aperçoit de l'affaiblissement de la vue, il devra, autant que possible, s'abstenir le soir de toute occupation qui exige une grande application de la part des yeux. Dès qu'il les sentira chauds et fatigués, pendant qu'il lit ou qu'il écrit, ou se livre à quelque occupation analogue, il devra profiter de l'avertissement et permettre à ces organes de se reposer.

On voit parfois survenir brusquement, chez des sujets âgés de moins de 40 ans, ou même chez des enfants, une perte de la faculté d'adaptation de l'œil à la vision des objets rapprochés, qui équivaut presque à la presbytie. J'ai vu cette affection succéder, chez les enfants, à l'influenza et à quelque inflammation des tonsilles s'accompagnant d'une fièvre intense. Les malades ne pouvaient point lire à la distance ordinaire ; ils tenaient leur livre à dix-huit pouces et plus de leurs yeux, et voyaient mieux avec des verres convexes. Dans quelques cas même, un brouillard couvrait les objets éloignés. J'ai obtenu une guérison complète à l'aide des sangsues aux tempes, des vésicatoires derrière les oreilles, et de petites doses de calomel suivies de l'usage de la quinine. Le docteur James Hunter rapporte un cas dans lequel la guérison fut obtenue par les purgatifs (1).

On ne peut guère douter que l'affection, chez ces enfants, n'ait été le résultat de la maladie fébrile dont elle avait été précédée ; elle paraît avoir été plutôt la conséquence de quelque dérangement de la portion du système nerveux sous la dépendance de laquelle se trouve l'appareil d'adaptation, que de quelque changement survenu dans l'œil et ayant pour résultat de raccourcir l'axe de cet organe, ou de faire varier les courbures ou la densité de ses milieux dioptriques.

Cette variété de presbytie, si nous pouvons la nommer ainsi, se distingue aisément de l'asthénopie, en ce que le dérangement de la vision est continu et persiste tant que le traitement médical n'en a pas triomphé ; tandis que, dans l'asthénopie, les accès de presbytie ne surviennent qu'après que les yeux ont été exercés pendant un certain temps, une demi-heure par exemple, ou plus, sur des objets rapprochés, et qu'ils disparaissent après un temps de repos assez court. Les cas que M. Ware (2) rapporte avoir observés chez des personnes jeunes paraissent se rapporter plutôt à l'asthénopie qu'à la presbytie.

SECTION III.

RÉFRACTION IRRÉGULIÈRE.

Pour que la vision pût être parfaite, il faudrait que les milieux dioptriques de l'œil conservassent leurs courbures, leur densité et leur

(1) Edinburgh Medical and Surgical Journal, January 1840, p. 124.
(2) Philosophical Transactions, vol. CIII, p. 48 ; London, 1813.

position normales. Il est probable, toutefois, que les lentilles de l'œil, et particulièrement la cornée et le cristallin, sont sous ce rapport beaucoup plus fréquemment affectées d'irrégularité qu'on ne le suppose généralement, et que peu d'yeux sont complétement exempts de ces sortes de dérangements. Lorsqu'il s'agit d'une irrégularité légère, il en résulte que les objets, surtout ceux qui occupent une position telle que leurs rayons ne se réunissent pas en un foyer sur la rétine, et parfois aussi ceux placés à la distance de la vision la plus distincte, sont vus multipliés; symptôme auquel on a donné le nom de *diplopie uni-oculaire*. Mais, dans les cas graves, la vision est excessivement dérangée: et comme les rayons qui proviennent d'un point lumineux et tombent sur toute la surface de la pupille ne peuvent se trouver réunis à l'intérieur de l'œil en un point unique, mais convergent à différentes distances, de manière à former deux images linéaires qui se coupent à angle droit, l'imperfection visuelle qui en résulte a reçu le nom *d'astigmatisme*. Lorsque ces irrégularités de courbure sont très considérables, et surtout lorsqu'elles affectent la cornée, l'observateur peut parfois les découvrir en promenant la flamme d'une bougie au devant de l'œil du malade et en examinant l'aspect des trois images réfléchies. Le malade peut découvrir ces irrégularités en fermant un œil et en dirigeant l'autre vers un objet lumineux très étroit, bien limité, et pas trop brillant (le croissant de la lune lorsqu'il ne date que de deux ou trois jours), et en dirigeant la tête dans diverses directions. Il apercevra alors une ligne multiple ou diversement contournée, et un examen attentif des aspects divers qu'elle offrira, suivant les circonstances, conduira parfois le malade à la connaissance de la conformation spéciale des surfaces réfringentes qui déterminent ces apparences et lui suggèrera le remède à y apporter.

§ I. — Diplopie uni-oculaire.

Une couche de mucus étendue, comme un solide mou, sur la surface de la cornée, et qui ne lui est point parallèle, peut déterminer la multiplication des images, exactement comme si l'œil regardait à travers un verre plano-convexe taillé à facettes. Le clignotement entraîne en pareil cas le mucus, et la diplopie disparait.

Un effet analogue se produit quand les surfaces de la cornée ou celles du cristallin ne sont point parfaitement régulières. S'il existe quelque dérangement dans la position des diverses surfaces des milieux dioptriques, depuis la cornée jusqu'aux parties les plus profondes, ou si la pupille est remplie d'un réseau de filaments, résultant d'un épanchement fibrineux, les rayons lumineux qui pénètrent dans l'œil, au lieu de se réunir en un foyer unique, forment sur la rétine deux foyers et même davantage. Un œil myope aperçoit toujours plusieurs images

superposées de la flamme d'une bougie, lorsque celle-ci est placée
beaucoup au delà de la portée de sa vision distincte; l'œil presbyte
éprouve le même phénomène lorsque la bougie est placée près de lui.
En s'en approchant dans le premier cas, et en s'en éloignant dans le
second, on fait disparaître les fausses images; on obtient le même résultat en se servant d'un verre concave pour l'œil myope et d'un verre
convexe pour le presbyte, ou, dans l'un et l'autre cas, en regardant à
travers un trou du diamètre d'une épingle, ou à travers les mailles d'un
fin tissu métallique (1).

Il est rare, sinon sans exemple, qu'un malade se plaigne de diplopie
uni-oculaire, sans que l'œil qui n'est pas en cause soit assez affaibli
pour être presque inutile. C'est alors que la diplopie devient gênante.
Les deux centres de réfraction sont dans ces cas généralement plus ou
moins obliques l'un par rapport à l'autre. Que l'œil soit myope ou
presbyte, à mesure que le malade s'éloigne de l'objet qu'il regarde, la
fausse image, qui est plus pâle et moins nettement dessinée que la
vraie, s'en sépare de plus en plus dans une direction oblique en haut
ou en bas, jusqu'à ce que, dans quelques cas, elle s'évanouisse et disparaisse. Lorsque la fausse image se montre en dehors et en bas, on
peut en induire que la cause de la diplopie réside dans la partie supérieure et interne de l'œil.

La diplopie uni-oculaire est quelquefois un symptôme précurseur
de la cataracte.

On n'a aucune notion positive sur la cause de la diplopie uni-oculaire. On a dit que, par suite d'un vice de conformation ou d'une maladie, les sommets de la cornée et du cristallin ont perdu leurs rapports
normaux, ou que les pôles du cristallin ne sont plus sur une même
ligne droite; mais ce sont là de pures conjectures.

M. Prevost, à l'âge de 84 ans (2), a publié son observation de diplopie uni-oculaire; il pensait que cette altération de la vue pouvait
être due à une fracture, une contusion, ou un aplatissement partiel du
cristallin, ou à la séparation de ses lamelles. M. Prevost correspondait
avec M. Babbage qui était affecté de diplopie de chaque œil; ce à quoi
il remédiait, toutefois, en regardant à travers un petit trou pratiqué
dans une carte, ou à travers un verre concave.

Tout ce que l'on peut faire pour remédier à la diplopie uni-oculaire,
c'est de recourir, comme moyen palliatif, à l'emploi d'un verre concave
ou convexe, suivant que l'œil malade est myope ou presbyte (3).

(1) CRANMORE. Philosophical Magazine, June 1850, p. 483.
(2) Annales de Chimie et de Physique, t. LI, p. 210; Paris, 1852.
(3) Consultez sur la diplopie uni-oculaire : HEYFELDER, Ammon's Zeitschrift für die Ophthalmologie, vol. IV, p. 189; Leipzig, 1834 : STEIFENSAND, Graefe und Walther's Journal der
Chirurgie und Augenheilkunde, vol. XXIII, p. 80; Berlin, 1855 : SZOKALSKI, de la diplopie uni-
oculaire; Paris, 1859. [Discussion à propos de cette dissertation entre MM. DUGNIOLLE et
SZOKALSKI. Ann. d'Ocul., t. III, pp. 27, 150, 167.]

§ II.—Astigmatisme.

De α *privatif*, et στίγμα, point.

On a rapporté de nombreux cas dans lesquels, par suite de quelque altération de la réfraction, les rayons lumineux tombant sur l'œil sont plus vite réunis en foyer dans le plan vertical que dans le plan horizontal ; de sorte que l'œil, considéré comme instrument d'optique, n'est point symétrique autour de son axe. On rencontre beaucoup d'yeux qui sont dans un état tel que, si une ligne droite, tracée en noir sur une feuille de papier, leur est présentée dans le sens vertical, elle leur apparaît double, tandis qu'elle paraît simple dès l'instant où on la place dans le sens horizontal.

Le docteur Young (1) nous dit que « son œil, dans le regard vague, rassemble en un foyer sur la rétine les rayons qui divergent verticalement d'un objet placé à dix pouces de sa cornée et ceux qui divergent horizontalement d'un objet placé à sept pouces de distance. » C'est ce qui devrait arriver si la cornée, au lieu d'être une surface de révolution, dans laquelle la courbure de toutes les sections passant par l'axe est égale, avait une autre forme dans laquelle la courbure du plan vertical fût supérieure à celle du plan horizontal. Toutefois, le docteur Young pensait que la cause de l'altération visuelle qui existait chez lui était due à une obliquité de la cornée et du cristallin par rapport à l'axe visuel. Le même effet pourrait se produire si l'une ou les deux surfaces du cristallin étaient cylindriques, ou si la variation de sa densité n'était point symétrique.

Le professeur Fischer, de Berlin, remarqua que, lorsqu'il plaçait devant lui un certain nombre de lignes minces et parallèles, il pouvait aisément les compter à la distance de quinze à vingt pouces, tant qu'elles étaient dans une position horizontale, mais que, dès qu'il y donnait une position verticale, il ne pouvait plus les distinguer, à moins de les rapprocher de son œil à la distance de six à huit pouces. Lorsqu'il regardait les barres d'une fenêtre en maintenant la tête dans une position verticale, la barre transversale lui paraissait plus longue qu'elle n'aurait dû être ; mais, lorsqu'il inclinait la tête vers son épaule, c'était la barre verticale qui lui paraissait allongée (2).

M. Airy, astronome royal, a rapporté un semblable cas de réfraction irrégulière existant dans l'un de ses yeux.

Obs. 544. — M. Airy découvrit qu'en lisant il ne se servait pas habituellement de son œil gauche qui lui était complétement inutile pour regarder les objets rapprochés ; l'image qui se formait dans cet œil n'était point perçue, à moins que l'attention ne fût particulièrement dirigée sur elle. Supposant que cela n'était dû qu'à une habitude vicieuse dont il pourrait se corriger en se servant autant que possible de l'œil gauche, il essaya de lire, l'œil droit fermé ou recouvert d'un bandeau ; mais il s'aperçut que, à quelque distance

(1) On the Mechanism of the Eye : Philosophical Transactions, for 1801.
(2) GERSON. De forma corneæ, p. 17 ; Gottingæ, 1810.

qu'il plaçât son livre, il ne pouvait distinguer une seule lettre, au moins lorsque l'impression était petite. Quelque temps après, il remarqua que l'image formée dans son œil gauche par un point brillant, comme une lampe éloignée ou une étoile, n'était point circulaire comme celle perçue par un œil n'ayant d'autre défaut que celui d'être myope, mais elliptique, le plus grand axe de l'ellipse formant un angle d'environ 35° avec la verticale, et son extrémité la plus élevée étant inclinée à droite. En mettant des lunettes à verres concaves, qui lui permettaient d'apercevoir distinctement de l'œil droit les objets éloignés, il trouva que, pour son œil gauche, un point lumineux éloigné avait l'apparence d'une ligne bien délimitée, correspondant exactement pour la direction et presque pour la longueur au grand axe de l'ellipse dont nous avons déjà parlé. Il reconnut aussi qu'en traçant sur le papier deux lignes noires se croisant à angle droit, et en plaçant le papier dans une position convenable et à une certaine distance de son œil, l'une de ces lignes était vue très distinctement, tandis que l'autre était à peine perçue. En rapprochant au contraire le papier de son œil, la ligne vue distinctement disparaissait, et l'autre devenait bien distincte. Tous ces phénomènes indiquaient que la réfraction de l'œil était plus grande dans le plan presque vertical que dans celui qui forme avec lui un angle droit, et, par conséquent, qu'il n'était pas possible de rendre la vision distincte au moyen de verres à surfaces sphériques. M. Airy reconnut en effet qu'en tenant le verre concave obliquement, ou en regardant directement à travers une partie située près du bord, il voyait les objets sans confusion ; mais la distorsion produite dans chacun de ces cas était telle, qu'il ne pouvait espérer de se servir de son œil à moins qu'il ne trouvât quelque chose de plus efficace.

Le but de M. Airy fut alors de trouver une lentille qui réfractât plus puissamment les rayons lumineux suivant un plan que suivant un autre formant un angle droit avec le premier ; sa première idée fut d'employer un verre à surfaces cylindriques et concaves, les axes des cylindres se croisant à angle droit, et leurs rayons différant. Pour démontrer que cette construction atteindrait le but, il suffit de se figurer une pareille lentille divisée en deux lentilles par un plan perpendiculaire à son axe : il est facile de voir que la réfraction de l'une ne serait pas sensiblement altérée par la réfraction de l'autre, et que la réfraction définitive serait une combinaison des deux autres. Les rayons, dans l'un des plans, seraient rendus complètement divergents par l'une des lentilles, et ceux de l'autre plan par l'autre lentille. Cette construction était donc suffisante ; mais, afin de faciliter l'émoulage et de diminuer les courbures, on crut convenable de faire l'une des surfaces cylindrique, et l'autre sphérique, mais toutes deux concaves.

Pour découvrir les données nécessaires à la formation de cette lentille, M. A. pratiqua avec la pointe d'une aiguille un très petit trou à travers une carte noircie, qu'il fit glisser sur une échelle graduée ; éclairant alors fortement une feuille de papier, et tenant la carte entre elle et son œil, il eut un point lumineux sur lequel il put faire ses observations avec facilité et exactitude. Appuyant l'extrémité de l'échelle sur l'os de la pommette, et faisant glisser la carte sur l'échelle, il trouva que ce qu'il apercevait comme un point lorsque la carte était contre son œil, apparaissait, lorsqu'elle était à la distance de 6 pouces, comme une ligne bien limitée, inclinée de 35 degrés environ par rapport à la verticale, et sous-tendant approximativement un angle de 2 degrés. A la distance de trois pouces et demi, apparaissait une ligne droite bien définie formant un angle droit avec la première et ayant la même longueur apparente. Il fallait donc que la lentille à construire pût, lorsque l'un de ses plans faisait diverger les rayons parallèles à la distance de trois pouces et demi, les faire diverger par l'autre plan à la distance de six pouces.

M. Airy s'étant procuré une lentille sphérico-cylindrique dont le rayon de la surface sphérique mesurait 3 pouces et demi, et celui de la surface cylindrique un pouce de plus trouva qu'il pouvait lire le plus petit texte à une distance considérable, avec l'œil gauche aussi bien qu'avec l'œil droit. Il remarqua que la vision était plus distincte lorsque la surface cylindrique n'était point dirigée du côté de l'œil ; et comme, lorsque la lentille s'en trouvait écartée, elle altérait la figure des objets en réfractant diversement les rayons suivant ses différents plans, il fit construire la monture de ses lunettes de façon à maintenir le verre assez rapproché de l'œil. A l'aide de ces précautions, il reconnut que l'œil qu'il avait d'abord cru devoir lui être inutile, pouvait, sous tous les rapports, lui rendre presque autant de services que l'autre.

« Je crois qu'il est généralement reconnu, dit M. Airy, que là où la direction de l'axe de l'œil est déviée, la vue de l'œil est troublée, mais non perdue. La déviation est attribuée par beaucoup d'auteurs au manque d'exercice de l'œil ; conséquence du trouble visuel dont il est le siége. Si l'on reconnaissait que le dérangement de la vision est semblable à celui que j'ai décrit, on pourrait parfaitement le corriger. La recherche du défaut visuel, à l'aide du moyen que j'ai indiqué en détail, est très facile; et il suffit de décrire exactement l'aspect que présente le point brillant à des distances différentes, pour que l'opticien, à l'aide de données théoriques, puisse construire un verre qui rende distincte la vision de l'œil affecté. Si le trouble résulte d'une insensibilité du nerf optique ou d'une opacité des humeurs, il n'y peut rien; mais il a le pouvoir de corriger tous les défauts qui proviennent d'une altération des surfaces réfringentes (1). »

Ayant eu occasion, vingt ans après la première communication qu'il avait faite à la *Cambridge Philosophical Society* relativement au vice de conformation de son œil gauche, d'expliquer qu'un changement était survenu dans l'état de cet œil, M. Airy en profita pour dire que, comme le résultat de ce vice de conformation était d'empêcher les rayons provenant d'un point lumineux et tombant sur toute la surface de la pupille, de converger en un point unique à l'intérieur de l'œil et de les faire converger de façon à les faire passer par deux lignes se coupant à angle droit, le Rév. docteur Whewell avait donné à ce phénomène le nom d'*astigmatisme*. M. Airy ajouta que de 1825 à 1846, tandis que la myopie de son œil gauche avait diminué, l'altération qui produisait l'astigmatisme n'avait subi que peu ou pas de changement.

« En examinant l'œil droit de la même façon, dit M. Airy, je n'y trouve aucune altération perceptible. L'image d'un petit trou est un point lumineux très nettement dessiné. La distance à laquelle se maintient la netteté est presque aussi exactement que possible 4,7 pouces, la même que la distance la plus rapprochée à laquelle l'œil gauche perçoit, sous forme d'une ligne bien limitée, l'image d'un point. Il semblerait donc que la conformation normale des deux yeux fût la même et que l'altération qui existe dans l'œil gauche ressemblât à celle qui serait produite par une réfraction à travers un milieu dense cylindrico-concave, ou à travers un milieu rare cylindrico-convexe, surajouté à la réfraction normale (2). »

La publication du cas de M. Airy ayant attiré l'attention sur les troubles de la vision dus à des vices de conformation des lentilles de l'œil, on a recueilli divers exemples remarquables de semblables altérations. L'œil droit du docteur Goode constitue l'un de ces cas (3); un second a été observé dans les deux yeux d'un malade du docteur Hamilton (4), et un troisième dans les deux yeux d'un ecclésiastique de Philadelphie, dont l'observation, recueillie par lui-même, a été publiée par le docteur Hays (5). Chez le docteur Goode, l'affection paraît avoir été héréditaire, sa mère ayant dans chacun de ses deux yeux un dérangement visuel de semblable nature. Le malade du docteur Hamilton, outre qu'il était myope et *astigmatique*, était de plus héméralope. Lorsqu'il regardait une horloge, il ne pouvait reconnaître l'heure lorsque les aiguilles étaient verticales; mais il le faisait facilement lorsqu'elles occupaient une position horizontale (6). Dans chacun de ces trois cas, on remédia au dérangement visuel à l'aide de lentilles planes

(1) Transactions of the Cambridge Philosophical Society, vol. II, p. 267 ; Cambridge, 1827.
(2) Ibid., vol. VIII, p. 361 ; Cambridge, 1849.
(3) Ibid., p. 493, and Monthly Journal of Medical Science, April, 1848, p. 711.
(4) Ibid., June, 1847, p. 891.
(5) LAWRENCE. On Diseases of the Eye, edited by HAYS, p. 669 ; Philadelphia, 1854.
[(6) M. W., qui m'a consulté le 3 août 1855, voit distinctement les lettres disposées verticalement et confusément celles qui sont horizontales. Des brins de paille placés horizontalement sur le pavé le fatiguent. Il est un peu myope. Un verre concave diminue l'astygmatisme dont il est atteint. Il trouve que son affection est plus prononcée lorsqu'il a l'estomac dérangé. (*Note de M. Mackenzie.*)]

d'un côté et concavo-cylindriques de l'autre. Lorsque l'on a trouvé une lentille d'une force convenable, elle corrige l'aberration visuelle à toutes les distances; ce qui prouve qu'elle est indépendante de l'état des organes d'adaptation. Lorsqu'une personne affectée d'astigmatisme est en même temps presbyte ou myope, la courbure nécessaire pour corriger l'astigmatisme peut être combinée avec celle que réclame l'état de myopie ou de presbytie de l'œil. Une lentille cylindrique ne détermine ni convergence ni divergence des rayons parallèles qui tombent dans le plan de son axe; tandis qu'elle fait converger ou diverger les rayons qui tombent sur un plan rencontrant son axe à angle droit, comme le ferait une surface sphérique d'égale courbure. Si donc on réunit une surface cylindrique à une surface sphérique, le foyer de la surface sphérique n'éprouvera aucun changement dans l'un de ses plans, mais dans l'autre il se trouvera transformé en celui que donne une lentille sphérique, ajoutée à une surface sphérique de courbure égale à celle du cylindre (1).

La courbure à donner à la surface cylindrique doit être calculée au moyen des distances auxquelles la carte se trouve de l'œil au moment où se forment les deux lignes focales; mais on éprouve quelquefois de la difficulté à empêcher l'œil de changer son état d'adaptation pendant que l'on mesure les distances. Le professeur Stokes, de Cambridge, pour obvier à cet inconvénient, a construit un instrument propre à déterminer la nature de la lentille dont on a besoin; il en a donné la description à la réunion de 1849 de la *British Association for the Advancement of Science* (2).

SECTION IV.

PHOTOPSIE.

Syn. — Photopsie, de φὼς, lumière, et ὄψις, vision. Μαρμαρυγὴ : *Hippocrates*. Visus lucidus.

Il est évident que, dans l'état de santé, nous ne devons percevoir ni impression de sensations visuelles, ni éclairs lumineux par suite de changements internes survenus dans l'œil, ni fausse perception d'aucun genre; que nous devons voir les objets avec leurs couleurs naturelles, et non revêtus de teintes qui leur soient complétement étrangères, ou dont ils sont généralement exempts, et que nous ne devons avoir l'impression des objets extérieurs, que lorsque ces objets sont présents, et agissant actuellement sur les organes de la vision. Telle est néanmoins

(1) HERSCHEL. Encyclopædia Metropolitana, article *Light*, p. 598, § 559 : AIRY et GOODE, Op, cit. : BREWSTER, Edinburgh Journal of Science, October, 1827, p 525.
(2) Notices of Communications to the British Association, 1849, p. 10 : London, 1830 : COOPER. On Near-Sight, etc., p. 219 ; London, 1855.

la constitution de l'appareil optique que, par suite des dérangements divers dont il est passible, il peut faire éprouver beaucoup de sensations qui ne sont point la production de prototypes actuellement devant nous. Un simple affaiblissement de cet appareil donne fréquemment naissance à ces phénomènes.

Dans cette section, ainsi que dans les suivantes, nous aurons à noter de fausses sensations visuelles des plus remarquables. La première est ce qu'on appelle *la photopsie*.

C'est un fait vulgairement connu que des sensations lumineuses peuvent être excitées, indépendamment des impressions ordinaires produites par les objets extérieurs. L'éclair, produit par l'action d'éternuer, par une légère pression, par un coup brusque sur l'œil, par le passage d'un courant galvanique à travers diverses parties de la face, comme dans la simple expérience qui consiste à appliquer sur la langue un morceau de zinc et une pièce d'argent, et à les mettre ensuite en contact, suffit pour démontrer que la rétine peut être affectée de façon à donner des sensations lumineuses indépendantes de la présence de la lumière. Dans les trois derniers cas que nous venons de citer, l'effet se produit, que les yeux soient ouverts ou fermés, et que l'expérience se fasse au jour ou dans l'obscurité.

L'exemple le plus simple que l'on puisse citer de la photopsie, aussi bien que d'une autre fausse sensation appelée *chrupsie* ou *vision colorée*, est indiqué par Newton en ces termes dans la *question* 16, à la fin de son *Optique :* — « Lorsqu'une personne, plongée dans l'obscurité, comprime avec le doigt l'un ou l'autre coin de son œil et qu'il dirige cet organe dans un sens opposé à la pression, il aperçoit un cercle de couleurs semblables à celles des plumes de la queue d'un paon. Si l'œil et le doigt restent en repos, ces couleurs s'évanouissent en un instant ; mais si l'on retire le doigt en y imprimant un mouvement de tremblottement, elles reparaissent de nouveau. » Cette expérience fournit à la fois un exemple de photopsie et de chrupsie, produites par une pression artificielle sur la surface convexe de la rétine (1).

(1) La production d'un spectre lumineux et coloré, que nous avons mentionnée dans le texte, a été appelée *phosphene* (de φῶς, *lumière*, et φαίνω, je fais paraître) par M. Serres d'Uzès, qui (*a*) a recommandé la compression brusque du globe de l'œil comme un moyen propre à faire distinguer les maladies de la rétine et du nerf optique de celles du cristallin, de l'iris et des autres parties situées au devant de la rétine. Dans l'amaurose, le glaucome, et les autres affections des parties nerveuses, les spectres s'affaiblissent en proportion de l'altération de la puissance nerveuse, et ils manquent complétement lorsque toute sensibilité visuelle est perdue. Au contraire, dans les nombreuses affections oculaires dans lesquelles les rayons lumineux ne viennent plus former d'images sur la rétine, à cause de l'opacité des parties qu'ils ont à traverser, les spectres sont aussi brillants que jamais. Ceci ne se rapporte qu'aux spectres produits par la pression sur le globe de l'œil ; car, ainsi que l'établit Müller (Elements of Physiology , traduits par Baly, vol. II, p. 1072; London, 1842), des spectres lumineux peuvent se produire dans l'amaurose complète, ou même après l'extirpation du globe de l'œil, par suite de causes internes affectant le cerveau. [V. le chapitre spécial sur la rétinoscopie phosphénicienne. T. W.]

(*a*) Annales d'Oculistique, t. XIX, p. 76; t. XXIV, pp. 31, 160, 247; t. XXV, p. 126; Bruxelles, 1848, 1850, 1851 ; Bulletin général de thérapeutique, t. XLVI, p. 190, Paris, 1851.

Il y a aussi des sensations lumineuses qui sont le résultat de maladies de l'appareil optique. Des éclairs lumineux, des étoiles brillantes, un scintillement semblable à celui produit par d'innombrables pointes d'aiguilles, ou les arêtes de nombreux prismes, et une multitude d'autres spectres lumineux, accompagnent la choroïdite (*V*. p. 60) et se montrent au début des diverses variétés d'amaurose congestive. Dans quelques cas spéciaux et très douloureux d'hyperesthésie oculaire, le malade est tourmenté par une sensation semblable à celle qu'il éprouverait si ses yeux étaient dirigés vers des globes lumineux nageant et tournoyant devant lui, ou s'il regardait une mer d'or fondu.

Les tourments éprouvés par les malades affectés de ces fausses sensations varient beaucoup en intensité; mais, en tout cas, ces spectres lumineux sont moins faciles à supporter que les spectres noirs ou semi-transparents, fixes ou flottants, que l'on rencontre fréquemment, et que l'on a appelés *mouches*.

La photopsie peut être le résultat d'une irritation de toute portion de l'appareil optique nerveux, depuis sa terminaison périphérique à la rétine jusqu'à son origine centrale dans les corps quadrijumeaux. De même que la maladie du pont de Varole ou des ganglions de Gasser détermine une névralgie de la cinquième paire, de même le malade peut être troublé par des éclairs et des étincelles, lorsque le nerf optique, ou le point du cerveau d'où il tire son origine, est affecté de maladie.

Toute cause qui agit en produisant une compression légère de l'une ou l'autre surface de la rétine, détermine une sensation lumineuse; si l'on augmente beaucoup la pression, la membrane devient complétement insensible pendant un certain temps.

Lorsqu'on regarde fixement pendant quelques minutes un ciel clair, on commence à voir une multitude de petits points lumineux s'élançant dans toutes les directions dans le champ de la vision. Le mouvement qui anime ces points est réel et complétement indépendant de tout mouvement du globe de l'œil, et ressemble si exactement au mouvement de la circulation, tel qu'on le voit au microscope dans la membrane inter-digitale de la grenouille, que l'on ne peut guère douter que ces points ne soient dus au passage du sang à travers les vaisseaux soit de la rétine, soit de la choroïde.

La perception de ce *spectre circulatoire*, pendant l'exercice ordinaire de la vision, et lorsqu'on ne cherche point à le produire en regardant fixement le ciel, est, dans quelques cas, l'un des premiers symptômes de l'amaurose; il dégénère graduellement en rayons lumineux, en étincelles de feu et en lueurs colorées. Au bout d'un certain temps, la compression de la rétine persistant et s'accroissant, ces apparences se transforment en d'autres d'un caractère tout opposé, que l'on connaît sous le nom de *mouches fixes*.

Les personnes qui ont souffert d'ophthalmies internes sont souvent troublées par des sensations telles que celles d'un anneau lumineux tournoyant devant elles; celles prédisposées à l'apoplexie, lorsqu'elles relèvent la tête après s'être baissées, voient une pluie de spectres brillants: des éclairs lumineux sont souvent les précurseurs d'attaques convulsives comme l'épilepsie. Des sensations semblables surviennent chez les sujets soumis aux inhalations d'éther ou de chloroforme, au moment où l'insensibilité va se produire. L'inhalation du gaz oxyde nitreux produit aussi des spectres lumineux. Le *phrénitis* s'accompagne de fausses impressions de la même nature, qui persistent souvent longtemps après que les autres symptômes ont disparu. Dans l'hypertrophie et la dilatation du cœur, les malades accusent fréquemment des éblouissements, aussi bien qu'une céphalalgie obstinée et d'autres symptômes cérébraux. Dans quelques cas, la photopsie n'est qu'un effet sympathique de quelque dérangement de l'estomac ou de l'ingestion de quelque substance vénéneuse. La digitale est bien connue pour produire cet effet. J'ai vu accuser de produire la photopsie le thé pris au déjeuner, et que l'on soupçonnait contenir les feuilles de quelque plante vénéneuse; le sujet éprouvait la sensation de lignes argentées décrivant des zigzags devant ses yeux, un obscurcissement de la vue, et le *visus interruptus;* de sorte que par moments il ne voyait ni le mot ni la lettre qu'il regardait; symptômes qui disparaissaient au bout d'une heure ou deux. Après les fièvres ou tout autre maladie qui oblige le malade à conserver longtemps la position horizontale, on voit souvent survenir la photopsie; mais elle disparaît en général promptement dès que le malade peut se tenir debout.

Il est d'une grande importance de pouvoir, dans chaque cas, reconnaître la vraie cause de la photopsie et de la distinguer soigneusement de la photophobie. (*V.* t. I, p. 249, 792.) Cette dernière affection simule souvent la première, surtout chez les malades scrofuleux, hypochondriaques ou hystériques. La cause de la photopsie une fois découverte, on ne peut guère se méprendre sur la nature du traitement à y opposer. Sir David Brewster (1) rapporte le cas d'un malade qui éprouvait constamment la sensation d'un cercle lumineux placé devant lui, par suite d'une excroissance située à la face interne de la paupière, et qui produisait une pression continue sur le globe de l'œil. Lorsque la photopsie est due à une congestion cérébrale, la saignée est nécessaire; quand c'est la dyspepsie qui en est la cause, les émétiques et les purgatifs, suivis de l'usage des toniques, sont indiqués.

Le cas suivant de photopsie, plein d'intérêt, est rapporté par M. Ware, qui reproduit les termes mêmes employés par le malade, qui était médecin :

_____

(1) Philosophical Magazine, August, 1852, p. 90.

Obs. 545. — Il y a environ dix ans, j'avais alors 48 ans, que j'ai éprouvé la première attaque de la maladie que je me propose de décrire ; elle s'est depuis ce moment jusqu'aujourd'hui reproduite à des intervalles irréguliers. Le premier phénomène qui annonce le début de l'attaque est une sensation spéciale et indescriptible qui se manifeste au fond de l'œil ; elle ne constitue point une douleur, et elle est si légère que je ne saurais en déterminer l'existence, si mon attention ne se fixait particulièrement sur elle. Au bout de quelques secondes, les objets deviennent, dans un petit point situé presque au centre du champ de la vision, indistincts, et peu après invisibles.

Quelques secondes plus tard, c'est-à-dire environ une demi-minute après le début de l'attaque, le point qui était invisible devient lumineux ; il ressemble à un point circulaire, d'un huitième de pouce de diamètre environ, et dans lequel une flamme jaune semble onduler du centre à la circonférence avec une rapidité égale à son éclat. Ce point s'accroît par l'extension de la flamme ondulante jusqu'à acquérir un diamètre d'environ trois quarts de pouce, ce qui arrive en général au bout de six à huit minutes. Le voile igné qui cachait les objets s'amincit au centre, et les objets deviennent visibles au travers de lui. La vision s'accroît jusqu'à ce qu'enfin il ne reste plus qu'un anneau lumineux qui semble se perdre en s'étendant au delà du champ de la vision. Les retours de l'attaque ont été très irréguliers. Quelquefois elle est revenue journellement pendant huit à dix jours de suite ; d'autres fois il s'est écoulé plus d'un mois sans qu'elle reparût. Pendant une matinée, l'attaque revint presque à chaque heure ; dans ces derniers temps, les intervalles ont été beaucoup plus éloignés, et il y a maintenant plus de trois mois que j'en suis exempt. Il n'existait d'abord point de douleur ; mais, pendant les douze derniers mois, un léger malaise siégeant sous le front et du côté opposé à l'œil affecté, s'est généralement manifesté pendant et après l'attaque. L'affection est commune aux deux yeux, bien qu'elle ne se manifeste jamais dans les deux à la fois. Ma vue n'est point altérée, bien que la sensibilité de la rétine paraisse accrue d'une façon morbide ; car un objet fortement éclairé produit une image plus brillante qu'il ne le faisait auparavant. Il y a six semaines environ que j'eus le déplaisir d'apercevoir un petit point circulaire noir qui, changeant de place à chaque mouvement de l'œil, me fit trouver parfaitement approprié le nom de *musca volitans* qu'on lui a donné. Je fus naturellement alarmé par l'idée que ce pouvait être un commencement de paralysie partielle, suite de l'augmentation morbide d'action qui s'était si fréquemment montrée dans la rétine ; mais, six semaines s'étant maintenant écoulées sans que ce symptôme ait reparu, je me suis rassuré à cet égard. La cause immédiate de mon affection me paraît avoir été un accroissement irrégulier d'action de la rétine, et les causes éloignées un excès d'exercice de l'intelligence, joint à l'emploi trop prolongé des yeux et à un état de dérangement de l'estomac et des intestins.

Quant au traitement, quelque reproche que j'avoue mériter à cet égard, je dois dire que je n'en ai pendant longtemps employé aucun. Il y a trois ans environ, ayant été fatigué par la répétition à de courts intervalles, et quelquefois deux ou trois fois par jour, des attaques que j'ai décrites ci-dessus, je vins vous consulter, et sur votre conseil je pris cinq grains de calomel. A la suite de l'emploi de ce moyen, le spectre ne reparut plus pendant plusieurs mois ; lorsque je le vis de nouveau, il céda à la répétition du même remède. L'année d'ensuite, ayant voyagé deux jours sans me reposer et pris une nourriture qui ne me convenait pas, le matin du troisième jour les attaques se répétèrent si fréquemment, que je ne pus qu'avec difficulté continuer mon chemin. Je m'arrêtai donc, et pris ma dose de calomel ; après quoi le spectre disparut immédiatement et fut plusieurs mois sans revenir. Les points noirs disparaissaient, tout comme les points lumineux, sous l'influence du médicament, et il y a maintenant longtemps que je suis exempt des uns et des autres (1). »

(1) Medico-Chirurgical Transactions, vol. V, p. 274 ; London, 1814. Voyez le cas de M. Savigny, Archives générales de médecine, Août 1838, p. 495.

SECTION V.

CHRUPSIE.

Syn. — Chrupsie, de χρόα, *couleur,* et ὄψις, *vision.* Visus coloratus. Vision irisée.

Les malades atteints d'amaurose incomplète se plaignent assez fréquemment que les objets lumineux, tels qu'une bougie allumée, leur apparaissent entourés des couleurs de l'arc-en-ciel. Ce symptôme, que l'on appelle *chrupsie,* peut dépendre de quelque dérangement des lentilles de l'œil, d'où résulte un trouble dans leurs propriétés achromatiques, ou de quelque irritation, par pression ou par toute autre cause, de la surface convexe de la rétine ou de quelque portion du nerf optique. Il existe donc deux variétés de chrupsie, l'une *dioptrique* et l'autre *nerveuse.*

On peut produire à volonté la *chrupsie dioptrique* en faisant arriver hors de sa distance focale sur la rétine l'image d'un objet extérieur. Si l'on place devant les yeux un objet blanc sur un fond noir, ou un noir sur un fond blanc, et qu'on le tienne plus rapproché ou plus éloigné que la distance pour laquelle les yeux sont accommodés dans ce moment, l'objet paraît double, confus et entouré de franges colorées. Ces franges peuvent constituer le symptôme d'une affection de l'appareil d'adaptation, sans que la rétine ait éprouvé aucun changement. Müller (1) indique comme un exemple de ce phénomène le bord rouge qui environne les lettres d'un livre, lorsque la faculté d'adaptation est paralysée par la colère, une grande contention d'esprit, ou le besoin de dormir. La chrupsie dioptrique survient aussi lorsque nous suspendons la faculté d'adaptation et que nous dilatons la pupille au moyen de la belladone.

On peut mentionner comme une variété de chrupsie dioptrique la teinte jaune dont on voit les objets revêtus dans certains cas de jaunisse. Ordinairement, les malades atteints de cette affection n'aperçoivent aucun changement de couleur dans les objets qui les environnent; mais, lorsque les humeurs de l'œil et la cornée sont teintes profondément par la bile, alors tous les objets paraissent teints en jaune. Le docteur Mason Good a observé ce phénomène sur lui-même (2).

Un de mes malades, affecté d'un prolapsus de la portion nasale de l'iris à travers une plaie de la cornée, voit tous les objets revêtus d'une teinte verdâtre.

La chrupsie nerveuse présente aussi des variétés suivant qu'elle dépend d'une affection de la rétine ou du cerveau, ou suivant qu'elle

(1) Elements of Physiology, traduits par Baly, vol. II, p. 1161; London, 1842.
(2) Study of Medicine, vol. I, p. 420; London, 1829.

communique aux objets une teinte non naturelle mais uniforme, ou qu'elle les fait voir bordés par les couleurs du prisme.

Une jeune dame que je soignais pour une sclérotite scrofuleuse, voyait des teintes brillantes de bleu, de vert et de rouge, voltigeant sur les objets qu'elle regardait, tels que la figure d'une personne assise devant elle, ou le mouchoir blanc qu'elle tenait à la main. Je pensai que ce phénomène était dû à une compression de la rétine.

Boyle (1) mentionne la vision irisée parmi les premiers symptômes accusés par les personnes infectées par la peste. Ce phénomène persistait pendant un jour et était habituellement enlevé par un vomitif. Il rapporte aussi un cas de vision irisée, due à une chute sur la tête près de l'œil ; ce symptôme persista pendant cinq à six semaines (2).

Patouillat (3) rapporte l'observation de neuf personnes empoisonnées par des racines de jusquiame que l'on avait prises pour des panais. Traitées les unes par l'émétique, les autres par la thériaque, elles se rétablirent ; mais pendant le premier jour de leur empoisonnement elles virent double, et pendant le second jour tous les objets leur parurent aussi rouges que de l'écarlate.

[La famille d'un teinturier, composée du père, de la mère et de plusieurs enfants adultes, prit une quantité assez forte de semen-contrà, arrivé depuis peu et remarquable par sa belle couleur verte. Outre l'évacuation de nombreux vers intestinaux, ce remède produisit le phénomène de changer, pour chaque membre de cette famille, le rouge en orange et le bleu en vert ; effet qui cessa dès le lendemain (4).

Le docteur de Brenner raconte que, ayant fait prendre de la santonine à une jeune fille, à la dose de deux grains, de deux en deux heures, elle se plaignit, quand elle en eut pris dix grains, que tous les objets lui paraissaient jaunes. Le lendemain, ce phénomène avait disparu (5). T. W.]

Un malade du docteur Conolly lui dit que, pendant un certain temps après une attaque de paralysie, tout lui paraissait teint en vert (6).

Le docteur Parry (7) rapporte quatre cas dans lequels les malades voyaient les objets d'une autre couleur que celle qui leur était propre. L'un d'eux, un vieux général, voyait le soir, un peu avant le moment où l'on allume les lumières, et pendant une heure le matin en s'éveillant, tous les objets blancs de couleur orange foncé, approchant de l'écarlate. Un autre, qui était une dame, voyait souvent les objets blancs d'un bleu brillant.

Obs. 546. — Dans le mois de juillet, une dame d'un âge avancé se rendit de Londres

(1) Experiments and Considerations touching Colours, p. 14 ; London, 1670.
(2) Ibid., p. 17.
(3) Philosophical Transactions, vol. XL, p. 446 ; London, 1741.
[(4) Wittcke. Med. Zeitung f. d. H. in Preusse, 1852, n° 7.]
[(5) OEsterreichische Zeitschrift für praktische Heilkunde, 1855, n° 35, p. 500.]
(6) Inquiry concerning the Indications of Insanity, p. 258 ; London, 1850.
(7) Collections from the unpublished Medical Writings of C. H. Parry, M. D., vol. 1, p. 560, 568 et 569 ; London, 1825.

sur la côte orientale du *Comté de Kent*, où elle se logea dans une maison ayant vue immédiatement sur la mer, et fort exposée, par conséquent, aux rayonnements du soleil du matin.

Les rideaux de son lit et de ses fenêtres étaient blancs, de sorte que son appartement était très clair. Après y avoir séjourné dix jours, un soir, au soleil couchant, les premières franges des nuages lui apparurent rouges, et bientôt après cette même couleur se répandit sur tous les objets environnants. Ce phénomène devenait surtout apparent lorsqu'elle regardait quelque chose de blanc, comme une feuille de papier, un jeu de cartes, ou une robe de femme. Il dura toute la nuit. Le lendemain matin, la vue était parfaitement rétablie. Mais, à mesure que le soir approchait, les mêmes phénomènes se reproduisirent, et ils continuèrent de revenir régulièrement tous les soirs, la vue redevenant naturelle le matin, tant qu'elle prolongea son séjour dans cet endroit, où elle resta trois semaines à partir du début de l'affection. Six jours après qu'elle eut quitté la côte, le docteur Heberden la vit à Londres encore en proie à cette affection qui persista encore pendant une quinzaine de jours, puis disparut d'elle-même, brusquement et complétement. Pendant l'attaque, la vue de la malade ne paraissait souffrir d'autre affaiblissement que le degré de confusion naturellement produite par cette teinte anormale répandue sur tous les objets (1).

Il y a tout lieu de supposer que l'affection de cette dame a été produite par son exposition à une lumière plus vive que celle à laquelle elle était habituée; et l'on peut se demander si elle n'appartenait pas autant au spectre oculaire qu'aux affections que l'on a classées sous le nom de *chrupsie*.

Dans les cas de chrupsie supposée, soit dioptrique, soit nerveuse, il convient de se mettre en garde contre l'erreur que peuvent entraîner, d'une part, les causes susceptibles de décomposer les rayons lumineux par inflexion, comme par exemple lorsque l'on rapproche les paupières assez près l'une de l'autre; d'autre part, les causes capables de produire le spectre oculaire.

SECTION VI.

HYPERESTHÉSIE OCULAIRE.

L'état morbide très remarquable que je propose de désigner sous le nom d'*hyperesthésie*, paraît surtout consister dans un accroissement très notable de la sensibilité du nerf optique et de la branche ophthalmique de la cinquième paire. Le symptôme le plus caractéristique de cette affection est une photophobie intense, à laquelle viennent se joindre, à un degré plus ou moins marqué, de la photopsie, de la chrupsie, de la douleur dans l'œil et la tête, une augmentation de la sensibilité tactile du globe de l'œil et des paupières, et une contraction spasmodique de l'orbiculaire des paupières. Quant à la part que la cinquième paire et la portion dure de la septième prennent à la maladie, elle paraît être la conséquence d'une action réflexe provoquée par l'état d'excitation dans lequel se trouvent la rétine et le nerf optique.

Cette maladie se rencontre à l'état aigu et à l'état chronique. La première forme se déclare d'ordinaire brusquement à la suite de quelque cause extérieure évidente; elle atteint en quelques heures son

_____
(1) Medical Transactions of the College of Physicians, vol. IV, p. 56 ; London, 1813.

plus haut degré d'intensité, et, après quelques jours de durée, cède
promptement aux moyens employés ou disparaît d'elle-même. La
seconde, qu'on peut rarement faire remonter à quelque irritation particulière de l'organe de la vision, semble plutôt dépendre de l'état de
la constitution ; sa violence va croissant pendant un certain nombre de
jours ou de semaines. Elle persiste parfois pendant des mois avec
intensité sans que le traitement semble à peine avoir prise sur elle ;
elle peut par sa longue durée compromettre la santé générale du malade et dégénérer en un état que nous serions tenté d'appeler *hypochondrie oculaire*, mais elle finit par disparaître complétement et
presque spontanément.

Dans la variété aiguë, un seul œil est en général affecté, mais bientôt
le second se prend également. J'ai néanmoins parfois vu la maladie,
qui avait débuté par les deux yeux, se concentrer promptement sur
un seul. L'attaque débute par une douleur si atroce dans l'œil, qu'elle
fait pousser au malade des cris aigus, et que parfois il tombe brusquement sur le sol. Il lui est de toute impossibilité de supporter l'accès
de la lumière sur l'œil ; aussi cherche-t-il à s'en garantir en restant
dans le lieu le plus obscur qu'il peut trouver, en comprimant ses yeux
avec les mains, ou en se les cachant dans l'oreiller quand il est au
lit. Le spasme de l'orbiculaire des paupières est tel, qu'il est presque
impossible de parvenir à examiner l'œil même pendant le plus court
instant. Le pouls est plein et vite et la tête chaude. Les symptômes
sont si intenses, que le malade croit sa vue perdue et que le médecin,
s'il n'est pas au courant de ces sortes de cas, partage parfois la même
opinion et déclare que la maladie est une rétinite aiguë.

L'observation suivante indique bien les causes, aussi bien que la
marche de l'hyperesthésie oculaire aiguë :

Obs. 547. — Un soldat, d'un tempérament sanguin, exposé pendant les exercices
militaires à la chaleur d'un soleil de juillet, tomba brusquement à terre, puis courut en
criant vers sa tente, où il chercha à se garantir complétement de la lumière. Comme il était
connu pour un assez mauvais serviteur, son sergent crut qu'il jouait la comédie et l'envoya à la salle de police. Il continua à y chercher le coin le plus obscur et à pousser les
cris les plus aigus chaque fois qu'on essayait d'écarter ses mains de dessus ses yeux. On
l'envoya à l'hôpital du camp de Beverloo, dans le service de Cunier, le 1er juillet 1838. Il
était couché sur le ventre, la tête entre les mains, dans le coin le plus obscur de la salle
des ophthalmiques, poussant de profonds gémissements. Cunier chercha à lui ouvrir les
paupières, mais leur spasme était si violent qu'il ne put y parvenir. Il réussit cependant
une fois à les écarter un peu, mais le malade se rejeta brusquement en arrière et un flot
de larmes s'échappa de ses deux yeux. On lui pratiqua une saignée de vingt onces et des
onctions avec l'onguent mercuriel belladoné ; on prescrivit un pédiluve sinapisé, et on
le maintint dans une chambre obscure. Légère amélioration à la visite du soir. On renouvelle le pédiluve. — 2 juillet. Le malade est dans le même état que la veille au soir.
Quatre drachmes d'onguent mercuriel belladoné à employer dans le jour. Trente grains
de tartre stibié divisés en six doses, à prendre une toutes les deux heures. Pédiluve sinapisé. — Dans la soirée, diminution du spasme palpébral. Cunier peut ouvrir les paupières
à demi. L'œil n'est que légèrement enflammé, et la pupille fortement contractée. —
3 juillet. On continue l'usage des mêmes remèdes et l'on applique des vésicatoires aux

temps. La maladie continue d'aller en diminuant jusqu'au 6, époque à laquelle le malade demande à pouvoir sortir de la chambre. La photophobie revient et s'accompagne de photopsie constante. On prescrit cinq grains de tartre émétique en quatre doses, une toutes les deux heures; six drachmes d'onguent mercuriel belladoné; pédiluve sinapisé; pansement des vésicatoires avec une pommade irritante. — 7 juillet. Il y a à peine de la photophobie; point de photopsie; on continue les révulsifs. — 9 juillet. Le malade commence à se servir de ses yeux, la rétine devenant de moins en moins irritable. — 15 juillet. Guérison complète (1).

Obs. 548. — M. G. était occupé, le vendredi 29 mars 1844, à disséquer les nerfs d'une langue d'homme placée sous un puissant microscope; il se trouvait dans un lieu exposé au plein soleil, qui, bien que parfois obscurci, se montrait de temps en temps dans tout son éclat. Les nerfs soigneusement nettoyés étaient d'une blancheur éblouissante. Pendant qu'il était occupé à les regarder attentivement à travers le microscope, le soleil tomba brusquement sur eux dans toute sa puissance. Une douleur se fit immédiatement sentir dans tout le globe de l'œil, si intense que M. G. se rejeta brusquement en arrière en poussant un cri. Il cessa son travail; mais, pendant quelque temps, il lui fut impossible de rien voir de cet œil: le spectre solaire continuait de briller devant lui, soit qu'il le maintînt ouvert ou fermé. Au bout de vingt minutes toutefois, ce phénomène ainsi que la douleur s'était suffisamment apaisé pour qu'il pût reprendre son travail avec l'autre œil; mais tout malaise ne disparut point avant le soir.

Le lendemain, cet œil n'était plus douloureux, et M. G. eut l'imprudence de s'en servir pour compléter sa dissection: les mêmes circonstances que la veille, c'est-à-dire, la vive réflexion des rayons solaires sur la rétine, se reproduisirent. L'impression fut des plus vives; une douleur profonde envahit tout le globe oculaire, s'accompagnant d'une photophobie intense, et le spectre solaire tourmenta le malade au plus haut point. Cet état persista pendant toute la soirée et la nuit qui suivit. Le jour suivant, les souffrances s'accrurent, accompagnées d'une sensation de plénitude et de douleur dans le globe de l'œil, et d'une photophobie extrême. Les fomentations ne procurèrent aucun soulagement. Le lundi, lorsque le malade consulta M. White Cooper, les symptômes étaient les suivants: douleur vive profondément située dans l'œil; sensibilité extrême, surtout dans la moitié supérieure du globe oculaire; photophobie intense; larmoiement abondant; toute tentative pour exercer la vision détermine des spectres lumineux; pupille contractée; iris naturel; la conjonctive ne présente qu'une injection légère; pouls faible et nerveux; le malade accuse de la faiblesse et un affaiblissement de l'intelligence. On l'envoie se coucher dans une chambre obscure; on lui prescrit l'application de douze sangsues autour de l'œil, des fomentations et un purgatif. Le mercure, à ce qu'il dit, lui ayant toujours mal réussi, ne fut employé qu'avec ménagement.

Le lendemain il était un peu mieux: frictions avec l'onguent mercuriel opiacé sur le sourcil et la tempe; *blue pill*, avec la ciguë le soir; potion saline et antimoniale par intervalles.

Le jour suivant, tous les symptômes s'étaient apaisés. On supprima l'antimoine; mais on continua l'usage des mercuriaux. Le mardi, l'amélioration était encore plus manifeste: l'œil était parfaitement exempt de douleur, excepté lorsqu'on l'exposait à la lumière; il existait toutefois une grande faiblesse et un épuisement général. On prescrivit un demi-grain de quinine deux fois par jour, un régime modéré et la continuation des frictions mercurielles. On continua strictement et avec avantage ce traitement pendant une semaine, en y joignant l'usage des révulsifs derrière les oreilles et d'un collyre légèrement astringent; toutefois, le moindre exercice de l'œil déterminait immédiatement la production de spectres lumineux. Le reste du traitement n'offrit rien de remarquable; l'œil se rétablit rapidement et complétement (2).

Lorsqu'on est appelé près d'un malade atteint d'hyperesthésie ocu-

(1) Annales d'Oculistique, 1er vol. Supp^e, p. 48; Bruxelles, 1842.
(2) Lancet, July 6, 1844, p. 487. Voyez une observation d'hyperesthésie oculaire, par TAYLOR, Medical Times and Gazette, June 5, 1852, p. 559: Observations de cas suites d'éclairs, par MAYO, Medical Gazette, vol. II, p. 58: par LAWRENCE, Treatise on the Diseases of the Eye, p. 481; London, 1841.

laire chronique, on est presque toujours introduit dans une chambre aussi obscure qu'il a été possible de la rendre, dont on a bouché toutes les fentes susceptibles de laisser passer la lumière, et où un large écran empêche le jour de pénétrer par la porte lorsqu'on l'ouvre. C'est là que l'on trouve le malade tantôt levé, d'autres fois couché, les yeux couverts, et la tête entourée d'un voile épais ou d'un châle. On apprend quelquefois qu'il est ainsi depuis des mois. Aucun argument en pareil cas ne parvient à persuader le malade qu'il pourrait supporter la lumière pendant les quelques instants nécessaires pour s'assurer de l'état de ses yeux ; ou bien, s'il consent à laisser enlever les appareils qui les recouvrent, il éprouve une telle terreur qu'on le touche du doigt, qu'il n'est pas possible de les examiner d'une façon satisfaisante. L'exagération de la sensibilité de la cinquième paire n'est guère moins prononcée que la photophobie, qui est excessive. Le moindre attouchement auprès de l'œil détermine une douleur qui continue d'être perçue pendant longtemps.

Il existe en général, dans l'hyperesthésie oculaire tant aiguë que chronique, une combinaison du blépharospasme, de la photopsie, et souvent aussi de la chrupsie, telle que je l'ai déjà décrite (pp. 249, 654, 659). Il est cependant remarquable qu'il peut n'exister ni photopsie, ni chrupsie, ni spasme des paupières. J'ai observé des cas dans lesquels, bien que le malade restât dans l'obscurité la plus complète, les yeux recouverts, dans la crainte que le moindre rayon lumineux n'y arrivât par hasard, il pouvait néanmoins ouvrir ces organes et n'éprouvait ni spasme de l'orbiculaire, ni sensations lumineuses.

Quoique les cas aigus s'accompagnent toujours d'une vive douleur, il y a sous ce rapport de grandes variétés dans les cas chroniques. Dans quelques-uns, elle est assez vive, concentrée dans le globe de l'œil, ou étendue au front et aux tempes. Dans d'autres, les malades accusent à peine de la douleur.

J'ai connu des malades chez qui l'hyperesthésie oculaire chronique durait depuis plusieurs mois, et dont la vue très perçante n'avait été aucunement affaiblie par le long temps qu'ils avaient passé dans l'obscurité. Parfois même il semblait qu'elle fût devenue beaucoup plus perçante qu'à l'ordinaire, car, dans l'obscurité la plus profonde, ils voyaient suffisamment pour prendre leurs repas, et reconnaître promptement les meubles de leur appartement et les personnes qui les entouraient. La dilatation de la pupille est bien en partie la cause de cet état qui se rapproche de l'*oxyopie*; mais il peut être aussi attribué en partie au repos forcé de la rétine, qui, au bout d'un certain temps, la rend propre à percevoir des sensations qui autrement auraient été trop faibles pour l'impressionner.

Diagnostic. — On différencie l'hyperesthésie oculaire de la photophobie scrofuleuse, et de celle qui dépend de toute autre ophthalmie, par l'âge du sujet et l'absence de rougeur des yeux. On la distingue de la rétinite par la douleur excessive et la photophobie, symptômes qui n'accompagnent point l'inflammation de la rétine, et par la restitution complète et soudaine de la vision, qui dans la rétinite est toujours lente et incertaine. Après la guérison de l'hyperesthésie, il n'existe aucune preuve que la nutrition de la rétine ou celle d'aucun des tissus de l'œil ait eu à souffrir; la rétinite laisse, en général, la texture et la nutrition tant du nerf optique que des autres tissus, sérieusement compromises.

Sujets prédisposés. — Les sujets prédisposés à l'hyperesthésie oculaire sont le plus souvent des adultes encore jeunes. Je l'ai néanmoins rencontrée chez des personnes avancées en âge. Elle affecte plutôt les femmes que les hommes. Elle ne paraît pas nécessairement en rapport avec un état de pléthore ou d'anémie. Les yeux des personnes affectées sont généralement d'une construction normale, quoique la maladie se montre parfois dans des yeux myopes ou atteints d'oscillation.

Causes. — On peut mentionner comme cause de la variété aiguë : 1. l'exposition à une lumière et à une chaleur intenses; 2. l'abus des yeux, comme dans les observations microscopiques; 3. l'action des éclairs; 4. les affections fébriles dans lesquelles le cerveau souffre beaucoup. Ces causes manquent souvent dans la variété chronique, et alors l'origine du mal est obscure. Chez les femmes, elle paraît souvent constituer une affection hystérique, ou dépendre d'une irrégularité des menstrues.

[Le docteur Hays (1), dans une communication faite par lui au *College of Physicians of Philadelphia*, *April* 3, 1849, a rapporté plusieurs observations démontrant que la photophobie peut parfois être la conséquence de l'exaltation de la sensibilité de la branche sensitive de la cinquième paire qui se rend à l'œil, exaltation produite par une irritation de la branche sensitive du même nerf qui se rend aux dents. Nous croyons devoir analyser ici ces observations, afin de démontrer l'influence que les maladies des dents peuvent réellement avoir dans certains cas sur les yeux, influence qu'on avait d'abord singulièrement exagérée, et qu'on avait fini par nier.

Obs. 549. — Le Col. A., lors du grand incendie qui eut lieu en 1842 à Wilmington, Caroline du Nord, s'était exposé à de grandes fatigues pour sauver les propriétés et les effets d'une banque dont il était le caissier; il s'était ensuite beaucoup fatigué la vue à mettre en ordre les papiers et les documents échappés aux flammes. Peu de temps après, il fut pris de photophobie avec conjonctivite. Le traitement mis en usage triompha de la conjonctivite, mais la photophobie persista. Il se transporta successivement dans plusieurs villes pour y prendre des avis médicaux, mais son mal ne fit qu'aller en s'aggravant, au point que la moindre exposition à la lumière devenait pour lui une véritable torture. Il

[(1) Édition américaine de LAWRENCE's Treatise on the Diseases of the Eye, p. 631 et suiv. Philadelphie, 1854.]

fallut, pour que ses amis pussent me l'amener, que, d'après mon conseil, on lui recouvrît les yeux d'une sorte de masque formé de soie noire pliée en double et rembourrée d'ouate.

Lorsque j'allai le voir à son arrivée à Philadelphie (août 1843), je le trouvai dans un appartement tellement obscur, que je n'y pouvais rien apercevoir; et cependant le malade ne pouvait supporter la lumière réfléchie par ses propres mains, et celle renvoyée par le devant de sa chemise occasionnait des douleurs si vives, qu'on était obligé de la maintenir constamment couverte. La garde, femme de couleur qu'il avait amenée avec lui, étant entrée dans l'appartement avec un tablier blanc, la lumière renvoyée par celui-ci occasionna au malade une douleur atroce. La sensibilité de la rétine était si exaltée, que dans cette chambre si obscure où je ne pouvais voir ma main que je tenais levée devant moi, le malade distinguait tous les objets qui l'entouraient et jusqu'aux dessins du tapis. Il se détermina enfin à se laisser examiner les yeux, examen qu'il supporta avec un grand courage. Je trouvai ces organes complétement exempts d'inflammation ou de toute autre maladie apparente. L'estomac du malade ne fonctionnait pas bien. Ayant remédié à cet état de choses, et la photophobie n'ayant point diminué, il me fallut rechercher quelque autre cause d'irritation. Après un examen attentif du malade, je fus conduit à soupçonner que la cause du mal pouvait résider dans les dents dont plusieurs manquaient, mais dont aucune n'était douloureuse. D'après mon conseil, un dentiste en arracha deux, mais sans amener aucune diminution de la photophobie. Au bout de huit à dix jours, j'examinai moi-même la bouche du malade, et ayant frappé avec une clef l'incisive latérale supérieure correspondant à l'œil le plus affecté, le malade témoigna de la douleur et déclara que déjà à plusieurs reprises il avait ressenti une sensation désagréable partant de cette dent et se propageant jusqu'à l'œil. Cette dent fut extraite, et avec elle disparut une sensation des plus désagréables « de morsure et de pincement de la partie postérieure de l'œil, » qui depuis longtemps tourmentait le malade. On trouva à la racine de la dent un vaste abcès et un épaississement du périoste alvéolaire. A partir de cette époque, la sensibilité morbide des yeux diminua rapidement, et le malade fut bientôt suffisamment rétabli pour pouvoir retourner chez lui.

Obs. 550. — L'auteur vit en consultation avec le docteur Ashmead un Espagnol qui, deux ans auparavant, avait eu une légère attaque d'iritis. Lorsque cette affection fut guérie, il éprouva, chaque fois qu'il essayait de lire, un malaise particulier dans les yeux. Un grand nombre de moyens avaient été essayés sans succès. Lorsque l'auteur examina les yeux, il les trouva exempts de toute trace d'inflammation ou d'aucune affection quelconque; néanmoins le malade éprouvait toujours le plus grand malaise chaque fois qu'il essayait de lire. « Me rappelant les particularités de ma première observation, je soupçonnai que la même cause pourrait bien exister; j'examinai les dents du malade, bien qu'il affirmât n'en avoir jamais souffert. Quelques-unes étant malades, je les fis enlever. Après la première extraction, le courage manqua au malade qui ne laissa pas continuer; aussi ne survint-il aucun amendement. Quelque temps après, il se laissa enlever une nouvelle dent à la racine de laquelle existait un abcès. Le malaise oculaire, qui depuis si longtemps empêchait le malade de lire, disparut, et depuis tout a été parfaitement bien. »

Obs. 551. — Dans un troisième cas, il s'agissait d'une dame qui éprouvait une photophobie aussi intense que celle de notre premier malade, et chez laquelle j'avais tout sujet de croire que la sensibilité morbide de la rétine avait été produite par une irritation des rameaux dentaires de la cinquième paire. En explorant la bouche, on trouva plusieurs dents malades. Cinq furent extraites; il existait des abcès à la racine de trois d'entre elles. Les gencives restèrent malades pendant un certain temps; mais la photophobie diminua considérablement. J'ai appris du médecin qui a continué le traitement auprès de cette dame, qu'elle s'est entièrement rétablie sans l'emploi d'aucun autre moyen que le bain de pluie et le soin de couvrir les yeux avec une compresse trempée dans l'eau fraîche.

Obs. 552. — Un monsieur d'environ 30 ans, qui s'occupait beaucoup de chimie, fut pris d'une photophobie extrême qu'il attribua à ce qu'il s'était pendant longtemps livré à une série d'analyses chimiques qui avaient exigé l'emploi d'un feu vif de charbon de bois. Son affection oculaire devint assez intense pour l'obliger à renoncer à ses occupations. Il ne pouvait plus supporter la lueur de son feu, ni lire ou écrire sans éprouver une vive souffrance. Il ressentit en même temps des douleurs névralgiques dans la face et l'orbite. L'examen de sa bouche me fit découvrir un grand nombre de dents gâtées; les frictions avec l'aconit diminuèrent les douleurs névralgiques. Il se fit extraire, sur mon conseil, plusieurs de ses dents malades, ce qui amena un soulagement considérable. Il fut obligé de se rendre à Baltimore pour ses affaires, et à son retour ses yeux étaient aussi malades qu'auparavant. Je supposai qu'il les avait beaucoup fatigués, mais il m'assura que non; il ajouta, toutefois, que plusieurs de ses dents étaient devenues malades : j'en conseillai l'extraction qui cette fois encore fit disparaître la photophobie. Les dents de ce monsieur continuèrent à s'altérer rapidement, et chaque fois que de nouvelles devenaient malades, la photophobie reparaissait, mais chaque fois l'extraction la faisait disparaître. Finalement, il s'en fit arracher un grand nombre qu'il remplaça par une pièce artificielle. La guérison fut radicale.

Obs. 553. — Le docteur Smith (1) a donné des soins à une jeune dame qui souffrait d'une photophobie intense, accompagnée de douleurs névralgiques sus-orbitaires et traversant le globe de l'œil; ce qui, conjointement avec d'autres symptômes caractéristiques, lui faisait craindre une tendance à l'amaurose. Après avoir lu les observations du docteur Hays, il pensa que la maladie de cette jeune dame pouvait être due à la présence de quelque dent gâtée. Il fit donc examiner sa bouche par un dentiste capable, qui, après un examen attentif, trouva toutes les dents saines. Le docteur S. provoqua un second examen, et en pressant soigneusement sur chaque dent, découvrit une certaine sensibilité au niveau de l'une des bicuspidées correspondant à l'œil le plus affecté. On arracha cette dent, et l'on trouva un abcès à sa racine. Après l'extraction de la dent, la photophobie et la douleur cessèrent, et elles n'ont pas reparu depuis, bien que cette dame ait eu à supporter de grandes afflictions de famille.

Obs. 554. — Le docteur Emmerich (2) a rapporté le cas suivant : Un homme le consulta pour une affection douloureuse de l'un de ses yeux, qui durait depuis quatorze ans, et lui avait occasionné de grandes souffrances. La conjonctive et la sclérotique étaient très vascularisées, surtout autour de la cornée qui elle-même était un peu opaque et tachetée. Il y avait un larmoiement continuel, avec douleur et photophobie. Tous ces symptômes s'aggravaient au moindre écart de régime, surtout par l'usage des stimulants; il suffisait pour cela d'un seul verre de vin. On avait à diverses reprises essayé tous les remèdes sans succès, et l'affection paraissait incurable. En examinant la mâchoire supérieure, le docteur Emmerich trouva une molaire cariée du côté correspondant à l'œil affecté; la portion de mâchoire qui entourait cette dent était douloureuse et très sensible à la pression. On enleva la dent, et presque aussitôt les symptômes oculaires commencèrent à diminuer, pour disparaître bientôt complètement. T. W.]

Pronostic. —Quelle que soit l'intensité des symptômes, de la variété aiguë ou chronique, on peut promettre une guérison complète. Dans la variété aiguë, le rétablissement est le plus souvent soudain ; dans la variété chronique, il est graduel, mais quelquefois immédiat et complet. La longue durée de l'affection agit parfois défavorablement sur la nutrition et la force générale du sujet; de sorte qu'il reste affaibli après la disparition complète des symptômes oculaires.

Traitement. — Les cas aigus, à cause de l'intensité de la douleur qui les accompagne, ont été généralement traités par des moyens déplétifs, tels que la saignée et les sangsues, suivies du calomel avec l'opium, et, après un certain temps, du sulfate de quinine. J'ai vu une guérison complète obtenue à l'aide de ces moyens. Dans un cas très intense

[(1) Quarterly Summary of the Trans. of the Col. of Physicians of Philadelphia, vol. II, p. 461.]
[(2) Pfeufer's Zeitschrift.]

pour lequel j'ai été appelé, et dans lequel les sangsues et les révulsifs avaient été employés, ni l'usage interne de la teinture de belladone, ni les fomentations avec l'opium et la belladone, ne furent d'aucune utilité; mais aussitôt que la bouche fut affectée par l'usage du calomel avec l'opium, les symptômes s'apaisèrent et la guérison fut complétée par l'usage de fer et du quinquina.

La photophobie, dans les deux variétés aiguë et chronique, cède pour un temps à l'action anesthésique de l'inhalation des vapeurs d'éther sulfurique ou de chloroforme; et j'ai vu l'usage répété de ce moyen procurer un soulagement permanent. Les bains de vapeur rendent de grands services dans les cas chroniques. Le rétablissement de la santé générale, après que les symptômes les plus douloureux ont cédé, peut être grandement favorisé par le changement de climat, et surtout par le séjour, durant l'hiver, dans le midi de l'Europe. Lorsque la photophobie est extrême, le meilleur écran consiste en plusieurs couches de crêpe noire, ou de soie de même couleur, montées sur un léger cadre d'argent ou de laiton, embrassant la moitié supérieure de la face comme un masque, mais suffisamment creux pour ne pas se mettre en contact avec les yeux. Dans les cas moins graves, on peut faire usage de verres colorés, d'une teinte neutre pour le jour, bleue pour le soir.

SECTION VII.

SPECTRES OCULAIRES.

Syn. — Adventitious Colours, *Boyle.* Couleurs accidentelles, *Buffon.*

Quelques courtes remarques sur cette classe de phénomèmes ne paraîtront pas ici hors de propos, si l'on considère surtout que les spectres oculaires sont le résultat de la fatigue des yeux, ou, pour nous servir des expressions de Porterfield, « d'une agitation trop violente excitée dans la rétine, » et que cette fatigue ou cette agitation peut être considérée non-seulement comme une maladie en elle-même, mais encore comme le prélude d'autres maladies d'un caractère plus permanent. A mesure que nous avancerons, nous verrons que les phénomènes qui constituent les spectres oculaires sont en relation avec diverses autres parties de notre sujet.

Tant que dure la condition dans laquelle le stimulus *lumière* a jeté la rétine, la sensation persiste aussi, bien que la cause excitante ou l'objet visible ait disparu. L'intervalle pendant lequel la sensation persiste est extrêmement court, et n'excède pas d'ordinaire trois ou quatre dixièmes de seconde; toutefois, c'est de la *persistance de cette sensation* que dépend ce fait, que pendant le clignotement nous ne perdons pas de vue les objets que nous sommes occupés à regarder. Après cet intervalle de temps même, la rétine ne reprend pas soudainement et complétement l'état dans lequel elle se trouvait avant qu'elle fût excitée par une impression. A la sensation actuelle succède ce que l'on appelle la *sensation consécutive* ou *spectre*, dont la durée et l'intensité sont proportionnées à l'intensité et à la durée de l'impression qui l'a occasionnée.

Si, de l'extrémité d'un long appartement, nous regardons pendant quelque temps une fenêtre, et que, fermant promptement les yeux, nous les dirigions du côté opposé et que nous les couvrions de la main, nous apercevons la représentation exacte de la fenêtre, avec les barres obscures et les carreaux brillants. A cette apparence, que l'on appelle *spectre oculaire direct*, succède instantanément, si, retirant la main, nous dirigeons les yeux fermés vers la lumière, *un spectre oculaire inverse*, ou *image complémentaire*, dans laquelle les barres paraissent brillantes et les carreaux obscurs. Ce spectre persiste pendant un temps considérable; on peut en prolonger la durée en faisant passer la main alternativement de haut en bas et de bas en haut devant les yeux fermés, de façon à ne laisser tomber la lumière sur eux que par intervalles; et il ne se dissipe qu'à la suite d'oscillations dans lesquelles il parait et disparait alternativement.

Si nous regardons fixement pendant un temps assez long un point d'une couleur quelconque placé sur un fond blanc ou noir, il nous semble entouré d'un bord d'une autre couleur. Ainsi, par exemple, si ce point est rouge, il parait entouré d'un bord vert; et si nous dirigeons les yeux vers un autre point du fond blanc ou noir, nous apercevons un point vert de la dimension et de la forme du point rouge. On peut, à l'aide d'expériences semblables, trouver la *couleur opposée* ou *accidentelle*, comme on l'appelle, de toute espèce de teinte. Ainsi le spectre que l'on aperçoit lorsque l'œil s'est fatigué à regarder un objet vert, est rouge; celui d'un objet violet est jaune; celui d'un jaune, violet. Ces couleurs s'appellent *couleurs opposées*.

Si l'impression produite sur la rétine par l'objet lumineux est très intense, comme lorsqu'on regarde fixement le soleil couchant, le spectre revêt successivement différentes couleurs.

A cause de ce fait que le spectre produit par un objet est souvent d'une couleur différente de celle de l'objet qui le produit, Boyle (1) a donné aux couleurs qui naissent de cette façon le nom de *adventitious colours*, et Buffon (2) celui de *couleurs accidentelles*, afin de les différencier de celles qui sont dues aux éléments de la lumière blanche, naturellement réfléchis par les corps extérieurs.

(1) Boyle's Experiments and Considerations touching Colours, p. 16; London, 1670.
(2) Buffon, sur les couleurs accidentelles. Mémoires de l'Académie Royale des Sciences, année 1743, p. 147; Paris, 1746.

Pour comprendre la signification du terme *complémentaire*, appliqué à ces couleurs, il est bon de faire observer que la couleur du spectre est toujours telle que, ajoutée à la couleur de l'objet qui a fatigué la rétine, elle complète la somme des trois couleurs primitives, rouge, jaune et bleue, qui par leur réunion forment la lumière blanche; d'où le nom de *complémentaires*, que l'on a donné aux couleurs du spectre oculaire. Le vert, qui se compose de jaune et de bleu, est la couleur complémentaire du rouge; le violet, composé de rouge et de bleu, est la couleur complémentaire du jaune; et l'orange, qui est un composé de rouge et de jaune, celle du bleu. Deux couleurs qui, réunies, donnent naissance au gris, telles que le noir et le blanc, sont aussi *complémentaires*.

D'après ce que nous venons d'établir, le lecteur comprendra qu'il convient de diviser, à l'exemple de Müller(1), les spectres oculaires en trois classes.

L'explication donnée par ce physiologiste sur *la première* classe, celle qui renferme les spectres incolores après l'examen d'objets incolores, comme le spectre inverse des barres et des carreaux d'une fenêtre, est celle-ci : — La portion de la rétine qui a reçu l'image lumineuse reste pendant un certain temps dans un état d'excitation, tandis que la portion de cette membrane qui a reçu l'image noire n'a éprouvé aucune excitation et se trouve par cela même dans des conditions propres à être plus facilement excitée. Lorsqu'on dirige l'œil, dans cet état, vers une surface blanche, les rayons lumineux qui en partent produisent sur les parties excitées de la rétine une impression beaucoup plus faible que sur celles qui ne sont encore le siége d'aucune excitation, et qui sont par conséquent plus susceptibles d'en recevoir une. C'est ce qui fait que les parties de la rétine sur lesquelles tombaient auparavant les portions obscures de l'image reçoivent une impression beaucoup plus intense de la part de la surface blanche que celles sur lesquelles les parties lumineuses de l'image étaient dirigées; de là le changement de place qu'éprouvent dans le spectre les parties obscures et les parties claires de l'image.

La production de spectres colorés succédant aux impressions produites par des objets incolores, comme cela se voit après que l'on a contemplé le soleil, constitue *la seconde* classe : on ne peut l'expliquer par aucune circonstance extérieure agissant sur l'œil, et elle prouve que les couleurs ont leur cause immédiate dans les conditions où se trouve la rétine elle-même.

Les spectres colorés succédant à des images colorées constituent *la troisième* classe : on les a en général expliqués de la manière suivante en s'appuyant sur des principes physiques :—La lumière blanche

(1) Elements of Physiology, traduits par Baly, vol. II, p. 1180, London, 1842.

est constituée par la réunion de toutes les couleurs. Lorsque la rétine a été longtemps dirigée sur un objet rouge, elle devient insensible aux rayons rouges ; mais elle est encore susceptible d'être influencée par les autres rayons d'une autre couleur. Si donc on la dirige vers une surface blanche, comme elle n'est plus sensible à l'action des rayons rouges contenus dans la lumière blanche, elle ne perçoit que le reste des rayons qui composent la lumière blanche, — ceux qui produisent la couleur complémentaire du rouge, c'est-à-dire le vert.

Un fait qui est en opposition avec cette explication, c'est que l'on peut apercevoir des spectres colorés après la contemplation d'objets colorés, bien que les yeux se trouvent dans l'obscurité absolue ; de sorte qu'il ne reste que l'explication physiologique suivante : — La perception de l'une des trois couleurs simples consiste uniquement en ce que la rétine se trouve dans l'une des conditions que l'excitation a de la tendance à produire chez elle ; si l'une de ces conditions a été artificiellement produite à un haut degré, la rétine acquiert une tendance extrême à la production de la couleur complémentaire qui, conséquemment, est perçue sous forme de spectre oculaire.

Les particularités suivantes relatives au spectre oculaire me paraissent mériter d'être signalées. Le lecteur qui désirera en trouver l'explication détaillée peut consulter les ouvrages que nous indiquons dans la note (1).

1. Bien qu'une certaine quantité de lumière facilite la formation du spectre inverse, une trop grande quantité en empêche la production, un stimulus puissant excitant même les parties de l'œil déjà fatiguées ; sans cela, chaque fois que nous détournons les yeux, nous verrions se produire le spectre de l'objet contemplé en dernier lieu.

2. On produit facilement la confusion dans les expériences que l'on fait sur le spectre oculaire, si on les renouvelle d'une manière trop rapprochée les unes des autres, car le spectre dont la durée n'est point encore épuisée vient se mêler avec ceux produits à nouveau. C'est là une circonstance qui gêne beaucoup les peintres obligés de regarder longtemps la même couleur ; ceux surtout dont les yeux, par suite d'une débilité naturelle, ne peuvent supporter longtemps la même espèce d'occupation. Une couleur accidentelle, toutefois, ne peut ni s'ajouter à une autre ni se combiner avec elle. Ainsi, quand l'œil voit une couleur

(1) DE LA HIRE. Sur les différents accidents de la vue, Mémoires de l'Académie Royale des Sciences, année 1694, t. IX, p. 614 ; Paris, 1730 : JURIN. Essay on Distinct and Indistinct Vision, à la fin de Smith's Optics : PORTERFIELD. On the Eye, vol. I, p. 343 : ÆPINUS. Novi commentarii Petropolitani, t. X, p. 285 ; Petropoli, 1766 : SCHERFFER. Sur les couleurs accidentelles : ROZIER. Observations sur la physique, t. XXVI, pp. 175, 273, 291 : Paris, 1785 : DARWIN. Philosophical Transactions, vol. LXXVI, p. 513 ; London, 1786 : article, Accidental Colours, in the Edinburgh Encyclopædia : PLATEAU. Mémoires de l'Académie royale des Sciences de Bruxelles, t. VIII ; Bruxelles, 1834 : IBID., Philosophical Magazine, May, 1839, pp. 530, 439 : BREWSTER. Ibid., December, 1839, p. 435 : FECHNER. Poggendorff's Annalen ; Band XLIV, pp. 221, 513 : Band I, pp. 193, 427 ; Leipzig, 1838, 1840.

accidentelle, le rouge par exemple, la portion excitée de la rétine reste insensible à tous les rayons autres que ceux de la couleur accidentelle. Si la même portion de la rétine est excitée instantanément par un autre objet qui détermine pour couleur accidentelle le *vert*, et se trouve ainsi rendue insensible au rouge, l'œil aperçoit alors le noir, non parce que le rouge et le vert accidentels produisent le noir, mais parce que l'œil a été rendu successivement insensible à deux couleurs qui composent la lumière blanche elle-même (1).

3. D'après des expériences faites sur les spectres oculaires, il paraîtrait que l'impression produite sur une rétine peut être transmise à l'autre. Sir Isaac Newton ayant été interrogé par Locke sur ce qu'il pensait d'un fait relatif à ce sujet et avancé dans les expériences de Boyle, communiqua à son ami les observations suivantes, faites par lui-même :

« J'ai fait une fois sur moi-même l'expérience que vous me mentionnez dans le livre de M. Boyle sur les couleurs, au risque de perdre mes yeux. Voici de quelle façon : je regardai pendant un court espace de temps, de mon œil droit, le soleil réfléchi par un miroir, puis je dirigeai mes yeux vers un coin obscur de ma chambre ; je clignais, afin d'observer l'impression produite, les cercles colorés formés et la façon dont ils décroissaient par degrés, puis s'évanouissaient. Je répétai cette épreuve une seconde fois, puis une troisième. A la troisième, quand le fantôme lumineux et les couleurs qui l'entourent s'étaient presque évanouies, concentrant ma volonté sur elles pour en apercevoir la dernière trace, je reconnus, à mon grand étonnement, qu'elles commençaient à se reproduire, et que petit à petit elles avaient reparu aussi vives et aussi brillantes que je les avais vues au moment où j'avais cessé de regarder le soleil. Lorsque je cessais de fixer ma volonté sur elles, elles disparaissaient de nouveau. Après cela, je m'aperçus que chaque fois que j'allais dans l'obscurité, et que je fixais mon attention sur ce phénomène, comme lorsqu'on regarde attentivement quelque chose de difficile à voir, je faisais reparaître le fantôme sans avoir besoin de regarder au préalable le soleil : plus souvent je le faisais reparaître, plus il m'était facile de le faire revenir. A la fin, en répétant fréquemment cette expérience sans regarder de nouveau le soleil, je déterminai une telle impression sur mon œil, que si je regardais les nuages, un livre, ou quelque objet brillant, j'apercevais sur eux un point rond lumineux comme le soleil ; et, ce qui est encore plus étrange, bien que je n'eusse regardé le soleil qu'avec l'œil droit, ma volonté commença à produire sur l'œil de l'autre côté la même impression que sur le droit. Ainsi, lorsque fermant l'œil droit, je regardais avec le gauche un livre ou les nuages, j'apercevais le spectre solaire presque aussi nettement qu'avec le droit, pour peu que je fixasse un peu ma volonté sur ce point ; par l'exercice, ce phénomène se reproduisit de plus en plus facilement. En quelques heures, je mis mes yeux dans un tel état, qu'il ne me fut plus possible de regarder d'aucun d'eux un objet brillant sans voir le soleil devant moi, ce qui fait que je n'osais ni lire, ni écrire. Afin de récupérer l'usage de mes yeux, je m'enfermai pendant trois jours dans une chambre obscure, et j'employai tous les moyens possibles de détourner mon imagination de l'idée du soleil, car si je venais à y penser, l'image se présentait immédiatement à moi, bien que je fusse dans l'obscurité. En restant ainsi dans les ténèbres et en occupant mon esprit par d'autres objets, je parvins, au bout de deux ou trois jours, à pouvoir me servir un peu de mes yeux, et en m'abstenant de regarder des objets brillants, la vue se rétablit assez bien ; pas assez bien cependant pour que, quelques mois après, le spectre solaire ne recommençât à se montrer aussi souvent que je songeais à ce phénomène, même à minuit avec les rideaux de mon lit fermés. Maintenant, je suis très bien depuis plusieurs années ; néanmoins, je suis convaincu que, si je ne craignais pas de compromettre mes yeux, je pourrais encore faire reparaître le fantôme par le pouvoir de ma volonté (2).

(1) BREWSTER. Edinburgh Review, April, 1834, p. 161.
(2) Vie de Locke, par Lord KING, vol. I, p. 405 ; London, 1830.

Il est bon de faire remarquer que le fait de la transmission du spectre oculaire du soleil d'un œil à l'autre, avait été observé et décrit par Sir David Brewster (1) longtemps avant que la lettre de Newton, dont nous venons de donner un extrait, eût été communiquée au monde savant.

4. Les spectres oculaires produits par la contemplation du soleil non-seulement persistent pendant des heures, des jours ou des semaines, mais sont encore souvent suivis d'affections sérieuses de la rétine.

Buffon (2) rapporte qu'un de ses amis, ayant un jour regardé une éclipse de soleil à travers un petit trou, avait vu pendant plus de trois semaines une image colorée de ce corps sur tous les objets qu'il examinait. Lorsqu'il regardait fixement quelque objet d'un jaune brillant, tel qu'un cadre doré, il y voyait une tache de pourpre; lorsque c'était quelque objet bleu, comme un toit en ardoises, il voyait une tache verte.

Sir David Brewster, à la fin de ses expériences, avait les yeux tellement affaiblis, qu'il lui aurait été impossible de se livrer à de nouveaux essais. Un spectre d'une couleur foncée flottait pendant des heures devant son œil gauche; puis à ce symptôme succédaient des douleurs atroces qui s'irradiaient dans toutes les parties de la tête. Ces douleurs, accompagnées d'une légère inflammation des deux yeux, durèrent plusieurs jours. Deux ans après, la faiblesse des yeux persistait encore, et plusieurs parties de la rétine de chaque côté avaient perdu toute sensibilité (3).

Le cas rapporté par Boyle, et qui donna lieu à la lettre de Newton à Locke, est celui d'un savant distingué qui, ayant regardé le soleil au télescope, sans employer de verres colorés pour diminuer la splendeur de ce corps, fut atteint d'un spectre oculaire tel, que neuf ou dix ans après, il voyait encore, en se tournant vers une fenêtre ou tout autre objet blanc, un globe lumineux de la dimension qu'avait à peu près le soleil lorsqu'il l'avait regardé.

5. Chaque objet, en tout temps, a de la tendance à déterminer la production d'un spectre oculaire; mais, soit que d'ordinaire on n'y prête point attention, soit que les impressions directes le dominent, et qu'il s'efface de la rétine dans les intervalles de repos, on s'en plaint rarement, à moins d'avoir les yeux affligés d'une sensibilité spéciale, ou fort affaiblis par la fatigue ou d'autres causes (4). On voit assez souvent dans ces cas de la photopsie, des mouches volantes et le spectre oculaire. J'ai connu une personne qui, à la suite d'études de nuit, avait gagné des mouches volantes, et qui, pendant les premières heu-

(1) Article *Accidental Colours*, dans Edinburgh Encyclopædia.
(2) Op. cit., p. 155.
(3) Article *Accidental Colours*, dans Edinburgh Encyclopædia.
(4) GALENUS. De symptomatum causis; Lib. 1, Caput 2.

res de repos, était fort incommodée de photopsie, et, le matin, de
spectres inverses des objets qui se trouvaient dans sa chambre : une
chaise noire, par exemple, lui apparaissait en blanc quand elle regardait les murailles de la chambre; un tableau imprimé entouré d'un
cadre, donnait lieu à un spectre noir entouré d'un cadre blanc ; le papier imprimé étant blanc et le cadre noir.

« Tout le monde, dit Müller, n'est pas également prédisposé au phénomène du spectre coloré. Quelques sujets ne l'aperçoivent qu'avec
difficulté, d'autres le voient facilement. Dès qu'on l'a une fois aperçu,
l'observation s'en renouvelle avec la plus extrême facilité. La plupart
des personnes ne connaissent point les spectres oculaires, parce que
leur attention n'a jamais été appelée sur eux. Toutefois, lorsqu'ils sont
connus, ainsi que les lois de leur production, leur présence constante
devient souvent fatigante. »

L'action de regarder à travers des verres bleus ou verts détermine
nécessairement la production des spectres oculaires. Dès qu'on quitte
les lunettes bleues, tous les objets clairs paraissent d'une teinte orange ;
si les lunettes sont vertes, en les ôtant on voit tout en rouge, couleur
complémentaire du vert. Lorsque les yeux sont assez faibles pour exiger
d'être protégés par des verres colorés, on doit généralement préférer
ceux qui ont une teinte neutre ou couleur de fumée. Les Chinois, ainsi
que nous l'apprend M. White Cooper (1), ont montré leur sagesse en
faisant usage, de temps immémorial, pour se préserver de l'éclat du
soleil, d'une substance transparente qui, à cause de la ressemblance
de sa teinte avec celle d'une légère infusion de thé noir, s'appelle
pierre-thé.

SECTION VIII.

INHABILETÉ A DISTINGUER CERTAINES COULEURS (2).

Syn. — Dyschromatopsie, de δυς, avec *difficulté*, χρῶμα, *couleur*, et ὄψις, *vision*. Colour-
blindness, *Brewster*. [Acritochromacy, *Dixon* (5).] Mangel an Farbensinn, *All.*

On a relaté de nombreux exemples de personnes qui commettaient,
à l'endroit de la couleur des objets, les méprises les plus étranges, ou
qui même étaient incapables de percevoir certaines couleurs. Quelques-
unes de ces personnes paraissent avoir été myopes; mais les yeux de la
plupart d'entre elles sont décrits comme ne présentant ni affection
morbide, ni anomalie, et comme exécutant parfaitement leurs fonctions,
lorsqu'il s'agit de faire connaître la forme, la dimension et la distance des objets, d'après la connaissance qu'en donnent la lumière et
l'ombre.

(1) On Near Sight, etc., p. 190 ; London, 1853.
[(2) Voyez page 540.]
[(3) J. Dixon. A Guide to the Practical Study, etc., p. 261 London, 1855.]

M. Huddart rapporte le cas d'un certain Harris, cordonnier à Maryport, dans le Cumberland, qui ne distinguait que le noir et le blanc, et avait deux frères dont la vue était presque aussi défectueuse que la sienne : l'un d'eux confondait toujours la teinte orangée avec le vert. Harris s'aperçut, à l'âge de quatre ans, de ce défaut de la vision. Ayant trouvé dans la rue un bas d'enfant, il le porta à une maison voisine pour s'informer à qui il appartenait ; il remarqua que les autres l'appelaient un *bas rouge*, tandis que lui ne comprenait pas pourquoi on lui donnait cette dénomination, trouvant l'objet suffisamment indiqué par le mot bas. Cette circonstance resta gravée dans sa mémoire et, jointe à d'autres observations subséquentes, l'amena à reconnaître le défaut visuel dont il était affecté. Il remarqua, par exemple, que les autres enfants distinguaient les cerises qui se trouvaient sur un arbre par une prétendue différence de couleur, tandis que lui ne les reconnaissait d'avec les feuilles qu'à leur dimension et à leur forme (1).

On rapporte aussi le cas d'un M. Scott, à qui le rouge et le vert paraissaient identiques, tandis qu'il distinguait parfaitement le jaune du bleu foncé. Le père de M. Scott, son oncle maternel, une de ses sœurs et ses deux fils, étaient aussi atteints de la même imperfection visuelle (2).

Dalton, le célèbre chimiste, ne pouvait, à la lumière du jour, distinguer le rouge du bleu, dans le spectre solaire ; le rouge était à peine visible pour lui et le reste du spectre ne lui paraissait consister qu'en deux couleurs, le jaune et le bleu. Il semble être resté longtemps sans reconnaître la défectuosité visuelle dont il était atteint ; il avait été amené à penser, non qu'il existait chez lui une incapacité pour reconnaître les couleurs, mais plutôt que la nomenclature de celles-ci présentait quelque indécision (3).

Ceux qui voudraient connaître toutes les particularités des autres cas de cette espèce peuvent consulter les ouvrages que nous citons en note (4). Ils verront que le plus souvent les personnes atteintes de ce défaut visuel confondent le rouge écarlate avec le vert, et le rouge foncé avec le bleu, ou, en d'autres termes, qu'elles confondent les couleurs rouge-clair, dans lesquelles le rouge n'entre que comme un

(1) Philosophical Transactions, vol. LXVII, p. 260 ; London, 1777.

(2) Ibid., vol. LXVIII, p. 611 ; London, 1779.

(3) Memoirs of the Literary and Philosophical Society of Manchester ; 1st Series, vol V, p. 28, Manchester, 1798.

(4) NICHOLL. Medico-Chirurgical Transactions, vol. VII. p. 477 ; vol IX, p. 359 : et Annals of Philosophy, New Series, vol. III, p. 128 : BUTTER. Transactions of the Phrenological Society, p. 209 : COMBE. Ibid., p. 222 : HARVEY. Transactions of the Royal Society of Edinburgh, vol X, p. 253 ; et Edinburgh Journal of Science. vol. V, p. 114 : BREWSTER. Edinburgh Journal of Science, vol. IV, p 83 : Phrenological Journal, vol. III, p. 263 ; et vol. VII, p. 152 : COLQUHOUN. Glasgow Medical Journal, vol. II, p. 12 : Gräfe und Walther's Journal der Chirurgie und Augenheilkunde, Band V, p. 19 ; Berlin, 1823 : EARLE. American Journal of the Medical Sciences, April, 1845, p. 346 : D'HOMBRES-FIRMAS. Comptes rendus des séances de l'Académie des Sciences, 13 Août, 1849, p. 173.

composé avec sa couleur accidentelle le vert. Le rouge ne leur paraît qu'une *couleur sombre*, et le vert qu'une *ombre foncée*. Elles ne distinguent que très difficilement l'orange, le pourpre et le brun. Les seules couleurs qu'elles reconnaissent facilement sont le jaune et le bleu, qui leur paraissent l'opposé l'une de l'autre, comme le noir et le blanc. Beaucoup distinguent imparfaitement le bleu du rouge. Chez toutes, c'est la perception du jaune qui est la plus parfaite. A la lumière du gaz ou d'une bougie, la différence, qui à la lumière naturelle était à peine saisie, entre le rouge et le vert, devient le plus souvent bien marquée. Sir John Herschel, ayant soigneusement examiné M. Troughton, trouva que les seules teintes qu'il pût bien apprécier étaient le bleu et le jaune, et ces appellations dans sa nomenclature correspondaient, dans la plupart des cas, aux rayons plus ou moins réfrangibles, les plus réfrangibles excitant tous indifféremment la sensation du bleu, et ceux qui l'étaient le moins celle du jaune (1). On a rapporté l'histoire d'individus qui, voyant bien sous tous les autres rapports, étaient complétement dépourvus de la faculté de distinguer les couleurs, et ne divisaient les teintes qu'en claires et en sombres; mais ces cas doivent être extrêmement rares.

A la demande du docteur Nicholl, un de ses malades fit cette observation curieuse que, lorsqu'il s'était fatigué la vue à regarder des points rouges ou verts placés sur un fond blanc, ses yeux éprouvaient un malaise douloureux, mais qu'il n'apercevait aucune couleur accidentelle.

On ne pouvait guère supposer que l'impossibilité de distinguer certaines couleurs pût avoir des avantages; il paraît cependant qu'il en est ainsi sous un certain rapport. Dans un cas rapporté par Tuberville, le sujet pouvait lire à une lumière très faible (2). « Je distingue les objets, disait une personne atteinte de ce défaut visuel, à une plus grande distance et beaucoup plus nettement pendant l'obscurité que je ne l'ai vu faire à personne; j'avais constaté cette particularité plusieurs années avant que j'eusse découvert que je me trompais sur les couleurs (3). » Un autre fait sur ce point l'observation suivante : « Tous les objets, lorsqu'on les considère à une certaine distance, perdent leur couleur propre et se revêtent plus ou moins d'une teinte bleu-pâle ou azurée, à laquelle les peintres donnent le nom de couleur de l'air, parce qu'elle est due à l'interposition de ce fluide entre le spectateur et l'objet éloigné. Pour moi aucune couleur ne me paraît contraster davantage avec le noir que ce bleu d'azur; or, comme l'ombre de tous les objets est composée de noir, les formes des objets qui, par suite de l'éloignement, ont revêtu plus ou moins la teinte bleue

(1) Article *Light*, dans Encyclopædia Metropolitana, p. 455, § 507.
(2) Philosophical Transactions, nᵒ 164 : ou Lowthorp's Abridgment, Vol. III, Part. I, p. 40.
(3) Medico-Chirurgical Transactions, vol. IX. p. 561 : London, 1818.

deviennent pour moi nettement définies, et pourvues d'ombres marquées, que je n'aperçois pas sur les objets fortement colorés qui se
trouvent sur le premier plan; aussi ceux-ci me paraissent-ils comparativement des masses confuses et amorphes de couleurs. Ce phénomène est si prononcé chez moi, lorsque je regarde un objet éloigné,
que l'effet de la perspective s'en trouve détruit, et l'ombre, dans la
forme et les vêtements des êtres humains placés à une certaine distance
de mon œil, est souvent si prédominante, qu'elle annulle l'effet de la
diminution de la dimension : ainsi, bien que j'aperçoive l'objet on ne
peut plus distinctement, je ne saurais dire s'il s'agit d'un enfant placé
près de moi, ou d'un adulte situé à une distance considérable (1). »
Un graveur, atteint de dyschromatopsie, en parlant de son défaut
visuel au docteur Wilson, dit que cet état lui est jusqu'à un certain
point utile et favorable. « Lorsque je regarde une peinture, dit-il, je ne
vois que du blanc et du noir, ou de la lumière et de l'ombre; tout
défaut d'harmonie dans la coloration d'un tableau devient immédiatement manifeste pour moi, par un désaccord semblable entre l'arrangement de sa lumière et de ses ombres, ou, comme les artistes disent,
par l'*effet*. Je vois quelquefois beaucoup de mes confrères graveurs
embarrassés pour savoir de quelle façon rendre certaines couleurs
d'une peinture, tandis que je n'éprouve à cet égard ni le moindre
doute, ni la moindre difficulté (2). »
Un grave inconvénient de la dyschromatopsie, sur lequel le docteur
Wilson a appelé l'attention, est celui qui se rapporte à l'emploi des
signaux colorés sur les chemins de fer ou en mer. Comme une distance
de quelques verges ou même de quelques pieds fait disparaître chez
les sujets atteints de cette défectuosité de la vue, la faculté de distinguer le rouge du vert, les signaux de cette couleur employés pour
indiquer le danger ne sont d'aucune utilité pour ces personnes dont le
nombre est beaucoup plus grand qu'on ne le suppose généralement (3).
Dalton avait recueilli vingt cas de personnes dont la vue ressemblait à
la sienne. Parmi vingt-cinq élèves auxquels il expliquait un jour ce
sujet, deux se trouvèrent *colour-blind*, et dans une autre occasion
semblable, il s'en trouva encore un dans le même cas. Prevost estime que,
sur vingt personnes rassemblées au hazard, une est *colour-blind* (4).
La portion du mémoire du docteur Wilson, dans laquelle il traite
la question de la fréquence de la *colour-blindness*, n'a point encore
paru au moment où je suis obligé d'envoyer cette partie de mon travail à
l'impression; mais l'auteur m'a fait la faveur de m'adresser les renseignements suivants :

(1) Glasgow Medical Journal, vol. II, p. 14 ; Glasgow, 1829.
(2) Monthly Journal of Medical Science, December, 1853, p. 494.
(3) Ibid., November, 1853, p. 592.
(4) Wartmann Mémoires de la Société de physique et d'histoire naturelle de Genève, t. XII,
p. 196 ; Genève, 1849.

« Quand à la statistique des *colour-blind*, je repousse certainement les chiffres de Prévost, en tant qu'ils s'appliqueraient à des cas semblables à celui de Dalton. Mais s'il a compté tous les cas dans lesquels il existe un peu de confusion ou d'incertitude relativement aux couleurs, et surtout en ce qui concerne la distinction entre le bleu et le vert, ses nombres peuvent être exacts; mais il serait facile de démontrer que la cécité, la surdité, la claudication sont aussi communes.

Voici, après avoir examiné 1,154 personnes à Edimbourg, quelles sont mes conclusions relativement aux trois espèces de confusion que l'on peut faire des couleurs :

> Confondait le rouge avec le vert. . . . 1 sur 55.
> Id.   le brun avec le vert. . . . 1 sur 60.
> Id.   le bleu avec le vert. . . . 1 sur 46.

Les deux premières confusions sont des degrés de la même affection : tous ceux de la première catégorie peuvent être rangés dans la seconde, et plusieurs de ceux de la seconde pourraient figurer dans la première; mais aucun d'eux n'a été compté plus d'une fois. Ceux qui confondaient le bleu avec le vert se sont révélés d'eux-mêmes, et sans qu'on fît d'eux une recherche spéciale. »

La *colour-blindness* s'est présentée beaucoup plus souvent chez les femmes. Elle se perpétue dans certaines familles; mais, lorsqu'il en est ainsi, elle saute parfois une ou plusieurs générations. Elle se propage plus facilement par les descendants du sexe féminin que par ceux du sexe masculin. Parmi les cas nombreux qui ont été publiés jusqu'ici, je ne me rappelle pas qu'il s'en soit offert dans lesquels un œil fût seul affecté.

Il n'existe de la *colour-blindness* aucun signe subjectif suffisamment constant pour que l'on puisse compter sur lui. L'iris est fréquemment d'un bleu clair, parsemé de taches jaunes près du bord pupillaire, et l'on a remarqué, dans beaucoup de cas, mais non dans tous, une dépression au niveau de la partie moyenne des sourcils; ce qui indiquerait, suivant les phrénologistes, l'absence de l'organe des couleurs.

J'ai considéré cette affection comme étant toujours congéniale, jusqu'au jour où j'ai été consulté par un homme chez qui elle était survenue graduellement. Il exerçait la profession de peintre en ornements, et avait pu à une certaine époque de sa vie juger parfaitement des couleurs. Lorsqu'il vint me consulter, son œil droit était affecté de mydriase, et il existait aux deux yeux une amaurose incomplète, de sorte qu'il ne pouvait plus lire les caractères ordinaires. En essayant sa vue, je m'aperçus qu'il confondait le rouge et le vert. L'usage des spiritueux et du tabac avait probablement été la cause excitante de l'affection oculaire chez cet individu. On a vu la commotion cérébrale (1) et d'autres maladies du cerveau donner naissance à une *colour-blindness* temporaire ou permanente (2). Les cas congéniaux paraissent n'éprouver aucun changement, ni en bien, ni en mal, pendant toute la durée de l'existence. Lorsque le dérangement visuel

---

(1) Taylor's Scientific Memoirs, vol. IV, p. 185; London, 1846.
(2) Wilson. Op. cit., December, p. 506.

reconnaît pour cause une maladie du cerveau, on l'a vu guérir. Esquirol rapporte le cas d'une dame, âgée de 68 ans, à qui, pendant une attaque de congestion cérébrale dont la durée fut d'environ une heure, tous les objets paraissaient noirs, même les personnes qui lui parlaient et dont elle reconnaissait la voix. Une application de sangsues au cou fit disparaître immédiatement l'attaque (1). Chez Mary Bishop, dont l'observation est rapportée par le docteur Hays, la saignée et les purgatifs firent disparaître les symptômes de la congestion cérébrale et rétablirent la faculté de distinguer les couleurs (2).

Causes. — Voici quelques-unes des suppositions que l'on a faites relativement à la cause efficiente de l'insensibilité pour les couleurs :

1. Dalton pensait que dans ces cas la lumière rouge était absorbée par l'humeur vitrée, qu'il supposait pouvoir être d'une teinte bleue ; supposition qui, pour ne pas dire plus, n'est pas heureuse, et qu'une expérience bien simple, celle qui consiste à regarder à travers des lunettes vertes ou bleues, suffit pour réfuter. Dans cette expérience, on reconnaît encore très bien les couleurs primitives des corps ; ils paraissent seulement entourés d'une ombre dont la teinte est verte ou bleue. Si donc les rayons lumineux passaient à travers une humeur vitrée bleue, il ne s'ensuivrait nullement que les objets dussent nous apparaître bleus, ni qu'il nous fût impossible de distinguer la lumière rouge ou toute autre couleur. Dans la vieillesse, nous voyons tous les objets à travers un cristallin couleur d'ambre ; néanmoins nous les voyons avec leurs teintes naturelles.

2. Dans la supposition que la choroïde est essentielle à la vision, on a dit que la perte de la faculté d'apprécier les rayons rouges peut être due à ce que la rétine a elle-même une teinte bleue ; de sorte que, la lumière qui parvient à la choroïde se trouvant privée des rayons rouges par l'action absorbante de la rétine bleue, l'impression que la choroïde renvoie à la rétine ne contient plus de lumière rouge (3). Conformément aux ordres de Dalton, l'examen de ses yeux fut fait après sa mort par M. Ransome. Le cristallin était de couleur ambrée comme celui des personnes âgées, mais ni l'humeur vitrée, ni la rétine n'étaient bleues ; ce qui réfute les deux hypothèses que nous venons de rapporter (4).

3. Le docteur Young, adoptant apparemment l'opinion de Darwin, que la rétine est active et non passive dans la vision, regarde comme l'explication la plus simple que l'on puisse donner de ce défaut visuel, la supposition que les fibres de la rétine destinées à percevoir le rouge, manquent ou sont paralysées (5).

(1) Des maladies mentales, t. II, p. 26 ; Paris, 1838.
(2) American Journal of the Medical Sciences, August, 1840, p. 277.
(3) Edinburgh Journal of Science, vol. IV, p. 86.
(4) London Medical Gazette, March 21, 1845, p 810.
(5) Lectures on Natural Philosophy, vol. II, p. 315 ; London, 1807.

4. Sir David Brewster pense que l'œil, dans ce cas, est insensible aux couleurs qui forment l'extrémité du spectre solaire, exactement comme certaines personnes, ainsi que l'a démontré le docteur Wollaston, ont l'oreille insensible aux sons qui forment l'extrémité de l'échelle des notes musicales, bien qu'elle soit parfaitement sensible à tous les autres (1). Le docteur Wilson fait observer toutefois que l'impuissance à reconnaître la couleur rouge est précisément l'inverse de l'inaptitude à entendre les sons aigus. « Conformément à la théorie des ondulations, dit-il, l'onde formée par les rayons rouges est plus lente dans ses vibrations que les autres ondes colorées. Elle corres-pond donc aux ondulations sonores les plus lentes, qui produisent des tons bas. La cécité pour le rouge est donc analogue à la surdité pour les sons *graves* et non pour les *sons aigus* (2). »

5. Les partisans de Gall et de Spurzheim soutiennent que la faculté de distinguer les couleurs ne dépend pas de l'œil, mais d'une portion spéciale du cerveau, à laquelle ils donnent le nom d'*organe des couleurs*; et que chez ceux qui se trompent en jugeant des couleurs, le défaut ne réside pas dans l'œil dont la construction mécanique et les effets optiques sont parfaits, mais bien dans le cerveau. Cette manière de voir semble partagée par Sir John Herschel. « Nous avons examiné avec quelque attention, dit-il, un opticien éminent, dont les yeux (ou plutôt l'œil, car il en a perdu un par accident) présentent cette particularité curieuse, et nous nous sommes assurés, contrairement à l'opinion reçue, que tous les rayons du prisme ont le pouvoir d'y pro-duire une excitation et d'y déterminer la sensation de lumière et les effets de la vision distincte; de sorte que le vice ne consiste point en une insensibilité de la rétine pour les rayons réfractés d'une certaine façon, ni dans l'existence de quelque matière colorante dans les humeurs de l'œil, qui empêcherait certains rayons d'atteindre la rétine (comme on l'a ingénieusement supposé), mais dans quelque défec-tuosité du *sensorium commune*, par suite de laquelle il se trouve dans l'impossibilité d'apprécier entre les rayons lumineux les différences d'où dépend leur couleur (3). »

Les phrénologistes trouvent chez les personnes affectées de *colour-blindness*, aussi bien que chez celles qui sont inhabiles à percevoir l'harmonie des couleurs, une dépression située immédiatement au-dessus de la partie moyenne du sourcil; ce qui indique, suivant eux, le manque de développement d'une circonvolution spéciale du cerveau, dans laquelle ils placent l'organe des couleurs. Ils disent que la peti-tesse de cet organe est remarquable dans le buste de Dalton modelé par Cardwell; et M. Ransome, qui n'est point phrénologiste, avance

(1) Edinburgh Journal of Science, vol. IV, p. 86 : Philosophical Magazine, August, 1844, p. 154.
(2) Op. cit., April. 1854, p. 515.
(3) Op. cit., p. 454, § 507.

comme un fait reconnu dans l'autopsie de Dalton, « qu'il existait un
défaut marqué de développement des circonvolutions cérébrales situées
au-dessus des voûtes orbitaires, là où l'on a placé le siége de l'organe
des couleurs (1). »

Quelle que soit la cause dont dépende l'insensibilité (partielle ou
complète) pour les couleurs, c'est un état de la vision pour lequel il
ne paraît exister aucun remède. Deux faits, toutefois, notés par
Seebeck, l'aîné (2), ont conduit à faire proposer un remède palliatif.
Ces faits sont, que les individus atteints de *colour-blindness* peuvent,
à la lumière artificielle, reconnaître la différence de certaines couleurs
qu'ils confondent à la lumière naturelle, et que la même chose se
présente lorsqu'ils regardent à travers des verres colorés d'une certaine façon. On ne sait pas quelle était la couleur des verres employés
par Seebeck; mais Wartmann parle de l'effet surprenant que l'on
obtient lorsqu'on fait regarder une personne atteinte de *colour-blindness* à travers un milieu rouge pour lui faire distinguer le rouge d'avec
le vert. Je conservais de grands doutes sur ce point; M. Wilson à qui
je m'étais adressé, me répondit qu'il avait constaté que les lentilles
rouges ou vertes ne facilitaient en aucune façon, pour les personnes
colour-blind, la distinction entre les objets rouges et verts, qu'elles ont
l'habitude de confondre, mais qu'il en était tout autrement des lentilles
jaunes qui rendaient des services à une certaine catégorie de *colour-
blind*. Comme la lumière artificielle diffère surtout de celle du jour,
ainsi qu'on le croit, par l'excès de rayons jaunes que contient la première, il fut frappé de cette idée que, si les personnes qui pouvaient à
la lumière jaune d'une chandelle ou du gaz distinguer le rouge du
vert, se servaient pendant le jour de lentilles jaunes, elles communi-
queraient à la lumière du soleil les qualités de la lumière artificielle,
et verraient aussi bien avec l'une qu'avec l'autre. En conséquence, le
docteur W. distribua à quelques-uns de ses amis *colour-blind*, des
verres jaunes, ou plutôt orange pâle. Plusieurs n'en retirèrent aucun
avantage, et tous se plaignirent qu'ils occasionnaient une perte considérable de lumière; mais deux d'entre eux se trouvèrent par leur
moyen dans la possibilité de distinguer aussi bien à la lumière du
jour, qu'ils le faisaient à la lumière artificielle, le rouge d'avec le vert.
Quelque temps après avoir fait ces essais, et avoir conseillé publique-
ment l'usage de verres jaunes comme un palliatif contre la *colour-
blindness*, le docteur W. reconnut que Sir David Brewster (3) avait
déjà recommandé l'usage de cette espèce de verres comme propres,
dans beaucoup de cas d'imperfection de la vision, à exciter la rétine
engourdie, se fondant sur ce fait que la lumière jaune produit sur

(1) Phrenological Journal, vol. XIX, p. 252; Edinburgh, 1846.
(2) Poggendorff's Annalen, Band XLII, pp. 216, 218; Leipzig, 1857.
(3) Philosophical Magazine, August, 1844, p. 159.

cette membrane une impression lumineuse plus puissante que la lumière blanche pure, dans laquelle le jaune n'entre que pour une partie. Il semble, toutefois, que les verres jaunes doivent être utiles aux *colour-blind*, non pas tant parce que la lumière jaune surexcite la sensibilité générale de la rétine, que parce qu'ils agissent chromatiquement en réduisant la lumière du jour aux qualités de la lumière artificielle, et en communiquant aux objets les teintes que les yeux *colour-blind* apprécient le mieux.

SECTION IX.

MYODÉSOPIE.

Syn. — Myodesopia, de μυῖα, *mouche*, εἶδος, *forme*, et ὤψ, *apparence ou vue*. Visus muscarum. Visio phantasmatum. Muscæ volitantes. Mouches volantes ; Imaginations perpétuelles. *Fr.* Die Flecken vor den Augen ; Das Flockensehen ; Das Mückensehen, *All.*

Fig. Demours, pl. LXV. Weller, tab. V.

La vision d'objets sur la surface ou dans l'intérieur de l'œil a attiré l'attention à cause de son analogie avec un symptôme auquel on a donné le nom de *mouches volantes*. On appelle *mouche volante* tout spectre ou toute apparition visuelle de nature à en imposer au malade et à lui faire croire qu'une mouche s'agite devant lui, que ce phénomène soit dû à une impression produite sur la rétine par un objet situé sur ou dans l'œil, ou à une perte de la sensibilité de cette membrane. La vision de *mouches volantes* a reçu le nom de *myodésopie*, affection qui, bien qu'elle soit quelquefois uniquement le résultat d'un simple défaut de sensibilité de quelques parties de la rétine, est due beaucoup plus souvent à la perception réelle d'objets situés sur l'œil ou à son intérieur ; d'où la division en *myodésopie sensitive* et *non sensitive*.

En général, c'est seulement lorsque la perception des diverses espèces de spectres dont l'œil est susceptible devient exagérée, que l'on peut dire que l'affection appelée *myodésopie* existe. On peut, à l'aide de méthodes simples que j'ai décrites ailleurs (1) en détail, percevoir et examiner avec son œil, à l'état normal, les divers spectres qui produisent la *myodésopie sensitive*, aussi bien que certains spectres qui imitent au moins les sensations qui constituent la variété insensible de la maladie.

La *myodésopie sensitive* comprend les sensations qui sont dues :

(1) Edinburgh Medical and Surgical Journal, July, 1845, p. 58 Pour les méthodes d'examiner les spectres, voyez l'Histoire de l'Académie royale des Sciences, pour 1760. p. 57 ; Paris, 1776 : KATER, à la fin de Guthrie : on extraction of a Cataract : London, 1854 ; YAGO. London Medical Gazette, May 9 et 16. 1845 : APPIA. Archives d'Ophthalmologie, t. I, p. 49 ; Paris, 1855.

1. à la couche de mucus et de larmes située à la surface de la cornée ;
2. aux corpuscules situés entre la surface externe de la cornée et le centre focal de l'œil ; 3. aux corpuscules situés entre le centre focal de l'œil et la couche sensitive de la rétine.

La *myodésopie insensitive* est due à certaines conditions morbides : 1. de la rétine ; 2. de la choroïde.

1. — MYODÉSOPIE SENSITIVE.

§ I. — Mouches volantes muco-lacrymales.

Vision de la couche de mucus et de larmes située sur la surface de la cornée. — Si un œil normal ou presbyte regarde à travers une lentille concave assez profonde, ayant deux pouces et demi de foyer, ce que l'on appelle un n° 12, la flamme d'une bougie placée à environ vingt pieds de distance, il aperçoit une figure lumineuse circulaire, tachetée sur toute sa surface de petits points arrondis, et limitée par un bord finement dentelé. Ce bord est celui de la pupille fortement agrandie ; les points sont les images de la bougie multipliées par la couche de liquide située sur la surface de la cornée, et qui consiste en globules. L'image est renversée dans cette façon de la regarder ; les globules de la partie supérieure de la cornée sont vus en bas, et *vice versa.* On les voit parfois se porter l'un vers l'autre, et se réunir de façon à constituer des points plus volumineux. Lorsqu'on abaisse la paupière supérieure, elle paraît avec ses cils s'élever de la partie inférieure du champ de la vision, et les globules, après chaque clignement, semblent flotter de bas en haut sur la cornée. Le fluide qui donne lieu à ces apparences est un mélange de larmes avec la sécrétion muqueuse de la conjonctive, étendu en petites gouttes à la surface de la cornée, et ayant pour but de maintenir cette surface dans un état de moiteur et de transparence qui rende facile la transmission des rayons lumineux. Ces gouttelettes, en général invisibles à l'œil nu, sont rendues visibles par cette simple expérience qui consiste à faire tomber sur chacune d'elles un faisceau de rayons divergents ; chaque globule agit sur ces faisceaux de manière à les réunir, avec l'aide de la réfraction des milieux transparents de l'œil, en foyers distincts sur la rétine.

Spectre muco-lacrymal vu dans le champ du microscope et du télescope. — Lorsqu'on penche la tête au-dessus du microscope, surtout si l'on est affecté d'un léger catarrhe de la conjonctive, les globules entraînés par la gravitation vers le centre de la cornée, deviennent visibles pour l'observateur, au point de l'empêcher de voir tout autre objet, jusqu'à ce qu'un mouvement de clignement les ait entraînés. Le spectre muco-lacrymal devient aussi parfois gênant dans les observations télescopiques. Ainsi, en regardant le soleil à travers un verre coloré, l'observateur ne peut souvent distinguer les taches qui existent sur cet astre, empêché qu'il en est par ce qui lui semble être la réflexion de quelque partie de son œil interposée entre lui et le soleil. Ce phénomène est dû à la couche de mucus et de larmes qui se trouve à la surface de la cornée.

Mouches volantes muco-lacrymales. — L'observation suivante est un exemple très rare de l'image du liquide muco-lacrymal déterminant la sensation de mouches volantes.

Obs. 555. — J'ai été consulté par une personne très myope, qui se trouvait parfois gênée par l'apparition, devant l'un de ses yeux, de nombreuses taches opaques arrondies, entourées chacune d'un halo. Plusieurs d'entre elles paraissaient se réunir en taches plus grandes, pour se diviser de nouveau et disparaître, et se portaient de bas en haut après chaque clignement. A la description et au dessin que le malade me donna de ses sensations, je reconnus qu'elles étaient dues simplement aux globules qui existent sur la surface de la cornée.

§ II. — Mouches volantes dépendant de la présence de corpuscules entre la surface externe de la cornée et le centre focal de l'œil.

Absence d'observations exactes sur les spectres produits par des corpuscules ainsi placés. — Méthodes pour découvrir et distinguer ces spectres. — Je ne connais point d'observations soignées de spectres dépendant de corpuscules flottant dans l'humeur aqueuse. On aperçoit facilement les dépôts formés dans la cornée ou le cristallin, en regardant à travers un trou pratiqué à l'aide d'une aiguille dans une carte noircie. On peut même, si je ne me trompe, distinguer de cette façon une fissure du cristallin, suivant la direction des rayons que forment ses fibres. On peut également, à l'aide des moyens qui font apercevoir les globules de mucus sur la cornée, reconnaître les opacités de la cornée et du cristallin. On distingue ces opacités des globules muqueux, en ce qu'elles occupent un plan immédiatement postérieur dans le champ de la vision ; à ce que les images doubles qui se forment lorsqu'on expose l'œil à deux rayons lumineux divergents, sont moins séparées l'une de l'autre que les images doubles auxquelles donnent naissance les globules de mucus ; et enfin à ce que les mouvements de clignotement ne leur font subir aucun changement. On les distingue des corpuscules flottant dans l'humeur vitrée, par la place qu'ils occupent dans un plan antérieur du champ de la vision ; par l'écartement plus grand de leurs doubles images ; et par la facilité avec laquelle on peut renverser leur spectre comme on renverse celui des globules de la cornée. On aperçoit renversés tous les objets situés au devant du foyer central de l'œil en regardant à travers une lentille bi-concave de la façon que nous avons déjà indiquée. Pour les apercevoir dans leur position naturelle, il suffit de regarder une chandelle placée à vingt pieds, ou une lampe de rue placée à soixante pieds, à travers une lentille biconvexe d'un pouce et demi de foyer et placée tout contre l'œil. Si l'on éloigne ce verre de la face antérieure de l'œil, de façon à ce que la cornée ne soit plus dans le foyer de la lentille, tous les objets situés sur ou dans la cornée, dans l'humeur aqueuse ou dans le cristallin, sont immédiatement renversés.

Les dépôts dans la cornée, l'humeur aqueuse ou le cristallin ne produisent jamais, que je sache, la sensation de mouches volantes. Les taches de la cornée et les opacités partielles du cristallin ou de sa capsule produisent seulement la confusion de la vue, exactement comme lorsqu'on place une épingle contre la face antérieure de la cornée. Qu'on ferme un œil, et qu'on place devant l'autre une épingle à une distance telle qu'on la voie distinctement, puis qu'on la rapproche graduellement, elle deviendra de moins en moins distincte, et lorsqu'elle sera assez près pour toucher les cils, elle disparaîtra complétement, sans plus déterminer d'autre effet que de jeter une ombre sur toute la rétine et de faire apercevoir tous les objets environnants à travers un brouillard, si léger cependant, qu'il n'empêche pas de lire un livre imprimé, placé à la distance ordinaire. Si l'on place alors une carte percée d'un trou d'épingle, entre l'œil et l'épingle et qu'on regarde à travers la petite ouverture, l'épingle devient de suite très distincte. A l'aide du même moyen, qui consiste dans la limitation de l'étendue du faisceau lumineux que nous laissons arriver jusqu'à la rétine, tout corpuscule ou dépôt situé sur ou dans l'œil devient visible, bien qu'à l'œil nu il puisse ne produire aucune impression.

Ainsi, dans les circonstances ordinaires, les corpuscules ou les dépôts situés au-devant du centre focal de l'œil (on pense généralement que ce centre focal est situé tout contre la face postérieure du cristallin) ne sont pas visibles pour la personne dans l'œil de qui elles existent ; et s'ils sont peu nombreux et petits, ils n'influent que faiblement sur la netteté de la vision. Peut-être deviennent-ils quelquefois visibles pour un œil très myope; ils constituent alors pour les personnes qui se livrent aux observations microscopiques, un inconvénient plus sérieux que les globules de la cornée, leur ombre devenant visible lorsqu'on regarde à travers un microscope ou un télescope de grande puissance, attendu qu'il n'est pas possible de s'en débarrasser par un simple c gnotement, comme du mélange de larmes et de mucus.

§ **III.** — **Mouches volantes dépendant de corpuscules situés entre le centre focal de l'œil et la couche sensitive de la rétine.** — **Mouches ento-hyaloïdiennes.** — **Mouches flottantes.**

Quatre espèces de spectres ento-hyaloïdiens. — Méthodes pour les voir. — Position relative des corpuscules qui les produisent. — Si l'on regarde la flamme d'une bougie, située à deux ou trois pieds de distance, ou bien le ciel, à travers une carte noire perforée par la pointe d'une fine aiguille, ou une lentille convergente d'un court foyer, telle que l'oculaire d'un microscope composé, et si l'on regarde attentivement le champ lumineux ainsi exposé à la vue, on aperçoit quatre espèces de spectres (fig. 141), indépendamment du spectre muco-lacrymal. Le plus remarquable se montre le plus rapproché de l'œil, et consiste en séries contournées de petits globules perlés qui pendent en travers du champ de la vision *a*. Les plus remarquables ensuite, et les plus éloignés de l'œil, consistent en des espèces de filaments comme aqueux n'offrant aucune apparence globulaire, et pendant surtout de la partie supérieure du champ visuel *b*. Je donne aux premiers le nom de *spectre perlé*, aux seconds celui de *spectre aqueux*. Sur deux plans distincts, situés entre ceux occupés par les deux premiers spectres, flottent deux espèces de globules, non agrégés sous forme de filaments, mais isolés. Ils constituent ce que j'appelle le *spectre globulaire isolé*. Les globules isolés, les

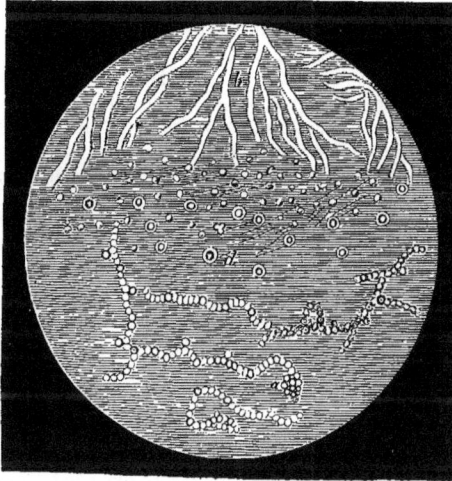

Fig. 141.

plus éloignés de l'œil, sont troubles et mal limités, et peuvent être comparés pour l'aspect à de petits grains de sagou *c*. Les globules les plus rapprochés de l'œil sont clairs à leur centre, en dehors duquel ils présentent un anneau noir étroit, et encore plus en dehors une circonférence lumineuse *d*. Ces quatre espèces de spectres ne se mêlent jamais l'une à l'autre, de manière à intervertir l'ordre dans lequel ils se présentent à l'œil : ainsi, le spectre perlé paraît toujours le plus rapproché ; puis viennent les globules isolés nettement limités ; ensuite les globules confusément limités, et enfin les filaments aqueux qui sont les plus éloignés.

Moyen de se procurer de doubles images des corpuscules situés au devant de la rétine. — Nous devons à Sir David Brewster (1) l'expérience suivante, à l'aide de laquelle il a jeté plus de lumière sur le sujet des mouches volantes que tous les écrivains qui l'ont précédé :

Placez deux bougies devant votre œil, à la distance de quelques pouces l'une de l'autre. Regardez-les à travers un trou d'épingle, ou une lentille bi-convexe, de façon à ce que les deux champs lumineux empiètent l'un sur l'autre. Dans l'espace formé par ces deux

(1) Transactions of the Royal Society of Edinburgh, vol. XV, p. 581 ; Edinburgh, 1843.

champs, vous apercevez des images doubles de tous les objets perceptibles situés sur l'œil, à l'intérieur de cet organe, au-devant de la couche sentante de la rétine, et entre autres les images doubles des globules muco-lacrymaux, du spectre aqueux, du spectre constitué par les globules isolés et du spectre perlé. Si les bougies sont placées à environ dix pieds de l'œil, et qu'on les regarde à travers une lentille convergente d'un pouce et demi de foyer, on voit les images doubles muco-lacrymales très éloignées les unes des autres ; celles des spectres aqueux un peu moins espacées ; celles des globules isolés obscures, et celles des globules nettement limités encore un peu moins distantes ; enfin, les doubles images du spectre perlé sont presque l'une contre l'autre, ce qui démontre la position relative qu'occupent dans l'œil les causes qui produisent ces spectres, c'est-à-dire, la surface de la cornée pour la substance muco-lacrymale, la couche sentante de la rétine pour le spectre perlé, et l'espace intermédiaire entre la rétine et la cornée pour le spectre aqueux et celui des globules isolés.

Apparences du spectre aqueux. — Les fils pendants qui constituent le spectre aqueux paraissent un peu arrondis et diffèrent sous ce rapport des filaments perlés qui ont l'air aplati. Chacun des filaments aqueux est borné par deux lignes obscures, entre lesquelles existe un large espace clair et privé de toute apparence de globules. Ces filaments aqueux ont au moins deux fois le diamètre des filaments du spectre perlé. Ils n'occupent pas tous le même plan. Leur direction est en général verticale et légèrement flexueuse. Ils se divisent souvent vers leur extrémité inférieure en deux ou plusieurs branches qui semblent se fondre insensiblement. Ils ressemblent tellement à ce que doivent être les ruisseaux de larmes descendant des canaux lacrymaux et coulant au devant de la cornée, que, à une certaine époque j'ai cru que telle était leur nature, jusqu'à ce que j'eusse découvert qu'ils sont situés sur un plan ou sur des plans postérieurs au spectre muco-lacrymal, postérieurs même à tout dépôt qui pourrait se faire sur la surface antérieure du cristallin. Ils semblent, à première vue, glisser lentement de la partie supérieure vers la partie moyenne du champ de la vision ; mais ils ne possèdent ni l'étendue ni la rapidité de mouvements du spectre perlé. On les aperçoit rarement à la partie inférieure du champ de la vision, et comme on les voit renversés, ils doivent exister principalement dans la portion inférieure de l'espace ento-hyaloïdien. Ils ne se courbent ou ne s'étendent que peu pendant les mouvements de l'œil ; et leur déplacement ou leur rupture, que semble produire le clignement, n'est qu'une illusion.

Je n'ai donné le nom d'*aqueux* à ce spectre qu'à cause de son aspect, car je n'en connais ni le siége exact ni la nature. Il est probable qu'il dépend d'une cause située à une petite distance en arrière du cristallin, ou même immédiatement en contact avec la capsule postérieure.

Mouches volantes produites par le spectre aqueux. — Le spectre aqueux, dans quelques cas, s'exagère au point de donner naissance à la sensation de mouches volantes, que l'on aperçoit surtout lorsqu'on sort le matin. Quelques malades les comparent à des filaments de verre filé, placés en travers les uns des autres, ou à de minces flocons de laine. Ils se montrent un peu au-dessus du centre du champ de la vision, et semblent naturellement fort agrandis par suite de l'éloignement de la surface contre laquelle on les aperçoit. Bien que ce spectre conserve la forme de nombreux filaments aqueux qui ne paraissent jamais contenir de globules, ces filaments sont plus ou moins irrégulièrement amoncelés et décrivent souvent des zigzags. Ils se dispersent aussi promptement par un ou deux clignotements forcés des paupières (et diffèrent sous ce rapport de ceux que l'on aperçoit à travers un trou d'épingle ou l'oculaire d'un microscope composé), ou par certains actes de l'œil à la suite desquels on ne les aperçoit plus. Ces circonstances, que nous venons de mentionner, sont très propres à induire le malade en erreur sur le siége des objets qu'il voit, et il est plus porté à croire qu'ils occupent la surface que l'intérieur de l'œil.

Mouches volantes produites par les spectres à globules isolés. — Les globules mal limités qui sont situés immédiatement derrière le spectre aqueux, donnent rarement lieu à la sensation de mouches volantes ; mais ceux de ces globules qui occupent le plan suivant, et dont les bords sont nets et noirs, deviennent fréquemment visibles à l'œil nu, sous la forme de simples points ou d'anneaux noirs. Lorsqu'on les regarde sans attention, ou sans l'aide d'aucun appareil optique, ils paraissent souvent unis au côté externe des filaments qui constituent les mouches volantes perlées.

Apparences du spectre perlé. — Presque tous les yeux, même les plus sains, et ceux qui n'ont jamais été le siége de mouches volantes, aperçoivent le spectre perlé, lorsqu'on les fait regarder un champ lumineux à travers un petit trou d'épingle, l'oculaire d'un microscope composé, ou une lentille convexe ou concave d'un court foyer. Prévost (1) avait déjà appelé ce phénomène *apparence perlée*, ou simplement *perles*.

Les lignes du spectre perlé pendent dans le champ de la vision aussi souvent dans le sens transversal que dans le sens vertical. Au début, lorsqu'on vient de diriger l'œil vers un champ lumineux, dans l'une ou l'autre des méthodes que nous venons de mentionner, on peut n'apercevoir que quelques petits globules perlés ; mais, après avoir regardé fixement pendant un court espace de temps, on en aperçoit des cordes nombreuses, entrelacées de diverses façons et présentant une grande variété de nœuds, de boucles et d'agglomérations. Ils sont quelquefois si nombreux, qu'ils forment une pluie ou un nuage étendu. Les filaments perlés sont de longueur différente : quelques-uns sont très courts, d'autres s'étendent à travers tout le champ de la vision. Assez fréquemment, quelques-uns se terminent brusquement en une sorte de bulbe. Les globules ou perles qui forment les fils ou chapelets, ne semblent réunis que par simple apposition, sans être contenus dans aucune espèce de tube. Quelquefois, néanmoins, les globules sont un peu confus, et alors les filaments ont un aspect qui se rapproche du tubulaire. Les globules sont toujours sur une seule rangée ; ils paraissent dénués de tout noyau. Ils n'ont pas tous le même diamètre, mais tous sont plus petits que les globules isolés. Je ne suis pas convaincu que les filaments perlés occupent tous le même plan, mais il est évident que tous sont situés sur un plan postérieur au spectre à globules isolés.

Mouvements apparents et mouvements réels du spectre perlé. — La portion du spectre perlé qui se montre au centre du champ de la vision ne jouit que de peu de mouvements réels, moins peut-être que le spectre aqueux que l'on aperçoit au delà. Tous deux participent évidemment aux mouvements de l'œil, ce qui les fait paraître très mobiles. Mais si l'on examine le champ visuel vers sa circonférence, ou si l'on dirige brusquement l'œil en haut, on aperçoit d'autres spectres perlés, qu'il est difficile ou impossible à l'observateur d'amener directement lui, et qui, lorsqu'il réussit en partie à le faire, disparaissent promptement, par suite d'un mouvement réel qui leur appartient, et par une apparence de mouvement étendu, dû à leur obliquité par rapport à l'axe de la vision. Ce sont ces derniers spectres surtout qui produisent les mouches volantes perlées.

Apparences des mouches volantes perlées. — Ceux qui commencent à en être incommodés, ont d'abord leur attention excitée par l'apparition d'un ou de plusieurs corps noirs dansant dans l'air au-devant d'eux, ce qui les porte à supposer qu'un morceau de suie est collé à leurs cils, ou qu'un petit fil de toile d'araignée est suspendu au bord de leur chapeau. En essayant de balayer l'objet supposé, ils reconnaissent leur erreur.

(1) Mémoires de la Société de physique et d'histoire naturelle de Genève, t. V, p. 244 ; Genève, 1832.

Dans d'autres cas, ce que l'on aperçoit d'abord est un léger nuage qui ressemble un peu à l'aile d'une mouche, ou bien ce sont des filaments semi-opaques comme ceux d'une toile d'araignée. Le spectre est parfois assez sombre pour qu'on le compare à un morceau de dentelle noire.

Lorsqu'on dirige les yeux d'un côté à l'autre, le spectre se meut aussi, et avec une telle rapidité apparente, qu'il semble qu'un cousin ou une petite mouche croise le champ de la vision.

Le malade reste souvent dans cet état pendant des mois ou des années sans s'en préoccuper. D'autres fois, la figure annulaire de la portion la plus sombre de la mouche est trop frappante pour ne pas être remarquée, et le malade la désigne souvent sous le nom d'*étoiles noires*. Si le malade vient par hasard à regarder fixement un ciel serein pendant une minute ou deux, il voit souvent ce qui jusqu'alors lui avait paru ressembler à un léger nuage, à un morceau de toile d'araignée, ou à l'aile d'un insecte, se résoudre en un grand nombre de petits globules ou de petits anneaux qui suivent les mouvements de l'œil et semblent réunis par une pellicule invisible ; de sorte que, bien que leur position relative varie quelquefois, ils ne se séparent jamais les uns des autres.

Un examen plus attentif de ses mouches volantes, fait en regardant le ciel ou la terre couverte de neige, peut faire découvrir au malade une apparence de tubes entrelacés. Le tube est limité par deux lignes, tandis que son centre est occupé par une chaîne de points obscurs ou de globules qui ne sont pas en général assez volumineux pour remplir le diamètre du tube ; de sorte que, tandis qu'il compare la totalité du spectre à un serpent enroulé, il ajoute parfois que ce qu'il contient dans son intérieur ressemble à la substance desséchée qui existe dans la cavité d'une plume à écrire. Ces globules, toutefois, n'ont pas tous la même dimension ; on en aperçoit çà et là quelques-uns plus gros que les autres, qui remplissent le diamètre du tube et offrent davantage l'aspect nucléé, et assez souvent un ou deux des anneaux du spectre à globules isolés semblent attachés à la face externe du tube. L'observateur remarque aussi, dans quelques cas, que les tubes paraissent se terminer par des extrémités bulbaires sombres, comme si elles étaient formées par des agglomérations de globules. Les taches sombres, ou *étoiles noires*, qu'il avait d'abord aperçues, lui paraissent maintenant formées par ces agglomérations ou, en d'autres points, par une disposition ressemblant à des tubes se recourbant sur eux-mêmes pour se doubler. Ces points noirs sont souvent si denses que, à une bonne lumière, on les aperçoit même à travers les paupières fermées.

Si le malade observe ses mouches volantes à travers l'oculaire d'un microscope composé et contre la flamme d'une chandelle, l'aspect d'un tube contenant des globules n'est point aussi frappant que lorsqu'il les examine à l'œil nu contre le ciel ; de sorte qu'il ne voit que des chapelets

ou une pluie de globules privés de noyaux. L'aspect tubulaire est produit, en effet, par ce fait que les portions d'anneaux ou de globules qui
se touchent deviennent obscures, tandis que les portions par lesquelles
ils ne se touchent pas continuent à être plus ou moins distinctes.
C'est ce qui fait que les parois des tubes n'ont pas l'aspect de lignes
droites, mais celui de lignes ondulées. Les mouches perlées sont surtout
apparentes lorsque le malade regarde un ciel serein, un nuage peu
épais, la terre couverte de neige, une muraille blanche, ou quelque
chose d'analogue. Il les aperçoit rarement pendant le crépuscule, à
la lumière d'une chandelle, lorsqu'il regarde quelque objet sombre,
ou bien encore lorsqu'il se trouve dans un lieu peu éclairé. Ils le fatiguent moins pendant les jours sombres d'hiver que pendant l'été. Il est
rare qu'il les aperçoive lorsqu'il regarde des objets rapprochés ou quand
il laisse ses yeux en repos.

Position des mouches volantes perlées. — *Leurs mouvements apparents.* — Les mouches perlées ne se trouvent que rarement, ou même
jamais, dans l'axe de la vision; elles en sont le plus souvent écartées
d'un grand nombre de degrés, en dedans, en dehors, en haut ou en
bas, mais le plus fréquemment en dehors, ou dans la direction de la
tempe, comme si leur cause siégeait près de l'entrée du nerf optique.
Le malade a d'autant plus de difficulté à en examiner la configuration
et la structure apparente, que la position en est plus oblique; car chaque
fois qu'il tente de les amener directement devant lui, ils fuient de façon
à ne plus pouvoir être vus que de côté. Ils participent aussi aux mouvements de l'œil et s'élancent en haut, en bas, ou d'un côté à l'autre,
suivant la direction imprimée à l'organe, justifiant par leurs mouvements apparents le nom de *mouches volantes* qu'on leur a donné par
comparaison.

Mouvements réels des mouches volantes. — Lorsqu'une mouche volante n'est pas très éloignée de l'axe de la vision, il est facile au malade
de la maintenir fixée pendant un certain temps sur un point spécial du
tableau qu'il a devant lui, ou au centre du champ lumineux que présente une bougie lorsqu'on la regarde à travers un verre convexe ou un
verre concave. Les mouches perlées, toutefois, ont un mouvement qui
leur est propre, excité sans aucun doute par celui de l'œil, mais encore
plus étendu que leur mouvement apparent, et qui est rendu en partie
visible lorsque l'œil est en repos. Ainsi, par exemple, si le malade,
après avoir regardé horizontalement devant lui, lève brusquement les
yeux vers un point situé d'environ 50 degrés au-dessus de l'horizon, et
les fixe sur ce point, il remarque que les mouches s'envolent beaucoup
au delà de cette hauteur, et même qu'elles se portent au delà du champ
de la vision, puis qu'elles descendent devant lui et se portent en bas
jusqu'à ce qu'elles disparaissent, montrant évidemment que, quelle que
soit la nature ou le siége des corpuscules par lesquels le spectre est

produit, ils ne sont point fixes, mais jouissent au contraire d'une certaine liberté.

Quelques auteurs (1) décrivent les mouches volantes comme s'élançant brusquement en haut, puis se précipitant en bas; mais ces mouches ne bougent point, à moins qu'elles ne soient agitées par les mouvements du globe de l'œil; et quoique ceux qu'elles exécutent par suite du choc que leur communique le déplacement de l'œil soient rapides, celui par lequel elles retournent à leur place primitive est lent comparativement.

Si les corpuscules qui produisent les mouches perlées étaient situés au devant du centre focal de l'œil, leur mouvement réel correspondrait avec le mouvement apparent du spectre ou mouches, c'est-à-dire qu'ils descendraient à l'intérieur de l'œil lorsque les mouches paraissent descendre. Si, au contraire, ils sont situés derrière le centre focal, la descente apparente des mouches est due à l'ascension réelle des corpuscules. Quel que soit le siége d'un corpuscule, qu'il soit en *a*, ou en *a'* (fig. 142), son image paraîtra comme si elle était projetée hors de l'œil suivant une ligne droite continue, passant à travers le corpuscule, et tombant perpendiculairement sur la rétine en *A*. Un corpuscule situé en *b*, au devant du centre focal de l'œil, *C*, ou en *b*, qui est situé derrière ce centre, formera son image en *B*, et produira la sensation d'un spectre hors de l'œil, dans la direction de la

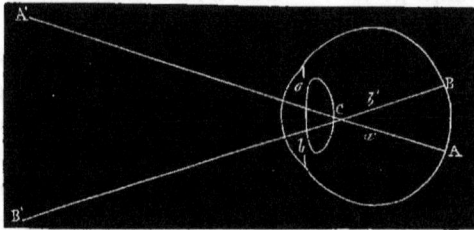

Fig. 142.

ligne *B b' b*. Si le corpuscule est situé en *a*, et s'enfonce à l'intérieur de l'œil en *b*, son image se déplacera sur la rétine de *A* en *B*, et son spectre paraîtra au malade descendre de *A'* en *B'*. Mais si ce corpuscule est situé en *a'*, il flottera seulement vers le haut de *a'* en *b'* dans l'humeur vitrée, son image se portera sur la rétine de *A* en *B*, et son spectre paraîtra au malade descendre de *A'* en *B'*.

Si donc la cause des mouches perlées, qui paraissent toujours descendre quand l'œil est fixé sur quelque objet élevé, résidait quelque part au devant du centre focal de l'œil *C*, cette descente apparente des mouches dépendrait d'une descente réelle des corpuscules qui les produisent; mais si la cause est située derrière le centre focal *C*, la descente apparente des mouches dépendra d'une ascension réelle des corpuscules.

Outre les mouvements d'ascension et d'abaissement, les mouches perlées présentent des mouvements latéraux, aussi bien que des changements relatifs dans les positions de leurs diverses parties, mais ils sont moins prononcés que les premiers. S'il existe trois ou quatre *étoiles noires*, comme on les appelle, dans le réseau qui flotte devant l'œil, on peut les voir former tantôt une ligne droite, tantôt des angles les unes par rapport aux autres, suivant les positions diverses que leur font prendre les mouvements variés de l'œil. L'extrémité supérieure du spectre en chapelet semblera parfois se courber en une direction, et l'extrémité inférieure en une autre. Les filaments paraissent parfois se dérouler, puis s'entortiller de nouveau pour reprendre leur première

(1) BEER. Lehre von den Augenkrankheiten, Band II, p. 424; Wien, 1817.

forme. On observe quelquefois un mouvement d'oscillation, comme si la toile vacillait et se portait tantôt en arrière, tantôt en avant. Tous ces mouvements sont dus aux déplacements de l'œil ; mais il est facile de s'apercevoir que leur étendue est plus considérable que celle du mouvement de l'organe.

Siège des causes efficientes des mouches volantes perlées. — On a fait beaucoup de conjectures sur le siège qu'occupent les corpuscules ou filaments qui donnent naissance aux mouches perlées. On a tour à tour supposé que la cause efficiente de ce symptôme occupait la surface de la cornée, l'humeur aqueuse, l'humeur de Morgagni, l'humeur vitrée, l'intervalle qui existe entre la membrane hyaloïde et la rétine, la rétine et la choroïde. Que les mouches perlées ne soient point produites par des corpuscules situés sur la surface de la cornée ou dans l'humeur aqueuse, c'est ce que démontre ce fait, qu'elles sont situées sur un plan beaucoup postérieur aux corpuscules qui produisent le spectre muco-lacrymal et le spectre aqueux ; c'est qu'elles ne se mélangent jamais avec ces spectres, qu'elles ne changent point de position dans l'expérience qui renverse celle du spectre muco-lacrymal, et que leurs deux images sont rapprochées l'une de l'autre lorsqu'on les examine au moyen de deux rayons divergents de lumière. Le fait que des images doubles du spectre perlé se produisent toujours dans ce mode d'examen, démontre que la cause n'en réside ni dans la couche sentante de la rétine, ni dans la choroïde.

Je ne prétends point décider d'une manière absolue que, dans aucun cas, les mouches flottantes n'ont leur siège dans les parties de la rétine situées au-devant de sa couche sentante, et en particulier sur les ramifications de ses vaisseaux sanguins, surtout puisqu'on a constaté que la cause du spectre perlé n'est quelquefois située qu'à 1/85 de pouce de la couche sentante : c'est là une des mesures de Sir David Brewster. Il est démontré que la couche sentante n'est pas la partie affectée, par ce fait que, entre les diverses portions des mouches et à côté d'elles, l'œil voit distinctement tous les objets avec une entière netteté, et par cet autre fait, que les portions mêmes de la rétine sur lesquelles tombent les ombres qui occasionnent l'apparition des mouches, sont trouvées parfaitement sensibles par le malade, lorsque les corpuscules s'élèvent hors du champ de la vision.

Dimension du filament élémentaire du spectre perlé. — *Sa distance de la rétine.* — Tout spectre paraît d'autant plus grand qu'on le voit sur un plan plus éloigné de l'œil ; sa grandeur angulaire reste, bien entendu, la même. La dimension des mouches enroulées ou agglomérées ensemble est indéfinie. Sir David Brewster m'informe qu'une mouche qu'il voit « couvrirait tout le disque de la lune, car elle consiste en un nœud de filament.» Mais c'est une question intéressante que de savoir quelle est la dimension du filament élémentaire ou isolé du spectre perlé, ou des globules dont l'assemblage constitue le filament perlé. Sir David Brewster, en regardant à travers une très petite ouverture deux lumières brillantes, obtient sur la rétine, au moyen de deux rayons divergents, des images doubles de tous les objets placés à l'intérieur du globe de l'œil ; et à l'aide de ces moyens il détermine le diamètre de la mouche ou de ses filaments, et la distance à laquelle elle se trouve de la rétine.

« Les filaments ou mouches de la partie antérieure de l'humeur vitrée, dit-il, auront leurs images doubles très distantes ; ceux qui sont situés à la partie moyenne auront leurs doubles images plus rapprochées, et ceux qui sont contre la rétine auront leurs images si rapprochées, qu'elles pourront empiéter l'une sur l'autre ; tandis que tout objet situé sur la rétine elle-même, toute tache noire due à une absence de sensibilité, ne donne lieu qu'à la formation d'une seule image. Si l'on mesure alors la distance qui existe entre les deux sources de lumière, ainsi que leur distance du centre de la direction visible, quand les deux images des filaments, etc., se trouvent précisément en contact, on peut déterminer la dimension du filament et sa position exacte, aussi bien que sa distance de la rétine. En faisant cette expérience, j'ai d'abord trouvé que l'angle de la grandeur apparente du filament, A, B, C (il s'agit d'un filament élémentaire) était de huit minutes, et conséquemment qu'il sous-tendait cet angle au centre de la direction visuelle. Actuellement, si nous estimons le rayon de la rétine à 0,524 de pouce, le diamètre de l'ombre du filament sera de 0,00122, ou 1/320 de pouce, et sa distance de la rétine, de 0,0118, ou 1/85 de pouce (1). »

En projetant sur un micromètre le spectre d'un filament élémentaire, que je vois avec mon œil droit, et en en marquant la dimension apparente, l'ombre mesurait 1/600 de pouce ; ce qui ne diffère pas beaucoup du calcul de Sir David Brewster.

Quels sont les filaments ou corpuscules situés dans l'humeur vitrée qui déterminent les mouches aqueuses à globules isolés, et perlées? — Comme, au moyen d'expériences convenables, on peut rendre le spectre perlé visible pour tous les yeux, soit jeunes, soit vieux (et il en est de même, je crois, pour le spectre aqueux et celui à globules isolés), la cause efficiente, ou l'objet que l'on voit ne peut guère être le résultat d'une maladie, bien que ceux qui deviennent sensibles à l'existence de ces spectres, au point d'avoir ce que l'on appelle des mouches volantes, le doivent certainement à quelque condition anormale de l'œil. Quant à la question de savoir quels sont les filaments et les corpuscules que l'on voit, on ne peut se livrer qu'à des conjectures ; on n'a pas fait à ce sujet d'observations décisives, ni sur le vivant ni sur le cadavre.

Si tous les corpuscules ou filaments étaient situés tout contre la rétine, comme ceux qui produisent le spectre perlé, nous pourrions être portés à supposer qu'ils consistent en petits fragments du système capillaire de la rétine, soulevés et dégagés par quelque accident de leur position naturelle dans la couche de fibres grises, et vacillant entre elle et l'hyaloïde. Mais la succession des plans occupés par les corpuscules et filaments nous oblige à renoncer à l'idée qu'ils n'occupent qu'un espace si restreint, et à les reporter dans l'intérieur de l'humeur vitrée.

« S'ils étaient fixes, ou régulièrement distribués, dit Sir David Brewster, nous pourrions les regarder comme des vaisseaux transparents qui nourrissent l'humeur vitrée ; mais, constitués par des portions détachées et flottantes, ils ressemblent davantage à des restes de quelque tissu organique dont les fonctions ne sont plus nécessaires (2). »

Cette observation concorde d'une façon remarquable avec ce fait que les artères, généralement au nombre de deux, partant de l'artère centrale de la rétine et se rendant à travers le corps vitré à la capsule postérieure du cristallin, quoique charriant du sang chez le fœtus, n'existent chez l'adulte qu'à l'état d'oblitération ou de ligament. Il existe donc dans l'humeur vitrée, des débris d'un *tissu organique dont les fonctions ont cessé*, débris consistant en filaments, ou en vaisseaux sanguins contractés, dont aucun n'excède vraisemblablement 1/500 de pouce de diamètre, et dont le plus grand nombre est probablement plus petit. Dans le fœtus, la surface externe de la membrane hyaloïde est aussi recouverte de vaisseaux sanguins provenant de l'artère centrale de la rétine, et dont la persistance chez l'adulte, si ce n'est à l'état d'oblitération, doit être considérée, selon moi, comme rare et exceptionnelle.

En supposant la membrane hyaloïde douée du plus léger degré de mobilité, l'ombre, à l'état de diffraction, de ces vaisseaux oblitérés que nous venons de mentionner, tombant sur la rétine, pourrait fournir une explication plausible des mouches perlées ; tandis que celles du spectre à globules isolés ou du spectre aqueux pourraient être rapportées aux restes des artères capsulaires.

(1) Ibid., p. 382.
(2) Ibid., p. 384.

Il existe, ainsi que M. Donné l'a fait voir (1), tant dans l'humeur aqueuse que dans l'humeur vitrée, un grand nombre de corpuscules microscopiques, ayant de 1/4000 à 1/5000 de pouce de diamètre, et d'une pesanteur spécifique moindre que le fluide dans lequel ils sont contenus. Comme l'apparence d'un tube contenant des globules, peut être, dans les mouches perlées, entièrement due à la diffraction, tout le phénomène des spectres à globules isolés et du spectre perlé peut être rapporté, avec beaucoup de probabilité, à l'enchaînement de globules transparents attachés aux minces lamelles ou filaments qui parcourent le corps vitré et lui donnent de la consistance. Comme le spectre aqueux, vu soit à l'œil nu, soit à travers une petite ouverture, ne laisse voir aucune apparence de globules, on peut le considérer comme dû simplement à de minces filaments transparents.

Action sur la lumière des filaments et des corpuscules qui occasionnent les mouches. — Par suite de la parfaite identité qui existe avec le phénomène de la *diffraction* de la lumière produite par des fibres transparentes, Sir David Brewster attribue les apparences qu'offrent les mouches volantes que nous décrivons à des ombres formées sur la rétine par de la lumière divergente passant *auprès* et *à travers* des filaments et des particules transparentes; manière de voir qui s'était aussi offerte à Prevost. Quand Sir David Brewster dit « lumière divergente, » il fait allusion aux expériences dans lesquelles on fait diverger d'un point situé à l'intérieur de l'œil la lumière qui tombe sur la rétine. On aperçoit très distinctement les mouches lorsqu'on regarde à travers un diaphragme percé d'une petite ouverture, ou une lentille, de façon à produire à l'intérieur de l'œil de la lumière divergente; mais les phénomènes de la diffraction sont également visibles, que les rayons lumineux soient convergents, parallèles, ou divergents; et il en est de même des mouches perlées. A la vérité, l'identité du phénomène des mouches perlées avec ceux de la diffraction produite par des fibres, se constate d'une façon beaucoup plus frappante lorsqu'on regarde les mouches à l'œil nu, et sur un fond formé par le ciel, que de toute autre manière. Ce qui, vu à travers un trou d'épingle, apparaît comme un chapelet de globules, ressemble, lorsqu'on le regarde à l'œil nu comme nous venons de le dire, à un tube dont la partie centrale est parcourue par une ligne noire; ce qui est certainement dû à deux courants lumineux qui glissent autour du filament qui s'interpose entre eux. Sir David Brewster dit que les deux lignes qui bornent les filaments qu'il voit, sont colorées, et ont à leur côté externe une ou plusieurs franges qui le sont aussi : c'est encore une particularité que l'on peut rapporter à l'interférence de la lumière.

On peut aussi attribuer le spectre à globules isolés nettement limités à la diffraction de la lumière produite par de petites sphérules; mais le spectre à globules isolés, mal délimités, et le spectre aqueux laissent voir moins distinctement des anneaux alternatifs ou des bandes ; ce qui est dû, sans aucun doute, à la plus grande distance à laquelle ils se trouvent placés de la rétine, écran sur lequel tombent les ombres qui ont subi la diffraction, et qui, pour laisser voir distinctement les phénomènes provenant de l'interférence, a besoin de se trouver à une certaine distance du corps dont il reçoit l'ombre.

Sujets chez qui l'on rencontre les mouches perlées. — En parlant des filaments qui produisent les mouches volantes, Sir David Brewster fait remarquer que, « comme ils existent à tous les âges, aussi bien chez les jeunes gens que chez les vieillards, ils ne sont point le résultat de la maladie et n'indiquent pas non plus son approche. » Il est certain que tout le monde peut voir le spectre perlé, en le cherchant à travers un trou d'épingle ou l'oculaire d'un microscope composé.

Il est également vrai que beaucoup d'individus qui ne se plaignent point formellement de mouches volantes, ou qui ne se croient affectés d'aucune maladie des yeux, voient les mêmes objets que ceux qui produisent le spectre perlé. « J'ai été consulté, dit Demours, il n'y a pas longtemps, par une dame qui était persuadée que ces fantômes flot-

(1) *Archives générales de médecine*, t. XXIII, p. 113 ; Paris, 1830.

tants qu'elle avait commencé à apercevoir, produiraient la cécité. Je trouvai chez elle vingt personnes, que je demandai la permission de questionner : sur ces vingt personnes, sept éprouvaient le même phénomène depuis un grand nombre d'années sans en avoir jamais parlé ; une jeune personne ajouta qu'elle s'amusait beaucoup à voir descendre ces corpuscules dans l'air (1). » « Ces mouches, dit Weller, ne sont évidemment pas vues ou sont entièrement négligées par ceux qui, absorbés par leurs affaires, n'ont pas le temps de penser à leur maladie (2). » D'un autre côté, elles ne sont jamais plus gênantes que lorsqu'elles coexistent avec une autre affection de l'œil, telle que l'asthénopie, ou une maladie d'un autre organe, comme la dyspepsie. Toute affection qui rend incapable de travail et porte à s'occuper de ses souffrances, comme l'hypochondrie, est extrêmement propre à amener la découverte de mouches volantes et à remplir l'esprit de craintes sur les résultats qu'elles peuvent amener.

État des yeux des personnes affectées de mouches ento-hyaloïdiennes. — Les yeux des sujets incommodés de mouches flottantes n'offrent aucun symptôme objectif qui puisse faire découvrir l'existence d'une pareille affection. Néanmoins, les yeux normalement conformés sont rarement sujets aux mouches volantes. Lorsqu'une personne se plaint beaucoup de ce symptôme, on trouve presque toujours qu'elle est myope ou presbyte, ou myope d'un œil et presbyte de l'autre. Ceci démontre que l'interception des rayons lumineux provenant des objets extérieurs, par des filaments situés au-devant de la rétine, ou même la formation d'ombres agrandies par diffraction, produit comparativement peu d'effet quand le reste des rayons lumineux est convenablement rassemblé en foyer sur cette membrane. La dilatation des images des objets extérieurs favorise la perception des mouches qui, à leur tour, s'éteignent en grande partie lorsque la vision est parfaite.

Causes excitantes des mouches ento-hyaloïdiennes. — La plupart des malades qui se plaignent de voir des mouches perlées, attribuent l'origine de leur affection à quelque cause excitante. Il est néanmoins extrêmement probable que, dans beaucoup de cas, il n'existe qu'une simple coïncidence entre l'apparition des mouches et les circonstances auxquelles ils les attribuent, et nullement un rapport de cause à effet.

Les causes excitantes suivantes sont celles que l'on trouve le plus fréquemment mentionnées :

1. Excès d'exercice des yeux sur de petits objets, comme dans la lecture, l'écriture, la peinture et autres occupations semblables ; une grande contention d'esprit, et, comme causes concomitantes, le manque d'exercice convenable et la position penchée du corps.

Un monsieur qui pratiquait la chirurgie, et qui avait suivi mes

(1) Traité des maladies des yeux, t. III, p. 422 ; Paris, 1818.
(2) Icones ophthalmologicæ, p. 40 ; Lipsiæ, 1824.

leçons sur les maladies de l'œil, vint me consulter pour des mouches. Lui ayant demandé s'il pouvait les rapporter à une cause quelconque, il me répondit qu'il les attribuait positivement à ce qu'il avait lu d'un bout à l'autre le *Dictionnaire chirurgical de Cooper*, livre très volumineux et imprimé en petit caractère. Ce malade mourut peu après d'apoplexie.

Charles Bonnet ayant consulté Van Swieten pour des mouches perlées et dont il attribuait l'apparition à un trop grand usage du microscope, Van Swieten lui répondit que, ayant lui-même beaucoup employé le microscope à l'examen d'injections anatomiques, alors qu'il était jeune, il avait été affecté des mêmes phénomènes que lui (1). Hanmann (2) dit qu'il prit une myodésopie en se fatiguant les yeux à étudier le grec, à une époque où ils étaient déjà fort affaiblis par une maladie antérieure.

Rien ne contribue autant à accroître la perception des mouches volantes, que l'étude assidue et fréquente de ce phénomène en regardant à travers un trou d'épingle, des lentilles, etc. Ces expériences semblent leur donner naissance, et celui qui les a ainsi découvertes une fois, continue à les voir et ne peut plus s'en débarrasser. « Presque tous les mathématiciens et les observateurs au microscope que je connais, dit Walther (3), ont des mouches volantes; phénomène que l'on peut rapporter à un état d'épuisement de l'œil et à l'usage exagéré que l'on fait de la vue. »

2. C'est une opinion commune, que les mouches sont un signe de congestion vers la tête et les yeux, et qu'elles sont souvent les précurseurs de l'apoplexie. L'abus des yeux nuit probablement en déterminant une congestion. Les malades rapportent aussi quelquefois leurs mouches à d'autres influences de nature à déterminer un afflux de sang au cerveau. Ainsi, un de mes malades me disait que l'excitation produite par des rapports sexuels auxquels il s'était livré, étant sous l'influence du vin, avait déterminé chez lui l'apparition soudaine de mouches volantes.

3. Les maladies fébriles produisent fréquemment les mouches, et aucune n'exerce plus cette influence que la fièvre catarrhale épidémique appelée *influenza*. Le docteur Stark attribue l'origine de cette maladie chez lui à des études prolongées pendant qu'il était atteint d'influenza, en même temps qu'il se fatiguait les yeux à des recherches microscopiques (4).

4. Les affections inflammatoires des yeux sont fréquemment suivies

(1) Mémoires de la Société de physique et d'histoire naturelle de Genève, t. V, p. 262; Genève, 1852.
(2) Ammon's Monatschrift für Medicin, Augenheilkunde und Chirurgie, vol. III, p. 427; Leipzig, 1840.
(3) Gräfe und Walther's Journal der Chirurgie und Augenheilkunde, vol. III, p. 19; Berlin, 1822.
(4) Edinburgh Medical and Surgical Journal, vol. LX, p. 599; Edinburgh, 1843.

de l'apparition de mouches perlées et de leurs congénères. Je les ai vues produites non-seulement par la rétinite, l'iritis et l'ophthalmie post-fébrile, mais même par la conjonctivite catarrhale.

5. Les personnes qui ne dorment pas assez, celles qui sont, plusieurs nuits de suite, arrachées à leur sommeil, et surtout celles qui passent beaucoup de nuits successives à veiller, en dormant peu, même pendant le jour, sont fréquemment atteintes de myodésopie.

6. On accuse souvent comme causes de mouches un dérangement de la digestion. Rien n'est plus commun, lorsqu'une pareille affection oculaire se développe, que d'entendre le malade et le médecin s'écrier : cela dépend de l'estomac! Il est certain que cette affection s'observe fréquemment chez des malades atteints de dérangement de l'estomac et des intestins, qui sont sujets, par exemple, à l'inappétence, aux indigestions, aux acidités, aux flatulences et à la constipation.

7. M. Wardrop (1) a indiqué comme cause de mouches un trouble de l'action du cœur. Par suite de quelque changement survenu dans l'action de ce viscère, ou de son hypertrophie, le sang, pense-t-il, se distribue inégalement au cerveau et aux nerfs; ce qui produit, entre autres effets, l'apparition de mouches, qu'il appelle « spectres oculaires. » Les symptômes concomitants sont : l'agitation de la circulation, un frémissement particulier du pouls, une sensation d'eau dans la tête, un sifflement dans les oreilles, l'accroissement d'impulsion du cœur.

8. Une autre cause à laquelle on attribue souvent l'origine des mouches, est ce que l'on a appelé nervosité, faiblesse des nerfs, ou l'affaiblissement, ou un état morbide apparent du système nerveux. Ainsi, M. Lawrence dit que cette maladie survient « lorsque l'énergie du système nerveux est affaiblie par le poids des affaires, l'anxiété ou le chagrin, par une affliction intense et continue, ou par un chagrin auquel on ne peut résister (2). »

M. Ware dit que « quand la sensibilité se trouve morbidement excitée, comme cela se voit à la suite d'un affaiblissement général, ou d'une grande anxiété, la rétine (sur la surface de laquelle une plus grande quantité de substance médullaire nerveuse se trouve étalée, proportion gardée, que sur aucune autre partie du corps) se trouve morbidement impressionnée par tous les petits points ou les petites saillies qui peuvent se trouver en contact avec elle. » M. Ware attribue donc les mouches à une compression exercée par de petites particules sur la rétine et à une sensibilité morbide de cette membrane. « La cause excitante la plus commune de l'apparition de ces particules, ajoute-t-il, me paraît être l'application de l'esprit sur des sujets qui occasionnent l'anxiété ou le chagrin (3). »

(1) Lancet, September 13, 20, 1834, pp. 887, 924.
(2) Treatise on Diseases of the Eye, p. 582; London, 1841.
(3) Medico-Chirurgical Transactions, vol. V, pp. 266, 272; London, 1814.

Avant de présenter quelques remarques sur les causes excitantes que nous venons d'énumérer, il convient de rappeler que les mouches ento-hyaloïdiennes sont sujettes, indépendamment du degré de lumière auquel les yeux sont exposés, ou de l'état général du corps ou de l'esprit de la personne affectée, à varier de temps en temps sous le rapport du nombre et de l'intensité, quoique ces variations soient moins considérables et moins soudaines que quelques auteurs ne l'ont prétendu. De là la question de savoir si, invisibles dans certaines circonstances, elles ne cessent pas de l'être par suite d'un accroissement de la sensibilité de la rétine.

« Cette supposition, fait observer Sir David Brewster, n'est nullement probable, parce que les mouches n'étant point visibles par une lumière qui proviendrait d'elles, une augmentation de la sensibilité de la rétine affecterait également le champ lumineux sur lequel on les voit. Mais, comme ce point a quelque importance, tant sous le rapport physiologique que sous le rapport médical, je l'ai soumis, ajoute-t-il, à des expériences directes. Dans ce but, j'examinai les mouches le matin, avant que la sensibilité de la rétine eût été diminuée par l'exposition à la lumière du jour, et je trouvai que ni leur nombre ni leur intensité n'avaient augmenté. Je variai cette expérience en diminuant la sensibilité de la rétine, ce que j'obtins en maintenant contre l'œil et près de l'axe de la vision, une flamme brillante de gaz, jusqu'à ce que la rétine eût perdu sa sensibilité pour tous les rayons du spectre, à l'exception d'un petit nombre des plus réfrangibles. Dans ce cas aussi, les mouches étaient aussi nombreuses et aussi distinctes qu'auparavant. Nous pouvons donc tenir pour certain que les mouches décrites par M. Ware, pour autant qu'elles eussent le même caractère que celles que l'on voit dans l'œil sain, ne sont nullement influencées par les variations de sensibilité de la rétine (1). »

Si nous recherchons quel est le mode probable d'action de plusieurs des causes excitantes des mouches, nous voyons que toutes ont une tendance à produire un afflux de sang dans les vaisseaux de la tête et des yeux. L'excès d'exercice des yeux sur de petits objets, l'intempérance, l'orgasme vénérien, la réunion de ces deux causes, les maladies fébriles, une excitation extraordinaire du cœur, ou une maladie de cet organe, sont toutes causes qui, on nous l'accordera sans peine, ont évidemment cette tendance. Quant aux désordres de la digestion, que l'on accuse fréquemment de produire la myodésopie, je suppose que, dans la plupart des cas, le dérangement de l'estomac et l'affection oculaire ne sont que des effets coïncidants, dus à une seule et même cause, telle qu'une nourriture mal appropriée, le manque de surveillance de l'action des intestins, un état de torpeur du foie, et très fré-

(1. Op. cit., p. 585.

quemment, même lorsqu'on le suppose le moins, l'abus de l'alcool, surtout sous forme de gouttes et de cordiaux. Le poids des affaires, l'anxiété et les chagrins, qui constituent une autre série de causes, agissent, suivant toute apparence, exactement de la même manière, déterminant (il se peut que ce soit chez des personnes dont la santé est affaiblie) une congestion de la tête et des yeux.

Le manque de sommeil ne fait pas exception au principe général que toutes les causes excitantes de la myodésopie agissent en produisant une congestion. Que l'état de veille soit dû à la maladie ou à l'emploi des moyens artificiels, tels que l'usage du café, que Bereis (1) signale particulièrement comme une cause de mouches, aux exigences professionnelles, à des études prolongées, il amène toujours une action irrégulière du système circulatoire et un afflux de sang vers les organes de la vision.

Pronostic des mouches ento-hyaloïdiennes. — Comme cette sorte de mouches se montre souvent brusquement, leur apparition alarme d'ordinaire le malade, qui se croit tout d'abord menacé de perdre la vue par une cataracte ou une amaurose, affections qui n'ont aucun rapport avec cette espèce de spectres. En supposant même que les mouches s'accroissent graduellement, leur accumulation, portée au plus haut degré, ne peut jamais se terminer par la production d'une amaurose et encore moins par celle d'une cataracte. Le praticien devra néanmoins rechercher, dans chaque cas, si, indépendamment des mouches, il n'existe aucun des symptômes de ces deux maladies. On s'assure de l'existence ou de l'absence d'une cataracte par l'épreuve catoptrique (*V*. p. 360). Nous ne possédons aucun moyen aussi simple et aussi certain de reconnaître l'amaurose. Mais si la pupille se meut avec sa vivacité naturelle, si le malade peut lire avec l'œil suspect un petit caractère d'impression, nous pouvons lui affirmer qu'il n'est point affecté d'amaurose.

Le malade nous demande souvent si les particules flottantes et les filaments qu'il aperçoit n'iront pas en augmentant jusqu'au point de le priver de la vue : elles peuvent s'accroître, à la vérité, mais elles ne le font que très lentement, et jamais au point de gêner la vue. Lors même que tout le champ de la vision offre des spectres ento-hyaloïdiens, le malade est encore capable de lire, bien que, s'il continue de le faire, les mouches se rassemblent parfois de façon à rendre obscures, pendant un certain temps, des portions de la page ouverte devant lui. Elles restent souvent stationnaires pendant dix ou vingt ans, et, bien qu'alarmé au début de leur apparition, le malade finit par s'y habituer et par ne plus s'en inquiéter. Je pense que l'accroissement de la myodésopie est dû plutôt à ce que l'œil devient plus sensible à la perception des cor-

(1) Dissertatio de maculis antè oculos volitantibus : Helmstädt, 1793 ; citée par ANDREÆ, Gräfe und Walther's Journal der Chirurgie und Augenheilkunde, vol. VIII, p. 16 ; Berlin, 1825.

puscules, causes de la maladie, qu'à une augmentation dans le nombre de ces corps mêmes. Cet accroissement de susceptibilité provient de l'abus des yeux, et aussi de ce que le malade cherche et examine trop ses mouches.

On peut citer beaucoup d'autorités à l'appui de l'opinion que les mouches ento-hyaloïdiennes ne s'accroissent qu'avec une extrême lenteur, ou restent complétement stationnaires, et finissent même par devenir moins visibles.

« Je connais beaucoup de personnes qui sont venues se plaindre à moi de choses semblables il y a quinze à vingt ans, et qui sont encore aujourd'hui dans le même état. » (*Maître-Jan*) (1).

« Ces espèces de fantômes qui augmentent parfois lentement pendant les cinq ou six premières années, persistent ensuite tout le reste de l'existence sans amener aucune espèce d'inconvénient... Je connais des personnes qui les ont vus pendant trente, quarante ans et plus, sans que le nombre ou la figure en ait éprouvé le moindre changement (2). » (*Demours.*)

« Vingt-cinq ans après que cette malade m'eût consulté pour cette affection, je la revis. Son état physique et mental était excellent. Elle apercevait encore parfois des corpuscules; mais ils étaient devenus si peu apparents qu'elle ne les voyait plus qu'à une forte lumière et seulement lorsqu'elle prenait la peine de les chercher. Je dois dire que, à l'époque où je la revis, sa fille venait précisément de se marier, tandis que, lorsqu'elle m'avait consulté la première fois, elle venait de perdre son mari (3). » (*Ware.*)

« Douze ans après, j'eus occasion de revoir ce monsieur; il m'apprit que sa vue était restée parfaite, et qu'il pouvait, de ses deux yeux, distinguer les plus petits objets. Toutefois, à une lumière vive, il apercevait encore les corpuscules comme auparavant, lorsqu'il les cherchait; mais il était maintenant tellement habitué à les voir, qu'ils ne lui occasionnaient plus le moindre malaise (4). » (*Ibid.*)

« Il y a certainement de vingt à trente ans que j'ai vu pour la première fois ces apparences, disait Prevost à l'âge de 30 ans; et il ajoutait à 79 : J'ai joui d'une bonne vue jusqu'à l'âge avancé où je suis; mon cas vient tout à fait à l'appui de l'opinion des oculistes qui pensent que ces apparences sont de peu d'importance (5). »

« Ils sont d'une nature tout à fait innocente et se montrent chez des personnes dont la vue est des plus perçantes. J'y suis sujet depuis mon enfance (6. » *Müller.*

Traitement des mouches ento-hyaloïdiennes. — Les mouches flottantes ou ento-hyaloïdiennes ne cèdent que très rarement au traitement médical. Si elles existent depuis longtemps, et qu'elles n'aillent pas en s'accroissant, il est inutile d'intervenir. Quand elles sont d'origine récente et que leur cause excitante est évidente, on arrive parfois à les guérir.

Le traitement qui a le plus de chances de réussir est le suivant :

1. On doit mettre le malade en garde contre toutes les causes excitantes, qu'il doit s'attacher à éviter; telles sont : l'abus des yeux, les excès de toute sorte, les veilles, l'usage de l'alcool sous quelque forme et en quelque quantité que ce soit. « Les seuls moyens qui procurent souvent une amélioration, dit Walther, sont le repos des yeux et la

(1) Traité des maladies de l'œil, p. 281 : Troyes, 1711.
(2) Op. cit , t. III, p. 421.
(3) Op. cit., p. 258.
(4) Ibid., p 260.
(5) Op. cit., p. 247.
(6) Elements of Physiology, traduits par Baly, vol. II, p. 1214; London, 1842.

cessation de toute occupation de nature à les affaiblir. J'ai connu des malades qui, après avoir été tourmentés pendant plusieurs années par des mouches volantes, s'en sont complétement débarrassés en donnant à leurs yeux un repos continu et prolongé ; toutefois, ils les voyaient reparaître, dès qu'ils travaillaient plusieurs jours de suite de manière à se fatiguer la vue (1). »

2. S'il y a faiblesse d'estomac et constipation, on prescrira d'abord les laxatifs, puis les toniques. On doit essayer tous les moyens propres à fortifier la constitution et surtout le système nerveux. Le quinquina, le fer et les bains froids sont les moyens qui remplissent le mieux cette indication. Richter rapporte le cas d'une dame qui fut affectée de cette maladie à la suite d'un accouchement laborieux, et qui en fut complétement débarrassée par l'usage continu de l'éther sulfurique. Dans un autre cas où la digestion était fort affaiblie et le malade tourmenté par des éructations acides, un mélange de fiel de bœuf et d'assa fœtida produisit beaucoup de bien (2). Le malade évitera soigneusement tous les aliments ou toutes les boissons capables de produire des acidités, des flatulences et d'autres signes de mauvaise digestion. Le docteur Cheyne (3) a vu un malade guérir après avoir renoncé à l'usage du sucre.

3. L'état de torpeur du foie réclame l'usage de petites doses de *blue pill*, soit seules, soit combinées avec des purgatifs. J'ai vu un léger traitement mercuriel amener la guérison, probablement par suite de son action résorbante. J'ai parfois réussi à faire disparaître complétement les mouches volantes récentes, au moyen de l'iodure de potassium.

4. Lorsque les symptômes d'afflux du sang vers la tête sont bien marqués, la phlébotomie, l'artériotomie, les sangsues ou les ventouses à la tête et les révulsifs sont indiqués. Sur douze cas traités par le docteur Schlagintweit, huit, dit-on, furent guéris à l'aide des diluants, des dérivatifs et de la saignée du pied (4).

5. Lorsque les mouches paraissent dépendre d'une maladie du cœur, M. Wardrop recommande d'appliquer des sangsues sur cet organe jusqu'à ce que son impulsion diminue. L'accomplissement de cette indication peut être favorisé par l'administration de petites doses d'antimoine et l'usage des laxatifs. Si le malade se plaint de froid aux pieds, on lui fera prendre, au moment du coucher, des pédiluves chauds, et il est bon de faire remarquer que ce remède, si simple qu'il soit, peut avoir une grande importance lorsque la maladie coïncide avec la difficulté de trouver le sommeil. Comme le cœur reste dans un état d'irritabilité après que l'on en a diminué l'impulsion, M. Wardrop essaie d'en triompher par l'administration du sulfate de fer.

---

(1) Op. cit., p. 20.
(2) Richter's Anfangsgründe der Wundartzneykunst, Band III, p. 314 ; Göttingen, 1804.
(5) Cases of Apoplexy and Lethargy, p. 134 ; London, 1812.
(4) Ammon's Zeitschrift für die Ophthalmologie, vol. II, p. 47 ; Dresden, 1832.

6. Ware paraît avoir fait usage surtout des antispasmodiques dans le traitement des mouches ; ainsi, il prescrivait de prendre deux ou trois fois par jour une petite dose de teinture de valériane, mélangée avec une égale quantité de teinture de castoreum, et à laquelle il ajoutait parfois la mixture camphrée, ou l'infusion de cascarille.

7. On se trouve bien de l'exercice en plein air, et d'un changement de résidence, ainsi que d'occupations et de distractions de nature à écarter de l'esprit toute anxiété ou tout chagrin. On s'est quelquefois bien trouvé d'une saison passée aux eaux, probablement beaucoup plus par suite du changement de scène, de la tranquillité d'esprit, de l'exercice du corps et de la régularité de régime que l'on trouve dans ces lieux, que par suite de l'action des eaux mêmes.

8. Si l'on éprouve de la chaleur, de la pesanteur ou du malaise dans les yeux, on doit les laver avec quelque lotion froide ou chaude, suivant que l'une ou l'autre température convient mieux au malade. L'eau froide, simple ou mélangée d'une petite proportion de *spiritus ætheris nitrosi,* convient dans le premier cas ; dans le second on emploiera l'eau tiède ou une infusion chaude d'une herbe aromatique quelconque. On a aussi recommandé d'éponger, matin et soir, le front, les tempes et la face externe des paupières avec de l'esprit camphré de romarin, de l'eau de Cologne ou quelque alcoolat semblable.

9. Rust (1), continue, paraît-il, à recommander la ponction de la cornée dans la myodésopie ; opération que l'on avait d'abord proposée dans le but de permettre à la cause du mal de s'échapper hors de l'œil, que Demours a essayée sans succès, mais qui a été suivie entre les mains de Rust, dit-on, de la disparition des mouches. S'il en a été réellement ainsi, l'opération aura probablement agi de la même façon que dans les ophthalmies, en faisant cesser l'état de turgescence des vaisseaux.

2. — MYODÉSOPIE NON SENSITIVE.

Spectre fixe. — Ce fait qu'il existe certaines *mouches fixes* qui, une fois bien formées, ne changent jamais de position, soit par rapport l'une à l'autre, soit par rapport à l'axe optique, nous conduit naturellement à chercher quelque exemple d'un spectre fixe naturel analogue aux prototypes des diverses espèces de mouches dont nous avons déjà parlé, et qui toutes possèdent un mouvement réel en même temps qu'un mouvement apparent. Le *spectre vasculaire,* tel qu'on l'obtient dans l'expérience de Purkinje, et ce que l'on désigne sous le nom de *couleurs accidentelles,* sont les seuls exemples que je puisse m'en rappeler.

Vaisseaux sanguins et point central de la rétine, tels qu'on les voit dans l'expérience de Purkinje. — On ne doit pas clore les paupières de l'œil dont on ne fait point usage ; le gauche, par exemple, mais on empêche, avec la main ou tout autre moyen, la lumière de tomber sur lui. On regarde alors fixement en avant avec l'œil droit, puis on prend une bougie allumée (l'appartement ne doit contenir aucune autre lumière) que l'on fait mouvoir lentement de haut en bas et *vice versa* au côté temporal de l'œil droit, ou de

(1) CHELIUS. Handbuch der Augenheilkunde, Vol. I, p. 574 ; Stuttgart, 1843.

droite à gauche au-dessous de lui. Au bout de quelques secondes, on aperçoit distinctement les vaisseaux sanguins de la rétine avec toutes leurs ramifications, d'une teinte
sombre, fortement grossis, et se projetant sur un fond d'un blanc grisâtre, qui ne paraît
situé qu'à un pied au-devant de l'œil.

Il est indispensable que la lumière se meuve; car dès qu'elle reste stationnaire, l'image
se brise en fragments et s'évanouit. Bien que ce soit là un exemple d'un spectre fixe, il
faut faire observer que, pendant que la lumière se meut, l'image se déplace aussi et cela
dans une direction opposée à celle de la lumière; ce qui me semble une conséquence de
la distance qui existe entre les vaisseaux et la couche sentante de la rétine. Aucun spectre
n'apparaît lorsqu'on éloigne et rapproche successivement la lumière de l'œil, non plus que
lorsqu'on découvre et couvre alternativement cet organe.

Lorsque c'est l'œil droit qui sert à l'expérience, la partie du spectre qui correspond à
l'entrée du nerf optique se montre naturellement à la droite de l'observateur; et l'on voit
partir de ce point deux troncs vasculaires se portant en haut et deux qui se portent en
bas, d'où ils se prolongent en prenant une forme arquée vers la gauche, pour s'évanouir
vers le milieu du champ de la vision. Purkinje décrit la portion du spectre correspondant
à la partie centrale de la rétine, comme offrant une forme circulaire concave.

Purkinje n'a donné aucune explication de cette remarquable expérience. En voici une
destinée à suppléer à son silence et que je crois due à la plume de M. Wheatstone (1) :

« Si les vaisseaux sanguins répandus sur la surface antérieure de la rétine étaient complétement opaques, ils empêcheraient la transmission de la lumière à la matière nerveuse
située au-dessous d'eux, et leurs ramifications seraient constamment visibles; mais ils
sont transparents, et, dans les cas ordinaires, la quantité de lumière qui les traverse ne
diffère pas beaucoup de celle qui tombe directement sur la rétine. Toutefois, lorsque
celle-ci est fatiguée par une lumière intense, les veines deviennent visibles, parce que la
rétine n'est plus influencée par la quantité de lumière qu'elles lui transmettent; mais cet
effet n'est que momentané, car les parties qui sont ainsi abritées contre la lumière plus
intense récupèrent promptement leur susceptibilité, et les images s'évanouissent; mais on
peut les rendre de nouveau visibles en les déplaçant sur la rétine, et, en les faisant ainsi
changer de place, on rend ces images permanentes. »

Purkinje et Wheatstone ont indiqué des procédés à l'aide desquels on rend visibles les
plus petits vaisseaux de la rétine, ainsi que son point central. Voici l'un des plus faciles :
Dirigez un œil vers une plaque de verre dépoli ou une feuille de papier, derrière et
contre laquelle se trouve une bougie; faites mouvoir au-devant de l'œil et d'un côté à
l'autre, en lui imprimant un mouvement de tremblotement, une carte noire percée d'un
trou d'un dixième de pouce de diamètre. L'image de la lumière sur la rétine se trouvant
ainsi continuellement déplacée, on voit apparaître un réseau extrêmement compliqué de
vaisseaux sanguins, de couleur blanc-grisâtre, et dans lequel on voit les ramifications des
troncs supérieurs s'anastomoser avec celles des inférieurs; tandis qu'on distingue, au
centre du champ visuel, un petit cercle sombre où l'on n'aperçoit aucune trace de vaisseaux, et qui est le point central de la rétine.

Couleurs accidentelles. — Dans les expériences relatives à la production des couleurs
accidentelles que nous avons rapportées dans la section précédente, le spectre, bien que
fixe quand l'œil reste en repos, se porte néanmoins, suivant les mouvements de l'œil, en
haut, en bas, ou d'un côté à l'autre, suivant les muscles que l'on contracte, même lorsque
les paupières sont fermées. Si nous déterminons une impression sur la rétine, à l'aide d'un
pain à cacheter coloré, par exemple, et que nous nous bornions à fermer les paupières,
comme dans cette action la pupille est un peu soulevée parce que l'œil est également contenu entre les droits supérieur et inférieur, le spectre se montre suivant une ligne horizontale, ou un peu au-dessus, et persiste ainsi jusqu'à ce que nous tournions volontairement l'œil dans quelque autre direction. En contractant de nouveau le muscle orbiculaire
des paupières, le globe de l'œil roule en haut et le spectre s'élève.

Les spectres dans ces sortes d'expériences sont en général prompts à s'évanouir; mais,
en portant la lumière qui les produit à un haut degré d'intensité, on peut les rendre plus
ou moins durables, comme dans le cas de Sir Isaac Newton, qui, en regardant l'image du
soleil réfléchie par un miroir, produisit un spectre lumineux entouré de couleurs, d'une

(1) Journal of the Royal Institution of Great Britain, vol. I, p. 111 ; London, 1831.

persistance telle que, pour s'en débarrasser, il fut obligé de s'enfermer pendant trois jours dans une chambre obscure; ou celui rapporté par Buffon, d'un de ses amis qui, après avoir regardé une éclipse de soleil par un petit trou, vit pendant plus de trois semaines l'image colorée de ce corps céleste sur tous les objets qu'il regardait.

Spectres persistants. — Mouches fixes. — Il y a quelque raison de croire non-seulement que les *mouches fixes*, comme on les appelle, ont dans quelques cas de la ressemblance avec les spectres dont nous venons de parler, tant sous le rapport de la forme que sous celui de l'espèce d'affection de la rétine dont elles dépendent, mais encore qu'elles ne sont, dans certains cas, que des spectres persistants, conséquences d'une surexcitation du nerf de la vision et de l'épuisement de la faculté sensitive. Le cas de Buffon lui-même peut être cité comme un exemple de cette espèce.

« J'ai vu, dit-il, pendant plus de trois mois, des points noirs en si grande quantité, que j'en conçus beaucoup d'inquiétude. J'avais probablement fatigué mes yeux en répétant trop fréquemment les expériences précédentes (celles sur les couleurs accidentelles), et en regardant le soleil; car c'est à cette époque qu'apparurent ces points noirs que je n'avais jamais aperçus jusqu'alors. Ils en arrivèrent à me fatiguer tellement, surtout lorsqu'en plein jour je regardais quelque objet fortement éclairé, que j'étais obligé de détourner les yeux : le jaune surtout m'était insupportable, et je fus obligé de faire remplacer par des rideaux verts, les stores jaunes de mon appartement. M'étant attaché à éviter de regarder les couleurs vives et les objets brillants, le nombre des points noirs diminua graduellement, et à présent je n'en suis plus incommodé. Ce qui me donna la conviction que ces points noirs étaient le résultat d'une trop forte impression de la lumière, c'est qu'après avoir regardé le soleil, je voyais toujours pendant un certain temps une image colorée recouvrant tous les objets; et surveillant attentivement les diverses dégradations de cette image colorée, je remarquai qu'elle perdait graduellement ses couleurs, de sorte que je ne voyais plus sur les objets qu'une tache noire, d'abord assez grande, mais qui diminuait insensiblement, et finissait par se réduire à un point noir (1). »

Quinze ans environ après l'attaque qu'il a ainsi décrite, Buffon, qui étudiait beaucoup et était très myope, en eut une autre qui, commençant par de la photopsie, fut suivie de l'apparition devant son œil gauche du spectre d'un anneau ou disque noir, recouvrant tous les objets et l'empêchant de lire. Après un jour et deux nuits, cette sensation s'amoindrit de façon à lui permettre de voir les objets à droite et en bas. Pendant quinze jours, il ne put voir la plume avec laquelle il écrivait. Ses yeux s'enflammèrent, ce qui l'obligea à leur donner du repos, et, au bout de quelques mois, le spectre se brisa en fragments et sa vue se rétablit (2).

Apparences diverses des mouches fixes ou rétiniennes. — Les mouches fixes sont parfois uniques; mais souvent elles sont multiples. Leurs dimensions et leurs formes varient extrêmement. Elle ne sont pas toujours fixes dès le début; mais, après avoir affecté l'un des côtés de l'axe optique, elles peuvent se porter à l'autre, fait qui indique peut-être qu'elles sont dues à un épanchement de sang fourni

(1) Mémoires de l'Académie Royale des Sciences, pour 1743, p. 156 ; Paris, 1746.
(2) Histoire de l'Académie Royale des Sciences, pour 1760, p. 55 ; Paris, 1766.

par les vaisseaux rétiniens. Elles sont parfois semi-transparentes au début, mais ensuite leur couleur est généralement noire, ou du moins beaucoup plus sombre que celle des mouches flottantes ou ento-hyaloïdiennes. Elles sont souvent si noires que, quand les deux yeux sont ouverts et que la mouche n'affecte que l'un d'eux, la figure d'une personne qui se tient devant le malade semble effacée, ou sa tête coupée; la flamme d'une lampe à gaz semble éteinte. Leur couleur change toutefois d'une façon remarquable et devient d'un blanc grisâtre lorsque l'œil est fermé, pour reprendre instantanément la teinte d'un noir de velours quand il est rouvert à la lumière. Quelquefois, lorsqu'on ferme l'œil, la mouche fixe offre la couleur de l'objet qui a impressionné en dernier lieu la rétine.

Les mouches fixes font parfois paraître les objets blancs, comme s'ils étaient couverts de grandes taches noires mal limitées. Quelquefois le malade voit dans l'air la forme de lettres noires, comme celle d'un T ou d'un X par exemple. Dans d'autres cas, il dit qu'il lui semble voir comme à travers un tamis dont les interstices diminueraient de plus en plus, jusqu'à ce que la cécité devienne complète.

Une mouche fixe, occupant le centre du champ de la vision et s'étendant graduellement jusqu'à la circonférence, se termine par une des variétés les plus rebelles d'amaurose. On doit l'attribuer à un changement de structure survenu dans le point central de la rétine, résultat évident, dans quelques cas, d'un état de surexcitation de l'œil amené par l'application continue à de petits objets. « Ce que je vois, me disait un littérateur en voie de perdre la vue, ressemble à un pain à cacheter noir qui couvrirait les objets. Il devient de plus en plus large, car autrefois je pouvais lire au delà de son bord, mais actuellement je ne le puis plus. »

Müller dit que la figure vasculaire, observée dans l'expérience de Purkinje, s'aperçoit quelquefois avec un caractère lumineux. « J'ai souvent vu cette figure lumineuse ramifiée dans le champ obscur de la vision, quand, après avoir monté un escalier, je me trouvais brusquement dans l'obscurité, ou lorsque je plongeais brusquement ma tête sous l'eau en me baignant. Cette apparition lumineuse est évidemment l'effet de la compression que les vaisseaux remplis de sang exercent sur la rétine (1). » Une pression modérée sur la rétine produit toujours une sensation lumineuse; mais si l'on augmente cette pression, on détermine l'obscurité. Les malades disent quelquefois que le spectre qu'ils aperçoivent a l'aspect d'une araignée avec les pattes étendues; mais généralement, lorsqu'on indique au malade la manière d'examiner soigneusement cette espèce de spectre, il reconnaît qu'il s'agit de mouches perlées ou flottantes. Si l'on reconnaissait

(1) Op. cit., vol. II, p. 1241.

qu'il ne possède aucun mouvement réel et qu'il ne produit point une image double sur la rétine lorsqu'il est exposé à deux rayons lumineux divergents, on serait conduit à l'attribuer à un état variqueux des vaisseaux sanguins de la rétine. Il est assez probable que cet état des vaisseaux était la cause d'une apparence particulière vue par une pauvre femme à qui je donnais des soins, et qui, complétement amaurotique d'un œil, était en voie de perdre rapidement la vue de l'autre. « Pendant quelque temps, disait-elle, j'ai vu deux buissons devant cet œil, et maintenant les deux se confondent. »

Quand le globe de l'œil bouge, la mouche fixe semble se mouvoir avec la même vélocité; nous en avons un exemple dans la carphologie, ou lorsque le malade épluche ses couvertures. La figure d'une souris courant sur le plancher est un spectre que j'ai vu accompagner l'insensibilité d'une portion de la rétine et annoncer une amaurose complète. La distinction des mouches fixes d'avec les mouches flottantes exige donc, de la part du malade, beaucoup d'attention et un grand pouvoir d'observation. Quelquefois il est affecté des deux espèces de mouches. Ainsi, Hellwag rapporte que, en regardant à travers une carte percée d'un trou d'épingle, il voyait deux choses : des points noirs fixes qui ne changeaient point de position les uns par rapport aux autres ni par rapport à l'axe optique, et une toile semitransparente mobile composée de chaînes entrelacées (1).

Les affections des vaisseaux de la rétine sont les causes probables des mouches fixes. — On admet généralement qu'un état morbide des vaisseaux de la rétine, dans lequel ils sont soudainement distendus au delà de leur diamètre naturel, ou même rompus, de façon que du sang s'épanche à la surface ou dans la substance de cette membrane (*apoplexia retinæ*), peut, par la compression qui en résulte, donner naissance à une abolition partielle de la vision et à des mouches fixes. Il en est vraisemblablement de même de la dilatation partielle de ses artères et de l'état variqueux de ses veines. On a trouvé l'artère centrale de la rétine dans un état anévrysmatique évident.

Mouches fixes suite de paralysie partielle de la rétine. — On a supposé que la substance nerveuse de la rétine est susceptible d'être frappée de paralysie dans certaines portions de son étendue, indépendamment de toute affection de ses vaisseaux sanguins. Andreæ compare cet état supposé de la rétine à celui dans lequel se trouve le cerveau dans l'apoplexie nerveuse; il l'appelle une perte de fonction par suite d'une insuffisance d'action vitale. Il dit que les mouches qui dépendent de cette cause disparaissent pendant un certain temps sous l'influence de certains excitants physiques et moraux, tels qu'un joyeux repas, un verre ou deux de vin, ou une conversation agréable.

---

(2) Observation citée par ANDREÆ, Op. cit., p. 21.

Mouches fixes suite de mélanose et de névrôme de la rétine. — On ne saurait guère douter que les petits points noirs qui, dans certains cas, se déposent sur la surface concave de la rétine et constituent ce que l'on a appelé *mélanose de la rétine*, et les corps plus volumineux qui, dans d'autres cas, se rencontrent à sa surface convexe, et auxquels on a donné le nom de *névrômes*, ne donnent quelquefois naissance à des mouches fixes.

Obs. 556. — Langenbeck rapporte l'observation d'un homme qui avait été pendant longtemps fort dérangé par des mouches. A l'autopsie, ni l'humeur aqueuse, soigneusement conservée et examinée au microscope, ni l'humeur vitrée, ni le cristallin, ne laissèrent rien apercevoir d'anormal. La rétine et les tuniques de l'œil ne présentaient rien d'anormal à l'œil nu. Les vaisseaux de la rétine n'étaient point agrandis, ni plus nombreux, ni plus remplis de sang qu'à l'ordinaire. En examinant cette membrane au microscope, on vit que toute la surface interne était couverte de points noirâtres ou bruns qui semblaient formés par des molécules de pigment noir, rassemblées dans de petits globules environ dix fois plus gros que les globules médullaires de la rétine. Ils étaient également disposés, et dans un certain ordre, sur la rétine, principalement le long du trajet des vaisseaux sanguins. On les apercevait dans chaque rétine, mais plus noirs et plus nombreux dans celle de l'œil gauche.

La myodésopie chez ce malade était continue, bien qu'elle augmentât par intervalles, surtout lorsqu'il buvait des liqueurs spiritueuses. Quelques-unes des mouches flottaient devant ses yeux, mais le plus grand nombre étaient fixes. Lorsqu'il écrivait, son papier lui paraissait parsemé de grains de tabac à priser : cette ressemblance était si complète que souvent il essayait de les balayer.

Les petites tumeurs appelées *névrômes* paraissent produites par la rétinite chronique : elles recouvrent la surface convexe de la rétine et sont rouges, pellucides et un peu proéminentes : quelques-unes s'aperçoivent à l'œil nu, ayant deux fois le volume d'une graine de pavot ; d'autres sont si petites qu'on ne peut les voir qu'au microscope. Elles sont mélangées de points noirs et entourées de stries de pigment. Quelques-unes offrent à leur centre une dépression semblable à un ombilic, et contenant un point noir. Elles sont enfouies dans la substance corticale de la rétine ; il se peut qu'elles soient des accroissements morbides des globules médullaires. La couche cellulo-vasculaire de la rétine est en pareil cas plus épaisse et plus ferme qu'à l'ordinaire, d'une couleur blanchâtre, parcourue par des vaisseaux rouges et facile à séparer des autres couches. Telle est la description que donne Langenbeck de cet état morbide de la rétine (1).

C'est par conjecture que l'on a admis que les névrômes, à une période voisine de leur début, occasionnent des mouches fixes. Finalement, ils déterminent une amaurose complète, et on ne les rencontre que sur des yeux complétement privés de la vue.

On ne saurait être trop réservé dans les conclusions à tirer relativement aux symptômes que certains états pathologiques peuvent déterminer sur la vision, et en particulier sur les symptômes qui peuvent

---

(1) *De retinâ. Observationes anatomico-pathologicæ*, p. 159 ; Gottingæ, 1856.

être la conséquence de certaines altérations morbides de la rétine. La rétinite, par exemple, qui, contrairement à ce que l'on aurait pu supposer, ne s'accompagne pas de douleur, amène un épanchement sur la surface concave de la rétine, accompagné d'un obscurcissement général de la vue, et lorsque le traitement est parvenu à faire diminuer la maladie, l'apparition, non de mouches fixes, mais de mouches flottantes. Les névrômes siégeant sur la surface convexe de la membrane sont plus dangereux pour la vision que la mélanose qui, de son côté, est plus sujette à produire des mouches fixes, sans amener la cécité complète. La relation intime qui existe entre les diverses portions de la rétine, considérée comme surface sensorielle, et l'action réciproque que chacune de ces portions exerce sur les autres, sont probablement plus marquées sur la surface convexe, qui en réalité a une structure plus nerveuse que vasculaire, que sur la surface concave de cette membrane. C'est pourquoi les névrômes peuvent produire par irradiation l'amaurose complète, tandis que la mélanose n'occasionne que des mouches fixes. Les points mélaniques, bien qu'ils soient extrêmement nombreux, ne détruisent pas la vision, parce qu'ils sont situés sur une des couches les moins importantes de la rétine ; les névrômes, quoique moins nombreux et laissant probablement entre eux un grand nombre d'espaces dans lesquels la rétine n'est pas altérée, produisent l'abolition complète de la vision, parce qu'ils siégent dans une matière nerveuse qui exerce une certaine influence sur les parties voisines ; fait analogue à ce que nous savons des fonctions de la rétine à l'état sain.

États morbides de la choroïde qui produisent probablement des mouches fixes. — Si nous ne devons parler qu'avec réserve de la rétine comme siége des causes efficientes des mouches fixes, c'est encore d'une façon plus douteuse que nous signalerons la choroïde comme pouvant les déterminer. Les observations nécroscopiques manquent ici complétement ; aussi n'est-ce que comme probabilités que nous pouvons indiquer des épaississements partiels de la choroïde, la dilatation de ses vaisseaux, des dépôts sur ses surfaces, comme des causes qui, en comprimant la rétine, occasionnent d'abord la photopsie, puis ensuite des mouches fixes.

États morbides des nerfs optiques et du cerveau déterminant probablement des mouches fixes. — De même que les nerfs optiques et l'encéphale déterminent des sensations lumineuses, même après que le globe de l'œil a été extirpé, de même ils peuvent être la cause de spectres noirs et d'amaurose partielle. C'est un fait bien connu que les affections du cerveau peuvent produire l'hémiopie.

Obs. 557. — Le docteur Delafield (1) rapporte l'observation d'un vieux Monsieur qui finit par devenir complétement aveugle ; l'un des premiers symptômes qu'il éprouva fut,

(1) Notes et additions au Travers' Synopsis of the Diseases of the Eye, p. 514 ; New-York, 1825.

en se promenant, de s'imaginer voir à terre des objets qui lui interceptaient le passage, et qu'il s'efforçait d'éviter en faisant de grands pas et en levant fortement les pieds. Ces spectres étaient peut-être des mouches fixes. A l'autopsie, les yeux parurent sains à tous égards, tant par leur plénitude que par leur transparence. On ne dit point toutefois que l'on ait examiné la rétine au microscope. Les ventricules du cerveau contenaient beaucoup de liquide, et les nerfs optiques, au niveau et à partir du *ganglion opticum* (chiasma?) étaient raccornis, ou plutôt absorbés, de sorte qu'ils paraissaient aplatis et de couleur jaune paille. Il ne restait que la gaîne du nerf, la substance médullaire ayant entièrement disparu.

Symptômes qui coïncident avec les mouches fixes. —Dans la plupart des cas où les mouches fixes constituent un symptôme saillant, on trouve toujours une combinaison de divers autres symptômes subjectifs, tels que la photopsie, ou sensation d'étincelles et de halos lumineux ; des mouches flottantes (la rétine conservant les impressions d'une façon anormale); des spectres oculaires ; l'apparition et la disparition alternatives de petits objets; l'hémiopie ; la vision partielle et oblique ; la sensation d'un nuage qui flotte devant les yeux et à travers lequel s'établissent des ouvertures par lesquelles les petits objets sont vus par moments, pour redevenir ensuite obscurs ; les objets brillants paraissant entourés alternativement d'ombre ou de lumière tremblotante ou ondulante ; les contours des objets mal limités et nuageux, comme s'ils étaient bordés de brouillards ; les lignes perpendiculaires paraissant déformées ; les caractères d'impression rompus ou à dentelures ; les objets circulaires dépouillés de leur figure régulière. On ne doit point confondre ce qui appartient aux mouches fixes avec ce qui dépend d'autres causes. Le lecteur trouvera une observation intéressante dans laquelle existe ce mélange de symptômes; elle a été publiée par le malade lui-même, M. Keir, dans *The Lancet, October* 1, 1842. L'observation du professeur Roze offre un exemple de la même nature. Outre la sensation d'un disque qu'il voyait devant l'un de ses yeux, les objets lui apparaissaient courbés, déformés, et frangés; les lettres étaient brisées ; les objets se montraient colorés en bleu et en vert ; le disque s'agrandit et son opacité augmenta, et à la fin la vision s'éteignit dans une moitié de la rétine : l'autre moitié voyait comme à travers un brouillard épais (1).

Traitement des mouches fixes. — La plupart des cas de mouches fixes sont incurables, ainsi qu'on peut en juger d'après la nature des causes efficientes qui les produisent. Dans les cas susceptibles de traitement, on se trouvera probablement bien des déplétifs sous toutes les formes, du mercure, de l'iodure de potassium et des révulsifs, auxquels on fera succéder les toniques généraux et locaux, de manière à diminuer l'état de distension des vaisseaux et à les ramener à leur diamètre normal. Si la maladie a succédé à la disparition d'un écoulement habituel, on tentera de le rétablir ou d'y suppléer par un autre. La meil-

(1) Histoire de l'Académie Royale des Sciences, pour 1760, p. 54 ; Paris, 1766.

leure application locale consiste dans des compresses trempées dans
l'eau froide et placées sur les yeux et la face. Richter fait remarquer
que l'on a parfois fait disparaître la maladie à l'aide de ce moyen seul ;
le cas de Boerhaave, qu'il rapporte ainsi lui-même (1), en paraît
un exemple :— « In æstu solis summo mihi equitanti per loca arenosa
enascitur magna macula in fundo oculi. Cogitanti succurrit mihi, me-
dicamentum optimum fore aquam frigidissimam, quæ a me applicata
remedio fuit. Inflammatio ergo procul dubio erat in fundo oculi, et
sæpe etiam fit tali in casu, hinc optimum remedium est, quod subito
retropellendo omnia vasa constringit, ut aqua frigida » (2).

SECTION X.

HALLUCINATIONS DE LA VUE (SPECTRAL ILLUSIONS).

Les phénomènes que l'on comprend sous ce titre peuvent être simplement rapportés dans une première série de cas, à ce que l'œil reste
insensible aux impressions directes d'une lumière faible ; tandis que
ceux d'une seconde série doivent être considérés comme des symptômes
d'une affection morbide de l'appareil nerveux qui préside à la vision,
ou de la partie du cerveau avec laquelle il se trouve en rapport.

I. Sir David Brewster fait observer que, lorsque l'œil regarde fixement des objets qui ne sont éclairés que par une faible lueur, cet
organe se trouve dans un état presque aussi douloureux que s'il y avait
excès de lumière. La transmission des impressions cesse d'avoir lieu,
l'objet que l'on regarde disparaît et l'œil est agité par le retour d'impressions trop faibles pour permettre l'accomplissement de ses fonctions.

Ces faits « peuvent servir à expliquer, dit Sir David, quelques-uns
de ces phénomènes de disparition et de réapparition des objets, et de
changement de forme des objets inanimés, qui ont été attribués par le
vulgaire à des causes surnaturelles, et par les philosophes à l'imagination. Lorsque, dans une nuit obscure par exemple, nous entrevoyons
à l'improviste un objet quelconque, soit en repos, soit en mouvement,
nous éprouvons naturellement un vif désir de nous assurer de ce qu'il
est, et notre curiosité appelle en action toutes nos facultés visuelles.

---

(1) Prælectiones publicæ de morbis oculorum, p. 62 ; Gottingæ, 1746.

[(2) Cet article sur les mouches volantes est certainement le plus complet qui ait été écrit **sur**
la matière. Aussi, malgré les lumières nouvelles apportées par l'ophthalmoscopie à leur étude,
avons-nous jugé convenable de n'y rien ajouter, de peur d'en altérer l'ensemble si bien conçu.
Ce que l'ophthalmoscope nous a d'ailleurs appris sur ce symptôme protéiforme est loin de
donner la clef de toutes les variétés connues de mouches volantes, et il nous a semblé plus
prudent de ne point introduire ici les données incomplètes révélées par son emploi, bien **que,**
dans notre pensée, il doive, dans un avenir qui n'est pas éloigné, en faire modifier radicalement
la nomenclature existante. T. W.]

Cette ardeur, toutefois, ne sert qu'à rendre vains nos efforts. La rétine, excitée par une faible lueur, ne peut permettre la vision permanente de l'objet, et pendant que nous fatiguons nos yeux à en découvrir la nature, il disparait entièrement, puis reparait et s'évanouit alternativement (1). »

II. Certaines illusions de la vue accompagnent, comme on sait, le *delirium tremens* ou *mania à potu*. Le malade s'imagine voir dans sa chambre des chats, des serpents et des spectres, et souvent il appelle pour qu'on vienne l'aider à les chasser. Il s'imagine que son lit est couvert de vermine et s'efforce de la ramasser; ou bien il étend fréquemment la main, comme s'il voulait saisir un objet flottant dans l'air devant lui. Dans la plupart de ces cas, les sens et le jugement sont également affectés; mais dans d'autres les sens seuls sont malades. Dans ce dernier cas, le malade est promptement convaincu qu'il est en proie à des illusions; mais dans l'autre son délire l'empêche d'acquérir cette conviction.

L'explication que l'on donne généralement des illusions des sens, soit pendant le *delirium tremens*, soit dans d'autres circonstances que je signalerai dans le paragraphe suivant, c'est que, la perception s'accompagnant dans les cas ordinaires de quelque mouvement ou changement inconnu du cerveau, dans le *delirium tremens* et dans divers autres états morbides, le cerveau a éprouvé une altération telle, que s'il arrive de penser seulement à une impression passée, il s'effectue dans le cerveau le même changement que si l'impression était actuelle.

III. Les spectres, ou des ressemblances avec des objets naturels, se présentent souvent eux-mêmes, pour ainsi dire, à l'œil, dans des cas où la lumière est suffisante et l'état de la santé générale en parfaite intégrité. Nous devons beaucoup au docteur Ferriar (2), de Manchester, pour la lumière qu'il a répandue sur cette espèce d'illusions de la vue. Admettant la réalité des impressions d'où résultent les spectres survenant sans aucun agent sensible externe, il considère comme loi générale du système auquel on peut rapporter l'origine de ces sortes d'impressions, qu'elles consistent dans le renouvellement d'impressions réelles qui ont agi autrefois sur le sensorium, et il a appliqué ce principe à l'explication des visions et des apparitions. Ce sujet a été poussé plus loin par le docteur Hibbert, dans ses *Sketches of the Philosophy of Apparitions*. Il attribue ce phénomène à une grande variété de causes, telles qu'un état d'extrême excitation de certains tempéraments, l'hystérie, l'hypochondrie, l'oubli d'émissions sanguines périodiques accoutumées, les affections fébriles inflammatoires, l'inflammation du cerveau etc.

Les illusions de la vue, dont nous parlons, sont infiniment variées; quelquefois elles se présentent sous l'aspect d'une seule personne ou

(1) Edinburgh Journal of Science, vol. III, p. 209 ; Edinburgh, 1825.
(2) Essay towards a Theory of Apparitions ; London, 1813.

d'un seul objet; d'autres fois elles représentent une multitude d'êtres humains en mouvement ou des scènes d'une diversité infinie. Quelques malades, affectés de pareilles visions, sont incapables de les distinguer d'avec les sensations réelles, et appellent ceux qui les entourent pour leur faire regarder les objets de leur terreur ou de leur surprise; d'autres, bien qu'ils puissent à peine se persuader que les impressions qu'ils éprouvent ne sont pas dues à des objets extérieurs, ressentent un certain doute lorsqu'ils rapportent ce qu'ils voient à d'autres personnes dont ils recherchent parfois la société pour disperser les intrus dont ils sont environnés; une troisième série de malades, enfin, sont parfaitement convaincus, depuis le commencement jusqu'à la fin, qu'ils sont en proie à une maladie qui les rend sujets à de fausses perceptions. Dans quelques cas, le malade remarque que les fausses apparitions suivent toujours les mouvements de l'œil; dans d'autres, dans lesquels probablement la maladie affecte plutôt le sensorium que l'appareil optique, les visions se meuvent devant le malade, ou restent immobiles sans être influencées par le mouvement ou la direction des organes de la vision.

Quelques malades n'aperçoivent de spectres que lorsque leurs yeux sont ouverts, et il leur suffit de les fermer pour les faire disparaître; chez d'autres, c'est le contraire. Ceux qui ont été une fois affectés d'hallucinations de la vue, sont très disposés à en être de nouveau troublés; ils peuvent même tomber dans un état qui leur permet à peine de distinguer la réalité de l'illusion.

Traitement. — On sait combien le sommeil produit par l'opium est avantageux pour chasser les fantômes que voient les malades atteints de *delirium tremens.* D'autres remèdes seront indiqués dans des cas différents et agiront parfois d'une manière aussi marquée. Témoins les effets de la saignée, dans le cas si célèbre de Nicolaï, le libraire de Berlin, qui, pendant deux mois, fut presque continuellement affecté d'hallucinations de la vue.

« Bien qu'à cette époque, dit-il, je fusse dans un assez bon état de santé de corps et d'esprit, et que je me fusse tellement familiarisé avec ces fantômes qu'ils n'excitaient plus en moi la moindre sensation désagréable; mais qu'ils fussent au contraire fréquemment des sujets d'amusement et d'hilarité : néanmoins, comme la maladie augmentait insensiblement, et que les figures m'apparaissaient pendant tout le jour, et même la nuit lorsque je m'éveillais, j'eus recours à diverses médecines, et je fus enfin obligé de m'appliquer de nouveau des sangsues à l'anus.

« C'est ce que je fis le 20 avril, à onze heures du matin. J'étais seul avec le chirurgien; et pourtant pendant l'opération la chambre fourmillait de formes humaines de toute espèce, qui se pressaient les unes contre les autres : cela continua jusqu'à quatre heures et demie, époque précise où ma digestion commence. J'observai alors que les figures commençaient à se mouvoir plus lentement; bientôt après les couleurs pâlirent graduellement; de sept minutes en sept minutes, elles perdaient de plus en plus de leur intensité, sans qu'il survînt aucune altération dans la forme des apparitions qui restait distincte. Vers six heures et demie, toutes les figures étaient complétement blanches, et se bougeaient très peu; néanmoins leurs formes étaient parfaitement distinctes; par degrés, elles devinrent visiblement moins évidentes, sans que leur nombre diminuât, comme cela avait souvent eu lieu dans d'autres circonstances. Les figures ne s'éloignèrent pas, ni ne s'évanouirent comme cela se passait d'ordinaire. Dans cette circonstance elles parurent se dissoudre immédiatement dans l'air ; des portions tout entières de quelques-unes d'entre elles persistèrent même pendant un certain temps et finirent aussi par se perdre graduellement. Vers huit heures il n'en restait plus le moindre vestige, et depuis je n'ai jamais plus éprouvé d'apparition de cette nature. Deux ou trois fois encore, j'ai ressenti une disposition, si je puis m'exprimer ainsi, à voir quelque chose, une sensation comme si une apparition se dressait devant moi, mais cela s'évanouissait sur le champ (1). »

Un simple changement de position du corps, de nature à modifier l'état de la circulation du cerveau, a quelquefois suffi pour dissiper les fantômes résultant de sensations morbides. « Je connais un monsieur, dit un anonyme qui a écrit sur ce sujet, actuellement au printemps de sa vie, qui, suivant moi, n'est surpassé par personne, tant en connaissances acquises qu'en recherches profondes et originales, et qui pendant neuf mois consécutifs fut tous les jours, au moment de son coucher, visité par l'apparition de la même figure humaine menaçant de le tuer. Elle apparaissait quand il se couchait, et disparaissait immédiatement lorsqu'il reprenait la position verticale. (2). »

Il est extrêmement utile de faire savoir à ceux qui sont en proie à ces sensations morbides, qu'ils sont simplement atteints d'une maladie spéciale de l'appareil optique interne, dont le résultat est de produire la répétition ou l'imitation de sensations antérieures. Par ce moyen on calmera leur esprit, et on empêchera qu'ils n'attribuent leurs visions à des causes surnaturelles, ou que la crainte et la terreur ne les conduisent à la folie (3).

SECTION XI.

ASTHÉNOPIE.

Syn. — Asthénopie, de α privatif, σθένος, *force*, et ὤψ, *l'œil*. Debilitas visus. Hebetudo visus. Impaired vision. *Tyrrell*. Muscular amaurosis, *J. J. Adams*. Disposition à la fatigue des yeux, *Bonnet*. Kopyopie, *Pétrequin*. Weaksightedness Incapability of sustaining the accommodation of the eyes to near objects. *Angl.* Gesichtsschwäche. *Allem.*

On entend par *asthénopie* cet état de la vision dans lequel les yeux ne peuvent continuer à s'exercer sur des objets rapprochés, quoiqu'au premier coup d'œil le malade les voie généralement bien, qu'il puisse

(1) Nicolaï's Memoir, Nicholson's Journal, vol. VI, p. 161 ; London, 1803.
(2) Nicholson's Journal, vol. XV, p. 289 ; London. 1806.
(3) Le lecteur qui désirerait pousser plus loin l'étude des *hallucinations de la vue*, outre les ouvrages déjà cités, peut consulter : ALDERSON, Edinburgh Medical and Surgical Journal, vol. VI : ARMSTRONG, Ibid., vol. IX : BURTON PEARSON, Ibid. : SIMPSON, Phrenological Journal, n° 6 ; Edinburgh Journal of Science, for April, 1830 : STREETEN, Midland Medical and Surgical Reporter, vol. II : SUTTON's Tracts on Delirium Tremens, etc. : SCOTT. On Demonology and Witchcraft, p 16; London, 1830 : BREWSTER. On Natural Magic, p. 57 ; London, 1832 : CRAIG AND CRAIGIE, Edinburgh Medical and Surgical Journal, vol. XLVI, pp. 354, 355 ; PATERSON, Ibid., vol. LXX, p. 170 : ABERCROMBIE's Inquiries concerning the Intellectual Powers, pp. 62, 349; Edinburgh, 1830 : BOSTOCK's Physiology, vol. III, p. 204 ; London, 1830.

regarder aussi longtemps qu'il veut les objets éloignés, et que ses yeux ne présentent à l'extérieur aucune apparence morbide.

Symptômes. — Le malade ne peut regarder pendant un temps un peu long des objets petits ou rapprochés, comme lorsqu'il s'agit de lire, de coudre, etc. ; il est obligé, tant à cause de la confusion et de l'obscurité qui semble s'étendre sur les objets, que par un sentiment de fatigue qu'il ressent dans les yeux, d'interrompre son travail. Chez la plupart des malades, l'attaque débute par une sensation de gêne dont ils essaient quelquefois de se débarrasser par de fréquents clignements. D'autres accusent dans les yeux une sensation de tension et de pesanteur, du larmoiement et de la diplopie. Si le malade persiste à se servir de ses yeux, malgré la lassitude qu'il y ressent et la confusion de la vision, cet effort s'accompagne de pesanteur dans la tête et de douleurs dans les globes oculaires, les orbites, les tempes et le front. Une dame par qui j'ai été consulté, devenait sourde quand elle persistait à vouloir lire ou coudre. La surdité ne revenait jamais d'elle-même. Cette malade était nerveuse et affaiblie par une ménorrhagie et des inquiétudes d'esprit.

Lorsque le malade est en plein air, il ne se plaint point, car il voit nettement et sans fatigue les objets volumineux et éloignés. Lorsqu'il commence à regarder des objets petits ou rapprochés, il les voit aussi d'ordinaire très distinctement, jusqu'à ce que l'attaque d'asthénopie survienne ; ce qui, suivant les sujets, s'effectue au bout d'une heure, d'une demi-heure, ou même de quelques minutes.

Après l'attaque, un repos très court suffit d'ordinaire pour rétablir la vue ; de sorte que la faculté de voir de petits objets se rétablit et que le malade se retrouve en état de reprendre ses occupations. Lorsque les objets rapprochés s'évanouissent, pour ainsi dire, devant les yeux ainsi affectés, quelques malades se trouvent soulagés par le seul fait de regarder des objets éloignés qu'ils continuent à voir parfaitement ; chez d'autres, les objets éloignés paraissent également confus, et ils ont besoin de se couvrir les yeux pour se remettre de l'attaque. Dans tous les cas, c'est en fermant les yeux que le malade éprouve le plus de soulagement. Pendant que leurs yeux sont clos, quelques malades voient le spectre oculaire des objets qu'ils viennent de regarder, surtout si ces objets présentaient des contrastes remarquables de couleurs claires et de couleurs sombres.

Comme dans l'asthénopie le malade ne peut supporter longtemps l'effort nécessaire pour lire, écrire, coudre, etc., il ne peut que difficilement accomplir toute occupation sédentaire qui réclame l'inspection attentive d'objets rapprochés. Lorsqu'il lutte contre ces difficultés, les attaques de faiblesse et de fatigue des yeux deviennent d'ordinaire de plus en plus fréquentes et de plus longue durée ; néanmoins on rencontre des malades qui ont malgré tout accompli leurs occupations

pendant plusieurs années, et chez qui l'asthénopie est restée presque
la même qu'au début. Les tailleurs et les couturières atteints de cette
affection peuvent parfois se livrer à leurs occupations pendant les trois
ou quatre premiers jours de la semaine; mais pendant les deux ou trois
autres, leur vue est si faible qu'ils ne peuvent continuer qu'avec la plus
grande difficulté, ou sont même obligés d'y renoncer. Le repos du
dimanche rend la force à leurs yeux et leur permet de reprendre leurs
occupations le lundi. Dans quelques cas, l'asthénopie survient si facilement que le malade ne peut jamais s'appliquer à aucune profession
qui exige l'usage ordinaire de la vue, ou qu'il n'est jamais capable d'apprendre à lire. Ces faits suffisent pour démontrer que l'asthénopie constitue une affection sérieuse. C'est une infirmité beaucoup plus redoutable que beaucoup de maladies de l'œil, qui, pour un observateur
superficiel, présentent un aspect plus formidable.

Les symptômes sont d'ordinaire complétement subjectifs. On trouve
à l'examen les membranes de l'œil parfaitement saines, la cornée et les
autres milieux dioptriques transparents, les pupilles douées de la promptitude de leurs mouvements, et ni trop dilatées ni contractées. Dans le
moment même où l'application des yeux sur de petits objets a déterminé l'attaque accoutumée, les pupilles ne présentent qu'un degré
de dilatation moyenne. Dans quelques cas, à la vérité, les yeux paraissent mornes, langoureux et inanimés; ils ont perdu l'expression de la
force et de l'intelligence, et pris celle de la faiblesse et de l'indécision ;
mais le plus souvent ils n'offrent aucun signe appréciable de maladie.

L'asthénopie, dans le cours ordinaire des choses, ne s'accompagne
d'aucun accroissement de la sensibilité, d'aucune photophobie, d'aucune
douleur dans les organes de la vision, à moins que le malade ne fasse
des efforts pour continuer à se servir de ses yeux, même durant l'attaque. Alors seulement de la douleur se fait sentir dans les yeux et la
tête. Quelques malades, néanmoins, accusent, même lorsque leurs
yeux sont en repos, une sensation douloureuse dans la partie supérieure
du globe de l'œil, comme s'ils y avaient reçu un coup. Beaucoup d'entre
eux indiquent aussi comme existant presque constamment, une sensation douloureuse à la partie moyenne et inférieure du front.

La langue est généralement nette; quelquefois elle est gonflée, et le
bord porte l'impression des dents. L'appétit est assez bon, et les
selles régulières. La maladie paraît rarement en rapport avec quelque
dérangement des organes digestifs.

La constitution des malades atteints d'asthénopie est généralement
délicate. La pâleur de la face et le froid des extrémités indiquent la
faiblesse de leur circulation. On ne rencontre que rarement ou même
jamais cette maladie chez les sujets robustes ou pléthoriques. Ceux
chez qui on l'observe sont, à peu d'exceptions près, pâles et mal
nourris; ce sont le plus souvent des jeunes filles délicates, dont le

corps et l'intelligence sont affaiblis par une vie sédentaire, le manque d'air et d'exercice, et d'autres causes.

L'asthénopie débute rarement chez ceux qui ont déjà atteint la période moyenne de la vie; c'est presque exclusivement dans l'enfance ou la jeunesse qu'elle se manifeste. Après avoir débuté dans le jeune âge, elle peut continuer pendant toute la vie.

Les femmes en sont aussi fréquemment atteintes que les hommes ; néanmoins, elle est rarement en rapport avec quelque désordre de la menstruation.

Diagnostic. — Le vulgaire est porté à comprendre toute espèce de maladie de l'œil sous le nom de *vue faible;* et quelques auteurs de médecine ont également eu le tort de comprendre un grand nombre de maladies sous cette dénomination.

Les maladies avec lesquelles l'asthénopie est le plus sujette à être confondue sont : la photophobie, la myopie commençante, la presbytie, la nyctalopie ou l'héméralopie, et l'amblyopie ou amaurose incomplète.

1. *Photophobie.* — On confond quelquefois avec l'asthénopie la photophobie qui accompagne l'inflammation de la conjonctive, occasionnée par la chaleur que répand la lumière artificielle intense, celle du gaz spécialement. L'état inflammatoire dont nous parlons est caractérisé par de la chaleur et un état d'irritation des yeux où le malade ressent de la sécheresse et de la raideur, puis ensuite de la douleur et de la démangeaison, de sorte qu'il est obligé de les frotter continuellement. Ces symptômes sont dus à la suppression de la sécrétion de la conjonctive; mais si la maladie n'est point arrêtée par le repos et d'autres moyens, l'inflammation augmente et la conjonctive commence à sécréter un mucus puriforme. Le malade est obligé, comme dans l'asthénopie, d'abandonner ses occupations ; mais la plus légère attention de la part du praticien lui permettra de distinguer facilement la photophobie occasionnée par cette ophthalmie ou tout autre d'avec l'asthénopie.

2. *Myopie.* — Il arrive quelquefois que des jeunes personnes vers l'âge de la puberté, après avoir beaucoup exercé leurs yeux sur de petits objets, en peignant, en brodant, etc., deviennent tout à coup myopes. Elles et leurs parents sont souvent très alarmés en constatant qu'elles ne sont plus capables de distinguer de l'autre côté de la rue des objets qu'elles y apercevaient parfaitement bien quelques jours auparavant. Elles sont obligées de faire un effort inaccoutumé pour distinguer les petits objets; et au lieu de pouvoir tenir leur livre à la distance ordinaire de quinze à vingt pouces, elles doivent l'approcher à celle de huit ou dix. La myopie soudaine est surtout sujette à se déclarer chez les jeunes garçons auxquels on fait apprendre des professions comme celles d'horloger, de graveur, ou chez les jeunes pension-

naires s'occupant de musique, de peinture, de broderie, et d'autres travaux qui exigent un emploi continu de la vue. Lorsque la myopie se déclare brusquement chez ces sujets, on la prend quelquefois pour l'amaurose, mais elle est plus souvent confondue avec l'asthénopie. L'emploi de verres concaves fait découvrir sur-le-champ la véritable nature de la maladie.

3. *Presbytie*. — Les personnes devenues presbytes ne peuvent en aucun temps voir distinctement les objets rapprochés, si ce n'est à l'aide de verres convexes. Dans l'asthénopie, le malade voit d'abord distinctement pendant un certain temps les objets rapprochés, puis ils deviennent obscurs et confus. Il n'est pas étonnant que l'on confonde parfois ces deux états de la vision. C'est ce qui arrive surtout lorsque la presbytie se déclare chez des enfants, de façon à ce qu'ils ne puissent plus lire à la distance ordinaire, si ce n'est avec des verres convexes (*V*. p. 648). Le soulagement que cette espèce de verre procure dans l'asthénopie est une circonstance bien propre à faire confondre ces deux maladies. Le diagnostic est cependant facile, si l'on se rappelle que, dans l'asthénopie, un court intervalle de repos suffit pour restituer la faculté de distinguer les objets rapprochés, tandis que, dans la presbytie, le repos ne produit aucun effet.

4. *Nyctalopie*. — Les attaques périodiques de cécité nocturne et la restauration de la vision avec la réapparition du jour, suffisent pour faire distinguer cette maladie de l'asthénopie.

5. *Amblyopie ou amaurose incomplète*. — Comme il est de règle, en classification, qu'une différence dans l'intensité ne saurait fournir de caractère spécifique (1), si l'asthénopie n'était qu'un degré moindre de l'amblyopie, on ne pourrait les considérer avec justesse comme des maladies distinctes. La différence qui existe entre l'amblyopie et l'amaurose ne consistant que dans le degré d'intensité, elles ne forment qu'une seule espèce; mais il y a lieu de croire qu'il existe une différence spécifique entre l'amblyopie ou amaurose incomplète et l'asthénopie, et qu'elles occupent des parties différentes de l'organe de la vision.

Dans l'amblyopie, il existe constamment de la confusion dans l'exercice de la vision, confusion qui s'étend à tous les objets, grands ou petits; dans l'asthénopie, la vue ne s'obscurcit qu'après qu'on l'a exercée sur des objets rapprochés. Dans l'amblyopie, le malade voit généralement mieux lorsqu'il fixe ses yeux, ou qu'il les *attache solidement*, ainsi qu'il s'exprime souvent, pendant un certain temps sur les objets; dans l'asthénopie, c'est alors au contraire qu'il commence à mal voir.

On a souvent traité l'asthénopie comme une amaurose commençante; mais il n'y a aucune connexion nécessaire entre ces deux maladies, et l'une ne mène pas à l'autre.

(1) Linnæi Philosophia botanica, § 260, p. 206; Viennæ, 1755.

Complications. — L'asthénopie pure n'est point rare. Elle ne paraît résulter alors ni d'une maladie antécédente des yeux, ni d'aucun désordre constitutionnel affectant ces organes. D'un autre côté, il n'est nullement rare de trouver l'asthénopie compliquée de quelque autre maladie des yeux, ou de quelque affection générale des systèmes nerveux ou circulatoire.

Ainsi, par exemple, on rencontre fréquemment l'asthénopie affectant des yeux qui présentent encore des traces de quelque ophthalmie, et surtout des taches de la cornée. J'ai trouvé, dans un cas, l'inflammation de la capsule cristalline antérieure combinée avec l'asthénopie. Quelques malades étaient myopes, d'autres presbytes avant le temps. L'asthénopie est souvent beaucoup plus prononcée à la lumière artificielle; elle va même quelquefois jusqu'à la cécité nocturne tant elle s'exaspère le soir, et tant la vision est alors imparfaite. Elle s'accompagne souvent de mouches volantes, et quelquefois de névralgie oculaire, ou d'oscillation des yeux, et assez souvent de strabisme.

L'asthénopie affecte d'ordinaire assez également les deux yeux. S'il n'y a qu'un œil affecté et que l'autre soit bon, la maladie peut passer inaperçue. Lorsqu'un œil est complétement amaurotique, ou désorganisé à la suite de lésions traumatiques ou d'autres causes, l'autre est assez fréquemment atteint d'asthénopie. Il arrive parfois qu'un œil est complétement amaurotique tandis que l'autre n'est qu'asthénopique. Ordinairement, l'œil incomplétement amaurotique est exempt du symptôme caractéristique de l'asthénopie; mais quelquefois l'amblyopie ou amaurose incomplète se complique d'asthénopie. Quand il en est ainsi, la vue de tous les objets est toujours plus ou moins confuse; mais toute tentative pour lire ou coudre est promptement suivie d'un nouveau degré de confusion, et de l'impossibilité de continuer, impossibilité qu'un peu de repos fait diminuer. Les malades ainsi affectés se plaignent souvent de photopsie, de mouches volantes ou fixes, et leurs pupilles n'ont que des mouvements lents et limités.

D'ordinaire la consistance des yeux asthénopiques est normale; mais, dans quelques cas, elle est trop ferme, tandis que, dans d'autres, la cornée et la sclérotique sont trop flexibles; symptômes qui dénotent le premier une surabondance, et le second, un défaut dans la quantité de l'humeur vitrée.

L'asthénopie s'accompagne souvent d'une débilité générale et d'un affaissement de la vigueur de l'esprit aussi bien que de celle du corps. En pareil cas, le pouls est fréquent, petit et compressible; le malade est apathique et affecté de frissons Chez quelques-uns, les symptômes dénotent un commencement d'anémie; chez beaucoup, la diathèse scrofuleuse est manifeste.

Causes éloignées. — Lorsque nous nous sommes assurés par l'examen des symptômes, qu'il s'agit d'un cas d'asthénopie, que nous avons constaté le degré de la maladie, l'époque de la vie à laquelle elle a commencé et l'état général de la santé du sujet, il nous reste à rechercher les causes éloignées ; point de la plus haute importance, puisque c'est dans la connaissance de ces causes qu'on peut puiser quelques-unes des principales indications thérapeutiques.

1. Dans beaucoup de cas l'asthénopie paraît être une maladie idiopathique, résultant entièrement d'un excès d'exercice de la vue. Le commémoratif apprend que, avant que les malades appliquassent leurs yeux sur de petits objets sans interrompre suffisamment cette application, ces organes étaient forts et sains, n'avaient jamais été atteints d'aucune ophthalmie, ou du moins étaient parfaitement guéris de celles qu'ils auraient pu avoir, et que, le malade n'ayant eu aucun dérangement chronique de la santé générale, il n'y a aucune raison de regarder la faiblesse de la vue comme un symptôme de quelque altération des systèmes nerveux ou circulatoire.

De jeunes garçons engagés comme commis ou teneurs de livres, ou comme apprentis tailleurs, horlogers, dessinateurs d'échantillons, compositeurs d'imprimerie, ou graveurs, et les jeunes femmes employées comme tailleuses ou comme couturières, offrent de fréquents exemples d'asthénopie due exclusivement à l'abus de la vue. Les étudiants et les littérateurs, qui passent les jours et une grande partie des nuits à lire et à écrire, réduisent parfois leur vue à un tel état de faiblesse qu'il leur devient impossible de soutenir la moindre application à de nouveaux objets. Des personnes qui ne sont point obligées d'abuser de leurs yeux pour travailler, qui mènent un genre de vie sobre et chaste, et qui observent scrupuleusement les règles d'hygiène relatives à la santé générale, sacrifient assez souvent leur vue à leur goût prononcé pour la littérature, la science, ou les beaux-arts.

Diverses circonstances accidentelles semblent aider à l'influence que l'excès d'usage des yeux exerce sur la production de l'impuissance qui constitue le symptôme caractéristique de la maladie ; telles sont le travail à la lumière artificielle, le manque de sommeil suffisant et l'abus des facultés intellectuelles.

Pour des raisons diverses, il est toujours plus nuisible pour les yeux de les exercer sur de petits objets à la lumière artificielle qu'à la lumière du jour. Ce sujet a été soigneusement traité par feu le docteur James Hunter, dont on consultera l'ouvrage avec avantage (1). Il attribue surtout les effets nuisibles de la lumière artificielle aux quatre causes suivantes :

1. La composition défectueuse de la couleur des rayons de la lumière artificielle.

(1) On the Influence of Artificial Light in causing Impaired Vision ; Edinburgh, 1840.

2. La propriété qu'ont ces rayons de produire plus de chaleur que de lumière.

3. La formation et le dégagement, pendant la combustion, d'acide carbonique qui, étant absorbé par les poumons, occasionne de la céphalalgie et agit d'une façon nuisible tout à la fois sur les yeux et sur le cerveau et les nerfs en général.

4. L'instabilité et la position, ainsi que la direction désavantageuse que l'on donne généralement à la lumière artificielle employée.

Le défaut de sommeil et partant tout travail de nuit, et surtout les études nocturnes sont parfois le principal agent de la maladie. Quand ils ne sont pas la cause principale, ils augmentent à un haut degré l'action des autres. Le sommeil, en suspendant les facultés motrices et sensitives de l'œil, en répare la vigueur. La substance épuisée du cerveau, des nerfs et des muscles est renouvelée pendant le sommeil par le travail d'assimilation. Si on lui refuse ce repos et cette rénovation, la force de l'œil va inévitablement s'affaiblissant. Le manque de sommeil, même dans l'obscurité, nuit aux yeux ; mais il leur nuit encore bien plus quand, au milieu des lueurs d'une lumière artificielle, ces organes sont obligés de fonctionner, en dépit de la fatigue qu'ils ressentent. Un sculpteur en bois, âgé de 22 ans, vint me consulter pour une asthénopie, le 15 juillet 1843. Sa maladie était due à ce que, l'hiver précédent, il avait souvent été obligé de travailler la nuit comme le jour. Les études microscopiques prolongées à la lumière artificielle sont très propres à produire l'asthénopie, lorsqu'elles n'occasionnent pas des effets encore plus sérieux, tels qu'une congestion ou une inflammation de la choroïde et de la rétine, et finalement l'amaurose.

L'éducation moderne, que l'on pourrait appeler une éducation en serre-chaude, est une source féconde d'asthénopie. Rien n'est plus nuisible à la vue que la fatigue extrême des yeux et de l'esprit à laquelle les jeunes gens, les jeunes filles surtout, sont soumises à l'époque de la puberté. Un jeune garçon affecté d'asthénopie me fut envoyé par ses parents. Il me dit qu'il était en classe depuis neuf heures du matin jusqu'à quatre heures du soir avec une demi-heure de récréation seulement. Il passait toutes ses soirées à lire les volumes de *Chambers's Edinburgh Journal*, ouvrage imprimé en petit texte. La maladie s'était accrue rapidement pendant les trois semaines qui avaient précédé l'époque à laquelle il était venu me consulter. Quant aux filles, tout le long de la journée on leur enseigne quelque chose, une langue ou une autre, l'arithmétique, le dessin, les ouvrages à l'aiguille, la musique, etc. L'asthénopie paraît fréquemment la conséquence de longues études au piano, surtout à la lumière artificielle. Si l'on refuse aux yeux, ainsi qu'au reste du corps et à l'esprit, la distraction en plein air, et si une jeune personne est condamnée, précisément à l'époque où sa croissance marche le plus rapidement, à une succession perpétuelle d'occupations sédentaires et ennuyeuses, y a-t-il lieu de s'étonner de voir survenir l'asthénopie, la pâleur, la faiblesse et l'amaigrissement? Le développement naturel du système se trouve entravé, il survient un état de congestion du cerveau, et le pauvre martyr, dont on estropie tout à la fois le corps et l'esprit, ne tombe que trop souvent dans un état de débilité incurable.

J'ai surtout constaté comme cause d'asthénopie l'exercice intempestif de la vision, pendant la convalescence de quelque maladie générale et aiguë, telle que l'influenza, la fièvre, etc., ou même de quelque maladie locale qui, soit par elle-même, soit par le traitement qu'elle a nécessité, a produit une débilité générale considérable; et surtout la lecture trop prolongée pendant cet état.

2. On constate souvent que l'asthénopie est due à quelqu'une des ophthalmies dont le malade a pu être atteint à une époque antérieure de son existence.

On envoie à l'école un enfant de six à sept ans; mais on s'aperçoit qu'il ne peut apprendre à lire, et on le morigène pendant un mois ou deux, parce que, bien qu'il voie parfaitement lorsqu'il est hors de l'école, et également bien lorsqu'il commence à regarder son livre, il dit ne pouvoir cependant continuer de lire au delà de quelques minutes. Lorsqu'on l'amène au médecin, celui-ci reconnaît que ces symptômes sont évidemment ceux de l'asthénopie. En interrogeant les parents, on apprend que l'enfant, lorsqu'il n'avait que quelques jours, a été atteint d'une ophthalmie purulente d'abord négligée, et dont on n'a pu triompher qu'au bout d'une couple de mois; ou bien qu'à l'âge d'un an ou deux, il est resté pendant des semaines ou des mois, affecté de maux d'yeux, couché sur la face parce qu'il ne pouvait supporter la lumière. L'asthénopie est une suite assez fréquente de l'une ou l'autre de ces circonstances, bien qu'on ne la découvre parfois que plusieurs années après la cessation de l'ophthalmie.

L'ophthalmie que nous avons citée en premier lieu, ou l'ophthalmie des nouveau-nés, étend souvent son influence jusqu'aux parties internes de l'œil. C'est ce qui arrive fréquemment, si on la néglige pendant plusieurs semaines, ou si, par suite d'un traitement insuffisant, on la laisse passer à l'état chronique. Elle laisse chez quelques sujets une opacité partielle du cristallin et de sa capsule, et dans d'autres, une affection de la choroïde et de la rétine. On ne découvre souvent ces suites que lorsque l'enfant est envoyé à l'école. Dans le premier cas, les yeux sont myopes; dans le second, ils sont ou presbytes ou amblyopiques. Dans l'un et l'autre, ils peuvent de plus être asthénopiques. L'inflammation oculaire peut aussi se guérir, sans laisser aucune altération des milieux transparents et sans autre suite que l'asthénopie.

Les inflammations scrofuleuses des yeux, et spécialement la conjonctivite phlycténulaire, sont aussi des causes d'asthénopie. On sait qu'il s'opère, dans cette maladie, non-seulement des altérations graves des tissus de l'œil, mais que, de plus, une action réflexe très opiniâtre se produit sur l'orbiculaire des paupières lors de l'arrivée de la lumière sur les nerfs sensitifs qui sont dans un état d'irritation. L'asthénopie qui succède à de fréquentes attaques d'ophthalmie phlycténulaire, peut être attribuée en partie aux changements que l'inflammation détermine dans les tissus internes de l'œil, et en grande partie peut-être à la longue compression que le malade exerce sur ses yeux, lorsqu'il reste couché la face sur les mains, aidée par l'action des paupières fermées par un spasme violent. J'ai déjà mentionné un exemple (t. I. p. 794) dans lequel, la photophobie excitée par une ophthalmie scrofuleuse venant à céder, on découvrit que l'enfant qui était affecté de cette maladie était amaurotique; — résultat que je suis porté à attribuer à la pression exercée sur les yeux pendant un temps si long. C'est à la même cause que l'on peut, dans une certaine mesure, attribuer l'arrêt d'accroissement des yeux, qui accompagne les attaques de longue durée, aussi bien que les changements de texture qui laissent dans certains cas le malade tantôt amblyopique, tantôt asthénopique. On m'amena une jeune fille, qui avait sur chaque cornée une petite tache, résultant d'une ophthalmie scrofuleuse survenue pendant son enfance. Elle avait maintenant seize ans et était atteinte d'un tel degré d'asthénopie, que, bien qu'elle pût voir les plus petits objets, elle n'avait jamais pu apprendre à lire. Dans les cas de cette espèce il n'y a parfois qu'un œil affecté, mais fréquemment tous deux le sont. La possibilité de voir survenir ces graves altérations, montre combien il est important de guérir l'ophthalmie phlycténulaire aussi promptement et aussi complétement que possible.

Les ophthalmies de l'enfance ne sont pas seules à pouvoir donner naissance à l'asthénopie; elle peut être le résultat de toutes les inflammations oculaires.

Si le malade rapporte que l'affaiblissement de la vue a été précédé de fréquents éclairs dans les yeux, de photophobie et d'épiphora, d'une douleur profondément située dans les globes oculaires, et s'étendant de là jusqu'à l'occiput, et que ces symptômes s'accroissent lorsqu'il se baisse ou se livre à quelque exercice violent, ou si cette faiblesse de la vue s'accompagne, outre ces symptômes, de mouches volantes, d'irrégularité des pupilles et de dureté des yeux, il y a lieu de conclure qu'il a existé une congestion ou une inflammation de la choroïde, ou que cet état persiste à l'état chronique.

Si de semblables symptômes se sont accompagnés du transport de la pupille d'un seul côté, en même temps que d'un épaississement évident de la sclérotique, auquel succède l'amincissement, l'asthénopie est le résultat de la sclérotite scrofuleuse.

Si la pupille est contractée, imparfaitement mobile et bordée de lymphe ou de particules saillantes de pigment, l'iris changé de couleur et porté en avant vers la cornée, c'est l'iritis ou la rétinite qui a été la cause de la maladie.

Si, en explorant la pupille à l'aide d'une loupe à court foyer, on voit des vaisseaux rouges se ramifier sur la capsule antérieure du cristallin, l'asthénopie a été produite par une crystallinite.

Si le malade est myope, la cornée trouble et l'œil hydrophthalmique, c'est une cornéite qui a été la cause du mal.

Les noms de cornéite, d'iritis, etc., indiquent le siége principal ou foyer de certaines ophthalmies, lesquelles affectent plus ou moins tous les tissus tant internes qu'externes de l'œil, et dont chacun peut être la cause de l'asthénopie.

5. Les lésions traumatiques de l'œil, et plus spécialement celles des branches de la cinquième paire qui environnent l'orbite, sont sujettes à produire l'asthénopie. Un grand nombre de malades qui sont venus me consulter pour cette affection, avaient des cicatrices sur le sourcil ou sur la peau du front, et plusieurs d'entre eux ont pu affirmer que leur vue avait été forte jusqu'au jour où ils avaient reçu la blessure dont on voyait la cicatrice. On peut supposer qu'en pareil cas l'irritation ou l'inflammation de l'œil blessé, ou de la branche lésée de la cinquième paire, se propage le long du nerf optique ou du tronc de la cinquième paire jusqu'au cerveau, et qu'il se produit une affection réflexe, qui comprend le nerf de la troisième paire, ou le nerf optique, ou enfin l'un et l'autre.

4. On peut parfois faire remonter l'asthénopie à des affections de l'encéphale.

L'irritation du cerveau, qui, chez les enfants qui font des dents, produit si fréquemment des convulsions, paraît être dans beaucoup de cas la cause de l'asthénopie. On m'amena un garçon, âgé de 13 ans, et affecté d'asthénopie et de presbytie. A l'âge de six ans, il avait été atteint d'une rougeole grave et était resté plusieurs jours sans connaissance. C'était là l'origine de la maladie oculaire. Un autre malade faisait remonter l'origine de l'affaiblissement de sa vue à une inflammation du cerveau dont il avait été atteint à l'âge de dix-neuf ans. Un autre la rapportait à un état nerveux, déterminé chez lui par une frayeur. Un individu, âgé de soixante ans, et que je traitais pour une hémiplégie légère, se trouva asthénopique lorsque celle-ci diminua. Il apercevait très distinctement les figures de petites gravures pendues autour de sa chambre et tous les autres objets éloignés. A l'aide d'un verre convexe, il lisait environ une ligne, mais pas plus. Les lettres commençaient alors à trembler et à se mêler de telle sorte qu'il était obligé de s'arrêter.

Plusieurs des personnes asthénopiques qui m'ont consulté avaient des têtes qui accusaient l'hydrocéphalie; quelques-unes étaient d'un volume s'élevant beaucoup au-dessus de la moyenne. L'affection tuberculeuse du cerveau est encore une cause probable d'asthénopie. J'ai vu le *typhus fever* et le choléra malin devenir, en attaquant le cerveau, causes d'asthénopie.

5. Si l'asthénopie s'accompagne de pesanteur et d'enfoncement des yeux; si ceux-ci sont entourés d'un cercle sombre, et chauds au toucher; si à un fond de mélancolie le malade joint un air d'égarement et de timidité; s'il ne répond aux questions qu'avec hésitation; s'il accuse de la douleur et de la faiblesse dans le dos et les membres, et s'il se trouve dans l'impossibilité de supporter les fatigues corporelles ordinaires, il y a de fortes présomptions que tous ces symptômes dépendent de quelque usage abusif ou de quelque désordre du système générateur, tels que le coït poussé à l'excès, la masturbation ou la spermatorrhée. Il est bon, en pareil cas, de dire au malade que son affection peut être en rapport avec l'état des organes de la génération. Cela l'amènera peut-être à déclarer qu'il n'a jamais éprouvé aucune espèce d'affection vénérienne, mais à avouer en même temps qu'il croit s'être conduit de façon à déterminer quelque affaiblissement des organes de la génération, et qu'il soupçonne déjà depuis quelque temps que telle est la cause de son mal.

J'ai souvent reconnu que, chez les jeunes hommes, l'asthénopie est le résultat du coït poussé à l'excès, mais beaucoup plus fréquemment encore de la masturbation ou d'émissions involontaires du sperme. Je ne doute nullement que la masturbation ne soit une cause fréquente de la même affection chez les femmes (1).

Pauli (2) rapporte le cas de deux sœurs, l'une âgée de 18 ans, l'autre de 25, chez qui la masturbation avait déterminé une asthénopie, en même temps qu'une mélancolie accompagnée d'une grande débilité. Parmi d'autres symptômes, il mentionne l'habitude de se mordre continuellement les ongles, qui est très commune chez les masturbateurs, et la répugnance pour le mariage, qui en est aussi un trait caractéristique. Les femmes affectées d'asthénopie sont souvent en proie à la leucorrhée; et celle-ci, ainsi que la stérilité, est dans beaucoup de cas la conséquence de l'abus des organes de la génération.

Je n'insisterai pas sur d'autres causes qui paraissent parfois donner naissance à l'asthénopie. J'indiquerai seulement les suivantes comme méritant l'attention : — l'imperfection congéniale des organes de la vision, la position penchée du corps pendant le travail, la dyspepsie, la constipation, l'agitation, le chagrin, l'usage de l'alcool, de l'opium, ou du tabac — poisons qui amortissent nos facultés sensitives et motrices. Les influences débilitantes de toute nature peuvent aggraver, sinon produire l'asthénopie. Une jeune dame par laquelle j'ai été con-

_____

(1) « Les femmes sont également enclines à ces mauvaises habitudes. » BENTON, Traité pratique des maladies des enfants, p. 800 ; Paris, 1842. « Cette malheureuse passion amène exactement les mêmes résultats dans l'autre sexe à tous les âges. » LALLEMAND, Des pertes séminales involontaires, t. III, p. 207 : Paris, 1842.

(2) Ammon's Monatschrift für Medicin, Band I, p. 592 ; Leipzig, 1838.

sulté, se trouvait beaucoup moins bien après avoir souffert du mal de mer, qui avait amené chez elle une violente attaque d'hématémèse.

Cause prochaine. — Comme l'anatomie pathologique n'a encore jeté aucune lumière sur le siége ou la nature de l'asthénopie, nous ne pouvons que nous livrer à des conjectures sur sa cause prochaine (1).

Le fait que la faculté visuelle n'est point affaiblie d'une manière permanente démontre manifestement qu'il n'existe ni changement considérable de structure, ni atrophie de la rétine, comme se l'imaginait Saint-Yves (2). Les plus petits objets sont vus pendant un certain temps aussi nettement que dans l'état normal de l'œil.

Que la rétine soit le siége unique ou même principal de l'asthénopie, c'est peu probable; mais on ne peut guère douter qu'elle y soit pour quelque chose. Dans l'action de lire, d'écrire, et dans les autres occupations semblables pendant lesquelles cette maladie se produit, les objets à voir sont petits, les yeux activement employés; les pupilles convergent vers le même point, et les images des objets sont reçues sur les sommets mêmes des rétines. Il s'ensuit que la portion mince située en dedans de la tache jaune, est la portion de la rétine qui se trouve malade dans l'asthénopie. Lorsqu'on regarde des objets éloignés, on emploie une plus grande étendue de la rétine; elle est impressionnée par une variété de formes, et soulagée plutôt qu'épuisée par la variété des couleurs et les contrastes de la lumière et de l'ombre. Quand la lumière agit ainsi sur l'œil, on ne voit jamais survenir d'attaque d'asthénopie.

Un fait qui démontre que l'asthénopie ne consiste point uniquement dans une affection de l'appareil qui sert à accommoder l'œil aux courtes distances, mais qu'elle réside aussi en partie dans la rétine, c'est que, lorsque l'œil est fatigué, dans cette maladie, le sujet ne voit ni plus distinctement, ni plus aisément en regardant à travers une petite ouverture, et enfin qu'elle se rencontre également combinée avec la myopie et la presbytie. Si elle ne consistait que dans une maladie de l'appareil d'accommodation, il suffirait de regarder par une petite ouverture pour rendre cet appareil inutile pendant un certain temps et procurer une vision distincte (3). Dans la myopie, la forme des parties réfringentes de l'œil fait qu'il est adapté d'une façon permanente pour la vision des objets rapprochés; néanmoins les myopes sont aussi sujets à l'asthénopie. Les personnes affectées de presbytie en même temps que d'asthénopie rendent inutile, à l'aide de verres

(1) Il est vraisemblable que l'anémie de la choroïde et de la rétine doit figurer au nombre des causes de l'asthénopie. Bader a, dans des cas de cette nature, reconnu à l'aide de l'ophthalmoscope l'anémie de la choroïde. Ces malades se plaignaient que leur vue se fatiguait promptement quand ils fesaient usage de leurs yeux. (Britisch Foreign Méd.-Chir. Review. April, 1855, p. 512). (*Note de M. Mackenzie.*) [Il est à regretter que l'auteur n'ait pas décrit les symptômes ophthalmoscopiques d'où il a cru pouvoir conclure à l'*anémie* de la choroïde. T. W.]

(2) Nouveau traité des maladies des yeux, p. 554; Paris, 1722.

(3) PORTERFIELD's Treatise on the Eye, vol. I, p. 595; Edinburgh, 1759.

convexes, l'action de l'appareil d'adaptation ; néanmoins, elles ne sont pas exemptes, même lorsqu'elles portent leurs verres, d'attaques d'asthénopie.

Dire que l'asthénopie consiste dans une fatigue de la rétine, c'est ne rien dire, à moins qu'on ne soit préparé à donner l'explication physiologique de la fatigue et du changement anatomique que subit un nerf sensitif lorsqu'il a été trop longtemps mis en action ou surexcité. On sait très bien qu'un nerf dans cet état devient incapable d'être convenablement impressionné, ou de transporter exactement les impressions au sensorium ; mais ce que l'on ne peut dire, c'est comment survient cet état d'impotence. Est-ce la circulation du sang à travers les tissus nerveux qui est en défaut? l'agent impondérable de la puissance nerveuse est-il épuisé? ou les vibrations des éléments nerveux s'arrêtent-ils? c'est ce que l'on ne saurait dire, car on ignore également quelle est la nature de l'action nerveuse dans l'état de santé, et quelle altération elle subit sous l'influence de l'affaiblissement ou de la fatigue.

L'œil possède, à l'état normal, une faculté d'adaptation par suite de laquelle il peut amener au foyer sur la rétine les rayons divergents provenant des objets rapprochés, aussi bien que les rayons parallèles émanant des objets distants. Dans quelque lieu que s'opère le changement par suite duquel la réfraction de l'œil est augmentée et sa distance focale raccourcie, l'organe se trouve adapté à la vision des objets rapprochés. Il est évident que l'œil asthénopique n'est point complétement privé de la faculté d'effectuer ce changement; car lorsque le malade commence à regarder des objets rapprochés, il les voit parfaitement bien, et continue à les voir ainsi jusqu'à ce que l'attaque survienne. Il perd ensuite la vue des objets rapprochés et devient presbyte. Il continue à bien voir les objets éloignés ; mais son œil se refuse à continuer l'effort nécessaire pour rassembler en foyer sur la rétine les rayons lumineux émanant d'objets situés à une certaine distance. L'organe ou les organes de l'adaptation sont donc affectés dans cette maladie, ils en sont probablement même le siège principal.

J'ai proposé une hypothèse au sujet de l'adaptation : c'est l'antagonisme de l'iris et des procès ciliaires ; de sorte que, quand la pupille se contracte, ce qu'elle fait toujours lorsque nous dirigeons les yeux vers un objet rapproché, le cercle ciliaire, sous l'influence de son muscle, s'élargit, et que lorsque nous regardons des objets éloignés, la pupille s'agrandit et le cercle ciliaire se contracte autour du cristallin (1). Lorsque le cercle ciliaire s'élargit, le cristallin s'avance vers la pupille, de façon à raccourcir la longueur focale de l'œil; lorsqu'il se contracte, le cristallin se reporte vers la rétine. Ces changements

(1) Medical Gazette, vol. XIII, p. 631; London, 1834 : Physiology of Vision, p. 185 ; London, 1841.

peuvent s'accompagner d'une altération de la forme du cristallin, son axe s'allongeant lorsqu'il s'avance dans l'œil et se raccourcissant lorsqu'il se retire. Il est probable aussi que la contraction des muscles droits et obliques, en même temps qu'elle tend à allonger l'axe de l'œil et à raccourcir le rayon de courbure de la cornée, favorise le déplacement en avant du cristallin.

Les mouvements du muscle ciliaire et de l'iris, aussi bien que ceux des muscles droits et obliques, sont sous l'influence de la troisième paire. Lorsque ces muscles sont privés, par une cause quelconque, de leur stimulus nerveux habituel, leurs mouvements doivent se trouver empêchés, et la fonction de l'adaptation ne s'accomplit qu'imparfaitement. C'est ce qui se passe dans l'asthénopie. Lorsqu'on expose un œil asthénopique à divers degrés de lumière, les mouvements de la pupille sont aussi prompts et aussi étendus que ceux d'un œil sain. Lorsque l'œil vient d'être dirigé vers un objet rapproché, on peut aussi voir au début la pupille se contracter; mais si l'on surveille l'œil sérieusement appliqué d'une manière continue à la contemplation d'un objet rapproché, comme dans l'action de lire, on verra généralement la pupille tomber dans l'état de dilatation moyenne et ne pas persister dans son état de contraction, comme le ferait la pupille d'un œil sain dans les mêmes circonstances. Il est probable que le cercle ciliaire se trouve aussi dans un état de dilatation moyenne. On peut admettre que cet état des parties suffit pour produire la presque totalité des symptômes. L'effort nécessaire pour l'adaptation ne peut être maintenu; la longueur focale de l'œil ne peut plus être raccourcie comme cela serait indispensable; les lettres du livre s'évanouissent, et une sensation de fatigue envahit l'œil. Il est probable que la cause de cette faiblesse réside non-seulement dans les nerfs ciliaires ou dans les parties auxquelles ils se distribuent, mais aussi dans toute la troisième paire et dans tous les autres nerfs musculaires de l'œil en général. La contraction des droits et des obliques, si nécessaire alors pour maintenir l'œil en état d'équilibre, pour le diriger le long des lignes de la page, pour faire converger les yeux vers le même point, et peut-être pour comprimer le globe de l'œil de façon à maintenir une augmentation de distance entre la rétine et la cornée, doit céder graduellement par suite de l'effort qu'elle exige; de sorte que ces muscles retombent au minimum de leur contraction. Il en résulte que la paupière supérieure finit par s'abaisser et que le malade est forcé de céder à ce besoin de repos, propre, ainsi que l'expérience le lui a appris, à renouveler ses facultés visuelles épuisées.

Pronostic.—Le pronostic de l'asthénopie est en définitive défavorable. Si la maladie a plusieurs années de durée, et surtout si, de plus, elle doit son origine à une ancienne ophthalmie, à la lésion de l'une des branches de la cinquième paire ou à quelque affection de l'encéphale, il est rare qu'elle soit améliorée par aucune espèce de traitement.

Dans les cas récents, quand le praticien peut découvrir la cause éloignée, et le malade se soustraire à son influence, il y a beaucoup à espérer. Ceci a trait surtout à la première et à la cinquième des causes éloignées que nous avons déjà mentionnées.

D'après mon expérience personnelle, je puis dire que l'asthénopie n'a que très peu de tendance à se guérir d'elle-même. Lorsque la maladie dépend d'une pléthore ou d'une congestion locale, le pronostic est meilleur; il est, au contraire, très défavorable si le malade est fort débilité ou d'une constitution scrofuleuse. Lorsqu'un certain degré d'asthénopie, plus ou moins prononcé suivant les sujets, a persisté pendant plusieurs années, de façon à ce que la maladie puisse être considérée comme confirmée, elle empire rarement et ne passe presque jamais à l'état d'amblyopie ou d'amaurose. Les avertissements que le médecin donne au malade, si celui-ci y a égard, contribuent, sans aucun doute, à empêcher la maladie de s'aggraver et de se transformer en amaurose. Nous pouvons répondre hardiment par la négative à la question que l'on nous pose si souvent, si cette affection peut se terminer par la cécité; et je considère que ce n'est pas peu de chose que de pouvoir appuyer cette réponse sur une base solide. C'est un point très important et qui dépend entièrement du soin avec lequel on aura su diagnostiquer l'asthénopie d'avec l'amaurose commençante ou incomplète. Une dame vint me consulter pour ses yeux asthénopiques. Après que je lui eus expliqué la nécessité de laisser reposer ses yeux, et assuré que sa maladie, quoique probablement incurable, ne se terminerait point par la perte de la vue, elle m'apprit qu'elle était revenue des Indes à cause de son affection oculaire, que son médecin ordinaire lui avait déclaré être une amaurose, et qu'elle se croyait sur le point de devenir aveugle. Elle se trouva fort rassurée lorsque je lui eus expliqué que sa maladie n'était point une amaurose, et conseillé de retourner aux Indes près de sa famille; ce qu'elle fit, comme je l'appris par la suite.

Il est souvent de notre devoir de déclarer au malade et à ses amis que la maladie est incurable et que tout ce qu'il y a à faire, c'est d'éviter, autant que possible, d'exercer la vue sur des objets rapprochés. S'il s'agit d'un jeune garçon qui a entrepris l'apprentissage d'un métier sédentaire, et que, d'après la durée et le mode d'origine de la maladie, il ne paraisse pas probable qu'elle puisse céder au traitement, il faut conseiller au malade de changer sa profession pour prendre celle de boutiquier, de se consacrer aux travaux des champs, ou de se faire marin : s'il s'agit d'une femme, constamment occupée à coudre, il faut l'engager à s'occuper des affaires du ménage ou de quelque autre besogne active. J'ai conseillé à plus d'un malheureux d'abandonner son métier sédentaire pour se faire charretier; quant à ceux qui se trouvaient dans une situation pécuniaire moins fâcheuse et pas trop âgés, je leur ai recommandé l'émigration, en leur disant que, bien qu'ils ne dussent plus espérer de jamais se servir avantageusement de leurs yeux pour beaucoup lire ou écrire, ils pourraient cependant voir suffisamment pour se livrer aux occupations pastorales d'un colon australien.

Il n'arrive que trop souvent qu'un pareil avis ne peut être suivi, le malade se trouvant dans une situation telle, qu'il lui faut absolument continuer ses occupations sédentaires, ou mourir de faim. Il est néanmoins de la plus grande importance pour lui de diminuer son travail, car il n'y a sans cela aucun espoir de guérison. Tous les remèdes sont inutiles lorsqu'on ne peut laisser reposer les yeux.

Prophylaxie. — Quant à la prophylaxie de l'asthénopie, on peut dire d'une manière générale qu'il faut éviter soigneusement toutes les causes éloignées capables de la produire. Ceux qui ont pu jusqu'alors braver avec impunité l'une ou l'autre des causes de cette affection, doivent être particulièrement prévenus de ne point s'exposer à l'influence nuisible des autres. Ainsi, les enfants qui ont été atteints d'ophthalmie scrofuleuse seront très disposés à devenir asthénopiques, si on leur fait suivre une profession qui exige une grande application de la vue.

Il est impossible de limiter le temps pendant lequel des yeux sains peuvent être employés avec sécurité sur de petits objets, car il existe de grandes différences dans la facilité avec laquelle ces organes supportent la fatigue. La vue peut être considérée comme fatiguée : chaque fois qu'une personne s'aperçoit qu'elle est obligée de porter les objets plus près de ses yeux que de coutume ; que les objets paraissent confus ; que le globe de l'œil ou les paupières rougissent, ou que les yeux deviennent lourds, chauds ou affectés de picotements qui s'accompagnent d'un flot de larmes. Dès qu'une personne ressent ces symptômes, elle doit abandonner son travail, soulager ses yeux en les portant vers des objets éloignés, les baigner avec de l'eau froide et, si elle le peut, les exposer à l'air du dehors.

C'est rendre un grand service aux yeux et contribuer beaucoup à les empêcher de s'affaiblir, que de leur donner de temps en temps quelques minutes de repos, surtout lorsqu'on se livre à des occupations fatigantes, telles que la lecture, l'écriture, le dessin, la gravure, la couture, etc. On peut mentionner, comme précautions importantes pour ménager la vue, le soin de passer d'une occupation fatigante à une autre qui exige une moindre application des yeux ; de tourner le dos à la lumière, si elle est brillante, ou de fermer les yeux pendant quelques minutes ; celle de changer la position courbée du corps pour la position droite, et de marcher de temps en temps, au lieu de rester toujours assis à la même place ; d'éviter toute cause de compression autour du corps, telle que cravates trop serrées, corsets ou chaussures trop étroites, afin de permettre au sang de circuler librement et également.

On ne doit jamais obliger les yeux à un travail continu. Il importe de ne jamais fatiguer ceux des enfants ; on ne doit point leur permettre de lire des livres imprimés en petits caractères.

Traitement. — 1. *Ecarter les causes prédisposantes.* — Comme principe général, le malade doit renoncer à tout ce qui peut affaiblir le système nerveux ou épuiser l'organe de la vision. S'il ne peut complétement renoncer à l'emploi de ses yeux sur de petits objets, il doit au moins accorder à ces organes des intervalles de repos nécessaires, et, s'il le peut, choisir pour distractions celles qui ont pour but la jouissance des vues étendues et de la verdure rafraîchissante de la campagne. Si la vie sédentaire occasionne le mal, il faut l'abandonner pour quelque profession active, renoncer à toute habitude vicieuse et s'efforcer, par tous les moyens possibles, de fortifier sa constitution. On substituera aux obligations monotones de la vie des exercices continus à la campagne, et aux énervantes pratiques du luxe et de l'oisiveté un lit dur et l'habitude de se lever tôt.

'2. *Repos des yeux.* — Le malade ne travaillera jamais longtemps sans permettre à ses yeux de se reposer, et il évitera autant que possible de les fixer sur de petits objets.

« Supposons, dit M. Tyrrell, qu'un malade puisse travailler une heure, mais pas plus, sans que sa vue se trouble, on doit lui conseiller de travailler une demi-heure de suite, puis de se reposer un quart d'heure : en agissant ainsi, il peut consacrer au travail les deux tiers du temps accoutumé et marcher vers la guérison. Le temps consacré au travail doit toujours être calculé de façon à ce que le trouble de la vision n'en soit pas la conséquence, et celui réservé au repos ne sera jamais moindre qu'un quart d'heure. Si l'affaiblissement se manifeste une demi-heure ou même moins après l'exercice des yeux, il vaut mieux que le malade renonce au travail pendant une semaine ou deux, jusqu'à ce que son affection se soit mitigée (1). »

Bien que l'abstension de tout travail, exigeant pendant un temps un peu considérable l'application des yeux sur de petits objets, soit dans l'asthénopie une des indications les plus évidentes, et sans laquelle tout autre moyen de traitement est inutile, je crains bien cependant que l'espoir d'obtenir la guérison par le repos seul ne soit souvent trompé, à moins qu'il ne s'agisse de cas commençants et dus seulement à l'abus de la vision. Il faut aussi prendre garde de s'abuser soi-même sur l'efficacité des autres remèdes que l'on emploie pendant que les yeux restent en repos, les bons effets qu'ils paraissent produire n'étant souvent que l'amélioration qui survient toujours naturellement à la suite du repos. On reconnaîtra ce qui en est, la première fois que l'on appliquera les yeux à de petits objets.

---

(1) Practical Work on the Diseases of the Eye, vol. II, p 50 ; London, 1840.

3. *Déplétion.* — Il est rarement indiqué dans l'asthénopie de diminuer l'action du système circulatoire au moyen de la saignée générale ou des sangsues; l'on ne doit y avoir recours que lorsque le malade est robuste et que la maladie s'accompagne de signes de congestion locale.

4. *Purgatifs.* — La constipation accompagne fréquemment l'asthénopie; elle est de nature à aggraver l'affection oculaire. Une série de purgatifs produit souvent une amélioration remarquable, et l'on doit faire usage des laxatifs administrés régulièrement et d'une manière continue à dose modérée.

5. *Altérants.* — Si les purgatifs ordinaires ne remédient pas au dérangement des organes digestifs, et à la sécrétion vicieuse du foie, on devra administrer de petites doses d'une préparation mercurielle douce.

6. *Toniques.* — L'idée que l'asthénopie est une débilité a fait prévaloir l'usage des toniques dans son traitement; on a recours surtout au quinquina et au fer. Le sulfate de quinine et la solution d'oxysulfate de fer sont au nombre des préparations les plus efficaces. Je les ai vues amener une grande amélioration. Le sulfate de zinc, d'après l'influence qu'il exerce sur le système nerveux, influence que quelques-uns croient être la même que celle que le fer exerce sur le sang, semble devoir rendre de grands services dans l'asthénopie. J'ai vu l'huile de foie de morue déterminer une guérison complète. A mesure que les forces du malade s'accroissent et que l'action du système nerveux s'améliore, la vue reprend de la force. Le changement d'air et de scène, par la satisfaction qu'il procure, constitue souvent le meilleur tonique.

7. *Régime.* — La qualité et la quantité de la nourriture du malade demandent en général à être augmentées. On lui donnera une alimentation animale fortifiante et de facile digestion. Il boira de l'eau autant qu'il le voudra, mais ne prendra d'alcool sous aucune forme, à moins qu'on ne le lui ordonne comme médicament.

8. *Bains tièdes ou froids.* — Je considère les bains froids, et surtout une saison passée aux bains de mer, comme un des moyens les plus efficaces. Il n'est cependant pas prudent de commencer tout d'abord par un moyen aussi énergique : il vaut mieux débuter par faire éponger le corps avec de l'eau tiède ou froide; à la suite de quoi on se fait frictionner soigneusement avant de se plonger dans l'eau froide, soit douce, soit salée.

9. *Sédatifs.* — Le seul remède interne de cette espèce que j'aie essayé est la belladone. Je l'ai souvent employée sous forme de teinture. Elle diminue d'une façon remarquable la disposition des yeux à se fatiguer, et diminue aussi la tendance aux pertes séminales. La dose est de cinq à quinze gouttes trois fois par jour. L'aconit, qui

agit si favorablement dans la céphalalgie nerveuse mérite d'être essayée dans l'asthénopie. On ne doit recourir à ces agents que lorsqu'il y a de la douleur et de l'irritation.

10. *Stimulants.* — La teinture de noix vomique est le seul médicament de cette classe qui m'ait paru utile; on ne doit l'administrer qu'alors qu'il n'existe aucun signe de congestion.

11. *Lotions froides et chaudes.* — On soulage momentanément en baignant les paupières avec de l'eau froide, de l'eau acidulée avec du vinaigre, un mélange d'une petite quantité d'éther sulfurique ou d'esprit de nitre doux avec de l'eau, ou d'autres lotions de même nature. La soustraction de calorique qui est la conséquence de ces applications diminue beaucoup la sensation de fatigue des yeux. On peut aussi, lorsque le temps est froid, fomenter les paupières avec de l'eau chaude, du thé de camomille, une décoction de pavots, et d'autres liquides chauds. Ces moyens procurent un soulagement temporaire.

12. *Douche froide.* — Beer avait inventé une fontaine pour l'œil, au moyen de laquelle on faisait tomber un petit jet d'eau froide sur les paupières fermées; manœuvre qu'il conseillait de renouveler fréquemment dans la journée. Jüngken emploie de la même façon de l'eau chargée d'acide carbonique. Romberg a fait arriver sur l'œil avec avantage un courant de gaz acide carbonique pur.

13. *Vapeurs spiritueuses et aromatiques.* — On se trouve quelquefois bien d'exposer les yeux à l'action de vapeurs stimulantes, comme l'ammoniaque liquide, l'éther sulfurique, ou un mélange de ces deux agents. On verse le liquide que l'on a choisi dans une petite coupe que l'on a préalablement chauffée en la plongeant dans l'eau bouillante, puis on tient cette coupe sous l'œil afin que la vapeur vienne se mettre en contact avec la conjonctive. On continue cette manœuvre jusqu'à ce que les yeux rougissent et commencent à pleurer, et on la renouvelle deux ou trois fois par jour. Wenzel s'élève contre l'usage des vapeurs ammoniacales et autres semblables; il leur préfère les fumigations aromatiques que l'on obtient en faisant tomber de la résine sur des charbons ardents.

14. *Révulsion.* — Dans les cas cérébraux, et dans ceux qui sont compliqués de congestion de la choroïde, on se trouve bien de l'application de vésicatoires derrière les oreilles, aux tempes et à la nuque.

15. *Cautérisation de l'urèthre.* — Lorsque l'asthénopie dépend d'une spermatorrhée opiniâtre, ou de la masturbation, on peut retirer des avantages de l'application du caustique lunaire sur la partie de l'urèthre où viennent s'ouvrir les conduits éjaculateurs (1). La spermatorrhée paraît entretenue par une inflammation chronique de cette portion de l'urèthre, et le caustique la guérit. Ce même remède rend

---

(1) Lallemand, Op. cit., t. III, p. 392: Phillips, Medical Gazette, vol. XXX. p. 587; London, 1843.

la masturbation douloureuse, empêche par conséquent le malade de
s'y livrer et rompt pour ainsi dire cette habitude.

On mesure avec un cathéter la longueur de l'urèthre, puis à l'aide
du porte-caustique de Lallemand on applique pour un court instant
le nitrate d'argent fondu sur la surface du *verumontanum*, au-devant
de la portion prostatique de l'urèthre, et l'on retire immédiatement
l'instrument. On prescrit ensuite au malade la diète, des boissons
délayantes, et des bains de siége. L'inflammation occasionnée par le
caustique s'apaise au bout d'une dizaine de jours, et c'est alors que
l'on constate l'amélioration. Les évacuations de sperme étant devenues
plus rares, le malade reprend des forces ; et parmi d'autres signes
favorables, il s'aperçoit que sa vue a repris la faculté de supporter la
fatigue comme à l'état normal.

16. *Verres convexes.* — Il est peu de malades affectés depuis longtemps d'asthénopie, même parmi les enfants, qui n'aient eu recours
aux verres convexes. Une des meilleures preuves que le siége de la
maladie doit être, en partie du moins, dans l'appareil de l'accommodation, c'est que l'usage de ces verres soulage presque aussi complètement que dans la presbytie. Le seul danger, c'est que le malade débute
par des verres d'un foyer trop court ; de sorte que, en avançant en âge,
il s'aperçoit qu'il a escompté les avantages que ces verres auraient
pu lui offrir contre la presbytie croissante. J'ai souvent été consulté
par des individus, âgés de 20 ans, et qui, par suite d'asthénopie, faisaient usage de verres convexes de huit ou même de six pouces de
foyer.

Un enfant, affecté d'asthénopie, se plaint, en apprenant sa leçon,
qu'il ne peut pas voir ; il renouvelle si fréquemment ses plaintes, surtout lorsqu'il lit à la chandelle, que son père ou son grand-père finit
par lui dire : « Essaie mes lunettes. » L'enfant voit alors parfaitement
bien, et chaque soir il réclame les lunettes, afin de pouvoir faire ses
devoirs. Il aurait beaucoup mieux valu que l'on eût choisi pour lui des
lunettes spéciales d'un foyer beaucoup plus long, ou plutôt on aurait
dû l'envoyer au lit, et lui faire remettre sa leçon au lendemain et au
grand jour.

Lorsque nous sommes consultés à temps sur l'emploi des verres convexes, la seule chose à recommander, c'est de choisir ceux du plus
long foyer possible, pourvu qu'ils permettent de voir. Ils ne constituent qu'un palliatif, mais un palliatif de la plus grande importance
pour ceux à qui ils permettent de gagner leur pain. Ils ne paraissent
contribuer en rien à la disparition de la maladie, pas plus qu'à son
aggravation, pourvu qu'on en ait fait un choix convenable. Toutefois,
un jeune homme exerçant la profession d'homme de loi, ayant, d'après
l'avis d'un oculiste éminent, eu recours aux verres convexes dans cette
maladie, m'a assuré qu'il s'était aperçu que sa vue faiblissait de plus

en plus, jusqu'à ce qu'il eut mis de côté ses lunettes ; après quoi, sans avoir rien fait d'autre, il éprouva une amélioration considérable.

SECTION XII.

CÉCITÉ NOCTURNE. (NIGHT-BLINDNESS.)

Syn. — Amaurose nocturne. Moon-blindness. Nyctalopie de quelques-uns, et héméralopie des autres ; dénominations qu'il vaudrait mieux abandonner. Le mot *nyctalopie*, plus spécialement, a été employé tout à la fois pour désigner *l'action de voir la nuit* et la *cécité nocturne*. Quelquefois le même auteur se sert de ce mot dans les deux sens opposés. On ne saurait dire s'il est composé de νὺξ et ὼψ simplement, ou de νύξ, d'α privatif, et de ὼψ. Le même doute existe relativement au mot héméralopie.

Obs. 558. — Le domestique d'un meunier étant un soir, vers le coucher du soleil, occupé à raccommoder des sacs, se sentit tout à coup privé de l'usage de ses membres et de la vue. A l'époque où il fut pris de cette étrange affection, non-seulement il ne ressentait aucune douleur dans la tête et les membres, mais il éprouvait au contraire une sensation de bien-être et de plaisir ; il se trouvait, ainsi qu'il le dit lui-même, comme dans un état d'assoupissement agréable, tout en conservant toute son intelligence. On le porta immédiatement dans son lit où on le veilla jusqu'à minuit. Vers ce moment, il invita les personnes qui étaient restées près de lui à le laisser, attendu qu'il n'était point malade et ne souffrait pas. Il resta aveugle toute la nuit et ne dormit pas une seconde. Lorsque le jour revint, sa vue se rétablit graduellement, et lorsque le soleil eut reparu, elle était aussi parfaite que jamais. Lorsqu'il quitta le lit, ses membres avaient repris leur force et leurs mouvements accoutumés, et il était en parfaite santé. Le soir du même jour, vers le coucher du soleil, il commença à ne voir que confusément, sa vue se perdit graduellement, et il redevint aussi aveugle que la nuit précédente ; toutefois, il n'éprouva plus rien du côté de ses membres. Le lendemain, sa vue reparut avec le soleil, et pendant deux mois les choses se passèrent de même tous les jours.

Les symptômes qui, à partir de la seconde nuit, précédèrent constamment la cécité, furent une légère douleur au-dessus des yeux et du bruit dans la tête. On reconnaissait qu'il était chaque nuit complétement aveugle, lorsque ces symptômes survenaient, à ce qu'il ne pouvait voir la lumière d'une chandelle, même lorsqu'on la tenait contre ses yeux, et l'on constatait le retour de la vision avec celui du soleil, à ce qu'il pouvait lire le plus petit texte et enfiler la plus fine aiguille.

Le premier jour que le docteur Pye vit ce malade, il trouva les yeux parfaitement naturels ; mais quelque temps après, pendant un des paroxysmes nocturnes, il trouva les pupilles plus dilatées d'un tiers qu'à l'état normal. Au bout de deux mois de durée continue, la maladie eut des retours moins réguliers ; le malade voyait pendant une nuit, quelquefois pendant plusieurs nuits de suite, puis la cécité revenait. Le docteur Pye le mit en dernier lieu à l'usage du quinquina et pensa qu'il avait triomphé de la maladie. Il est bon de faire remarquer, toutefois, que pendant qu'il prenait le quinquina, le malade était en proie à une diarrhée spontanée, par suite de laquelle il s'affaiblit tous les jours. Dès le premier jour qu'il prit ce médicament, la vue resta intacte ; mais dix jours plus tard, il fut pris de délire et de surdité, et expira cinq jours après (1).

J'ai rapporté cette observation comme un bon exemple de cécité nocturne, maladie qui, bien que rare dans ce pays, ne l'est nullement dans les climats chauds, et à laquelle les marins paraissent surtout exposés.

Symptômes. — La première attaque de la maladie éveille générale-

(1) Medical Observations and Inquiries, vol. I, p. 111, London, 1763.

ment de grandes alarmes. Au milieu de son travail ou des joies de la famille, le malade s'aperçoit tout à coup que sa vue baisse, et à mesure que la soirée s'avance, il devient complétement aveugle. On envoie immédiatement chercher le médecin, qui souvent n'est ni moins étonné ni moins alarmé que le malade. Il trouve ordinairement les pupilles dilatées, mais sans vertiges, ni douleurs, ni aucun autre signe indiquant une affection grave de la tête. Il pratique probablement une saignée, prescrit des purgatifs, et prononce un pronostic très défavorable. A la grande satisfaction de tout le monde, le malade se réveille le lendemain avec la vue parfaitement rétablie.

Mais lorsque le soir revient, les symptômes de cécité reparaissent. Les objets se montrent comme couverts d'un brouillard bleuâtre ou grisâtre, et, dans l'espace de quelques minutes, le malade est obligé de chercher son chemin comme un homme complétement aveugle. On apporte des lumières. S'il les aperçoit, elles lui semblent briller comme à travers un brouillard, et il est rare qu'elles lui permettent de voir distinctement. La lumière artificielle, toutefois, ne produit pas toujours le même effet dans cette affection. Quelquefois le malade essaie, mais sans succès, de voir à l'aide de diverses espèces de verres.

Toutes les nuits, la cécité revient et devient de plus en plus complète. Pendant un certain temps, la vue revient à un degré assez sensible, lorsque le jour reparaît, mais, à la fin, la vision est faible le jour aussi bien que la nuit. Le malade éprouve de la photophobie et devient myope ; sa vue s'affaiblit de plus en plus, et si la maladie est négligée ou mal traitée, elle dégénère en une amaurose incurable.

Il arrive parfois, dans des cas de cécité nocturne commençante, que le malade, bien qu'incapable de distinguer les plus gros objets après le coucher du soleil, même à la lueur de la lune, récupère une assez bonne vision lorsqu'on allume les chandelles ; mais, dans les cas confirmés, la lumière artificielle la plus intense ne peut affecter la sensibilité affaiblie de la rétine.

L'aspect des yeux varie dans les différents cas. Souvent ils diffèrent à peine de ce qu'ils sont à l'état naturel. Le plus souvent, néanmoins, les pupilles sont dilatées pendant l'attaque, et ne se contractent point en exposant les yeux à la lueur d'une chandelle ou de la lune. Chez d'autres, les pupilles restent dilatées même pendant le jour ; chez d'autres encore, elles restent contractées, et trahissent une sensibilité douloureuse lorsqu'on les expose à une forte lumière. S'il arrive au malade de regarder directement les rayons du soleil, surtout de celui des tropiques, ou la réflexion de ces rayons par une surface étincelante, comme celle de la mer, il éprouve de la douleur et se trouve pris d'une cécité temporaire, dont il se rétablit en fermant les yeux et en se retirant à l'ombre.

La cécité nocturne ne s'accompagne pas nécessairement de symptômes généraux. Il est démontré par le cas que nous avons rapporté que ces symptômes existent parfois, et l'examen des causes prédisposantes permet de penser qu'il doit, dans certains cas, s'en montrer d'autres.

Épidémie. — La cécité nocturne se montra épidémique dans deux bataillons du 19ᵉ régiment de ligne prussien cantonnés à Ehrenbreitstein et à Pfaffendorf, en juillet et août 1834; elle attaqua en tout 138 soldats. Lorsque la maladie éclata, on crut d'abord à une supercherie; mais un examen attentif et l'extension ultérieure de la maladie démontrèrent l'inexactitude de cette opinion. Les soldats atteints ne pouvaient plus retrouver leurs fusils lorsqu'une fois ils les avaient laissés un instant hors de leurs mains la nuit; et ils éprouvaient tant de difficulté à distinguer dans les ténèbres même les objets les plus rapprochés, que ceux que l'on posait en sentinelle n'osaient se promener dans la crainte de ne pouvoir retrouver leur guérite. Lorsqu'on les faisait marcher ou exécuter la nuit quelque évolution militaire, ils bronchaient à chaque instant et se heurtaient l'un contre l'autre. Chez aucun d'eux la santé générale ni la vision ne paraissaient auparavant altérées. La seule chose dont ils se plaignaient était l'obscurcissement de leur vue dès l'apparition du crépuscule, obscurcissement qui s'accroissait à mesure que la nuit avançait. Les malades comparaient ce qu'ils éprouvaient à la sensation d'une mince pellicule étendue sur leurs yeux.

Hübner fit une enquête sur cette épidémie, et l'attribua aux causes suivantes : — 1. A la chaleur excessive de l'été. 2. A la fatigue que faisait éprouver aux soldats l'ascension fréquente des hauteurs d'Ehrenbreitstein et de Pfaffendorff; fatigue ressentie d'autant plus vivement que tous ces soldats étaient nés dans le grand-duché de Posen, pays tout à fait plat. 3. A la fréquence des exercices et des parades, qui avaient lieu sur un sol non abrité et recouvert d'un sable étincelant, et où ils étaient de plus exposés à l'action des rayons solaires réfléchis par le Rhin. 4. A l'obscurité extrême des chambres qu'ils habitaient et qui rendait leurs yeux plus sensibles à l'action de la lumière lorsqu'ils en sortaient. La seconde et la quatrième causes étaient probablement celles qui avaient le plus agi; car deux autres compagnies de ces mêmes bataillons, cantonnées dans la vallée voisine d'Ehrenbreitstein, échappèrent entièrement à la maladie. Leurs baraques étaient spacieuses et bien éclairées, comparativement aux appartements petits et sombres situés dans les fortifications qu'occupaient les compagnies affectées.

Le traitement fut très simple: il consista à envoyer les malades à un hôpital éloigné, dans lequel ils furent soustraits à l'action des causes excitantes, et dans l'application de calmants généraux et locaux, destinés à diminuer la congestion; ils consistèrent dans les lotions froides fréquemment renouvelées, un régime ténu et le repos. Il n'y eut point de récidives; ce que l'on attribua à la diminution, pendant le mois de septembre, de l'intensité des causes excitantes (1).

Fleury et Fréchier ont décrit une épidémie de cécité nocturne qui se montra dans le district de Maussane. Les femmes enceintes furent surtout affectées; néanmoins la maladie n'épargna aucun sexe ni aucun âge. Le degré de la cécité varia beaucoup suivant les individus. Elle ne consistait chez quelques-uns qu'un affaiblissement de la vue après le coucher du soleil; chez d'autres, la cécité était presque complète lorsque la nuit venait, bien que leur vue fût parfaitement bonne pendant le jour. Dans un petit nombre de cas, les yeux restaient faibles même pendant le jour (2).

(1) Extrait du Medicinische Zeitung, dans Dublin Journal of Medical and Chemical Science, vol. VIII, p. 123.

(2) Extrait du Bulletin de thérapeutique, dans Johnson's Medico-Chirurgical Review, July, 1842, p. 193. [Le Journal de médecine militaire de Lisbonne (O Escholiaste medico), du 31 septembre 1856, contient un rapport sur une épidémie d'héméralopie qui a régné dans la garnison de Lisbonne pendant cette même année. N'ayant rien découvert dans les conditions topographiques ou hygiéniques où se trouvaient les soldats, qui pût être considéré comme étant la cause plausible de son apparition, les auteurs du rapport sont tentés de l'attribuer à l'état d'humidité atmosphérique qui a régné pendant l'été, à l'irrégularité et aux brusques variations de température remarquées tant le jour que la nuit pendant le printemps, à la longueur et à la rigueur insolites de l'hiver, enfin à une constitution médicale inconnue dans son essence.

Pronostic. — On a trouvé que la durée de la maladie abandonnée à elle-même variait d'une nuit à neuf mois. La durée la plus générale paraît en être de deux à trois mois. Elle se montre parfois sous forme chronique et dure alors pendant des années, ou toute la vie.

M. Bampfield (1) dit que, sur plus de cent cas de cécité nocturne idiopathique et deux cents cas symptomatiques qu'il a rencontrés dans sa pratique, dans différentes parties du globe, mais surtout aux Indes orientales, tous se sont rétablis. D'où il conclut que, lorsque le traitement est convenable, le pronostic est toujours favorable.

Les Européens qui ont été attaqués de cécité nocturne aux Indes orientales ou occidentales, sont constamment exposés au retour de la maladie, aussi longtemps qu'ils habitent un climat tropical. Ceux qui ont déjà eu cette maladie à une époque antérieure, sont sujets à être attaqués d'obscurcissement de la vue plusieurs nuits de suite pendant de courts intervalles, ou simplement de cécité nocturne momentanée.

Cause prochaine. — Cette amaurose périodique dépend probablement de quelque état particulier de la rétine, rendant l'œil insensible, si ce n'est à une lumière d'une certaine intensité; mais il nous est impossible de fonder la moindre hypothèse rationnelle sur la nature de cet état particulier. En disséquant l'œil d'un sourd-muet, atteint d'une cécité nocturne congéniale, j'ai vu sur la rétine de nombreuses taches noires, ressemblant à la mélanose de la rétine décrite par Langenbeck (2) et figurée par Von Ammon (3). Dans certains cas, il y a lieu de soupçonner que la cause prochaine n'affecte pas l'œil, mais le cerveau.

Causes prédisposantes. — 1. La cécité nocturne incomplète est assez souvent congéniale. (*V.* p. 538.)

2. Scarpa pense que cette maladie est fréquemment unie à quelque dérangement de l'estomac. Lorsqu'il en est ainsi, la langue est sale, l'haleine fétide et l'appétit faible.

3. On a mentionné comme cause probable la suppression de la transpiration, due à l'air froid de la nuit.

4. Même dans notre pays, on a vu l'exposition à une lumière trop vive amener la cécité nocturne. Cette cause influe souvent sur sa pro-

---

Depuis le 22 avril jusqu'au 20 octobre, le nombre des héméralopiques admis à l'hôpital a été de 18. La durée de la maladie a varié de 15 jours à un mois. Elle a été très-bénigne de sa nature. Le rapport étant destiné à l'autorité militaire ne parle pas du traitement. Comme moyens prophylactiques du ressort de l'administration, on y recommande d'augmenter dans la ration alimentaire la proportion de nourriture animale, de faire prendre de fréquents bains de mer, et de régler le service, pour autant que possible, de manière à soustraire les soldats aux influences des émanations humides, surtout la nuit, et particulièrement sur les bords du Tage, enfin, de donner aux héméralopiques sortant des hôpitaux une exemption de service de 20 jours au moins. T. W.]

(1) Medico-Chirurgical Transactions, vol. V, p. 47 ; London, 1814.
(2) De retina observationes anatomico-pathologicæ, p. 158 ; Gottingæ, 1836.
(3) Darstellungen der Krankheiten des menschlichen Auges, Theil I, Taf XIX, fig. 9-10 ; Berlin, 1838.

duction dans les climats chauds. La fatigue et le manque de sommeil paraissent agir comme causes chez les paysans russes, dans la saison où leurs yeux sont exposés avec une courte intermission à l'action constante de la lumière, le soleil à la fin de juin et pendant le mois de juillet (époque de la récolte du foin) ne s'abaissant que très peu au-dessous de l'horizon, et encore pour un court espace de temps. On a principalement signalé comme causes, l'insolation, et surtout l'action de dormir la face ou la tête exposée aux rayons du soleil, ou à une très forte lumière. De Servières (1) rapporte un cas dans lequel le malade, après avoir regardé fixement le soleil levant, fut pris d'une attaque de cécité nocturne qui dura un mois et disparut ensuite graduellement sans l'emploi d'aucun remède.

5. Le séjour à bord d'un vaisseau paraît suffire pour amener la maladie (2). Presque tous les cas que j'ai vus se rapportaient à de jeunes matelots qui revenaient de voyages aux climats tropicaux. On accuse l'habitude de dormir sur le pont.

6. Quelques auteurs ont considéré la cécité nocturne comme un symptôme du scorbut ou comme le précurseur de l'apparition de cette maladie. Il se peut que la nourriture du bord favorise l'apparition de l'une, comme elle détermine certainement la production de l'autre.

7. C'est une opinion populaire aux Indes orientales, que l'habitude de manger du riz chaud amène la cécité nocturne.

8. M. Crane (3) a rapporté des cas qui tendent à prouver que cette maladie peut être occasionnée par l'onanisme, la spermatorrhée et les excès vénériens.

Traitement. — 1. S'il existe des symptômes de dérangement des fonctions digestives, un émétique est certainement indiqué; ensuite on videra les intestins à l'aide de lavements laxatifs ou de l'usage des purgatifs.

2. On dit que les paysans russes guérissent cette maladie en une semaine, ou quatorze jours au plus, en faisant prendre une décoction ou une infusion de *centaurea cyanus*, sans sucre. Les autres infusions amères conviendraient probablement tout aussi bien.

3. M. Bampfield a fortement recommandé l'application successive de vésicatoires à la tempe, assez près du canthus externe. Il dit que, sous l'influence de ce moyen, la rétine paraît récupérer graduellement sa sensibilité de la même façon qu'elle l'a perdue; que d'ordinaire le premier vésicatoire permet au malade de voir confusément à la lueur de la chandelle et d'apercevoir les objets sans pouvoir les distinguer; que, dans quelques cas légers, ce premier vésicatoire suffit pour amener la guérison; que le second met le malade dans la possibilité de voir dis-

(1) Rosier. Observations sur la physique, t. IX, p. 579; Paris. 1777.
(2) Voyez une observation de Heberden, dans ses Commentarii de morborum historia, cap. 66.
(3) Dublin Journal of Medical Science, November, 1840, p. 169.

tinctement à la chandelle, quelquefois aussi à un brillant clair de lune, ou même une demi-heure après le coucher du soleil ; quelquefois même la maladie ne se montre qu'à de courts intervalles pendant la nuit ; souvent ce second vésicatoire suffit pour amener une cure complète. Lorsqu'il n'en est pas ainsi, on doit en appliquer un troisième, un quatrième ou un cinquième, et si la maladie persiste à un degré assez sensible, on doit établir sur chaque tempe un vésicatoire que l'on entretient jusqu'à la guérison complète : celle-ci survient en général au bout d'une quinzaine de jours.

4. Si la cécité nocturne est accompagnée de symptômes du scorbut, on suspendra l'usage des vésicatoires, jusqu'à ce que l'on ait triomphé de la disposition scorbutique, par un régime alimentaire et une médication convenables, non-seulement parce que l'on aurait à craindre la formation d'ulcères scorbutiques aux tempes, mais aussi parce que la cécité nocturne disparait souvent à mesure que se guérit le scorbut. M. Bampfield, toutefois, estime que, chez les scorbutiques, le tiers environ des cas de cécité nocturne résistent au régime et aux médicaments anti-scorbutiques, et demandent finalement à être traités comme les cas idiopathiques.

5. On doit porter pendant le traitement, et un certain temps après la guérison, une visière au-dessus des yeux, pour les défendre de l'irritation douloureuse qu'occasionnent les objets brillants. On a quelquefois obtenu la guérison en laissant les yeux dans un repos complet pendant deux ou trois jours, et en restant pendant tout ce temps dans un appartement obscur (1).

6. On baigne les yeux à l'eau froide, deux ou trois fois par jour.

7. S'il n'existe aucun symptôme qui porte à soupçonner que la maladie s'accompagne d'une disposition aux congestions sanguines vers la tête, et que les autres remèdes aient échoué, on peut essayer le quinquina comme anti-périodique. La bébéérine m'a réussi en pareil cas.

8. On a quelquefois employé avec succès l'électricité comme stimulant topique. Il en est de même des vapeurs ammoniacales, auxquelles on expose l'œil toutes les trois ou quatre heures.

9. Dans les cas apoplectiques, les saignées générales et locales prendront naturellement le pas sur tous les autres moyens.

10. M. Kidd recommande fortement (2) l'usage de la térébenthine à l'intérieur, comme M. Carmichael la donne dans l'iritis. (V. p. 25.)

11. Dans les cas opiniâtres qu'on rencontre à bord des vaisseaux ou dans les climats chauds, on doit prescrire un séjour à terre ou le retour en Europe. Ce sont là aussi les seuls moyens de prévenir les récidives chez ceux qui ont eu de fréquentes attaques de cécité nocturne.

(1) Voyez des cas par WHARTON. Americ. Journ. of Med. Science. Mai 1840, p. 93.
(2) Dublin Medical Press. Mai 10, 1843, p. 292.

SECTION XIII.

CÉCITÉ DIURNE (DAY-BLINDNESS).

Syn. — Amaurose diurne. Voyez la synonymie au commencement de la dernière section.

Bien que tous les auteurs de traités systématiques sur les maladies de l'œil aient énuméré la cécité diurne, on a cependant à son sujet rapporté peu de chose qui soit le résultat de l'observation directe. La photophobie de l'ophthalmie scrofuleuse, celle des albinos, ou la cécité des captifs de Denis, qui, après avoir été longtemps renfermés dans d'obscurs cachots, furent brusquement amenés à la lueur du jour (1), ne doivent pas être confondues avec une amaurose périodique, qui est la contre-partie de celle que nous venons de décrire. La cécité diurne est mentionnée comme un symptôme tout à la fois de la mydriase et du myosis. Dans la première de ces affections, la pupille laisse passer trop de lumière pour permettre au malade de voir avant le coucher du soleil. Dans la seconde, on suppose que la contraction de la pupille se relâche pendant l'obscurité de la nuit, et que la vision se trouve ainsi améliorée. C'est de la même façon que les malades affectés de cataracte commençante ne voient que peu pendant la grande clarté du jour, tandis que leur vue s'améliore par la dilatation de la pupille qui survient dans la soirée.

Parmi le petit nombre d'observations originales qui tendent à établir qu'il existe une maladie consistant en une amaurose périodique, dont l'attaque a lieu le jour et disparaît le soir, on peut citer la suivante de Ramazzini :

« J'ai plusieurs fois observé, dit-il, parmi nos paysans, et surtout chez les enfants, une chose assez étrange. En mars, vers l'équinoxe, des enfants d'environ dix ans se trouvaient affectés d'une grande faiblesse de la vue, au point que, pendant tout le jour, ils ne voyaient que peu ou pas du tout et erraient dans les champs comme des aveugles ; mais, lorsque la nuit survenait, ils y voyaient distinctement. Cette affection cessait sans l'emploi d'aucun remède, et vers le milieu d'avril la vue des malades se trouvait complétement rétablie. J'ai fréquemment observé les yeux de ces garçons, et j'ai trouvé leurs pupilles fort dilatées (2). »

Un gentleman rapporta au docteur Guthrie qu'il avait été témoin de l'exemple suivant de cécité diurne : Pendant qu'il était en garnison à Landau en Alsace, dans l'été de 1772, deux cents hommes du régiment de Picardie furent pris d'une espèce de cécité qui se manifestait vers

---

(1) GALENUS, de usu partium, lib. X, cap. III.
(2) De morbis artificum, cap. XXXVIII, Opera, p. 563, Londini, 1718.

le milieu du jour pendant la splendeur du soleil. Tant que cet astre n'était pas couché, ils ne pouvaient voir leur chemin, et si, pendant un jour couvert, ils allaient se promener dans les champs, et que les nuages venant à se dissiper, découvraient le soleil, leurs camarades étaient obligés de les conduire jusqu'à ce qu'un nuage vint le couvrir de nouveau et leur permettre de continuer leur marche (1).

Ces exemples ressemblent à une cécité diurne endémique ou épidémique ; mais ils sont évidemment trop vagues pour qu'on puisse en tirer des conclusions générales.

Larrey rapporte un cas de cécité diurne sporadique, survenue chez un vieillard, esclave sur les galères à Brest, et qui avait été enfermé pendant trente-trois ans dans un donjon souterrain. Son long séjour dans l'obscurité avait produit un tel effet sur les organes de la vision, qu'il ne pouvait voir qu'à l'ombre de la nuit, et qu'il était complétement aveugle pendant le jour (2).

Isbell rapporte un autre cas qui paraissait en rapport avec une certaine cachexie vénérienne, et qui guérit par des frictions mercurielles (3).

Obs. 559. — Chez un tisseur à la main, âgé de 58 ans, habitant à Auchtermuchty, Fifeshire, admis au *Edinburgh Eye Infirmary* dans le service de MM. Hamilton et Bell, et dont l'œil droit avait été détruit pendant son enfance par la variole, la vision de l'œil gauche avait toujours été bonne, jusque vers le 21 février 1850, époque à laquelle, sans douleur et sans malaise aucun, la vision l'abandonna brusquement. Mais, bien que complétement aveugle pendant le jour, il voyait presque aussi bien qu'auparavant à la lueur de la lune ou des étoiles. Il ne pouvait marcher de jour sans broncher ; aussi avait-il besoin d'un guide ; mais la nuit il pouvait aller seul. Pendant le jour, il ne voyait pas à trois pieds de distance ; la nuit il apercevait une maison située à deux cents yards. La nuit, en regardant le ciel, il distinguait parfaitement les étoiles, la lune, et les nuages passant sur celle-ci ; le jour, il ne voyait rien : un ciel nuageux ou serein était pour lui également invisible.

On lui prescrivit un vésicatoire à maintenir ouvert derrière l'oreille, l'application de deux sangsues deux fois par semaine à la paupière inférieure, et une *blue pill* avec de la rhubarbe à prendre de deux soirs l'un. Dans l'espace de huit à neuf semaines, ces moyens furent suivis d'une amélioration lente, mais persistante ; sa santé ayant toutefois paru s'altérer, on discontinua les remèdes, et on y substitua une diète lactée et des infusions amères. Sous l'influence de ce traitement, la vision s'améliora graduellement ; mais, chaque fois qu'il essayait de se servir de son œil, il se trouvait fort tourmenté par la présence d'un objet qui voltigeait devant lui. Cet objet offrit d'abord diverses couleurs, mais devint ensuite complétement noir. Un séjour de plusieurs semaines au bord de la mer, où il prit régulièrement des bains, améliora beaucoup sa santé générale et la vision de son œil ; les spectres oculaires ou mouches disparurent graduellement pendant l'été et l'automne. En octobre, il se trouva en état de reprendre ses occupations et de rester à son métier sans interruption, sa vue se trouvant aussi parfaite et aussi forte qu'elle eût jamais été. La faculté qu'il avait de voir la nuit, pendant toute la durée de sa maladie, ne se trouva point diminuée lorsqu'il eut récupéré la faculté de voir pendant le jour (4).

(1) Duncan's Medical Commentaries, vol. XIX, p. 290 ; Edinburgh, 1795.
(2) Mémoires de chirurgie militaire, t. 1, p. 6 ; Paris, 1812.
(3) Edinburgh Medical and Surgical Journal, vol. IX, p. 269 ; Edinburgh, 1813.
(4) Monthly Journal of Medical Science, vol. XII, p. 393 ; Edinburgh, 1851.

SECTION XIV.

HÉMIOPIE.

Syn. — Hémiopie, de ἥμισυς, *demi*, et ὄψις, *vision*. Visus dimidiatus.

Disposition des nerfs optiques. — On admet généralement qu'il s'opère une décussation partielle des fibres primitives des deux nerfs optiques dans le chiasma; que cette décussation en affecte principalement les fibres centrales et profondes, et qu'enfin les fibres latérales et superficielles ne s'entrecroisent pas. Celles-ci, conséquemment, proviennent, dans chaque nerf, du côté correspondant du cerveau, tandis que les profondes viennent du côté opposé de cet organe. C'est à M. Mayo que nous devons cette hypothèse.

Chaque *tractus opticus* est supposé composé de trois bandes de fibres ou tubes nerveux, — une externe, une moyenne et une interne. Chaque nerf optique se compose aussi de trois séries de tubes nerveux, une externe, une moyenne et une interne. La série interne de chaque nerf sert à la commissure. La bandelette interne de l'un des *tractus* optiques se recourbe pour s'unir à son congénère, constituant le bord postérieur du chiasma (*commissura arcuata posterior*, Hannover), et réunissant l'origine des deux nerfs. La bandelette interne de l'un des nerfs optiques se fond aussi de la même manière avec celle de son congénère, formant le bord antérieur du chiasma (*commissura arcuata anterior*) et unit les deux rétines. Des deux bandes qui restent, la moyenne croise sa congénère (*commissura cruciata*), et, formant la bandelette moyenne du nerf optique du côté opposé, peut être présumée se distribuer surtout à cette portion de la moitié interne de la rétine, quatre neuvièmes environ de son étendue totale, qui prend naissance du côté nasal du nerf optique. La bande externe de chaque *tractus* optique (*fasciculus dexter et sinister*) devient la bande externe du nerf optique du côté correspondant, et l'on suppose qu'elle se distribue au côté temporal de la rétine, qui comprend son sommet ou l'axe optique, et constitue plus des cinq neuvièmes de l'étendue totale de cette membrane.

Les deux yeux, quelque position qu'ils prennent, convergent chez l'homme vers un axe visuel commun. Les surfaces rétiniennes peuvent être divisées en deux classes, celles qui sont susceptibles d'être dirigées vers un axe visuel commun et celles qui ne le sont pas. C'est à la première de ces deux classes qu'appartient la portion de la rétine humaine qui est située au côté temporal de la terminaison du nerf optique dans le globe de l'œil. Le reste de la rétine humaine appartient à la seconde classe. Il en est de même de la totalité de cette membrane chez les animaux dans lesquels les nerfs optiques éprouvent une décussation complète, la totalité du nerf optique droit se portant à l'œil gauche, et *vice-versa*, comme dans la morue. La portion de surface rétinienne susceptible d'être dirigée vers un axe visuel commun est fournie par le nerf optique du même côté; celle qui n'est point susceptible d'être ainsi dirigée est fournie par le nerf du côté opposé. La première disposition se rencontrerait dans les cinq neuvièmes externes de la rétine humaine; et la seconde dans ses quatre neuvièmes internes, ainsi que dans la totalité de la rétine des animaux chez lesquels la décussation est complète (morue).

Chez les poissons osseux, chaque nerf optique ne sert qu'à la vision d'un seul côté; le droit sert pour le côté gauche, et le gauche pour le côté droit. De même chez l'homme, par analogie, le nerf optique droit ne devrait servir qu'à faire voir du côté gauche. Pour pouvoir déterminer s'il en est ainsi, il importe de considérer de quelle façon les surfaces rétiniennes sont dirigées dans les deux yeux. La position qu'il convient de faire prendre aux yeux pour cet examen, est celle qu'ils prennent lorsqu'on regarde un petit objet placé immédiatement au-devant de la face, au niveau des yeux, et au point le plus rapproché auquel puisse s'exercer la vision distincte. Dans cette position, la presque totalité de la portion de la rétine droite située au côté externe du point d'entrée du nerf optique est dirigée vers la gauche; la portion opposée, complémentaire ou interne de la rétine gauche, est également dirigée vers la gauche. Donc, d'après l'analogie, le *tractus* optique droit doit fournir des filaments aux portions que nous venons de désigner des rétines droite et gauche; et cela paraît anatomiquement démontré si l'on considère que la partie externe du nerf optique droit et la partie interne du gauche sont toutes deux formées par des filaments qui proviennent du tractus optique droit. Si l'on démontrait que la relation anatomique, rendue si probable entre les portions des nerfs optiques et les surfaces rétiniennes, est bien réelle, l'expression simple des faits serait que, chez les animaux vertébrés, le nerf optique droit sert à faire voir à gauche, et le gauche à droite, ou chez ceux qui jouissent de la vision simple avec les deux yeux, le nerf optique droit sert à la vision des objets situés à la gauche de l'axe visuel commun, et le gauche à la vision de ce qui est situé à droite de cet axe (1).

On donne le nom d'hémiopie à une cécité partielle dans laquelle la moitié du champ de la vision est devenue obscure. Ordinairement c'est la moitié droite ou la moitié gauche de tous les objets qui parait obscure, soit qu'on les regarde avec un seul œil ou avec les deux yeux. D'autres fois, un seul œil est affecté. Il est nécessaire aussi de faire observer que la moitié supérieure ou la moitié inférieure du champ de la vision peut être obscurcie, ou que le malade peut voir passablement bien en regardant directement en avant et selon un certain angle, mais qu'il n'aperçoit rien de l'un ou de l'autre côté. Ces variétés d'hémiopie sont moins communes que celles dans lesquelles la moitié droite ou la moitié gauche de chaque rétine se montre insensible à la lumière, mais elles ne sont pas moins dignes d'attention.

Il paraîtrait, d'après l'histoire des cas d'hémiopie que l'on a publiés, que c'est une affection soudaine dans ses attaques, et pouvant reparaitre à des intervalles considérables.

Le docteur Wollaston, peu d'années avant sa mort, attira vivement l'attention sur cette maladie, dans son travail intitulé : *On Semi-Decussation of the Optic Nerves*, publié dans les *Philosophical Transactions*. Il avait été attaqué deux fois d'hémiopie et avait eu l'occasion d'observer cette affection chez d'autres personnes.

« Il y a maintenant plus de vingt ans, dit-il, que j'ai été, pour la première fois, attaqué de l'état particulier de la vision auquel je fais allusion, et cela à la suite d'un exercice violent auquel je m'étais livré deux ou trois heures auparavant. Je reconnus tout à coup que je n'apercevais que la moitié de la figure d'un homme que je rencontrai, et qu'il en était de même pour tous les objets. En essayant de lire le nom de JOHNSON écrit au-dessus d'une porte, je ne voyais que SON, le commencement du nom se trouvant complétement effacé. Dans ce cas, c'était la moitié gauche de ma vue qui était perdue, et le résultat était le même, que je regardasse avec un œil ou avec l'autre. La cécité n'était point assez complète pour aller jusqu'à une obscurité absolue ; c'était une ombre foncée sans contour défini. La maladie fut de courte durée et, au bout d'un quart d'heure, on put dire qu'elle avait complétement cessé ; elle disparut progressivement par un mouvement graduel se portant du centre de la vision obliquement en haut et vers la gauche. Cette altération de la vision étant due à un excès de fatigue, cause commune à plusieurs affections nerveuses, je ne vis aucune raison pour en appréhender le retour ; elle se dissipa sans l'emploi d'aucun remède et sans que j'en pusse tirer aucune explication ultérieure, ni aucune donnée utile.

« Il y a quinze mois qu'une affection semblable m'est revenue, sans que je fusse capable d'y assigner aucune cause, ou de la rattacher à aucune indisposition antécédente ou subséquente. Je reconnus encore cette cécité en regardant la figure d'une personne que je ren-

(1) Medical Gazette ; vol. XXIX, pp. 229, 277; London, 1841.

contrai, et dont l'œil *gauche* était complétement dérobé à ma vue. Cette fois, ma cécité était l'inverse de la précédente : elle était à ma *droite* (au lieu d'être à ma gauche) par rapport au point vers lequel je dirigeais mes yeux ; de sorte que je n'ai aucune raison de supposer qu'elle eût le moindre rapport avec ma première attaque.

« Le nouveau *punctum cœcum* se trouvait également situé dans chacun des deux yeux, et à un angle d'environ trois degrés du centre ; car, lorsque je regardais un objet situé à la distance de cinq verges, le point que je ne voyais pas était à environ dix pouces de distance du point que j'étais en train de regarder. Cette fois, l'affection, après s'être maintenue presque sans changement pendant près de vingt minutes, disparut brusquement et entièrement par l'excitation produite par d'agréables nouvelles m'apprenant l'heureux retour d'un ami engagé dans une entreprise très hasardeuse (1). »

En réfléchissant à ces attaques d'hémiopie, le docteur Wollaston fut amené à adopter l'hypothèse suivante relativement à l'arrangement des nerfs optiques, hypothèse qui, en réalité, est celle de Sir Isaac Newton (2) :

« Puisque les points correspondants des deux yeux, dit-il, sympathisent dans l'état de maladie, cette sympathie dépend évidemment de leur structure, et non exclusivement de l'habitude de sentir ensemble, comme on pourrait le supposer, si l'on n'avait égard qu'à la réception des impressions ordinaires seules. Deux points correspondants quelconques doivent être fournis par deux filaments provenant du même nerf, et le siége d'une maladie dans laquelle des parties similaires des deux yeux sont affectées, doit être considéré comme situé à une distance des yeux dans quelque point du trajet des nerfs dans lequel ses filaments sont encore unis, et probablement dans l'une ou l'autre des couches des nerfs optiques (*thalamus nervorum opticorum*). Il est évident que le cordon qui finit par se rendre aux yeux sous le nom de nerf optique, doit être considéré comme formé de deux portions, l'une provenant de la couche optique droite, et l'autre de la couche optique gauche (3).

D'après cette hypothèse, la décussation ne s'opère qu'entre les moitiés adjacentes des deux nerfs. La portion du nerf qui se rend du thalamus droit au côté droit de l'œil droit, se porte à sa destination sans éprouver d'entre-croisement ; de même le thalamus gauche fournit une portion de ses fibres au côté gauche de l'œil gauche, tandis que les deux moitiés restantes des nerfs, en se rendant chacune à l'œil du côté opposé, doivent subir son entre-croisement avec ou sans mélange de leurs fibres.

« Maintenant, si nous apprécions bien les faits que l'anatomie comparée a découverts chez les poissons, nous verrons que cette particularité que chez eux chaque nerf se rend en entier à l'œil du côté opposé, est en conformité parfaite avec notre manière de considérer l'arrangement des nerfs optiques chez l'homme. La position relative des yeux chez l'esturgeon est telle, l'un par rapport à l'autre, que leurs parties postérieures se correspondent exactement de chaque côté de la tête, de sorte qu'ils ne peuvent guère apercevoir ensemble le même objet : ils ne peuvent avoir de points recevant généralement les mêmes impressions, comme chez nous; il n'existe chez eux aucuns points correspondants de vision demandant à être animés par des fibres provenant du même nerf. L'œil qui voit à gauche a sa rétine située seulement du côté droit, et celle-ci est fournie par un nerf optique qui provient complétement du thalamus droit; tandis que le thalamus gauche envoie entièrement ses fibres au côté gauche de l'œil droit pour la perception des objets situés à droite. On peut croire que, chez cet animal, une lésion du thalamus gauche occasionnerait la cécité complète de l'œil droit seul et détruirait la perception des objets placés de ce côté. Chez nous, une semblable lésion occasionnerait l'impossibilité de voir tous les

(1) Philosophical Transactions, for 1824 ; Part. I, p. 224.
(2) Query 15 th., à la fin des Opticks.
(3) Bien que le tractus opticus devienne d'abord apparent à la partie inférieure de la couche optique correspondante, on a reconnu, de nos jours, que l'origine des nerfs optiques n'est point dans les parties appelées *thalami nervorum opticorum*, comme le pensait le docteur Wollaston, mais dans les *corpora quadrigemina*, parties analogues aux lobes optiques des oiseaux, des reptiles et des poissons.

objets situés à notre droite, ce qui serait dû à l'insensibilité de la moitié gauche de la rétine des deux yeux. »

Après avoir ainsi exposé son hypothèse, le docteur Wollaston continue en rapportant l'observation additionnelle suivante d'hémiopie :

Une maladie, dit-il, qui à ma connaissance est survenue chez un de mes amis, semble confirmer pleinement ce raisonnement, tout autant que l'on puisse faire fond sur un seul exemple. Après qu'il eut éprouvé pendant quelques jours une violente céphalalgie vers la tempe gauche et la partie postérieure de l'œil gauche, sa vision s'affaiblit considérablement et il survint d'autres symptômes annonçant une légère compression du cerveau.

« Ce ne fut qu'après trois ou quatre semaines que je le vis, et je trouvai que, outre d'autres symptômes inutiles à énumérer, il avait un dérangement de la vue semblable à celui que j'avais éprouvé, mais plus étendu et malheureusement beaucoup plus persistant. La cécité, dans ce cas, existait et existe encore pour tous les objets situés à droite du centre de la vision. Heureusement, le champ visuel qui lui reste suffit pour lui permettre d'écrire parfaitement bien. Il voit ce qu'il écrit et la plume dont il se sert, mais non la main qui la fait mouvoir. Cette affection, autant qu'on peut l'observer, est la même dans les deux yeux et consiste dans l'insensibilité de la portion gauche de la rétine de chaque œil. Il semble très probable que quelque épanchement s'est formé à l'époque où la douleur s'est d'abord fait sentir de ce côté de la tête et que la couche optique gauche est restée comprimée d'une façon permanente. Cette cécité partielle a maintenant persisté si longtemps sans amélioration sensible, qu'il est douteux que mon ami puisse récupérer la faculté d'apercevoir les objets situés à sa droite. »

Vers la fin de son mémoire, le docteur Wollaston ajoute l'observation suivante d'un autre cas de cette maladie :

« Un de mes amis, dit-il, y est sujet depuis seize ou dix-sept ans, chaque fois qu'il a l'estomac un peu dérangé. La cécité a toujours existé chez lui à droite de son centre visuel, et, par suite d'un examen inattentif, avait été prise pour une insensibilité temporaire de l'œil droit ; mais il est maintenant convaincu que les choses ne se passent pas ainsi et que les deux yeux sont également affectés d'une demi-cécité. Ce symptôme, qui annonce chez lui une mauvaise digestion, dure environ un quart d'heure ou vingt minutes, puis disparaît sans laisser aucun trouble de la vision. »

Le docteur Wollaston mourut quatre ans environ après la publication du mémoire auquel nous venons de faire ces emprunts. Je ne sais s'il eut une troisième attaque d'hémiopie ; mais, dans la notice que l'on a publiée sur les altérations trouvées à son autopsie, nous trouvons que la couche optique droite était beaucoup plus volumineuse qu'à l'ordinaire, et qu'en l'incisant on n'y trouva que peu ou pas de traces de la substance qui la constitue normalement, à l'exception d'une couche de substance médullaire située sur sa partie supérieure. Elle avait été convertie en une tumeur du volume d'un œuf de poule de moyenne grosseur, était de couleur grisâtre vers sa circonférence, plus dure que le cerveau, d'une consistance un peu caséeuse, et à son centre d'une couleur brune, molle, et dans un état de demi-dissolution. Cette altération de structure n'était point bornée à la couche optique, mais s'étendait à la portion avoisinante du corps strié. Le nerf optique droit, dans le point où il passe le long du côté externe de la couche optique, était brun, plus étalé et plus mou qu'à l'ordinaire (1).

Le lecteur remarquera facilement que, entre cet état du cerveau et les
symptômes antérieurs d'hémiopie, il peut y avoir eu ou n'y avoir pas
eu de rapport. En effet, il y a eu deux attaques distinctes, séparées par
un intervalle de vingt années, et chaque attaque s'est dissipée complétement au bout de quinze à vingt minutes : dans la première, ce sont
les objets situés à gauche qui n'étaient plus perçus, et dans la seconde,
ceux situés à droite. C'est un fait connu que les altérations de la substance cérébrale déterminent souvent des maladies périodiques, que
certaines causes d'excitation venant à agir sur un cerveau malade,
l'une ou l'autre des fonctions de l'organe se trouve entravée pour un
certain temps, et que, lorsque ces causes viennent à cesser d'agir, l'individu se trouve de nouveau dans l'état de santé apparente dont il
jouissait.

La réflexion m'a suggéré les remarques suivantes sur le mémoire du
docteur Wollaston :

1. La notion de l'existence de la semi-décussation des nerfs optiques
avait non-seulement été adoptée par plusieurs auteurs distingués (2)
avant le docteur Wollaston, mais avait en quelque sorte été démontrée
par la dissection (3). L'idée même que les deux portions dont on peut
regarder comme formé chaque nerf optique, restent distinctes après la
constitution de la rétine, paraît appartenir à Sir Isaac Newton. Toutefois, le docteur Wollaston l'appuie d'un argument nouveau, mais probablement peu fondé; c'est-à-dire que tous les points correspondants
des deux rétines doivent être fournis par des filaments provenant
exclusivement soit du nerf optique droit, soit du gauche, et que c'est
de cette disposition que dépend leur correspondance. Le docteur Wollaston me paraît avoir négligé ce fait que, comme le nerf optique traverse la sclérotique et la choroïde beaucoup plus près de la ligne
médiane du corps que le centre de chaque globe oculaire, les sommets
des deux rétines ou les deux axes optiques qui, si deux points méritent d'être considérés comme tels, sont deux des points correspondants,
ne sont point formés par des filaments provenant du même nerf, mais
bien de deux nerfs opposés. Il m'a toujours paru plus probable que
les diverses portions qui composent chaque nerf optique mêlent
d'abord leurs fibres, puis s'étalent dans la rétine; de sorte que, dans
chaque œil, cette membrane peut être considérée comme un plexus
dont chaque point contient des fibres provenant des deux côtés du cerveau, tandis que les fibres les plus essentielles à la vision proviennent

_____

(1) Medical Gazette, vol. III. p. 293 ; London, 1829.
(2) Newton, Vater, Ackermann, Vicq-d'Azyr, Caldani, Cuvier, etc.
(3) JOSEPHUS et CAROLUS WENZEL, de penitiori structura cerebri, pp. 109, 333, Tab. VI, fig. 1 ;
Tubingæ, 1812.

pour le côté droit des deux rétines, de la moitié droite du cerveau, et *vice versa*, les autres fibres ne remplissant que le rôle de commissure ou d'organe consensuel.

2. Toutefois, ce n'est point à l'aide du raisonnement seul que l'on peut arriver sur un pareil sujet à une conclusion solide. Le plus grand nombre des faits relatifs à cette question, que nous fournisse l'anatomie pathologique, que l'on pourrait aussi appeler anatomie expérimentale, tend à prouver que les lésions traumatiques ou les maladies qui affectent un seul côté du cerveau, au lieu de déterminer l'hémiopie dans les deux yeux, déterminent seulement l'amaurose de l'œil du côté opposé (1). Ce fait aussi, que nous avons mentionné au commencement de cette section, que l'on observe une hémiopie horizontale aussi bien qu'une perpendiculaire, ne paraît guère pouvoir se concilier avec l'hypothèse du docteur Wollaston. Il n'en est pas de même toutefois de cette autre variété de la maladie dans laquelle les objets placés de chaque côté du centre sont obscurcis, tandis que ceux placés en avant et en dedans d'un certain angle sont seuls perçus ; car, suivant la théorie de la semi-décussation, si une tumeur comprimait le bord antérieur du chiasma des nerfs optiques, elle aurait pour effet de paralyser seulement la moitié interne de chaque rétine. J'ai donné des soins à un malade, affecté d'amaurose de la moitié interne de chaque rétine ; cette affection s'accompagnait de la perte totale du sens de l'odorat et d'une diminution du sens du goût. Ce malade ne présentait pas d'autres signes d'affection cérébrale ; je pensai que probablement l'imperfection du goût dépendait de la perte de l'odorat, et que celle-ci, aussi bien que l'hémiopie, était la conséquence de quelque compression des nerfs optiques, dont la cause siégeait immédiatement au-devant du chiasma et sur les nerfs olfactifs.

Traitement. — L'hémiopie n'étant qu'une forme particulière de l'amaurose, doit être traitée d'après les mêmes principes. L'état pléthorique ou la débilité de la constitution du malade, la présence ou l'absence de symptômes cérébraux, tels que céphalalgie, vertige, etc., doivent être pris en très grande considération et guider dans le choix des remèdes (2).

(1) Serres. Anatomie comparée du cerveau, t. 1, p. 531 ; Paris, 1827.
(2) Consultez sur l'hémiopie : Arago, Annales de chimie, t. XXVII, p. 109 : Crawford, London Medical and Physical Journal, vol. LIII, p. 48 : Pravaz, Archives générales de Médecine, t. VIII, p. 59 ; t. IX, p. 485.

CHAPITRE XXVI.

MALADIES DU NERF DE LA CINQUIÈME PAIRE, AGISSANT SUR L'ORGANE
DE LA VISION.

—

SECTION Ire.

AFFECTIONS DOULOUREUSES DE LA CINQUIÈME PAIRE.

§ 1. — **Névralgie des branches oculaires et orbitaires de la cinquième paire.**

Syn. — Névralgie, de νεῦρόν, *nerf*, et ἄλγος, *douleur*. Prosopalgie, de πρόσωπον, *face*, et ἄλγος,
douleur. Tic douloureux. *Fr.*

Les branches de la première et de la seconde division du nerf de la
cinquième paire, qui se distribuent à l'œil, aux paupières et à la région
circum-orbitaire, sont plus souvent que toutes les autres branches
nerveuses qui se distribuent au reste du corps, le siége de douleurs
intenses.

Distribution du nerf de la cinquième paire. — Il n'est pas hors de propos de rappeler ici que la situation superficielle de ce nerf l'expose, plus que tous les autres, aux
lésions mécaniques et à l'action du froid : le fait qu'il parcourt des conduits fibreux ou
osseux étroits peut aussi contribuer à la fréquence des affections douloureuses dont il est
le siége. La cinquième paire, par sa racine motrice, anime les muscles qui servent à la
mastication, et par sa racine sensitive préside à la sensibilité des dents et de toutes les
surfaces tant internes qu'externes de la face. C'est de la cinquième paire que le nerf facial
et les autres nerfs moteurs de la face tirent la sensibilité qu'ils possèdent. Ce nerf traverse
chaque muscle de la face pour se rendre à la peau, dans laquelle il se termine. Il pénètre
dans les organes de l'odorat, de la vision, de l'ouïe et du goût, distribuant la sensibilité
générale à tous les tissus de ces divers organes de la sensibilité spéciale. On considère ce
nerf comme présidant aussi, à l'aide de fibres que lui envoie le grand sympathique et
qui le rejoignent avant le ganglion de Gasser, à la nutrition des diverses parties auxquelles
il se distribue.
Outre le nerf ciliaire, branche du nasal, qui (en se joignant à une branche du moteur
oculaire commun forme le ganglion lenticulaire) distribue la sensibilité à l'intérieur de
l'œil, il existe six branches de la cinquième paire qui se portent en rayonnant de l'orbite
aux parties environnantes; ce sont : la branche trochléenne inférieure, la trochléenne
supérieure, la sus-orbitaire, la lacrymale, la malaire et la sous-orbitaire.

En traitant de la névralgie de la cinquième paire, nous laisserons de
côté les cas dans lesquels la douleur se transmet le long de ces nerfs
par suite d'inflammation ou de maladies désorganisatrices de l'œil ou
de ses appendices.

Variétés. — Il importe, au point de vue pratique, de distinguer les variétés suivantes de névralgies siégeant dans les branches de la cinquième paire, qui traversent l'orbite, et se distribuent au globe de l'œil, aux paupières et aux parties voisines :

1. La variété la plus simple et la plus fréquente consiste dans une affection aiguë des dernières ramifications du nerf, de celles principalement qui se distribuent au-dessus de l'orbite, attaquant des individus robustes et sains sous tout autre rapport, et se développant évidemment sous l'influence du froid. Les paroxysmes dans cette variété suivent le type quotidien, la période générale de la douleur s'étendant de huit à neuf heures du matin jusqu'à cinq ou six heures après-midi.

Les branches des nerfs frontal et lacrymal sont surtout affectées dans cette variété de névralgie. Pendant le paroxysme, l'œil rougit et laisse échapper des larmes. C'est vers midi que la douleur acquiert sa plus grande intensité; elle s'apaise ensuite graduellement, et diminue d'ordinaire assez pour ne point empêcher le sommeil pendant la nuit.

La durée moyenne de cette névralgie aiguë périphérique est de huit à dix jours. Elle cède promptement à l'emploi des remèdes externes et internes, et n'est sujette à se reproduire qu'après une nouvelle exposition au froid qui en a été la cause excitante. Elle règne surtout pendant les vents d'est du printemps. Je n'ai jamais eu aucune raison de supposer qu'elle eût quelque rapport avec la fièvre intermittente ou ses causes.

2. Dans la variété suivante, une cicatrice du sourcil ou des parties voisines indique le siège de quelque lésion traumatique antécédente, ayant intéressé l'une des branches de la cinquième paire. La cicatrice, en pareil cas, est plus ou moins indurée et douloureuse au toucher. Lorsqu'on la comprime, la douleur s'irradie le long du nerf, et l'on peut parfois sentir une sorte de corde, s'étendant le long du front suivant la direction des branches nerveuses, et se prolongeant aussi en arrière dans l'orbite.

La douleur, dans ces cas traumatiques, ne reste pas bornée aux branches nerveuses qui ont été lésées; elle affecte aussi les autres branches de la cinquième paire. Des nerfs éloignés peuvent même devenir le siège d'une névralgie à la suite d'une pareille cause.

3. Des dépôts tuberculeux ou calcaires en contact avec les branches de ce nerf, ou contenus dans l'intérieur de leur névrilème, sont quelquefois devenus la cause de névralgies (1).

4. On admet généralement qu'il existe une variété de névralgie de la face, dépendant de la fièvre intermittente ou due aux mêmes causes, et surtout à l'action des miasmes.

Cette névralgie fébrile se rencontre surtout dans les districts maré-

(1) Hamilton. Dublin Journal of Medical Science, May, 1845, p. 217 : Allan, Monthly Journal of Medical Science, January, 1852, p. 46.

cageux; elle est caractérisée par les symptômes de la pyrexie dont elle est accompagnée, ou avec laquelle elle alterne quelquefois, et par la périodicité de ses attaques. Elle revêt tantôt un type régulier quotidien, tierce ou quarte; d'autres fois les paroxysmes en sont irréguliers, et ne se montrent que tous les huit jours, ou même à de plus longs intervalles : ils varient beaucoup sous le rapport de l'intensité et de la durée.

5. La névralgie que l'on a appelée rhumatismale ou arthritique affecte pendant longtemps d'ordinaire les branches de la cinquième paire qui se rendent aux dents avant d'envahir les branches orbitaires du même nerf : les dents sont cariées et beaucoup sont tombées; les malades sont en général vieux et faibles, et ont longtemps souffert de dyspepsie; leurs yeux sont couverts de vaisseaux variqueux; leurs cristallins sont devenus glaucomateux, et leurs rétines ne sont pas saines.

Dans la théorie qu'on s'est formée des variétés fébrile et rhumatismale ou arthritique, on suppose que les branches du nerf forment un foyer d'attraction pour une matière morbifique engendrée dans le sang, chaque paroxysme étant suivi d'une période de convalescence, qui dure jusqu'à ce que la matière morbide se soit accumulée de nouveau en quantité suffisante pour déterminer sur ce nerf le même degré d'irritation (1).

6. Quelques névralgies prennent leur origine dans les centres nerveux; leurs paroxysmes douloureux sont alors associés à divers symptômes indiquant que des changements organiques sérieux sont survenus à l'intérieur de la tête. Les causes qui déterminent cette variété de névralgie produisent fréquemment la compression des autres nerfs, en même temps que l'irritation de la cinquième paire; elles se terminent par des altérations de tissu d'où résulte que les parties où avaient siégé les douleurs s'anesthésient. Elles peuvent s'accompagner, dans quelques cas rares, d'exophthalmos (2), ou même d'une déformation visible du crâne. Il est à remarquer que, bien que dans les cas de cette nature la cause efficiente de la maladie soit centrale, il peut n'exister aucune douleur dans la tête, mais seulement à la périphérie du nerf, à la face en particulier. Ces cinq dernières espèces de névralgie affectent une marche chronique.

Symptômes. — Au début de la névralgie, la douleur ne se fait sentir que par moments, une fois ou deux, peut-être, dans les vingt-quatre heures. La paupière supérieure, la partie moyenne du sourcil, l'extrémité nasale de l'arcade sourcilière, le canthus interne ou la tempe, en sont le siège le plus fréquent. La partie latérale du nez, la paupière inférieure, la joue, le globe de l'œil et les parties situées derrière lui

(1) Todd and Bowman's Physiological Anatomy, vol. II, p. 115; London, 1847.
(2) Carline. Dublin Quarterly Journal of Medical Science, August, 1849, p. 247.

sont plus rarement affectés au début. A mesure que la maladie marche, la douleur devient plus vive; mais la durée n'en est encore que d'un instant; elle est souvent comparée par les malades à un choc électrique. Les attaques deviennent graduellement plus fréquentes et durent plus longtemps, quoique rarement plus d'une demi-minute, et atteignent enfin un degré de violence excessive. La douleur est souvent rapportée à un seul point circonscrit.

Dans les cas chroniques, pendant le paroxysme, les sourcils sont froncés, les paupières restent closes, l'angle de la bouche attiré vers l'oreille, les mâchoires serrées l'une contre l'autre, et la respiration rendue aussi rare que possible. Les muscles qui avoisinent le lieu de la douleur sont parfois le siège d'un frissonnement, d'un tremblement, ou même de convulsions légères. Ce symptôme n'est pas constant, et quand il existe, il paraît être simplement l'effet de la violence de la douleur. La douleur n'a point une égale intensité pendant toute la durée de l'attaque. Elle s'accroît, en général, par degrés et acquiert sa plus grande intensité peu de temps avant de se terminer. Dans quelques cas, la maladie peut être considérée comme continue; mais, en général, elle est rémittente, et, dans un assez bon nombre de cas, complétement intermittente; de sorte que, quand l'accès est passé, le malade ne ressent plus le moindre malaise dans la partie qui, un instant auparavant, était le siège d'une douleur excessive. Il y a des cas, cependant, dans lesquels un certain degré de malaise continue de se faire sentir après la cessation de douleurs cruelles. Dans les cas qui persistent longtemps, les parties douloureuses deviennent le siège d'un gonflement dû à un épanchement de sérosité dans le tissu cellulaire, et acquièrent une sensibilité telle, qu'elles ne peuvent plus supporter le moindre contact. Une forte pression peut parfois être supportée et causer même du soulagement, tandis qu'un léger attouchement excite un accès de douleur. Sir Charles Bell rapporte le cas d'un malade qui, lors du retour de la douleur, pressait fortement avec l'un de ses doigts sur le trou sous-orbitaire, avec un autre sur le canthus interne, avec un troisième sur le nerf frontal, et avec un quatrième sur le devant de l'oreille; il restait ainsi fixement dans cette position, bien qu'elle lui occasionnât une fatigue poussée jusqu'au tremblement (1). La névralgie faciale alterne quelquefois avec des douleurs nerveuses intenses, situées dans d'autres parties du corps.

Les symptômes accompagnant parfois la névralgie de la cinquième paire, et qui indiquent des altérations organiques sérieuses survenues à l'intérieur du crâne, sont : l'amaurose; l'inflammation de la conjonctive et de la sclérotique; l'inflammation de l'iris ou, tout au moins, l'altération de la couleur de l'iris avec contraction de la pupille, et

_____

(1) Nervous System of the Human Body, p. 141 ; London, 1830.

facile à distinguer de toute autre forme d'ophthalmie ; l'inflammation de la cornée avec onyx se terminant par l'ulcération ; la paralysie des muscles du globe oculaire et celle de l'élévateur de la paupière supérieure ; et la déformation des os qui forment la partie postérieure et la voûte de l'arrière-gorge. L'inflammation et les autres changements qui surviennent alors, ressemblent beaucoup aux effets qui se produisaient à la suite de l'expérience dans laquelle Magendie divisait le tronc de la cinquième paire : au bout d'un certain temps, les parties douloureuses deviennent insensibles. Dans un cas de cette nature, soumis à mon observation, la luette était attirée complétement d'un côté ; on sentait, derrière le voile du palais, une tumeur que je regardais comme due à la dilatation d'un des sinus sphénoïdaux. Le malade, en pareil cas, fait des faux pas en marchant et bégaie en parlant ; il a des accès d'épilepsie ; son intelligence se dérange, et, finalement, une dernière attaque d'apoplexie est le précurseur immédiat de la mort.

Symptômes généraux. — C'est surtout dans les cas confirmés que ces symptômes surviennent. Quand la maladie s'est prolongée un certain temps sans amélioration et que les attaques sont fréquentes, le malade s'agite et devient mélancolique, insensible aux plaisirs de la société et incapable de toute occupation. Il y a inappétence ; la digestion est affaiblie, le ventre constipé ; le corps s'émacie, les désirs vénériens s'éteignent et le malade est presque complétement privé de sommeil. La névralgie faciale s'accompagne parfois de symptômes fébriles, et, dans d'autres cas, de débilité nerveuse, d'un grand refroidissement du corps, des extrémités surtout, et de lenteur du pouls.

Sujets prédisposés. — Aucun âge n'est exempt de la névralgie circum-orbitaire. Les hommes sont plus fréquemment affectés que les femmes. Ce ne sont nullement les sujets nerveux ou hypochondriaques qui y sont le plus prédisposés.

Causes. — Dans la variété aiguë, la maladie doit son origine à des causes semblables à celles qui produisent l'ophthalmie rhumatismale, et surtout l'exposition continue à des courants d'air froid. Dans les cas chroniques, on observe une variété de circonstances occasionnelles qui agissent en reproduisant les paroxysmes ; telles sont : les mouvements de la face en parlant, en mâchant ou en avalant ; le simple attouchement des parties, les chocs que le corps supporte pendant la marche ou l'équitation, l'action du vent sur la face, l'ouverture ou la fermeture soudaine d'une porte, etc. Les paroxysmes sont plus fréquents le jour, à cause de l'existence d'un plus grand nombre de causes excitantes à cette période de la journée que pendant la nuit. Le mal s'aggrave beaucoup lorsque règnent les vents d'est ou de nord-est.

Lorsque la névralgie est la conséquence d'une blessure, il y a lieu de croire que celle-ci a déterminé l'inflammation du nerf, avec hypertrophie et induration de son névrilemme.

Dans les cas rhumatismaux ou arthritiques, les symptômes sont souvent amendés par l'extraction de dents cariées (1) et de mauvaises racines, ou par l'exfoliation de portions d'alvéole, montrant, ainsi que cela se voit aussi dans les cas traumatiques, combien les effets d'une maladie agissant sur une portion du trijumeau peuvent être réfléchis sur une autre.

Lorsque, conjointement avec la névralgie, il existe des symptômes de paralysie affectant les muscles du globe de l'œil, des paupières ou de la face, il est probable qu'une compression est exercée sur les nerfs moteurs, aussi bien que sur la cinquième paire, par quelque épaississement de la dure-mère ou du crâne, par des aiguilles osseuses projetées par la table interne, ou par quelque autre cause semblable (2). Parmi les altérations anatomiques qu'on trouve à la dissection, dans les cas chroniques, on peut mentionner les anévrysmes des vaisseaux du cerveau, celui de la carotide au niveau de la partie latérale de la selle turcique, comprimant le ganglion de Gasser, des tumeurs squirrheuses ou autres dans le pont de Varole, et l'atrophie du tronc de la cinquième paire (3).

Dans ces sortes de cas, il est ordinairement évident, pendant la vie, que la névralgie ne constitue pas la maladie primitive, et que le mal ne réside pas dans les branches des nerfs auxquels on rapporte la douleur, mais qu'elle a son origine dans le cerveau ou tout au moins dans la cavité du crâne. Dans la plupart de ces cas, la dissection a montré que la maladie n'était point située dans les tubes nerveux, mais au milieu de la substance grise de quelqu'un des centres nerveux. En examinant le commémoratif, on y trouvera parfois des raisons suffisantes de soupçonner l'existence de nodus syphilitiques ou d'exostoses à l'intérieur du crâne; dans chacun de ces cas, l'on doit diriger son attention non-seulement sur les symptômes spéciaux pour lesquels le malade cherche du soulagement, mais sur l'état de toutes les fonctions. Si les symptômes sont obscurs, il faut en surveiller, avec encore plus de soin qu'à l'ordinaire, le développement ou la disparition sous l'influence des remèdes prescrits.

Traitement. — C'est l'expérience seule qui paraît avoir révélé les moyens les plus efficaces. Bien que quelques-uns agissent aussi empiriquement comme spécifiques contre la fièvre intermittente, c'est indépendamment de cette action qu'ils exercent sur la fièvre, que les médecins paraissent y avoir eu recours dans les névralgies.

1. Les fomentations chaudes, surtout dans les cas aigus, paraissent soulager beaucoup. On place sur une table devant le malade un assez

(1) EMMERICH. Medical Gazette, April 7, 1848, p. 613.
(2) HALFORD's Essays and Orations, p. 59; London, 1831 : TRAVER's Further Inquiry concerning Constitutional Irritation, p. 331 ; London, 1835.
(3) ROMBERG's Manual of the Nervous Diseases of Man, vol. I, p. 41; London, 1853.

grand bassin contenant de l'eau bouillante, et qu'on recouvre d'un châle, ainsi que la tête du malade ; celle-ci doit être disposée de façon à ce que la vapeur qui s'élève de l'eau bouillante vienne toucher la partie douloureuse. Lorsqu'il ne s'élève plus de vapeur, le malade plonge dans le liquide une éponge, la comprime, et l'applique sur le siège de la douleur. On continue l'usage de ce moyen jusqu'à ce qu'il détermine du soulagement, et on le renouvelle lorsque le paroxysme menace de reparaître.

On peut employer en fomentations la décoction de têtes de pavots, le laudanum avec l'eau, la décoction de camomille, etc.

2. On doit beaucoup à M. Hutchinson, de Southwell, pour l'introduction dans la pratique du sous-carbonate de fer obtenu par précipitation, comme remède contre la névralgie. J'en ai fait un très fréquent usage tant dans les cas aigus que dans les cas chroniques. Il m'a presque toujours réussi dans les premiers. Il m'a aussi rendu des services dans les affections douloureuses de la région circum-orbitaire, qui accompagnent le glaucome et l'amaurose. Il ne m'a semblé produire aucun effet dans les cas qui paraissaient dus à quelque altération organique grave de l'intérieur du crâne.

Comme le sous-carbonate de fer est un médicament innocent, on peut débuter par une dose élevée. J'en prescris généralement d'un demi-gros à un gros toutes les heures, dans un verre d'eau. La mélasse est un bon véhicule, parce qu'elle contre-balance l'action resserrante du fer. M. Hutchinson rapporte un cas dans lequel un demi-gros, trois fois par jour, ne déterminait que peu d'effet ; il poussa la dose jusqu'à un gros deux fois par jour. Après trois jours, on remarqua une diminution très sensible dans le nombre et la violence des paroxysmes. Il augmenta de nouveau la dose jusqu'à quatre scrupules deux fois par jour, quantité que le malade prit régulièrement pendant dix semaines, à l'expiration desquelles il n'existait plus le moindre vestige de la maladie. Il cite plusieurs autres observations dans lesquelles il n'obtint que peu ou pas d'effet avec des doses moindres de quatre scrupules deux fois par jour. Le mémoire de M. Hutchinson mérite beaucoup d'être lu (1).

4. Lorsque le carbonate de fer échoue, je prescris d'habitude d'assez larges doses de sulfate de quinine. On doit en prescrire deux ou trois grains, et quelquefois cinq ou six grains deux fois par jour ou même plus souvent. C'est dans les cas intermittents que ce médicament se montre le plus efficace (2). J'ai vu une dose de 24 grains, prise pendant quelques jours de suite, guérir la maladie qui avait résisté au fer d'abord, puis à la belladone.

---

(1) Cases of Neuralgia Spasmodica, commonly called Tic Douloureux, successfully treated ; London, 1822.

(2) Van Swieten. Commentaria in Boerhaavii Aphorismos, t. II, § 757.

5. Un autre remède qui est aussi très utile dans le traitement de cette affection, c'est la belladone, conseillée par M. Bailey, d'Harwich. C'est un médicament très actif et qu'il ne faut employer qu'avec précaution. La forme sous laquelle je l'emploie quelquefois, tant à l'intérieur qu'à l'extérieur, est une teinture vineuse préparée en faisant macérer pendant quatre jours une once d'extrait dans une pinte de vin blanc. Je l'administre à la dose de cinq gouttes trois fois par jour, et je l'augmente graduellement jusqu'à quinze gouttes. Employé de cette façon, le vin de belladone adoucit souvent ou fait même disparaître la névralgie de la cinquième paire, surtout dans les cas supposés rhumatismaux ou arthritiques. Ce médicament, toutefois, détermine une sensation particulière de sécheresse et de constriction à la gorge; à des doses plus élevées que celles que nous avons indiquées, il détermine des crampes d'estomac, la dilatation des pupilles, la cécité temporaire, des vertiges, et une sensation très alarmante de faiblesse et d'affaissement.

Les observations rapportées par M. Bailey (1) sont extrêmement intéressantes. Il se hasarde à prescrire deux ou trois grains d'extrait de belladone d'un seul coup; il paraît avoir été amené à ce mode d'administration par la difficulté qu'il éprouvait à obtenir de ses malades qu'ils voulussent bien continuer pendant un temps suffisant l'usage de petites doses, à cause des effets désagréables qu'elles produisent, tandis que beaucoup d'entre eux se trouvaient guéris d'une façon définitive par la prise d'une seule dose élevée. Je me suis bien trouvé de la belladone dans presque toutes les variétés de névralgie; mais, dans ces derniers temps, je l'ai prescrite moins souvent qu'autrefois à cause des succès que m'a procurés le carbonate de fer.

6. Bien que, dans beaucoup de cas, toute irritation de la bouche, produite par le mercure, aggrave les symptômes de la névralgie, on a néanmoins recommandé le calomel avec l'opium, et parfois avec succès. Lorsque la cause du mal réside dans un épaississement des os ou des membranes du crâne, le calomel avec l'opium présente plus de chances de réussite qu'aucun autre remède. Dans un cas accompagné d'une ulcération de la cornée qui se développa sans inflammation active, et en apparence comme conséquence d'un état morbide de la cinquième paire, je me trouvai bien du calomel avec l'opium à l'intérieur, tandis que la solution de caustique lunaire amena la cicatrisation de l'ulcère. J'ai vu aussi la salivation faire disparaître la douleur. Ayant eu l'occasion d'administrer à un noble, pour une ophthalmie rhumatismale, le calomel avec l'opium, une névralgie intense du nerf occipital, dont il était tourmenté depuis longtemps et qui avait résisté à toute sorte de

_____

(1) Observations relative to the Use of Belladonna in Painfull Disorders of the Head and Face; London, 1818.

traitement, disparut pendant tout le temps que l'action du mercure se fit sentir.

7. On a souvent essayé dans cette maladie l'arsenic combiné généralement avec l'opium, et l'on a rapporté de nombreux exemples de son efficacité (1). On fait un mélange d'une demi-once de solution de Fowler avec une demi-once d'eau, et l'on fait prendre trois fois par jour, immédiatement après les repas, seize gouttes de cette mixture dont on continue l'usage jusqu'à ce que les effets spécifiques du médicament se manifestent.

8. On a employé dans la névralgie, tant à l'intérieur qu'à l'extérieur, des narcotiques de toute espèce. Il est souvent nécessaire de les combiner avec d'autres classes de remèdes, spécialement avec les toniques.

Les préparations d'opium déterminent en général un soulagement temporaire. Sir Henry Halford rapporte néanmoins un cas dans lequel les opiacés ne procuraient de soulagement que durant la nuit; les plus fortes doses échouaient pendant le jour.

On a proposé de maintenir le malade pendant plusieurs jours dans le narcotisme. On a vu l'administration d'un demi-grain d'acétate de morphine, avec trois grains de camphre toutes les quatre heures, pendant trois ou quatre jours, rendre les paroxysmes plus supportables, et cet effet s'est produit d'une manière continue (2).

M. Lawrence (3) dit que le seul narcotique en qui il ait confiance est la ciguë. Donnée à haute dose et à de courts intervalles, de façon à provoquer quelques-uns des effets spéciaux qu'elle détermine sur le système nerveux, il l'a vue arrêter les paroxysmes pour un espace de temps si long, qu'il en avait conclu qu'elle avait guéri la maladie. Il ajoute que, dans plusieurs cas, les malades qui avaient pris de la ciguë sont restés exempts d'attaques pendant plusieurs mois, et même pendant plus d'un an, et que, bien que les douleurs soient revenues, l'intensité n'en a pas moins été considérablement diminuée par ce médicament.

La teinture d'aconit de Fleming, prise à l'intérieur ou appliquée en frictions sur la peau, possède des propriétés anti-névralgiques très marquées. On mélange un gros de la teinture avec sept grammes d'eau, et l'on débute par dix gouttes trois fois par jour; on augmente chaque dose d'une goutte tous les jours, jusqu'à ce que l'on voie paraître les effets physiologiques de l'aconit (4).

L'extrait de semences de stramonium à la dose d'un demi-grain

(1) Graefe und Walther's. Journal der Chirurgie und Augenheilkunde, vol. IV, p. 676 ; Berlin, 1822 : Collections from the unpublished Medical Writings of C. H. Parry, M. D., vol. I, p. 360 ; London, 1825.
(2) British and Foreign Medical Review pour 1844, p. 411.
(3) Lectures on Surgery, Medical Gazette, vol. VI, p. 647 ; London, 1830.
(4) FLEMING. Inquiry into the Properties of the Aconitum Napellus, p. 25 ; London, 1845.

deux heures avant l'accès, paraît avoir réussi, même dans des cas où le sulfate de quinine et d'autres remèdes avaient échoué (1).

Des emplâtres narcotiques réussissent parfois à modérer la douleur ; on les compose d'opium, de ciguë, de belladone, etc. On en a recommandé un, composé de savon cératé, d'extrait de belladone et d'acétate de plomb (2).

Ansiaux (3) rapporte deux cas dans lesquels la guérison fut obtenue par l'application journalière d'acétate de morphine sur la surface dénudée d'un petit vésicatoire appliqué près du siége du mal.

9. Les émissions sanguines, au moyen de sangsues placées sur ou près du lieu de la douleur, ont quelquefois été utiles (4).

10. Les révulsifs déterminent quelquefois une amélioration. On fait lever un vésicatoire en plaçant sur la partie la couverture d'une boîte à pilules contenant un peu de charpie humectée avec de l'ammoniaque liquide. On s'est aussi bien trouvé d'un emplâtre émétisé qui provoque le développement de pustules et d'ulcères sur la partie malade.

11. Dans les cas incurables, qui dépendent de changements organiques survenus à l'intérieur du crâne, il faut employer des palliatifs. Les bains de vapeur locaux, la vapeur de choroforme en douche (5), l'inhalation de la vapeur d'éther sulfurique ou de chloroforme (6) les applications externes de ciguë ou de belladone, et les liniments stimulants combinés avec le laudanum, procurent un soulagement momentané, mais ne sont pas tous également sûrs. L'inhalation de chloroforme, par exemple, dans les cas d'affection cérébrale, pourrait être dangereuse. Ces remèdes font parfois disparaitre la douleur d'une façon permanente, bien que l'affection organique dont elle dépendait continue de marcher lentement. Des frictions avec le goudron sur la partie malade ou dans le voisinage ont parfois été utiles (7).

12. La section des nerfs malades à leur sortie de l'orbite, qui, pendant un certain temps, était généralement adoptée, semble maintenant abandonnée, le bénéfice de l'opération n'étant que temporaire. Comme ce moyen a quelquefois fait cesser pour des mois entiers des douleurs excessives, on est néanmoins justifié d'y recourir dans certains cas.

13. Lorsqu'il existe des dépôts tuberculeux ou calcaires dans les nerfs de la face, il est évidemment indiqué d'en pratiquer l'extraction (8).

(1) Journal complémentaire du dictionnaire des sciences médicales, t. VIII, p. 182; Paris, 1820.
(2) Medico-Chirurgical Review, January, 1837, p. 255.
(3) Clinique Chirurgicale, p. 506 ; Liége, 1829.
(4) VAIDY. Journal complémentaire, etc., t. VIII, p. 180 ; Paris, 1820.
(5) HARDY. Dublin Medical Press, April 19, 1854.
(6) SIBSON. Medical Gazette, March 31, 1848, p. 555.
(7) COLVILLE. Edinburgh Medical and Surgical Journal, vol. X, p. 288 ; Edinburgh, 1814.
(8) Consultez sur la névralgie: Essay on the Remittent and Intermittent Diseases, by JOHN MACCULLOCH, M. D., vol. II, p. 1 ; London, 1828 : Anatomy, Physiology, and Diseases of the Teeth, by THOMAS BELL, p. 509 ; London, 1829 : SIR CHARLES BELL. Practical Essays, Part. I, p. 85; Edinburgh, 1841. [Dans une note ajoutée par nous à la section : *Ophthalmie inter-*

§ II. — Hémicrânie.

Syn. — Hémicrânie, de ημισυς, moitié, et κράνον, la tête. Migraine, Fr. Nevralgia cerebralis, Romberg.

C'est une affection douloureuse, très voisine de la névralgie, qui s'étend parfois au front et à la face, et surtout à l'orbite et au globe de

mittente (p. 155), nous avons exprimé l'opinion que cette maladie n'est, la plupart du temps sinon toujours, qu'une névralgie de la cinquième paire. La lecture attentive des observations que leurs auteurs ont cru devoir considérer comme celles de cas d'ophthalmie intermittente, nous confirme pleinement dans cette pensée. Nous ne croyons pas devoir examiner ici chacun de ces faits en particulier ; cet examen serait trop long, et nous nous bornerons à renvoyer aux principales observations publiées (a, le lecteur désireux de contrôler notre appréciation. Nous donnons cependant ci-après la relation d'un cas décrit par M. Van Roosbroeck (b) sous le nom d'ophthalmie intermittente, et qui n'est pour nous qu'un exemple des plus intéressants de névralgie traumatique :

Obs. 560. Je pratiquai, il y a quelques années, l'opération de la cataracte par abaissement aux deux yeux d'une dame d'une cinquantaine d'années et d'une excellente santé. Après l'opération, la malade fut confiée aux soins d'un médecin habitant dans le voisinage, et qui devait la visiter plusieurs fois par jour. Pendant les trois premiers jours, je lui fis également une visite quotidienne ; mais le quatrième, je crus pouvoir me dispenser d'aller m'assurer de son état, aucun symptôme ni même aucune apparence quelconque d'inflammation ne s'étant montrés. A ma visite du cinquième jour, le médecin traitant m'apprit que, la veille, l'œil droit était devenu tout à coup très larmoyant, que les paupières s'étaient gonflées et que la malade avait accusé de très vives douleurs dans l'œil et dans la tête. Craignant le début d'une inflammation de l'iris, il avait pratiqué une saignée au bras et fait appliquer douze sangsues à la tempe. Lorsque j'examinai les deux yeux, il me fut impossible de découvrir quel était l'œil qui avait souffert la veille. Je félicitai le médecin d'avoir attaqué le mal avec assez d'énergie pour en avoir fait disparaître jusqu'aux moindres traces. Depuis ce moment, la convalescence de la malade marcha aussi régulièrement que possible, mais le huitième jour après l'opération, c'est-à-dire quatre jours après le premier accident, l'inflammation survint de nouveau et avec une telle intensité, que le médecin, qu'on avait requis à la hâte, conçut des inquiétudes sérieuses, institua encore un traitement antiphlogistique et me fit immédiatement part de l'accident. Lorsque le lendemain j'arrivai auprès de la malade, tout était encore si bien rentré dans l'ordre, les symptômes inflammatoires avaient si complètement disparu, qu'il me fut aussi impossible que la première fois de distinguer quel était l'œil qui avait souffert. Jusqu'alors nous n'avions point soupçonné une ophthalmie périodique, attribuant l'accident à un courant d'air, et recommandant à la malade de prendre les plus grandes précautions pour s'en préserver. Quatre jours plus tard, je trouvai la malade dans un état tellement satisfaisant, qu'il fut convenu qu'elle descendrait ce jour même, et que son régime serait rendu moins sévère. Pendant que je causais avec la famille, la malade poussa tout à coup un léger cri, et me dit qu'elle venait d'éprouver à l'instant la même sensation qu'elle avait ressentie les deux fois que son œil s'était enflammé, qu'il lui semblait qu'on venait de lui porter un coup de couteau dans l'œil : elle ajouta qu'elle se trouvait mal à l'aise et commençait à ressentir des douleurs dans l'œil et dans la tête. Je lui conseillai de se mettre immédiatement au lit. Il s'était à peine écoulé un quart d'heure depuis la sensation du coup de couteau, que déjà l'œil offrait une rougeur des plus vives dans la conjonctive ; le larmoiement était des plus abondants, la photophobie tenait l'œil fermé. Une heure plus tard, alors que les douleurs devenaient extrêmes, les deux paupières étaient gonflées, œdématiées ; une poche remplie de sérosité s'était formée à la paupière inférieure ; la paupière supérieure ayant été soulevée, un chémosis séreux très épais et entourant toute la cornée vint faire saillie entre les paupières. La malade se plaignait des douleurs excessives qu'elle ressentait dans l'œil et dans la tête. Aucun de ces trois accès n'avait été précédé de frissons, mais pendant leur durée le pouls était fébrile. La brusque invasion, la marche extraordinairement rapide de cette inflammation, et les douleurs excessives qui l'accompagnaient, me firent soupçonner une ophthalmie périodique. Je résolus d'observer l'accès jusqu'à la fin. Pendant deux heures, le mal alla en

[(a) Mongellaz. Monographie des irritations intermittentes, t. I, chap. 1er, p. 72-84 ; Paris, 1859. — Mazade d'Anduze. Observations d'ophthalmie intermittente, Annales d'Oculistique, t. XX, p. 129 ; et diverses autres observations publiées dans le même recueil : t. I, p. 527 (Szokalski) ; t. X, p. 46 (Fallot) ; t. XV, p. 259 (Lohman) ; t. XVII, p. 513 (Cunier) ; t. XVIII, p. 59 (Tavignot) ; t. XVIII, p. 141 (Binard) ; t. XVIII, p. 174 (Weille) ; t. XXII, p. 15 (Rivaud-Landrau) ; t. XXXII, p. 194 (Jenni).
(b) Cours d'ophthalmologie enseigné à l'Université de Gand, t. II, p. 250-252 ; Gand, 1853. T. W.]

l'œil, revêt plus ou moins la forme intermittente, et qui, par suite de cette circonstance qu'elle est généralement bornée à un seul côté de la tête, a reçu le nom d'*hémicrânie*. Une inflammation oculaire occupant surtout la sclérotique, et que l'on peut aisément distinguer de toutes les formes ordinaires d'ophthalmie, accompagne souvent cette maladie. La couleur de l'iris est parfois altérée et la pupille irrégulièrement dilatée ou contractée ; mais il n'y a pas de lymphe épanchée. La vision est un peu obscurcie.

La durée des paroxysmes varie de quelques heures à un jour ou plus. Ils reparaissent à des intervalles irréguliers d'environ trois ou quatre semaines, sont précédés de frissons, de bâillements, d'irascibilité dans le caractère, et se terminent généralement par des vomissements suivis d'assoupissement. L'hémicrânie, après avoir duré plusieurs années, diminue beaucoup d'intensité, ou disparaît entièrement dans un âge avancé.

Cette maladie est souvent en rapport avec la diathèse hystérique. Elle se montre fréquemment pendant la grossesse, ou pendant l'état de faiblesse qu'amènent les fonctions de nourrice. Le caractère intermittent en est dû quelquefois à des causes semblables à celles qui donnent lieu à la fièvre intermittente.

Le docteur Turenne suppose que l'hémicrânie dépend d'une congestion des sinus caverneux, qui détermine la compression de la branche ophthalmique de la cinquième paire (1). Suivant lui, le soulagement produit par l'action de pencher la tête en arrière serait dû à ce que, dans cette position, les sinus caverneux se vident. On a aussi supposé que la saillie des corpuscules appelés glandes de Pacchioni à l'intérieur des sinus cérébraux, pouvait, en formant obstacle au retour du sang, occasionner l'hémicrânie (2).

Les remèdes les plus efficaces sont ceux qui agissent contre les affections franchement intermittentes. Souvent, lorsque le quinquina échoue, la solution arsenicale agit très favorablement.

augmentant, puis resta stationnaire durant un laps de temps à peu près égal, et se termina enfin après avoir duré en tout de cinq à six heures. Voulant m'assurer si cet accès n'avait pas produit quelqu'exsudation dans l'œil, je retournai le lendemain voir la malade ; je la trouvai levée, et elle m'apprit que, s'étant endormie après l'accès, elle n'avait plus rien ressenti à son réveil. L'œil était tellement revenu à son état normal que, si je n'eusse su que c'était l'œil droit qui avait souffert, il m'eût été impossible de l'apprendre par l'inspection. Dès lors le traitement fut nettement arrêté, et à partir de ce jour je soumis la malade à l'usage du sulfate de quinine uni à l'opium. On lui administra, tous les jours, vingt grains de sulfate de quinine et deux grains d'opium, divisés en dix doses, dont une lui était donnée toutes les heures. L'ophthalmie périodique fut coupée d'emblée, et lorsque, d'après les calculs, le quatrième accès eût dû se produire, la malade ressentit seulement un peu de malaise, un tremblement dans les jambes et quelques nausées ; mais l'œil ne s'affecta pas. Les mêmes sensations se reproduisirent encore trois ou quatre fois, toujours à l'heure prévue d'avance, mais finirent par ne plus reparaître quand l'usage du sulfate de quinine eut été continué pendant quelques semaines. Depuis lors, cette dame se porte aussi bien qu'avant l'opération et n'a plus ressenti la moindre apparence d'affections périodiques. T. W.]

(1) Lancet, August 18, 1849, p. 177.

(2) BLANDIN, Ibid., p. 178.

J'ai vu plusieurs cas guérir complétement par l'usage de la salse-pareille.

« Dans le traitement des cas de cette nature, fait observer le docteur Bright (1), il est parfois impossible de ne pas être dans le doute sur la question de savoir si quelque maladie plus fixe ne donne pas naissance aux symptômes, surtout si d'autres circonstances, telles que des nausées, des vertiges, la perte du mouvement ou de la sensibilité, surviennent de temps en temps. Mais, tout en surveillant attentivement l'apparition de tout symptôme nouveau, il ne faut pas se laisser aller à renoncer au traitement que nous employons, car il s'écoule fréquemment plusieurs jours avant qu'aucune amélioration se manifeste. »

Cette dernière remarque s'applique au remède quel qu'il soit, dont on a fait choix.

On doit éviter les moyens débilitants, tels que la soustraction du sang au moyen des sangsues et les révulsifs.

SECTION II.

ANESTHÉSIE ET ARRÊT DE NUTRITION DE L'APPAREIL DE LA VISION A LA SUITE DE MALADIES DES NERFS DE LA CINQUIÈME PAIRE.

De α privatif, et ἀισθησις, sensibilité.

Variétés. — L'anesthésie des parties auxquelles se distribue le nerf de la cinquième paire peut être due à une cause interne ou à une cause externe. La blessure des branches sus et sous-orbitaires, par exemple, constitue une cause externe; une tumeur du pont de Varole est une cause interne.

Il se peut qu'une branche ou deux seulement de ce nerf se trouvent dans un état propre à déterminer l'anesthésie des parties auxquelles elles se distribuent; ou bien la totalité du nerf peut se trouver affectée, la racine motrice aussi bien que la sensitive; alors, outre l'anesthésie, il y a paralysie des muscles masticateurs. D'autres nerfs que celui de la cinquième paire peuvent se trouver compris dans la maladie : ce sont principalement le facial, la sixième et la troisième paires; il y a alors paralysie de la face ou des muscles de l'œil. L'odorat, la vision et l'ouïe peuvent se trouver détruits par l'extension du mal aux nerfs olfactif, optique et auditif.

Quand c'est une maladie située à l'intérieur du crâne, telle qu'une tumeur dans le pont de Varole, qui agit sur le nerf de la cinquième paire, il survient une série de symptômes semblables à ceux que l'on a vus se manifester lorsque, sur les animaux, on a pratiqué la section

(1) Reports of Medical Cases, vol. II, p. 508; London, 1851.

du tronc de ce nerf (1). Outre l'anesthésie de la peau des paupières, de la conjonctive, de la membrane de Schneider et des autres parties auxquelles le nerf de la cinquième paire distribue la sensibilité générale, et la perte du goût dans le côté correspondant de la langue, la vision s'affaiblit ou se perd, la sécrétion lacrymale s'arrête, et l'on voit se développer une inflammation oculaire qui se termine par l'opacité, l'ulcération et la rupture de la cornée. Une névralgie intense précède quelquefois l'anesthésie, alterne avec elle, ou même l'accompagne; de sorte que, bien que les parties affectées soient insensibles aux excitants mécaniques externes, elles communiquent néanmoins au sensorium des sensations de douleur aiguë, dues aux changements morbides internes qui affectent le tronc du nerf. Dans un cas d'anesthésie montré par M. Montault (2) au cours de M. Magendie, l'œil était tourné en dedans par suite de la paralysie de l'abducteur. La perte de la sensibilité de la conjonctive était si complète dans ce cas, que le malade pouvait saisir son œil avec ses doigts, et le tourner en dehors, sans provoquer de clignement des paupières, sans ressentir de douleur, et même sans s'apercevoir que l'œil était touché. L'acte réflexe du clignement ne s'exécute point en pareil cas, même quand le nerf facial est sain, parce que la sensation qui, à l'état normal, provoque cet acte, n'existe plus. On peut piquer le bulbe de l'œil, ou même le toucher rudement, sans déterminer de clignement, bien que l'action volontaire des paupières persiste, et que le malade puisse les fermer fortement lorsqu'on le lui prescrit (3). Dans cet état, les corps étrangers qui viennent se mettre en contact avec la conjonctive, n'étant point enlevés, provoquent de l'inflammation; mais on croit généralement que l'opacité et la mortification de la cornée sont dues non point tant à cette cause qu'au trouble de la nutrition qui survient dans tout l'organe, par suite de l'absence de l'excitation nerveuse que la cinquième paire y communiquait. Les stimulants appliqués sur l'œil en cet état provoquent la rougeur de la conjonctive, mais ne déterminent point de douleur.

Les symptômes se succèdent tantôt dans un ordre, tantôt dans un autre. Dans certains cas, c'est l'amaurose, dans d'autres la névralgie, dans d'autres encore l'anesthésie, qui attirent le plus l'attention; on considère parfois la maladie comme une ophthalmie opiniâtre, et d'autres fois comme une paralysie. Dans quelques cas, l'œil se détruit promptement; dans d'autres, bien que la sensibilité à la lumière soit perdue

(1) Consultez sur la section de la cinquième paire, et les effets qu'elle produit sur l'œil : Alcock, Cyclopædia of Anatomy and Physiology, vol. II, p. 309; London, 1857. Tandis que Magendie reconnaît que les altérations de la nutrition de l'œil sont moindres à mesure que la section est plus éloignée de l'orbite et plus rapprochée de la racine du nerf, Alcock pense que la violence exercée dans le voisinage de l'œil, ou même sur ses appendices, est la cause immédiate des altérations qui surviennent dans l'expérience en question.
(2) Journal hebdomadaire des progrès des sciences médicales, t. I, p 368; Paris, 1836.
(3) Romberg. Manual of the Nervous Diseases of Man, vol. I, p. 193; London, 1853.

et que la surface de l'œil et des paupières soit insensible aux stimulants communs, les tuniques de l'œil et ses humeurs restent saines.

Anatomie pathologique. — Les altérations que la dissection a révélées dans les cas d'anesthésie, sont des tumeurs scrofuleuses ou autres comprimant les racines ou le tronc du nerf de la cinquième paire, un caillot apoplectique, le ramollissement d'une portion du cerveau, l'induration, le ramollissement et l'atrophie du ganglion de Gasser ou de quelqu'une des branches du nerf.

Observations. — On a publié beaucoup de cas d'anesthésie des parties auxquelles se distribue la cinquième paire (1).

Obs. 561. — Tandis que les troupes britanniques étaient cantonnées en Portugal, en mars 1828, le lieutenant X*** tomba lourdement du haut en bas d'un escalier dont il avait manqué une marche pendant l'obscurité, et le côté gauche de sa figure vint frapper avec violence contre le pavé. Lorsque M. Russell le vit quelques heures après cet accident, il trouva tout ce côté de la tête et de la face fort gonflé et contusionné. Le malade se plaignait de céphalalgie et d'engourdissement de la face. On le saigna, on lui prescrivit des laxatifs et des fomentations sur les parties blessées. Lorsque les symptômes de la plaie de la tête et le gonflement furent dissipés, il continua de se plaindre d'un engourdissement du côté gauche de la face, s'étendant juste au-dessous de l'orbite le long de l'aile du nez jusqu'au sommet de cet organe, et à la lèvre supérieure, exactement jusqu'au centre de sa dépression, espace correspondant avec la distribution de la division faciale de la seconde branche du nerf de la cinquième paire.

En recherchant la cause de ces symptômes, M. Russell reconnut aisément que la circonférence du trou sous-orbitaire était brisée, et avait donné naissance à une esquille tranchante qui comprimait le nerf, ou qui l'avait divisé dans le point où il sort pour se distribuer à la face.

Six mois après l'accident, la moitié de la face était encore complétement insensible au toucher, ou même à la piqûre avec un corps aigu; le blessé ne sentait point le rasoir lorsqu'il se rasait la moitié gauche de la lèvre supérieure; et lorsqu'il portait un vase à la bouche, la portion de lèvre affectée qui le touchait lui donnait la même sensation que si le bord du vase eût été brisé.

L'expression de sa physionomie n'était nullement altérée, car lorsqu'il parlait, qu'il riait ou qu'il éternuait, les muscles des deux côtés agissaient en parfaite concordance (2).

Obs. 562. — L. A., fille d'une constitution saine, âgée d'environ 20 ans, vint en octobre 1822 se confier aux soins de Sir Charles Bell. Sept ans auparavant, elle avait reçu sur l'œil droit un coup de bâton, à la suite duquel elle trouva que sa vue n'était plus aussi bonne qu'auparavant. L'obscurcissement de la vue avait été croissant; mais jusqu'en juin 1822 elle avait continué à distinguer les petits objets. A cette époque, elle fut prise de douleur dans l'oreille droite, de surdité, et d'un écoulement par l'oreille; elle ressentit aussi de violentes céphalalgies n'occupant que le côté droit de la tête, et bientôt après elle perdit complétement la vue de l'œil droit. Elle ressentait au canthus interne une douleur sourde, qui disparaissait rarement, et de temps en temps il survenait un abondant écoulement de larmes. Les mouvements de l'iris étaient parfaits. Les choses restèrent dans cet état pendant environ deux mois; puis la douleur et l'écoulement de l'oreille cessèrent, et quelques jours après, la surface de l'œil devint parfaitement insensible au toucher. Cette perte de la sensibilité s'étendait à la face interne des paupières, à la peau qui les recouvre, à celle de la joue et du front dans l'étendue d'un pouce environ autour de l'œil; elle n'allait pas au delà de la ligne médiane de la face. Lorsqu'elle dit à Sir Charles que son œil était *mort*, suivant son expression, il passa son doigt sur la surface de cet organe, et cette manœuvre fut si loin de déterminer de la douleur, que la malade affirma qu'elle ne se sentait pas toucher. Les paupières ne firent aucun effort pour se fermer; mais

(1) BELL's Nervous System of the Human Body; Appendix, p. 98. London, 1830.
(2) BELL. Op. cit.; Appendix, p. 98; London, 1830.

la conjonctive parut sensible à l'irritation, car un grand nombre de vaisseaux de la surface de l'œil s'injectèrent aussitôt.

On prescrivit un vésicatoire permanent derrière l'oreille et deux grains de calomel à prendre matin et soir, dans le but d'affecter la bouche. Au bout de quelques jours néanmoins, la douleur d'oreille et la surdité s'accrurent, mais sans qu'il y eût d'écoulement ; et, en même temps, la sensibilité de l'œil et de la peau environnante reparut. La vue paraissait complétement abolie. Les douleurs de tête partielles persistaient, et parfois la malade ressentait de la douleur à l'angle interne de l'œil. Elle avait toujours pu contracter à volonté les muscles des paupières et de la face, et ces derniers n'étaient affectés en aucune façon. — Le 25 octobre, elle eut un violent accès d'hystérie suivi d'une céphalalgie générale. Ce dernier symptôme disparut à la suite d'une saignée, d'applications froides sur le vertex, d'un vésicatoire à la nuque et d'une forte purgation. Sir Charles, craignant que l'affection organique ne s'étendît au cerveau, maintint la malade au lit, au régime le plus sévère, et la purgea chaque jour. — Le 2 novembre, elle dit que pendant toute la nuit elle avait éprouvé comme une sensation de graviers dans son œil aveugle, que des étincelles de feu traversaient de temps en temps. L'aspect de l'œil n'offrait aucun changement. Le 3, en s'éveillant, ces sensations avaient disparu; mais elle fut agréablement surprise en s'apercevant que sa vue était revenue. En fermant l'œil gauche, elle reconnaissait très bien avec le droit les gros objets, mais elle ne pouvait ni lire ni reconnaître les très petits objets. — Le 4, elle lisait du petit texte et, bien que sa vue ne fût pas tout à fait aussi bonne que de l'œil gauche, elle revint bientôt au point où elle était immédiatement après que le coup avait été porté. Celui-ci n'avait probablement agi que comme cause prédisposante de la maladie. La manière graduelle dont la vue se perdit et la façon soudaine dont elle se rétablit lorsque l'économie eut été affaiblie par d'abondantes évacuations, indiquent qu'il existait un rapport entre la maladie et un état pléthorique qui avait été en augmentant. Les seuls nerfs qui paraissent avoir été pris sont le nerf optique et, pendant un certain temps, la première division de celui de la cinquième paire (1).

Obs. 563. — Un malade, confié aux soins du docteur Alison, était affecté de la perte de la sensibilité générale du côté gauche de la face, de la narine gauche, de la moitié gauche de la langue, et du globe de l'œil du même côté, et d'épistaxis intermittentes par la narine gauche; il était de plus sujet à des attaques douloureuses, accompagnées de fièvre, pendant lesquelles la douleur se faisait surtout sentir dans les parties frappées d'insensibilité. Il survenait de fréquentes inflammations de l'œil gauche, avec obscurcissement de la cornée; mais elles cédaient aux moyens antiphlogistiques ordinaires. Néanmoins, au bout de deux mois, une ligne se forma autour de la base de la cornée qui finit par se détacher complétement sous forme d'eschare; les humeurs de l'œil s'écoulèrent entièrement. Les muscles du côté gauche de la mâchoire étaient paralysés, et ils restaient complétement flasques lorsque le malade mâchait ou serrait les mâchoires; mais le mouvement des autres muscles de la joue n'était point affaibli. Après la destruction de l'œil, les symptômes paralytiques restèrent stationnaires pendant un an ou plus, la céphalalgie reparut avec violence, et la mort survint pendant le coma, après quinze jours de maladie.

On trouva à l'autopsie un ramollissement considérable de quelques-unes des parties centrales du cerveau. Le nerf de la cinquième paire du côté gauche, examiné d'avant en arrière à partir du ganglion, offrait une texture très dense contre le ganglion; mais au delà il était fort altéré et, à sa jonction avec le *tuber annulare*, il ne paraissait plus formé que par du tissu membraneux (2).

Obs. 564. — Un jeune homme épileptique mourut le 12 août 1824, à l'hôpital de *la Pitié*, après avoir été pendant dix à onze mois dans le service de M. Serres.

A son entrée dans l'hôpital, il accusait, outre ses accès d'épilepsie, une légère inflammation de l'œil droit. Cette inflammation s'accrut, la cornée devint opaque, et la vue, d'abord troublée, finit par être complétement détruite. Les organes des sens du côté droit commencèrent successivement à perdre leurs facultés naturelles. Ceci arrivait en juin 1824. L'œil, les paupières, la narine et la moitié de la langue du côté droit étaient privés de

(1) Ibid., p. c.
(2) Abercrombie's Pathological and Practical Researches on Diseases of the Brain, p. 447 ; Edinburgh, 1829.

sensibilité, tandis qu'à gauche ces mêmes parties remplissaient parfaitement leurs fonctions. Peu de temps après, cet état se compliqua d'une affection scorbutique qui se manifesta d'abord du côté droit des deux mâchoires, dénudant les dents de ce côté par suite de l'altération des gencives. A une période avancée de la maladie, la surdité devint complète à droite.

A l'autopsie, on trouva le ganglion du nerf de la cinquième paire à droite, gonflé, de couleur jaunâtre, moins vasculaire qu'à l'ordinaire, et le nerf, dans le point où il paraît s'insérer sur le pont de Varole, était transformé, comme le ganglion, en une substance jaunâtre gélatineuse qui envoyait de petits prolongements dans la substance du pont, dans la direction des faisceaux d'insertion du nerf. Les branches musculaires du nerf affecté étaient intactes, et la mastication n'avait jamais été gênée (1).

Traitement. — Les causes qui produisent l'anesthésie ne sont pas généralement de nature à céder au traitement. Romberg, toutefois, rapporte un cas dans lequel la maladie, probablement de nature rhumatismale, céda à l'usage de l'iodure de potassium employé largement tant à l'intérieur qu'à l'extérieur. Dans un autre cas rapporté par M. James, les symptômes cédèrent à l'application répétée du galvanisme aux différents points affectés (2).

(1) SERRES. Anatomie comparée du cerveau ; t. II, p. 67 ; Paris, 1827.
(2) Consultez sur l'anesthésie de la cinquième paire : ROMBERG, Op. cit., RADCLYFFE HALL. Edinburgh Medical and Surgical Journal, vol. LXX, p. 1 ; Edinburgh, 1848 : COWAN, Glasgow Medical Journal, vol. II, p. 146 : Glasgow, 1853.
[Dans un article publié dans le XXVIII⁰ vol. des Medico-Chirurgical Transactions, M. DIXON fait remarquer que, en dépouillant les observations des cas d'anesthésie de la 5e paire qu'il est parvenu à rassembler, il a été frappé de la fréquence relativement beaucoup plus grande de cette affection au côté gauche qu'au côté droit du corps. M. DIXON a bien voulu nous faire parvenir la liste de tous les cas dont il a réuni les observations, et dont le nombre s'élève à 51, en y comprenant trois cas observés par lui-même et un par Günsburg. Sur ces 51 malades :
Les deux nerfs étaient affectés dans . . . . 5 cas.
Le droit dans . . . . 13 »
Le gauche dans . . . . 33 »
                                                              _____
                                                               51 »
Voyez 1º *Pour les cas où la maladie existait des deux côtés* : JODIN. Journal de physiologie, vol. XI, p. 20, 1831 : NÉLATON. Revue Médicale, vol. III, p. 410, 1853 : CRUVEILHIER. Anatomie Pathologique, livr. XXVI, pl. 2: ANNAN. American Journal of the Medical Sciences, N. S., vol. II, 1841: Cas emprunté à la Gazette Médicale, 10 juillet, 1841. 2º *Du côté droit* : BELLINGERI. Diss. inaug. Aug. Taur., 1818 : SERRES. Anat comp. du cerveau, vol. II, p. 67, 1824-6 : BELL. Op. cit., p. 298 : WATSON. Bell. Op. cit., p. 501 : GAMA. Traité des plaies de la tête, p. 180, 1830 : CARRON DU VILLARDS. Journal compe. des Sciences Médicales, vol. XLIV, p. 13, 1832 : BOYER. Archives générales de médecine, 2e série, vol. VIII, p. 91, 1833 : BISHOP. Medical Gazette, vol. XVII, p. 725 : STAMM. Schmidts Jahrbücher, Band 24, p. 301, 1859 : JAMES Bull. de l'Acad. royale de médecine, vol. VI, 1840-1 : TAVIGNOT. Gaz. des Hôpitaux, 7 janvier, 1843 : MONTAULT. Journal de Physiologie, vol, IX, p. 113, 1829. DIXON. Medico-Chirurgical Transactions, vol. XXIX, p. 155, 1846 : 3º *Du coté gauche* : MAYO. Anatomical and Physiol. Commentaries, nº II, p. 12, 1823 : BELL. Op. cit., pp. 271, 276, 321, 343, 348 : STANLEY. Med. Gaz., vol. I, p. 551 : ABERCROMBIE. Diseases of the Brain and Spinal Cord., p. 424, 1834 : HORNER. American Journal of the Medical Sciences, vol. IV, p. 58, 1829 : COLLES. Bell. Op. cit., p. 335 : WHITING. Bell. Op. cit., p. 552 : BISHOP. Med. Gaz., vol. XIII, p. 465, 1833 : NOBLE. Med. Gaz., vol. XV, p. 120; vol. XVII, p. 259, 1835-6 : CARRÉ. Archives générales de médecine. 2e série, vol. V, p. 234 : MONTAULT Journal hebdomadaire, vol. I, p. 368, 1836 : VOISIN. L'Expérience, p. 554, 1857 : TANQUEREL-DESPLANCHES. Revue médicale, vol. II, 1856 : LANDOUZY. Bulletin de la Société Anatomique, p. 340, 1838 : ROMBERG. Müllers' Archiv, p. 505, 1858. Caspers' Wochenschrift, pp. 168, 175, 1859 : CORRIGAN. Med. Gaz., N. S., vol. II, 1859 : STANSKI. Archives générales de médecine, p. 62, 1839 : JOBERT. Archives générales, 2e série, vol. V, p. 241 : VOGT. Müllers' Archiv, p. 72, 1840 : MAGENDIE. Phénomènes physiques de la vie, vol. IV, p. 101, 184 : TAVIGNOT. Gaz. des Hôpitaux, 11 janvier, 1843 : SALOMONSEN. Oppenheim's Zeitschrift, vol. XXVIII, p 571 : GÜNSBURG. Die pathologische Gewebelehre, 2e Band, p. 133, 1848 : DIXON. Medico-Chirurgical Transactions vol. XXVIII, p. 374-595, 1845. T. W.]

CHAPITRE XXVII.

AMAUROSE.

—

SECTION Ire.

DESCRIPTION GÉNÉRALE DE L'AMAUROSE ; SA DÉFINITION, SES SIÉGES DIVERS,
SES CAUSES, SYMPTÔMES, PÉRIODES ET DEGRÉS, SON DIAGNOSTIC, SON
PRONOSTIC ET SON TRAITEMENT.

Syn. — Amaurose, de ἄμαρυὸς, *obscur.* Αμϐλυωπία, *Hippocrate.* Μελανία, *Aristote.* Gutta
serena, *traducteurs latino-barbares des arabes.* Cécité nerveuse ; anesthésie optique, *Romberg.*
Der Schwarze Staar, *Allem.*

1. *Définition.* — On entend par amaurose l'*obscurcissement de la
vision*, dépendant d'un état morbide d'une ou de plusieurs portions du
nerf optique, de ses racines, de son tronc ou de sa terminaison périphérique. C'est donc un effet dépendant de causes entièrement différentes
de celles qui empêchent les rayons lumineux d'entrer dans l'œil, et de
pénétrer à travers les milieux transparents jusqu'à la rétine.

Si, par suite d'altérations morbides, la rétine a cessé de ressentir
l'impression des objets extérieurs par l'intermédiaire de la lumière ; si
le nerf optique ne peut plus transporter au *sensorium* les impressions
déposées sur la rétine ou si le cerveau est privé de la faculté de recevoir
celles que lui transmet le nerf optique ; il existe un obscurcissement de
la vision, ou une perte totale de la vue, suivant le degré d'incapacité
dont se trouvent frappées ces diverses parties. Sans qu'il soit nécessaire d'en dire davantage, le lecteur comprendra de suite la nécessité
de distinguer différentes espèces d'amaurose, suivant que c'est la rétine, le nerf optique ou le cerveau qui est d'abord et principalement
affecté, bien que, dans beaucoup de cas, il y ait lieu de croire que ces
diverses parties sont simultanément intéressées.

Toutefois, dans tous les cas où la vision se trouve affaiblie ou détruite, il y a une question qu'il importe de vider avant tout : c'est celle
de savoir s'il existe dans les parties de l'œil qui se trouvent en contact
avec la rétine, c'est-à-dire dans l'humeur vitrée et la choroïde, une
cause suffisante pour expliquer les symptômes existants, indépendamment de toute affection primitive de la rétine, du nerf optique, ou du

cerveau. L'oculiste doit s'attacher avec soin à ce point, et ne pas se perdre dans le champ des incertitudes qui n'accompagnent que trop souvent les affections cérébrales, lorsque l'état du globe de l'œil peut suffire à donner l'explication de tous les symptômes. La moindre réflexion fait sentir combien il importe de distinguer le glaucome de l'amaurose, ne fût-ce que pour épargner aux malades la douleur et les fâcheux effets de remèdes qui ne peuvent être d'aucune utilité, tandis qu'ils peuvent au contraire nuire à sa constitution, ou tout au moins tromper ses espérances.

11. *Siéges.*—Afin de prévenir, autant que possible, toutes notions erronées sur le siége et les symptômes de l'amaurose, il est bon d'avoir présentes à l'esprit les notions anatomiques et physiologiques suivantes :

1. Les nerfs optiques naissent, un peu en arrière du centre de la masse cérébrale, des corps quadrijumeaux ; ils sont donc en communication avec la partie postérieure de la moëlle allongée. La large bandelette de substance médullaire, ou *tractus opticus*, par laquelle chaque nerf paraît commencer de chaque côté, contourne le bord externe de la couche optique et y adhère, croise le pédoncule cérébral et y adhère également, s'attache au lobe moyen du cerveau, s'unit intimement au plancher du troisième véntricule formé par le *tuber cinereum* et vient s'unir avec sa congénère du côté opposé, pour former le chiasma.

2. On a publié de nombreuses autopsies dans lesquelles on a pu suivre l'atrophie de l'un des nerfs optiques depuis l'œil malade jusqu'au côté opposé du cerveau; elles établissent pleinement ce fait, qu'il existe, au moins dans le chiasma, une décussation partielle des nerfs optiques (1). Les fibres les plus externes de chaque nerf paraissent continuer leur course vers les orbites sans s'entre-croiser; et probablement les fibres les plus internes d'un côté passent du côté opposé. (*V.* p. 741) Cette disposition explique la contradiction apparente que présentent certaines préparations pathologiques, telles que celles conservées dans le Museum du *Richmond Surgical School*, de Dublin, et dont parle le docteur Mayne (2). Ces préparations proviennent de cas dans lesquels un œil avait été détruit soit par une affection locale, soit par un accident, plusieurs années avant la mort, et dans lesquels le nerf optique correspondant était atrophié, tandis que celui du côté opposé était resté sain. Dans la plupart de ces préparations, l'atrophie s'est étendue jusqu'au *tractus opticus* du côté opposé, tandis que celui du côté correspondant était resté intact; dans quelques-unes, les deux *tracti optici* avaient éprouvé une diminution de volume, mais en général à un degré inégal; et dans un cas très remarquable, le *tractus opticus* du côté correspondant au nerf atrophié était réduit à une petite bande, tandis que celui du côté opposé avait conservé son volume normal.

3. Il n'existe aucune proportion et très peu de connexion entre les couches optiques et les nerfs de la vision. Chez le cheval, le bœuf, le mouton, etc., les nerfs optiques sont aussi volumineux que chez l'homme; mais les couches optiques sont beaucoup plus volumineuses chez ce dernier que chez ces animaux. Lorsqu'on examine la structure de la couche optique, on s'aperçoit qu'il n'y en a qu'une couche superficielle qui soit attachée au nerf optique, et que la totalité de ses fibres intérieures se portent en divergeant dans les circonvolutions cérébrales. Lorsqu'un des nerfs optiques s'atrophie, la couche optique correspondante ne diminue que de la quantité dont le nerf lui-même s'est contracté; l'intérieur de la couche optique n'a subi aucun changement, mais l'état atrophique du nerf peut être suivi jusqu'aux corps quadrijumeaux. Sur le cerveau d'une femme morte aliénée, le docteur Spurzheim (3) trouva la couche optique gauche à moitié convertie en pus; le

(1) Josephus et Carolus Wenzel. De penitiori structura cerebri, p. 334, tab. VI, fig. 2; Tubingæ, 1812 : Cloquet. Pathologie chirurgicale, p. 131, pl. X, fig. 3; Paris, 1831.
(2) Cyclopædia of Anatomy and Physiology, vol. III, p. 771 ; London, 1844.
(3) Anatomy of the Brain, p. 80; London, 1826.

corps strié du même côté était affaissé, mais le nerf optique était sain et ressemblait à tous égards à son congénère du côté opposé dans le voisinage duquel n'existait aucune altération morbide. Les deux corps quadrijumeaux antérieurs étaient également à l'état normal. Dans un cas, le docteur Parry (1) trouva les couches optiques presque complétement effacées, avec les nerfs optiques sains. On pourrait citer de nombreux exemples de maladies des couches optiques sans l'existence d'aucune affection de la vision (2).

4. Chaque nerf optique, ou tout au moins chaque rétine, constitue probablement un plexus provenant presque en égale proportion des deux côtés du cerveau. Il y a des motifs de croire que la rétine est en communication avec d'autres nerfs que le nerf optique; qu'elle exerce de l'influence sur eux, et que, d'un autre côté, elle peut aussi être influencée par eux. Les nerfs optiques, ainsi que nous l'avons déjà dit, sont unis à la partie postérieure de la moëlle allongée. Le grand sympathique emprunte à ses communications avec les nerfs spinaux la faculté de provoquer le mouvement et de propager la sensibilité; c'est ce qui fait aussi que l'irritation des organes auxquels se distribue le grand sympathique se communique à la moëlle épinière et au cerveau, et qu'une maladie cérébrale peut être excitée par des causes qui existent dans le thorax, l'abdomen ou le pelvis. Lorsque l'on suit la marche ascendante du grand sympathique, à partir du premier ganglion cervical, on voit les branches de ce nerf entourer l'artère carotide interne et traverser avec elle le canal carotidien du temporal; lorsque le grand sympathique a atteint le sinus caverneux, il forme un ganglion d'où proviennent les rameaux qui le font communiquer avec la sixième et la troisième paires, et avec la première division de la cinquième. Un ou plusieurs rameaux du ganglion caverneux communiquent directement avec le ganglion lenticulaire. Tiedemann (3) croit avoir suivi des rameaux du ganglion lenticulaire jusqu'à la rétine. L'artère carotide interne, à mesure qu'elle monte à l'intérieur du crâne, est encore environnée par des rameaux du grand sympathique qui y adhèrent et peuvent être suivis le long de ses ramifications. L'artère ophthalmique, comme toutes les autres, est environnée d'un plexus provenant de ce nerf, et c'est de cette façon qu'il vient exercer son influence sur les artères de la choroïde, de l'iris et de la rétine. Du ganglion lenticulaire proviennent les nerfs du muscle ciliaire et de l'iris; Ribes (4) croit avoir suivi des branches des nerfs ciliaires ou iriens, qui, situées entre la sclérotique et la choroïde, traversaient cette dernière membrane et se portaient en arrière dans la rétine.

5. Quand, chez les oiseaux, un des lobes optiques (parties analogues aux corps quadrijumeaux antérieurs des mammifères) est blessé, la vision de l'œil du côté opposé s'affaiblit ou s'éteint. Si, au bout d'un certain temps, on fait la même expérience de l'autre côté du cerveau, l'œil qui était resté sain est à son tour frappé de cécité (5).

6. Si, sur un animal quelconque, on divise le nerf optique au-devant du chiasma, la pupille de l'œil du même côté devient très large et immobile, et la faculté visuelle de cet œil est immédiatement abolie. Toute trace de sensibilité à la lumière disparaît, de sorte que, lors même qu'on concentre celle-ci à l'aide d'une lentille et qu'on la dirige vers la pupille, aucune sensation ne se produit.

7. Si l'on divise le chiasma longitudinalement, on voit survenir la cécité avec dilatation de la pupille des deux côtés.

8. Il est généralement admis que le nerf de la cinquième paire communique la sensibilité générale aux parties auxquelles il se distribue, et que, par suite des rapports qu'il a avec le grand sympathique, il exerce une influence très marquée sur la nutrition de l'œil. C'est pour cela que les lésions traumatiques de la cinquième paire déterminent fréquemment une affection réflexe de la rétine, qui se termine par la cécité. L'opinion que soutient Magendie (6), que la cinquième paire contribue à la vision, qui possède déjà un nerf

(1) Collections from the unpublished Medical Writings of C. H. Parry, M. D. vol. I, p. 504; London, 1825.

(2) Voyez Bright's Reports of Medical Cases, vol. II, pp. 292, 615, 620; London, 1831 : Andral. Clinique médicale, t. V, pp. 358, 485; Paris, 1833.

(3) Zeitschrift für Physiologie, vol. I, p. 255 : Heidelberg, 1824.

(4) Ribes. Mémoires de la Société médicale d'émulation, t. VII, p. 99 : Paris, 1811.

(5) Magendie. Journal de Physiologie, t. III, p. 376 : Paris, 1823. Serres, Anatomie comparée du cerveau, t. I, p. 331; Paris, 1827.

(6) Magendie. Journal de Physiologie, t. IV, pp. 186, 302; Paris, 1824 : Desmoulins. Anatomie des systèmes nerveux, t. II, p. 712; Paris, 1825.

spécial, n'est pas suffisamment démontrée. Si la lumière agit parfois comme un agent susceptible de produire d'autres impressions que les impressions visuelles, c'est probablement au moyen de la cinquième paire que ces impressions sont transmises (1).

9. Si, sur un pigeon, on divise à l'intérieur du crâne le nerf de la troisième paire, la pupille se dilate, et l'on ne peut plus la faire se contracter, quelle que soit l'intensité de la lumière à laquelle on l'expose. La section de la cinquième paire chez le même animal ne détermine aucun changement dans les mouvements de l'iris. Chez les oiseaux, c'est la troisième paire qui fournit tous les nerfs de l'iris. Lorsqu'on pince, à l'intérieur du crâne, les nerfs optiques d'un pigeon, les pupilles se contractent. Le même résultat succède à une semblable irritation de la troisième paire, mais non à celle de la cinquième. Lorsqu'on a pratiqué la division des nerfs optiques à l'intérieur du crâne chez un pigeon, si l'on pince la portion du nerf qui reste attachée aux yeux, il ne survient aucune contraction de la pupille; mais si l'on pince la portion qui est restée adhérente au cerveau, on voit les pupilles se contracter comme si les nerfs optiques n'avaient point été sectionnés. Lorsque la troisième paire a été divisée, la pupille n'éprouve aucun changement lorsqu'on irrite les nerfs optiques, que ceux-ci soient entiers ou divisés. De ces faits, on peut justement conclure que, dans les variations habituelles de la pupille, une impression est transmise au cerveau le long du nerf optique; impression qui est suivie d'une affection du nerf de la troisième paire, laquelle détermine la contraction ou la dilatation de la pupille (2).

10. Pour four du Petit fit observer, le premier, que, chez les animaux où le grand sympathique est si étroitement uni au nerf vague, on ne peut pas diviser ce dernier à la région cervicale sans diviser aussi le premier. Le résultat de cette expérience est que la conjonctive rougit et se tuméfie, que la troisième paupière se projette sur la cornée, que la pupille se contracte, et que l'on n'aperçoit plus qu'une petite portion du globe oculaire entre les paupières à demi fermées. Il attribue avec raison tous ces effets à la section du tronc du grand sympathique (3). De semblables expériences, entreprises par de nombreux observateurs qui lui ont succédé, et surtout l'extirpation du ganglion cervical supérieur du grand sympathique, ont conduit à cette conclusion que, tandis que la contraction de la pupille est due au stimulus transmis aux fibres du sphincter de l'iris par le nerf de la troisième paire, le stimulus par suite duquel se contractent les fibres radiées qui produisent la dilatation de la pupille, est sous la dépendance de branches des nerfs spinaux, qui traversent le ganglion cervical supérieur du grand sympathique. Un fait remarquable récemment annoncé par M. Bernard, c'est que, si l'on galvanise l'extrémité centrale du nerf divisé, la pupille se contracte, et les muscles de la face qui étaient contractés se relâchent (4).

Le lecteur peut aisément conclure de ces faits anatomiques et pathologiques, qu'une stricte recherche des symptômes des différentes variétés d'amaurose doit nécessairement embrasser un champ d'une étendue considérable, et il ne devra pas s'étonner de rencontrer, dans le cours de cette recherche, beaucoup de points qui pourront lui paraître inexplicables ou même contradictoires.

La vision s'accomplit au moyen de la rétine, du nerf optique, et des tubercules quadrijumeaux ; or, dans toute amaurose, l'une ou l'autre de ces parties doit souffrir plus ou moins. Il arrive souvent, toutefois, que les changements organiques d'où dépend cette maladie, ne siégent point primitivement dans ces parties, mais dans quelques-unes de celles qui les environnent, ou même dans des parties éloignées de l'organe de la vision. Les membranes du cerveau, par exemple, peu-

(1) ALCOCK. Cyclopædia of Anatomy and Physiology, vol. II. p. 508 ; London, 1837.
(2) MAYO's Anatomical and Physiological Commentaries, n° 2, p. 4 ; London, 1825.
(3) Mémoires de l'Académie royale des sciences, pour 1727, p. 1 ; Amsterdam, 1733.
(4) VALENTIN. De functionibus nervorum cerebralium, p. 109 ; Bernæ, 1839 : REID's Physiological Anatomical and Pathological Researches, p. 291 ; Edinburgh, 1848 : Gazette médicale de Paris, 4 décembre 1852, p. 775.

vent donner naissance à une tumeur qui, par l'intermédiaire du cerveau, comprime l'appareil optique. L'utérus, en cessant brusquement la sécrétion des menstrues, peut déterminer une congestion des vaisseaux cérébraux, d'où résulte une amaurose. De là la division en amaurose idiopathique, symptomatique et sympathique.

L'amaurose peut être : 1. sensorielle, ayant son siége dans la rétine, le nerf optique, ou les tubercules quadrijumeaux ; 2. cérébrale, comme lorsqu'elle est due à une maladie des hémisphères du cerveau, à un épanchement dans les ventricules ou à des tumeurs fixées à la dure-mère ; 3. spinale, lorsqu'elle provient d'une maladie de la cinquième paire, et s'accompagne d'anesthésie oculaire ; 4. ganglionnaire, lorsque, par exemple, des affections des organes de la digestion ou de la génération y donnent naissance.

III. *Causes.* — *I. Causes efficientes.* — L'amaurose peut dépendre d'une simple compression exercée sur la rétine, le nerf optique ou le cerveau, ou de quelque changement organique survenu dans l'une ou l'autre de ces parties. C'est d'après ce double principe que je classerai ci-après les causes efficientes de la maladie :

1. Une congestion ou une inflammation, affectant primitivement quelque portion de l'appareil nerveux de la vision, ou les effets secondaires d'une inflammation, ou ses effets tertiaires sur le cerveau, ses membranes, le nerf optique, ou la rétine, peuvent déterminer l'amaurose. Il est possible que cette maladie soit quelquefois produite par des désordres qui prennent leur origine dans le système nerveux de l'appareil optique ; mais il y a lieu de croire qu'elle est due le plus souvent à des altérations du système sanguin, réagissant sur la substance nerveuse. Il est évident qu'aucune fonction sensorielle ne peut s'exécuter régulièrement sans la coopération normale des systèmes nerveux et sanguin. Nous savons très peu de chose sur les maladies nerveuses essentielles ; la plus grande partie des affections nerveuses que nous connaissons, débutent par des dérangements du système vasculaire.

Les changements organiques qui produisent directement l'amaurose sont, en général, la congestion ou l'inflammation à son premier degré, ou quelqu'un des effets secondaires ou tertiaires de l'inflammation, tels que la suppuration, l'ulcération, l'induration, le ramollissement, l'hypertrophie, etc. Ces altérations peuvent être momentanées, comme la congestion ou l'inflammation à sa première période, ou permanentes, comme le ramollissement, l'atrophie, etc.

2. La cause qui produit l'amaurose est évidemment, dans beaucoup de cas, une compression qui interrompt les communications nerveuses ou l'arrivée du sang. La compression peut agir immédiatement ou médiatement. La glande pituitaire tuméfiée comprime directement les nerfs optiques ; une tumeur fixée sur la tente du cervelet compri-

mera indirectement l'appareil optique. La compression exercée par une exostose ou toute autre tumeur est loin d'être rare. Nous considérons aussi l'engorgement des vaisseaux sanguins comme une cause de compression ; et, lors même que l'amaurose est le résultat d'une inflammation, il est vraisemblable que l'appareil optique est le siége d'une compression qui le rend incapable d'accomplir ses fonctions. Sir Charles Bell a émis sur la cause prochaine des maladies que l'on attribue généralement à la compression du cerveau, des vues un peu différentes de celles communément adoptées ; il soutient que ce que l'on appelle compression dans ce cas, n'agit point sur la substance du cerveau elle-même, mais empêche l'arrivée de la quantité de sang artériel nécessaire pour que cet organe accomplisse régulièrement ses fonctions (1). Quoi qu'il en soit, on ne peut mettre en doute que, partout où la compression agit au point de diminuer le volume d'une portion du corps, elle n'ait pour résultat d'accroître l'activité des absorbants, aussi bien que de diminuer l'abord du sang ; de sorte que, d'une part les tissus s'épuisent, et que, de l'autre, ils ne peuvent réparer leurs pertes.

L'amaurose dépend toujours d'une *cause organique*, existant dans l'appareil optique, ou dans les parties avoisinantes. L'idée qu'il peut exister une amaurose *fonctionnelle* ou *dynamique* a peut-être pris son origine dans cette hypothèse, qu'admettent plusieurs médecins, que les affections mentales sont souvent des désordres purement fonctionnels, ne dépendant d'aucune altération de la structure du cerveau. Cette hypothèse qui, même pour les affections mentales, est probablement mal fondée, a été étendue avec encore moins de raison aux maladies des organes des sens. Bien que nous admettions que l'amaurose est quelquefois sympathique, due par conséquent à l'altération de quelque organe éloigné, et que, dans certains cas, elle puisse survenir brusquement et disparaître de même, il n'y a cependant pas à douter que, dans tous les cas, même dans ceux qui sont sympathiques, la perte de la vue ne soit la conséquence de quelque dérangement survenu dans la substance de l'appareil optique, et qu'elle ne saurait dépendre simplement d'une irrégularité dans la distribution de la force nerveuse. Prenons pour exemple l'amaurose due à la présence des vers dans l'intestin. Sur mille individus affectés de vers, il n'en existe peut-être pas un chez lequel le cerveau soit si susceptible de devenir malade, que l'irritation que lui communiquent les intestins suffise pour produire l'état morbide qui occasionne la dilatation des pupilles et la perte de la vision ; mais l'idée qu'en pareil cas l'amaurose est la conséquence d'autre chose que d'une certaine altération de structure de l'appareil optique, mérite à peine d'être réfutée. On ne saurait admettre non plus, lorsque l'amaurose se déclare brusquement, et qu'elle est liée à une

(1) Institutes of Surgery, vol. I, p, 176 ; Edinburgh, 1838.

autre affection, qu'elle est indépendante de tout dérangement organique, bien que l'on ne puisse révoquer en doute que le premier anneau
de la chaîne des causes existe dans quelque partie du corps éloignée de
l'organe de la vision.

Le changement que la maladie fait subir à un organe, et par suite duquel
ses fonctions se trouvent dérangées, peut être temporaire et curable, ou
permanent et incurable ; mais il n'y a pas d'autre raison d'appeler la
première de ces maladies *fonctionnelle* et de réserver le nom d'*organique* à la dernière, que le désir de maintenir l'opinion absurde,
qu'une fonction peut être dérangée, quoique l'organe chargé de l'accomplir soit sain. On donne le nom d'*amaurose fonctionnelle* à celle
qui est la conséquence d'un désordre de la circulation ; tandis qu'on
appelle organique celle qui est la conséquence d'une tumeur du cerveau ; néanmoins l'une est aussi véritablement organique que l'autre.
Dans la congestion et l'inflammation, non-seulement le diamètre des
vaisseaux est changé, mais de plus, l'organe si important qu'ils contiennent, c'est-à-dire le sang, est altéré, et il existe souvent, sinon toujours, dans les parties environnantes, des changements moléculaires de
la plus grande importance (1).

II. Causes prédisposantes ou éloignés.—L'amaurose peut être produite par un grand nombre de causes prédisposantes et excitantes.

Lorsqu'il existe une forte prédisposition à cette affection, il suffit
d'une cause excitante légère pour l'amener. Beaucoup d'individus fatiguent leurs yeux à considérer de petits objets ; mais sur cinq cents qui
se trouvent dans ce cas, un seul peut-être deviendra amaurotique, parce
qu'il existait chez lui une forte prédisposition à cette maladie. Lorsque cette prédisposition n'existe pas, des causes excitantes, qui dans le
cas contraire produisent l'amaurose, peuvent rester sans effet. Chez
quelques-uns, la maladie est déterminée par la force des causes prédisposantes, et non par celles des causes excitantes ; d'autres fois, c'est
le contraire. Ces deux genres de causes peuvent être si obscurs qu'on
ne les découvre point ; les unes et les autres peuvent être de nature à
ne pouvoir être découvertes.

1. La prédisposition à cette affection peut être héréditaire, de sorte
que plusieurs membres de la même famille, ou de familles successives,
perdent la vue vers la même époque de leur existence. Beer connaissait
plusieurs familles qui présentaient cette tendance héréditaire à l'amaurose. Dans l'une d'elles, pendant trois générations successives, toutes
les femmes qui n'avaient point eu d'enfants devenaient aveugles à
l'époque de la disparition des règles. Les hommes de cette famille, qui
avaient ainsi que les femmes des yeux d'un brun foncé, montraient
aussi une tendance marquée à cette maladie, quoique aucun d'eux

_____

(1) Sur la prétendue distinction de l'amaurose en fonctionnelle et organique, voyez Edinburgh
Medical and Surgical Journal, October 1851, p. 518.

n'eût perdu la vue (1). Les causes prédisposantes innées ou héréditaires se rencontrent plus souvent chez les individus mélancoliques, que chez ceux qui sont doués d'un tempérament sanguin. Les personnes scrofuleuses, ayant des yeux et des cheveux noirs, sont souvent prédisposées à l'amaurose.

2. L'abus de la vue, l'exposition à une lumière brillante ou à une grande chaleur accompagnée de lumière, soit naturelle, soit artificielle, le travail sur de petits objets, l'emploi des yeux pendant les heures qui devraient être consacrées au sommeil, constituent une série de causes qui prédisposent grandement à l'amaurose. Dans quelques cas, une exposition imprudente des yeux à quelqu'une des causes que nous venons de mentionner, a suffi pour détruire la sensibilité de la rétine; mais, ordinairement, ce n'est qu'après une surexcitation qui s'est longtemps continuée, que les organes de la vision commencent à s'affaiblir et finissent par devenir complétement incapables de remplir leur office.

3. Dans une troisième série de causes prédisposantes ou excitantes figurent celles qui, directement ou indirectement, provoquent l'afflux du sang vers les yeux ou une congestion sanguine, une inflammation, un épanchement séreux dans la tête; telles sont : l'insolation, la rage, des exercices forcés du corps, des occupations qui exigent que la tête soit penchée en avant, des écarts de régime, et tout spécialement l'abus du vin et des liqueurs spiritueuses, la rétrocession d'éruptions cutanées, la suppression d'écoulements sanguins, de la transpiration, du pus, etc., l'interruption ou la cessation complète de la menstruation et la paresse du ventre. Le *typhus fever*, par suite de la congestion qu'il détermine au cerveau, amène souvent l'amaurose.

4. L'action de certaines substances toxiques détermine quelquefois une attaque soudaine d'amaurose. La belladone, le stramonium et quelques autres narcotiques, pris à hautes doses, sont presque immédiatement suivis de cet effet. Quelques autres poisons, appliqués à la surface du corps, en petite quantité chaque jour, ou plusieurs fois par jour, produisent parfois un effet semblable, si ce n'est qu'ils opèrent plus lentement. On peut signaler à juste titre le tabac comme un poison de cette espèce; mais plusieurs autres, et, en particulier, le mercure et le plomb, ont été accusés d'exercer sur le système nerveux une action insidieuse qui se termine par la cécité.

5. L'irritation gastrique et intestinale, aiguë ou chronique, est, dans beaucoup de cas, l'avant-coureur de l'amaurose, et agit évidemment comme cause excitante, soit en empêchant, soit en dérangeant l'assimilation, ou en agissant par l'intermédiaire du grand sympathique.

6. L'épuisement du corps, tel que celui qui est la conséquence d'une

_____

(1) Lehre von den Augenkrankheiten, vol. II, p. 443; Wien, 1817.

alimentation peu nourrissante et malsaine, d'une diarrhée chronique, d'une leucorrhée négligée, de l'allaitement trop longtemps continué, de la masturbation, des excès vénériens, est une cause fréquente d'amaurose. Il y a lieu de croire que des congestions et des inflammations locales peuvent accompagner la faiblesse générale occasionnée par les influences que nous venons d'énumérer ; et ce sont probablement ces affections locales, se terminant par l'atrophie de l'appareil optique, qui déterminent l'amaurose qui survient en pareil cas. Les affections mentales dépressives, le chagrin, les soucis, la mélancolie, agissent de la même façon dans la production de cette maladie.

7. Les coups sur la tête, les lésions traumatiques des branches de la cinquième paire, ou même la simple irritation de ce nerf, ont quelquefois agi comme causes prédisposantes de l'amaurose.

8. Les sujets qui ont été atteints dans leur enfance d'ophthalmies scrofuleuses ou d'autres ophthalmies à l'état chronique ; et ceux qui ont souffert d'autres maladies scrofuleuses, sont très disposés à devenir amaurotiques, lorsqu'ils commencent trop tôt à se servir de leurs yeux, ou à une époque plus avancée de leur vie, surtout s'ils sont exposés à une ou plusieurs des influences défavorables que nous avons énumérées ci-dessus.

III. Causes complexes.—L'amaurose est, en général, une affection complexe, et dont il est souvent difficile d'expliquer les causes d'une manière satisfaisante. En étudiant avec soin les cas d'amaurose qui se présentent à notre observation, il nous arrivera rarement de trouver que la maladie puisse se rapporter exclusivement à l'influence d'une seule cause prédisposante ; le plus souvent un grand nombre de circonstances propres à faire naître et à favoriser la marche d'une affection amaurotique, ont pendant un certain temps agi sur le malade, soit successivement, soit en même temps. C'est principalement cette combinaison de causes multiples ou complexes, qui rend si difficile la distinction exacte des différentes espèces d'amaurose, leur classification, et enfin le choix d'un traitement convenable, traitement qui n'amène que bien rarement la guérison, lors même qu'il a été judicieusement choisi et soigneusement conduit.

IV. *Symptômes.* — Les symptômes de l'amaurose sont *essentiels* ou *accidentels.* Les névralgies, l'hystérie, l'épilepsie, etc., constituent des symptômes accidentels dans beaucoup de cas d'amaurose ; et, de son côté, l'amaurose est souvent un symptôme accidentel de ces maladies. C'est une distinction qu'il importe de faire soigneusement dans la pratique. L'existence des symptômes accidentels peut jeter le praticien dans une grande perplexité, quand ils ne sont point distincts de ceux qui sont essentiels.

Les symptômes essentiels de l'amaurose se divisent en deux classes : les symptômes *objectifs* ou *anatomiques,* et les symptômes *subjectifs* ou *physiologiques*. La première classe renferme les changements que l'*observateur* découvre dans la forme, la couleur, la texture, la consistance, la vascularité et la mobilité des différentes parties de l'organe de la vision, ou dans la santé générale du malade ; la seconde, les phénomènes que *le malade* éprouve, et qu'on est le plus souvent réduit à admettre sur son témoignage : ce sont l'affaiblissement et l'altération de la vision, la céphalalgie, les vertiges, etc. En général, lorsqu'on examine un cas d'amaurose, il est préférable de s'attacher aux symptômes objectifs avant de s'occuper des subjectifs. On doit aussi examiner chaque œil séparément en empêchant la lumière d'arriver jusqu'à l'autre. Lors même que le malade donne des renseignements sur la perte de sa vue, il est bon de le faire s'expliquer sur un seul œil à la fois, à moins qu'il ne ressorte que les deux yeux ont été affectés à la même époque et par suite de la même cause.

I. Symptômes objectifs. — 1. Le premier symptôme qui d'ordinaire attire l'attention d'un observateur expérimenté, c'est la démarche du malade et l'aspect du mouvement de ses yeux. Il s'avance avec un air d'hésitation dans les mouvements, dont le malade atteint de cataracte est généralement exempt, et, au lieu de faire converger ses yeux comme d'ordinaire vers les objets, on s'aperçoit qu'il y a dans son regard quelque chose de vague et d'insignifiant ; ce qui dépend de ce que ses yeux sont dirigés parallèlement, comme vers un objet extrêmement éloigné. Si un seul œil est affecté, on le voit diverger d'avec son congénère. Cette disposition des yeux, que Richter (1) paraît avoir confondue avec le strabisme, peut n'exister qu'à un degré très léger. Toutefois, ainsi que le fait remarquer cet auteur, c'est le seul signe objectif de l'amaurose qui ne manque jamais ; particularité très importante dans les cas où l'on peut croire que la maladie est simulée. Dans certains cas d'amaurose, on observe non-seulement cette absence de direction des yeux dont le malade ne sait plus contrôler les mouvements, et qui est la conséquence de l'absence de sensation, mais il y a de plus un strabisme réel ; symptôme qui, survenant après une diminution considérable de la vision, en même temps qu'une douleur se déclare à la partie supérieure du front, indique une affection organique siégeant à l'intérieur du crâne. Dans beaucoup de cas, il y a oscillation, et dans quelques-uns les yeux restent complétement fixes.

Assez souvent les mouvements des paupières sont gênés comme ceux des yeux ; l'élévateur de la supérieure chez les uns, l'orbiculaire chez d'autres, sont partiellement ou complétement paralysés, suivant que c'est le moteur oculaire commun ou le nerf facial dont l'action se trouve interrompue.

2. En outre des mouvements des yeux, il faut encore faire atten-

(1) Anfangsgründe der Wundarzneykunst, vol. III, p. 423 ; Göttingen, 1804.

tion à leur proéminence, à leur dimension, à leur couleur, à leur forme, à leur consistance. On remarque souvent que leur proéminence est anormale, ou que l'un est plus saillant que l'autre; ils sont assez souvent petits, résultat d'ophthalmies scrofuleuses pendant l'enfance; leur coloration est rarement celle d'un œil sain, la sclérotique étant fréquemment d'une teinte jaunâtre, quelquefois bleuâtre ou cendrée; souvent elle est recouverte de vaisseaux variqueux qui se portent en droite ligne ou en décrivant des flexuosités vers la cornée. Il n'y a guère de symptôme d'amaurose plus certain que le changement de consistance du globe de l'œil : tantôt il est beaucoup plus dur au toucher, et tantôt beaucoup plus mou qu'à l'état normal. Dans quelques cas, on trouve l'œil aplati d'un ou de plusieurs côtés.

Quelques-uns de ces changements peuvent être considérés comme des causes et d'autres comme des effets de l'amaurose. La perte de sa fonction spéciale pour un organe des sens entraîne fréquemment l'affaiblissement de ses fonctions organiques. Il en résulte une série de changements *secondaires* qui ne doivent pas être confondus avec ceux qui, ayant occasionné la perte de la sensibilité, peuvent être appelés *primitifs*.

3. La lenteur et le peu d'étendue des mouvements de la pupille, ou son immobilité complète, s'accompagnant le plus souvent de dilatation, constituent un des symptômes les plus importants de l'amaurose. Dans les premiers degrés de cette affection et lorsqu'elle est encore incomplète, les pupilles sont rarement largement dilatées, elles sont seulement paresseuses et limitées dans leurs mouvements. Lorsque la perception de la lumière est complétement abolie, on trouve d'ordinaire l'ouverture pupillaire largement dilatée et complétement immobile. Si les pupilles sont très dilatées et fixes, tandis que les yeux sont de consistance normale et que leurs humeurs sont transparentes, il existe probablement une hydrocéphale, ou une compression exercée sur le cerveau par quelque accroissement de volume de la glande pituitaire, ou par quelque tumeur située fort en avant à la base du cerveau. Si les pupilles sont dans un état de dilatation moyenne, mais irrégulières et lentes dans leurs mouvements qui sont en même temps très limités, si surtout il existe en même temps un état glaucomateux avec changement de coloration de l'iris, il est probable qu'il y a une congestion ou inflammation de la rétine ou des nerfs optiques, ou que ces nerfs sont le siége d'une atrophie qui s'étend à l'intérieur du crâne. La belladone en pareil cas ne produit presque aucune dilatation des pupilles. Si l'une des pupilles est largement dilatée et ne se meut pas conjointement avec l'autre, il existe dans l'orbite ou derrière cette cavité une compression qui porte sur le nerf optique aussi bien que sur celui de la troisième paire du côté correspondant. Un fait qui démontre que la dilatation d'une seule pupille n'est pas

toujours due à une compression du cerveau, ni même à une affection cérébrale, c'est que cet état est quelquefois déterminé par un coup sur l'œil.

Deux autres particularités relatives aux mouvements de la pupille dans certains cas d'amaurose ont beaucoup attiré l'attention. La première, c'est que la pupille d'un œil complétement amaurotique se meut parfois très vivement, suivant le degré de lumière qu'on laisse arriver sur l'autre œil resté sain, tandis que, si c'est l'œil amaurotique lui-même qui est soumis à l'action de la lumière, sa pupille reste complétement immobile et fortement dilatée. La seconde, qui est plus extraordinaire encore, c'est que, dans certains cas de cécité complète, les diamètres des deux pupilles varient suivant l'intensité de la lumière à laquelle les yeux sont exposés, exactement comme si ces organes étaient sains (1).

Le dernier de ces deux faits n'a encore reçu aucune explication plausible ; car, bien que l'influence directe de la lumière (2) puisse exercer quelque action sur les mouvements de l'iris, cette action est trop peu de chose pour expliquer les mouvements étendus qui s'opèrent en pareil cas. D'un autre côté, l'idée (3) que l'iris puisse être influencée sympathiquement par la rétine sans l'intermédiaire du cerveau, est de tout point en contradiction avec la physiologie de l'iris, telle que l'a révélée l'expérimentation. Il est absolument nécessaire, pour que cette membrane jouisse de ses mouvements ordinaires, non-seulement que les nerfs iriens ou ciliaires soient sains, ainsi que l'une ou l'autre des deux rétines, mais, de plus, qu'une communication plus ou moins étroite soit maintenue, d'une part, entre le cerveau et l'une ou l'autre des rétines ou toutes deux, et, d'autre part, entre le cerveau et les nerfs iriens. Il reste à savoir si une maladie ne peut point affecter le cerveau de telle façon qu'il soit incapable d'agir comme organe de perception visuelle, tout en conservant le pouvoir de communiquer au nerf de la troisième paire l'impulsion nécessaire pour les mouvements ordinaires de la pupille. En supposant que la fonction visuelle ne s'accomplisse qu'après que les nerfs optiques ont atteint les nerfs quadrijumeaux, et sont ainsi mis en communication avec la partie postérieure de la moelle allongée, tandis que l'association qui existe indubitablement entre les nerfs optiques et la troisième paire s'effectue beaucoup plus en avant sur la base du cerveau, il nous sera possible de fournir une explication plausible du fait de la vivacité des mouvements des pupilles dans certains cas d'amaurose complète. La troisième paire fait son apparition immé-

(1) DE HAEN. Ratio medendi, Pars 6, p. 255 ; Viennæ, 1763 : JANIN. Mémoires et observations sur l'œil, p 426 ; Lyon, 1772 : DENDY. On the cerebral Diseases of Children, p. 30 ; London, 1848.

(2) JANIN. Op. cit., p. 428.

(3) TRAVERS'Synopsis of the Diseases of the Eye, p. 188 ; London, 1820.

diatement derrière le *tuber cinereum*, portion du cerveau avec laquelle les nerfs optiques sont en connexion évidente. La troisième paire, à la vérité, ne naît point du *tuber cinereum*, mais de la substance gris-cendré du centre du pédoncule cérébral, manifestant son analogie avec les racines antérieures des nerfs spinaux, ainsi que la sixième et la neuvième paire, la portion dure de la septième, et la portion de la cinquième qui ne se rend point au ganglion de Gasser. Ce n'est certainement point une supposition improbable que les nerfs optiques, soit au moment où ils croisent les pédoncules cérébraux, soit dans le point où ils communiquent avec le *tuber cinereum*, forment l'anneau d'union avec la troisième paire, que l'on admet généralement exister dans un point quelconque de leur trajet. Ainsi donc, une maladie affectant les corps quadrijumeaux ou, en d'autres termes, l'origine des nerfs optiques, ou affectant une partie quelconque du *tractus opticus*, entre les corps quadrijumeaux et la communication qui s'établit entre les nerfs optiques et ceux de la troisième paire, dans quelque point que cette communication s'effectue, produira, suivant l'idée que nous proposons à ce sujet, la cécité, mais pourra laisser intacte l'influence des nerfs optiques sur la troisième paire; tandis que les cas d'amaurose dans lesquels les pupilles sont fixes et dilatées, sont probablement dus soit à une maladie plus étendue, soit à une affection située de manière à intéresser la partie du cerveau où les nerfs optiques communiquent leur influence aux nerfs de la troisième paire. L'amaurose avec conservation des mouvements des pupilles est assez souvent due à une maladie du cervelet (1).

Si cette explication de la conservation des mouvements des pupilles, qu'on observe dans certains cas de cécité complète, est la vraie, elle peut aussi servir à expliquer la conservation des mouvements d'un œil amaurotique quand l'œil sain est resté exposé à l'action de la lumière graduée. L'œil droit, par exemple, est sain; mais le gauche, par suite de quelque altération de la rétine ou de la portion du nerf optique qui s'étend de la rétine au chiasma, est atteint de cécité. Le nerf optique droit, néanmoins, qui se divise en deux portions dans le chiasma, dont l'une se rend au côté droit et l'autre au côté gauche du cerveau, est en communication avec les deux nerfs de la troisième paire; de sorte que, bien que la pupille de l'œil malade se dilate et soit immobile lorsque l'œil sain reste fermé, elle se contracte instantanément lorsque cet œil est exposé à l'action de la lumière et, tant qu'il en est ainsi, exécute parfaitement ses mouvements. Cette manière d'interpréter les choses paraît confirmée par le cas d'un malade du *Glasgow Eye Infirmary*, chez lequel la rétine, par suite d'une blessure reçue sur l'œil quelques années auparavant, était épaissie, opaque

(1) ANDRAL. Clinique médicale, t. V, pp. 682, 693, 710; Paris, 1833.

et séparée de la choroïde. Le cristallin était situé dans la chambre antérieure, d'où on l'éloigna par extraction ; mais l'œil resta complètement insensible à la lumière. Lorsqu'on exposait isolément à la lumière l'œil malade, la pupille restait immobile et dilatée ; mais lorsqu'on y exposait les deux yeux, la pupille de l'œil amaurotique se mouvait rapidement. Nous n'avions aucune raison de croire que dans ce cas il y eût quelque autre partie malade que la rétine.

Outre les mouvements de l'iris, qui doivent être naturellement examinés, ainsi que nous l'avons déjà dit, sur chaque œil en particulier, et en ayant soin d'empêcher l'arrivée de la lumière sur celui que l'on n'examine pas, cette membrane offre encore diverses autres particularités qui méritent de fixer l'attention : ce sont la forme et la situation de la pupille, et l'inclinaison de l'iris. Parfois, en effet, la pupille est irrégulièrement dilatée ; d'autres fois elle a évidemment quitté sa place ordinaire pour se porter vers quelque autre point de la circonférence de l'iris. Cette membrane elle-même fait quelquefois saillie vers la cornée ; d'autres fois elle est enfoncée en arrière, de manière à présenter en avant une surface concave ou infundibuliforme.

4. Un point très important dans tout cas d'amaurose, c'est l'aspect et la consistance des humeurs de l'œil. Dans quelques cas, quand, par exemple, il s'agit d'une hydrocéphale survenue chez un jeune sujet, la pupille offre sa teinte noire naturelle ; mais chez les sujets plus âgés, il est rare qu'un certain degré de glaucome n'accompagne pas l'amaurose. Une pareille complication rend le pronostic beaucoup plus défavorable, quoiqu'il faille bien reconnaître aussi que quelques-uns des cas les plus défavorables d'amaurose s'accompagnent d'un état d'intégrité parfaite des humeurs, la cause du mal résidant non dans l'œil, mais dans la cavité de l'orbite ou l'intérieur du crâne.

5. Lorsque la pupille est morbidement agrandie, ou lorsqu'on l'a dilatée au moyen d'une goutte de solution d'atropine, il est quelquefois possible, en concentrant, à l'aide d'une lentille bi-convexe, les rayons solaires ou ceux qui proviennent d'une lampe ou d'un bec de gaz, et en en faisant tomber le foyer à l'intérieur de l'œil, de découvrir des dépôts de pigment dans l'humeur vitrée, des épanchements de sang ou de lymphe plastique sur la surface ou dans l'épaisseur de la rétine, ou entre celle-ci et la choroïde, la dilatation variqueuse des vaisseaux de la rétine, la disparition partielle du pigment par places, la séparation de la rétine d'avec la choroïde, par suite d'hydropisie sous-choroïdienne, etc. On peut arriver aux mêmes résultats au moyen d'un fort faisceau lumineux, réfléchi par un miroir, comme dans les ophthalmoscopes de Helmholtz, Coccius, etc. Un pareil examen peut servir à confirmer un pronostic défavorable, déjà prononcé d'après d'autres symptômes ; mais il ne paraît pas de nature à fournir des résultats bien satisfaisants dans la période primitive et curable de la

maladie, outre que son emploi peut ne pas être exempt d'inconvénients (1).

6. Il convient de rechercher s'il n'existe point sur la face ou la tête des amaurotiques, des cicatrices indiquant l'existence de blessures antérieures qui, en intéressant les branches de la cinquième paire qui se distribuent à l'extérieur, peuvent avoir eu pour conséquence de déterminer une maladie réflexe de l'appareil optique, ou d'occasionner plus directement la compression du cerveau, l'inflammation de ses membranes, des épanchements cérébraux, ou la formation d'altérations morbides à l'intérieur de la tête. (V. page 160.)

7. On doit examiner avec attention l'âge, l'aspect général et la constitution physique et morale du malade. On rencontre parmi les amaurotiques toute espèce de sujets, depuis celui dont les vaisseaux semblent sur le point de se rompre par pléthore, et qui s'est longtemps livré aux délices d'une table abondante, jusqu'à la victime émaciée par la faim et l'absence de toute boisson fortifiante; des sujets de tout âge, de tout rang et de toute profession ; et il arrive assez souvent qu'en dirigeant son attention sur l'histoire du genre de vie du malade, sur ses occupations, ses habitudes, et les maladies dont il a été antérieurement atteint, on découvre les circonstances qui ont été les causes prédisposantes de sa maladie actuelle, et celles, par conséquent, qu'il importe pour lui d'éviter à l'avenir pour arriver à la guérison. Dans beaucoup de cas, dans le plus grand nombre peut-être, l'amaurose est une conséquence d'un dérangement de tout le système nerveux, ou de la santé générale. L'état du pouls jette beaucoup de lumière sur ces sortes de cas. Un pouls très lent, par exemple, conduit naturellement à soupçonner quelque affection chronique du cerveau ou du cœur. Comme l'amaurose ne s'accompagne que rarement de fièvre, la fréquence du pouls appellera naturellement l'attention sur l'état de la santé générale.

II. Symptômes subjectifs. — 1. Le plus important de ces symptômes est l'affaiblissement de la vision. La marche et le degré qu'il atteint varient suivant les cas. Quelquefois, en effet, le malade perd brusquement la vue d'une manière permanente, tandis que, d'autres fois, la vue va graduellement en s'affaiblissant pendant des mois et des années, sans arriver jamais à se perdre totalement. De là la distinction de l'amaurose en *soudaine* et *lente*, en *complète* et *incomplète*.

Au début de la maladie, il arrive souvent que le trouble de la vision n'est que momentané; il peut ne survenir que par intervalles et pour un court espace de temps (*amaurosis vaga*), revêtir la forme d'une

[(1) Depuis que ces lignes ont été écrites, les résultats fournis par l'ophthalmoscopie ont pris un caractère d'exactitude et une importance qu'il n'est plus possible de dénier. Le lecteur trouvera dans le travail de M. Liebreich, inséré dans cet ouvrage, les données les plus complètes et les plus positives fournies jusqu'ici par cet ingénieux moyen d'exploration. T. W.]

cécité nocturne ou d'une cécité diurne, se montrer régulièrement
chaque fois que le malade a exercé longtemps ses yeux sur des objets
petits ou brillants. Le malade commence quelquefois par s'apercevoir
qu'il voit confusément lorsqu'il se sert de ses deux yeux, et qu'il voit
mieux avec un œil fermé (*monoblepsis*). La *diplopie* est souvent le
symptôme qui apparaît le premier. Beaucoup d'amaurotiques peuvent
lire facilement quelques lignes d'un livre; puis les lettres deviennent
si confuses, et l'effort qu'ils doivent faire pour les voir, si douloureux,
qu'ils sont obligés de s'arrêter (*asthénopie*). Les attaques soudaines
et temporaires de cécité sont souvent la conséquence de quelque dérangement gastrique, et disparaissent complétement lorsqu'on répare l'état
des voies digestives ; mais il faut reconnaître aussi que ces sortes d'attaques transitoires sont quelquefois dues à des affections cérébrales
commençantes, et à celles surtout de l'espèce la plus redoutable.

L'affaiblissement de la vue s'étend, dans certains cas, à tout le
champ de la vision; dans d'autres, il n'en affecte qu'une partie. Lorsque
le malade essaie de lire, par exemple, une plus ou moins grande partie
de la page est peu distincte. Un mot lui échappe çà et là (*visus interruptus*), ou il n'aperçoit qu'une moitié de la page, l'autre se dérobant
à sa vue (*hemiopia*). Il arrive assez fréquemment qu'un amaurotique
distingue encore certains objets lorsqu'ils sont placés dans une direction particulière (*visus obliquus*); mais lorsque, par suite du moindre
mouvement de la tête ou de l'œil, la personne perd l'objet de vue, elle ne
peut plus que difficilement récupérer la faculté de le voir. Il arrive
souvent que, lorsqu'un malade regarde un objet, il ne l'aperçoit pas ; il
est plongé dans le brouillard amaurotique ; mais qu'il vienne à diriger
l'œil vers quelque autre objet situé au-dessus ou au-dessous, ou à côté
du premier, celui-ci devient visible. Cette vision oblique sert d'abord
fort peu au malade ; mais graduellement l'œil s'y accoutume, et elle devient plus sûre et plus utile. Parfois, le malade aperçoit pour un
moment un objet en mouvement, mais il n'aperçoit presque rien de ce
qui est en repos. Pour quelques amaurotiques, tous les objets sont
défigurés, recourbés, mutilés, allongés ou raccourcis (*visus defiguratus*). Ces malades voient la flamme d'une bougie très allongée et
comme séparée en plusieurs portions.

La diminution de la vue revêt parfois, jusqu'à un certain point, dans
l'amaurose, la forme de la *myopie* ou de la *presbytie*. J'ai connu un amaurotique confirmé qui voyait très distinctement les gros objets à travers
un verre bi-concave de 12 pouces de foyer, et un autre complétement
privé de la vue de l'œil droit et ayant le gauche également fort affaibli,
et qui, néanmoins, pouvait avec ce dernier lire les caractères ordinaires, au moyen d'un verre bi-convexe de 7 pouces de foyer.

Les objets paraissent quelquefois à un œil amaurotique beaucoup
plus petits qu'à l'œil sain. On peut faire cette comparaison en refou-

lant doucement un des yeux de côté, de façon à produire la vision
double : l'image appartenant à l'œil gauche se montrera à droite, et
vice versa. On a conclu de ce fait que l'œil amaurotique voit l'objet
plus petit, que ce n'est pas seulement par l'étendue de l'image formée
sur la rétine que nous jugeons des objets, mais que la perception de
la grandeur est modifiée par l'état de la rétine (1).

2. Comme phénomène en rapport avec l'affaiblissement de la vue
dans l'amaurose, on peut citer les diverses impressions fausses accusées par le sujet ; car, bien que beaucoup de malades assurent qu'ils
n'aperçoivent rien d'interposé entre eux et les objets, qu'ils ne
sont tourmentés par aucune espèce de spectre, dans d'autres cas, néanmoins, l'amaurose s'accompagne plus ou moins des accidents que nous
avons décrits dans un chapitre précédent, sous les titres de *photopsie*,
chrupsie, *couleurs accidentelles* et *mouches volantes*. La photopsie, en
particulier, se montre surtout au début de la maladie chez les individus pléthoriques, et les mouches volantes chez les sujets dyspep-
tiques. A mesure que la maladie fait des progrès, le champ de la vision
semble obscurci par un nuage (*visus nebulosus*), ou un réseau (*visus
reticulatus*). Ce dernier a généralement une couleur grise ou noire,
surtout à une bonne lumière, ou sur toute substance blanche ; mais
parfois il devient lumineux dans l'obscurité, et prend une couleur
blanc-bleuâtre comme l'argent, ou jaune-rougeâtre comme l'or. Il en
est de même des *mouches fixes*, dues à l'existence de petites parcelles
de la rétine frappées d'insensibilité. Elles paraissent grises ou noires pendant le jour, mais brillent pendant l'obscurité. Les mouches flottantes ne
font que coïncider avec l'amaurose ; elles ne font point partie de la
maladie. Les mouches fixes indiquent que la rétine est partiellement
insensible à la lumière ; elles peuvent se rencontrer également lorsque la maladie siège dans le nerf optique ou dans le cerveau, bien
que, en pareil cas, il existe le plus souvent un nuage ou une teinte
noire, étendue à tout le champ de la vision.

3. Lorsqu'un seul œil est affecté, en recherchant avec soin à quelle
époque le malade a commencé à se tromper dans l'appréciation exacte
des distances, soit en versant de la liqueur dans un verre, en mou-
chant une chandelle, ou en enfilant une aiguille, etc., on peut arriver
à découvrir la date à laquelle remonte la maladie et à formuler un
pronostic plus exact. S'il n'y a que peu de temps que le malade commet ces sortes de méprises, c'est que la maladie est récente et peut
avoir des chances de céder au traitement (2).

4. Les sensations que la lumière fait éprouver au malade méritent
de fixer l'attention. Quelquefois, en effet, les premières périodes de
l'amaurose s'accompagnent d'une sensibilité anormale à la lumière,

(1) KATER. Philosophical Magazine, November 1834, p. 375 ; Ibid. June 1835, p. 409.
(2) PORTERFIELD's Treatise on the Eye, vol. II, p. 589 ; Edinburgh, 1759.

et même de douleur, lorsqu'on y expose les yeux (*hyperesthésie oculaire*), tandis que, dans d'autres cas, il existe, dès le début, une diminution de la sensibilité de la rétine, et, de la part du malade, un désir que tous les objets soient plus éclairés, ou une *soif pour la lumière*, comme on l'a appelée.

5. La sécheresse des yeux et des narines est un symptôme qui n'est point rare dans la rétinite chronique et l'amaurose, et l'on a remarqué que, si l'on parvient, en pareil cas, à rétablir les sécrétions de la glande lacrymale, de la conjonctive et de la membrane de Schneider, il en résulte, en général, une grande amélioration pour le malade.

6. Une douleur occupant les yeux, et encore plus fréquemment la tête et la face, constitue un des symptômes les plus importants de certains cas d'amaurose. L'amaurose sans douleur dépend le plus souvent de l'atrophie des nerfs optiques. Si elle est accompagnée de céphalalgie, soit constante, soit intermittente, il existe probablement quelque affection organique du cerveau, ou une cause de compression à l'intérieur du crâne. On doit rechercher avec soin le siége, l'étendue et la nature de la douleur. On s'informera si elle occupe toute la tête, ou une moitié (*hémicrânie*), ou si elle est bornée à un point spécial ; si elle est sourde ou aiguë ; si elle s'accompagne de battements ; si elle est diminuée ou augmentée par la position horizontale ou par une profonde inspiration ; si elle s'accroît pendant la nuit ; si la température, les exercices ou le régime alimentaire agissent beaucoup sur elle : et si elle est constante, intermittente ou périodique. Il importe aussi de s'assurer si cette douleur s'accompagne de vertiges, de tintements d'oreilles, de nausées, d'insomnie, de tendance au coma ou d'autres symptômes semblables.

Un examen attentif des signes que nous venons d'énumérer nous permettra fréquemment d'arriver à une conclusion vraisemblable concernant l'état de la circulation cérébrale, qui souvent s'exécute mal, par suite d'une altération de structure des artères du cerveau, ou nous donnera la preuve qu'il existe, à l'intérieur du crâne, quelque dépôt ou quelque formation accidentelle, déterminant une compression.

7. On doit constater l'état des autres sens et des facultés intellectuelles, aussi bien que celui de la vision. Si l'amaurose s'accompagne de céphalalgie et de perte de l'odorat, elle est probablement due à une tumeur située dans la fosse pituitaire, ou sur la lame cribriforme de l'ethmoïde. Si l'amaurose d'un seul œil s'accompagne de perte de l'ouïe du même côté, et de raideur des muscles de la face, la cause en réside probablement dans la présence d'une tumeur attachée à la surface postérieure de la portion pétrée de l'os temporal, ou prenant naissance dans le méat auditif interne.

Si l'amaurose a été suivie de quelque dérangement de l'intelligence, ces deux maladies doivent probablement leur origine à quelque cause située à l'intérieur de la substance cérébrale, telle qu'un abcès ou une tumeur. Si l'affection mentale a d'abord existé, et qu'elle a été suivie de l'amaurose, l'altération morbide a probablement débuté dans les membranes ou sur la surface du cerveau, et a ensuite marché vers l'intérieur (1). La confusion dans les perceptions et les pensées, et la faiblesse des mouvements volontaires et involontaires indiquent la maladie de la substance grise.

8. La santé générale du sujet et ses maladies antérieures méritent de fixer sérieusement l'attention. La constitution est-elle scrofuleuse? Le malade a-t-il eu des affections vénériennes; a-t-il fait usage de beaucoup de médicaments pour se débarrasser de cette affection? A-t-il eu le *typhus fever?* A-t-il eu quelque affection grave de la tête, comme le phrénitis; quelque affection apoplectique, épileptique, ou paralytique? Y a-t-il des signes de ramollissement du cerveau ou de la moëlle épinière? Existe-t-il quelque affection du cœur, comme une hypertrophie ou une maladie valvulaire? Le malade a-t-il été sujet à l'hypochondrie, ou, si c'est une femme, à l'hystérie? Est-il goutteux ou rhumatisant? Quel est l'état de ses organes digestifs? S'il s'agit d'une femme, quel a été l'état de son système utérin? Le malade était-il sujet à quelque écoulement périodique ou continu qui a soudainement disparu? Tous ces points, et d'autres qui viendront d'eux-mêmes à l'esprit de l'observateur attentif, doivent faire le sujet d'une enquête attentive.

V. *Formes, périodes et degrés.* — Il convient de distinguer l'amaurose *aiguë* de la *chronique*, l'amaurose *commençante* de l'amaurose *confirmée*, et l'amaurose *incomplète* de l'amaurose *complète*.

1. Presque toutes les espèces d'amaurose présentent, dans certains cas, la forme *aiguë*, et dans d'autres la forme *chronique*, qui est souvent la terminaison de la première. Plus fréquemment, la maladie est lente et insidieuse dans son début et sa marche, et lorsqu'elle n'affecte qu'un des yeux, peut être fort avancée avant que l'on en soupçonne l'existence.

2. Dans la période *commençante*, qui généralement est une période de congestion ou d'inflammation, les remèdes sont presque toujours utiles pour retarder la marche du mal, qui, dans bon nombre de cas, peut guérir complètement. Il arrive néanmoins quelquefois que, dès le début, la cécité est complète et incurable. Dans la période *confirmée* ou *invétérée*, qui est souvent une période d'atrophie, le traitement peut bien faire disparaître quelques-uns des symptômes concomitants, mais il n'amènera que très rarement la guérison. Le malade n'est pas toujours complétement privé de la vision, même dans des cas confirmés qui ont duré longtemps; il conserve souvent la perception de l'ombre

(1) BENNET's Inaugural Dissertation on the Physiology and Pathology of the Brain, p. 56; Edinburgh, 1837.

et de l'obscurité, la faculté de distinguer jusqu'à un certain point les différentes gradations de la lumière, certaines couleurs, et même les objets bien éclairés ou qui contrastent fortement entre eux.

5. Dans l'amaurose *complète*, le malade est incapable de distinguer quelque objet ou quelque couleur que ce soit, souvent même il est insensible à la présence de la lumière. Tout degré inférieur à celui-ci constitue l'amaurose *incomplète*; le malade, dans ce cas, peut distinguer confusément les gros objets, ou même lire les grandes lettres.

VI. *Diagnostic.* — C'est surtout avec la cataracte commençante que l'on peut confondre l'amaurose. Je dois m'en rapporter sur ce sujet à ce que j'ai dit page 536.

On prend souvent le glaucome pour une amaurose, ce qui dépend de ce qu'il est toujours accompagné de quelques-uns des symptômes subjectifs de cette dernière maladie; mais les symptômes objectifs propres au glaucome, tels que l'aspect verdâtre des humeurs et la dureté du globe de l'œil, suffisent en général pour le faire distinguer de l'amaurose simple, qui, toutefois, complique fréquemment le glaucome et différentes variétés de la cataracte.

VII. *Pronostic.* — Il existe à peine une affection dont le pronostic soit de tout point aussi défavorable que celui de l'amaurose. Cependant, lorsque la maladie est récente, que la cause en est évidente et que le sujet n'a pas dépassé l'âge moyen de la vie, il n'est pas rare qu'elle guérisse complétement. Quelquefois même on voit guérir des cas dans lesquels la perte de la vue était complète. Plus souvent on n'obtient qu'une amélioration partielle, un arrêt dans la marche de la maladie et la conservation d'un certain degré de vision. Dans les cas confirmés, il arrive rarement que le traitement, même le mieux dirigé, amène quelque amélioration,

Ce n'est que dans les cas où il n'existe encore aucune désorganisation matérielle que l'amaurose cède au traitement. On voit parfois le mal céder dans des cas où la perte de la vision était des plus graves et où elle remontait déjà à une date assez ancienne, surtout dans ceux où un état congestif ou inflammatoire avait présidé à leur développement.

Une amaurose qui s'est déclarée brusquement est généralement moins défavorable que celle qui est survenue peu à peu. Lorsque la pupille n'est que légèrement dilatée, qu'elle est mobile et de forme naturelle, que la consistance du globe de l'œil n'est ni plus ferme ni plus molle que dans l'état de santé, et qu'il n'existe point de glaucome, on peut porter un pronostic plus favorable que quand la pupille est fixée soit dans l'expansion, soit dans la contraction, que le globe oculaire est mou ou d'une dureté anormale, ou que l'intérieur de l'œil laisse apercevoir une opacité verdâtre. Si l'attaque a été soudaine, on peut considérer la paralysie des muscles de l'œil et des paupières, venant s'ajouter aux symptômes propres à l'amaurose, comme un signe que la maladie dépend de quelque compression générale à l'intérieur du crâne, susceptible de disparaître sous l'action d'un traitement énergique, tandis que l'apparition d'un symptôme amaurotique puis d'un symptôme paralytique se succédant lentement, est probablement due à la formation, dans l'intérieur du crâne, de quelque altération incurable.

L'amaurose dans l'âge moyen est moins défavorable que dans l'enfance ou la vieillesse ; elle l'est moins quand la maladie est aiguë que quand elle est chronique ; le pronostic est fâcheux si la maladie est héréditaire ou compliquée d'épilepsie, ou si le malade a souffert des scrofules dans son enfance. L'amaurose compliquée de cataracte est incurable.

VIII. *Traitement*. — Il est évident que, l'amaurose n'étant qu'un symptôme impossible à attaquer en lui-même, il faut avant tout chercher à en découvrir la cause efficiente et diriger contre elle les remèdes appropriés. Comme les causes sont très variées, et même de nature opposée, il en est de même des remèdes. Dans tous les cas, néanmoins, on doit s'efforcer de faire cesser l'action de la cause excitante et maintenir les organes au repos. J'ai été consulté autrefois par un gentleman atteint d'une amaurose incomplète qui lui permettait encore de lire les caractères ordinaires. Il se refusa à l'emploi de tout moyen médical, et se borna à abriter ses yeux et à n'en point faire usage sur de petits objets. En moins de douze mois, il était complétement guéri.

On peut diviser les moyens de traitement en *généraux* et *locaux*.

On doit tout d'abord s'occuper de la santé générale. Ce serait agir inconsidérément que de tenter de faire disparaître une amaurose par des applications spécifiques locales, aussi longtemps qu'il existerait une affection générale, telle qu'une maladie des systèmes circulatoire ou digestif. Recourir aux déplétifs sur les sujets faibles et émaciés, serait aussi déraisonnable que d'administrer des toniques et des stimulants aux sujets robustes et pléthoriques.

I. *Moyens généraux*. 1. *Déplétion*. — Lorsqu'une attaque d'amaurose s'accompagne de signes d'inflammation à l'intérieur du crâne, de trouble de la circulation cérébrale, ou de ce que l'on appelle une congestion du sang vers la tête, tels que céphalalgie, vertiges, rougeur de la face, photopsie, tintement d'oreilles, battements des artères des tempes ; que le pouls est plein et le sujet jeune et pléthorique, il faut incontestablement pratiquer des saignées générales et locales, purger le malade, le mettre à la diète et lui prescrire d'éviter toute excitation du corps ou de l'esprit. Ce n'est pas dans les cas d'inflammation ou d'accroissement de l'action circulatoire seule que la déplétion convient, mais aussi dans les cas de simple congestion. Les capillaires, sous l'influence de la déplétion, reprennent graduellement un degré de con-

traction suffisante pour permettre le renouvellement de l'influence nerveuse et la réapparition de la fonction sensorielle.

S'il ne s'agit que d'une compression du cerveau par distension vasculaire, ces moyens, combinés avec le repos, amèneront probablement
la guérison. Si, en même temps que la distension vasculaire, il y a un
épanchement ou même quelque formation morbide à l'intérieur du
crâne, la déplétion constitue encore chez un sujet pléthorique le
moyen palliatif le plus précieux et la meilleure préparation à l'emploi
des autres remèdes et particulièrement du mercure. Il est impossible
de poser aucune règle générale relativement à la question de savoir
jusqu'à quel point on doit pousser la saignée et les purgatifs dans le
traitement de l'amaurose accompagnée de pléthore. Il faut également
s'abstenir de s'arrêter avant que le but soit atteint, et que l'on ait
rétabli l'équilibre de la circulation, ou de pousser la déplétion au point
qu'elle ne fasse plus qu'affaiblir le malade sans favoriser la guérison (1).

2. Le *mercure* a longtemps et à juste titre passé pour un puissant
remède contre l'amaurose (2). Il est probable qu'il contribue surtout à
la guérison en favorisant l'absorption et la disparition des épanchements de l'intérieur du crâne, et même de certaines productions morbides. On ne saurait révoquer en doute que plusieurs des maladies de
l'appareil optique qui se terminent par l'amaurose ne soient à l'origine
de nature inflammatoire ; l'inflammation aiguë ou chronique de la
rétine et du nerf optique est souvent la cause de la maladie, et, dans
tous les cas, il y a des raisons de croire, d'après l'action avantageuse
du mercure dans les autres affections inflammatoires de l'organe de la
vision, que ce médicament rendra plus de services que tous les autres.
Il existe certainement des cas d'amaurose dans lesquels, par suite de
l'état d'affaiblissement de la santé du malade, il pourrait être nuisible
d'employer le mercure ; et il n'est pas non plus toujours nécessaire ou
convenable de faire saliver le malade dans tous les cas où l'on juge à
propos d'employer ce médicament, quoique dans quelques-uns, la salivation continuée pendant plusieurs semaines puisse seule amener la
guérison. M. Travers, parlant de l'emploi du mercure dans l'amaurose,
dit : « J'ai été trop souvent témoin de la puissance qu'il possède d'arrêter brusquement la maladie, pour ne pas avoir beaucoup plus de
confiance en lui qu'en tout autre agent de la matière médicale (3). »
Le témoignage de M. Lawrence n'est pas moins explicite : « Il faut
recourir au mercure, dit-il, qui paraît évidemment rendre autant de

[(1) M. Morel Lavallée a publié (Bulletin Général de thérapeutique, t. XLVI, p.545) plusieurs
observations de guérison d'amauroses, dépendant de causes très différentes, par un traitement
antiphlogistique très énergique (V. Ann. d'Oculistique, t. XXXIV, p. 182). T. W.]

(2) Heister. De cataractâ, glaucomate, et amaurosi, p. 531 ; Altorfii, 1713 : Medical Works
of Richard Mead, M. D., pp. 204, 536 ; London, 1762.

(3) Op. cit., p. 305.

services en pareil cas que dans l'iritis ou l'inflammation générale interne. » Et il ajoute (1). « Quand le traitement antiphlogistique et l'emploi convenable du mercure ont échoué, je ne connais rien d'autre qui puisse être de beaucoup d'utilité » (2).

3. *Iode.* — L'iode s'est montré entre mes mains inefficace chez les adultes ; mais chez les enfants, la propriété qu'il possède de favoriser l'absorption l'a rendu très utile.

4. *Émétiques* et *nauséeux.*— Il est très probable que les émétiques et les nauséeux sont utiles dans les cas d'amaurose qui dépendent de dérangements gastriques. Nous voyons en effet que c'est à la médication évacuante que Schmucker (3), Richter (4) et Scarpa (5) avaient surtout recours avec le plus d'avantage dans les cas d'amaurose incomplète récents et dépendant d'une irritation des organes de la digestion. Quoique Beer et plusieurs autres observateurs plus modernes ne s'en soient pas aussi bien trouvés, ce moyen mérite encore de fixer l'attention. De ce que, pas plus que tout autre moyen, il ne saurait convenir dans tous les cas, et de ce qu'il pourrait évidemment être quelquefois nuisible, il ne s'ensuit pas qu'il ne faille point l'employer lorsque la langue est sale, la bouche amère, que le malade se plaint d'éprouver des nausées continuelles, et que d'ailleurs il n'est pas fortement débilité, ni pléthorique et disposé aux congestions cérébrales.

5. *Évacuants.*—De différentes sortes, outre ceux que nous avons déjà mentionnés, ils sont quelquefois nécessaires dans certaines variétés d'amaurose ; tels sont les *emménagogues*, lorsque la maladie paraît en rapport avec l'interruption de la menstruation ; les *anthelmintiques*, lorsqu'elle est due à des vers ; les *diaphorétiques*, lorsqu'une suppression de la transpiration en est la cause.

6. *Toniques.* — Le quinquina et les préparations de fer constituent une classe de médicaments fort importants dans le traitement de l'amaurose. Que cette maladie soit souvent due à l'appauvrissement du sang et à une débilité nerveuse, et qu'elle puisse être amendée ou même complétement guérie par l'emploi d'un régime nourrissant, des bains froids, des toniques et d'autres agents analogues, c'est là un fait bien connu de tous ceux qui ont une expérience un peu étendue du traitement des maladies des yeux, et dont les opinions ne sont point dominées par la pensée que l'amaurose dépend d'une seule espèce de

(1) Leçons dans the Lancet, vol. X, p. 578 ; London, 1826.

[(2) Le calomel à doses altérantes et l'onguent napolitain en onctions sur le front et les tempes, ont été généralement employés dans le traitement des affections amaurotiques. Préconisé contre ces dernières, dans des cas non syphilitiques, par Langenbeck et Travers, le bi-chlorure de mercure a été l'objet d'expérimentations nombreuses dans la pratique du docteur Ch. Deval, et les résultats qu'il a fait connaître (Union Médicale, 14 septembre 1852) méritent d'être signalés. T. W.]

(3) Vermischte chirurgische Schriften, vol. II, p. 5 ; Berlin, 1786.

(4) Op. cit., vol. III, p. 443.

(5) Trattato delle principali Malattie degli Occhi, vol. II, pp. 227, 230 ; Pavia, 1816.

cause, et ne peut être guérie que par un seul mode de traitement. On ne saurait nier que les toniques pourraient souvent être nuisibles, aussi bien que la saignée, les purgatifs, les vomitifs ou le mercure, s'ils étaient mal employés; mais ce n'est pas une raison pour en repousser l'emploi sans examen dans tous les cas.

Quelques cas d'amaurose sont améliorés par les dérivatifs locaux, tels que des sangsues aux tempes et des vésicatoires derrière les oreilles, unis à l'usage des toniques généraux. Dans les cas accompagnés de débilité, Beer accusait les toniques tels que le calamus aromaticus, le quinquina et le fer, d'aggraver l'amaurose en augmentant l'abord du sang vers les yeux. Mais si l'on veille à ce que les organes digestifs soient bien réglés, et si l'on a recours aux dérivatifs locaux, les toniques seront le plus souvent avantageux aux malades d'une constitution faible (1).

7. *Stimulants.* — On a employé, dans le traitement de l'amaurose, des stimulants nombreux et variés, la plupart empiriquement, ou d'après quelque idée vague qu'ils possédaient la faculté de réveiller la sensibilité affaiblie des nerfs; d'autres encore par ce motif qu'ils possédaient la propriété de provoquer des convulsions, effet qu'ils produisent en effet par l'intermédiaire du système nerveux. On peut citer comme exemples de cette classe de remèdes, le camphre et la noix vomique. C'est un fait bien connu que ces substances, administrées à hautes doses, excitent de violentes attaques tétaniques, non-seulement dans les parties animées par les nerfs spinaux, mais aussi dans les muscles de la face, de l'œil et des paupières. Dans l'espoir, sans doute, qu'elles pourraient produire la même action stimulante sur les nerfs sensitifs, ces substances, et spécialement la strychnine, ont été employées tant à l'intérieur qu'à l'extérieur contre l'amaurose. On a donné, d'après le même principe, l'arnica montana, l'helleborus niger, la naphte, le phosphore, [la pulsatille] et une foule d'autres drogues; mais il est extrêmement douteux qu'elles aient jamais produit le moindre effet avantageux.

8. *Antispasmodiques.* — L'opium, le musc, la valériane et autres semblables, ont parfois été mis en usage dans le traitement de l'amaurose, surtout quand cette maladie était jointe à l'épilepsie ou à l'hystérie.

9. *Sédatifs.* — La belladone, la jusquiame, ont été essayés ; j'ai vu le premier de ces agents être utile dans des cas où les symptômes amaurotiques s'accompagnaient de douleurs, occupant les branches de la cinquième paire. C'est un fait que l'on peut considérer comme bien établi que, si l'on parvient à guérir l'affection concomitante, comme la névralgie, l'épilepsie, ou l'hystérie, l'amaurose cédera probablement aussi.

---

(1) Edwards. Lancet, 3 November 1838, p. 227.

II. *Moyens locaux.* — 1. *La révulsion* provoquée à l'aide de liniments rubéfiants, de la pommade émétisée, des vésicatoires et des cautères, est extrêmement utile dans presque toutes les variétés d'amaurose. L'application successive de vésicatoires à la tête constitue un des
meilleurs procédés de révulsion. On se trouve très bien aussi des frictions stimulantes sur le front et les tempes, des vésicatoires derrière les
oreilles ou à la nuque, de cautères ou d'un séton dans le même lieu, de
la provocation d'une éruption entre les épaules à l'aide de la pommade
émétisée, et quelquefois même d'applications de la même espèce dans
des points encore plus éloignés, telles que l'immersion des pieds dans
de l'eau chaude tenant en suspension de la poudre de graines de moutarde ou de poivre de Cayenne. Magendie recommande d'appliquer les
vésicatoires et les moxas aussi près que possible de quelque branche
de la cinquième paire. Beaucoup de faits, dit-il, témoignent de l'efficacité des moxas appliqués aux tempes. Le docteur Prichard (1) préconise comme la meilleure méthode de révulsion, une incision partant
du sommet du front et prolongée jusqu'à l'occiput, et qu'on remplit
tout entière avec des pois. Il rapporte un cas d'amaurose complète,
dans lequel un fonticule de cette espèce réussit après que la saignée,
les vésicatoires et la salivation mercurielle avaient échoué. On a souvent recours à de petits vésicatoires au front ou à la tempe, sur la surface dénudée desquels on applique journellement une certaine quantité
de strychnine; mais je dois avouer n'avoir jamais été témoin d'aucun
résultat favorable qu'on pût attribuer nettement à la strychnine. Je
dois dire la même chose des frictions autour de l'orbite avec la teinture de vératrine. Que des guérisons aient succédé à l'emploi de
stimulants externes, tels que la strychnine et la vératrine, c'est ce dont
on ne saurait douter; mais que ces substances exercent sur l'amaurose
une action spécifique et différente de la simple irritation, c'est au moins
problématique.

[Dans un travail publié par M. R. Philipeaux (de Bordeaux), la cautérisation sous-cutanée de la nuque, d'après le procédé de M. Bonnet, de
Lyon, est recommandée spécialement, comme méthode révulsive, dans
le traitement de l'amaurose. On la pratique de la manière suivante :
On prend un cylindre de pâte de chlorure de zinc, de cinq à six millimètres de diamètre et d'une longueur un peu plus considérable que
celle des parties que l'on veut traverser. Sur ce cylindre, on assujétit
des fils de coton semblables à ceux dont on se sert pour les sétons ordinaires et qui le dépassent de quinze à vingt centimètres. Cette mèche,
ainsi composée d'une partie formée simplement de coton et d'une autre
où les fils de coton sont appliqués sur le caustique, est passée à la filière
pour en recevoir plus de régularité; elle est ensuite introduite à la

(1) Report of the Sixth Meeting of the British Association for the Advancement of Science ;
Transactions of the Sections, p. 107 ; London, 1837.

façon d'un séton ordinaire, au moyen d'une aiguille dont le diamètre et la longueur sont proportionnés à l'étendue des tissus que l'on veut parcourir. L'inflammation qui est la conséquence de cette cautérisation est profonde, mais reste locale et n'est suivie, d'après M. Bonnet, ni d'érysipèle, ni d'abcès circonvoisins. L'eschare produite, en supposant que la mèche caustique soit laissée en place vingt-quatre heures, forme un cylindre ayant toute la longueur des parties traversées et deux centimètres de diamètre. Les douleurs produites par cette cautérisation sont extrêmement vives pendant les six premiers jours à peu près et durent, amoindries, jusqu'à la chute des eschares qui a lieu du douzième au quinzième jour.

M. Bonnet place le séton à la partie inférieure de la nuque. Sur onze malades traités de cette façon en 1852, huit en ont éprouvé une amélioration des plus marquées, et trois n'en ont obtenu aucun bon résultat (1). T. W.]

2. Les *sternutatoires* ont été prescrits avec quelque avantage, surtout dans les cas dans lesquels la sécrétion muqueuse de la conjonctive et de la membrane de Schneider paraissait en partie supprimée. M. Ware (2) a publié un grand nombre d'observations dans lesquelles le principal moyen de guérison était une préparation mercurielle employée comme poudre à priser. Il recommande un grain de turbith minéral mélangé avec vingt grains de poudre de réglisse, à priser en deux ou trois fois dans la journée. Dans les cas où la sécheresse de la narine est très prononcée, on facilitera l'action sternutatoire en aspirant au préalable de la vapeur d'eau par les narines.

3. *Les vapeurs stimulantes* dirigées sur les yeux ont été surtout recommandées pour les cas où il existe des signes évidents de débilité locale, sans aucune apparence de congestion ou de pléthore. On verse un peu d'éther sulfurique ou d'ammoniaque liquide dans le creux de la main, et l'on tient celle-ci près des yeux jusqu'à ce que tout le liquide soit évaporé. On peut répéter cette manœuvre plusieurs fois par jour. La vapeur d'acide prussique est tout à fait sans action contre l'amaurose.

[4. *Cautérisation du segment inférieur de la cornée avec le nitrate d'argent.* — Le docteur Serre d'Uzès a consigné dans le tome VII du *Bulletin de Thérapeutique* un intéressant travail destiné à faire connaître l'application, dans la mydriase et l'amaurose, d'une méthode de traitement qui consiste dans la cautérisation de la partie inférieure du segment inférieur de la cornée, sur laquelle on promène l'extrémité d'un crayon de nitrate d'argent, jusqu'à production d'un petit nuage sur le point cautérisé; on lave alors l'œil à grande eau, afin de calmer la douleur et de borner la réaction. Ce moyen a souvent réussi dans la

[(1) Annales d'Oculistique, t. XXVIII, p. 159.]
(2) Observations on the Cataract and Gutta Serena, pp. 407, 410, 417, etc.; London, 1812.

mydriase (*V*. p. 605), et a parfois aussi été trouvé efficace dans l'amaurose (1). T. W.]

5. *L'électricité, le galvanisme* et *l'électro-magnétisme* ne paraissent convenir que dans les cas d'amaurose torpide exempte de toute trace d'irritation. Ces moyens deviendraient hasardeux, s'il existait de l'inflammation, ou s'ils provoquaient de la douleur.

L'électricité jouissait autrefois d'une grande réputation comme remède contre l'amaurose; mais elle a été beaucoup négligée dans ces dernières années. Comme on ne l'emploie pas dans les cas récents, et il ne serait pas prudent de le faire, il n'y a pas à s'étonner que, de même que beaucoup d'autres remèdes auxquels on a recours comme dernière ressource, elle se montrât inefficace dans la majorité des cas confirmés et invétérés. Les observations rapportées par M. Hey (2) et M. Ware (5) suffisent pour faire admettre que dans certains cas l'électricité peut rendre de grands services. M. Ware pense qu'elle est plus utile dans l'amaurose consécutive à l'action d'un éclair sur les yeux, que dans toute autre variété de cette maladie. Le mode d'application consiste surtout à diriger le courant électrique vers ces organes. Le malade étant isolé, on fait passer le courant par ses yeux, et quelquefois on tire des étincelles des paupières et des téguments qui environnent l'orbite.

Magendie a beaucoup vanté le galvanisme. Il dit que, dans les cas d'amaurose complète, le seul résultat que donne le courant galvanique est de faire percevoir au malade, pendant la durée de l'expérience, une sensation lumineuse confuse; mais que, dans l'amaurose incomplète, le galvanisme appliqué aux branches de la cinquième paire, a parfois procuré une guérison complète. Il emploie l'électro-puncture, par le moyen de deux aiguilles fines introduites à travers quelqu'une des branches du nerf frontal ou du maxillaire supérieur. Une légère sensation de picotement indique que le nerf a été traversé; on fait alors agir le courant galvanique qui passe par les aiguilles et les branches de la cinquième paire.

[6. *Verres de lunettes.*—L'emploi des lunettes convexes, dans le traitement de l'amblyopie et de l'amaurose, demeuré longtemps le monopole des charlatans, a été introduit par Cunier dans la pratique rationnelle. Cette méthode est fondée sur l'excitation déterminée sur la rétine par la concentration des rayons lumineux, et convient surtout dans l'amaurose réduite à l'état de simple anesthésie de la fonction visuelle. — Elle consiste dans l'usage de verres convexes dont on diminue graduellement la puissance. Si le malade y voit encore assez pour lire avec l'aide de verres convexes, on commence par le numéro le plus élevé avec lequel il lit encore distinctement et sans fatigue le gros caractère.

[(1) Annales d'Oculistique, t. XXXI, p. 197.]
(2) Medical Observations and Inquiries. vol. V, p. 1 ; London, 1776.
(5) Op. cit., pp. 579, 581, etc.

Toutes les cinq à dix minutes, il suspendra sa lecture; dans les inter-valles, il ôtera ses lunettes pour porter ses regards sur des objets éloignés, et ne prolongera jamais ses exercices jusqu'à éprouver de la fatigue pendant ou après la lecture. Chaque jour il prendra des verres d'un foyer plus long, jusqu'à ce qu'il puisse s'en passer tout à fait. Cunier (1) a rapporté de nombreux cas de guérison d'amblyopie grave et ancienne par cette méthode que M. Fronmüller (2) a également employée avec succès. T. W.]

[7. *Myotomie oculaire*.—Prônée d'abord par Adams (3), puis par le docteur Ruete, de Göttingue (4), la section musculaire, dans le trai-tement de l'amaurose proprement dite, n'a pas amené les résultats que ces auteurs s'en étaient promis. Elle est aujourd'hui complétement abandonnée dans la thérapeutique de cette affection, et nous ne la mentionnons que pour mémoire. T. W.]

Le coup d'œil d'ensemble que nous venons de jeter sur le siége, les causes, les symptômes et le traitement de l'amaurose, suffit pour démontrer que ce sujet est hérissé de difficultés, et que l'observation la plus minutieuse et la plus attentive est indispensable, si l'on veut arriver à faire quelque progrès dans la connaissance de cette classe de maladies. Chaque cas d'amaurose mériterait d'être considéré à loisir, sous tous ses rapports, et de devenir l'objet d'une étude spéciale. Beau-coup d'auteurs qui ont écrit sur l'amaurose, au lieu de se livrer à l'investigation des phénomènes compliqués qui en constituent l'essence, se sont efforcés d'abréger la matière et d'introduire, dans un sujet qui ne le comporte pas, une nomenclature simple et facile, imaginée par eux. Incapables d'embrasser les diversités infinies de cette classe de maladies, ils se sont attachés à ramener tous les phénomènes de l'amaurose à quelques notions étroites qui leur étaient propres, et, contents de quelques distinctions artificielles, ils n'ont pas eu le cou-rage de suivre la nature avec cette persévérance sans laquelle on ne peut, dans un sujet comme celui-ci, espérer aucun progrès réel.

SECTION II.

CLASSIFICATIONS DES AMAUROSES.

Quelques auteurs ne veulent aucune classification et prétendent que l'amaurose est une et toujours la même. D'autres ont adopté la divi-sion déjà mentionnée de l'amaurose en fonctionnelle et organique, et

[(1) Annales d'Oculistique, t. VII, p. 87.]
[(2) Ibid., t. XVIII, p. 249 et FRONMULLER. Die konvexgläserkur zur Heilung gewisser Formen des schwarzen Staares; Nürnberg, 1857.]
[(3) Prov. Med. and Surgical Journal, Avril 1841.]
[(4) Neue Untersuchungen und Erfahrungen über das Schielen und seine Heilung. Göt-tingen, 1841.]

font rentrer tous les cas dans l'une ou l'autre de ces deux classes. Mead admettait des amauroses dues à l'inflammation, à la paralysie, ou à la compression. Beer a classé les différentes espèces de cette affection suivant leurs symptômes, et il peut y avoir de l'utilité à examiner avec soin sa classification. Le principe en est évidemment bon; il détermine le siége et la nature de la maladie par la présence de certains symptômes particuliers.

Beer admet quatre classes : la *première* renferme l'amaurose qui n'est caractérisée que par des symptômes subjectifs, ou, en d'autres termes, par l'affaiblissement de la vision, sans que l'œil présente aucune apparence morbide; *la seconde*, l'amaurose caractérisée non-seulement par l'affaiblissement de la vision, mais aussi par des changements survenus dans la texture de quelque partie de l'appareil optique; *la troisième*, l'amaurose caractérisée par l'affaiblissement de la vision et des changements dans la forme et l'activité de quelque partie de l'appareil optique; et *la quatrième*, l'amaurose dans laquelle on trouve combinés les phénomènes caractéristiques des trois premières classes.

On ne saurait nier que l'on rencontre parfois des cas d'amaurose présentant dans leurs symptômes les différences que Beer a choisies pour base fondamentale de sa classification. Ainsi, dans l'amaurose par épuisement, il arrive quelquefois que l'on peut à peine découvrir un symptôme objectif, et que l'on est obligé d'admettre l'existence de la maladie presque exclusivement d'après le témoignage du malade; ce cas rentre évidemment dans la *première* classe de Beer. Le seul genre que renferme la *seconde* classe de cet auteur, caractérisée par la perte de la vision, avec un changement dans la texture, est l'amaurose dépendant de l'absorption du pigment. L'amaurose hydrocéphalique n'offre souvent que la perte de la vision, avec immobilité et dilatation de la pupille, de sorte qu'elle rentre dans la *troisième* classe de Beer. L'amaurose, suite de lésion traumatique de l'œil, s'accompagne souvent, outre la perte de la vue, de l'irrégularité et de l'immobilité de la pupille, de la déchirure des tuniques, de l'accroissement de volume, ou, au contraire, de l'atrophie du globe de l'œil. Un pareil cas appartient incontestablement à la *quatrième* classe. J'espère toutefois que l'on ne m'accusera pas de témérité, ni de manque de respect pour les travaux de celui qui a été mon maitre, si je dis que, dans ma pensée, les cas qu'il a fait rentrer dans ses quatre classes ne présentent pas uniformément les symptômes qu'il y a assignés; que l'espèce d'amaurose qu'il a donnée comme caractérisée par des symptômes subjectifs seulement, s'accompagne aussi parfois de signes objectifs; tandis que, d'un autre côté, les changements de texture et de forme de diverses parties de l'appareil optique, qu'il a considérés comme caractérisant les autres espèces, n'en sont parfois que de simples coïncidences et nullement des symptômes essentiels. L'amaurose, par exemple, due à une surexcitation de l'œil ou à la pléthore, que Beer place dans sa première classe, s'accompagne souvent de fixité et de dilatation de la pupille; circonstance qui devrait la faire ranger dans la quatrième classe. L'amaurose produite par la rage n'est qu'une simple variété de la pléthorique ou apoplectique, et peut présenter ou ne pas présenter l'aspect glaucomateux des humeurs, qui la lui a fait ranger dans sa quatrième classe.

Le glaucome, une des altérations sur lesquelles Beer a fondé sa classification, ne constitue nullement une des parties essentielles d'aucune espèce d'amaurose. L'immobilité et la dilatation de la pupille ne sont qu'une coïncidence fréquente. Dans l'amaurose hydrocéphalique, par exemple, bien que la pupille soit, en général, dilatée et immobile, il n'en est cependant pas toujours ainsi. Une difficulté insurmontable pour toute classification fondée sur les symptômes, c'est que tantôt ceux-ci se présentent et que tantôt ils n'existent pas.

Beer admet comme espèces une amaurose épileptique et une paralytique; cependant l'épilepsie et l'amaurose dans le premier cas, la paralysie et l'amaurose dans le second, doivent être considérés, non comme se trouvant dans le rapport de cause à effet, mais simplement comme des effets coïncidants, dus à une seule et même cause, c'est-à-dire à quelque altération ou production morbide à l'intérieur du crâne.

Tandis que Beer a choisi pour former ses classes les symptômes observés dans les différents cas, ses distinctions d'espèces sont en général fondées sur les causes, efficientes ou prédisposantes de la maladie.

Dans la classification suivante des principales variétés d'amaurose, elles sont disposées suivant que les causes efficientes ont agi : 1. sur la rétine, 2. sur la portion intra-orbitaire du nerf optique, ou 3. sur l'encéphale; ce qui comprend les nerfs optiques depuis leur origine jusqu'aux trous optiques.

I. RÉTINE.

I. COMPRESSION DE LA RÉTINE.

I. Compression de la surface convexe de la rétine.

1. Hydropisie sous-sclérotidienne. (*V*. p. LIII et 245.)
2. Inflammation et épaississement de la choroïde. (*V*. p. 59.)
3. Hydropisie sous-choroïdienne. (*V*. p. L et 246.)

II. Compression de la surface concave de la rétine.

1. Hydropisie de l'humeur vitrée. (*V*. p. 249.)
2. Déplacement du cristallin. (*V*. p. 421.)
3. Varicosités des vaisseaux sanguins de la rétine. (*V*. p. XLV et 705.)
4. Apoplexie de la rétine. (*V*. p. XLVII.)

II. CHANGEMENTS DE STRUCTURE DE LA RÉTINE.

1. Blessures de la rétine. (*V*. t. I, p. 607 et 617.)
2. Contusion et déchirure de la rétine. (*V*. t. I, p. 613.)
3. Rétinite aiguë et chronique. (*V*. p. 71.)
4. Ramollissement de la rétine.
5. Hypertrophie de la rétine.
6. Atrophie de la rétine.
7. Névrôme de la rétine. (*V*. p. 705.)
8. Mélanose de la rétine. (*V*. p. 705.)
9. Ossification de la rétine. (*V*. p. 218.)

II. PORTION INTRA-ORBITAIRE DU NERF OPTIQUE.

I. COMPRESSION DU NERF OPTIQUE.

I. Compression exercée par des maladies de l'orbite.

1. Hyperostose ou exostose de l'orbite, ou du sphénoïde près du trou optique. (*V*. t. I, p. 55 et 56.)
2. Tumeurs solides et enkystées de l'intérieur de l'orbite. (*V*. t. I, p. 462.)
3. Anévrysme par anastomose de l'orbite. (*V*. t. I, p. 493.)

II. Compression agissant plus immédiatement sur le nerf optique.

1. Anévrysme de l'artère centrale de la rétine.
2. Tumeurs attachées aux enveloppes du nerf optique ou contenues dans leur intérieur.

II. ALTÉRATIONS DE STRUCTURE DU NERF OPTIQUE.

1. Plaies du nerf optique. (*V*. t. I, pp. 14, 27, 440, 618 et 619.)
2. Rupture du nerf optique.
3. Inflammation du nerf optique.
4. Hypertrophie et induration partielle ou générale du nerf optique.
5. Atrophie du nerf optique.
6. Tumeur encéphaloïde du nerf optique. (*V*. p. 281.)
7. Mélanose du nerf optique. (*V*. p. 291.)

III. ENCÉPHALE, y compris les nerfs optiques depuis leur origine jusqu'aux trous optiques.

I. COMPRESSION DE L'ENCÉPHALE.

1. Fracture du crâne avec dépression.
2. Hyperostose ou épaississement du crâne.
3. Exostose de la table interne du crâne.
4. Tumeurs fongueuses, osseuses, ou autres de la dure-mère. (*V*. t. I, p. 106.)
5. Congestion des vaisseaux sanguins de l'encéphale.
6. Apoplexie par hémorrhagie encéphalique, etc.
7. Anévrysme des artères encéphaliques.
8. Accroissement de volume de la glande pituitaire.

II. ALTÉRATIONS DE STRUCTURE DE L'ENCÉPHALE.

1. Lésions traumatiques de l'encéphale, dans les blessures qui traversent l'orbite (*V*. t. I, p. 13), dans les fractures du crâne avec dépression (*V*. t. I, p. 8), dans les plaies par armes à feu (*V*. t. I, p. 26), etc.
2. Plaies du nerf optique à l'intérieur du crâne.
3. Rupture du chiasma par contre-coup.
4. Commotion et déchirure du cerveau.
5. Inflammation des membranes du cerveau, déterminant la formation d'adhérences, leur épaississement, des dépôts de sérum, de lymphe, de pus, etc.
6. Inflammation du chiasma.
7. Inflammation du cerveau.
8. Abcès du cerveau.
9. Ramollissement du cerveau.
10. Induration ou squirrhe du cerveau.
11. Hypertrophie du cerveau.
12. Atrophie du cerveau.
13. Hydrocéphalie superficielle et ventriculaire.
14. Accroissement de volume de la glande pinéale.
15. Tubercules scrofuleux du cerveau.
16. Tumeurs enkystées du cerveau.
17. Tumeurs cartilagineuses, osseuses, et autres du cerveau; cancer encéphaloïde, mélanose, etc.

APPENDICE.

Comme appendice à la classification ci-dessus, on peut mentionner quelques-unes des maladies avec lesquelles l'amaurose peut se trouver compliquée; telles sont :

1. Les convulsions puerpérales.
2. La syncope.
3. L'épilepsie.
4. L'hystérie.
5. Les maladies de la moëlle épinière.
6. Les hallucinations, comme dans le *delirium tremens*.
7. La manie.

Les espèces d'amaurose marquées par des renvois dans la table ci-dessus, ont déjà été examinées et il n'est plus nécessaire d'en parler ici. Il n'est pas non plus indispensable de traiter de toutes les autres en particulier. L'hypertrophie et le ramollissement de la rétine, par exemple, sont des suites de la rétinite, dont l'existence est établie par la dissection; mais il serait superflu de traiter de chacun de ces états en particulier, attendu que, jusqu'à présent, on ne connaît aucun symptôme pathognomonique qui puisse, pendant la vie, les faire distinguer les uns des autres.

Dans beaucoup de cas d'amaurose, la nature des causes existantes, aussi bien que les symptômes, portent à conclure que la maladie affecte la totalité de l'appareil nerveux optique — la rétine, le nerf optique, et la portion du cerveau en rapport avec le nerf optique. Il en est ainsi tout particulièrement lorsque la maladie est de nature inflammatoire ou congestive. Les causes suivantes peuvent devenir causes excitantes de congestion ou d'inflammation de l'appareil nerveux optique; quelques-unes agissent directement ou localement, d'autres indirectement ou sympathiquement. Quand la cause est indirecte ou sympathique, le transport de la maladie de l'organe éloigné, tel que l'estomac ou l'utérus, se fait brusquement dans certains cas, lentement dans d'autres.

1. Une grande lumière.
2. L'action d'un éclair.
3. L'excès d'exercice des yeux.
4. L'irritation occasionnée par la dentition, la présence des vers, les dérangements de l'intestin, etc., comme l'inflammation du cerveau chez les enfants, appelée hydrocéphale aiguë.
5. Les maladies fébriles, comme la fièvre continue, la scarlatine, la rougeole, etc.
6. Les affections de l'esprit, comme la rage, le chagrin, la crainte, etc.
7. L'insolation, ou *coup de soleil*.
8. La suppression de certaines évacuations, telles que les règles,

les hémorrhoïdes, le lait, le mucus de la membrane de Schneider, la matière purulente d'un ulcère, etc.

9. La suppression d'éruptions aiguës ou chroniques.

10. Le froid, la suppression de la transpiration.

11. Les narcotiques et autres poisons.

12. Les maladies aiguës ou chroniques des organes de la digestion.

13. L'albuminurie, ou maladie de Bright.

14. La perte continue des fluides du corps, comme dans le scorbut, le diabète, la lactation prolongée, la masturbation, etc.

15. Les affections de la cinquième paire, telles que l'irritation, les plaies (*V*. t. 1, p. 160), et les changements morbides à l'intérieur du crâne. (*V*. p. 752, 761.)

[16. La fièvre intermittente.]

[17. La phlébite.]

Il n'y a que ceux qui ont essayé de classer les causes de l'amaurose qui puissent se faire une idée des difficultés attachées à ce sujet. L'une d'elles ressort de ce fait que beaucoup de ces causes sont de nature mixte; il y en a, par exemple, qui consistent dans des changements de structure de l'encéphale, et qui cependant agissent principalement en exerçant une compression mécanique sur l'appareil optique. L'hydrocéphale et les diverses tumeurs qui se forment dans le cerveau sont dans ce cas.

Si l'on rencontre de pareilles difficultés dans la classification des causes de l'amaurose, combien est-il plus difficile encore de déterminer, sur le sujet vivant, le siége particulier du changement organique et la nature spéciale de ce changement! Ceux qui ne veulent entendre parler d'aucune classification des amauroses, et qui soutiennent que cette affection est toujours une, ne font pas autre chose que de nier la possibilité de reconnaître ces altérations par des symptômes qui leur soient propres : ils considèrent la combinaison et la succession des phénomènes morbides qui accompagnent les différentes espèces d'amauroses, comme trop compliquées, trop variables, ou trop obscures pour que l'on puisse établir le diagnostic. Il est incontestable que, même avec la plus grande attention, le diagnostic est difficile : combien à plus forte raison n'en sera-t-il pas ainsi si le praticien est négligent, indifférent, ou ignorant!

Le peu de progrès qu'a faits la pathologie de l'amaurose tient surtout à la difficulté que l'on rencontre à faire l'autopsie des personnes qui étaient atteintes de cette affection. Lorsqu'on a l'occasion de les pratiquer, il faut avoir présents à l'esprit les trois points suivants :

1. Lorsque, sur des amaurotiques, on trouve après la mort des altérations morbides dans l'œil, le nerf optique, le cerveau ou les tissus environnants, il importe d'examiner si ces altérations ont été les *causes* ou les *effets* de la maladie. L'atrophie du nerf optique, par exemple, peut être la cause, mais est souvent aussi l'effet d'une amaurose.

2. Au point de vue de l'amaurose, aucune dissection ne peut être considérée comme complète, si l'on n'a examiné soigneusement le cerveau, la totalité du nerf optique dans son trajet à l'intérieur du crâne et de l'orbite, et la rétine, cette dernière, au moins, à l'aide du microscope. Pour démontrer la nécessité de recourir au microscope, il me suffira de dire que la mélanose de la rétine consiste en général en dépôts si petits qu'ils ne sont pas visibles à l'œil nu.

3. Si l'on ne découvre rien, il ne faut pas conclure que la maladie n'était que fonctionnelle, qu'elle ne consistait qu'en un changement d'action, sans changement dans les parties chargées d'accomplir cette action. On peut très bien appliquer aux dissections des amaurotiques ce que Haller disait de celles des maniaques. — « Id utique adparet, plerumque in mentis vitiis encephalum pati : et si aliquando rariori exemplo non visum est pati, potuit vitium in minoribus elementis latuisse, aut incisori patientia defuisse (1). »

SECTION III.

EXEMPLES DE QUELQUES-UNES DES ESPÈCES D'AMAUROSE.

§ I. — Amaurose par apoplexie de la rétine.

Fig. Ammon, theil I, taf. XV, fig. 21.

On entend par apoplexie de la rétine (2) un état de cette membrane dans lequel ses vaisseaux sanguins sont brusquement distendus ou rompus, et par suite sa substance nerveuse comprimée, et ses facultés sensorielles diminuées ou abolies.

On suppose que la suppression de quelque excrétion naturelle du corps et diverses autres causes de congestion du sang vers la tête et les yeux, déterminent assez souvent des affections des vaisseaux de la rétine susceptibles de donner lieu à l'amaurose. On doit toutefois distinguer les affections chroniques de cette espèce de celles qui sont soudaines, et ce sont ces dernières seules qui doivent être considérées comme des apoplexies. La saignée a beaucoup de chances de les faire disparaître promptement et de rétablir la vision, tandis qu'elle n'agit point sur l'amaurose qui dépend de la distension chronique des vaisseaux.

Les causes de l'apoplexie de la rétine sont généralement d'une nature violente, et elles agissent, soit en occasionnant un afflux soudain du sang vers la tête et les yeux, soit en s'opposant à son retour; telles sont : un voyage fatiguant à la chaleur brûlante du soleil, une suppression brusque de l'écoulement menstruel, et d'autres influences semblables. J'ai vu la maladie, dont le principal symptôme consistait en un spectre rouge, succéder à de violents éternùments.

(1) Elementa physiologiæ, t. V, p. 574 ; Lausannæ, 1763.
(2) LANGENBECK. De retina observationes anatomico-pathologicæ, p. 148 ; Gottingæ, 1836.

Obs. 565. — Le docteur Cocks, de Dundée, m'adressa en consultation une dame qui avait eu deux attaques d'apoplexie de la rétine, qui paraissaient dues à la rupture d'un vaisseau sanguin de cette membrane, survenue dans des attaques de vomissements pendant la grossesse.

Obs. 566. — Langenbeck rapporte le cas d'un meunier, homme robuste et pléthorique, qui fut terrassé par un voleur qu'il avait trouvé dans son moulin et dont il cherchait à s'assurer; le voleur essaya de l'étrangler en tordant sa cravate, et en lui comprimant les carotides avec les pouces. Le meunier perdit momentanément l'ouïe et la vue, et tomba à terre sans connaissance. La vision d'un œil se rétablit promptement, mais l'autre resta pendant un certain temps complétement amaurotique; il finit pourtant par se rétablir aussi (1).

Obs. 567. — Un monsieur, âgé de plus de 70 ans, grand, mince et bien portant, avait parcouru une longue distance, tenant un parapluie contre le vent, ce qui l'avait mis en nage. Dans cet état, il s'était arrêté dans une boutique pour y faire quelques achats, et avait posé son chapeau sur le comptoir; il sentit immédiatement un frisson, ce qui ne l'empêcha pas de monter dans un omnibus pour retourner chez lui. Tout à coup il aperçut devant son œil droit un spectre noir, qui lui parut avoir la dimension de l'œil lui-même, et recouvrir tout le centre du champ de la vision. Il l'apercevait encore, même en fermant l'œil. Au bout de quelques jours, le spectre prit une forme presque octogone, et disparut graduellement après l'application de sangsues à la tempe et de plusieurs petits vésicatoires.

L'obscurcissement de la vision, qui prive tout à coup le malade de la faculté de distinguer les petits objets, et l'apparition d'un spectre sombre devant l'œil affecté, sont les symptômes les plus saillants de cette affection. Le spectre n'est pas toujours rouge; quelquefois il est d'une teinte verdâtre ou parfaitement noir. Il est généralement étendu et de forme irrégulière. Un grand nombre d'extravasations sanguines punctiformes, comme Desmarres (2) en a trouvé à la dissection dans la rétine, donnerait probablement lieu à l'apparition de mouches fixes.

La soudaineté de l'attaque d'amaurose, jointe à la rougeur subite et à la turgescence des vaisseaux de la face, à un pouls plein et lent, à des vertiges, rendent en général le diagnostic facile. S'il survenait en même temps une apoplexie cérébrale, le diagnostic serait moins aisé, car un épanchement de sang dans le cerveau peut produire une amaurose incurable, sans que la rétine soit affectée.

Si les vaisseaux de la rétine ont simplement subi un excès de distension, sans avoir été rompus, la cessation de la cause et la saignée peuvent faire complétement disparaître l'amaurose. Mais si un coup sur l'œil, la strangulation ou toute autre cause a déterminé la rupture des vaisseaux sanguins de la rétine, l'amaurose totale ou partielle qui en résulte étant due à une extravasation de sang entre la rétine et le corps vitré, et en partie infiltrée dans ce dernier, ne peut disparaître qu'à mesure que le sang s'absorbe; ce qui généralement ne s'accomplit que très lentement.

[Pour les symptômes ophthalmoscopiques, *Voy* p. XLVII.]

(1) Neue Bibliothek für die Chirurgie und Ophthalmologie, Band IV, p. 780; Hannover, 1828.
(2) Traité des maladies des yeux, p. 702; Paris, 1847.

§ II.—**Amaurose due à un anévrysme de l'artère centrale de la rétine.**

M. Ware avait ingénieusement conjecturé que la dilatation de l'artère centrale du nerf optique pouvait devenir une cause d'amaurose. Il avait souvent pensé que c'était une cause de cette nature qui agissait dans les cas où la maladie se déclare brusquement, et dans lesquels, bien que tous les objets placés directement devant l'œil soient complétement invisibles, cet organe conserve encore une légère sensibilité à la lumière, de façon à apercevoir confusément les objets placés de côté.

Cette conjecture est complétement confirmée par une préparation d'anatomie pathologique que possède le professeur Schmiedler, de Fribourg, c'est-à-dire un anévrysme de l'artère centrale de chaque rétine. La pièce provient d'une princesse de Baden, qui avait été longtemps aveugle, et auprès de laquelle Plenck, Richter et les premiers chirurgiens de l'Allemagne avaient été appelés. Elle ne voyait qu'un peu en regardant en bas. L'anévrysme comprimait les nerfs optiques (1).

Graefe (2) rapporte un cas semblable. Il s'agit d'une femme qui avait perdu la vue après avoir éprouvé de la photophobie et une sensation de pulsations dans l'orbite. L'artère centrale de la rétine, à l'intérieur du nerf optique, avait acquis le volume d'un brin d'herbe, et les vaisseaux sanguins de la rétine étaient variqueux.

§ III. — **Amauroses produites par des tumeurs attachées sur les enveloppes du nerf optique ou contenues dans leur intérieur.**

M. Wardrop (3) a donné la figure d'une préparation du Musée de M. Heaviside, dans laquelle on aperçoit une tumeur dans le névrilemme du nerf optique. Tout ce que l'on sait de l'histoire de ce malade, c'est qu'il était amaurotique de l'œil correspondant à la tumeur.

[M. Böhm rapporte l'observation suivante d'amaurose partielle due à un épaississement d'une portion du névrilemme du nerf optique :

Obs. 568. — Un jeune homme de 19 ans était atteint depuis son enfance d'un strabisme externe de l'œil droit. A l'âge de 6 ans, cette affection s'accompagna de diplopie, mais sans douleur et sans aucune autre incommodité. Le globe de l'œil commença alors à faire saillie en avant, et la pupille à se diriger en haut et en dehors. A l'âge de 19 ans, la vue de cet œil était tellement affaiblie qu'il pouvait à peine distinguer une pièce de monnaie. On lui conseilla de ne point se faire opérer, et l'on diagnostiqua une tumeur non maligne située au fond de l'orbite. Ce malade étant mort à Berlin de phthysie pulmonaire, on put faire l'examen nécroscopique qui donna les résultats suivants : Le nerf optique, dans l'étendue d'un peu plus d'un quart de pouce à partir de son insertion à la sclérotique, est à l'état normal ; mais plus en arrière il offre le volume et la forme d'une grosse olive qui, située en travers du fond de l'orbite, aurait projeté en avant et en dehors le globe de

(1) Dictionnaire des sciences médicales, t. XXXV, p. 20 ; Paris, 1819.
(2) Angiectasie, p. 52 ; Leipzig, 1808.
(3) Morbid Anatomy of the Human Eye ; vol. II, pl. XV, fig. 1 ; London, 1818.

l'œil, de la façon que nous avons décrite. En arrière de cette tumeur, le nerf reprenait sa dimension ordinaire, et, se portant en arrière à travers le trou optique, n'offrait plus rien à noter dans le reste de son trajet. La tumeur donnait la sensation d'une dureté considérable, et en l'incisant on la trouva surtout formée par un épaississement du névrilemme. Au microscope, on reconnut que la substance nerveuse n'était point altérée. Les tumeurs sur le trajet des nerfs sont assez communes dans d'autres régions du corps, mais elles sont très rares sur le trajet du nerf optique (1). T. W.]

§ IV. — **Amaurose par changement de structure des nerfs optiques.**

La variété d'amaurose due à quelque altération morbide de la substance ou de la gaine du nerf optique, se développe lentement suivant Beer, et rarement dans les deux yeux. Elle s'accompagne de la sensation d'un nuage noir, qui semble s'épaissir graduellement, et d'un tel degré de *visus defiguratus*, que le malade en est extrêmement troublé. Il accuse rarement beaucoup de douleur dans l'œil ou la tête, mais seulement la sensation d'une pression obtuse à la partie postérieure de l'orbite, bien que l'on ne remarque pas la moindre saillie du globe de l'œil. Dès le début, la pupille est extrêmement dilatée, l'iris complétement immobile, et le bord pupillaire irrégulier. Il survient un glaucome, suivi d'une cataracte glaucomateuse, et finalement le globe de l'œil devient sensiblement plus petit qu'à l'ordinaire.

[Pour les altérations de la papille du nerf optique et leurs symptômes ophthalmoscopiques, *Voy.* p. LII.]

[L'observation suivante démontre que l'altération peut occuper les deux nerfs optiques et être très étendue sans que la nutrition des yeux paraisse en souffrir.

Obs. 569. — *Amaurose double et complète; atrophie de toute la portion intra-crânienne des nerfs optiques.* Ayant eu l'occasion d'examiner, à l'hospice général de Lille, le cadavre d'un homme affecté depuis longtemps d'amaurose double et complète, j'ai trouvé l'appareil oculaire dans l'état suivant: Les deux yeux, de volume et de forme ordinaires, offrent une cornée parfaitement transparente; de chaque côté, la pupille est régulière quoique fort dilatée. La coque des yeux incisée, on trouve intactes toutes les parties constituantes de cet organe.

Les deux nerfs optiques, dans toute la partie intra-orbitaire de leur trajet, paraissent sains, quoique d'un moindre volume que de coutume; mais à partir de l'anneau musculo-fibreux que forment les attaches des muscles moteurs de l'œil, et que Valsalva appelle modérateur du nerf optique, attribuant à sa contraction spasmodique la production de certaines amauroses; à partir de cet endroit, dis-je, jusqu'à leur émersion apparente des couches optiques, ces deux nerfs se présentent sous l'aspect de deux bandelettes d'un jaune sale, aplaties, formées d'un tissu sec et cassant. Quand on incise transversalement la portion antérieure du chiasma, au lieu de ces petits mamelons blancs qui, dans l'état normal, viennent saillir à la surface de la section, on voit ici de petits trous qui semblent les orifices des canalicules d'où la substance médullaire aurait disparu. On dirait d'une des préparations obtenues par Reil, à l'aide de la macération dans la liqueur des savonniers. Rien à noter dans le cerveau (2). T. W.]

[(1) Dublin Quart. Journ. of Medic. Science. February, 1847, et Hay's Lawrence, p. 551. Philadelphia, 1854.]
[(2) A. Testelin. Mémoires de la Société des Sciences, de l'Agriculture et des Arts de Lille, vol. XIX, 1841, 1ʳᵉ partie.]

Voici quelques-unes des altérations morbides que l'on a découvertes, à la dissection, dans les portions orbitaire et encéphalique du nerf optique : induration de ce dernier, adhérences contre nature entre ce nerf et sa gaine, concrétions calculeuses dans sa gaine. La plupart de ces altérations sont, sans aucun doute, le résultat d'une inflammation chronique qui peut être due à une multitude de causes.

Comme il est parfaitement établi que la destruction de l'œil amène fréquemment l'atrophie et diverses autres altérations du nerf optique, il importe toujours de s'assurer, dans les dissections, si l'on a affaire à une atrophie du nerf optique, conséquence d'une désorganisation de l'œil provoquée par l'inflammation, ou à une altération du nerf ayant déterminé l'amaurose et l'atrophie de l'œil.

Obs. 570. — M***, âgée de 83 ans, était complètement aveugle depuis trente ans, par suite d'une amaurose, lorsqu'elle mourut en 1817. Elle avait aussi été sujette à une goutte irrégulière qui revêtait des formes diverses, et quelques mois avant sa mort, elle avait été attaquée d'hémiplégie.

En ouvrant le crâne, on trouva un épanchement aqueux au-dessous de l'arachnoïde et dans les ventricules latéraux. Une portion du cerveau était de consistance pulpeuse; mais cet état était probablement en rapport avec la récente attaque de paralysie, et nullement avec l'amaurose. Tous les nerfs, à l'exception des nerfs optiques, offraient leur aspect accoutumé. En en examinant les enveloppes membraneuses, on s'assura que la substance médullaire avait complètement disparu. Ce changement s'étendait même jusqu'à un point plus rapproché du cerveau que celui où ces nerfs s'entrecroisent. Les artères du cerveau étaient presque partout altérées; leurs tuniques étaient parsemées de points blancs, et leur tissu plus rigide et plus dur qu'à l'état normal. Les deux carotides, dans le point où ces vaisseaux se trouvent en contact avec les nerfs optiques près des trous optiques, étaient fortement dilatées; ce qui faisait naître l'idée que l'absorption du tissu nerveux était en rapport avec l'agrandissement des vaisseaux. Toutefois, cet état des artères ne rendait pas compte de l'absorption de la portion du nerf plus rapprochée du cerveau; de sorte qu'il n'était pas facile de décider si l'élargissement des vaisseaux était la cause ou l'effet de l'absorption du nerf optique. On remarquait aussi une tendance à la dilatation des artères cérébrales, dans le point où elles entrent dans le crâne, et il est probable qu'on aurait observé la même chose dans d'autres points si les recherches avaient été plus minutieuses.

La sœur jumelle de cette dame était morte dans sa 81e année et avait aussi été complètement amaurotique pendant les huit ou dix années qui avaient précédé sa mort. Quoique sa santé générale fût meilleure qu'elle ne l'est d'ordinaire à un âge aussi avancé, elle avait complètement perdu, outre la vue, l'odorat, le goût et l'ouïe. Elle ne pouvait distinguer la nourriture animale de la végétale, ni reconnaître aucune espèce de liquide. On ne put obtenir de l'examiner après la mort.

Le docteur Brown, qui communique ces particularités au docteur Monteath, dit que la fille unique de M*** est encore vivante, qu'elle est dans sa 56e année, et que déjà depuis plusieurs années elle est complètement aveugle par suite d'amaurose. Le docteur Monteath ajoute qu'il a été consulté par le fils et le petit-fils de M***, qui tous deux ont la vue faible. Le petit-fils était affecté d'une amblyopie congéniale fort gênante. Tout exercice des yeux amenait une cécité temporaire, et quoique à certains moments il pût distinguer de petits objets, dans d'autres il allait se jeter contre une table, une chaise, etc (1).

Obs. 571. — Un monsieur, âgé de 78 ans, complètement amaurotique depuis plusieurs années, mourut pendant que je le traitais. Ses pupilles avaient leur dimension normale, mais elles étaient immobiles; ses cristallins étaient glaucomateux. Plusieurs mois avant sa

_____

(1) Notes du manuel de Weller, vol. II, p. 79; Glasgow, 1821.

mort, il avait éprouvé parfois des hallucinations de la vue, toujours d'un genre agréable. A ce symptôme avaient succédé de la faiblesse, des vertiges, du délire et de la céphalalgie, symptômes que l'on avait combattus avec quelque succès par les sangsues et les vésicatoires.

A la dissection, on trouve le crâne très épais. Il existe sous l'arachnoïde, à la surface supérieure du cerveau, un épanchement séreux abondant. Les ventricules latéraux sont abondamment distendus par un fluide aqueux. Les couches optiques, à leur face supérieure, sont petites et de forme allongée. Il existe des adhérences assez fermes entre la surface inférieure des lobes antérieurs du cerveau et la face supérieure des nerfs optiques. La substance qui constitue l'adhérence est grenue, comme si elle consistait en un dépôt de matière calculeuse. Les nerfs optiques sont aplatis et atrophiés, surtout derrière le chiasma, où ils sont complétement privés de substance médullaire. Ils sont tellement altérés qu'on ne peut les suivre au delà des pédoncules cérébraux. Ils ont un aspect membraneux et comme aqueux. Les corps quadrijumeaux paraissaient à l'état normal. Le cerveau était de consistance moyenne; les artères basilaire, vertébrale, et quelques autres à l'état cartilagineux.

§ V. — Amaurose suite de fracture du crâne avec dépression, ou par extravasation sanguine, conséquence de la fracture.

L'insensibilité qui succède à la compression du cerveau par les causes indiquées ci-dessus, peut être plus ou moins complète; dans quelques cas, en effet, le malade gît insensible à tout ce qui se passe autour de lui, mais peut être excité par de fortes impressions provoquées dans les organes des sens, tandis que, dans d'autres cas, la perte des sens est si complète qu'on peut lui pincer la peau, tenir une chandelle allumée près de ses yeux, produire les sons les plus forts à ses oreilles, sans obtenir aucun effet.

Lorsque la cause de ces symptômes consiste simplement dans une fracture avec dépression d'une portion du crâne, ils surviennent immédiatement après la production de la blessure; mais lorsqu'ils dépendent d'une extravasation de sang, qu'elle soit la conséquence d'une fracture ou qu'elle en soit indépendante, la collection de sang peut se former lentement et un temps considérable s'écouler avant que le malade devienne insensible.

Sir B. C. Brodie (1) fait observer « qu'il arrive quelquefois que la sensibilité est complétement détruite dans un point du système, tandis que la sensibilité générale n'est que peu diminuée; » et il donne à l'appui de sa remarque l'exemple suivant dans lequel la sensibilité du nerf optique était surtout affectée:

Obs. 572.—Un vieillard sur lequel avait passé une voiture, fut admis à *Saint-George's Hospital*, ayant une fracture du pariétal avec dépression. Il avait conservé sa connaissance, mais il répondait lentement aux questions, était de mauvaise humeur, et tout à fait aveugle. M. Gunning enleva, à l'aide de la tréphine, une portion du pariétal et releva les parties osseuses enfoncées; mais cette opération n'amena aucun changement dans les symptômes. 36 heures après l'accident, le pouls devint fréquent et le malade délira. Il resta entièrement privé de la faculté de voir, avait la perception d'objets imaginaires,

(1) On Injuries of the Brain, dans le 14e volume des Medico-Chirurgical Transactions.

mais n'apercevait aucunement ceux qui se trouvaient devant ses yeux. Il mourut à l'expiration du cinquième jour.

A l'examen du corps, on trouva les membranes du cerveau enflammées et couvertes de pus et de lymphe. Il existait à la base du crâne une fracture en travers du sphénoïde ; les bords en étaient déplacés de façon à comprimer les nerfs optiques immédiatement derrière les orbites et à expliquer de la façon la plus satisfaisante la perte totale de la vision.

Pronostic. — Parmi ceux qui échappent à une fracture du crâne avec dépression, ou avec extravasation de sang à l'intérieur du crâne à la suite d'une blessure à la tête, il en est quelques-uns chez lesquels les symptômes disparaissent complétement dans l'espace de quelques jours, et d'autres chez lesquels quelques restes de ceux-ci persistent encore après plusieurs années. Cette variété dans l'époque de la disparition des symptômes est surtout remarquable en ce qui concerne la sensibilité de l'œil, la mobilité de la pupille et l'activité des muscles animés par la troisième paire.

Traitement. — Il est inutile de rien dire ici du traitement chirurgical des fractures du crâne avec dépression. Les moyens médicaux les plus propres à rétablir la vision en pareil cas, sont : le repos, l'abstinence, la saignée, les laxatifs, et, au bout d'un certain temps, le mercure administré à dose altérante. On se trouve bien aussi d'entretenir un écoulement continu au voisinage de la tête.

§ **VI**. — **Amaurose par altérations morbides des membranes du cerveau ou des os du crâne.**

Plusieurs altérations de la dure-mère et des os du crâne peuvent produire l'amaurose ; telles sont : les ossifications de la dure-mère, surtout celles qui ont la forme d'aiguilles tranchantes, les épaississements athéromateux, les tumeurs fongueuses et les exostoses de la table interne du crâne. Il n'existe aucun moyen de reconnaître pendant la vie l'existence de pareils changements organiques.

Les symptômes ressemblent extrêmement à ceux des formations morbides à l'intérieur du cerveau. Une céphalée intense ou une douleur fixe au sommet de la tête, la paralysie de quelques-uns des muscles de l'œil, soit de l'abducteur ou des muscles animés par la troisième paire ; l'altération de quelque autre sens spécial, de la faiblesse et de la raideur dans les membres, auxquelles succèdent de la douleur, des spasmes et des convulsions, tels sont les symptômes qui portent à soupçonner une compression agissant sur la base du cerveau ou sur le pont de Varole. Les symptômes s'accroissent très lentement pendant un certain temps : un œil est d'abord affecté, puis l'autre, puis l'organe de l'ouïe. Dans plusieurs de ces cas, les yeux finissent par être poussés en avant hors de l'orbite ; symptôme qui annonce une altération grave des os de la base du crâne, de la dure-mère qui recouvre la selle turcique, ou de la partie supérieure des orbites. (Voy. *Obs*. 111, t. I, p. 106.)

C'est surtout à la base du crâne qu'on trouve les altérations morbides des os qui produisent l'amaurose. On rencontre fréquemment, en pareil cas, la carie, mais beaucoup plus fréquemment des exostoses de diverses formes. Dans quelques cas, d'innombrables aiguilles osseuses font saillie à l'intérieur du crâne, si tranchantes qu'elles blessent facilement les doigts. Beer conservait le crâne d'une dame qui avait été complétement aveugle, et qui, quelques semaines avant sa mort, perdit connaissance; il existait à peine une partie de ce crâne qui ne fût pas criblée d'exostoses aiguës. Les os, en pareil cas, sont quelquefois très minces, le diploë manquant presque complétement. Chez un jeune garçon amaurotique qui avait été aliéné peu de temps avant sa mort, Beer trouva, à la dissection, une épine d'une longueur considérable située à côté de la selle turcique et perforant les nerfs optiques à leur jonction.

Ceux qui, pendant leur enfance, ont souffert du rachitisme, de la syphilis ou de la goutte pendant l'âge moyen, sont plus sujets que d'autres aux épaississements et aux autres altérations morbides des os du crâne.

Les chutes ou les coups sur la tête amènent lentement les affections des enveloppes du cerveau.

Dans tous les cas rapportés par Beer, la maladie paraît avoir débuté dans la tête et les yeux après un refroidissement soudain de la tête, suivi d'un rhumatisme qui, quoique léger au début, s'était fixé dans l'enveloppe fibreuse du crâne.

L'altération morbide à laquelle j'ai donné le nom de *chloroma*, (t. I, p. 122), et qui paraît être de nature fibro-plastique, attaque quelquefois le péricrâne, d'autres fois la dure-mère, et parfois ces deux membranes à la fois. Telle paraît avoir été la nature d'une série particulière de cas décrits par Sir Everard Home (1), et attribués par lui à l'extension de l'inflammation de la dure-mère au péricrâne. Les cas dont il s'agit étaient accompagnés des symptômes ordinaires de la compression du cerveau par d'autres causes, et entre autres par l'amaurose : on amena du soulagement en incisant sur le crâne, de façon à faire disparaître la tension des parties qui le recouvraient. Dans un de ces cas, terminé par la mort, Sir Everard trouva le péricrâne épaissi, formant une masse fibreuse ossifiée; et en regard de cette altération, à l'intérieur du crâne, un épaississement et une induration semblable de la dure-mère. La plupart de ces malades avaient subi de longs traitements mercuriels, sans avantage, et chez quelques-uns avec aggravation des symptômes.

_____

(1) Transactions of a Society for the Improvement of Medical and Chirurgical Knowledge, vol. III, p. 122; London, 1812.

Le pronostic des amauroses, résultant d'altérations morbides des
membranes ou des os de la tête, est, j'ai à peine besoin de le dire,
extrêmement défavorable. On a à redouter le développement progressif
de la cécité, et non-seulement la mort, mais une mort des plus lamen-
tables. L'art de guérir ne possède aucun moyen efficace de faire diminuer, et encore moins disparaître les altérations organiques, causes
de la maladie, si ce n'est peut-être dans les deux cas où les symptômes
doivent évidemment leur origine à quelque accident, comme à un
coup, ou à quelque affection constitutionnelle évidente, et surtout à la
syphilis.

L'observation suivante, rapportée par feu M. Wilson, de Londres,
montre ce qu'on peut quelquefois obtenir, même dans des circonstances
qui pourraient paraître presque désespérées.

Obs. 573. — En novembre 1806, M. Wilson fut appelé par un chirurgien de sa connaissance auprès d'un gentleman atteint depuis longtemps d'une maladie grave. On donna
à M. W. les renseignements suivants :

Durant le printemps de 1803, alors que régnait une épidémie d'influenza, M. C., homme
fortement musclé, âgé d'environ 28 ans, et d'un tempérament assez sanguin, fut pris
d'une douleur très intense, profondément située dans l'orbite gauche. On consulta un
médecin éminent, qui prescrivit un traitement antiphlogistique sévère. Ce traitement fut
mis en usage pendant longtemps sans aucun avantage. On considéra alors que la maladie
était nerveuse et l'on employa à hautes doses les médicaments destinés à combattre cette
classe d'affections. On prescrivit au malade d'aller habiter Hampstead pour y jouir d'un air
pur. Ce traitement ne réussissant pas, on consulta d'autres médecins; de nouveaux moyens
furent essayés, mais la maladie empira graduellement. L'ouïe était complétement abolie à
gauche. L'élévateur de la paupière supérieure et le droit externe se paralysèrent; ce qui
produisit un strabisme très prononcé. La pupille de l'œil gauche resta fortement dilatée,
et la vue de cet œil se perdit. Le côté droit de la bouche fut attiré à droite d'une manière
permanente. Le malade fut pris d'un enrouement extrême, et l'articulation des mots devint si indistincte que ses amis mêmes ne pouvaient le comprendre. Il perdit la faculté
d'avaler les substances solides, et les liquides ne passaient qu'avec la plus extrême difficulté et en provoquant une vive sensation de suffocation. Un vase était constamment
placé près de lui pour recevoir la salive, qu'il ne pouvait ni avaler, ni cracher, et qu'il
s'efforçait de chasser hors de sa bouche avec la langue. Il était fortement constipé et
obligé de recourir fréquemment aux drastiques.

M. Wilson, lors de sa visite, trouva le malade ayant la main et le bras droits dans la
flexion, et la jambe du même côté dans un état de paralysie complète. La violente douleur
de l'orbite gauche persistait encore; les vertèbres du cou étaient aussi extrêmement douloureuses, ainsi que le sommet de l'épaule. Lorsqu'il était au lit, le malade ne pouvait
soulever la tête de dessus l'oreiller; il pouvait à peine dormir, et éprouvait presque continuellement des douleurs atroces; en un mot, on s'attendait à le voir mourir d'un instant
à l'autre. M. W. apprit aussi qu'avant le début de sa maladie il avait eu à deux ou trois
reprises des chancres et des bubons commençants, qu'il avait fait usage du mercure jusqu'à ce que les symptômes eussent disparu et que le chirurgien qui le traitait eût déclaré
sa guérison complète. Dans l'été qui précéda sa maladie, il s'était fatigué le dos à sauter;
peu de temps après, un bubon s'était formé dans l'aine droite. On surveilla cet accident,
dans la supposition qu'il pouvait être vénérien. Le bubon suppura et guérit sans qu'on
eût employé le mercure.

M. Wilson ayant remarqué quelque chose de particulier dans la forme d'une des
jambes, demanda la permission de l'examiner; et lorsque le bas eut été enlevé, il aperçut
une cicatrice étendue et une augmentation marquée du volume du tibia. Le malade ne
ressentait néanmoins aucune douleur dans cet os. Il fit connaître, en écrivant de la main
gauche, que, plusieurs années auparavant, il avait reçu sur cette jambe un coup violent, et

qu'il en était sorti une portion d'os considérable; il ne se rappelle pas s'il a pris alors du mercure, et il ne croit pas que son chirurgien ait considéré la maladie de l'os comme vénérienne. Il ne se rappelle avoir eu à aucune époque des taches à la peau ou des ulcères dans la gorge. Sa maladie actuelle, ajoute-t-il, n'avait jamais été considérée comme vénérienne par aucun des médecins qu'il avait consultés, et aucun n'avait employé le mercure.

M. Wilson, en examinant le cou, trouva plusieurs vertèbres fort tuméfiées. Il découvrit aussi un gonflement considérable de l'acromion droit, ainsi que de toute l'épine et de la plus grande partie de la côte supérieure de cet os. Comme les muscles étaient émaciés, il fut facile de sentir sur l'humérus une tumeur située un peu au-dessous de l'insertion du deltoïde. La clavicule droite était trois fois au moins aussi épaisse qu'à l'état normal.

Toutes ces tumeurs pouvant être d'origine vénérienne, M. Wilson se crut autorisé à proposer l'usage immédiat du mercure. Les parents du malade redoutaient que son extrême faiblesse, et la mort qui paraissait approcher à grands pas, ne rendissent cette tentative inutile; mais ils consentirent volontiers à ce que l'on tentât cet essai, car si l'on n'agissait point promptement, la mort semblait inévitable.

En conséquence, on frictionna le malade tous les soirs avec un gros de fort onguent mercuriel contenant cinq grains de camphre, et on lui passa un séton à la partie posté-rieure du cou. Dès le quatrième jour, la bouche se trouva affectée par le mercure : au bout de dix jours, il avala moins difficilement; il dormait bien, et ses douleurs avaient presque disparu. Au bout de quinze jours, le gonflement de la clavicule avait évidemment diminué, et les muscles étaient plus pleins et plus fermes. Il avait aussi récupéré la parole assez pour se faire comprendre. On porta la quantité de l'onguent à un gros matin et soir, et on en continua l'usage pendant onze semaines; vers la fin de ce temps, lorsqu'il put avaler facilement, il prit chaque jour environ huit onces de décoction de salsepareille, et de temps en temps quelque préparation de quinquina.

Pendant ce traitement, quoique la bouche du malade fût extrêmement affectée, sa santé et ses forces allèrent néanmoins chaque jour en s'accroissant, et il était devenu gras avant la fin du traitement. Ses muscles avaient presque repris leur fermeté et leur force primi-tives, et ses membres la faculté de se mouvoir. Toutes les douleurs avaient disparu, et le gonflement des os avait beaucoup diminué. La faculté d'avaler et de mouvoir les extré-mités droites sembla d'abord revenir à mesure que diminuait le gonflement des vertèbres cervicales; mais ce gonflement ayant fini par rester stationnaire, la force des muscles ne s'en rétablit pas moins complétement. Sa guérison fut parfaite et se maintient depuis deux ans, à l'exception des symptômes suivants : La pupille de l'œil gauche reste plus dilatée que la droite et la paupière supérieure gauche ne se relève plus autant qu'auparavant; mais l'œil de ce côté distingue, dans une certaine mesure, les couleurs et les objets, et même les petits, en faisant usage de simples lunettes vertes et en n'employant que l'œil gauche seul. Lorsqu'il fait usage des deux yeux, la vue devient confuse parce qu'il voit les objets doubles. Sa voix est restée enrouée, mais il articule assez distinctement (1).

Obs. 574. — Le docteur Abercrombie (2) rapporte le cas d'un homme, âgé de 47 ans, dont le mal débuta en mai 1816, par de la céphalalgie, de la pesanteur dans la tête, symp-tômes qui s'aggravaient lorsqu'il se baissait, et qui augmentèrent graduellement, malgré de copieuses évacuations sanguines. En août, sa vue commença à s'affaiblir et il fut pris d'étourdissements; en septembre, il ne voyait plus que les objets très fortement éclairés ; en décembre, il était complétement aveugle; la douleur était constante et intense; vers le milieu de janvier, il y avait stupeur et perte de la mémoire; le 31, il tomba dans le coma et mourut.

On trouva, à la dissection, une tumeur du volume d'un gros œuf, fixée à la tente du cervelet, de telle façon qu'une portion faisait saillie au-dessus et une autre au-dessous; la faulx du cerveau entrait dans la substance de la portion supérieure. Elle était ferme à l'intérieur, et sa structure ressemblait un peu à celle du rein. Il y avait quatre onces de liquide dans les ventricules.

(1) Transactions of a Society for the Improvement of Medical and Surgical Knowledge, vol. III, p. 115.
(2) Pathological and Practical Researches on Diseases of the Brain, p. 461 ; Edinburgh, 1829.

Obs. 575. — Une personne, dont l'âge ni le sexe ne sont mentionnés, après avoir été privée pendant un certain temps de l'odorat, puis en dernier lieu de la vue, tomba dans le coma et mourut.

On trouva à la dissection une tumeur s'élevant de la portion de la dure-mère qui recouvre la surface supérieure de l'éthmoïde, et que le professeur Cruveilhier considéra comme carcinomateuse. La tumeur (fig. 143) s'étendait en arrière un peu sur la selle turcique et recouvrait de chaque côté la voûte de l'orbite. Elle offrait à l'extérieur un aspect mamelonné, avait complétement détruit les troncs des nerfs olfactifs, comprimait les nerfs

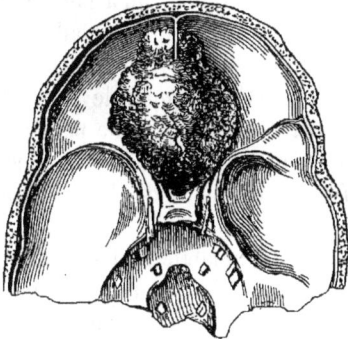
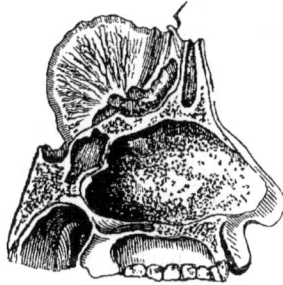

Fig. 143.   Fig. 144.

optiques et s'était creusé une cavité à la face inférieure du cerveau. La couche de substance cérébrale en contact avec la tumeur était ramollie. Une section verticale de la masse morbide (fig. 144) fit voir une disposition de fibres radiées semblable à celle que l'on rencontre dans d'autres cas de carcinome. Quelques ramifications vasculaires, qui paraissaient être des veines, suivaient la direction des fibres. Cette figure fait aussi voir que la tumeur avait envoyé quelques prolongements dans les fosses nasales, où ils présentaient le même aspect mamelonné et la même texture (1).

§ VII. — Amaurose par congestion cérébrale.

On admet universellement, non-seulement que l'amaurose peut être la conséquence de l'afflux d'un excès de sang au cerveau, ou d'un obstacle au retour du sang de cet organe, mais encore qu'une des causes les plus communes de cette maladie est une simple turgescence des vaisseaux qui se rendent à l'appareil optique interne.

Symptômes. — Les premiers symptômes de l'amaurose congestive sont généralement une sensation de plénitude dans le globe des yeux et une photopsie presque continuelle. Ces symptômes, promptement suivis d'une céphalalgie avec stupeur, s'accompagnent généralement de vertiges, de tintements d'oreilles et d'une diminution manifeste de la faculté visuelle. Dans quelques cas, le malade est privé de sommeil; dans d'autres, il est affecté de léthargie. Lorsque ce sont les artères carotides internes qui sont spécialement affectées, la léthargie est d'or-

(1) CRUVEILHIER. Anatomie pathologique du corps humain, 8me livraison, pl. III, fig. 1 et 2 ; Paris, 1850 : Voyez un cas de tumeur fibreuse de la dure mère, par LIELL, Edinburgh Monthly Journal of Medical Science, September, 1850, p. 201 : Des observations d'amaurose produite par des tumeurs encéphaloïdes du crâne et de la dure-mère, par STANLEY. Lancet, 6 May, 1852, p. 258.

dinaire un symptôme dominant; quand ce sont les artères vertébrales,
il y a surtout de la douleur à l'occiput (1). Le malade est le plus souvent d'une constitution athlétique et présente des signes de pléthore
générale. Le contraire s'observe aussi dans d'autres cas; par exemple,
chez les femmes enceintes, qu'on a quelquefois vues attaquées d'amaurose
à la fin de plusieurs grossesses successives. On rencontre toujours les
signes d'une pléthore locale. L'œil paraît plus plein qu'à l'ordinaire;
il semble faire une saillie inusitée hors de l'orbite; le malade le fait
moins bouger qu'à l'état sain; sa surface est parcourue par des vaisseaux rouges; la face est injectée, et l'artère temporale et parfois
aussi les carotides battent fortement. Au début, la pupille peut n'être
pas fort affectée, n'étant ni trop dilatée, ni trop contractée, et variant
assez facilement de dimension suivant l'intensité de la lumière à
laquelle l'œil est exposé.

A mesure que la maladie avance, la céphalalgie suit une marche
irrégulière, parfois elle est intense, d'autres fois à peine perçue. Le
malade se plaint surtout alors de ce qu'une gaze épaisse ou un réseau
rend confus tous les objets qui se trouvent devant lui. Au jour, ce
réseau est uniformément obscur; mais, dans l'obscurité, il paraît de
feu et très brillant, quelquefois rougeâtre ou bleuâtre. Ce symptôme
s'accroît sous l'influence de toute cause qui augmente la pléthore locale,
ne fût-ce que pour un instant. Ainsi, par exemple, si le malade fait
de grands efforts en allant à la selle, le réseau semble plus épais pendant quelques minutes; et si cette cause ou d'autres analogues et
propres à augmenter la congestion locale, se répètent fréquemment, et
que l'on n'ait point recours aux moyens propres à faire disparaître la
pléthore locale, la vision s'éteint bientôt complétement. C'est, au reste,
ce qui arrive presque constamment, même en l'absence de ces causes,
quand on n'emploie point le traitement indiqué; seulement, ce résultat
est moins rapide que lorsque ces causes viennent agir fréquemment.
A la fin, toute trace de sensibilité à la lumière disparaît. Le malade
continue de se plaindre de pesanteur de tête. Il accuse aussi une sensation comme si ses yeux augmentaient de volume; ces organes sont
aussi plus durs au toucher qu'à l'ordinaire. La pupille devient immobile, quoiqu'elle soit rarement fort dilatée. Le malade regarde à vide,
et offre d'une manière frappante le regard fixe, particulier aux amaurotiques.

Causes excitantes. — Toute influence capable de produire ou d'accroître d'une manière continue ou fréquemment répétée un afflux de
sang vers la tête, peut être considérée comme cause de cette espèce
d'amaurose. Les individus d'un tempérament pléthorique peuvent
généralement la faire naître à volonté à un léger degré. Lorsqu'ils s'in-

_____

(1) BRIGHT. Guy's Hospital Reports, vol. I, p. 9; London, 1836.

clinent en avant, qu'ils se mettent la tête en bas, qu'ils serrent fortement leur cravate, ou qu'ils ont recours à tout autre moyen propre à
accroître la circulation du sang à travers le cerveau, ou, peut être,
pour parler plus correctement, lorsqu'ils empêchent de quelque façon
que ce soit le retour de ce fluide vers le cœur, ils excitent l'apparition
de mouches volantes, ou même une cécité complète temporaire. Boerhaave rapporte le cas d'un homme qui, chaque fois qu'il s'enivrait,
était atteint d'une amaurose complète. Cette maladie venait par degrés,
s'accroissait avec la quantité de vin bu ; et après que l'ivresse était
dissipée, la vision revenait (1). Beaucoup de personnes pléthoriques
s'aperçoivent que leur vue s'affaiblit pendant l'accroissement de rapidité de la circulation qui succède à un bon repas accompagné de
quelques verres de vin ; au contraire, assez souvent les personnes
d'une constitution faible trouvent qu'en pareille circonstance leur vue
s'améliore.

On peut signaler les influences suivantes comme causes prédisposantes probables d'amaurose congestive : la grossesse, l'accouchement
lent et laborieux, l'habitude de lever et de porter de pesants fardeaux,
les occupations qui exigent que l'on reste pendant longtemps la tête
courbée en avant, en même temps que les yeux sont fort employés ;
les travaux qui exigent une grande activité de la vue en même temps
que de l'intelligence, la colère et les autres passions violentes, la suppression brusque de quelque écoulement sanguin habituel, la suppression des menstrues, l'oubli de saignées périodiques auxquelles l'individu était accoutumé, l'ablation, par la ligature ou de toute autre façon,
d'hémorrhoïdes dont l'écoulement sanguin était devenu habituel, des
vomissements violents et de longue durée, une marche forcée par un
temps chaud, des bains très chauds, même les bains des pieds seuls,
un trop long séjour dans une assemblée trop nombreuse, une débauche
excessive et inaccoutumée, la constipation fréquente, les efforts
violents pour aller à la garde-robe, l'habitude de se coucher la tête
très basse, les tumeurs scrofuleuses volumineuses du cou qui compriment les veines jugulaires, un obstacle à l'entrée du sang veineux dans
le cœur par suite d'un rétrécissement de l'orifice auriculo-ventriculaire
droit. Si deux ou plusieurs de ces causes agissent ensemble, et surtout si elles viennent à agir brusquement sur un individu qui se trouve
constitutionnellement disposé aux congestions vers la tête, le danger
de voir survenir une amaurose congestive est bien plus grand encore.

Causes prochaines. — On décrit la pléthore comme étant caractérisée par une plénitude excessive des vaisseaux, une surabondance de
sang, la rougeur de la partie par suite de la distension des vaisseaux
sanguins ; par la rougeur, la chaleur et même la tuméfaction de la

(1) De morbis oculorum, p. 75 ; Gottingæ, 1746.

totalité ou d'une partie du corps, par suite de la même cause; et
comme étant néanmoins un état différent de l'inflammation. L'absence
de douleur aiguë paraît être un des principaux caractères qui distinguent la pléthore de l'inflammation; mais on peut ajouter, bien que
la pléthore se termine fréquemment par la rupture de vaisseaux de la partie affectée, qu'elle peut souvent se terminer d'une autre façon, tandis
que l'inflammation, bien que se terminant parfois par résolution,
s'accompagne le plus généralement d'un épanchement de sérum ou de
lymphe coagulable, de la formation de pus, d'ulcération, de gangrène,
ou même de l'apparition successive de plusieurs de ces phénomènes.

« Les mots *pléthore* et *afflux sanguin vers la tête*, dit le docteur Burrows, sont souvent employés comme synonymes dans le lan-
gage médical; ils diffèrent cependant beaucoup, car l'afflux peut
exister sans qu'il y ait pléthore, et celle-ci sans qu'il y ait afflux.
Le sang peut arriver au cerveau avec une vélocité extraordinaire,
n'agir que par l'accélération de sa circulation et être emmené aussi
facilement par les veines qu'il a été apporté par les artères : voilà
l'afflux. Le sang peut y être envoyé avec sa rapidité ordinaire, ou
avec un degré de rapidité plus grand ou moindre qu'à l'état normal,
et, par suite de quelque obstacle, être empêché de revenir par les
veines en proportion convenable avec l'abord qui s'en fait au cerveau;
il s'y accumule donc : voilà la pléthore (1). »

La pathologie de la pléthore du cerveau et de sa conséquence fréquente, l'apoplexie, ne me paraît pas bien comprise; car, si d'un côté
de nombreuses observations portent à supposer que l'inflammation des
tuniques artérielles et le dépôt de matière athéromateuse et calcaire
entre leurs membranes moyenne et interne sont dans un rapport étroit
avec ces maladies, si elles n'en sont pas les causes prochaines réelles,
et conduisent dans les cas d'apoplexie à la rupture des vaisseaux et à
l'extravasation du sang; d'un autre côté, les cas nombreux dans lesquels, après la mort par apoplexie, on ne peut découvrir aucune
apparence morbide à l'intérieur du crâne, démontrent que non-seulement il reste beaucoup de recherches à faire sur ce sujet, mais que,
quant à présent, on ne saurait tirer de conclusion générale sans s'exposer à quelque grave erreur. Les symptômes que l'on admet vulgairement comme indiquant un afflux de sang vers la tête ou un accroissement dans la quantité de sang du cerveau, se rencontrent dans des
états tout opposés de cet organe.

Pronostic. — Tant que l'amaurose est à la période commençante
et que la vue n'est pas fort affaiblie, le praticien peut se hasarder à
porter un pronostic favorable; dans la période confirmée, ou lorsque
la vision est complétement ou presque complétement abolie, le pro-

_____

(1) Commentaries on Insanity, p. 120, London, 1828.

nostic est extrêmement fâcheux. Lors même que le mal ne date que de quelques jours, si la vue manque complétement, il n'y a que peu d'espoir de guérison. Lorsque le malade est resté plusieurs mois dans cet état, il n'arrive presque jamais qu'il obtienne la restitution même du plus léger degré de vision (1).

Traitement. — Les attaques, légères au début, sont souvent guéries par le repos, les purgatifs et la diète. Dans les cas plus menaçants, on doit recourir à la saignée, pratiquée soit à l'une des veines du bras, soit à la veine jugulaire, soit à l'artère temporale. On y ajoute, si on le juge nécessaire, des saignées locales, comme des ventouses scarifiées à la nuque ou aux tempes, ou des applications de sangsues à la tête. Les purgatifs ont une utilité toute spéciale. On prescrira l'abstinence de toute nourriture animale, aussi bien que de toute boisson alcoolique. On fera des applications froides sur la tête préalablement rasée. On recommandera le repos complet des yeux et du corps, et l'on écartera soigneusement l'irritation que pourrait produire la lumière.

C'est donc sur le traitement déplétif et antiphlogistique sous toutes ses formes que l'on doit compter au début de l'amaurose. Ils échoueront rarement si l'on y a recours dans les deux ou trois premiers jours, et si on les emploie avec la vigueur nécessaire.

Si la maladie a été négligée, ou traitée sans la saignée, ce qui équivaut à l'absence de tout traitement, il faut encore recourir à la saignée. Si on l'a déjà largement appliquée sans avantage, le pronostic est très fâcheux. On doit alors essayer d'exciter le système absorbant, surtout à l'aide du mercure et des révulsifs, provoquer la salivation au moyen du calomel ou des *blue pills*, et appliquer des vésicatoires à la tête et un cautère à la nuque.

Si ce traitement échoue, on peut encore recourir à beaucoup d'autres moyens ; mais on ne doit employer les stimulants qu'avec les plus grandes précautions, attendu qu'ils peuvent reproduire facilement une nouvelle congestion, ou même déterminer une apoplexie.

§ **VIII**. — **Amaurose produite par l'apoplexie, l'hémorragie cérébrale, etc.**

Lorsqu'on néglige la pléthore cérébrale, il arrive très fréquemment qu'elle se termine par l'abolition brusque de la sensibilité et du mouvement, état auquel on donne le nom d'*apoplexie*. Parmi les symptômes ordinaires de cette affection, figurent l'abolition de la vision et très fréquemment la dilatation des pupilles.

Au point de vue pathologique, l'apoplexie se divise en trois variétés, savoir : l'apoplexie avec extravasation de sang, l'apoplexie avec épanchement séreux, et l'apoplexie qui ne laisse voir aucune altération

(1) Voyez une observation rapportée par I. J. Ikin, Lancet, January 9, 1856, p. 569.

évidente, à la dissection. Le docteur Abercrombie appelle cette dernière *apoplexie simple*. Lorsqu'une personne est frappée d'apoplexie, et qu'on ne trouve à l'autopsie aucune altération morbide dans le cerveau, on doit rechercher la cause du mal dans la rupture de l'équilibre qui doit exister entre les systèmes artériel et veineux de cet organe. L'amaurose peut être la conséquence de l'une ou l'autre de ces trois variétés d'apoplexie, et être l'un des symptômes les plus prompts ou les plus lents à disparaître.

Il n'est nullement improbable que, dans certains cas où l'on ne pense point à l'apoplexie, l'amaurose est le résultat de la rupture de plusieurs petits vaisseaux laissant échapper isolément du sang, qui se rassemble en un seul caillot, ou qui se creuse plusieurs petites loges sur ou dans le cerveau, dont il déchire, dans ce dernier cas, la substance. Ces légères attaques apoplectiques peuvent ne point attirer l'attention du malade, jusqu'à ce qu'il s'aperçoive que sa vue est fortement affaiblie. Cet état est fréquemment suivi de paralysie et de perte de la mémoire.

La soudaineté de l'attaque et les circonstances dans lesquelles se trouve le malade au moment de son invasion, peuvent nous amener à conclure qu'il s'agit d'une apoplexie. Un homme qui me consulta, par exemple, était devenu soudainement aveugle de l'œil gauche pendant qu'il assistait à un meeting public, brillamment éclairé au gaz, et dans lequel il avait été excité et exposé à une forte chaleur. Quelque temps après, il survint aussi une amaurose de l'œil droit et une paralysie partielle de la langue. J'ai vu un autre homme, affecté depuis dix ans d'une amaurose incomplète de l'œil droit, qui devint tout à coup incomplètement amaurotique de l'œil gauche, pour avoir soufflé pendant une demi-heure dans une cornemuse des *Highlands*, ce qui exige de grands efforts de la part des poumons. J'ai vu, en consultation avec le docteur Rainy, un gentleman qui, pendant un voyage, se levant un matin et regardant par la fenêtre de son hôtellerie, s'aperçut qu'un de ses yeux était complétement amaurotique; quelques mois après, il devint hémiplégique. James Gregory, le célèbre inventeur du télescope à réflecteur, fut brusquement frappé de cécité, dans sa trente-septième année, pendant qu'il observait les satellites de Jupiter, et mourut quelques jours après.

Dans un cas d'apoplexie rapporté par M. Williams (1), on trouva que du sang coagulé avait pénétré dans la substance même de l'un des nerfs optiques.

Le traitement de l'amaurose suite d'apoplexie ne diffère en aucun point essentiel de celui que nous avons exposé ci-dessus pour la même maladie, suite de congestion cérébrale.

_____

(1) Medical Facts and Observations, vol. V, p. 97 ; London, 1794.

Obs. 576. — M. Stevenson fut appelé à donner des soins à un malade, âgé de 40 à 50 ans, qu'on avait trouvé gisant à terre dans un état apoplectique. Cette personne était grande et mince, sa face pâle, et sa manière de vivre extrêmement sobre et régulière; il n'y avait donc pas lieu de penser qu'elle serait devenue victime de l'apoplexie. Malgré l'emploi de moyens variés et actifs, il mourut douze heures après l'attaque.

Dans la matinée du jour suivant, M. Stevenson examina le contenu du crâne, et trouva non-seulement les marques les plus évidentes d'une congestion sanguine dans les méninges, mais une accumulation considérable de fluide décoloré dans les ventricules du cerveau, et une masse de sang coagulé disposée de façon à comprimer le chiasma. Cette circonstance expliqua la cécité absolue et la dilatation prononcée des pupilles, que l'on avait observées, quoique, lors du premier examen de M. Stevenson, le malade n'eût pas encore complétement perdu la connaissance et la sensibilité (1).

Obs. 577.— Ann Nowlan, âgée de 43 ans, mariée, entre au *Sir Patrick Dunn's Hospital*, à Dublin, affectée, disait-on, depuis plusieurs jours d'une fièvre pour laquelle elle s'était procuré chez un médecin une potion cordiale diaphorétique. Lorsqu'elle entra dans le service de M. Law, elle offrait les symptômes suivants: — Céphalalgie sus-orbitaire très intense; pouls à 100, faible; langue chargée à sa base et à son centre d'une croûte d'un brun foncé, rouge et luisante à la pointe et aux bords; épigastre sensible et douloureux à la pression; peau d'une température normale; pas de pétéchies; grand abattement d'esprit. Douze sangsues à l'épigastre, une potion effervescente avec de l'opium; lotions froides sur le front. Ces moyens ne firent disparaître ni la céphalalgie, ni les nausées, ni l'irritabilité de l'estomac.

En examinant soigneusement les symptômes, le docteur Law fut amené à considérer la céphalalgie comme le premier chaînon de la maladie, et tous les autres désordres comme en étant les effets. La malade reconnaissait qu'elle était depuis longtemps sujette à la céphalalgie. La puissance de la voix et la faculté de se mouvoir qu'elle conservait, paraissaient incompatibles, relativement aux autres symptômes, avec l'idée d'une fièvre. Agissant donc d'après cette idée, on appliqua des sangsues à la tempe gauche, point où elle rapportait principalement la douleur. Cette application amena du soulagement. On essaya ensuite des vésicatoires, qui soulagèrent aussi pour un temps. Le docteur Law se détermina alors à mettre le système sous l'influence du mercure, et prescrivit dans ce but une combinaison de calomel avec la poudre de James. La bouche ne fut pas plus tôt devenue malade, que la céphalalgie cessa et que la langue se nettoya. La disparition complète de la douleur ne dura que le temps que la bouche resta malade; et l'influence mercurielle n'eut pas plus tôt cessé, que la douleur revint, quoique moins constante et moins intense. Lorsque la douleur reparut, la langue redevint chargée. On eut de nouveau recours au mercure, qui fit disparaître la douleur sans retour.

La malade appela alors pour la première fois l'attention de M. Law sur un affaiblissement de la vue de son œil gauche, dont elle pouvait se servir parfaitement à l'époque de son entrée à l'hôpital. On trouva la pupille dans un état de dilatation permanente. Le docteur Law appliqua plusieurs vésicatoires, et en saupoudra quelques-uns avec de la strychnine, mais l'œil devint complétement amaurotique.

La malade était depuis longtemps exempte de céphalalgie et ne paraissait plus en proie qu'à un grand découragement, lorsqu'elle fut prise soudain d'une attaque. On la trouva dans un état d'insensibilité complète; la respiration était extrêmement laborieuse, mais sans stertor; le pouls était faible et lent; la face n'était pas injectée; il n'y avait pas de battements des carotides. On ouvrit l'artère temporale, et quand on en eut tiré à plein jet environ dix onces de sang, le pouls commença à faiblir. On appliqua une compresse et un bandage, mais on n'arrêta qu'avec difficulté l'écoulement sanguin. La face s'injecta alors, les carotides commencèrent à battre avec force, et au moment où l'on allait administrer à la malade un lavement à la térébenthine, deux heures environ après l'apparition de son attaque, elle expira.

Autopsie. Il s'écoula une quantité considérable d'un sang noir et fluide lorsqu'on incisa le cuir chevelu. Les vaisseaux superficiels du cerveau étaient fortement congestionnés. Lorsqu'on eut enlevé le cerveau, on ne trouva pas moins de six onces de sang fluide

(1) STEVENSON. On Amaurosis, p. 4; London, 1821.

épanché à sa base. Un caillot volumineux occupait la place du *locus perforatus*, ou plancher du troisième ventricule, qui semblait complétement détruit. Les deux pédoncules cérébraux étaient allongés et déplacés, et leur consistance diminuée par suite de la violence qu'ils avaient essuyée. Les ventricules latéraux étaient distendus par deux caillots de sang qui se trouvaient en contact l'un avec l'autre par la destruction du *septum lucidum*. La couche optique droite était à l'état normal ; le centre de la gauche, ramolli et déchiré, contenait un caillot sanguin. L'artère basilaire était saine, mais les artères moyennes du cerveau présentaient plusieurs points ossifiés. Il n'y avait aucune apparence de maladie dans les nerfs optiques (1).

Obs. 578. — Feu le comte de Liverpool fut atteint, à la suite d'un refroidissement, d'une phlébite crurale accompagnée d'un ralentissement marqué du pouls qui ne battait que 44 fois par minute. La vue de l'œil gauche s'affecta, et il éprouva bientôt une série d'attaques d'apoplexie qui entraînèrent la mort.

La veine iliaque gauche était complétement obstruée, et il existait dans le cerveau, au-dessus du ventricule droit, une grande cavité remplie de sérum (2).

Obs. 579. — Le docteur Abercrombie (3) rapporte le cas d'un gentleman qui, à la suite d'une attaque d'apoplexie, perdit la vue et resta pendant environ sept ans dans un état de cécité complète. Au bout de ce temps, un jour qu'il se promenait dans sa voiture, il récupéra soudain la vue, et constata qu'il avait conservé toute l'habileté à dessiner, qu'il possédait avant son attaque.

Il se peut que, dans ce cas, un caillot sanguin eût comprimé les nerfs optiques ; avec le temps, il s'était sans doute contracté, avait changé de place et délivré ainsi les nerfs optiques de la pression qu'il exerçait sur eux. Une chute sur la tête, dans un cas publié, rendit la vue à un amaurotique, probablement en déplaçant un caillot (4).

§ IX. — Amaurose produite par un anévrysme des artères du cerveau.

M. Ware pensait que l'amaurose était due assez souvent à la dilatation du *circulus arteriosus*. «Si, dit-il, la dilatation occupe la partie postérieure du circulus arteriosus, de façon à comprimer les nerfs moteurs oculaires, il en résulte une paralysie des paupières, et les yeux perdent la faculté de se mouvoir. Mais si la dilatation occupe la portion antérieure du circulus, comme la compression porte alors sur les nerfs optiques, la vue est nécessairement détruite. Et si la dilatation s'effectue dans les deux portions à la fois, de façon à comprimer en même temps et les nerfs moteurs oculaires et les nerfs optiques, les paupières restent immobiles, et les yeux sont à la fois paralysés dans leurs mouvements et dans leur faculté visuelle (5).

(1) Dublin Journal of Medical Science, vol. IX, p 107 ; Dublin, 1836.
(2) LEE. On the Diseases of Women, p. 169 ; London, 1852.
(3) Op. cit., p. 309.
(4) Voyez le cas de Jacob Reutinger, qui devint aveugle trois semaines avant une attaque d'apoplexie mortelle, WEPFERI Historiæ apoplecticorum, p. 14 ; Amstelædami, 1724 : Un cas de guérison d'amaurose apoplectique ; PORTAL, sur la Nature et le traitement de l'apoplexie, p. 19 ; Paris, 1811 : Le cas de JOHN CUNNINGHAM SAUNDERS, Farre's Life of Saunders, en tête du Treatise on some Practical Points relating to the Diseases of the Eye, p. 19 ; London, 1811 : Un cas survenu pendant le typhus, ARMSTRONG's Practical Illustrations of Typhus Fever, p. 29 ; London, 1819.
(5) Observations on the Cataract and Gutta Serena, p. 400 ; London, 1812.

Il est impossible de dire si c'est réellement là une cause fréquente d'amaurose. Le manque d'autopsies bien faites est certainement une des grandes causes de l'obscurité qui règne sur les affections amaurotiques. L'observation suivante, rapportée par M. Spurgin, démontre que l'amaurose est quelquefois la conséquence de l'anévrysme des artères cérébrales.

Obs. 580. — Un ouvrier, âgé de 57 ans, perdit tout à coup connaissance pendant qu'il était à son travail, vers le commencement de mars; mais il se rétablit promptement sans secours, et reprit ses occupations. Trois semaines après, nouvelle attaque à la suite de laquelle il resta trois ou quatre jours dans un état de stupeur. Il accusait, au sommet de la tête, une douleur constante, qui augmentait beaucoup lorsqu'il se penchait en avant, et qui souvent l'empêchait de dormir. Il avait l'air abattu, pesant et le teint cachectique. Il était morose et chagrin, refusant fréquemment de répondre à ceux qui le soignaient et les trouvant souvent en faute. Les pupilles étaient fortement dilatées, mais toutes deux se contractaient lentement lorsqu'on en approchait une forte lumière. L'œil droit était affecté de cataracte; néanmoins il distinguait de ce côté la lumière d'avec l'obscurité. Son pouls était d'ordinaire à 90 et faible. On le purgea largement, et on lui appliqua un vésicatoire à la nuque. Ces remèdes le soulagèrent un peu; mais après quelques jours, la douleur revint aussi constante et aussi forte que jamais. On lui appliqua au cou des ventouses scarifiées qui donnèrent huit onces de sang et diminuèrent beaucoup la douleur. Quatre jours après, pendant qu'il était à dîner, il perdit de nouveau connaissance et tomba dans le coma : respiration difficile et stertoreuse, pouls plein et lent. La pupille de l'œil droit était dilatée; celle de l'œil gauche contractée; toutes deux immobiles. On lui pratiqua une large saignée du bras, et on lui appliqua des vésicatoires; mais son état empira rapidement, et il mourut le lendemain matin.

On trouva, à la dissection, que la dure-mère adhérait plus fortement que de coutume au crâne et qu'elle offrait une teinte d'un bleu noirâtre due aux veines situées par-dessous. Des adhérences s'étaient établies entre cette membrane et l'arachnoïde, et entre cette dernière et la pie-mère. Les veines de la pie-mère étaient fort dilatées et gorgées de sang. Trois ou quatre fongosités s'étaient élevées de la surface du cerveau à travers les membranes et adhéraient à l'os. En soulevant la faulx du cerveau, on la trouva unie aux deux hémisphères, et celles-ci, au-dessous de la faulx, unies l'une à l'autre. Une quantité considérable de fluide fortement coloré par du sang, s'échappa du ventricule gauche dès qu'il fut ouvert, et l'on trouva un petit caillot attaché au plexus choroïde. En enlevant la partie supérieure de l'hémisphère droite, on ouvrit le ventricule droit, qui se trouvait à un niveau plus élevé que de coutume, et l'on découvrit une quantité de sang coagulé pouvant s'évaluer à trois ou quatre onces. Le corps strié droit avait plus que double de volume. La surface de ce corps et les parois du ventricule étaient pulpeuses, de couleur rougeâtre, et semblaient avoir subi une abrasion. Lorsque l'on eut enlevé le cerveau hors du crâne, on découvrit à la surface inférieure du lobe antérieur droit une longue trace rouge, au-dessous de laquelle on découvrit un abcès de plus d'un pouce de longueur. Immédiatement au-dessous, de l'autre côté du nerf olfactif, et avant la jonction des nerfs optiques, on trouva un anévrysme de l'artère cérébrale antérieure droite, du volume d'une noisette, comprimant le nerf optique droit. Les parois du sac anévrysmal étaient épaisses et sa cavité contenait un petit coagulum. Il s'était rompu à sa paroi supérieure dans le ventricule latéral.

La gaîne du nerf optique droit, au niveau surtout de l'entrée du nerf dans l'œil, fut trouvée épaisse, distendue par le sang et fortement adhérente à la substance propre du nerf. Les veines étaient fortement dilatées sur la face postérieure de la sclérotique. La choroïde avait son aspect ordinaire; mais la rétine présentait une teinte gris rougeâtre, et l'on pouvait suivre sur toute sa surface jusqu'au cristallin les ramifications de la veine centrale. La capsule postérieure du cristallin était opaque, le cristallin à demi opaque et réduit à la moitié de sa dimension naturelle (1).

_____

(1) London Medical Repository for June, 1825, p. 443 : Voyez une observation par Stilling, Ammon's Zeitschrift für die Ophthalmologie, vol. III, p. 465; Dresden, 1853.

§ X. — Amaurose suite de tuméfaction de la glande pituitaire.

Située au-dessous et derrière le chiasma des nerfs optiques, la glande pituitaire, lorsqu'elle prend un développement morbide, vient nécessairement comprimer ces nerfs ; on l'a quelquefois vue en déterminer l'absorption presque complète. Dans quelques cas il se développe une tumeur entre les deux lames de la dure-mère qui renferme la glande, celle-ci, de même que les nerfs optiques, est déplacée par la tumeur (1).

On a publié de nombreux exemples d'amaurose déterminée par l'augmentation de volume de la glande pituitaire. Dans quelques-uns de ces cas, l'affection de la vue a été l'un des premiers symptômes ; tandis que, dans d'autres, elle n'a été troublée qu'après que divers autres signes d'affection encéphalique se furent manifestés. En même temps que l'amaurose, qui affecte généralement les deux yeux, et qui, après avoir été incomplète pendant un certain temps, devient tout à coup complète, le malade accuse de la douleur ou une sensation de pesanteur dans le front, une violente douleur dans les tempes, de l'apathie, la perte de la mémoire, l'émaciation, et une faiblesse générale. La tuméfaction de la glande pituitaire paraît ne déterminer ni convulsions, ni hémiplégie, mais sa présence paraît provoquer de l'inflammation dans les parties environnantes, de sorte qu'à la fin les symptômes présentent une combinaison de ceux de l'encéphalite avec ceux de la compression du cerveau.

A la dissection, on trouve la glande fort augmentée de volume, quelquefois dilatée sous la forme d'un kyste, ou contenant du pus, et les parties environnantes fort enflammées. Dans quelques cas, l'infundibulum est le siége de gonflement, comme dans une observation rapportée par De Haen (2).

Obs. 581. — John Austin, boulanger, homme fortement musclé, menant une vie bien réglée, âgé de 38 ans, était depuis trois ans affecté d'un obscurcissement de la vision, accompagné, à de certains intervalles, d'une douleur intense dans la partie antérieure de la tête et d'une sensation de brûlure et de plénitude dans les orbites. Il ne retira aucun avantage des sangsues, des vésicatoires et d'autres remèdes ; les sangsues, au contraire, semblèrent plutôt accroître ses souffrances. Ses forces et sa santé générale continuaient à être bonnes, il restait levé la plus grande partie de la nuit, et portait souvent pendant le jour de pesants fardeaux. Les fonctions digestives s'exécutaient bien la plupart du temps, excepté à de courts intervalles, et alors par suite de causes que l'on pouvait considérer comme entièrement indépendantes de toute affection locale.

Le dimanche 25 mai 1823, il se plaignit que pendant les cinq ou six dernières semaines, l'obscurcissement de sa vue avait considérablement augmenté ; que ses douleurs avaient été beaucoup plus intenses, qu'il avait ressenti une forte propension au sommeil, au point que, si pendant le jour il s'asseyait un peu pour se reposer, il s'endormait malgré lui et restait dans cet état jusqu'à ce qu'on vînt le réveiller. Depuis deux ou trois jours il avait complétement cessé de voir de l'œil droit, et ce matin même il s'était trouvé complé-

(1) Medical Gazette, February 7, 1851, p. 255.
(2) Ratio Medendi, Pars 6ta, p. 271 ; Viennæ, 1763.

tement aveugle. Pendant huit à dix jours, il avait encore pu distinguer les objets; mais en allant se coucher le soir précédent, le seul objet qu'il put distinguer était la chandelle, et encore pas très nettement.

En examinant les yeux, on n'y découvrait aucune maladie apparente : les pupilles ne se contractaient pas sous l'influence d'une forte lumière; elles étaient un peu petites, mais parfaitement transparentes. Le malade accusait de la perte d'appétit. Pouls à 96 et petit. Dans la supposition que les symptômes les plus saillants dépendaient d'un état maladif de l'estomac, on lui prescrivit un émétique, à faire suivre de la prise de cinq grains de calomel et d'une potion apéritive le lendemain matin.

Le jour suivant, la céphalalgie n'était point aussi intense, et il avait jusqu'à un certain point récupéré la vue de l'œil gauche; il voyait les fenêtres, et lorsqu'on plaçait la main devant ses yeux, il apercevait quelque chose, mais sans pouvoir dire ce que c'était. On répéta les mêmes médicaments.

Le 27, il se plaignit d'être beaucoup plus faible, et conséquemment garda le lit, ce qu'il n'avait point encore fait jusqu'alors. La céphalalgie avait diminué; la vue était comme le 26 : il dormait constamment et ronflait bruyamment. On prescrivit six sangsues aux tempes; on continua le calomel et la potion apéritive, et l'on appliqua un vésicatoire à la nuque.

Le 28, on appela un oculiste éminent, qui considéra la maladie comme due à une congestion des vaisseaux du cerveau, prescrivit une saignée du bras de vingt onces et une potion saline toutes les quatre heures. Le malade tomba en syncope lorsqu'on le saigna.

Le 29, il était encore plus disposé au sommeil; on ne l'éveillait qu'avec difficulté, mais alors il parlait sensément, et répondait aux questions qu'on lui adressait. Depuis la saignée, le pouls était à 120 et plus faible; le malade était plus affaibli. Un médecin que l'on appela prescrivit une saignée du bras de 24 onces, la continuation de la potion saline, 4 grains de calomel à prendre le soir, et un laxatif le lendemain matin. Le lendemain à midi et demi, le malade mourut.

A la dissection, on trouva les membranes du cerveau complétement saines; les vaisseaux étaient un peu distendus; les ventricules ne contenaient qu'une quantité ordinaire de liquide. En soulevant les lobes antérieurs du cerveau, on découvrit une tumeur qui s'élevait de la région de la glande pituitaire et comprimait les nerfs optiques : son volume était considérable, elle s'était creusé un nid dans les lobes antérieurs; les nerfs optiques étaient étalés sur elle, le droit plus que le gauche; les nerfs olfactifs étaient également comprimés (1).

Obs. 582. — Un individu du nom de Bardon, âgé de 36 ans, entra à l'Hôtel-Dieu de Paris le 8 septembre 1827. Ses pupilles étaient fortement dilatées; la droite était encore légèrement mobile, mais la gauche ne l'était plus du tout. L'œil gauche était complétement perdu; le droit ne permettait d'apercevoir que les gros objets, sans que le malade pût en distinguer la dimension, la forme, ou la couleur. Il avait été pendant huit ans sujet à de violentes douleurs de tête, et, un an et demi avant son admission à l'Hôtel-Dieu, il avait été obligé de renoncer à ses occupations, qui exigeaient qu'il écrivît beaucoup. Son teint était pâle et sa constitution lymphatique. On le saigna et on lui passa un séton au cou, mais sans résultat avantageux. On appliqua ensuite au front et aux tempes des vésicatoires qui furent suivis d'une amélioration si notable, que, au bout de trois semaines, il apercevait très distinctement des personnes passant à une grande distance. On continua l'usage des mêmes moyens, et le malade resta dans cet état jusqu'au 13 novembre. Ce jour-là, il accusa de la céphalalgie et des douleurs violentes dans les yeux et les oreilles. Le 15, on lui appliqua 15 sangsues derrière les oreilles : la céphalalgie céda, mais les autres douleurs persistèrent. Le 21, deux ou trois minutes après avoir parlé à un de ses médecins, il expira subitement.

Il existait dans l'intervalle situé entre la jonction des nerfs optiques et le pont de Varole, et entre les vaisseaux qui forment le cercle de Willis, un kyste du volume d'un petit œuf de poule, en partie fibreux, en partie osseux, rempli d'une substance jaunâtre

(1) WARD. London Medical Repository, vol. XX, p. 217 ; London, 1823 : Voyez POWELL, Medical Transactions, vol. V, p. 223 ; London, 1815 : RAYER. Archives générales de médecine, . III, p. 350 ; Paris, 1823.

mélangée de sang. Un tiers environ de cette substance était solide et ressemblait assez à un tubercule ; le reste était un fluide oléagineux. Ce kyste avait aplati et presque détruit les nerfs optiques. Ce qui restait de ces nerfs adhérait en dedans au kyste par un peu de substance cérébrale altérée et venait se perdre en avant sur la portion osseuse qui correspondait à la commissure des nerfs. Plus en avant, les nerfs entrant dans les orbites étaient fort amoindris, et entre leur portion antérieure et la postérieure, il n'y avait pas d'autre moyen de continuité que celui constitué par le kyste. Il n'existait point de traces de la glande pituitaire, dont le kyste occupait la place. La rétine à l'intérieur de l'œil était mince, rougeâtre et presque transparente (1).

Cette observation a été publiée par Magendie, avec la question suivante en tête : *La vision peut-elle persister malgré la destruction des nerfs optiques ?* Il est à présumer, ou que le malade s'est trompé relativement au degré de vision qu'il a récupéré après l'application des vésicatoires, ou que, si réellement il voyait passer les personnes dix jours avant sa mort, comme le dit l'observation, les progrès de la maladie avaient été extrêmement rapides pendant sa dernière période.

§ **XI.** — **Amaurose suite de commotion ou de toute autre lésion traumatique de la tête.**

Les lésions traumatiques de la tête, plusieurs même de celles qui paraissent légères et n'occasionnent aucune inquiétude au début, déterminent l'amaurose beaucoup plus souvent qu'on ne le pense.

Il arrive assez fréquemment, dans les cas de commotion cérébrale ou d'autre lésion traumatique de la tête, assez intense pour étourdir le malade, qu'il reste pendant un certain temps complétement insensible aux impressions extérieures. Le rétablissement, qui d'ordinaire est prompt, est parfois complet ; d'autres fois, à l'insensibilité complète succède un état dans lequel la sensibilité n'est qu'affaiblie, mais non détruite. Les impressions ordinaires n'agissent point sur le malade ; mais néanmoins on peut l'amener à les percevoir. Les pupilles se contractent lorsqu'on expose l'œil à la lumière et sont quelquefois plus resserrées qu'à l'ordinaire. Ces symptômes peuvent disparaître complétement en quelques heures, ou persister pendant deux ou trois jours Dans ce dernier cas, il arrive fréquemment que le malade récupère sa sensibilité pour un temps et qu'il retombe ensuite dans son premier état. Lorsque l'inflammation du cerveau succède à la commotion, cette réapparition de la sensibilité peut manquer et les symptômes de la commotion se transformer graduellement en ceux de l'inflammation. Mais il arrive souvent aussi que la sensibilité a reparu pendant un espace de temps considérable, qu'il existe même une période de santé apparente, avant que les symptômes de l'inflammation surviennent. Il peut s'écouler des années avant que le malade soit atteint d'aucun signe marqué de maladie du cerveau.

(1) Journal de Physiologie, t. VIII, p. 28 ; Paris, 1828.

L'inflammation qui succède à la commotion et aux autres lésions traumatiques de la tête, peut être plus ou moins étendue et plus ou moins aiguë, affecter toutes les parties contenues dans le crâne et devenir rapidement mortelle, ou rester bornée à quelque point particulier du cerveau et ne déterminer la mort qu'après une série de symptômes les plus alarmants, comme une céphalalgie violente, l'amaurose, la paralysie, les convulsions, etc. Ces symptômes apparaissent tantôt dans un ordre, tantôt dans un autre. La connaissance que nous avons des maladies du cerveau n'est pas encore suffisamment exacte pour nous permettre de rapporter les symptômes qui se présentent à aucun siége spécial ou à aucune terminaison particulière de l'inflammation.

Les altérations que l'on trouve à la dissection consistent en déchirures du sommet des circonvolutions cérébrales, injections vasculaires, extravasations de sang, épanchements séreux, indurations, ramollissements, abcès diffus ou enkystés, etc.

Obs. 583. — Un jeune enfant de douze ans reçut à l'école un coup du bord d'une règle plate parce qu'il apprenait difficilement. Le coup avait porté sur le côté droit de la tête, et il en était résulté une petite plaie qui, pendant six ans, refusa de guérir; elle se cicatrisa enfin, et peu de temps après la vue commença à faiblir. Cet affaiblissement continua d'augmenter jusqu'à donner lieu à une cécité complète. Puis se présentèrent des accès épileptiques qui revenaient presque tous les jours.

Le seul moyen qui parût offrir quelque chance de succès, était l'ablation d'une portion des os du crâne, à l'aide du trépan. La cicatrice de la plaie ancienne, suite du coup reçu, n'offrait aucune apparence particulière: l'os mis à nu ne semblait point malade; sa couleur n'était même point altérée. Lorsqu'on enleva la pièce d'os détachée par la couronne de trépan, il s'échappa un peu de sang et de fluide séreux qui se trouvait entre le crâne et la dure-mère. Cette membrane, toutefois, n'avait point perdu sa coloration normale. Le lendemain, les deux pupilles avaient repris leur sensibilité; elles se dilataient et se contractaient suivant le degré de lumière. La cécité resta complète comme avant l'opération. Les forces du malade déclinèrent d'heure en heure; il survint une fièvre lente, et le troisième jour après l'opération, le malade fut pris d'un accès beaucoup plus intense qu'à l'ordinaire, et à la suite duquel il mourut.

A l'autopsie, le crâne et la dure-mère semblaient partout sains. Au-dessous du point où la dure-mère avait été mise à nu par la tréphine, et en regard par conséquent de l'ancienne blessure, la pie-mère avait évidemment été le siége d'une inflammation chronique circonscrite. En incisant le cerveau, on le trouva le siége d'une induration s'étendant à tout le lobe moyen du cerveau, débutant à la surface de l'hémisphère et s'étendant jusqu'à la base du crâne (1).

Obs. 584. — Une jeune fille de quinze ans reçut en jouant une légère tape plutôt qu'un coup sur le côté droit de la tête. Elle ressentit sur le moment une douleur assez vive; mais elle ne s'en occupa point, et il ne survint d'autre conséquence immédiate qu'une céphalalgie débutant toujours par la partie qui avait été frappée. Elle continua pendant plus de trente ans à être sujette à ces attaques; à cette époque, quoique naturellement vive, elle devint pesante, quelquefois hébétée et assoupie, sans aucune cause nouvelle connue. Cet état alla en s'accroissant au point que, pendant les dix-huit derniers mois de sa vie, il était très difficile de la maintenir éveillée; mais lorsqu'elle s'éveillait, ne fût-ce que pour une demi-heure, elle déployait tout le brillant de sa conversation ordinaire. Puis, tout à coup, elle tombait dans un assoupissement dont on ne pouvait la tirer.

(1) Practical Observations on Surgery and Morbid Anatomy, by JOHN HOWSHIP, p. 121; London, 1816.

Les choses marchèrent ainsi jusqu'à ce qu'elle tomba dans un coma continu ; elle mourut au milieu des convulsions. La vue s'était fort affaiblie, mais très graduellement.

A la dissection, dès que l'on eut mis à nu le pariétal droit, on découvrit qu'une portion d'os, de la dimension d'une pièce d'une couronne environ, et correspondant au point où elle avait reçu le coup et où elle rapportait constamment le siége de sa douleur, était d'une couleur très foncée. En enlevant le pariétal, on reconnut que la portion dont la coloration était altérée, était transparente et presque complétement absorbée. Elle devait sa couleur foncée à ce que la portion de l'hémisphère droite qui était immédiatement au-dessous d'elle était complétement noire ; la dure-mère ayant été absorbée en ce point, la couleur apparaissait à travers l'os. Si la malade avait vécu plus longtemps, l'os aurait été aussi complétement absorbé, et le cerveau, suivant toute probabilité, serait venu faire hernie au dehors. La portion du cerveau située en regard de la blessure était indurée et squirrheuse ; altération qui s'étendait à tout le lobe moyen du cerveau. La couleur était d'un noir livide. Toutes les autres parties du cerveau étaient parfaitement saines, il n'existait aucune altération morbide dans le thorax ou l'abdomen. L'altération que nous venons de décrire avait tellement comprimé les nerfs optiques à leur origine, qu'elle les avait rendus aussi plats que des rubans ; c'est ce qui avait occasionné la perte de la vue qui, quelque temps avant la mort, équivalait presque à une cécité complète (1).

§ **XII.** — **Amaurose par congestion ou inflammation de l'appareil nerveux optique, occasionnée par l'exposition des yeux à une lumière intense, ou par l'excès d'exercice des yeux.**

C'est une des variétés d'amaurose les plus fréquentes ; elle peut être le résultat d'une seule exposition des yeux pendant un court instant à une très vive lumière ; d'autres fois, elle est produite par l'examen fréquemment répété d'objets lumineux, ou par l'exercice prolongé des yeux sur des objets modérément ou imparfaitement éclairés. Certaines personnes, par exemple, ont été frappées de cécité pour avoir regardé une éclipse de soleil. L'exposition des yeux pendant un long temps à la lumière réfléchie par une contrée couverte de neige, l'usage fréquent du télescope ou du microscope, l'action de lire ou d'écrire plusieurs heures de suite, surtout à la chandelle, et d'autres causes analogues, donnent fréquemment lieu à cette variété d'amaurose, et produisent sur les yeux des effets d'autant plus nuisibles, que ces organes sont plus faibles, ou que les individus sont plus disposés à la congestion cérébrale. Les littérateurs, les graveurs, etc., dont les occupations sont sédentaires et exigent l'exercice continu de la vue, sont souvent affectés de cette amaurose.

Les symptômes sont variables, mais principalement subjectifs. La congestion ou l'inflammation dont ils dépendent, affecte la rétine, les nerfs optiques et la portion cérébrale de l'appareil optique. Si on la néglige, elle se termine par l'atrophie de ces parties.

Le traitement consiste principalement dans le repos, la saignée, le mercure et les révulsifs.

Obs. 585. — Ayant été consulté, le 1er juillet 1844, pour Miss F., âgée de seize ans, je trouvai que, après avoir travaillé au tricot de Berlin, elle avait été prise de douleur dans

(1) Ibid, p. 119.

le côté gauche de la tête et d'un tel obscurcissement de la vue de l'œil gauche, qu'elle pouvait à peine s'en servir pour lire le titre d'un journal. L'œil droit était aussi un peu trouble. J'appliquai des sangsues autour de l'œil, des vésicatoires derrière l'oreille, et j'administrai trois *blue pills* par jour. Ces pilules n'affectant pas la bouche aussi promptement que je m'y attendais, j'y substituai des pilules composées de deux grains de calomel avec un demi-grain d'opium. Ces dernières agirent promptement sur la bouche et la vue commença immédiatement à s'améliorer. La bouche devint extrêmement malade; une salivation abondante survint. Vers la fin de juillet, la malade lisait de l'œil gauche les plus petits caractères.

Obs. 586. — Le célèbre docteur Reid, professeur de philosophie morale à l'Université de Glascow, étant occupé, en mai 1761, à tracer un méridien exact afin d'observer le passage de Vénus, dirigea imprudemment vers le soleil, au moyen de son œil droit, les cheveux entrecroisés d'un petit télescope. Il avait fréquemment pendant sa jeunesse exécuté cette manœuvre sans inconvénient, mais cette fois il en souffrit. Il reconnut bientôt que la vue de cet œil était remarquablement obscurcie; pendant plusieurs semaines, chaque fois qu'il se trouvait dans l'obscurité ou qu'il fermait les yeux, il voyait devant l'œil droit un point lumineux qui tremblait comme l'image du soleil vue par réflexion dans l'eau. Ces apparitions diminuérent graduellement et devinrent moins fréquentes; mais il lui resta des traces très sensibles de cette affection. La vue demeura trouble : la limite la plus rapprochée de la vision exacte se trouva plus éloignée que de l'autre côté; enfin cet œil voyait courbes les lignes droites (1).

Obs. 587. — Un soldat qui ne connaissait pas la manière d'examiner une éclipse de soleil, employa pour cela un morceau de verre opaque offrant à son centre une portion transparente. Malgré la vive douleur que lui faisaient éprouver les rayons du soleil traversant cette portion du verre, il continua de regarder jusqu'à la fin de l'éclipse. Il fut pris peu après de vertiges, de douleurs dans le côté droit de la tête, côté correspondant à l'œil qu'il avait employé, et se trouva presque complétement privé de la vue de cet œil. Quelques semaines après, s'apercevant que la douleur aiguë qu'il éprouvait dans la tête, persistait, il vint consulter le Baron Larrey, qui trouva les vaisseaux de l'œil injectés : la pupille était un peu moins large que celle du côté opposé, mais conservait néanmoins ses mouvements naturels; la vision était très obscure et presque perdue. Après deux saignées, l'une de l'artère temporale et l'autre de la jugulaire, Larrey prescrivit des vésicatoires à la tempe et à la nuque. On appliqua ensuite de la glace sur la tête, puis des moxas qui rétablirent complétement la vue du malade; mais il conserva néanmoins une douleur sourde dans tout le côté droit de la tête (2).

Obs. 588. — Un habitant des Indes Orientales, qui vivait largement et dans l'oisiveté, après avoir été pendant quatre heures à cheval, exposé à un soleil brûlant, commença presque immédiatement à remarquer l'obscurcissement de la vue de l'œil droit; état qui alla en s'accroissant rapidement, au point qu'au bout d'une quinzaine de jours la vue était complétement perdue. Il n'y eut jamais ni douleur ni inflammation dans la partie. Dix-huit mois plus tard, l'œil, bien que complétement perdu, ne présentait aucune apparence morbide, si ce n'est que la pupille ne se contractait qu'imparfaitement lorsqu'on l'exposait à l'action de la lumière (3).

Obs. 589. — Un capitaine de marine s'était beaucoup servi de l'œil droit, depuis plusieurs années, pour faire des observations à l'aide de télescopes et de sextants. Une semaine environ avant de s'adresser à M. Travers, il remarqua devant son œil un brouillard qui alla croissant jusqu'au point qu'il ne pouvait plus distinguer les traits de ses amis, ni apercevoir les grandes lettres des titres des pages. L'œil était exempt d'inflammation, la pupille dilatée et paresseuse; il n'éprouvait de douleur ni dans l'œil ni dans la tête. On

(1) Inquiry into the Human Mind, Chap. VI, sect. 12.
(2) LARREY. Recueil de Mémoires de chirurgie, p. 227 ; Paris, 1821.
(3) Collections from the Unpublished Writings of C. H. PARRY, M. D., vol. I, p. 561 ; London, 1825.

lui tira une grande quantité de sang du bras et de la tempe, et on le purgea énergiquement à de courts intervalles avec un mélange de calomel et de julap. Des vésicatoires furent
appliqués aux tempes, puis on frictionna celles-ci plusieurs soirs de suite avec un gros
de fort onguent mercuriel; ce qui produisit un écoulement abondant de salive et une violente diarrhée, de sorte qu'il n'en obtint aucun avantage. Une pilule de calomel avec
l'opium, prise matin et soir, rendit immédiatement les gencives malades. En trois jours,
le brouillard commença à se dissiper, et le malade put reconnaître l'heure à sa montre.
L'amélioration augmenta si rapidement que, au bout de dix jours, il lisait avec la plus
grande facilité les caractères ordinaires et que la pupille avait repris sa dimension et son
activité ordinaires (1).

Obs. 590. — M. Allan rapporte le cas du maître d'une imprimerie qui devint aveugle.
Il corrigeait les épreuves et lisait 18 heures sur 24; pratique qu'il continua pendant douze
mois malgré l'affaiblissement évident de sa vue. A la fin de ce temps, l'amaurose était si
complète, qu'il ne pouvait distinguer un objet d'avec un autre, et ne conservait qu'assez
de perception de la lumière pour trouver son chemin dans les rues. Il resta plusieurs
années dans cet état; mais il finit par recouvrer la vue. Le traitement n'est pas mentionné (2).

§ XIII. — Amaurose par congestion ou inflammation de l'appareil nerveux optique, excitée par la présence de vers dans les intestins.

Dans l'énumération des symptômes indiquant la présence des vers
dans l'intestin, figurent généralement la dilatation des pupilles, l'aspect terne des yeux, une coloration bleue au-dessous de la paupière
inférieure, l'épiphora, la pâleur de la face, la céphalalgie, des battements dans les oreilles, un sommeil troublé; d'un autre côté, on trouve
aussi parfois indiqués : l'amaurose, la surdité, et des accès apoplectiques ou épileptiformes, comme pouvant provenir de la même cause.
Toutefois, l'existence de la majorité même de ces signes ne peut
être considérée comme indiquant à coup sûr l'existence des vers; il
n'y a d'autre symptôme formel que le rejet de ces entozoaires par
les vomissements ou les évacuations alvines. Chez ceux mêmes qui sont
atteints de vers, on doit toujours considérer comme douteuse la question de savoir si c'est à cette cause ou à quelque autre, telle que l'hydrocéphalie ou la formation de quelque altération morbide à l'intérieur
du crâne, que sont dus les symptômes amaurotiques. Un médecin de
mes amis m'apprend qu'il a eu à traiter, il y a quelque temps, un enfant amaurotique qui avait rendu un grand nombre de lombrics, à la
présence desquels il se trouva naturellement conduit à attribuer l'affection des yeux. L'amaurose, toutefois, ne céda point aux anthelmintiques; l'enfant mourut et, à la dissection, on trouva la glande pituitaire formant une tumeur qui comprimait les nerfs optiques et avait
déterminé l'absorption de leur substance médullaire.

On doit induire que l'amaurose produite par les vers n'est point une
maladie fréquente, de ce fait que Bremser (3) se borne à citer, d'après

(1) TRAVERS. Synopsis of the Diseases of the Eye, p. 166; London, 1820.
(2) ALLAN's System of Surgery, vol. III, p. 187; Edinburgh, 1824. Voyez : Case of Diseased
Vision, by M. KEIR, Lancet, 8 october 1842, p. 60.
(3) Traité sur les vers intestinaux, traduit par Grundler, p. 570 ; Paris, 1824.

Hannæus, le cas d'une petite fille de quatre ans, qui, ayant perdu la faculté de voir et de parler, fut guérie par l'usage des vermifuges ; et d'après Remer, que deux personnes affectées d'amaurose furent guéries par l'évacuation d'ascarides. Rognetta (1) cite, d'après Weller, le cas d'une petite fille, âgée de six ans, qui avait été complétement amaurotique pendant trois ans. Tout autre moyen ayant échoué, on administra des poudres anthelmintiques, à la suite desquelles l'enfant expulsa treize lombrics en six jours. Au moyen de l'usage continué des purgatifs, la vue se trouva en grande partie rétablie. Dans un cas rapporté par M. Pétrequin (2), la guérison fut due principalement à l'emploi des semences de *santonine*, ou *artemisia judaïca*.

Obs. 591. — Je n'ai vu qu'un seul cas d'amaurose produite par les vers. C'était sur une petite fille, âgée de 7 ans, malade du *Glasgow Eye Infirmary*. Sa vue était restée obscurcie à la suite d'une attaque d'inflammation des yeux, quand tout à coup ses pupilles se dilatèrent largement et devinrent immobiles. L'abdomen était fort tuméfié. Un mois environ avant cette époque, elle avait expulsé un lombric. On lui administra tous les trois jours, le matin, une demi-once d'une mixture composée d'huile de ricin et d'huile de térébenthine : elle rendit par les selles, en diverses fois, neuf lombrics, et en vomit deux ; à la suite de quoi son ventre devint mou, les pupilles se contractèrent à la lumière, et en quelques mois de traitement la vision se trouva rétablie.

Obs. 592. — Delarue rapporte le cas d'un jeune garçon de la campagne, qu'on amena à l'Hôtel-Dieu de Clermont-Ferrand ; on le trouva aveugle, les pupilles fortement dilatées, l'expression de la physionomie égarée, la face tuméfiée et injectée, l'esprit troublé de temps en temps par des accès de délire. On avait raconté qu'il avait été mordu par un chien enragé ; on le plaça donc au rez-de-chaussée dans un local approprié pour les malades hydrophobes. Il refusa la boisson et toute espèce de nourriture, et mourut la première nuit après son entrée à l'hôpital. A l'autopsie, on trouva que les intestins contenaient environ 160 lombrics (3).

[Le docteur Vandevoorde, de Denterghem, nous communique le fait suivant :

Obs. 593. — Le 11 novembre 1852, je fus appelé près de la fille V..., âgée de 10 ans, dentellière. Cette fille était à la période de desquamation d'une scarlatine. Depuis quelques jours, il était survenu un œdème général de tout le corps, quand tout à coup la malade éprouva des attaques d'éclampsie qui se reproduisirent de demi-heure en demi-heure et devinrent de plus en plus intenses. Dès les premières attaques, elle avait dit qu'elle n'y voyait plus. — A mon arrivée, le matin, je trouvai la malade dans l'état que je viens de décrire : je fus témoin d'un accès qui fut suivi de somnolence ; puis elle revint peu à peu à elle ; les paupières restèrent largement ouvertes, les yeux fixes et les pupilles dilatées. Une lumière que j'en approchai n'y produisit aucune impression. Je prescrivis : jalap, un demi-gros ; calomel, quinze grains ; à diviser en dix doses à prendre toutes les demi-heures. Pendant la journée, la malade eut plusieurs selles liquides et expulsa deux grands bols d'ascarides lombricoïdes entrelacés. Après cette expulsion, les accès d'éclampsie cessèrent et la vue se rétablit complétement. Quelques purgatifs et diurétiques suffirent pour amener cette malade à la guérison au bout de huit jours.

« On doit bien regarder ici, dit M. Vandevoorde, la présence des

(1) Revue médicale, t. IV, p. 435 ; Paris, 1852.
(2) Traité pratique de l'amaurose, p. 14 ; Paris, 1841.
(3) Cours complet des maladies des yeux, p. 378 ; Paris, 1820.

entozoaires dans le tube digestif comme la cause de l'éclampsie et de l'amaurose, puisque ces deux affections ont cessé après l'expulsion des vers, tandis que l'albuminurie a persisté. » Peut-être cette conclusion n'est-elle pas absolument rigoureuse et l'amélioration n'a-t-elle été, dans ce cas, que le résultat de l'action des médicaments sur l'épanchement séreux dont le cerveau était vraisemblablement le siège et qui a pu disparaître avant les autres symptômes de l'albuminurie. T. W.)

§ XIV. — **Amaurose par congestion ou inflammation de l'appareil nerveux optique, due à la suppression des règles.**

Lorsque l'amaurose survient comme transformation d'une autre affection, ou comme conséquence de la suppression de quelque évacuation habituelle, il est souvent difficile de dire si la maladie du cerveau, à laquelle est due l'altération de l'appareil nerveux optique, est une congestion, une inflammation, ou une hydrocéphalie. Au point de vue pratique, cette difficulté est sans importance; car, quelle que soit la nature de l'affection cérébrale, les principaux moyens de soulager le cerveau seront toujours la saignée, les purgatifs et le rappel de l'évacuation supprimée ou de la maladie primitive.

Obs. 594. — M. Brown, de Musselburgh, rapporte le cas suivant : Il s'agit d'une malade, âgée de 40 ans environ. Pendant une longue promenade par un temps très chaud, les règles apparurent au moment où elle allait rentrer. Bien que fort échauffée, elle but une grande quantité de lait battu; ce qui détermina immédiatement de l'oppression à la région précordiale, de la céphalalgie et la cessation complète de l'écoulement menstruel. En peu d'heures, la douleur de tête devint déchirante, et il survint des symptômes d'hémiplégie avec une attaque d'amaurose de l'œil gauche.

Des saignées générales et locales abondantes, les vésicatoires et les purgatifs amenèrent un soulagement considérable; mais l'affection oculaire resta la même. Lorsque la période menstruelle revint, il ne se fit aucun écoulement. M. Brown, étant convaincu qu'aucune guérison complète ne pouvait s'effectuer sans qu'on eût obtenu le retour des menstrues, dirigea surtout son attention de ce côté. Elles reparurent au bout de six mois, et leur retour fut suivi peu après du rétablissement complet de la vue (1).

Obs. 595. — Une dame, âgée de 30 ans, s'étant, vers la fin de juin 1824, exposée au froid et à la fatigue pendant qu'elle avait ses règles, celles-ci s'arrêtèrent prématurément. A la suite de cette suppression, cette dame resta fort languissante, triste et abattue. Le pouls était naturel : la malade accusait une légère céphalalgie; mais l'ensemble de son aspect faisait plutôt redouter une affection mentale qu'une maladie corporelle. Les choses marchèrent ainsi pendant neuf à dix jours. Le docteur Abercrombie la vit le 15 : elle avait alors des façons bizarres, des brusqueries et des absences; mais lorsqu'elle parlait, elle le faisait fort sensément; elle accusait une céphalalgie légère; le pouls était un peu fréquent. — Le 16, elle était fort oppressée, et le 17 elle se trouvait dans un coma presque complet : cet état persista le 18. — Le 19, à la suite d'une forte purgation avec l'huile de croton tiglium, elle sortit complétement de son état comateux, redevint sensible à toute chose, et aucun symptôme alarmant ne persista, si ce n'est que parfois elle voyait les objets fortement déformés, et d'autres fois doubles. Dans d'autres moments, sa vue était parfaitement naturelle, le pouls fréquent et la langue chargée. Elle resta plusieurs jours dans cet état, puis elle accusa de nouveau de la céphalalgie; les divagations reparurent, la vue devint

(1) Edinburgh Medical and Surgical Journal, vol. XXVI, p. 279; Edinburgh, 1826.

plus confuse, et la pupille se dilata : la fréquence du pouls s'était accrue. Le pouls continua de s'élever, l'incohérence des paroles à augmenter, et les forces s'affaissèrent. Elle mourut le 20 sans coma.

Les ventricules étaient distendus par du liquide, et il existait un ramollissement du septum et de la voûte. Il n'y avait pas d'autre apparence morbide (1).

Obs. 596. — Une jeune femme, qui avait été pendant longtemps affectée d'aménorrhée, avait eu des attaques nombreuses et soudaines de congestion dans différents organes; néanmoins, elle se sentait assez bien depuis quelque temps, lorsqu'un matin elle s'éveilla aveugle. On crut d'abord qu'elle plaisantait; mais on s'aperçut bientôt qu'elle ne disait que trop vrai. On appliqua des sangsues derrière les oreilles, et l'on eut recours aux pédiluves et aux laxatifs; vers le douzième jour, il survint quelque amélioration. M. Desmarres, ayant été appelé, trouva les pupilles complétement immobiles et fortement dilatées, et la perception de la lumière complétement abolie. La malade resta aveugle malgré l'emploi de plusieurs médications énergiques (2).

A côté de l'amaurose due à une suppression morbide des règles, on peut mentionner la perte de la vision qui est quelquefois occasionnée par la grossesse (3).

Obs. 597. — Beer a vu une jeune juive qui, pendant ses trois premières grossess's, qui se succédèrent rapidement, commençait à devenir aveugle dès le début; dans le troisième ou quatrième mois, elle devenait complétement amaurotique. Lors des deux premières grossesses, elle récupéra la vue après ses couches; mais après la troisième, elle resta aveugle (4).

[M. Santesson rapporte (5) le fait suivant : Une femme, faible et délicate (épouse d'un pharmacien de Wadstena, village de la Suède), a été atteinte d'amaurose complète des deux yeux pendant les cinq derniers mois de huit grossesses successives et dans un laps de dix années. Après chaque délivrance, elle récupérait complétement la vue ; mais chaque grossesse la rendait de plus en plus faible, et elle tardait davantage à se remettre. Pour ce qui est de l'amaurose, elle mit, chaque fois, plus de temps à disparaître. Dans les premières grossesses, la vue se rétablissait une semaine après l'accouchement; mais, lors dès dernières délivrances, il se passa un mois avant que le retour de la vision fût complet.

Dans un mémoire très intéressant, intitulé : *De la paralysie comme accident de la grossesse et de l'état puerpéral*, le docteur F. Churchill (6) a rassemblé cinq observations d'amaurose survenues pendant la grossesse, le travail de l'accouchement, ou peu de temps après la

---

(1) ABERCROMBIE. Op. cit., p. 145.Voyez une observation de PECHLINUS. Observationes Physico-Medicæ, Obs. 42, p. 96; Hamburgi, 1691 : Un cas par DEVAL. Traité de l'amaurose, p. 2; Paris, 1851.

(2) Traité des maladies des yeux, p. 705; Paris, 1847.

[(3) Roscow. Observation de convulsions avant le travail, avec perte de la vue. (Association Medical Journal, Aug. 10 1855, p. 744.) On triomphe en pareil cas de la congestion cérébrale par la délivrance, les sangsues et les purgatifs. (*Note de M. Mackenzie.*)]

(4) Lehre von den Augenkrankheiten, Band II, p. 444 ; Wien, 1817.

[(5) Edinburgh Monthly Journal of Medical Science ; 1848.]

[(6) Dublin Quarterly Journal of Med. Science, Mai 1834, p. 257 ; trad. par M. H. Blot, Archives générales de Médecine, 5me série, t. V, 1855, vol. I, p. 15 et suiv.]

parturition. Ces sortes d'observations sont encore assez rares pour que nous croyions devoir les reproduire ici :

Obs. 598. — Mme T., 31 ans, peu de temps après avoir commencé à sentir remuer son enfant, éprouva tout à coup, en travaillant à l'aiguille, une sensation particulière dans les globes oculaires ; elle s'aperçut à l'instant qu'elle ne pouvait plus qu'à peine apercevoir les objets dont le centre lui paraissait tout à fait obscur : yeux noirs, pupille resserrée, quoique lente à subir l'influence de la lumière ; mobilité moindre du globe oculaire, qui est comme immobile, ainsi que les paupières qui couvrent presque entièrement les globes oculaires ; sécheresse et picotements des conjonctives. Cet état persiste jusqu'à l'accouchement. Notable amélioration huit jours après la parturition. Quatre mois plus tard, la vue est redevenue ce qu'elle était avant ces accidents (1).

Obs. 599. — Une dame, de 30 ans environ, très nerveuse, enceinte de huit mois, fut prise d'amaurose complète dans un œil, incomplète dans l'autre, après des attaques dont je ne pus savoir la nature : il y avait albuminurie. On hâta l'accouchement par la rupture artificielle des membranes. Le travail commença vingt-quatre heures après cette opération ; l'enfant naquit vivant. Trois semaines plus tard, cette dame pouvait jouer aux cartes.

Obs. 600. — Mme X..., 26 ans, primipare, est prise des douleurs de l'enfantement le 9 septembre 1811. Presque aussitôt surviennent des convulsions fréquentes et violentes qui persistent après la délivrance, opérée par le forceps (saignées abondantes, vésicatoires, froid sur la tête) ; insensibilité durant quarante-huit heures, après lesquelles elle se rétablit peu à peu ; cécité pendant quinze jours, vision imparfaite pendant six semaines.

Dans un autre cas, la vue d'un œil surtout resta quelque temps imparfaite (2).

Obs. 601. — Mme C..., 30 ans, primipare : convulsions dès le début du travail, perte de la vue et de la sensibilité, pupilles dilatées ; accouchement par le forceps (saignées, vésicatoires) ; cessation des attaques convulsives, cécité absolue pendant plusieurs jours, puis enfin rétablissement complet (3). T. W.]

§ XV. — Amaurose par congestion ou inflammation de l'appareil nerveux optique, consécutive à la suppression d'un écoulement purulent.

Obs. 602. — Un voiturier, âgé de 45 ans, entreprit un voyage pendant un temps froid et humide. L'écoulement purulent d'ulcères qu'il portait depuis longtemps aux jambes se supprima, et il devint complétement aveugle. Quatorze jours après, on l'amena à l'hôpital. Il ne distinguait rien, pas même une fenêtre fortement éclairée ; les pupilles étaient oblongues et extrêmement dilatées. Beer porta immédiatement le pronostic le plus favorable, surtout parce qu'il existait dans les yeux des sensations internes de lumière, sans varicosités et sans changement dans les humeurs. Il avait vu guérir plus de vingt cas d'amaurose de cette espèce par le rétablissement de l'écoulement purulent. Il prescrivit des sinapismes de la grandeur de la paume de la main, à appliquer sur les ulcères des deux jambes, des pédiluves sinapisés, et, à l'intérieur, trois des poudres suivantes par jour : — *Sulphuris aurati antimonii*, gr. I ; *camphorœ*, gr. II ; *florum sulphuris*, gr. VI ; *sacchari* gr. X. *Misce.* On appliqua chaque jour de nouveaux sinapismes et, le dixième jour, la vision commença à revenir. Les sinapismes agirent avec intensité sur les ulcères, qui devinrent des cavités profondes, avec des bords de couleur foncée. En trente jours, la vision fut presque complétement rétablie (4).

[(1) Guy's Hospital Reports, t. V, p. 17.]
[(2) DEWEE's Compendious System of Midwifery, p. 505.]
[(3) CNOSSE's Cases in Midwifery, p. 155.]
(4) OSIANDER's Nachrichten von Wien, p. 76 ; Tubingen, 1817.

§ **XVI.** — **Amaurose par congestion ou par inflammation de l'appareil nerveux optique par suppression de la transpiration.**

Divers auteurs ont rapporté des cas d'amaurose qui paraissent dus à l'action du froid, ou à la suppression brusque de la transpiration. Ainsi, Arrachart rapporte le cas d'une jeune femme qui, pendant les chaleurs excessives de l'été, ayant porté une charge de linge vers la rivière, y arrivant dans un état de transpiration abondante, plongea ses mains dans l'eau. Elle fut saisie par le froid; sa peau se sécha instantanément et, en moins d'un quart d'heure, elle fut privée de la vue. Il rapporte aussi le cas d'un jeune homme très corpulent qui, après être resté longtemps dans un appartement fortement chauffé par un poêle, eut l'imprudence de sortir pendant qu'il était en transpiration. L'air froid supprima brusquement celle-ci. Il alla se coucher avec une céphalalgie violente, et le lendemain s'éveilla aveugle. Dans l'un et l'autre de ces cas, les pupilles restèrent noires, dilatées et immobiles, les yeux fixes et sans expression, et le corps accablé et incapable d'agir (1).

J'ai été consulté par un monsieur qui, pour avoir pris pendant qu'il était échauffé, un bain de poussière d'eau, pratique à laquelle il n'était nullement accoutumé, fut frappé de céphalalgie et d'amaurose incomplète.

Traitement. — Le traitement général consiste dans la saignée et les purgatifs, suivis des diaphorétiques et des altérants. Le calomel avec l'opium, la poudre de Doner, le gaiac, le camphre et la salsepareille, sont très utiles.

Parmi les applications externes, les vésicatoires tiennent la première place. On doit les mettre alternativement derrière l'oreille, à la tempe et sur le front, de façon à en avoir toujours un en action.

Obs. 603. — Un homme d'habitudes intempérées, et souvent exposé au froid pendant son travail qui consistait à voiturer du poisson à Londres pendant la nuit, fut d'abord pris d'une violente douleur dans le front et perdit la vue d'un œil. La continuation de ses anciennes habitudes amena bientôt le même résultat à l'autre œil. Il continua à éprouver une violente douleur et de la tension à la région frontale, ce qui le détermina à entrer au *University College Hospital*, dans le service de M. Liston, où il fut saigné et purgé avec avantage. Il était sujet à des attaques convulsives et succomba à une fièvre qui vint le saisir. En examinant le cerveau, on découvrit de suite la cause de l'amaurose; les lobes antérieurs du cerveau étaient recouverts d'une couche de lymphe plastique qui y faisait adhérer la dure-mère, enveloppait et comprimait les nerfs optiques (2).

Obs. 604. — J. Powell, vieillard de 77 ans, jouissant d'une très bonne santé, était depuis plusieurs années sujet à une transpiration excessive des pieds, surtout lorsqu'il prenait de l'exercice. Cette tendance à la transpiration le gênait depuis plusieurs années, au point qu'il était quelquefois obligé de changer de bas plusieurs fois par jour. Un de ses voisins lui conseilla un jour d'appliquer sur ses pieds des feuilles fraîches d'oseille, lui affirmant que cela le débarrasserait de son incommodité. Il mit donc sur la plante de ses

(1) Mémoires de Chirurgie, par J. N, ARRACHART, p. 201 ; Paris, 1805.
(2) Lancet, April 28, 1838, p. 173.

pieds une seule feuille d'oseille et s'aperçut promptement qu'elle faisait effet. Il ressentit une sensation de battement et d'irritation dès que les feuilles eurent été mises en contact avec la peau. Une demi-heure après leur application, il ressentit un grand malaise et de la céphalalgie. Cette douleur devint bientôt très forte, surtout au-dessus des yeux, qui s'affectèrent d'une façon si prompte, qu'une heure après l'application des feuilles, il était presque complétement aveugle.

Lorsqu'il fut admis à *Saint-George's Infirmary*, on constata qu'il apercevait la lumière intense et qu'il reconnaissait la figure d'un objet opaque placé entre lui et la lumière. Ces objets lui paraissaient enveloppés d'un brouillard épais. La nuit suivante, la douleur qu'il ressentait dans la tête le priva complétement de sommeil; mais il n'éprouvait aucun trouble général et n'avait aucune disposition à la fièvre. Le lendemain, son état était le même. L'iris n'éprouvait de changement d'aucun côté sous l'influence de la lumière. Les pupilles restaient immobiles, dans un état de contraction permanente. Il s'apercevait encore lorsqu'on l'approchait d'une fenêtre, mais c'était tout.

On appliqua un vésicatoire derrière chaque oreille et d'autres sur les parties latérales des pieds. On administra de petites doses de calomel à de courts intervalles, dans le but de plonger le système sous l'influence du mercure. Dès que les vésicatoires commencèrent à agir et devinrent douloureux, il s'aperçut que sa douleur de tête et l'état de ses yeux allaient s'améliorant. Lorsqu'on les pansa au bout du temps ordinaire, vingt-quatre heures, il distingua déjà assez bien plusieurs objets. On appliqua des onguents irritants parce qu'on jugea utile d'entretenir pendant longtemps un écoulement considérable. On prescrivit aussi de lui plonger les pieds matin et soir dans de l'eau chaude, et de les essuyer ensuite dans de la flanelle fortement chauffée, afin de rétablir, si cela était possible, la transpiration habituelle.

Sous l'influence de ce traitement, la santé du malade se rétablit graduellement, la douleur intense qu'il éprouvait dans la tête disparaissant et sa vue s'améliorant chaque jour. Le mercure agit assez vivement sur la bouche, et, sous son influence, il eut la satisfaction de voir disparaître le peu qui lui restait de mal de tête, ainsi que la presque totalité de son affection oculaire. Il avait joui jusqu'à sa maladie d'une netteté de vision rare à son âge; après sa guérison, sa vue revint presque aussi bonne qu'avant la suppression de la transpiration des pieds. Lorsqu'il quitta l'infirmerie, on lui recommanda de s'envelopper les pieds dans du taffetas ciré, dans le but de favoriser la perspiration insensible (1).

§ XVII. — Amaurose par congestion de l'appareil nerveux optique, produite par l'action des poisons.

Presque toutes les substances renfermées dans la classe des poisons narcotiques ou dans celle des narcotico-âcres, parmi d'autres effets qu'ils produisent sur le système nerveux, déterminent, lorsqu'on les prend à certaine dose, l'obscurcissement de la vue et la dilatation des pupilles. La dilatation et l'immobilité de la pupille succèdent même à la simple application sur la peau de quelques-unes de ces substances, propriété que nous utilisons dans plusieurs maladies des yeux; mais la belladone et la jusquiame, employées de cette façon, ne paraissent exercer d'autre effet que celui qui est la conséquence d'un trop grand afflux de lumière à travers une pupille dilatée, c'est-à-dire une confusion de la vue, due à l'éblouissement. Pris à l'intérieur, toutefois, ces poisons, ainsi que beaucoup d'autres de la même classe, occasionnent l'insensibilité complète de la rétine, accompagnée le plus souvent de la dilatation des pupilles, mais quelquefois de leur contraction. Ils déterminent

(1) Howship. Op. cit., p. 135.

aussi l'injection de la face, le délire, des hallucinations de la vue, le coma, les convulsions, et s'ils ne sont point promptement combattus, la mort.

On a eu fréquemment l'occasion d'observer les effets de la belladone prise à haute dose, parce que la belle couleur et le brillant, que possèdent les baies de cette plante, tentent souvent les enfants et les personnes adultes. La sécheresse de la gorge, de la difficulté dans la déglutition, sont des symptômes accusés par presque tous les malades. Le délire est généralement d'une nature très extravagante ; il s'accompagne de rires immodérés et que l'on ne peut arrêter, tantôt avec loquacité continuelle, tantôt avec perte de la voix. Les globes oculaires sont rouges et proéminents. La vision est plus ou moins affectée ; elle l'est parfois au point que le malade ne peut même pas distinguer la lumière la plus vive. La torpeur ou la léthargie qui succède au délire arrive plus ou moins promptement, mais généralement plusieurs heures seulement après l'ingestion du poison. Il est rare que la belladone produise des convulsions. Les effets de ce poison se dissipent rarement aussi promptement que ceux de l'opium. La cécité surtout constitue souvent un symptôme très obstiné, qui persiste parfois longtemps après que les troubles de l'intelligence se sont dissipés. Les pupilles restent dilatées et la vue dérangée pendant des jours et même des semaines (1).

De fortes doses de jusquiame et de stramonium produisent des effets semblables (2). La cécité avec dilatation des pupilles accompagne aussi l'empoisonnement par la douce-amère, l'ellébore blanc, le tabac et plusieurs autres substances (5). L'opium et l'alcool (4) déterminent aussi l'insensibilité de la rétine, accompagnée d'abord de la contraction, puis, aux approches de la mort, de la dilatation des pupilles (5).

Comment les poisons narcotiques et les narcotico-âcres produisent-ils l'amaurose? Agissent-ils par l'intermédiaire du système nerveux sur cette portion du cerveau qui constitue l'organe immédiat de la perception visuelle, sur le nerf optique, ou sur le moteur oculaire commun qui anime l'iris, et les autres nerfs en rapport avec le globe de l'œil et les paupières? Se bornent-ils à déterminer la congestion des vaisseaux du cerveau, et parfois une extravasation de sang à l'intérieur du crâne ? Il est vraisemblable qu'ils exercent cette double action. On trouve fréquemment, à la dissection, mais pas toujours, une congestion des vais-

(1) Voyez un cas par BURTON, Medical Gazette, June 15, 1848, p. 1024 : Cas dans lequel le sulfate d'atropine fut pris à l'intérieur, Dublin Medical Press, November 15, 1850, p. 510 : Deux cas par TUFNELL, dans lesquels des baies de belladone furent avalées ; Ibid., January 5, 1853, p. 2.
(2) Effets mortels d'une dose excessive de stramonium, par DUFFIN, Medical Gazette, vol. XV, p. 194.
(5) Voyez des observations de MARTIN, sur la digitale, Edinburgh Medical and Surgical Journal, vol. LXI, p. 555 ; Edinburgh. 1844 : Un cas par l'aconit napel. par DEVAY, Ibid., p. 496.
(4) OGSTON. Edinburgh Medical and Surgical Journal, vol. XL, p. 277.
(5) Dans un cas d'hydrothorax, une amaurose complète et incurable a suivi l'emploi d'une infusion de digitale à la dose d'un demi gros sur 4 onces de liquide, dont le malade prenait une cuillerée de deux en deux heures. (H. HAHN. De la méningite tuberculeuse, p. 177, Paris, 1855, T. W.)

seaux du cerveau chez les individus qui ont succombé à l'ingestion de poisons narcotiques ou narcotico-àcres. Cet état doit indubitablement avoir de la tendance à produire l'insensibilité, comme il le fait dans les cas d'apoplexie ou de pléthore cérébrale ; mais il ne paraît pas probable que les effets amaurotiques de ces substances doivent être attribués complétement à cette congestion. Lorsqu'on réfléchit que la dilatation des pupilles succède parfois, en quelques minutes, à l'application de la belladone sur la peau des paupières, et qu'on regarde ce phénomène comme produit par l'action nerveuse ou par l'absorption, on ne peut guère l'attribuer avec quelque raison à une compression cérébrale.

J'ai déjà eu maintes fois l'occasion d'accuser l'un des poisons narco-tico-àcres, le tabac, dont la mode fait si sottement prévaloir l'usage, d'être une cause fréquente d'amaurose. La majorité des amaurotiques par qui j'ai été consulté, avaient l'habitude de chiquer ou plus souvent de fumer de grandes quantités de tabac. Il est certainement difficile de prouver que la cécité est due à une cause en particulier, quand plu-sieurs causes favorables à sa production ont pendant longtemps agi sur le même individu ; il est surtout difficile de suivre l'action d'un poison appliqué au corps journellement, et pendant des années, en quantité telle à la fois, que l'influence délétère ne s'en fasse que très peu sentir, et dont l'effet consiste seulement à déterminer l'insensibilité d'un cer-tain nombre d'organes nerveux. Néanmoins, nous sommes familiarisés avec les conséquences que de petites doses d'autres poisons que l'on laisse agir pendant longtemps finissent par avoir sur la constitution, tels que l'alcool, l'opium, le plomb, l'arsenic, le mercure, etc. ; et l'on ne saurait guère douter qu'un poison aussi délétère que le tabac ne doive aussi finir par déterminer des altérations spéciales.

L'huile essentielle de tabac est un poison si violent, que les petits animaux meurent instantanément lorsqu'on les blesse avec une aiguille trempée dans ce liquide, ou lorsqu'on en laisse tomber quelques gouttes sur leur langue. Le docteur Paris (1) rapporte le cas d'un jeune en-fant qui mourut pour avoir avalé une portion de tabac à moitié fumé qu'il avait prise de la pipe de son père, et dans laquelle existait sans aucun doute une certaine quantité d'huile essentielle. Pendant qu'on fume, l'huile essentielle séparée, et rendue empyreumatique par l'action de la chaleur, vient se mettre en contact avec l'arrière-gorge, sous sa forme la plus active. On ne saurait donc s'étonner que l'appli-cation régulière d'un poison si puissant, renouvelée de cette façon, peut-être cinq ou six fois par jour pendant des mois ou des années, ne finisse par produire des effets sérieux sur le système nerveux, et no-tamment sur le cerveau. Il serait même surprenant qu'il en fût autre-ment.

(1) Pharmacologia, vol. II, p. 451 ; London, 1725.

Le docteur Prout suppose que le tabac développe chez certains individus quelque principe vénéneux. De là leur aspect cachectique, et souvent la teinte jaune-verdâtre de leur sang. Il pense que le tabac dérange les fonctions assimilatrices en général, mais particulièrement l'assimilation du principe saccharin. « Il en est du tabac, dit-il, comme des aliments malsains; les personnes vigoureuses et en bonne santé en souffrent comparativement peu, tandis que les faibles et les valétudinaires tombent victimes de son action toxique (1). »

Lorsqu'on veut se faire une idée des mauvais effets du tabac, on doit prendre en considération la perte de la salive qu'occasionne l'habitude de chiquer ou de fumer.

Les Allemands accusent de produire l'amaurose beaucoup de substances amères, employées comme aliments ou comme médicaments; je ne saurais dire jusqu'à quel point cette opinion est fondée. Beer énumère les amandes amères, la racine de chicorée, le quassia et la centaurée comme étant dans ce cas.

La colique de plomb s'accompagne assez fréquemment d'amaurose, aussi bien que de surdité, de vertige, de délire, d'épilepsie et d'autres symptômes nerveux (2).

Traitement. — 1. Si l'amaurose est la conséquence de l'ingestion d'une forte dose d'un narcotique qui se trouve encore dans l'estomac, il faut ordinairement commencer par administrer le tartre émétique, ou le sulfate de zinc, et les donner dans une aussi petite quantité d'eau que possible, parce que, tant que le narcotique reste dans l'estomac, l'addition de tout liquide qui n'est pas immédiatement rendu ne fait que dissoudre le poison s'il a été avalé à l'état solide et ajouter à son activité. Le vinaigre, en particulier, qui agit si efficacement contre les accidents consécutifs produits par l'opium, ne fait qu'ajouter à l'activité du poison, s'il n'a pas encore été expulsé de l'estomac. Lorsqu'on n'a à redouter aucun danger de cette nature, comme dans les empoisonnements par l'alcool, on aura recours de préférence à des injections faites dans l'estomac à l'aide de la pompe stomacale, au moyen de laquelle on retire immédiatement tout à la fois le liquide injecté et la substance toxique. Dès que le contenu de l'estomac a été évacué, on doit administrer un fort purgatif, surtout s'il y a lieu de soupçonner que le narcotique est déjà arrivé aux intestins.

2. La saignée, tant générale que locale, est d'un grand secours dans l'amaurose produite par des poisons narcotiques. Ce remède doit probablement son efficacité à ce qu'il remédie à la tendance à la congestion cérébrale qui accompagne toujours l'amaurose.

(1) *Nature and Treatment of Stomach and Renal Diseases*, p. 25; London, 1840.
(2) DUPLAY. *Archives générales de médecine*. 2e série, t. V, p. 5; Paris, 1851. [WEISS Amaurose saturnine bornée à l'œil droit, anesthésie de la paupière supérieure gauche. *Annales d'Oculistique*, t. II, p. 252.]

3. La maladie produite par le narcotique et dont l'amaurose n'est qu'un symptôme, doit ensuite être combattue à l'aide de fortes doses de café, de camphre, de vinaigre, et des acides végétaux.

4. On s'est bien trouvé des applications froides sur la tête et les yeux. Les affusions froides sur la tête sont surtout avantageuses lorsque les symptômes sont dus à l'ingestion de l'opium ou de l'alcool.

5. Dans les cas invétérés, après la saignée et les purgatifs, on peut essayer le mercure et les révulsifs de différentes sortes, les sternutatoires et l'électricité. Le pronostic est alors très défavorable, si les pupilles sont immobiles, la rétine insensible et les vaisseaux externes de l'œil, variqueux.

6. Le traitement de la colique de plomb par les purgatifs réussit généralement à faire disparaître l'amaurose qui accompagne quelquefois cette maladie (1).

Obs. 605. — Le 24 mai 1813, M. J. H., âgé de 19 ans, et n'ayant commencé que depuis un jour ou deux à faire usage du tabac, fuma une première pipe, et en partie une seconde, sans avoir la précaution de cracher sa salive ; il but aussi en même temps un peu de porter. Il fut pris de syncope, de violentes nausées et de vomissements. Il retourna chez lui, se plaignit de douleur dans la tête, se déshabilla et se mit au lit. Bientôt il tomba dans la stupeur et sa respiration devint laborieuse. Son médecin le trouva dans l'état suivant : La face était d'une couleur livide foncée, les yeux dépourvus de leur brillant, les conjonctives injectées ; la pupille droite était extrêmement contractée ; la gauche, beaucoup plus dilatée qu'à l'ordinaire, avait perdu sa forme circulaire ; l'une et l'autre restaient insensibles à l'approche de la lumière. Les mains étaient jointes et dans un état de rigidité ; les bras croisés sur la poitrine ; tout le reste du corps affecté de contractions spasmodiques. La respiration était stertoreuse ; le pouls à 80 ou 82, et presque naturel sous tous les autres rapports. Il n'y a plus de vomissements, ni de selles ; il n'existe pas de paralysie et les urines ne sont pas rendues.

On pratiqua immédiatement une saignée de 14 onces à la temporale, et l'on administra le vinaigre. Le malade revint à lui ; sa contenance était moins livide, l'état spasmodique des mains cessa, la respiration devint moins stertoreuse. On le fit vomir à l'aide de l'ipécacuanha, et on lui fit prendre ensuite un purgatif.

Il fut assoupi pendant la nuit. Le lendemain matin, syncope pendant les efforts qu'il fit pour sortir du lit et aller à la chaise percée. Il accusait une forte douleur dans la tête et les yeux ; les yeux et les paupières étaient rouges et injectés. Langue chargée et brune. Une selle. Pouls naturel à 80. L'assoupissement continue. Pieds froids le matin. Saignée du bras de 16 onces.

Le troisième jour, il était encore assoupi, se plaignait de douleurs dans la tête, de nausées et de tendance à la syncope. Face plus naturelle ; pupilles normales et se contractant sous l'influence de la lumière. Pouls à 72. Il rend une selle liquide dans son lit sans s'en apercevoir. Dans la soirée, il est de nouveau pris de stupeur, de spasmes des mains et de respiration stertoreuse. On lui tire six onces de sang de l'artère temporale, on administre le vinaigre, on applique un vésicatoire au front et des sinapismes aux pieds, ce qui calme beaucoup les symptômes.

Le quatrième jour il est comme la veille. Il y a de la céphalalgie, mais point de nausées ni de vomissements. Il se rétablit ensuite graduellement (2).

[(1) Voy. J. ALDERSON. Nouvelle méthode de traitement de l'amaurose saturnine (occlusion). Annales d'Oculistique, t. III, p. 87.]
(2) Case of the Effects of Tobacco, by MARSHALL HALL, M. D. ; Edinburgh Medical and Surgical Journal, vol. XII, p. 11 ; Edinburgh, 1816.

C'est là un exemple d'amaurose aiguë produite par le tabac; on peut en rencontrer journellement des cas chroniques dans tous les établissements consacrés aux maladies des yeux, et le plus ordinairement à la période où il y a lieu de supposer que la rétine et le nerf optique se trouvent dans un état d'atrophie plus ou moins complète.

Une des meilleures preuves que le tabac est une cause d'amaurose, c'est l'amélioration considérable, et quelquefois le rétablissement complet de la vue, qui survient lorsqu'on renonce à l'usage de ce poison. Un homme dont la vue se perdait rapidement vint me consulter; je lui expliquai que la cause de son mal résidait dans son habitude de fumer, et je lui conseillai sérieusement d'y renoncer. Il revint quelques mois après, fort satisfait car il pouvait lire. Mon avis avait produit une forte impression sur son esprit; il n'avait fait usage d'aucun médicament, mais avait dès lors renoncé au tabac, et il venait me remercier. De pareils cas sont rares; les personnes qui fument sont tellement attachées à leur habitude, qu'elles préfèrent pour ainsi dire renoncer à voir que de renoncer à fumer. Il est parfaitement inutile d'essayer aucun traitement médical contre l'amaurose de personnes qui persistent à s'exposer à la cause de leur maladie (1).

[L'amaurose saturnine existe parfois indépendamment de la colique de plomb. Elle comporte alors un traitement spécial dicté par les symptômes et la cause qui l'a déterminée. L'observation suivante se rapporte à une amaurose produite par la teinture des cheveux au moyen d'une préparation contenant du plomb.

Obs. 606. — Il y a trois ans que je fus consulté par une femme, âgée de 57 ans, pour une cécité complète qui s'était développée rapidement; elle jouissait d'ailleurs d'une bonne santé, abstraction faite d'une tumeur ancienne dans l'abdomen, qui ne lui causait qu'une incommodité relativement légère, lorsqu'après plusieurs jours de céphalalgie, elle s'éveilla, un matin, aveugle de l'œil droit. Malgré le traitement de son médecin habituel, le quatrième matin elle était à son réveil aveugle des deux yeux. Je trouvai les deux pupilles extrêmement dilatées, complétement immobiles, un peu ternes; la sclérotique présentait des vaisseaux fortement dilatés, et dans leurs espaces un réseau de très petits vaisseaux qui se ramifiaient irrégulièrement jusque près de la cornée. Yeux très tendus, sensibles au contact, immobiles, parce que tout mouvement y occasionnait une forte tension. Forte céphalalgie frontale, tête brûlante, pouls très fréquent et remarquablement dur; cécité telle que la plus forte irritation lumineuse ne produisait aucune impression; abdomen médiocrement tendu, douloureux à la pression, ce que la malade attribuait à une constipation de plusieurs jours à laquelle elle était assez sujette. N'ayant aucun renseignement étiologique, je dus diriger mon plan de traitement d'après les symptômes objectifs, et diagnostiquant une hypérémie aiguë de la choroïde, voisine de son inflammation,

[(1) *Amaurose par la quinine.* Voyez : COUTANCEAU. Sur les fièvres pernicieuses à Bordeaux, p. 41, Paris, 1809 : Guersant rapporte le cas d'une dame qui fut forcée par son mari, maniaque, de prendre 631 grains de sulfate de quinine dans l'espace de quelques jours. Elle perdit l'ouïe, la vue, la voix et la chaleur, mais ne mourut pas. BENCE JONES. Medical Times and Gazette, June 9, 1855, p. 569. — *Amaurose par le tabac.* Sur la quantité de nicotine absorbée en fumant. Dublin Medical Press, Septembre 19, 1855, p. 182. — La fumée de tabac renferme dix pour cent de nicotine : une portion en est rejetée ; une autre, absorbée, se mêle au sang et agit comme poison sur le cerveau et sur les nerfs. Il y a comparativement plus de nicotine dans les cigares que dans l'autre tabac. — V. sur les affections nerveuses produites par la nicotine, Dublin Hospital Gazette, Janv. 15, 1856, p. 576. (*Note de M. Mackenzie.*)]

je prescrivis une forte saignée au bras, à l'intérieur du calomel à doses purgatives, des frictions d'onguent mercuriel à la région sus-orbitaire, un lavement purgatif et des pédiluves irritants. Malgré les nombreuses selles qu'il amena, le calomel fit naître dès le troisième jour les avant-coureurs d'une salivation, qui me détournèrent d'autant moins de l'emploi de ce médicament, que ma malade récuperait un degré assez distinct de perception de la lumière. Les doses, diminuées, durent être suspendues le cinquième jour à cause du ptyalisme, et remplacées par des poudres de sel amer additionné de soufre. Le huitième jour, la malade, dont la salivation avait diminué, voyait tous les objets assez distinctement, mais incolores et comme enveloppés d'une fumée; les pupilles, un peu plus contractées, réagissaient à la lumière, et la douleur frontale avait disparu.

A cette période de la maladie, j'appris par une personne qui habitait la même maison que cette femme, que celle-ci avait, depuis un certain temps, et en dernier lieu peu avant sa cécité, teint sa chevelure déjà grise avec un remède secret, dont on me montra encore une certaine quantité. Je retrouvai dans cette substance noire et molle un mélange à moi connu de litharge et de chaux, dont j'avais déjà vu deux fois les applications locales suivies d'accidents. Cette découverte ne pouvait m'engager à changer sensiblement le traitement que j'avais suivi. Je recourus à l'iodure de potassium, dans le but de faire cesser les dernières traces du ptyalisme. Quinze jours après l'accident, cette malade était assez rétablie pour pouvoir distinguer même de petits objets avec leurs contours tranchés et leur couleur naturelle, mais pas assez pour lire. Une cure fortifiante, l'usage des lunettes et une saison aux eaux de Bade (en Argovie) n'améliorèrent pas davantage la vue de cette personne, qui mourut un an plus tard, de sa tumeur abdominale, à ce qu'il paraît (1). T. W.]

§ XVIII. — Amaurose par congestion ou inflammation de l'appareil nerveux optique, dépendant de maladies aiguës ou chroniques des organes digestifs.

Beaucoup de personnes sujettes à la dyspepsie accusent certains symptômes affectant les organes de la vision, tels que la tension et la raideur des yeux, une sorte d'éblouissement, de brouillard devant les yeux, des mouches volantes, et autres phénomènes semblables. Ces symptômes s'accompagnent généralement de céphalalgie, parfois de vertige, et disparaissent graduellement à mesure que l'estomac reprend son activité accoutumée. Les Français désignent sous le nom d'*éblouissement*, une perte soudaine et temporaire de la vue, parfois presque complète, et accompagnée généralement d'une douleur intense à l'estomac et quelquefois au front. Ces accès reviennent de temps en temps dans la journée. Ils effrayent le malade, surtout lorsqu'il en est pris soudainement dans la rue. Dans quelques cas, les effets sympathiques de l'indigestion ne sont pas aussi fugitifs; ils consistent dans la dilatation des pupilles, la lenteur des mouvements de l'iris et un obscurcissement continu de la vision. En même temps, le malade se plaint d'éprouver constamment des éructations acides ou nidoreuses, une chaleur brûlante à l'estomac, une sensation de pesanteur au scrobicule du cœur, de la distension de l'abdomen, un haut degré de flatulence, de la soif, des nausées, du malaise général et de l'agitation; la bouche est amère, la langue sale et le pouls accéléré.

Tous ces symptômes, y compris ceux de l'amaurose, disparaissent en général promptement après l'usage de quelque médecine absor-

[(1) Rau. Ophthalmologische Miscellen. Archiv für Ophthalmologie, t. 1, 2, p. 205-208.]

bante ou laxative, comme la magnésie calcinée ou le carbonate de magnésie, le mélange de ces deux médicaments avec la rhubarbe et le gingembre, ou d'autres substances analogues. Les personnes sujettes aux *éblouissements* se débarrassent pour un certain temps de leurs attaques en prenant une dose de calomel, suivie d'un purgatif.

Dans quelques cas, c'est plutôt entre l'appareil optique et les intestins, qu'entre celui-ci et l'estomac, qu'agit la cause sympathique qui occasionne l'amaurose temporaire. Tiedemann (1) cite, d'après Helwich, le cas d'un hypochondriaque qui devint aveugle sous l'influence d'attaques de constipation spasmodique. Les lavements le débarrassèrent de la cécité.

Des attaques fréquemment répétées et négligées, de la nature de celles que nous venons de mentionner, surtout chez les personnes sédentaires, inattentives à leur régime alimentaire et aux moyens de préserver la santé, peuvent néanmoins finir par amener des conséquences plus sérieuses. L'appareil optique n'est d'abord affecté que d'une congestion sympathique ; mais, comme dans toutes les affections sympathiques fréquemment renouvelées, l'œil finit par rester soumis à l'action morbide et le siége d'une amaurose permanente. Chaque attaque de l'espèce purement sympathique dure plus longtemps que la précédente, et, à la fin, la congestion du cerveau se termine par une altération de structure qui ne cède plus aux simples évacuations de l'estomac et des intestins. Les intestins deviennent paresseux, le foie n'exécute plus ses fonctions, l'appétit diminue, la digestion se fait mal, l'esprit devient chagrin et abattu. Sous l'influence de pareilles conditions qu'on laisse se prolonger sans interruption pendant des années, il survient souvent une faiblesse de la vue qui s'accroit lentement, et se termine à la fin par une amaurose confirmée. Chez Milton, dont la maladie appartenait, je crois, à cette catégorie, l'affection de la vision dura dix ans avant de se terminer par la cécité ; il s'écoule même parfois un temps plus long avant que la maladie soit complétement développée. Le malade accuse pendant tout ce temps un accroissement constant dans la détérioration de la vue, souvent sans avoir été obligé de renoncer à ses occupations habituelles. Bien que cette espèce d'amaurose ait en général une marche lente, il y a cependant des cas dans lesquels elle prend une marche rapide, ou devient même métastatique.

La pupille est dilatée, les mouvements de l'iris sont très lents et limités, la sclérotique revêt une teinte jaunâtre ou cendrée, les vaisseaux de la conjonctive sont souvent turgescents. Chaque objet parait enveloppé d'un brouillard épais, et assez souvent même une portion seulement en est aperçue. L'affaiblissement de la vue s'accompagne d'une céphalalgie avec pesanteur et stupeur, s'étendant à toute la tête, privant

(1) Zeitschrift für Physiologie, vol. I, p. 271 ; Heidelberg, 1824.

le malade du peu de vue qui lui reste, et de tout plaisir dans les occupations qui exigent à la fois l'usage de la vue et de la pensée.

L'amaurose qui est la conséquence de désordres des organes digestifs, ne se distingue pas facilement de celle qui dépend d'altérations de structure de l'encéphale et s'accompagne de symptômes que l'on rapporte à l'estomac, mais qui réellement dépendent d'une maladie du cerveau. Les malades sont très sujets à se méprendre, en pareille circonstance, sur le siége de leur maladie. Il se peut qu'ils rapportent toutes leurs souffrances à l'estomac, et que cependant, après la mort, on ne découvre pas un seul symptôme de maladie dans les viscères de l'abdomen, tandis qu'on trouve dans le cerveau ou les membranes, des traces d'altérations anciennes, susceptibles de produire l'amaurose et d'agir en même temps sympathiquement sur l'estomac.

Traitement. — La condition la plus importante dans cette espèce d'amaurose, c'est de renoncer à tout ce que l'on peut soupçonner avoir donné naissance à l'affection des organes digestifs, que cette cause ait été l'étude trop prolongée, des écarts de régime, l'usage des boissons alcooliques ou d'autres poisons, le manque d'exercice, la respiration d'un air impur, ou d'autres causes analogues. La nourriture du malade devra être simple et de facile digestion; il veillera à ce que ses selles soient régulières, fera chaque jour de l'exercice en plein air dans la campagne, soit à pied, soit à cheval; il recherchera la société des personnes gaies.

La saignée, surtout l'application de sangsues aux tempes, rendra de grands services. On fera raser la tête, et on la couvrira de linges mouillés. Les révulsifs, tels que les vésicatoires derrière les oreilles, sont quelquefois nécessaires. On se trouvera souvent bien du mercure à doses altérantes, et l'on retirera beaucoup d'avantages de l'usage des médicaments toniques judicieusement choisis et combinés.

Beer déconseille les émétiques et les nauséeux dans le traitement de l'amaurose dépendant d'une affection chronique des organes digestifs; il proscrit aussi l'usage de tous les stimulants externes et de l'électricité ou du galvanisme.

Obs. 607. — Scarpa rapporte le cas d'une jeune fille, âgée de 16 ans, d'une constitution délicate, qui n'était point encore réglée, et qui, vers la fin de mai, fut prise d'un appétit morbide qu'elle pouvait à peine satisfaire en avalant d'énormes quantités d'aliments grossiers de toute espèce, et surtout du pain de maïs. Le dur travail de la campagne, auquel elle n'était point encore accoutumée, la fatiguait beaucoup, et sa vue commença à s'obscurcir. Son appétit immodéré cessa brusquement; un goût amer se manifesta dans la bouche et une sensation de pesanteur à l'épigastre, accompagnée de nausées et d'une céphalalgie continue. Elle perdit alors complétement la vue de l'œil droit et en grande partie celle de l'œil gauche. Les pupilles étaient considérablement dilatées et presque insensibles à la lumière la plus vive. Elle paraissait aussi atteinte d'un strabisme commençant.

Le 4 juin, elle prit par cuillerées à soupe une solution de quatre grains de tartre émétique dans cinq onces d'eau, ce qui détermina des nausées fortes et continues, mais point de vomissement, si ce n'est celui d'un peu de matière visqueuse blanchâtre. — Le 5, on répéta le même vomitif administré de la même façon, et qui détermina un vomissement plus abondant que la veille, mais toujours d'une matière muqueuse blanchâtre. La céphalalgie et la sensation de pesanteur à l'épigastre se trouvèrent considérablement diminuées. Toutefois, les nausées persistaient, et la langue restait chargée. La pupille se mouvait un peu à une lumière brillante, et de l'œil droit la malade pouvait distinguer le jour de l'obscurité. Elle commença à exposer ses yeux toutes les deux ou trois heures à la vapeur de l'ammoniaque. — Le 6, la céphalalgie avait sensiblement diminué, et la bouche était moins amère. La pupille avait repris un peu de mouvement. On prescrivit la continuation des vapeurs ammoniacales, et trois poudres apéritives par jour, consistant en crème de tartre mélangée avec une petite proportion de tartre émétique. — Le 7, peu de céphalalgie. Les poudres ont produit des nausées pendant quelques heures, puis deux selles copieuses. La pupille se contractait un peu et la malade discernait les contours des gros objets. — Le 8, la céphalalgie, le goût amer de la bouche et l'enduit de la langue avaient disparu. La pupille était aussi plus sensible. La malade continua l'usage des poudres apéritives et de l'ammoniaque les 9, 10, 11 et 12. — Le 13, elle accusa de nouveau de la céphalalgie et un goût amer dans la bouche; langue chargée. Au lieu des poudres, Scarpa prescrivit un vomitif composé d'un demi-gros d'ipécacuanha et d'un grain d'émétique; la malade vomit une grande quantité de matière jaune-verdâtre. La céphalalgie s'arrêta immédiatement, et la jeune fille put distinguer assez bien les objets qu'on lui présentait. Le 14, elle se sentait très bien. La pupille de l'œil droit, qui avait été le plus amaurotique, était même plus contractée que celle du côté gauche. Le 15, la malade recommença l'usage des poudres laxatives et de l'application externe de la vapeur d'ammoniaque. Le 16, elle reconnaissait de l'œil droit une petite aiguille. Les 17, 18, 19 et 20, les poudres déterminèrent chaque jour deux selles copieuses, sans que la malade en fût affaiblie. Elle avait bon appétit et digérait bien. Le 21, on substitua aux poudres une décoction de quinquina avec une infusion de valériane. En quelques jours, elle put distinguer les plus petits objets aussi bien d'un œil que de l'autre. Son teint était devenu bon et le strabisme avait presque complètement disparu. Elle sortit parfaitement guérie, mais on lui conseilla de continuer pendant une semaine l'usage de la vapeur d'ammoniaque, de prendre matin et soir une poudre composée d'un gros de quinquina et d'un demi-gros de valériane, d'observer un régime régulier, et d'éviter les rayons brûlants du soleil (1).

Obs. 608. — Un gentleman d'une constitution faible était sujet à des attaques de constipation opiniâtre, qui s'accompagnait d'une amblyopie allant parfois jusqu'à l'amaurose complète. Lorsque M. Edwards vit ce malade pour la première fois, il le trouva complètement amaurotique. Il s'était plaint, quelque temps auparavant, d'une céphalalgie atroce, et avait rejeté par le vomissement tous les médicaments solides ou liquides que lui avait prescrits son médecin. L'amblyopie dont il était atteint s'était transformée en amaurose complète pendant ce vomissement, que l'on pouvait appeler spontané, par opposition à celui que l'on avait déterminé dans une autre attaque au moyen d'un émétique. Le malade tomba dans le délire.

On appliqua des sangsues à l'abdomen, et l'on débarrassa les intestins au moyen des lavements. A l'aide de ces moyens et d'applications froides sur la tête, le malade récupéra promptement et complètement l'usage de la vue et de ses facultés mentales.

M. Edwards pense que, dans cette attaque, la coexistence de la céphalalgie et du délire, et le rétablissement obtenu par le traitement antiphlogistique, indiquent suffisamment une congestion locale active, ou une inflammation commençante du tissu nerveux des yeux. Il existait en même temps une grande faiblesse, et l'amaurose n'était devenue complète qu'après le vomissement.

Au bout de six semaines, il survint une nouvelle attaque d'obstruction viscérale : l'amaurose concomitante fut incomplète; il n'y eut pas de vomissement. L'affection amaurotique languit pendant un temps considérable, résistant à l'emploi des lavements, et l'irritation persistant plus longtemps que lors de la première attaque, dans laquelle la congestion vasculaire avait été presque exclusivement sympathique et transitoire.

Le malade, à la suite de quelques erreurs de régime, eut une nouvelle rechute au bout de quelques semaines. Il avait de la constipation, les hypochondres tendus, des nausées,

(1) Trattato delle principali Malattie degli Occhi, vol. II, p. 281 ; Pavia. 1816.

de la céphalalgie et de l'amblyopie. M. Edwards eut alors recours au traitement employé sur le continent, et donna un émétique. Il en résulta l'évacuation d'une grande quantité de matière jaune verdàtre, mais l'amaurose devint immédiatement complète. On vida les intestins à l'aide de lavements, mais la cécité persista beaucoup plus longtemps que dans aucune autre attaque antérieure, et ne disparut enfin que sous l'influence de nombreuses applications de sangsues aux tempes et de lotions évaporantes sur la tète.

Dans chaque attaque, le degré de l'amaurose fut en rapport avec l'existence ou l'absence de vomissements : elle fut complète lorsqu'il y eut vomissement spontané, comme dans la première attaque, ou vomissement provoqué par un émétique comme dans la dernière : l'amaurose fut incomplète lorsqu'il n'y eut pas de vomissement, comme dans la seconde.

M. Edwards pense que les vomitifs sont contre-indiqués dans les affections amaurotiques ; il allègue, à l'appui de cette opinion, que les vomissements opiniâtres du début de la grossesse occasionnent parfois l'amblyopie ou même l'amaurose complète (1).

Obs. 609. — Thomas Crighton, âgé de 23 ans, fut admis à *Saint-Bartholomew's Hospital* pour une paralysie des membres. Un an auparavant, alors que ses membres n'étaient point encore affaiblis, il eut à diverses reprises dans les intestins de violentes douleurs uniformément précédées de constipation, et qui se terminaient généralement par des évacuations copieuses de selles liquides, fétides et noires. Le soulagement amené par la diarrhée était prompt et constant. Il y a six mois, il ressentit parfois des tiraillements dans les membres inférieurs, et s'aperçut qu'en marchant il ne pouvait plus en régler les mouvements : cet état s'accrut au point qu'il fut réduit à ne plus pouvoir faire aucun exercice. Il avait éprouvé, au début de son mal, de la confusion dans la vue et une douleur constante et violente dans la tète. Le premier de ces symptômes s'accrut au point qu'il ne pouvait plus apercevoir distinctement aucun objet : une chandelle, par exemple, tenue près de lui, lui paraissait aussi large que la lune. La sensibilité restait parfaite dans les extrémités inférieures ; mais la volonté n'avait plus d'empire sur la vessie : tantôt l'urine coulait involontairement, tantôt elle était retenue pendant plusieurs heures avec des douleurs très vives. Il commença ensuite à perdre l'usage des extrémités supérieures : la main et le bras gauches étaient plus affectés que les droits ; mais les deux membres inférieurs étaient dans le même état. La parole s'embarrassa aussi beaucoup : il hésitait et bégayait ; les tons de sa voix étaient irréguliers ; de sorte qu'à la fin, il pouvait à peine se faire comprendre. A l'époque de son admission à l'hôpital, il avait complétement perdu le mouvement volontaire des extrémités inférieures, et ceux des extrémités supérieures étaient fort diminués. Les intestins étaient dérangés, la céphalalgie constante, la parole très indistincte, et la vision si imparfaite, qu'il ne pouvait lire les plus grands caractères.

On établit un cautère au cou, et l'on prescrivit quelques médicaments à prendre sous la direction du médecin. Comme le traitement n'amenait aucun soulagement, on pria M. Abernethy d'examiner la colonne vertébrale ; il trouva une courbure et une saillie telles des apophyses épineuses des vertèbres lombaires supérieures et dorsales inférieures, qu'il pensa que le corps de ces vertèbres était malade. Il fut donc disposé à attribuer la paralysie des membres inférieurs à la maladie de la colonne vertébrale, et conseilla en conséquence d'appliquer des cautères de chaque côté des vertèbres saillantes. Comme cette hypothèse n'expliquait pas l'affection paralytique des parties situées au-dessus de ce point, et comme les intestins étaient dérangés, M. Abernethy prescrivit deux grains de calomel et huit de rhubarbe, à prendre deux fois par semaine, et de temps en temps un peu d'infusion de gentiane avec du séné.

Lorsque le malade eut suivi ce traitement pendant trois semaines, ses intestins reprirent leurs fonctions, la sécrétion biliaire se fit normalement, et l'appétit devint bon. Il avait repris la faculté de mouvoir les mains et les bras presque aussi bien qu'à l'état sain ; sa vue s'était tellement améliorée qu'il pouvait lire le journal ; il était en vérité presque complétement guéri. La vessie avait repris régulièrement ses fonctions ; sa voix était bien articulée, et sa santé générale fort améliorée sous tous les rapports. Il resta encore dans l'hôpital environ deux mois, mais avec peu d'amélioration dans l'état de ses extrémités inférieures (2).

~ (1) Lancet, November 3, 1858, p. 228.
(2) Abernethy's Surgical Observations on the Constitutional Origin and Treatment of local Diseases, p. 91 ; London, 1809.

Obs. 610. — Élisabeth Healey, jeune femme frêle et délicate d'environ 25 ans, menant un genre de vie sédentaire, ayant la figure émaciée, un tempérament faible et mélancolique, vint consulter M. Lessey, le 9 juin 1820, pour une affection intestinale à laquelle elle était sujette depuis plusieurs années, et qui, lors même qu'elle se portait relativement bien, nécessitait l'usage constant des purgatifs. Le dérangement des fonctions intestinales était si intense et si permanent, qu'on était porté à croire qu'il s'agissait d'une altération organique. Elle était de plus sujette à une céphalalgie fréquente et intense, et parfois à des attaques de dyspnée, avec spasme de la poitrine et de la gorge, qui, lorsqu'elle s'efforçait d'avaler, déterminaient des symptômes alarmants de suffocation. Ces attaques étaient soudaines et violentes, s'accompagnaient d'une grande faiblesse de la voix, et étaient suivies d'épuisement complet. On avait fréquemment remédié à l'état de ses intestins à l'aide de cathartiques mercuriaux et salins, et aux attaques de céphalalgie par la saignée du bras, l'application de sangsues et de vésicatoires à la tête et au cou, et à l'affection pulmonaire par divers autres remèdes. En janvier 1821, elle eut une attaque de son affection intestinale; celle-ci paraissait céder aux remèdes, quand tout à coup le 23 la malade fut prise d'une violente dyspnée. Chaque tentative qu'elle faisait pour avaler était suivie d'un spasme convulsif du pharynx et de la poitrine, et accompagnée de sanglots fréquents (1). Quelques doses d'éther et d'opium et un vésicatoire sur le sternum, parèrent aux symptômes les plus urgents; néanmoins la respiration continua à être laborieuse, et la voix, qui avait été longtemps faible, se trouva réduite à un murmure que l'on entendait à peine. Le dérangement intestinal reparut; les selles étaient vertes et visqueuses, le pouls faible, et la débilité générale si grande, que M. Lessey désespérait de la guérison.

Elle resta dans cet état, avec peu de changement, jusqu'au 15 février. A cette époque, la difficulté de respirer disparut tout à coup, la voix devint distincte, forte et claire; mais elle fut prise d'une douleur violente et soudaine, et, au grand étonnement de ceux qui l'entouraient, elle se mit à appeler au secours avec des cris perçants. On se hâta de la secourir et on la trouva agonisante de douleur et complétement aveugle. M. Lessey fit immédiatement raser la tête, sur laquelle il appliqua un vésicatoire, ainsi qu'une douzaine de sangsues aux tempes, ce qui diminua la violence de la douleur, mais n'amena aucun changement dans la vue. Les yeux étaient fixes et presque privés de mouvement, la pupille immobile, dans un état moyen entre la contraction et la dilatation, et complétement insensible à la lumière. Lorsqu'on amenait brusquement une chandelle devant ses yeux, elle ne s'apercevait point de sa présence, à moins qu'elle ne fût assez rapprochée pour pouvoir en sentir la chaleur. On appliqua des vésicatoires aux tempes, qu'on pansa fréquemment avec de l'onguent cantharidé, de façon à entretenir l'écoulement pendant plusieurs semaines. Les intestins restaient paresseux et exigeaient l'usage constant des purgatifs. On essaya ensuite les *blue pills;* les gencives s'affectèrent légèrement, mais aucun effet ne se produisit sur la vue. La voix continua à être forte, la respiration facile, et l'affection de la poitrine semblait tout à fait disparue. La douleur de la tête avait considérablement diminué, mais la vision restait si complétement éteinte, qu'on perdit tout espoir et qu'on l'envoya au *Workhouse* de Manchester comme amaurotique incurable.

Trois mois après son admission, elle fut prise d'une violente attaque de son affection de poitrine et des intestins; il y avait une constipation opiniâtre, de la dyspnée, un spasme violent et une grande difficulté dans la déglutition. Cette attaque dura trois semaines et se dissipa lentement. A la fin de 1822, elle eut une légère attaque de pleurésie qui céda à la saignée, aux vésicatoires, et aux autres moyens ordinaires; elle resta ensuite assez bien débarrassée de ces accidents, excepté de légères céphalalgies.

Quoiqu'elle n'eût que peu ou pas d'espoir de recouvrer la vue, elle n'en essayait pas moins de temps en temps ses yeux avec une chandelle. Le soir du 29 octobre, elle n'apercevait pas la moindre lueur; mais, à sa grande surprise, le soir du jour suivant, pendant qu'une personne la guidait dans la rue, elle aperçut confusément une apparence de feu, et s'écria : *Qu'y a-t-il dans mes yeux?* Au bout de quelques minutes elle reconnut que c'étaient les lampes à gaz qu'elle voyait confusément. Sa vue continua à s'améliorer pen-

_____

(1) Les paroxysmes que décrit ici M. Lessey sont généralement considérés comme hystériques. J'ai trouvé sur une femme qui avait été longtemps en proie à de pareilles attaques, le cœur remarquablement petit. Elle avait été saignée excessivement souvent pendant les cinq ou six années qui avaient précédé sa mort, et c'est peut-être à cette circonstance qu'était dû le petit volume du cœur.

dant la soirée. Le lendemain, M. Lessey la trouva avec la vue nuageuse et confuse, et avec
des mouches volantes couleur de feu ; néanmoins, elle distinguait les traits de ses connaissances, et pouvait même lire les grandes lettres capitales ; mais les petits caractères lui
paraissaient confus. Tous les objets éloignés n'étaient vus qu'à travers un brouillard coloré,
et paraissaient en conséquence indistincts et confus.

Le 20 novembre, la vue était à peu près dans le même état. Elle avait néanmoins été
meilleure dans l'intervalle ; mais la malade y avait nui en restant imprudemment dans une
chambre fortement chauffée. Elle était encore parfois troublée par les brouillards colorés ;
les mouches volantes étaient quelquefois très nombreuses ; elles paraissaient mêlées,
disait-elle, de petits flocons blancs comme de la neige. Elle ne lisait pas mieux, mais, avec
l'aide d'un verre bi-concave, elle distinguait les lettres qui, à l'œil nu, lui paraissaient une
masse confuse. Ses intestins et ses poumons étaient exempts de toute maladie depuis
douze mois, et elle était remplie de joie à l'idée qu'elle marchait vers une guérison
complète (1).

§ XIX. — Amaurose par congestion ou inflammation de l'appareil nerveux optique, due à la perte continuelle des liquides du corps.

Cette amaurose est caractérisée dès son début par la sensation d'un
réseau au-devant des yeux, sensation qui ne s'accompagne que rarement, ou même jamais, de lueurs brillantes ou d'éblouissements, comme
il arrive dans d'autres variétés de la même maladie. Chez un malade
qui vint me consulter, et qui rapportait sa cécité à des excès vénériens, il
n'existait ni photopsie, ni globes lumineux tournoyant devant les yeux,
mais la sensation d'un nuage qui s'étendit d'abord devant un œil, puis
devant l'autre, de la tempe vers le nez, comme si c'était la portion
nasale de la rétine qui fût devenue insensible la première. Durant la
marche de la maladie, l'état de la vue éprouve des changements très
remarquables, suivant les influences physiques ou morales auxquelles
l'individu se trouve soumis. Après avoir fait un repas joyeux, ou pris
quelques verres de vin, ou sous l'influence de quelque émotion vive
et agréable de l'esprit, le malade voit pendant un certain temps beaucoup mieux ; mais un effet tout opposé se produit sous l'influence des
passions déprimantes, du manque de nourriture, des veilles continues, etc. Assez souvent cette amaurose se déclare par un brouillard
qui survient le soir devant les yeux, la lumière artificielle ordinaire
étant trop faible pour stimuler suffisamment la sensibilité émoussée de
l'appareil nerveux de la vision. Il n'y a que rarement de la douleur
dans la tête ou dans les yeux, ni aucune sensation de plénitude ou de
pesanteur. Les symptômes marchent d'ordinaire très lentement. Les
malades sont souvent mélancoliques, timides et hypochondriaques :
ils sont sujets aux vertiges, à la perte de la mémoire, incapables de
travaux d'esprit, capricieux, tourmentés par l'insomnie, la gastralgie,
le manque d'appétit, des flatulences et de la constipation. Il n'existe
que rarement des symptômes objectifs, si ce n'est peut-être une dilatation des pupilles, accompagnée d'une débilité générale évidente, de

(1) Edinburgh Medical and Surgical Journal, vol. XXV, p. 319 ; Edinburgh. 1826.

pâleur, d'émaciation, de palpitations et d'un pouls faible, petit et fréquent.

Causes. — Parmi les causes les plus fréquentes de cette espèce d'amaurose, on peut mentionner une nutrition imparfaite, toute perte considérable et continue des fluides du corps, ainsi que cela se voit dans les hémorrhagies, le ptyalisme, la diarrhée chronique, l'abus des plaisirs vénériens, la spermatorrhée, l'onanisme, la lactation contre-indiquée, la leucorrhée, l'abus des médicaments affaiblissants, etc. (1). C'est quelquefois une des suites du *typhus fever*, surtout quand cette maladie s'est accompagnée d'épistaxis abondantes, ou a été traitée par des remèdes qui déterminent des superpurgations. Le chagrin et les autres affections de l'ame, décourageantes et dépressives, amènent l'épuisement du corps, la congestion cérébrale et l'amaurose.

Nous avons déjà dit que les personnes pléthoriques peuvent ordinairement déterminer à volonté un certain degré d'amaurose congestive, en se penchant en avant, par exemple, ou en serrant fortement leur cravate. On rencontre aussi assez fréquemment une amaurose temporaire due à une cause opposée, c'est-à-dire à l'épuisement. Parmi les symptômes mentionnés comme atteignant les femmes grosses par suite de pertes sanguines, survenues avant le travail, nous trouvons les vertiges, les sifflements dans les oreilles et l'affaiblissement de la vision. Lorsque le système nerveux n'est le siége d'aucune excitation particulière, on remarque que la soustraction brusque du sang par la phlébotomie affaiblit d'une manière remarquable la vision, comme aussi tous les autres organes des sens. Chez quelques individus, la débilité persiste pendant plusieurs jours, et si quelque organe des sens avait déjà éprouvé antérieurement de l'affaiblissement, la faiblesse de cet organe se trouve souvent augmentée. Lorsqu'il survient une syncope par perte de sang, le sens de la vue paraît être le premier à faiblir et le dernier à se rétablir. Vient ensuite l'ouïe; tandis que l'odorat, le goût et le toucher sont moins affectés, plus facilement ranimés par les excitants, et reviennent promptement à leur état naturel. C'est une opinion populaire que la saignée affaiblit la vue, et jusqu'à un certain point cette opinion est basée sur l'expérience.

Traitement. — L'objet principal du traitement doit être de fortifier, par un bon régime et des médicaments toniques, les organes digestifs et de faire disparaître la faiblesse du malade. Bien qu'il ne soit que trop vrai que l'amaurose ne disparaît pas toujours quand les forces physiques du malade ont été rétablies, il n'en est pas moins indispensable d'arrêter avec le plus grand soin tous les écoulements débilitants et de faire renoncer le malade à toute habitude mauvaise. On pres-

(1) Voyez un cas, par O'REILLY à la suite d'une hématémèse, Lancet, 27 Mars, 1852, p. 305 : Un cas par perte sanguine à la suite de la phlébotomie, ESQUIROL, Des maladies mentales, t. I, p. 183; Paris, 1838.

crira en même temps l'air de la campagne, un exercice modéré, les bains froids, et tous les moyens généraux propres à rétablir les forces.

Lorsque la cause réside dans les pertes séminales, on pourra recourir à la cautérisation de la portion prostatique de l'urèthre, suivant la méthode recommandée par Lallemand (1), en y joignant les toniques.

Quelques-unes des causes que nous avons mentionnées produisent incontestablement une congestion cérébrale qui, malgré l'état d'affaiblissement de la constitution, exige l'application de sangsues à la tête et des révulsifs. M. Wade (2) recommande l'emploi de moxas que l'on fait brûler lentement sur les téguments de la tête; pratique qui n'est point exempte de danger, car on y a vu succéder une carie des os, ayant entraîné conséculivement la mort (3).

On s'est bien trouvé en pareil cas des stimulants locaux, tels que la vapeur d'éther dirigée sur les yeux.

La découverte de la cause débilitante spéciale qui a engendré la maladie est la première condition du succès de son traitement.

Lorsqu'elle est récente, il suffit le plus souvent de soustraire le malade à la cause du mal, pour en arrêter la marche. Quand c'est la lactation, par exemple, le sevrage de l'enfant est le principal remède.

Obs. 611. — Arrachart rapporte le cas d'un jeune homme qui, toute sa vie, avait été habitué à prendre du vin comme boisson journalière, et qui, ayant changé de pays, avait été réduit à ne boire que de l'eau. Il en résulta pour lui une diarrhée qui dura neuf mois, puis une fièvre intermittente. On lui pratiqua deux saignées du bras, et dès ce moment sa vue commença à baisser. Une troisième saignée du pied accrut sensiblement la faiblesse de la vue, et immédiatement après une quatrième saignée, pratiquée également au pied, le malade devint complétement aveugle. On appliqua de grands vésicatoires, et l'on administra le tartre émétique, comme vomitif d'abord, puis comme altérant, pendant plus d'un mois, mais sans aucun succès. L'épuisement du malade s'accroissait rapidement; néanmoins on continuait l'administration du tartre émétique. Lorsque Arrachart fut appelé, il prescrivit une nourriture douce et de facile digestion, et plaça un séton au cou. La santé du malade s'améliora, mais l'état de sa vue restant le même, il continua encore à prendre à l'insu d'Arrachart, des doses de six grains de tartre stibié. Il survint des convulsions, mais point d'évacuations. Arrachart ayant découvert ce dont il s'agissait, prescrivit une potion anodyne et anti-spasmodique, et en vint au régime nourrissant. Au bout de deux mois, le malade commença à voir un peu de l'œil gauche, et dans l'espace de trois autres mois la vue de cet œil s'était sensiblement améliorée, mais l'œil droit resta perdu (4).

Obs. 612. — Un maçon fut admis à *l'Hôtel-Dieu* dans le service de Dupuytren; il avait perdu la vue le lendemain de son mariage. Les bains froids, les frictions irritantes sur la région dorso-lombaire, et les toniques diffusibles à l'intérieur, furent mis en usage; la vue se rétablit promptement (5).

Obs. 613. — Un jeune campagnard, de constitution robuste, devint l'amant heureux

(1) Des pertes séminales involontaires; Paris, 1836.
(2) Edinburgh Medical and Surgical Journal, vol. XLIII, p. 358.
(3) DELPECH. Précis élémentaire des maladies réputées chirurgicales, t. III, p. 258; Paris, 1816.
(4) ARRACHART. Mémoires de chirurgie, p. 209.
(5) CAFFE. Résumé du compte-rendu de la clinique ophthalmologique de l'Hôtel-Dieu, p. 9; Paris, 1837.

de deux servantes qui vivaient sous le même toit que lui. En moins d'un an il fut attaqué
de goutte sereine (1).

Obs. 614. — Un autre jeune garçon, au début de sa puberté, tomba subitement dans
l'abattement, et se mit à fuir la société. Il ne quittait jamais sa chambre que lorsque l'ombre
de la nuit le dérobait aux regards, et choisissait alors des chemins déserts. On ne découvrit
que trop tard que, outre d'autres signes d'épuisement nerveux, il était atteint d'une paralysie de la rétine, conséquence de l'habitude de la masturbation (2).

Obs. 615. — Elisabeth Firman, àgée de 20 ans, s'adressa à M. Wells, le 28 janvier 1832,
pour une perte complète de la vue, avec paralysie totale de la paupière supérieure gauche
et paralysie partielle de la paupière supérieure droite. Les traits relâchés et bouffis de la
malade suggérèrent à M. Wells la pensée que ces symptômes pouvaient être dus à une
leucorrhée. Il apprit qu'en effet elle avait commencé à être réglée à l'âge de 16 ans, que
les menstrues étaient revenues régulièrement pendant dix-huit mois, mais qu'à partir de
cette époque elles étaient devenues très irrégulières, et qu'il était survenu un écoulement
muqueux excessif qui avait beaucoup affaibli sa constitution.

Deux ans avant de consulter M. W., elle avait eu une ophthalmie intense qui avait prompt-
tement cédé au traitement. Peu après, la paralysie des paupières était survenue, et la
vision s'était graduellement obscurcie, jusqu'à être totalement abolie, d'abord dans l'œil
gauche, et bientôt après dans le droit. Lorsqu'on soulevait la paupière et qu'on laissait
arriver la lumière jusqu'à la rétine, la pupille n'éprouvait ni dilatation ni contraction,
mais la malade accusait une grande douleur à la partie postérieure de l'orbite. La pupille
avait une forme ovalaire, et son bord était irrégulier. Douze ou dix-huit mois avant, la malade
avait éprouvé de la douleur dans le côté gauche, derrière et au-dessous des fausses côtes.

Pendant la durée de sa maladie, elle fut admise dans un hôpital public, où elle resta
onze semaines; elle y fut traitée par des ventouses scarifiées, des vésicatoires, le mercure, mais sans aucun avantage. On essaya aussi de l'électricité, mais sans plus de succès.
Les symptômes s'accrurent au contraire pendant l'emploi de ces moyens, et l'œil gauche
devint complétement insensible à la plus forte lumière.

Bien que M. Wells fût convaincu que tous ces symptômes étaient la conséquence de l'affection du système génital, il n'en crut pas moins à l'existence d'une congestion cérébrale:
en conséquence il commença le traitement par l'application de ventouses scarifiées à la
nuque et par une dose active de calomel et de jalap.

Quelques jours après, la peau étant sèche et la langue chargée, il prescrivit dix grains
de nitre à prendre trois fois par jour, et chaque soir cinq grains d'extrait de jusquiame,
cinq d'extrait de coloquinte composée, et deux de *blue pills*. Il prescrivit en outre d'in-
jecter trois fois par jour dans le vagin une solution d'alun et de sulfate de zinc. La malade
suivit pendant un mois ce traitement, en y ajoutant de temps en temps des purgatifs, mais
avec peu de changement dans les symptômes. Comme elle accusa alors de la douleur à la
partie postérieure de la tête, on lui pratiqua une saignée du bras de 18 onces, et l'on renouvela son premier purgatif. On lui recommanda de faire strictement les injections vaginales et de prendre encore pendant un mois le soir, les pilules déjà indiquées. C'est ce
qu'elle fit, et avec avantage, car à la fin de cette époque elle pouvait soulever une de ses
paupières, et distinguer les objets avec cet œil. Onze semaines après que M. Wells l'eut
vue pour la première fois, elle ressentit une douleur aiguë, ressemblant à quelque chose qui
se serait brusquement détaché de la partie postérieure de sa tête; et de ce moment une
légère lueur avait commencé à se faire sentir dans son autre œil. M. Wells lui pratiqua
encore une saignée de douze onces ; la vue continua à se rétablir graduellement.

Quatre mois après avoir commencé les injections, elle pouvait lire et travailler, et sa
santé s'était beaucoup améliorée. Lorsque M. Wells rédigea son observation, elle était aussi
bien qu'elle eût jamais été; la leucorrhée avait entièrement cessé, et la menstruation était
devenue régulière. L'auteur ajoute qu'outre les pilules la malade avait pris un demi-gros
de carbonate de fer trois fois par jour, lorsque la vision avait commencé à revenir (3).

(1) TRAVERS' Synopsis of the Diseases of the Eye, p. 145 ; London, 1820.
(2) Ibid.
(3) London Medical and Surgical Journal, November 3, 1832, p. 431.

Obs. 616. — Mme J. accoucha à l'âge de 30 ans, et comme elle était d'une constitution saine, elle voulut nourrir elle-même son enfant, ce qu'elle fit pendant un certain temps sans en éprouver le moindre inconvénient; mais, au bout de six semaines, ses forces commencèrent à diminuer, et son affaiblissement alla en augmentant, au point qu'il lui devint impossible d'aller et de venir dans sa maison sans éprouver une langueur douloureuse. Vers la même époque, sa vue commença à s'affecter, à un degré léger d'abord, mais si fortement ensuite, que la lueur du soleil dans son plein ne lui paraissait pas plus forte que celle de la lune. A cette époque de sa maladie, elle n'apercevait pas de points noirs de l'un ni de l'autre de ses yeux, et les objets ne lui paraissaient point recouverts d'un brouillard ni d'un nuage. Elle éprouvait dans le cou une violente douleur qui remontait jusqu'à la partie latérale de la tête. Ce symptôme décida la personne qui lui donnait des soins, à lui tirer, à l'aide des ventouses, quatre onces de sang du siège primitif du mal. L'état de sa vue empira à la suite de ce moyen, et bientôt elle perdit l'usage des deux yeux.

Il y avait trois jours qu'elle était dans cet état de cécité lorsque M. Wathen fut pour la première fois appelé près d'elle. Il trouva les deux pupilles largement dilatées et insensibles à l'action de la plus vive lumière. Son premier conseil fut de sevrer sur-le-champ l'enfant. Il ordonna aussi à la mère de prendre trois fois par jour une potion au quinquina, plus un laxatif de temps en temps pour combattre une constipation habituelle qui l'avait presque toujours tourmentée depuis sa délivrance. En outre, on fit de fréquentes applications de vapeur d'éther aux yeux et au front.

Quatre jours après l'adoption de ce mode de traitement, M. Ware vint voir la malade avec M. Wathen. Ses forces et son courage commençaient un peu à revenir; elle percevait de légères lueurs lumineuses, bien que les deux pupilles fussent dilatées et immobiles comme auparavant. On continua le quinquina et l'éther, et le lendemain on fit arriver un fort courant électrique sur les yeux, en même temps que l'on fit jaillir de petites étincelles de divers points des yeux, du front et des tempes. Le lendemain, pour accroître l'effet de l'électricité, on fit placer la malade sur un isoloir et l'on renouvela les mêmes manœuvres que la veille. Elles parurent exercer une influence notable sur la guérison. La première tentative fut suivie d'un tel degré d'amélioration que la malade, pour qui tout était confus, put distinguer clairement combien il y avait de fenêtres dans l'appartement où elle était assise, quoiqu'elle ne pût apercevoir l'encadrement d'aucune d'elles. Le troisième jour, peu de temps après qu'elle eut été électrisée, ses règles reparurent pour la première fois depuis son accouchement; elles durèrent trois jours, pendant lesquels on jugea convenable de suspendre le quinquina et l'électricité. On en reprit l'usage dès que les règles furent passées; la vue s'améliora tous les jours. Au bout d'une semaine, elle apercevait tous les gros objets, et en peu de temps elle put lire les plus petits caractères. Les forces, toutefois, ne revinrent pas aussi promptement; c'est pourquoi on lui conseilla d'aller habiter la campagne, où le changement d'air et une alimentation douce et nourrissante eurent bientôt complétement rétabli sa santé (1).

§ XX. — Amaurose suite d'albuminurie.

Le docteur Addison (2) avait appelé l'attention sur ce fait que la forme d'affection cérébrale qui survient communément par suite de l'altération des reins, appelée *maladie de Bright* ou albuminurie, est très fréquemment précédée d'étourdissements, d'obcurcissement de la vue, et de douleur dans la tête. Le docteur Landouzy, de Reims (3), a annoncé, depuis, que l'altération de la vision est un des symptômes du début de cette affection et un symptôme qui paraît ou disparaît suivant que l'albumine existe ou n'existe plus dans l'urine. L'affection de la vue arrive insensiblement et ne s'élève jamais jusqu'à la cécité

(1) Ware's Observations on the Cataract and Gutta Serena, p. 585; London, 1812.
(2) Guy's Hospital Reports, vol. IV, p. 1; London, 1859.
(3) Gazette médicale de Paris, 20 Octobre 1849, p. 815.

complète. Les pupilles sont dilatées, le malade se plaint de la lumière, et voit comme à travers un voile. Il survient de la douleur à la région lombaire, de l'œdème des extrémités inférieures, l'ascite et l'hydrothorax.

L'abus des liqueurs alcooliques, les rapports sexuels prématurés, le séjour ou le travail dans des lieux humides et froids, une nourriture insuffisante et des fatigues excessives, telles sont les causes auxquelles le docteur Landouzy rapporte la maladie.

Si l'amaurose se montre combinée avec des signes d'hypérémie ou d'inflammation du rein, qui constituent le premier degré de l'albuminurie, la saignée, les diurétiques et les révulsifs sont indiqués ; si elle survient dans la seconde période, alors qu'il existe une altération de structure et que des produits morbides se sont développés dans le rein, on doit persister dans l'usage des diurétiques, des révulsifs énergiques, et avoir recours aux altérants avec prudence. On se trouvera probablement bien des bains de vapeur dans l'une et l'autre périodes. Le mercure agit avec une violence plus qu'ordinaire sur les personnes atteintes d'albuminurie, on doit donc ne l'employer qu'avec la plus grande circonspection, si même il ne vaut pas mieux s'en abstenir complétement (1). (Voir, pour les signes ophthalmoscopiques, p. XLIX.)

§ **XXI**. — **Amaurose par irritation des branches du nerf de la cinquième paire.**

La congestion de l'appareil nerveux optique, provoquée par une irritation de la cinquième paire, est une cause d'amaurose sympathique, qui est loin d'être rare ; on a publié de nombreuses observations dans lesquelles l'ablation de tumeurs en contact avec le nerf de la cinquième paire, ou de dents cariées, a déterminé le retour de la vision.

Obs. 617. — Un homme vigoureux, d'un âge moyen, peintre de navire, vint consulter M. Howship en 1808 pour une petite tumeur située sur le sommet de la tête. Il y avait au moins dix ans qu'il s'était aperçu de son existence. Il supposait qu'elle était la conséquence de quelque coup reçu sur la tête. Elle n'avait jamais été douloureuse ; néanmoins il pensait que sa santé s'altérait, car il était depuis quelques années en proie à une céphalalgie qu'il n'avait jamais ressentie auparavant. La fréquence de ce mal de tête allait en augmentant, et la vue était devenue si faible que, depuis plus de deux ans, il ne pouvait plus lire même les caractères les plus gros et les plus nets. Lorsqu'on comprimait la tumeur du cuir chevelu, il n'éprouvait ni douleur, ni sensibilité.

M. Howship conseilla l'extirpation, qui fut exécutée au moyen de deux incisions elliptiques pratiquées sur les téguments au delà de la base de la tumeur ; on détacha ensuite du péricrâne, avec lequel elles se trouvaient en contact, la portion de peau ainsi cernée et la tumeur elle-même. On lia deux petits vaisseaux, et l'on rapprocha presque complétement les lèvres de la plaie à l'aide de bandelettes agglutinatives. Au bout de trois semaines, la plaie était complétement cicatrisée.

[(1) Voir sur l'amaurose comme symptôme initial de l'albuminurie : Annales d'Oculistique, t. XXII, pp. 129, 166, 180 ; t. XXVI, p. 134 ; t. XXVIII, p. 222 ; t. XXXI, p. 233 ; t. XXXIII, p. 232 ; t. XXXIV, p. 285.]

On trouva, à l'examen, que la tumeur était constituée par un fort kyste cartilagineux, situé dans la membrane celluleuse au-dessous du cuir chevelu. La cavité du kyste était remplie d'un fluide purulent jaunâtre dont les parties les plus épaisses avaient formé un dépôt grumeleux sur les parois de la cavité.

Le malade n'avait pas perdu plus d'une once de sang pendant l'opération; néanmoins, le soir suivant, il se sentit la tête beaucoup mieux qu'elle n'avait été depuis plusieurs mois. Il trouva que son malaise et sa céphalalgie allaient chaque jour diminuant, et constata avec quelque surprise que sa vue devenait plus forte et plus claire. A l'époque de la cicatrisation de la plaie, toute trace de céphalalgie avait disparu, et sa vue s'était tellement améliorée, qu'il se trouvait de nouveau en état de lire le livre imprimé en petits caractères, dont il se servait dix ans auparavant. La céphalalgie, ni l'affection oculaire ne reparurent plus par la suite (1).

Obs. 618. — F. Brzesmycki, âgé de 30 ans, qui avait toujours joui d'une bonne santé, à l'exception de quelques douleurs rhumatismales qu'il ressentait parfois dans la tête et les articulations, fut pris tout à coup, pendant l'automne de 1825, d'une violente douleur partant de la tempe gauche et s'étendant à l'œil et à la moitié de la face du même côté. On attribua la douleur au froid; elle dura plusieurs jours, puis s'amenda, puis revint périodiquement, sans être cependant assez intense pour le déterminer à consulter un médecin. Mais au bout de deux mois, elle revint avec une telle intensité, surtout dans l'œil, qu'il semblait au malade que cet organe allait être chassé de son orbite; il s'aperçut en même temps que la vue de ce côté était perdue. Pendant six mois, on employa divers traitements, mais sans en obtenir d'autre avantage que de rendre la douleur périodique de continue qu'elle était. Au bout de ce temps, la douleur reprit une nouvelle force, la joue enfla, et il s'échappa pendant la nuit d'entre la conjonctive et la paupière inférieure, plusieurs cuillerées de pus sanguinolent. A la suite de cette évacuation, le gonflement disparut et la douleur diminua, mais la cécité resta aussi complète qu'auparavant. Trois semaines après, nouvel écoulement semblable au précédent, et qui reparut plusieurs fois dans l'espace de six mois. Pendant l'hiver de 1826, le mal fut si intense que, au commencement de 1827, le malade se rendit à Wilna, dans l'intention de se faire extirper l'œil, s'il n'y avait pas d'autre moyen d'obtenir du soulagement.

M. Galenzowski, qui fut alors consulté, trouva la vision de l'œil gauche perdue; la pupille restait dilatée. Il pensa que le pus s'était formé dans le maxillaire supérieur et s'était fait jour par la portion orbitaire de cet os; mais sachant aussi que les suppurations à l'intérieur du maxillaire supérieur dépendent fréquemment de l'existence de dents cariées, il procéda à un examen attentif, et découvrit une racine cariée correspondant à la région du sinus. On enleva cette dent et, au grand étonnement de M. Galenzowski et de son malade, on trouva fixée à sa racine une écharde de bois, d'environ trois pouces de long, et de la grosseur d'une tête d'épingle. On supposa que cette écharde s'était détachée d'un cure-dents en bois; on ne trouva du moins pas d'autre explication plausible. Lorsqu'on retira la sonde que l'on avait introduite dans le sinus, il s'échappa quelques gouttes d'un liquide séro-purulent, et au bout de neuf jours le malade avait complétement récupéré la vue (2).

Obs. 619. — Le docteur Vanzandt de Saint-Louis, aux États-Unis, m'a rapporté le cas d'un jeune homme, affecté d'amaurose complète, excitée par la persistance de deux dents temporaires. Dès qu'on les eut enlevées, le malade parut éprouver une grande frayeur, et s'aperçut que la vue lui était rendue.

[Nous empruntons à M. Hays les citations suivantes (3) :

M. Travers (4) a vu une amaurose commençante, évidemment enrayée par l'extraction d'une dent malade sur un malade chez lequel l'œil du côté opposé avait été atteint, deux ans auparavant, d'une

(1) Howship. Op. cit., p. 1.
(2) Archives générales de médecine, t. XXIII, p. 261; Paris, 1830.
[(3) Lawrence. Édition américaine, p. 616 et suiv.]
[(4) Synopsis of the Diseases of the Eye, p. 505, 3e édition]

amaurose complète que l'on avait attribuée à la présence de dents cariées.

M. Caffe (1) cite le cas d'une personne qui avait à la mâchoire supérieure une dent creusée par la carie : chaque fois qu'il y pénétrait une parcelle d'aliment, l'œil du côté correspondant devenait amaurotique. L'amaurose disparaissait dès que l'on nettoyait la cavité de la dent.

Le docteur Watson rapporte que le fils d'un médecin de Londres a perdu, à deux ou trois reprises différentes, la vue d'un œil, sans cause appréciable et sans que l'on pût découvrir aucun changement dans l'organe malade. La cécité disparut chaque fois à la suite et comme *conséquence présumée* de l'extraction de quelques dents dont la croissance était irrégulière (2). Le docteur Ashburner dit que ces sortes de cas sont communs (3).

De son côté, le docteur James Hunter (4) rapporte le cas suivant d'amaurose temporaire d'un œil, survenue à la suite de l'extraction d'une dent :

Obs. 620. — En juillet 1838, un garçon de 17 ans se présenta au dispensaire, pour un obscurcissement de la vue survenu à gauche assez brusquement et dans des circonstances spéciales. Il raconta que la vue avait toujours été fort bonne des deux côtés, si ce n'est depuis quatre jours. Il avait alors souffert des dents et était allé chez un droguiste pour s'en faire enlever une implantée dans la moitié gauche de la mâchoire supérieure. L'opération avait été promptement et adroitement exécutée, et sans provoquer trop de douleur. Le malade, au moment où la dent était devenue mobile dans l'alvéole, avait aperçu devant l'œil gauche un éclair brillant, auquel pendant quelques minutes en avaient succédé d'autres moins intenses et à de courts intervalles. S'étant couché, une ou deux heures après, les éclairs reparurent et persistèrent pendant une heure environ, puis cessèrent graduellement. Le lendemain, le malade reconnut que la vue de son œil gauche était fort affaiblie et que tous les objets qu'il regardait étaient enveloppés d'un épais brouillard. Il eut aussi la sensation d'une espèce d'anneau coloré tournoyant à l'intérieur de l'œil. Les choses restèrent à peu près dans le même état les deux jours suivants, mais le quatrième jour il crut reconnaître une amélioration. — La pupille gauche paraît un *tant soit peu* plus contractée que celle de l'œil droit, mais la forme en est parfaitement régulière, et l'iris a conservé tous ses mouvements. L'organe paraît aussi sain à tous autres égards. La santé générale de ce garçon, d'un tempérament nervoso-sanguin, était bonne. Il n'éprouvait de douleur ni dans l'œil ni dans le sourcil, ni aucun symptôme de congestion cérébrale ou de dérangement des organes digestifs. Lorsqu'il fermait l'œil droit, dont la vue était bonne, et que du gauche il essayait de lire un livre imprimé en caractères qu'un œil normal pouvait distinguer à 48 pouces, il ne pouvait le faire qu'à la distance de 15 pouces, et encore difficilement ; et si l'on diminuait la distance, les lettres lui paraissaient bien plus grandes, mais brouillées. En faisant un essai avec des caractères de moitié plus petits, il ne put lire aucun mot, quelque rapprochée que fût la distance. Ni les verres concaves, ni les verres convexes n'amélioraient la vision. Il paraissait ne plus distinguer aussi bien les couleurs, mais je n'avais sous la main aucun moyen d'explorer l'œil sous ce rapport. La dent extraite était la première grosse molaire de la mâchoire supérieure gauche. En pressant fortement avec le doigt sur son alvéole, je ne déterminai aucune sensibilité anormale, ni aucun élancement douloureux, et ne découvris aucun fragment de dent, ni aucune esquille du bord alvéolaire.

[(1) Lancette Française. 22 Août 1839.]
[(2) Leçon dans London Med. Gazette, February 5, 1841]
[(3) Ibid., p. 712.]
[(4) American Journ. of Med. Science, October 1841.]

Le docteur Hunter laissa faire la nature, et, au bout de quinze jours, le malade voyait tout distinctement, excepté les plus petits objets. A dater de ce moment, il ne se représenta plus, de sorte qu'il est probable que sa guérison fut complète. T. W.]

[§ **XXII.** — **Amaurose par paralysie de la rétine, consécutive à des névralgies des branches de la cinquième paire.**

M. A. Notta (1), à qui nous empruntons ce chapitre, a recueilli dix observations qui rentrent dans cette catégorie ; huit fois la vue était complétement abolie, et deux fois il est dit que l'amaurose était presque complète.

Neuf fois l'état de la pupille est indiqué, et l'on trouve que sept fois elle est dilatée, et deux fois normale et contractile. M. Notta rapporte ces deux observations en détail, pour bien établir que c'est sous l'influence de la névralgie sus-orbitaire que la vue a été abolie, et que cette cécité ne peut être attribuée à une mydriase, comme le veut M. Sichel, qui a, avec raison, signalé cette cause de trouble de la vision dans les névralgies de la cinquième paire. Mais ces deux observations ne sont pas les seules qui démontrent que la cécité peut être due à la paralysie de la rétine. Ainsi, dans les sept cas dans lesquels la pupille est dilatée, M. Notta a trouvé que quatre fois elle est immobile et deux fois encore un peu contractile ; une fois l'état de sa contractilité n'est pas indiqué. Ici, l'objection de M. Sichel reparaît, car il y a mydriase, et l'on a négligé l'expérience qui consiste à s'assurer si le malade ne voit pas plus distinctement en regardant à l'aide d'une carte noire percée d'un petit trou ; mais, dans ces observations, il est dit que la cécité est complète. Mais la mydriase ne produit pas la cécité complète ; elle ne détermine qu'un éblouissement à la lumière, qui diminue même au bout de quelques jours. Or, la durée de la cécité a presque toujours dépassé un mois ; elle a même persisté pendant une année.

Dans les dix observations rassemblées par M. Notta, plusieurs rameaux de la cinquième paire étaient affectés ; mais ceux qui étaient le siége principal de la névralgie étaient : quatre fois le nerf sus-orbitaire ; deux fois les nerfs sus et sous-orbitaires ; une fois le nerf sous-orbitaire ; trois fois, le siége principal de la névralgie n'est pas indiqué d'une manière précise. Il résulte de là que l'amaurose se manifeste plus particulièrement sous l'influence de la névralgie du nerf sus-orbitaire.

La cécité survient un temps variable après le début de la névralgie. Le plus souvent, on l'a vue apparaître quelques jours et même plusieurs mois après ; quelquefois, elle s'est manifestée presque en même temps. Tantôt elle se montre brusquement ; le malade s'en aperçoit à son reveil, ou parce que, éprouvant quelque chose d'insolite dans la vue, il ferme l'œil sain, et reconnaît alors qu'il a perdu la faculté de

[(1) Mémoire sur les lésions fonctionnelles qui sont sous la dépendance des névralgies ; Archives générales de médecine, 5e série, t. III, 1854, vol. I, p. 12 et suivantes.]

voir de l'autre; d'autres fois, la perte de la vue survient d'une manière graduelle. Toujours est-il qu'une fois complète, la cécité persiste dans l'intervalle des accès. Sa durée est très variable, et quoique existant depuis un temps considérable, elle est encore susceptible de guérison. Le tableau suivant en donnera une idée :

Nombre des cas.	Durée de la cécité.	Résultat du traitement.
2	6 jours.	Guéris.
1	22 —	—
1	30 —	—
1	44 —	—
1	4 mois.	—
1	6 —	—
1	1 an.	—
1	4 —	Soulagé.
1	Pas indiqué.	Pas indiqué.

On comprend combien il importe, pour le praticien, de savoir reconnaître l'amaurose névralgique; car, à moins qu'elle ne soit fort ancienne, le pronostic en est peu grave. Les détails dans lesquels nous venons d'entrer, ont fait ressortir la relation qui existe entre l'amaurose et la névralgie; il faut donc bien préciser l'existence de cette dernière, savoir si elle a précédé ou suivi l'affaiblissement de la vue. Quelquefois, au début, certaines formes de glaucome déterminent des douleurs névralgiques qui pourraient induire en erreur; mais il y a alors une altération particulière du cristallin qui fait paraître le fond de l'œil verdâtre (Mackenzie), et sur l'iris des plaques d'un gris ardoisé (Sichel) qui ne permettent pas de le confondre avec l'amaurose névralgique, dans laquelle le cristallin et l'iris conservent leur aspect normal.

Dans le tableau qui précède, on a vu que l'amaurose névralgique, même ancienne, est susceptible de guérison. Ici encore tout le traitement est dirigé contre la cause, la névralgie; cependant, il arrive quelquefois, surtout lorsque l'amaurose date déjà de quelque temps, que la névralgie disparaît complétement sans que la vue revienne. Dans des cas semblables, après avoir combattu la névralgie, il faut avoir recours à des excitants spéciaux du nerf optique, tels que des vésicatoires volants pansés avec de la strychnine, des frictions sur le front et les tempes avec de l'huile de strychnine, et surtout des frictions avec la pommade à la vératrine, dont voici la formule :

Vératrine . . . . .   1 gramme.
Axonge   20   »
M.   T. W.]

§ XXIII. — Amaurose hydrocéphalique.

L'hydrocéphale peut être aiguë ou chronique; l'amaurose est d'ordinaire un symptôme propre à chacune de ces variétés. Le troisième ventricule se trouvant dilaté, ainsi que les ventricules latéraux, ses parois font saillie en avant de façon à venir comprimer le chiasma.

L'oculiste est rarement appelé à traiter l'hydrocéphale aiguë chez les enfants, attendu que, dans cette maladie, d'autres symptômes graves précèdent d'ordinaire la perte de la vue. Toutefois, le strabisme est assez fréquemment le premier signe de l'hydrocéphale aiguë, et il arrive parfois aussi que la perte de la vue soit le premier symptôme qui excite les alarmes.

Le docteur Graves (1) rapporte qu'il fut appelé auprès d'un jeune malade, beau garçon, se promenant comme s'il était en bonne santé, mais complétement aveugle. L'amaurose fut ici le premier symptôme ; les autres suivirent, et l'enfant mourut quinze jours plus tard dans un accès de convulsions.

Les adultes qui sont pris d'hydrocéphale aiguë ont ordinairement été tourmentés pendant nombre d'années de céphalalgies fréquentes et graves ; à la fin, une de leurs attaques habituelles s'accompagne de symptômes de compression du cerveau, de délire, d'altération de la parole, de dilatation et d'insensibilité des pupilles, et de cécité ; puis surviennent le coma et la mort. La saignée, le mercure et les révulsifs sont les moyens auxquels on doit avoir recours chez les adultes.

Chez les enfants, la maladie est souvent unie à une constitution scrofuleuse, et la santé générale d'ordinaire trop altérée pour qu'on puisse avoir recours aux remèdes débilitants. S'il existe de la chaleur et des battements dans la tête, en même temps que d'autres signes de pléthore ou de congestion, on doit appliquer des sangsues, recouvrir le cuir chevelu de compresses imbibées d'eau froide, et administrer des purgatifs. Si la constitution est faible, on donnera de petites doses fréquemment renouvelées de sulfate de quinine. Si la maladie a succédé à la disparition de quelque éruption, on aura recours aux révulsifs appliqués derrière les oreilles ou à la nuque.

Les symptômes d'hydrocéphale doivent parfois leur origine à l'épuisement. L'enfant est affecté de stupeur ; les paupières sont à demi closes et restent immobiles à l'approche ou même au contact du doigt ; la respiration est irrégulière et le pouls fréquent. Le froid et la pâleur des joues, et l'apparition des symptômes, comme cela se voit souvent à la suite de la diarrhée, peuvent suggérer l'espoir que la maladie est plutôt la conséquence de l'épuisement que celle d'une affection cérébrale encore existante. Si l'on nourrit le malade, et qu'on lui administre un peu d'eau de vie et de petites doses de carbonate d'ammoniaque, les paupières redeviennent sensibles au contact des doigts, la respiration reprend sa régularité, et parfois la guérison survient (2).

(1) London Medical Gazette, vol. XIX, p. 811.
(2) Gooch's Account of some of the most important Diseases peculiar to Women, p. 355 ; London, 1829 : Hall. Medico-Chirurgical Transactions, vol. XXIV, p. 93 ; London, 1841.

La présence d'eau dans les ventricules est souvent une affection congéniale. Dans ce cas, à mesure que l'enfant grandit, son crâne acquiert un volume anormal ; les facultés mentales ou sensitives sont plus ou moins affaiblies, et la vie se prolonge rarement au delà de quelques années. Lorsque la tête est le siége d'un développement qui s'est effectué lentement, et que les ventricules sont distendus par de l'eau, l'amaurose s'observe fréquemment. Les révulsifs sur le cuir chevelu et les toniques à l'intérieur sont quelquefois utiles.

§ **XXiV**. — **Amaurose par inflammation et hydropisie du cerveau consécutives à la scarlatine.**

Cette variété est une des formes les plus remarquables de l'amaurose hydrocéphalique.

Il n'est pas rare de voir un enfant, convalescent de la scarlatine, être pris, peut-être après s'être exposé au froid, d'une céphalalgie, suivie de rêves effrayants, de convulsions, de cécité, et de coma. Ces symptômes peuvent avoir été précédés de l'albuminurie et de l'œdème, qui s'ajoutent fréquemment à la scarlatine, et, à cause de cela, on les attribue souvent à un épanchement brusque dans le cerveau ; mais je crois, comme le docteur Abercrombie, que cette maladie est de nature inflammatoire, et que le malade ne peut être sauvé qu'à l'aide du traitement antiphlogistique le plus vigoureux : saignées, purgatifs, etc. A l'aide de cette méthode, beaucoup d'enfants guérissent ; quelques-uns restent pour toujours sujets à des accès d'épilepsie ; d'autres meurent et présentent les altérations que l'on trouve d'ordinaire dans les affections inflammatoires du cerveau.

Obs. 621. — Une petite fille, âgée de 8 ans, le matin du troisième jour de l'affection hydropique qui succède à la scarlatine, se plaignit d'une céphalalgie qui, dans le cours de la même journée, devint extrêmement violente. Dans la soirée, elle fut prise de convulsions qui, d'après le récit de sa mère, durèrent 19 heures presque sans interruption. Elles cessèrent alors, mais reparurent au bout de deux heures. Durant cet intervalle, on s'aperçut qu'elle était aveugle et que ses pupilles étaient fort dilatées. Les convulsions, à cette seconde reprise, durèrent 36 heures, et la malade resta aveugle 8 heures encore après leur disparition. Cette enfant guérit. L'œdème, qui était borné à la face et aux mains, disparut pendant les convulsions, mais revint après qu'elles eurent cessé (1).

Obs. 622. — Un jeune garçon, âgé de 13 ans, fut pris de céphalalgie le matin du septième jour après que sa face avait commencé à s'enfler ; dans la soirée, ses membres étaient convulsés et sa vue presque entièrement perdue. La mémoire, néanmoins, et les autres facultés intellectuelles ne paraissaient point affaiblies. Les convulsions cessèrent au bout d'une demi-heure ; mais elles revinrent au bout d'une heure et durèrent encore environ le même temps. Ces accès, suivis d'intermission, se reproduisirent ainsi onze fois en vingt heures. L'œdème disparut pendant que ce malade était ainsi en proie aux convulsions, et il se plaignit beaucoup d'une douleur dans le ventre, augmentant par la pression. Lorsque

(1) Observations on the Dropsy which succeeds Scarlet Fever, by WILLIAM CHARLES WELLS, M.D., Transactions of a Society for the Improvement of Medical and Chirurgical Knowledge, vol. III, p. 177 ; London, 1812.

les convulsions cessèrent complétement, sa vue devint moins imparfaite; mais sa face resta pâle et son pouls faible et très fréquent. Il mourut le lendemain matin (1).

§ **XXV.** — **Amaurose, suite de productions morbides dans le cerveau**.

Fig. Hooper, pl. X, XI, XII XIII et XIV. Dalrymple, pl. XXXVI, fig. 3.

Les maladies dont il s'agit ici sont des tumeurs formées par l'épaississement des membranes internes du cerveau ou par le dépôt d'une substance de nouvelle formation entre leurs lames ou sur leurs surfaces; ce sont aussi des tubercules, des hydatides, des kystes et des productions fongueuses. Le lecteur trouvera un bon exposé des symptômes auxquels donnent lieu ces diverses altérations, dans les *Pathological and Practical Researches on Diseases of the Brain* du docteur Abercrombie. Il établit, toutefois, que les symptômes ne sont pas assez constants pour que l'on puisse les rapporter à chacune de ces altérations en particulier. Il en rapporte les principales modifications à sept formes, qui sont : 1 Une céphalalgie intense, continue et de longue durée, sans autre symptôme remarquable. 2 Après qu'une céphalalgie occupant un point fixe a duré un certain temps, altérations des sens, de la parole et de l'intelligence. 3 Céphalalgie, altérations des sens et convulsions. 4. Convulsions sans aucune altération des sens. 5. Paralysie. 6. Les symptômes les plus saillants se remarquent du côté des organes digestifs. 7. Vertiges, attaques apoplectiques. Les observations que le docteur Abercrombie cite à l'appui de ces divers groupes de symptômes, sont extrêmement intéressantes. Il ne faut cependant pas s'imaginer que ces diverses classes de symptômes restent toujours distinctes et ne se montrent jamais ensemble sur le même sujet. Il est évident qu'il reste beaucoup à faire relativement à l'histoire pathologique des productions morbides du cerveau; cela ressort bien de ce fait, établi par le docteur Abercrombie, que l'on rencontre parfois des tumeurs dans cet organe, qui n'ont produit aucun symptôme remarquable, tandis que, chez d'autres sujets, de semblables tumeurs, occupant la même région et offrant le même volume, s'accompagnent de cécité, de convulsions, ou de paralysie.

Beer dit que l'amaurose qui résulte de la présence de productions morbides dans le cerveau attaque généralement les deux yeux à la fois. La cécité survient très lentement, ne s'accompagne pas de la sensation d'un nuage noir, mais surtout de *visus defiguratus*, tous les objets paraissant indistincts et confus. A ce symptôme se joignent des attaques répétées de vertiges, une photopsie gênante et de la photophobie. La pupille reste contractée pendant un certain temps; les vaisseaux sanguins de la surface de l'œil sont turgescents; l'œil et les pau-

(1) Ibid., p. 178.

pières sont d'abord agités de mouvements convulsifs, puis paralysés ;
de sorte que l'œil est invariablement dirigé du même côté et que la
paupière supérieure ne peut plus être relevée. La pupille se dilate
alors, et la vue est complétement éteinte. La céphalalgie va d'ordinaire
en s'accroissant et le malade ressent aussi de la douleur le long de la
colonne vertébrale. La douleur n'est point uniforme, elle a des rémit-
tences, puis reprend avec une violence telle, que le malade en perd
presque la raison. Il survient à la fin une altération permanente des
autres sens externes et des facultés intellectuelles. L'ouïe commence
le premier à s'affaiblir ; puis viennent l'odorat et le goût, et quelquefois
tous les deux presque en même temps. Le malade finit par perdre la
mémoire et tombe dans un état d'insensibilité générale ou dans la
manie. L'hydrocéphale et une attaque de paralysie viennent en général clore la scène.

Causes. — Les productions morbides du cerveau ne se développent que rarement sur d'autres sujets que des personnes d'une constitution cachectique. Leurs causes excitantes sont des coups sur la
tête, la fatigue, l'anxiété, l'action du froid, etc.

Traitement. — Relativement au traitement de l'amaurose, accompagnée de symptômes qui portent à soupçonner l'existence de quelque
formation morbide dans le cerveau, il importe de faire remarquer que
ces cas ne doivent sous aucun rapport être considérés comme entièrement désespérés. Beaucoup de cas de cette espèce doivent leur origine à une action inflammatoire et, à l'aide d'un traitement convenable, on peut souvent en arrêter la marche, prolonger la vie du
malade, la lui rendre plus agréable, et lui conserver même un certain
degré de vision. Le traitement consistera à maintenir le sujet dans un
certain état de faiblesse à l'aide des évacuations et d'un régime ténu, à
user des altérants avec précaution, en même temps que l'on maintiendra des applications froides sur la tête, que l'on entretiendra des
cautères ou des sétons au cou, et que l'on évitera toute cause d'excitation.

Obs. 623. — Élisabeth Lindup, âgée de 19 ans, d'une constitution robuste, d'une
santé générale bonne, se plaignait depuis trois ans de céphalalgie et de vertiges qui augmentaient par les mouvements, et surtout lorsqu'elle se baissait. Ces symptômes persistèrent avec des exacerbations accidentelles, s'accompagnant d'irritation de l'estomac et
d'une injection des yeux comme celle qui suit les pleurs, jusqu'au 22 août 1810. Pendant
qu'elle était occupée à préparer à dîner, elle fut prise, sans aucun prodrome, d'un accès
pendant lequel elle n'eut point de convulsions, mais resta complétement immobile, faisant
des inspirations longues et profondes, qui cessèrent à mesure qu'elle revint à elle. Ces
accidents arrivèrent immédiatement après la cessation des règles et ne durèrent que quelques
minutes. M. Morrah la vit avant que l'accès fût complétement passé, et il resta particulièrement frappé de la douleur aiguë qu'elle accusait dans un point fixe de la tête et de
l'aspect hagard de ses yeux. Un mois plus tard, elle eut une nouvelle attaque, qui survint
si inopinément, qu'elle tomba en tenant à la main une casserole remplie de lait ; depuis
cette époque jusqu'au 20 du mois d'août, elle eut une attaque toutes les trois semaines.
Chaque paroxysme pouvait être considéré comme consistant en deux accès, l'un qui sur-

venait dans la soirée, et dont elle ne se remettait qu'imparfaitement, jusqu'à l'arrivée du second qui avait lieu le lendemain matin ; après quoi elle restait pendant trois semaines exempte de tout accident. Le 20 août, elle eut dans le même jour trois accès, qui s'accompagnèrent de dérangement considérable de l'estomac, de cris perçants, et d'autres indices d'une grande souffrance, poussée presque jusqu'au délire. Il survint une série de ces attaques douloureuses, dont l'intensité alla croissant, et qui s'accompagnèrent de stupeur, jusque vers le milieu de septembre, époque à laquelle elle avait presque perdu l'ouïe. Peu de temps après, elle perdit la vue de l'œil droit, et quatorze jours plus tard celle de l'œil gauche. Son odorat était tellement aboli que ses nerfs olfactifs restaient insensibles même à l'ammoniaque ; la parole et la déglutition étaient fort empêchées, et son côté gauche, dans lequel elle s'était plaint antérieurement de ressentir des frissons, fut frappé de paralysie. Le vendredi 7 décembre, elle tomba dans un état de stupeur apoplectique, qui continua jusqu'au matin du mardi suivant ; pendant cet intervalle, elle ne proféra point une parole et ne prit aucune nourriture. Vers cette époque, elle revint à elle, parla, avala quelques rafraîchissements, mais retomba bientôt dans son premier état. Le vendredi 14 décembre au soir, elle expira. Pendant toute sa maladie, le mois d'octobre excepté, elle fut régulièrement réglée. Le pouls ne fut point affecté, si ce n'est vers la fin ; la chaleur ne fut point accrue, il y avait un peu de constipation, mais dont on triomphait aisément, et la vessie exécutait bien ses fonctions. Cette jeune fille était toutefois constamment en proie à une irritabilité nerveuse, peu explicable chez une personne d'une organisation aussi robuste et dont la santé générale paraissait si bonne.

A la dissection, les vaisseaux de la dure-mère étaient un peu plus distendus que d'habitude. En enlevant cette enveloppe, on vit que la pie-mère était soulevée par une tumeur, qui se trouva être une hydatide ou un kyste d'environ trois pouces de long sur deux pouces de large, enfoui dans la substance du cerveau qui lui fournissait un grand nombre de petits vaisseaux. Le ventricule gauche contenait un peu plus de liquide qu'on n'en trouve d'ordinaire chez un sujet sain ; le ventricule droit, qui était comprimé par la tumeur, en contenait à peine (1).

Obs. 624. — Miss. M. A. fut atteinte de céphalalgie intense au début de l'année 1820 ; elle avait alors 17 ans. Elle était d'une constitution délicate, avait les cheveux et les yeux d'une nuance claire, un beau teint, et l'humeur douce et joyeuse. Elle avait jusqu'alors joui d'une bonne santé, était régulièrement menstruée, n'avait reçu ni coup ni blessure, et ne connaissait aucune cause à laquelle elle pût attribuer son mal. Elle fut soulagée par des moyens simples, et alla passer quatre mois de l'été dans le Cheshire, où elle prit beaucoup d'exercice ; elle fit même une fois assez facilement 10 milles à pied, néanmoins son mal de tête ne la quitta jamais complétement. Peu de temps après son retour à la ville, la douleur devint très gênante ; elle se trouva de nouveau bien des moyens qu'on lui prescrivit et d'un vésicatoire au cou. En janvier 1821, à la suite d'un retour grave de sa douleur, on lui appliqua des sangsues au front ; elle éprouva alors un intervalle de mieux comparatif assez long. En février elle alla au bal, dansa pendant plusieurs heures, et parut s'amuser beaucoup ; elle ne consulta point de nouveau jusqu'au 30 mai suivant. Les symptômes s'étaient accrus rapidement, et sa douleur de tête avait pris un caractère plus sérieux. Elle occupait d'ordinaire la tempe droite ; mais chaque matin elle subissait une exacerbation régulière telle, que pendant une heure ou deux la malade se roulait sur son lit dans une véritable agonie ; la douleur diminuait ensuite et était supportable pendant le reste du jour. Elle éprouvait des vertiges, des syncopes, une grande frayeur d'objets imaginaires, un état d'irritation nerveuse extrême, de la dureté d'ouïe et de l'obscurcissement dans la vue. Elle devint myope ; les objets lui paraissaient plus grands qu'ils n'étaient, et parfois elle restait complétement aveugle pendant quelques secondes. Son pouls était fréquent, sa peau chaude ; elle ressentait de violentes douleurs à l'estomac, des nausées et des vomissements. Elle éprouva successivement dans diverses parties du corps de violentes douleurs que n'accompagnaient aucuns symptômes d'inflammation externe : tantôt c'était à la gorge, ce qui occasionnait une gêne extrême de la déglutition ; tantôt à la poitrine, ce qui déterminait l'embarras de la respiration ; tantôt encore en différents points de la colonne vertébrale, surtout vers le cou, aux genoux, aux chevilles et aux

(1) Medico-Chirurgical Transactions, vol. II, p. 262 ; London, 1825.

poignets. On essaya les vésicatoires, les applications froides sur la tête, le mercure à petites doses et sans déterminer la salivation, et divers autres moyens; mais on n'obtint que peu ou pas de soulagement. Sa santé déclina rapidement; les vomissements continuels avaient déterminé une émaciation marquée.

Le 31 août 1821, pendant qu'elle était au lit, elle fut prise d'un violent accès de convulsions, accompagné de strabisme et de cris perçants, qui dura environ une demi-heure, et la laissa dans un état de stupeur. Le lendemain, elle avait perdu toute puissance sur son corps, elle ne pouvait se lever ni même se tourner dans son lit; elle pouvait encore remuer un peu les bras et les jambes; sa vue, quoique très affaiblie, lui avait permis jusqu'à ce moment de reconnaître les objets; elle se perdit alors au point qu'elle ne pouvait plus que distinguer la lumière de l'obscurité. Les pupilles étaient fortement dilatées, mais néanmoins encore un peu sensibles à l'action de la lumière. La surdité avait aussi beaucoup augmenté. L'affaiblissement de la vue et de l'ouïe avait d'abord commencé à gauche, côté opposé à celui où existait, à l'origine, la douleur fixe. La constipation était opiniâtre, la douleur à l'estomac continuels, la céphalalgie intense, le pouls vite, la respiration précipitée, la peau chaude et sèche, le sommeil tranquille et sans stertor. Dans l'espace de quelques jours, elle eut une nouvelle attaque semblable à la première; puis ces attaques se renouvelèrent avec plus ou moins de fréquence et d'intensité, jusque peu de temps avant sa mort: l'état du canal alimentaire influait généralement beaucoup sur ces attaques. Elle en avait parfois cinq ou six dans un jour; d'autres fois, plusieurs jours s'écoulaient sans qu'elle en eût. Généralement, elles se déclaraient sans prodrômes; elles paraissaient d'autres fois amenées par de légers efforts. Outre les attaques convulsives générales, elle éprouvait des soubresauts spasmodiques et des tressaillements dans différentes parties du corps. La vue et l'ouïe furent bientôt complétement perdues; puis il en fut de même de l'odorat; le goût, s'il existait encore, était très imparfait. Elle désirait parfois certains aliments, mais elle se plaignait toujours qu'ils n'avaient pas de saveur; rarement elle reconnaissait ce qu'elle mangeait.

Comme elle était privée de tous les organes des sens, excepté du toucher, le seul moyen de communication que l'on pouvait encore avoir avec elle, consistait à tracer avec les doigts des lettres sur ceux de la malade. Elle acquit rapidement l'habitude de reconnaître au toucher les personnes avec qui elle communiquait d'ordinaire; elle contracta une facilité extraordinaire à converser de cette façon, devinant les mots avant qu'ils fussent à moitié écrits. Lorsqu'elle était éveillée, elle occupait constamment ainsi les personnes qui la soignaient. Elle aurait voulu se distraire à l'aide de quelque occupation manuelle, mais ses bras étaient si faibles qu'elle n'en put supporter la fatigue. Son intelligence n'était point affaiblie, si ce n'est lorsqu'elle était sous l'influence des attaques. Elle paraissait connaître sa situation désespérée, et manifesta le désir que l'on ouvrit sa tête après sa mort. Elle montrait beaucoup de patience pendant ses souffrances, et témoignait même de la gaieté lorsque la douleur était modérée. Néanmoins, lorsqu'elle était éveillée, elle était rarement exempte d'une douleur intense dans la tête; cette douleur était lancinante ou pulsative, mais n'occupait aucun point en particulier. La douleur qu'elle éprouvait à la partie supérieure et à la partie inférieure de la colonne vertébrale, la sensation de froid extrême dans le dos, et la douleur qui se faisait sentir dans le sein droit, puis dans le gauche, la tourmentaient aussi quelquefois excessivement. Les joues s'injectaient aussi parfois par places, la chaleur de la peau devenait excessive, et les démangeaisons intolérables. La langue était quelquefois chargée, mais le plus souvent nette. Elle n'avait point de soif. Lorsque les vomissements eurent cessé, l'appétit devint presque insatiable, et elle reprit des chairs. Les yeux conservaient leur lustre, mais ils étaient complétement insensibles à la lumière, et les pupilles restaient largement dilatées.

Elle eut ensuite des attaques répétées de vomissements bilieux, qui la réduisirent chaque fois à un état de débilité extrême, dont elle se remettait avec une surprenante facilité. La constipation fut toujours opiniâtre, elle n'allait guère à la selle qu'au moyen des cathartiques. Elle passa une fois quatorze jours sans évacuation. La constipation amenait invariablement l'aggravation de tous les symptômes. Les règles cessèrent de paraître dès qu'elle garda le lit. Sa respiration était naturelle et facile; la parole n'était point empêchée; la voix était claire et distincte; le pouls de 80 à 100, petit et généralement faible; le sommeil facile et tranquille, si ce n'est lorsqu'elle criait pour qu'on la retournât; après quoi elle retombait immédiatement assoupie. Elle ne pouvait rester couchée sur le dos, ni sur l'un ou l'autre côté, ni dormir plus d'une demi-heure dans la même position; de sorte

qu'elle avait besoin d'une personne exprès pour la retourner. Si on ne le faisait point aussitôt qu'elle le demandait, elle était souvent prise d'un accès. Elle ne récupéra jamais la
faculté de mouvoir son corps, et ne pouvait soulever la tête au moindre degré; mais le
sens du toucher resta parfait. On essaya plusieurs fois de la lever graduellement dans son
lit, mais chaque tentative produisait une douleur considérable, et si l'on persistait, on
déterminait un accès. Les médicaments qu'on lui administra n'eurent d'autre but que de
soulager ses souffrances, à l'exception d'une tentative que l'on fit pour mercurialiser le
système; mais les accès augmentèrent tellement pendant l'emploi de ce remède, que l'on
fut obligé d'y renoncer.

Les symptômes que nous venons de mentionner persistèrent avec plus ou moins d'intensité jusqu'en février 1823, époque à laquelle l'estomac rejetant toute espèce de nourriture, les forces de la malade commencèrent à faiblir. Aucune évacuation alvine n'avait
lieu qu'à l'aide des lavements. Tout le système musculaire parut perdre sa tonicité, les
membres étaient demi-fléchis et elle avait à peine la force de les mouvoir; les lèvres étaient
à demi-fermées, la bouche pleine d'ulcérations aphtheuses, et les dents recouvertes de
fuliginosités; les traits du visage étaient déviés, elle dormait les paupières à demi ouvertes;
les yeux se troublèrent; il survint à l'œil gauche une inflammation qui détermina l'ulcération et l'opacité de la cornée. Elle n'accusa aucune douleur, et ne s'aperçut même pas que
cet œil était affecté. Elle rendait les urines et les fèces involontairement. Elle ne pouvait
avaler aucune substance nutritive qu'elle ne fût à l'état liquide, et ce n'était alors qu'avec
la plus grande difficulté. Elle fut prise d'une toux fatiguante, qui, à cause de son extrême
faiblesse, la menaçait souvent de suffocation. Les facultés intellectuelles commencèrent
aussi à diminuer; elle parlait peu, et seulement de ses douleurs. Son pouls était si faible
qu'on le sentait à peine. Elle respirait librement et dormait beaucoup. En septembre, il survint une légère diarrhée. Elle pouvait alors à peine prendre de quoi se soutenir, et l'émaciation était telle que la pression avait déterminé en plusieurs endroits l'excoriation de la
peau. Elle mourut le 5 octobre 1823, après avoir langui pendant plus de deux années à la
suite de la première attaque convulsive, et près de quatre ans depuis le commencement de
ses maux de tête.

Le cuir chevelu était légèrement œdématié, les os du crâne extrêmement minces, et
plusieurs petites épines se projetaient au dedans, de la partie postérieure de chaque
pariétal. Les membranes qui recouvraient le cerveau étaient exemptes de toute altération;
la substance du cerveau était plus molle que de coutume; huit à dix onces de liquide se
trouvaient dans les ventricules; la membrane qui tapisse ceux-ci était d'une couleur jaune
sale. Les couches optiques étaient un peu augmentées de volume, et entièrement converties
en une matière fongueuse que M. John Hunter, Jun., qui a rédigé l'observation, considère

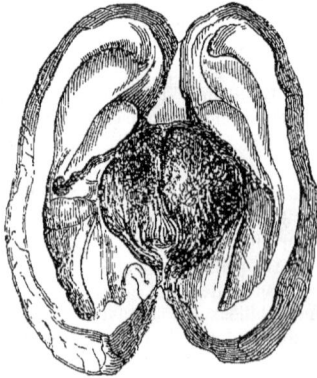
Fig. 145.

comme étant de la nature du fongus hématode.
Une section longitudinale, pratiquée suivant
l'épaisseur d'une des couches optiques, offrait exactement l'aspect d'un caillot sanguin.
Les corps striés n'étaient pas altérés, mais la
maladie s'étendait aux parties voisines du
cerveau et au cervelet, en dessous, ainsi qu'au
bord inférieur et postérieur de la grande faulx
du cerveau. Les nerfs optiques offraient une
teinte plus foncée qu'à l'ordinaire, mais la
texture n'en semblait pas altérée. Les autres
nerfs cérébraux n'offraient aucune altération
de structure. La moëlle, au moins toute la
portion que l'on peut examiner sans ouvrir
le canal rachidien, était parfaitement saine.
Il existait plusieurs rebords osseux à la base
du crâne, et toutes les irrégularités étaient
fortement marquées. On ne trouva dans le tho-
rax et l'abdomen aucune altération morbide, si ce n'est une quantité de petites concrétions
biliaires (1).

(1) Medico-Chirurgical Transactions, vol. XIII, p. 88. London, 1825. Voyez l'observation
d'une tumeur comprimant le pédoncule cérébral droit, la moitié droite du pont de Varole, la

[§ **XXVI.** — **Amaurose intermittente.**

M. Bradshaw (1) a rapporté dans le sein de la *Reading Patholo-gical Society*, un cas très remarquable, peut-être unique, de cette variété d'amaurose. Nous en reproduisons ci-après l'observation :

Obs. 625. — Une dame française, âgée de 37 ans, était sujette à des accès de cécité complète. Ces accès survenaient soudainement, et sans aucune cause apparente, la nuit et le jour, irrégulièrement et sans périodicité ; chacun d'eux se prolongeait pendant trois heures environ. Pendant l'accès, les pupilles étaient largement dilatées, la cécité était complète et les globes oculaires ainsi que les paupières dans une immobilité absolue. Après l'attaque, les yeux reprenaient leur activité accoutumée, et paraissaient sous tous les rapports dans un état d'intégrité parfaite. La santé de cette dame était, sous tous les autres points, des plus satisfaisants. L'affection persistait depuis plusieurs années, et la fréquence des accès n'avait pas varié ; il y en avait toujours trois par quinzaine. Cette malade avait subi des traitements variés sans en avoir retiré aucun avantage. Sa sœur était affligée des mêmes accidents. T. W.]

[§ **XXVII.** — **Amaurose due à l'action de la foudre.**

M. Pétrequin en a cité deux faits (2). Il attribue cette amaurose à la perversion de l'action nerveuse et peut-être à la soustraction d'une portion du fluide nerveux par l'action de la foudre. Dans le premier cas, après un an de soins et de traitements infructueux, le malade fut mis à l'usage du sulfate acide d'alumine, et, dès lors, il éprouva une amélioration qui alla toujours en croissant. Dans le deuxième fait,

surface antérieure du lobe droit du cerveau, déterminant de l'amblyopie à droite, et une amaurose complète à gauche, par BOYER, Archives générales de médecine, 2e série, t. VIII, p. 91 : Hydatides dans le ventricule latéral gauche, produisant une photopsie intense et une amaurose complète, par JOHNSON, Medico-Chirurgical Review, January, 1856, p. 202 : Tumeur comprimant les tubercules quadri jumeaux, par KENNION, London Medical Gazette, vol. XXII, p. 894 : Tumeur dans le troisième ventricule, MONNO's Morbid Anatomy of the Brain, vol. I, p. 167 ; Edinburgh, 1827 : Tumeur dans la partie postérieure du cerveau, par BAINBRIDGE, Medical Gazette, April 10, 1840, p. 119 : Affection encéphaloïde du cerveau, Ibid., vol. XXXIX, p. 1004 : Tumeur dans l'hémisphère droite du cerveau, déterminant une épilepsie et une amaurose, Medical Times and Gazette, August 13, 1853, p. 166 : Tumeur située au-dessous du troisième ventricule, rendant d'abord un œil amaurotique, puis l'autre, et déterminant la cécité, par HEATH, Ibid., September 10, 1853, p. 279 : Kyste dans le cerveau, par BARNCASTLE, Lancet, 12 December, 1846, p. 655 : Tumeur ressemblant à de la gelée de pied de veau, et occupant le cerveau, Ibid., 29 April, 1848, p. 468 : Fongus hématode du cerveau, Dublin Medical Press, 11 October, 1848, p. 230 : Cas d'amaurose d'un œil, et d'exophthalmos, par HIBBERT TAYLOR, Medical Gazette, March 1849, p. 429 : Tumeur encéphaloïde à la base du cerveau, par ERICHSEN, Ibid., vol. XLV. p. 452 : Tumeur encéphaloïde de la couche optique, Medical Times, 14 December, 1850, p. 622 : Tumeur du cervelet, comprimant le pont de Varole, la cinquième paire, et déterminant une amaurose et une paraplégie, par BEITH, Medical Gazette, 16 May, 1851, p. 856 : Kyste dans le cervelet, par REID, Ibid., 17 October, 1851, p. 664 : Tumeur tuberculeuse du cervelet, par BRAMWELL, Monthly Journal of Medical Science, November, 1851, p. 442 ; Hyperostose du crâne, avec tumeur à la base du cerveau, et une tumeur occupant chaque méat auditif interne, HIMLY, De epostosi cranii rariore, Göttingæ, 1852. [Tumeur de la base du crâne comprimant les couches optiques, diagnostiquée pendant la vie, par ROSTAN ; Gaz. des hôpitaux, 1854, no 8. — LEBERT. Des symptômes fournis par l'œil dans les cas de tumeurs du cerveau ; Virchow's Arch. f. path. Anat., t. III, cah. 3. — N. ANSIAUX. Amaurose causée par une tumeur tuberculeuse de la base du crâne, Ann. d'Ocul., t. XIX, p. 9. T. W.]

[(1) Prov. Med. and Surg. Journ., July 24, 1844.]

[(2) Nouvelles recherches sur la thérapeutique de l'amaurose ou goutte sereine.]

l'amaurose, d'abord complète, se transforma bientôt en une nyctalopie telle, que le malade voyait les objets les plus petits dans l'obscurité la plus profonde et au milieu de la nuit la plus obscure, et qu'il cessait de voir aussitôt que le jour commençait à paraître. Il reprit brusquement la vue, sans avoir rien fait autre que de se tenir à un régime salutaire.

M. Henrotay a rapporté dans les termes suivants l'observation d'un cas de perte subite de la vue, à la suite d'un coup de tonnerre, chez un sujet portant au cou une chaîne galvanique.

Obs. 626. — Geeraerts, âgé de 38 ans, d'une constitution détériorée, d'un tempérament lymphatique, remplit au camp de Beverloo les fonctions de garde-magasinier du matériel du génie. Accablé d'anciens rhumatismes qui ont enlevé à ses membres toute souplesse, il portait depuis quelques mois une chaîne galvanique pendante à la poitrine, lorsque, l'été dernier, il fut pris subitement d'une forte dyspnée au moment où la foudre vint à tomber sur l'un des carrés, dont il se trouvait éloigné d'environ cinq minutes. Au bout d'un quart d'heure, remis de son émotion, il avait pu regagner son domicile. Cet événement n'avait laissé qu'une faible impression dans son esprit, lorsque, le 1ᵉʳ mai de cette année, se trouvant dans sa chambre à lire la gazette, à une fenêtre entr'ouverte, au moment d'un coup de tonnerre, Geeraerts fut tout à coup pris de vertiges, chancela, se retint aux meubles qui l'environnaient et perdit complétement la vue. Cette fois la chaîne galvanique, qu'il avait continué à porter, était simplement placée autour du cou. Je fus appelé à voir le malade avec M. Warlomont, peu de temps après l'accident.

Geeraerts avait l'air égaré, les yeux ouverts et immobiles; les pupilles, un peu plus dilatées qu'à l'état normal, jouissaient de très peu de mobilité. Il accusait de la céphalalgie et des vertiges; nous trouvâmes le pouls lent, faible et dépressible; un bruit de râpe au cœur; il se plaignait de quelques nausées, d'un peu de soif, d'anorexie et d'une légère douleur épigastrique à la pression. L'état du pouls et la constitution du sujet éloignant tout à fait l'idée des évacuations sanguines générales, nous fîmes appliquer en deux fois vingt-quatre sangsues derrière les oreilles, des sinapismes aux extrémités inférieures, et le malade fut mis à une diète absolue. Au bout du deuxième jour, ces moyens n'ayant pas amené d'amélioration sensible, je fis appliquer un grand vésicatoire à la nuque, et dès ce moment un mieux prononcé se déclara, à tel point que le sixième jour la vue était complétement revenue.

Il est inutile d'ajouter que Geeraerts s'est empressé de se défaire de sa chaîne galvanique et qu'il l'a enfouie à plusieurs pieds sous terre (1). T. W.]

[§ XXVIII. — Amaurose phlébitique.

M. Mackenzie a décrit très au long, à l'article *ophthalmitis phlébitique,* p. 92, les désordres que la résorption purulente peut produire dans l'organe de la vision ; voici une observation qui démontre que, en pareil cas, la vue peut être détruite sans que l'œil présente aucune altération.

Obs. 627.— Un malade, âgé de 37 ans, entra dans mon service à *Saint-Bartholomew's Hospital,* le 21 mai 1832, pour une inflammation de la veine basilique, survenue à la suite d'une saignée ; la maladie avait débuté le 29 février. Les symptômes, qui étaient graves et alarmants, cédèrent à un traitement actif; la phlébite avait complétement disparu le 16 mars, époque à laquelle le pouls était calme, le sommeil bon, la langue nette, et l'appétit con-

[(1) Annales d'Oculistique, t. XXVII, p. 71.]

servé. Sur la demande du malade, dont la faim était impérative, on lui prescrivit chaque jour une côtelette de mouton et une dose d'infusion de cascarille et de rhubarbe trois fois par jour. Le 17, il prit sa côtelette et ses trois doses d'infusion, et dormit bien; le 18, il eut une selle, se leva et s'habilla lui-même, et le chirurgien chargé des pansements le trouva assis près du feu. Il dit qu'il se trouvait si bien qu'il n'avait pu garder le lit; il se plaignit de la faim, et réclama une portion de vin ou de bière pour son dîner, ce qui lui fut formellement refusé. Dans la matinée, ses amis vinrent le voir et lui apportèrent vrai-semblablement du vin ou de l'alcool. A dîner, il ne put pas manger sa côtelette, mais ne se plaignit de rien. A six heures du soir, il fut pris tout à coup d'évanouissement, *de perte de la vue*, et d'une légère douleur de tête. Il se coucha immédiatement; on lui administra un peu de calomel et de poudre de James, puis une once d'huile de ricin en quatre heures. —19. Insomnie et délire pendant toute la nuit; les *rétines sont complètement insensibles*, au point qu'il ne peut distinguer la lumière de l'obscurité. Les pupilles sont légèrement dilatées, mais elles se contractent lorsqu'on tient une chandelle devant les yeux, quoique le malade n'en ait pas la conscience. La tête est chaude et douloureuse. Le malade a toute sa connaissance, et répond raisonnablement aux questions qu'on lui adresse. Le pouls est petit et fréquent, la langue blanche et un peu sèche, la soif vive. (Raser la tête et la recouvrir d'applications froides; tirer de la nuque quatorze onces de sang à l'aide de ven-touses; vésicatoire entre les épaules; une dose de sel purgatif et de vin d'antimoine toutes les quatre heures.)—20. *La vision est toujours dans le même état.* (Vingt-quatre sang-sues aux tempes; une dose d'huile de ricin; deux grains de calomel avec autant de poudre antimoniale toutes les quatre heures). — 21. Le malade a un peu dormi le matin; *la vue s'est améliorée*, et il peut voir et compter les doigts qu'on tient devant lui. Vers le milieu du jour, les symptômes ci-dessus décrits reparaissent avec plus d'intensité; délire avec marmottement continuel, selles involontaires. (Vésicatoires aux mollets.) La mort survient le 23. On constate un épanchement séro-purulent dans le péricarde et une *infiltration purulente marquée dans la substance musculaire du cœur*. Il y a dans tout l'encéphale des traces de congestion sanguine active; la substance médullaire est partiellement ramollie en divers endroits. L'arachnoïde, épaissie à la base du cerveau, offre une *teinte jaune qui paraît due à la présence du pus*. Ces altérations sont surtout marquées vers l'infundibu-lum et le chiasma des nerfs optiques (1). T. W.]

§ XXIX. — Amaurose congéniale. [*V*. p. 537.]

Fig. Von Ammon, theil. III, taf. XVI, XVII, XVIII.

On m'a souvent apporté des enfants, quelques mois après leur nais-sance, parce qu'on les croyait aveugles. On commence, d'ordinaire, à concevoir ce soupçon lorsque l'on s'aperçoit que l'enfant ne suit pas la lumière d'une chandelle, et ne s'en amuse point; mais on ne peut s'en rapporter à ce signe pour décider qu'il y a amaurose congéniale, à moins qu'il ne soit accompagné de mouvement de roulement des yeux, ou de quelque forme anormale de la tête, indiquant un défaut de développement du cerveau.

Dans beaucoup de cas où la cécité n'avait été soupçonnée que par suite du défaut d'attention de l'enfant pour les corps lumineux, mais dans lesquels les pupilles étaient mobiles, j'ai vu survenir une amélio-ration graduelle dans l'espace de quelques mois. Dans quelques cas, l'amélioration a été rapide; de sorte qu'avant la fin de la première année, la vision était parfaite.

[(1) LAWRENCE. Édition américaine, p. 542; Philadelphie, 1854.]

On s'est quelquefois bien trouvé, en pareil cas, de petits vésicatoires derrière les oreilles.

Il ne faut pas confondre l'amaurose congéniale, due au développement imparfait de quelque partie de l'appareil nerveux optique, avec celle qui est la conséquence d'une lésion traumatique de la tête de l'enfant lorsque la délivrance s'est opérée à l'aide des instruments.

Obs. 628. — Un petit garçon de 6 ans me fut amené de loin pour avoir mon avis. On m'apprit que la mère, étant en travail depuis trente-six heures, avait été délivrée à l'aide du forceps, dont les cuillères avaient de chaque côté entamé la tête de l'enfant, juste au-dessus des oreilles. Pendant les quatre premières semaines, il ne fit attention à rien, pas même à une bougie allumée tenue près de ses yeux. Vers la fin de la cinquième semaine, il commença à faire un peu attention à la bougie. Cet état dura une ou deux semaines ; après quoi il commença à faire attention à la lumière du jour. Les choses allèrent en s'améliorant jusqu'au sixième mois ; toutefois, il ne paraissait impressionné que par une lumière vive. L'amélioration continua graduellement, l'enfant commençant à s'occuper des objets qu'on lui présentait à une certaine distance et dans une certaine position, et tendant la main vers eux, mais néanmoins il ne paraissait jamais fixer directement les objets ni les regarder de son propre mouvement. Quand je le vis, les pupilles se contractaient et se dilataient parfaitement bien. Il paraissait voir mieux les gens lorsqu'il était en plein air, qu'à l'intérieur de la maison.

CHAPITRE XXVIII.

ENTOZOAIRES A L'INTÉRIEUR DE L'ORGANE DE LA VISION.

Portal (1) dit avoir trouvé des hydatides entre la choroïde et la rétine. Il est impossible, d'après la description qu'il en a donnée, de déterminer l'espèce d'entozoaire qu'il a vu. Il est même douteux que ce qu'il appelle des *hydatides* fussent réellement des entozoaires.

Les entozoaires qui ont été rencontrés dans l'organe de la vision chez l'homme, sont : — 1. L'*echinococcus hominis*, dans le tissu aréolaire de l'orbite. 2. Le *cysticercus cellulosæ*, dans le tissu aréolaire des paupières, dans la chambre antérieure et dans la cornée. 3. Le *filaria medinensis*, sous la conjonctive. 4. Le *filaria oculi humani*, dans le cristallin. 5. Le *distoma oculi humani*, dans le cristallin.

§ I. — Echinococcus hominis.

La dénomination d'*hydatides*, qui, employée correctement, comprend plusieurs genres d'entozoaires, a souvent été appliquée à tort

---

(1) Cours d'anatomie médicale, t. IV, p. 418 ; Paris, 1803.

aux tumeurs enkystées ordinaires. Il paraît néanmoins que, dans les cas suivants, un certain nombre d'échinocoques existaient dans la cavité de l'orbite.

Obs. 629. — Charles Rowell, âgé de 42 ans, fut admis au *London Ophthalmic Hospital*, dans le service de M. Lawrence, le 3 janvier 1820, pour une saillie du globe de l'œil hors de l'orbite, d'où il avait été chassé par une tumeur profondément située et qui avait été en croissant depuis sept ans. Il s'était présenté antérieurement à l'infirmerie; son œil faisait alors une saillie anormale, mais la vision n'était point affaiblie. A cette époque, M L. sentit confusément, sous l'arcade sourcilière, une petite protubérance solide qui lui parut être une partie d'une tumeur plus profondément située, et il considéra que l'extirpation pouvait seule procurer du soulagement. Le malade ne voulait pas de ce moyen et en conséquence cessa de se présenter. Le mal s'accrut lentement et s'accompagnant de grandes douleurs qui, pendant plusieurs mois, avaient été si intenses, le jour et la nuit, qu'elles avaient amené une grande émaciation et une faiblesse générale.

Lorsqu'il entra à l'infirmerie, la tumeur s'était tellement avancée entre la partie supérieure et interne du globe oculaire et la paupière, qu'elle avait presque complétement refoulé le globe de l'œil hors de l'orbite. La paupière supérieure fortement tendue et enflammée recouvrait l'œil et la tumeur; la paupière inférieure était complétement renversée en dehors, et sa membrane muqueuse ressemblait à une masse charnue épaissie. La conjonctive bulbaire découverte s'était fortement épaissie et était atteinte d'inflammation chronique. La structure de l'œil était intacte, la pupille moyennement dilatée, circulaire et immobile, la vision détruite. La tumeur était solide et paraissait fixée à l'orbite; elle donnait à la pression une sensation obscure de fluctuation.

Pour diminuer la douleur et mieux s'assurer de la nature de la maladie, on pratiqua une ponction dans le point le plus saillant de la tumeur; il s'en échappa environ une cuillerée à dessert d'un fluide aqueux limpide. Les souffrances s'en apaisèrent sensiblement. Lorsque M. Lawrence, deux jours après, examina la partie, il trouva dans la piqûre une substance blanchâtre, molle, qui, ayant été enlevée avec des pinces, se trouva être une hydatide. Quelques autres s'échappèrent par la compression de la tumeur. D'autres furent encore évacuées le lendemain. M. L. enleva, en agrandissant l'ouverture et en faisant des injections forcées dans la cavité, tout ce qui restait encore et qui pouvait bien remplir à moitié une tasse à thé. Les dimensions des hydatides variaient de celle d'une noisette à celle d'un petit pois. Quelques-unes étaient intactes, d'autres affaissées. Le kyste s'enflamma et suppura sans déterminer beaucoup de douleur; l'écoulement du pus diminua graduellement et l'ouverture fut fermée au bout d'un mois. L'œil reprit sa situation normale, et tout malaise disparut. Les seules traces qui restaient en mars étaient l'état lâche et ridé des téguments de la paupière supérieure, et le renversement en bas de l'inférieure. L'iris était redevenu un peu mobile et la lumière était légèrement perçue.

Obs. 630. — James Walker, âgé de 20 ans, voilier, fut admis au *Royal London Ophthalmic Hospital*, dans le service de M. Bowman, le 10 août 1852, pour une tumeur située à l'intérieur de l'orbite gauche, qui avait déjà déterminé la désorganisation du globe de l'œil. A la partie supérieure et interne, on sentait une tumeur diffuse et molle qui donnait au doigt une sensation de fluctuation obscure; la conjonctive de la paupière était renversée en dehors, l'œil lui-même déplacé en avant et dirigé aussi un peu en dehors et en bas. La cornée était enfoncée, flasque et à moitié opaque; le globe de l'œil en partie affaissé. Au premier aspect, on était fortement porté à croire qu'il s'agissait de quelque tumeur maligne située derrière l'œil, idée que semblait confirmer le teint pâle et cachectique du malade. Il rapporta qu'il s'était aperçu, trois ans auparavant, de la saillie anormale de son œil gauche, et qu'à la même époque il avait commencé à ressentir une vive douleur derrière cet organe. Ces deux symptômes s'étaient promptement accrus sans aucune affection inflammatoire aiguë de l'œil; la vue s'était graduellement affaiblie jusqu'à un an environ avant son admission, époque à laquelle elle s'était complétement éteinte. Depuis le début de sa maladie, il avait éprouvé une forte céphalalgie frontale qui, dans ces derniers temps, l'avait complétement empêché de dormir; c'était même surtout ce dernier symptôme qui l'avait décidé à venir demander un avis. Il avait employé beaucoup de moyens médicaux, mais aucune opération chirurgicale n'avait été tentée.

Août 27. M. Bowman se détermina à tenter l'exploration de la tumeur, et choisit pour cela le point un peu élastique qui existait à sa partie supérieure et interne, et qui était recouvert par la paupière supérieure. Après avoir soulevé cette paupière, il fit avec un bistouri une ponction, qui laissa échapper sur-le-champ une certaine quantité d'un liquide aqueux parfaitement limpide, et la tumeur diminua sensiblement. Il agrandit immédiatement l'ouverture dans le sens horizontal, jusqu'à ce qu'elle fût assez grande pour laisser passer son doigt, qu'il introduisit dans une vaste cavité qui s'étendait jusqu'au sommet de l'orbite, garnie de chaque côté des tissus de cette région, épaissis et confondus. Il put néanmoins sentir le nerf optique et quelques-uns des muscles droits comme disséqués par le kyste qui s'était insinué dans leurs interstices. On rechercha surtout avec le doigt et la curette s'il n'existait point d'hydatides, mais on n'en amena aucune en vue, et l'on en conclut qu'il s'agissait d'un kyste aqueux simple, entouré de tissus altérés par la compression qu'il exerçait sur eux. Dans le but d'amener l'oblitération du kyste, on y introduisit une mèche de charpie, dont une des extrémités pendait par l'ouverture que l'on avait pratiquée; on recouvrit le tout d'un cataplasme et l'on envoya le malade se coucher. Il survint un gonflement considérable, et, au bout d'une semaine, la suppuration s'étant établie, trois hydatides se montrèrent dans la matière de l'écoulement; deux d'entre elles avaient le volume de grosses billes, et une troisième la moitié seulement de ce volume. Elles étaient presque globuleuses, et leurs parois étaient composées d'une membrane mince semi-transparente.

Le gonflement des tissus intra-orbitaires diminua graduellement, et, au commencement d'octobre, les parties avaient presque repris leurs dimensions naturelles; les restes de l'œil s'étaient affaissés et mis de niveau avec le contour de l'orbite. Quelques nuits après que l'on eût vidé le kyste, le malade fut complètement débarrassé de la céphalalgie dont il avait été si longtemps tourmenté (1).

§ II. — Cysticercus telæ cellulosæ.

Cette espèce d'hydatide a été rencontrée : — 1° dans le tissu aréolaire des paupières; 2° sous la conjonctive; 3° dans la chambre antérieure; et 4° dans la cornée.

Obs. 631. — On amena à ma consultation un jeune garçon, âgé de 14 ans, pour une tuméfaction considérable des parties molles de la tempe gauche, et un développement de la région zygomatique. Lorsqu'on plaçait un doigt dans la bouche et qu'avec l'autre on comprimait extérieurement la tumeur, on y percevait une fluctuation obscure. L'antre d'Highmore était sain. Je conseillai de ponctionner la tumeur par l'intérieur de la bouche. Cette ponction donna issue à un grand nombre d'hydatides mélangées avec un fluide glaireux. La tumeur s'affaissa graduellement, ainsi que la région zygomatique. Quelque temps après, la paupière supérieure se gonfla et rougit. Elle finit par suppurer, et lorsqu'on l'ouvrit avec la lancette, il s'en échappa beaucoup de pus avec environ six ou huit *cysticerci cellulosæ*, du volume de petits pois. Après cela, ce jeune homme se rétablit parfaitement (2).

Obs. 632. — Une petite fille, âgée de 6 ans, fut amenée au *Bristol Eye Dispensary*, ayant une tumeur vésiculeuse, du volume d'un pois environ, sous la conjonctive scléroticale de l'œil droit, et située si près du canthus interne, qu'on ne l'apercevait presque pas, si ce n'est lorsque l'œil était tourné en dehors. Elle ne s'accompagnait d'aucune inflammation et ne déterminait point de gêne. Ni la mère ni l'enfant ne savaient depuis combien de temps elle existait.

M. Estlin ouvrit la tumeur avec un couteau à cataracte; il s'en échappa un fluide séreux ténu, et la conjonctive s'affaissa immédiatement. Outre le liquide clair qui était

(1) Medico-Chirurgical Transactions, vol. XVII, p. 48; London, 1834.
(2) Medical Times and Gazette, Nov. 6, 1852, p 465.

sorti, M. Estlin aperçut une substance blanche aplatie, qu'il supposa être un flocon de lymphe coagulable, ou quelque matière caséeuse contenue dans la tumeur; elle avait néanmoins l'aspect d'une membrane solide. Lorsqu'on l'eut plongée dans l'eau, elle s'étala, et l'on vit qu'elle formait un petit sac qui avait été ouvert, et auquel était attaché un petit corps blanchâtre assez dur, d'une ligne et demie de long et d'une demi-ligne de large. Le sac pouvait être comparé, sous le rapport de la dimension, à la pellicule d'une très petite groseille. La portion plus solide était renfermée à l'intérieur du sac.

En examinant cette substance avec une lentille d'un pouce de foyer, on reconnaissait évidemment que c'était le kyste d'une hydatide, la partie saillante était la tête et le cou d'un *cysticercus telæ cellulosæ*. En l'examinant dans l'eau, on apercevait à l'extrémité de sa tête les quatre disques de ses suçoirs, et lorsqu'on le comprimait légèrement entre deux lames de verre et qu'on l'observait à un plus fort grossissement, on voyait aussi la double couronne de crochets. Les rides du cou étaient très remarquables. La tête et le cou étaient recouverts de petits corps ovales, qu'on supposa être des gemmules. Ils n'étaient pas très nombreux sur la tête, mais le cou en était criblé; ils n'existaient pas seulement à la surface, mais aussi dans la substance du cou et de la tête. Leur volume était d'environ 1/5000 de pouce. On n'en apercevait pas un seul dans la portion cystique de l'entozoaire. Le cou, épais, recouvert de ces petits corps ovales, contrastait fortement avec la membrane mince et unie qui formait la portion globulaire de l'entozoaire (1).

Le cas suivant est le premier exemple de *cysticercus cellulosæ* trouvé dans la chambre antérieure de l'œil. Il s'est rencontré dans la pratique du docteur Schott, et a été publié par le docteur W. Sœmmering dans l'*Isis* d'Oken pour 1830.

Obs. 633. — Un cysticerque vivant apparut, peu de temps après une ophthalmie, dans la chambre antérieure de l'œil gauche d'une jeune fille d'une constitution saine et âgée de 18 ans; il ressemblait à un petit morceau de peau semi-opaque et augmenta graduellement de volume. Deux mois après son apparition, il n'occasionnait point de douleur, mais seulement une légère sensation désagréable lorsqu'il s'agitait vivement; il ne gênait la vision que lorsqu'il venait se placer directement devant la pupille; il y avait un peu de rougeur au pourtour de la cornée. Le cysticerque, comme une cataracte lenticulaire à moitié dissoute, restait habituellement couché au fond de la chambre antérieure. Il offrait l'aspect d'une sphère transparente présentant en un seul point une saillie opaque d'un blanc laiteux. Lorsqu'on frictionnait doucement les paupières, et quelquefois spontanément, on voyait la portion opaque et ridée de la sphère devenir saillante et le cou mince et filiforme poussé au dehors. Le corps vésiculaire de l'hydatide, tantôt lentement, tantôt rapidement, changeait sa forme sphérique en une autre plus étendue, ovale ou piriforme. Il était communément situé à la distance d'une demi-ligne à une ligne du bord inférieur de la cornée, car le sinus qui existe entre l'iris et la cornée était trop petit pour le contenir. Le cou pendait le plus souvent en bas comme un plumet, et ballottait librement vers toutes les parties de la circonférence de la cornée, suivant les mouvements de la tête du malade; on ne le voyait que rarement saisir quelque chose.

Elle resta sept mois dans l'œil, et acquit pendant les cinq derniers le double de son volume primitif, de sorte qu'il avait le volume d'un pois lorsque le docteur Schott pratiqua une petite incision à la cornée, et avec les pinces-crochets de Reisinger, l'amena vivante hors de l'œil. Placée dans de l'eau tiède, elle continua de s'y mouvoir pendant plus d'une demi-heure; puis elle devint graduellement opaque et blanche: on put très bien distinguer au microscope ses quatre suçoirs proéminents environnant la double couronne de crochets et formant la tête de l'animal (2).

(1) London Medical Gazette, vol XXII, p 859. Voyez un second cas par Estlin, Ibid., vol. XXVI, p. 5 : Un cas par Baum, Annales d'Oculistique, t. II, p. 69 ; Bruxelles, 1859 : Par Hoering, Ibid., p. 71 : Par Cunier, Ibid., t. VI, p. 271 ; Bruxelles, 1842 : Par Canton, Lancet, April 22, 1848, p. 451 : Par Bowman, Cas dans lequel l'hydatide était située entre le droit externe et la glande lacrymale, Medical Times and Gazette, November 6, 1852, p. 466 : Cas par Sichel, Archives d'Ophthalmologie, t. II, p. 258; Paris, 1854. [Deux cas par Dixon, op. cit. p. 61.]

(2) *Isis*, von Oken, 1830, Heft VII, p. 707 : Schmalz, Tabulæ ana·omiam Entozoorum illus-

Je dois à l'obligeance de M. Meikle, d'Édimbourg, d'avoir pu examiner le cas de cysticerque de la chambre antérieure, qui s'est rencontré dans la pratique de M. Logan, et dont ce praticien avait déjà
publié l'observation (1). La malade, jolie petite fille de 7 ans et bien
portante, fut présentée au *Glasgow Eye Infirmary* le 3 avril 1835,
devant un grand nombre de médecins qui reconnurent l'exactitude de
la description donnée par M. Logan.

Obs. 634. — Depuis le mois d'août 1832 jusque vers le milieu de janvier 1833, qu'on
l'amena pour la première fois à M. Logan, l'enfant avait souffert d'attaques répétées d'inflammation de l'œil gauche. M. L. trouva la cornée si trouble et l'ophthalmie si intense,
qu'il redouta la perte totale de la vue. Il traita le cas comme une ophthalmie scrofuleuse,
et après l'usage des altérants et l'application d'un vésicatoire derrière l'oreille, les symptômes inflammatoires s'apaisèrent, laissant néanmoins une légère opacité de la partie
inférieure de la cornée. Une semaine après, on ramena l'enfant à M. L., qui, en examinant
l'œil, découvrit, à sa grande surprise, un corps semi-transparent, d'environ deux lignes de
diamètre, flottant librement dans la chambre antérieure. Ce corps était presque complètement sphérique, si ce n'est que son bord inférieur offrait un mince appendice, de
couleur blanchâtre, avec une extrémité légèrement bulbeuse, assez semblable à la trompe
d'une mouche commune. M. L. remarqua que cet appendice était d'une pesanteur spécifique plus grande que la portion sphérique ou cystique, de sorte qu'elle occupait toujours
la position la plus déclive. Il remarqua aussi que de temps en temps elle devenait plus
saillante et s'allongeait, puis qu'elle se rétractait de façon à être complétement cachée dans
le kyste qui, à son tour, éprouvait divers changements de forme que l'on ne pouvait
s'expliquer que dans l'hypothèse que le tout était constitué par une hydatide vivante.
Lorsque j'examinai l'enfant le 3 août, je trouvai la cornée un peu nébuleuse, l'œil exempt
d'inflammation et de douleur, et l'aspect et les mouvements de l'animal exactement tels
que les avait décrits M. Logan. Lorsque la malade, assise devant moi, tenait sa tête en
repos, et à une lumière modérée, l'animal couvrait les deux tiers de la pupille. En le regardant attentivement, on voyait sa portion cystique prendre une forme plus ou moins sphérique, puis ensuite une forme aplatie; à un autre moment, je le vis enfoncer brusquement
sa tête au fond de la chambre antérieure (fig. 146), puis la retirer si complétement, qu'elle

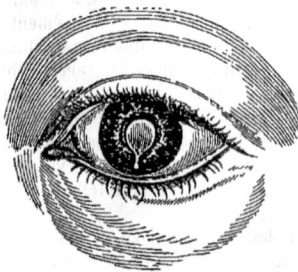
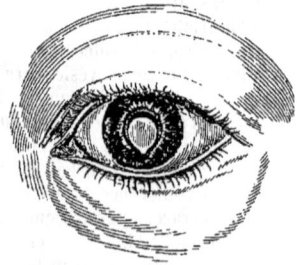

Fig. 146.   Fig. 147.

cessa presque d'être visible (fig.147). M. Meikle inclina lentement la tête de l'enfant en arrière,
et à l'instant l'hydatide exécuta dans l'humeur aqueuse un mouvement de révolution qui

trantes, p. 11 ; Dresdæ, 1851 : Avertissement placé en tête de Schott's Controverse über die
Nerven der Nabelstranges und seiner Gefässe, Frankfurt am Main, 1856 : Le cas publié par
Neumann (Rust's Magazin für die gesammte Heilkunde, vol. XXXIII, p. 529 ; Berlin, 1851) était
un cas de luxation spontanée du cristallin et non une hydatide. Ses figures ainsi que son texte le
démontrent. Voyez Edinburgh Medical and Surgical Journal, January, 1851, p. 120. Alessi,
(Delle Elmintiasi nelle sue relazioni colla Oculistica, p. 26 ; Roma, 1850) rapporte comme un cas
d'hydatide, ce qui paraît plutôt avoir été un cas de lymphe épanchée, car sous l'influence du
calomel et des vésicatoires, la substance aperçue dans l'œil fut absorbée et disparut.
  (1) Case of Animalcule in the Eye of a Child, by Robert Logan ; 1855.

porta sa tête vers le bord supérieur de la cornée devenu le point le plus déclive. L'enfant s'étant de nouveau penchée en avant, l'hydatide, semblable à un petit ballon, reprit sa position première, empêchant l'enfant de voir les objets placés directement devant elle, ou ceux situés au-dessous du niveau de l'œil, mais permettant de voir ceux situés au-dessus. M. Logan n'avait observé aucun accroissement dans le volume de l'animal tant que le cas était resté soumis à son observation. M. Meikle l'avait surveillé attentivement pendant trois semaines, sans remarquer d'autre changement qu'un accroissement de l'opacité de la portion cystique.

Tous ceux qui avaient vu le cas de M. Logan ou en avaient entendu parler, se posaient naturellement cette question : Ne devait-on pas faire sortir cet animal de l'œil? Les motifs qui avaient porté MM. Logan et Meikle à n'employer aucun moyen pour le détruire ou l'extraire paraissent avoir été : d'abord qu'il semblait n'occasionner aucun accident; et ensuite, qu'étant suivant toute probabilité un animal doué d'une vie courte, il périrait vraisemblablement bientôt de lui-même, et s'affaisserait, de manière à ne pas occasionner plus d'irritation qu'un lambeau de la capsule du cristallin. Divers moyens se présentaient naturellement d'eux-mêmes pour tuer l'animal; tels que de faire passer un courant électrique ou galvanique à travers l'œil, des frictions autour de l'orbite avec l'huile de térébenthine, ou l'administration à l'intérieur de petites doses de cette huile, l'administration continue du sulfate de quinine ou de tout autre amer végétal connu pour être nuisible aux entozoaires. L'enfant paraissant en parfaite santé, il était naturel de supposer que les autres organes ne contenaient point d'hydatides et que le changement de régime n'aurait que peu ou pas d'effet sur l'individu isolé renfermé dans l'humeur aqueuse. Si elle avait été, au contraire, d'une constitution cachectique, avec pâleur de la face, tuméfaction du ventre, débilité et fièvre, tous symptômes qui manquaient, on aurait pu supposer que ce que l'on voyait dans l'œil n'était qu'un échantillon d'innombrables hydatides situées dans les diverses parties du corps, et l'on aurait pu prescrire un changement de régime avec quelque espoir de succès.

Six semaines après que j'eus vu la malade, le cysticerque ayant augmenté de volume, les vaisseaux de la conjonctive et de la sclérotique s'injectèrent; l'iris changea de couleur et ses mouvements devinrent moins libres; en même temps l'enfant accusa une forte douleur dans l'œil : on se décida donc à extraire l'hydatide. Je dois au docteur Robertson, d'Edimbourg, qui fit l'opération, la communication des particularités suivantes :

L'incision de la cornée fut pratiquée sans la moindre difficulté; mais ni persuasion, ni menaces ne purent décider l'enfant à ouvrir l'œil de nouveau : elle devint complétement indocile, et l'œil se trouva tellement comprimé par ses muscles, que le cristallin fut chassé au dehors et l'hydatide déchirée. L'enfant fut alors mise au lit. Dans la soirée, le docteur R. réussit à obtenir que l'enfant ouvrît les yeux; il enleva alors, avec une pince, d'entre les lèvres de l'incision, les restes de l'animal en lambeaux : il était si délicat qu'il ne pouvait supporter le moindre attouchement. Une portion de l'iris était engagée dans la plaie; rien ne put décider l'enfant à permettre au docteur R. de la faire rentrer.

Après la cicatrisation, la cornée resta transparente, excepté au niveau de la cicatrice où elle ne l'était qu'à demi; la pupille était elliptique par suite d'adhérence à la cicatrice; la capsule du cristallin, devenue opaque, occupait l'ouverture pupillaire. L'enfant reconnaissait facilement la présence de la lumière.

Obs. 635. — Élisabeth Gordon, âgée de 16 ans, se présenta au *Glasgow Eye Infirmary* le 26 septembre 1848 pour un obscurcissement de la vision de l'œil gauche. Dans la chambre antérieure, contre et devant la pupille, qu'il recouvrait complétement à une vive lumière, était situé un corps sphérique d'environ 1/8 de pouce de diamètre, semi-transparent et ressemblant beaucoup, à première vue, au noyau du cristallin. En l'observant pendant un certain temps, on reconnut que c'était évidemment une vésicule changeant de temps en temps de forme et de position, et faisant parfois saillir à son bord inférieur un filament blanc opaque. La première de ces deux parties que nous venons de décrire était, en réalité, la vésicule caudale d'un *cysticercus cellulosæ*, et la seconde, son corps et sa tête. On voyait parfois la tête s'enfoncer presque jusqu'au fond de la chambre antérieure, puis rentrer complétement dans la vésicule caudale.

La malade dit que, vers le milieu de juin, son œil gauche avait été affecté d'une inflammation qui avait duré environ trois semaines et avait disparu à la suite de l'emploi d'un cataplasme de pommes gâtées, et qu'immédiatement après on avait remarqué la présence de l'hydatide. Sa santé paraissait bonne; mais elle dit qu'elle n'avait jamais été forte, et que, lorsqu'elle était enfant, elle avait été fort tourmentée par des ascarides et des lombrics.

Elle ne voyaitque très confusément les objets placés directement devant l'œil ou au-dessous de lui; mais à une lumière modérée, la partie supérieure do la pupille se dilatait au delà de l'hydatide qui en recouvrait encore les deux tiers inférieurs, et alors la malade apercevait distinctement les objets situés au-dessus du niveau de l'œil.

Depuis le 1er jusqu'au 14 octobre, l'hydatide fut l'objet de l'examen curieux d'un grand nombre de médecins et de visiteurs. On la voyait avec la tête tantôt tournée vers la cornée, d'autres fois dirigée en arrière vers la pupille. Dans l'une ou l'autre de ces positions, la couleur blanche opaque du corps contrastait d'une manière frappante avec la semi-transparence de la vésicule caudale. J'essayai de lui faire exécuter un mouvement de révolution dans la chambre antérieure en faisant incliner en arrière la tête de la malade; mais je n'y réussis point. Les mouvements de l'hydatide étaient plus vifs le matin, ou quand la malade avait chaud. Quand celle-ci éprouvait un frisson, l'animal exécutait peu de mouvements et retirait son corps dans la vésicule caudale. L'extensibilité de son corps, de son cou et des quatre suçoirs latéraux était très grande, de sorte que, non-seulement il atteignait complétement la partie inférieure de la chambre antérieure, mais il pouvait, de plus, incliner fortement la tête de l'un ou de l'autre côté entre la circonférence de l'iris et celle de

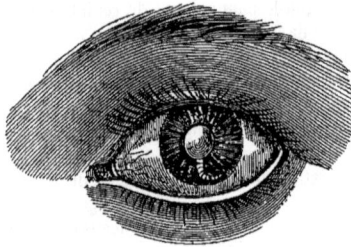

Fig. 148.

la cornée (fig. 148). Avec une loupe d'un demi-pouce de foyer, on voyait les suçoirs s'allonger et se raccourcir tour à tour. Le rostellum, ou partie centrale de la tête, était aussi distinct; mais on ne pouvait apercevoir la couronne de crochets dont il était entouré.

En général, la malade n'accusait aucune douleur. Elle ne s'apercevait aucunement des mouvements de l'hydatide. Une fois ou deux, elle se plaignit de douleur dans l'œil; mais j'attribuais cela plutôt aux fréquents examens microscopiques auxquels l'œil avait été soumis, qu'à la présence du cysticerque. Voyant toutefois qu'il gênait beaucoup la vision, et sachant que sa présence dans l'œil finirait par amener la désorganisation des tissus avec lesquels il était en contact, on se résolut à l'enlever.

Le 14 octobre, la malade étant couchée sur le dos, et les paupières de l'œil gauche étant écartées par les doigts d'un aide et les miens, je pratiquai avec le couteau pyramidal de Beer, au côté temporal de la cornée, une ponction de 3/20 de pouce d'étendue. Un peu d'humeur aqueuse s'étant échappé lorsque je retirai le couteau, la vésicule caudale de l'hydatide s'aplatit et s'étendit beaucoup entre l'iris et la cornée. J'introduisis immédiatement à travers la plaie le crochet de Schlagintweit, je saisis avec lui le corps de l'hydatide et j'amenai facilement au dehors l'animal entier. L'iris vint faire un peu hernie à travers la plaie; mais quelques frictions avec le médius sur la paupière supérieure, le réduisirent aisément, de sorte que la pupille reprit sa forme et sa situation normales. On fit coucher la malade, en lui recommandant de maintenir les yeux fermés, et de recouvrir le gauche d'une compresse mouillée.

On reçut l'hydatide dans une cuillerée à thé de sérum de sang chaud; mais cette précaution diminua probablement ses mouvements, qui devinrent plus vifs lorsqu'on l'eut placée dans de l'eau tiède. Elle continua à se mouvoir pendant quarante minutes après qu'elle eut été extraite de l'œil, mais très faiblement pendant la dernière moitié de ce temps. Examinée au microscope composé, on voyait très bien la couronne transparente de crochets qui environne le rostellum; les crochets étaient au nombre de quatorze. On apercevait très distinctement les corpuscules épars sur le cou, et que quelques-uns ont pris pour des œufs, ainsi que les quatre suçoirs latéraux. Chacun d'eux paraissait comme recouvert par une petite cornée enchâssée et noircie par du pigment.

Cette hydatide est conservée dans le Musée anatomique du *Glasgow College* (fig. 149); j'en dois l'esquisse à la bonté du professeur Allen Thomson : l'animal est représenté à un grossissement de six diamètres.

Le lendemain de l'opération, la malade se sentit tout à fait bien : l'aspect de son œil était complétement normal ; elle dit qu'elle en voyait aussi bien que de l'autre. Il ne survint aucune réaction, et la malade sortit le 24 octobre.

Je suis porté à croire que l'attaque d'ophthalmie survenue en juin, et qui précéda immédiatement l'apparition de l'hydatide, était due à l'éclosion de l'œuf dans un des vaisseaux sanguins de l'iris ou de la choroïde, et que l'inflammation cessa brusquement aussitôt que l'hydatide fut tombée dans la chambre antérieure, où elle vécut tout à l'aise, amplement fournie de nourriture par l'humeur aqueuse et n'étant point gênée par aucun kyste enveloppant, comme il s'en forme autour du même animal lorsqu'il se loge au milieu des muscles.

Comme j'étais résolu à extraire l'hydatide par une incision faite à la cornée, je n'essayai aucune application sur l'œil dans le but de la faire mourir, comme la vapeur d'acide hydrocyanique, à laquelle on a attribué cette faculté, dans la crainte que l'entozoaire mort ne provoquât une inflammation, qui ne s'était évidemment point produite depuis qu'il s'était logé dans l'humeur aqueuse, et dans la crainte aussi que les moyens employés pour le détruire n'irritassent l'œil, ce qui aurait rendu l'opération plus hasardeuse.

Fig. 149.

Si la malade avait été plus jeune et moins indocile, je l'aurais chloroformée avant de l'opérer. Le résultat de l'opération pratiquée par M. Robertson, dans le cas de M. Logan, montre les dangers que peut avoir, en pareil cas, l'indocilité du malade.

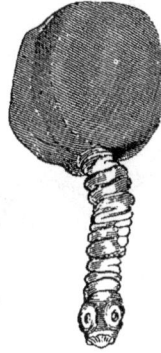

Obs. 636. — Samuel Byrne, âgé de 28 ans, teinturier en soie, de Macclesfield, fut admis au *Glasgow Eye Infirmary* le 22 septembre 1850. Un an avant cette époque, son œil gauche avait été atteint de photophobie et la vision s'était obscurcie de ce côté. Cet état avait été suivi, au bout d'une quinzaine de jours, de l'apparition dans la chambre antérieure, d'un corps opaque, que depuis huit mois déjà l'on avait reconnu être un *cysticercus cellulosæ*. L'œil n'avait ni rouge ni douloureux. L'hydatide a graduellement augmenté de volume, de sorte que sa vésicule caudale recouvre entièrement la pupille. Elle est semi-transparente ; ce qui permet de voir la pupille au travers : on voit l'animal changer de forme de temps en temps. Le cou et la tête sont fortement développés ; ils ont près d'un demi pouce de long et largement 1/20 de pouce d'épaisseur. Le cou est rétréci en quatre ou cinq points différents ; la tête paraît fixée entre l'iris et la cornée à leur bord temporal (fig. 150). L'hydatide empêche le sujet de rien voir de son œil gauche, qui n'est plus sensible qu'à la différence entre la lumière et l'obscurité. — 23. Le cysticerque et surtout sa tête, exécute des mouvements plus vifs. Avec le microscope ophthalmique, on aperçoit distinctement ses suçoirs latéraux, et, au centre du rostellum, un petit corps conique qui est alternativement dardé et rétracté. La vésicule caudale est recouverte de stries blanches. Le malade ne se rappelle point si pendant son enfance il a été tourmenté par des vers. Il a eu occasion de manger des lapins de garenne. — 27. En présence des professeurs William Thomson et Allen Thomson, de M. Vaux, de Maccles-

Fig. 150.

field, et d'un grand nombre d'autres personnes, je procédai à l'extraction de l'hydatide comme dans le cas ci-dessus. Je ponctionnai la cornée à son bord temporal avec le couteau pyramidal de Beer, puis j'introduisis le crochet de Schlagintweit, et je saisis le cou de l'hydatide contre la tête. L'hydatide, qui était beaucoup plus développée, était aussi beaucoup plus molle que dans le cas de Gordon ; car, en essayant de l'extraire, la tête se rompit. Je saisis alors le cou plus près de la vésicule caudale et il se rompit aussi. Une

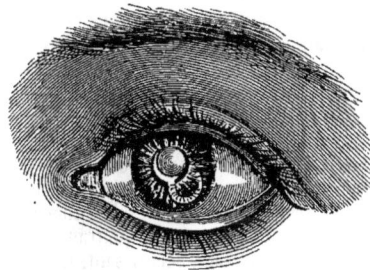

portion du cou faisant saillie par la plaie, je la saisis avec une petite pince, et le reste de l'hydatide, y compris sa vésicule caudale, vint facilement. Il ne survint aucune hernie de l'iris, de sorte que la pupille conserva sa situation et sa dimension normales. On appliqua sur les paupières des deux yeux des bandelettes de taffetas gommé pour empêcher tout mouvement. — 3 octobre. Le malade se lève depuis trois jours. L'œil va parfaitement bien.

Les fragments de l'hydatide furent soigneusement rassemblés par le professeur Allen Thomson, et forment une des préparations du *Musée anatomique du Glasgow College.*

La fig. 151 montre l'aspect de la tête et du cou à un grossissement de 12 diamètres.

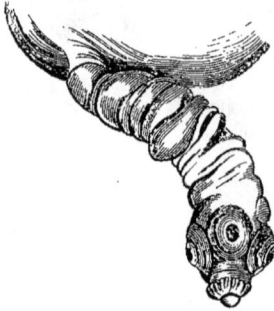

Fig. 151.

Obs. 637. — M Canton (1) a rapporté le cas d'un garçon, âgé d'environ 10 ans, chez qui survint une diminution graduelle de la vision d'un œil avec une hydrophthalmie de la chambre antérieure et un tel obscurcissement de la cornée, que l'iris s'en trouvait complètement dérobé à la vue. L'œil était aussi douloureux. On pratiqua une ouverture avec un couteau à cataracte à travers la partie la plus saillante de la cornée, de manière à permettre l'évacuation d'une petite portion de l'humeur aqueuse et de ce que l'on supposait être le cristallin et le corps vitré. Ces parties ayant été examinées par M. Wharton Jones, il reconnut qu'il s'agissait d'un cysticerque volumineux La plaie guérit promptement, et l'enfant fut débarrassé de ses souffrances. — Six ou sept mois plus tard, ce garçon se présenta de nouveau au *Royal Westminster Ophthalmic Hospital*, dans des circonstances qui indiquaient la nécessité d'une nouvelle ponction de l'œil. On la pratiqua, et il s'échappa une substance que quelques personnes prirent pour un second cysticerque, mais que M. Canton suppose avoir été le cristallin. M. Guthrie eut l'occasion de pratiquer une troisième fois la paracentèse de la cornée, à cause de douleurs qui existaient dans l'œil et autour de l'orbite : il s'échappa cette fois une certaine quantité d'humeur vitrée seulement.

Il me paraît qu'il s'agit d'un cas dans lequel, la présence d'un cysticerque n'ayant pas été reconnue au début, l'œil fut détruit par suite d'une inflammation de la cornée et d'une hydrophthalmie avant que le malade vînt réclamer les secours de l'art.

Obs. 638. — Le docteur Appia, de Genève (2), a rapporté le cas d'une femme, âgée de 30 ans, qui avait un *cysticercus cellulosæ* logé entre les lamelles de la cornée gauche. On pouvait, à l'aide d'une loupe, apercevoir les mouvements fort lents de l'hydatide. Elle était logée dans une capsule transparente située dans la partie inférieure de la cornée et s'étendait vers le haut un peu au-dessus du bord inférieur de la pupille. Elle avait le volume d'un petit pois. Elle était si transparente qu'elle ne communiquait qu'une teinte opaline à la cornée. On distinguait un point blanchâtre d'où l'animal faisait sortir son cou surmonté d'une petite tête. Avec une forte loupe, on voyait quatre ouvertures ou suçoirs symétriquement disposés autour de la tête, à l'extrémité de laquelle était une double couronne de cils. On voyait la vésicule changer de forme : elle était tantôt sphérique, tantôt ovalaire, suivant que l'animal rentrait ou sortait son cou. Bien que le volume de l'animal allât sensiblement en s'accroissant, la malade ne ressentait aucune douleur, ni aucune sensation particulière, si ce n'est que le champ de la vision s'obscurcissait un peu lorsque l'animal, dans ses mouvements, venait à recouvrir la marge de la pupille.

Comme la malade ne pouvait, à l'œil nu, donner aucune description de la forme de l'obstacle éprouvé par sa vue, le docteur Appia eut la curiosité d'essayer si elle pourrait apercevoir distinctement les mouvements de l'animal à l'aide d'une loupe. Il plaça donc une

(1) Lancet, July 22, 1848, p. 91.
(2) Archives d'Ophthalmologie, t. I, p. 58 ; Paris, 1853.

chandelle à terre dans l'un des coins de la chambre, et tint une forte loupe devant l'œil de la malade qui se trouvait dans le coin opposé. Celle-ci décrivit immédiatement les mouvements de l'hydatide, et elle put dire quand par ses ascensions et ses rétractions successives elle obscurcissait la pupille ou la laissait libre.

Il paraît assez bien établi que les cysticerques ne sont que des formes transitoires du tænia, qui, tant qu'ils restent enkystés ou confinés à l'étroit, n'atteignent point leur complet développement. Leurs œufs ou embryons viennent de l'extérieur; mais on ne sait pas encore complétement comment ils s'introduisent au milieu de nos parties. Ils sont excessivement petits, et comme ils peuvent être introduits dans le corps à l'aide des aliments ou des boissons, peut-être sont-ils charriés à travers les vaisseaux capillaires. On sait aussi que, dans nombre de cas, les embryons des petits entozoaires traversent les tissus animaux avec une grande facilité apparente, le cercle de crochets dont leur tête est pourvue étant un organe spécialement destiné à atteindre ce but (1). [*Voir*, pour les cysticerques du corps vitré, p. xxxv.]

[Le docteur Jaeger donne la description suivante (2) d'un entozoaire, découvert par lui dans le tissu de la choroïde :

Obs. 639. — Dans un œil qui avait séjourné pendant plusieurs mois dans une solution étendue d'alcool, le docteur E. Jaeger a trouvé un ver intestinal (?) dont le dessin est ci-contre. Il était comme enseveli dans le tissu de la choroïde, à une ligne et demie environ de l'entrée du nerf optique, du côté du nez. Enduit légèrement sur toutes ses faces par le pigment choroïdien, il était formé d'un cou fort long et fort mince, renflé à son extrémité libre en forme de trompe et ouvert de ce côté. En arrière, il se perdait en une vessie pyriforme terminée par une pointe. De l'endroit de réunion de ces deux portions, partait une espèce de tuyau se prolongeant librement dans la cavité de la vessie, d'où pendait un appendice comme caudal, du côté opposé à celui de l'entrée (fig. 152).

Le cou était incolore et pellucide; la vessie, par contre, légèrement brune et diaphane, portait sur ses deux faces de légères stries rayonnées extrêmement fines, constituées par des rides et des fronces de la membrane vésiculaire, ce qui donnait à ses contours un aspect dentelé.

Le prolongement indiqué plus haut était brun foncé, couvert de plis pressés, et s'enfonçait jusqu'au tiers de sa longueur dans la vessie.

Retiré du liquide à l'effet d'être soumis à un examen plus minutieux, et plongé dans de l'eau pure, on vit la vessie et le prolongement tubiforme s'en infiltrer, augmenter de volume, les plis et les rides de cette vessie disparaître complétement,

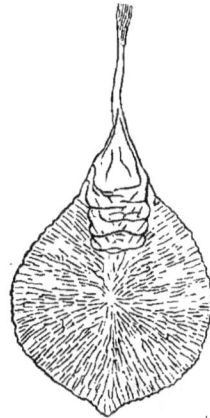

Fig. 152.

la vessie elle-même crever au bout du troisième jour, et le liquide s'en écouler par une déchirure advenue près de la queue.

(1) Consultez THOMSON, Cyclopædia of Anatomy and Physiology, Suppl., pp. 25, 40; London, 1852, 1854. [L'usage d'une nourriture animale, comme la viande de mouton, par exemple, est une cause du développement de ces entozoaires chez l'homme. L'ingestion du *cysticercus cellulosæ* est la cause du *tænia solium* : KUCHENMEISTER, Lancet, July 28, 1855, p. 81 : NELSON. Monthly Journal of Medicine, June 1852. (*Note de M. Mackenzie.*)]
[(2) Annales d'Oculistique, t. XXXV, p. 267]

Pendant cette opération, l'état du cou n'éprouva aucun changement; mais les autres parties subirent les suivants (fig. 153): la vessie et le tuyau avaient perdu leur couleur brune et étaient devenus aussi transparents que le cou lui-même. La vessie s'était distendue et présentait cependant encore çà et là quelques plis dans le sens de sa longueur, et paraissait ouverte — peut-être était-elle déchirée — à son extrémité libre.

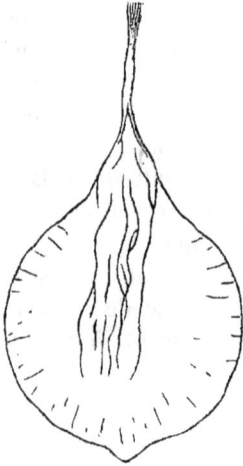

La longueur du cou était de. 0,035 *déc. linien.*
Celle de la vessie, de 0,235   »
La largeur de celle-ci de . . 0,17   »

Le dessin représente l'objet à un grossissement de 70 fois. T. W.]

Une chose digne de remarque, c'est la fréquence de la présence de cysticerques dans l'œil gauche, à l'exclusion du droit, que les entozoaires fussent logés sous la conjonctive ou à l'intérieur de l'œil ; et la fréquence aussi de leur apparition à la suite d'une légère blessure ou d'une attaque inflammatoire.

Fig. 153.

§ III. — Filaria Medinensis.

Le *filaria medinensis, dragonneau* ou *ver de Guinée,* espèce d'entozoaire endémique dans les régions tropicales de l'Asie ou de l'Afrique, et qui se développe généralement dans le tissu cellulaire sous-cutané des extrémités inférieures, et quelquefois du scrotum, s'est parfois aussi rencontré sous la conjonctive (1).

Obs. 640. — Le docteur Loney en a rencontré deux cas, tous deux sur des sujets natifs d'Afrique, et qui vinrent le consulter se plaignant de ressentir des démangeaisons dans l'œil, et la sensation de quelque chose qui s'y bougeait. A l'examen, il aperçut un ver voyageant circulairement autour de la cornée, sous la conjonctive, et déterminant si peu d'irritation, que les malades ignoraient la présence de ce corps étranger. L'extraction s'en effectua sans difficulté en retranchant avec des ciseaux, au niveau de la partie centrale du ver, un petit lambeau de conjonctive soulevé avec un tenaculum. Chaque ver ainsi extrait n'avait pas plus de deux pouces de long (2).

§ IV. — Filaria oculi humani.

Nous devons au docteur Nordmann, d'Odessa, la découverte d'une nouvelle espèce de filaire à l'intérieur de l'œil de l'homme. En examinant un cristallin opaque extrait par Graefe, et qui était en partie recouvert de sa capsule, le docteur N. découvrit dans l'humeur de Morgagni deux anneaux très petits et très délicats, et, en les examinant au microscope, reconnut que c'étaient des filaires enroulés. L'un d'eux avait été blessé à sa partie moyenne, probablement par l'instru-

(1) MONGIN. Journal de Médecine de Paris, 1770, t XXXII, p. 358.
(2) Lancet, June 1, 1844, p. 509.

ment qui avait ouvert la capsule; de sorte que les intestins faisaient hernie hors du corps et apparaissaient comme de minces fils. L'autre était intact, long d'environ trois quarts de ligne et extrêmement délié. Il était contourné en spirale et mort (1).

Le docteur Nordmann trouva ensuite dans un cristallin extrait par le docteur Jüngken, un filaire vivant, long de cinq lignes et demie.

§ V. — Monostoma et distoma oculi humani.

Le docteur Nordmann découvrit dans un cristallin dont on avait pratiqué l'extraction, huit petits individus du genre *monostoma* (2); et les docteurs Gescheidt et Von Ammon en trouvèrent, dans une autre circonstance, quatre du genre *distoma* (3).

(1) Mikrographische Beiträge zur Naturgeschichte der wirbellosen Thiere, Heft 1, p. 7 : Berlin, 1852.

(2) Ibid., Heft II, p. 9.

(3) Zeitschrift für die Ophthalmologie, vol. III, p. 75 ; Dresden, 1833 : Consultez sur les entozoaires dans les yeux de l'homme et des autres animaux, Gescheidt, Ibid., p. 405.

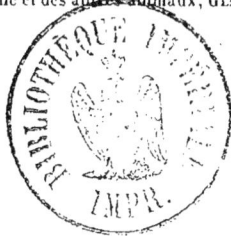

F I N.

FORMULES.

—

I. — REMÈDES INTERNES.

1. Emeticum Tartratis Antimonii.

R. Tartratis Antimonii et Potassæ grana
    quatuor.

Signa. — Faites dissoudre dans une tasse
à thé d'eau, et donnez une cuillerée à café
toutes les dix minutes jusqu'à l'apparition de
vomissements abondants.

2. Pulveres Tartratis Antimonii et Rhei.

R. Tartratis Antimonii et Potassæ grana
    duo ad quatuor,
Pulveris Rhei semidrachmam ad drachmam.
Misce, et divide in pulveres sex.

Signa. — Prendre une de ces poudres chaque soir.

3. Pulveres Disulphatis Quinæ.

R. Disulphatis Quinæ,
    Amyli, utriusque grana sex ad viginti
    quatuor.
Misce, terendo in mortario, et divide in pulveres duodecim.

Signa. — A prendre une poudre trois fois
par jour.

4. Pilulæ Calomelanos et Opii.

R. Chloridi Hydrargyri mitis grana tri-
    ginta sex,
    Opii desiccati et pulverisati grana no-
    vem,
Misce, terendo in mortario, et ope pauxilli
aquæ, fiat massa, in pilulas octodecim dividenda.

Signa. — Une à prendre toutes les huit
heures.

5. Pilulæ Minerales.

R. Arsenici albi grana sex,
    Aloes grana nonaginta sex,
    Opii desiccati et pulverisati grana vi-
    ginti quatuor.
Tere simul, adde olei menthæ piperitæ
guttas sex, et, ope pauxilli aquæ, fiat massa,
in pilulas centum nonaginta duo dividenda.

Signa. — Trois pilules à prendre par jour,
une après chaque repas.

6. Solutio Persulpho-nitratis Ferri.

R. Sulphatis Ferri,
    Acidi Nitrici, utriusque drachmas tres.
Tere simul per horæ quadrantem, adde
aquæ unciam cum semisse, et cola per char-
tram.

Signa. — Mêlez trois fois par jour de dix à
trente gouttes dans un verre à vin plein d'eau;
sucez la liqueur au moyen d'un tuyau de
plume, et rincez-vous immédiatement la bouche avec de l'eau.

7. Solutio Iodidi Potassii.

R. Iodidi Potassii semidrachmam ad drach-
    mas duas,
    Aquæ uncias duas.
Solve.

Signa. — Une cuillerée à café à prendre
trois fois par jour, dans un verre à vin plein
d'eau.

8. Tinctura Belladonnæ.

R. Extracti Atropæ Belladonnæ unciam,
    Alcoholis dilutioris libram.

Digere per dies septem, et cola per chartam.

Signa. — De cinq à quinze gouttes à prendre trois fois par jour, dans un verre à vin plein d'eau.

9. *Tinctura Nucis Vomicæ.*

R. Seminum Nucis Vomicæ rasorum uncias duas,
Cocci Cacti scrupulum,
Alcoholis dilutioris uncias octo.
Olei volatilis Rorismarini officinalis drachmam.
Digere per dies septem, et cola per chartam.

Signa. — A prendre de 20 à 40 gouttes trois fois par jour, dans plein un verre à vin d'eau.

10. *Emulsio Terebinthinæ.*

R. Olei Terebinthinæ purificati unciam.
Bicarbonatis Sodæ grana quindecim.
Mucilaginis gummi Acaciæ Arabicæ uncias duas.
Misce. diligenter terendo in mortario, et adde gradatim,
Aquæ Cinnamomi uncias tres,
Aquæ unciam,
Syrupi simplicis,
Spiritus Lavendulæ compositi, utriusque semiunciam (1).

Signa. — Secouer la fiole, et prendre une cuillerée à soupe trois fois par jour.

[(1) Cette formule diffère notablement de celle de Carmichael, que nous avons donnée p. 27, à l'article : Iritis syphilitique. T. W.]

II. — REMÈDES EXTERNES.

1. *Collyrium Bichloridi Hydrargyri.*

R. Bichloridi Hydrargyri granum,
Hydrochloratis Ammoniæ grana sex,
Cocci Cacti, granum cum semisse,
Alcoholis drachmam.
Tere simul, adde aquæ uncias sex, et cola per chartam.

Signa. — Versez une cuillerée à soupe de ce liquide dans une tasse à thé préalablement chauffée, et mélangez avec quantité égale d'eau bouillante. A l'aide d'une éponge douce ou d'un morceau de vieux linge, fomentez les paupières pendant quelques minutes : puis, inclinant la tête en arrière, laissez pénétrer le liquide dans l'œil. Recommencer trois fois par jour.

2. *Collyrium Bichloridi Hydrargyri cum Belladonna, vel Collyrium Compositum.*

R. Bichloridi Hydrargyri granum,
Hydrochloratis Ammoniæ grana sex,
Extracti Atropæ Belladonnæ grana decem.
Cocci cacti granum cum semisse,
Alcoholis, 3j.
Tere simul, adde aquæ uncias sex, et cola per chartam.

Signa. — Comme le n° 1.

3. *Collyrium Belladonnæ vel Atropiæ.*

R. Tincturæ Belladonnæ drachmam ad drachmas duas, vel Atropiæ semigranum ad granum,
Aquæ, uncias sex.
Misce.

Signa. — Comme le n° 1.

4. *Collyrium Frigidum.*

R. Aceti Aromatici guttas quinque,

Spiritus Ætheris Nitrici drachmam,
Aquæ uncias quinque et drachmas septem.
Misce.

Signa. — Versez un demi-verre à vin de ce liquide, et à l'aide d'un morceau d'éponge ou de linge doux, humectez doucement les paupières, le sourcil, les côtés du nez, et le front : puis laissez les parties se sécher d'elles-mêmes. Recommencez trois ou quatre fois par jour, ou chaque fois que les yeux deviennent douloureux, chauds, ou que la vue se trouble sous l'action de la lumière. Le liquide ne doit pas pénétrer dans l'œil.

5. *Solutio Nitratis Argenti.*

R. Nitratis Argenti grana duo ad decem,
Aquæ distillatæ unciam.
Solve, et cum solutione mitte penicillum parvum.

Signa. — Versez dix ou douze gouttes de la solution dans un verre propre. Lavez le pinceau avec un peu d'eau froide, et essuyez-le doucement ; plongez le dans la solution ; ouvrez l'œil et touchez avec le pinceau la face interne de la paupière inférieure de manière à ce que le liquide qui l'imbibe coule sur l'œil. Lavez-le pinceau, et maintenez droite la fiole soigneusement bouchée jusqu'à nouvel emploi. Cette instillation se pratique une fois par jour ou plus souvent, suivant l'ordonnance.

6. *Collyrium Alkalinum.*

R. Aquæ Potasse semidrachmam ad drachmas duas,
Tincturæ Catechu scrupulum,
Aquæ uncias sex.

Signa. — A employer pour baigner l'œil trois fois par jour.

Ou comme injection dans les voies lacrymales.

7. *Solutio Lapidis Divini.*

R. Æruginis,
Nitri puri,
Aluminis, utriusque pulverisati uncias
tres.
Liquefiant in vase vitreo super arenam
calidam.
Liquefactis adde Camphoræ tritæ drachmam
cum semisse. Misce. Massa refrigerata, servetur sub nomine Lapidis Divini.
R. Lapidis Divini grana decem ad viginti,
Aquæ Distillatæ semiunciam.
Solve et cola.
Colaturæ adde Vini Opii drachmam ad drachmas duas,
Aquæ Rosarum uncias quatuor.
Misce.
Signa. — Lotion pour baigner l'œil trois
fois par jour.
Ou à employer comme injection dans le sac
lacrymal.

8. *Solutio Belladonnæ Aquosa.*

R. Extracti Atropæ Belladonnæ grana decem ad viginti,
Aquæ unciam.
Tere simul in mortario, et cola per chartam.
Signa. — Comme le nᵒ 5.

9. *Solutio Acetatis Atropiæ.*

R. Atropiæ granum,
Acidi Acetici diluti guttas quinque,
Aquæ semiunciam.
Misce.
Signa. — Comme le nᵒ 5.

10. — *Unguentum Præcipitati Rubri.*

R. Hydrargyri Precipitati Rubri, grana
decem ad triginta.
Tere in mortario in pulverem subtilissimum.
Adde Axungiæ unciam. Misce, et fiat unguentum.
Signa. — (*Dans l'ophthalmie catarrhale.*)
Le soir en se couchant, faire fondre sur le bout

du doigt gros comme un grain d'orge de la
pommade et en enduire le bord libre des paupières.

(*Dans les opacités de la cornée.*) Faire fondre
gros comme un grain d'orge de la pommade
sur le bout du doigt, l'introduire entre les
paupières et, autant que possible, au-dessous
de la supérieure. Frictionner alors doucement,
pendant une demi-minute environ, la paupière supérieure contre le globe de l'œil, afin
que la pommade vienne en contact avec la
tache. Recommencer tous les soirs en se couchant.

(*Dans l'ophthalmie Tarsienne.*) Laver soigneusement les paupières, en séparer avec
l'ongle toute matière qui pourrait adhérer à
leurs bords libres et aux cils; faire fondre sur
le bout du doigt gros comme un grain d'orge
de la pommade, et en frotter soigneusement
la racine des cils et le bord libre des paupières.
Recommencer chaque soir en se couchant.

11. *Extractum Belladonnæ.*

R. Extracti Atropæ Belladonnæ. drachmas
duas.
Mitte cum extracto penicillum modicum.
Signa. — Après avoir fomenté l'œil pendant une dizaine de minutes à l'aide d'une flanelle trempée dans l'eau chaude et exprimée,
plongez le pinceau dans l'eau, et humectez
l'extrait jusqu'à ce qu'il devienne syrupeux ;
peignez alors le sourcil et la face externe des
paupières matin et soir.

12. *Emplastrum Antimoniale.*

Inducatur linteum idoneæ formæ et
amplitudinis emplastro resinoso. Dein
irroretur oleo tiglii crotonis, margine
excepto. Postea saturetur oleum pulvere antimonii tartarisati.
Signa. — Faites chauffer l'emplâtre, et
appliquez-le sur la partie indiquée (derrière
l'oreille, à la tempe, etc.), laissez-le en place
trois jours ; enlevez-le au bout de ce temps.
Appliquez pendant vingt-quatre heures un
cataplasme de pain et d'eau, et pansez ensuite
tous les matins avec de l'axonge ou un onguent
résineux.

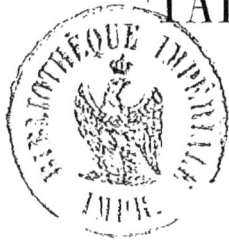

TABLE DES MATIÈRES

CONTENUES

DANS LE SECOND VOLUME.

—

RÉTINOSCOPIE PHOSPHÉNIENNE, OU EXPLORATION SUBJECTIVE DE LA RÉTINE.

CHAPITRE XIII.

(SUITE.)

OPHTHALMIES, OU MALADIES INFLAMMATOIRES DU GLOBE DE L'OEIL ET DE LA CONJONCTIVE.

CHAPITRE XIV.

MALADIES CONSÉCUTIVES AUX OPHTHALMIES.

CHAPITRE XV.

CHAPITRE XVI.

AUGMENTATIONS PARTIELLES OU GÉNÉRALES DU VOLUME DU GLOBE DE L'ŒIL; ÉPANCHEMENTS ET TUMEURS A L'INTÉRIEUR DE SES TUNIQUES.

CHAPITRE XVII.

AFFECTIONS MALIGNES DU GLOBE DE L'ŒIL.

CHAPITRE XVIII.

CHAPITRE XIX.

CHAPITRE XX.

CATARACTE.

[CHAPITRE XXI.

ABNORMITÉS CONGÉNIALES DU GLOBE OCULAIRE ET DES DIVERSES PARTIES QUI ENTRENT DANS SA COMPOSITION.

(*Note additionnelle par les traducteurs.*)

CHAPITRE XXII.

PUPILLE ARTIFICIELLE.

CHAPITRE XXIII.

ÉTATS ANORMAUX DE L'IRIS INDÉPENDANTS DE L'INFLAMMATION.

CHAPITRE XXIV.

GLAUCOME ET OEIL DE CHAT.

CHAPITRE XXV.

ANOMALIES ET ALTÉRATIONS DIVERSES DE LA VISION.

CHAPITRE XXVI.

MALADIES DU NERF DE LA CINQUIÈME PAIRE, AGISSANT SUR L'ORGANE DE LA VISION.

CHAPITRE XXVII.

AMAUROSE.

CHAPITRE XXVIII.

ENTOZOAIRES A L'INTÉRIEUR DE L'ORGANE DE LA VISION.

FORMULES.

FIN DE LA TABLE DES MATIÈRES CONTENUES DANS LE SECOND VOLUME.

TABLE ALPHABÉTIQUE.

—

Avis. — Pour le tome I, il y a seulement la pagination, et pour le tome II, on renvoie au tome et à la page.

A

P

T

U

FIN DE LA TABLE ALPHABÉTIQUE.

ERRATA.

Tome.	Page.	Ligne.	Au lieu de		Lisez	
	144	10	*Au lieu de* du		*Lisez* de	
	506	15	»	acuta	»	arenata
	572	»	»	Erreur dans la pagination; les pages 575 et 574 ont été passées.		
	465	11 e. r.	»	1662	»	1622
	252	25	»	tout	»	toute
	260	9	»	id.	»	id.
	265	12	»	n'en n'était	»	n'en était
	282	24	»	de cristallin	»	du cristallin
	295	6	»	bougeât	»	remuât
	315	25	»	point	»	pas
	337	20 e. r.	»	de beaucoup	»	beaucoup
	346	6 e. r.	»	est	»	soit
	350	15	»	commensurable	»	mesurable
	394	21	»	peut	»	puisse
	394	6 e. r.	»	bouger	»	mouvoir
	598	13 e. r.	»	a	»	ait
	452	20	»	point	»	pas
	493	4 e. r.	»	est	»	soit
	493	7 e. r.	»	a	»	eût
	559	15 e. r.	»	brune	»	brume
	id.	id.	»	régnait	»	régnait
	547	»	»	Ch. XXIII	»	Ch XXII

La dernière des observations de l'édition anglaise porte le n° 946 bien qu'en réalité elle n'en renferme que 446. Cette erreur vient de ce qu'on a passé du n° 306 (p. 637) au n° 607 (p. 665) et du n° 636 (p. 886) à l'observation 837 (p. 898). — L'édition traduite renferme donc 194 observations de plus (640) que l'édition originale.

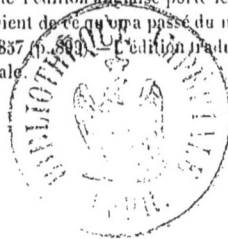

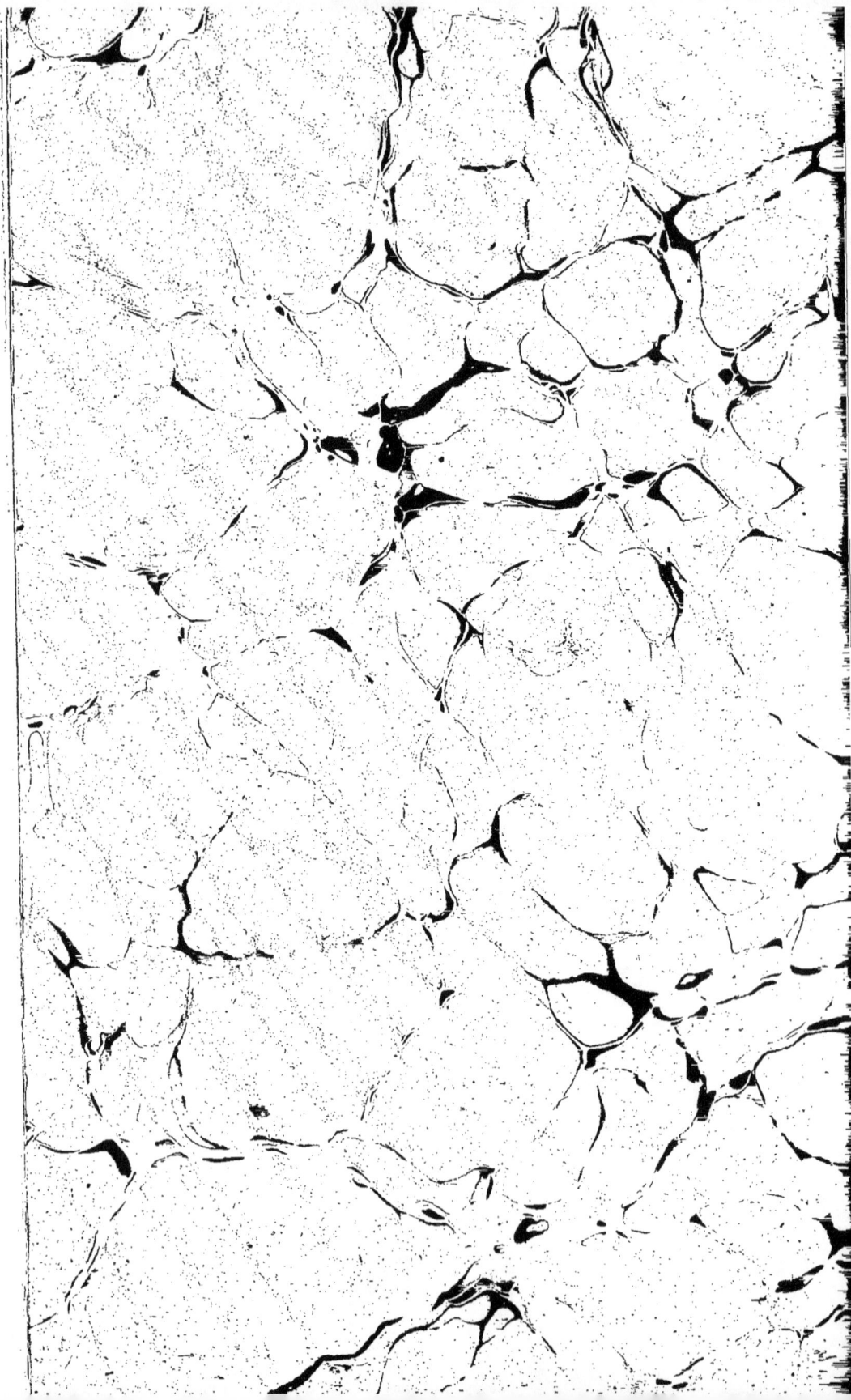

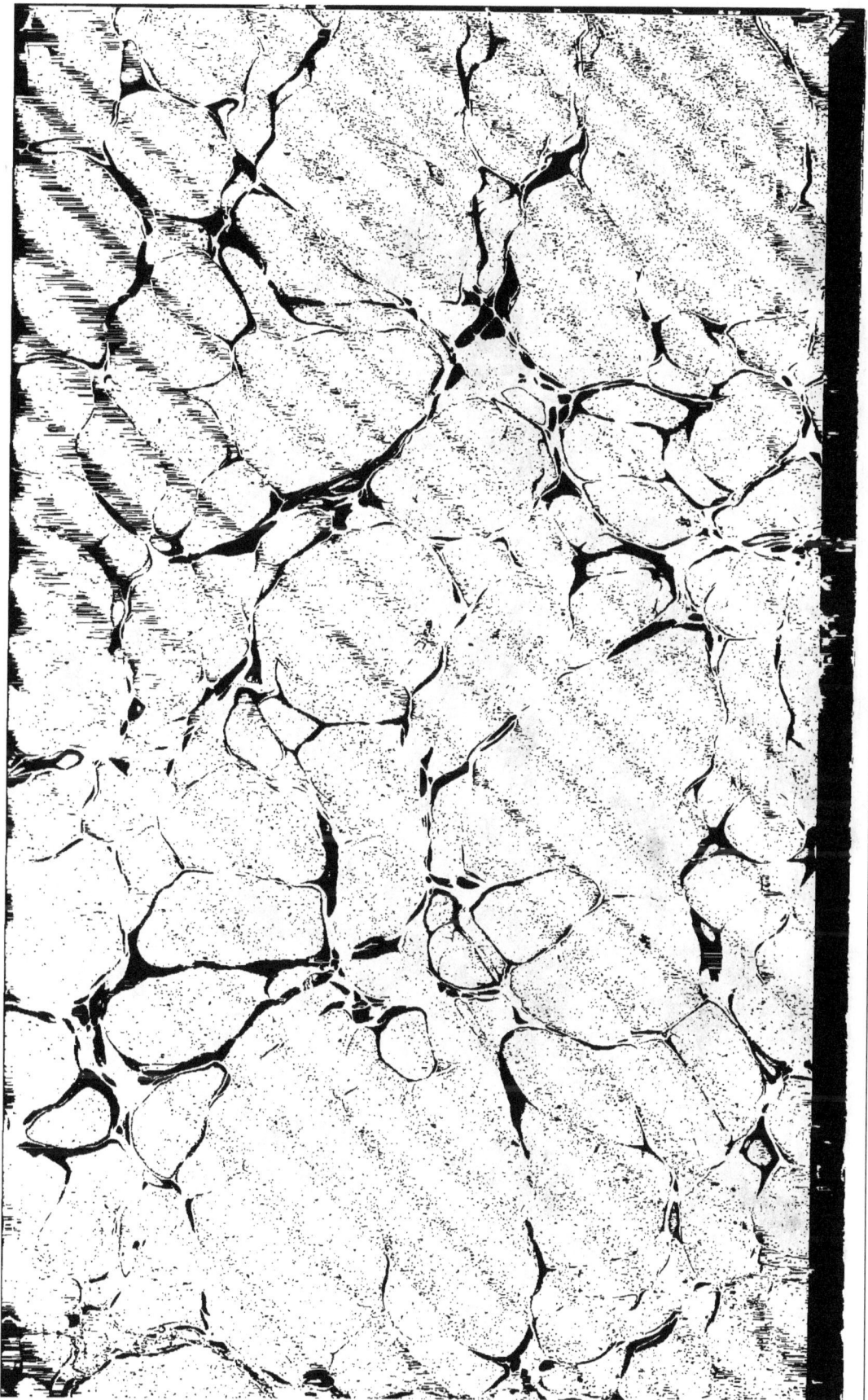

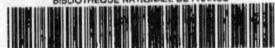